**Nutrição
nas Doenças
Cardiovasculares**
Baseada em Evidências

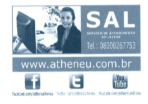

Nutrição nas Doenças Cardiovasculares

Baseada em Evidências

EDITORAS

Glorimar Rosa

Glaucia Maria Moraes de Oliveira

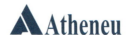

EDITORA ATHENEU

São Paulo — Rua Jesuíno Pascoal, 30
Tel.: (11) 2858-8750
Fax: (11) 2858-8766
E-mail: atheneu@atheneu.com.br

Rio de Janeiro — Rua Bambina, 74
Tel.: (21) 3094-1295
Fax: (21) 3094-1284
E-mail: atheneu@atheneu.com.br

Belo Horizonte — Rua Domingos Vieira, 319 – conj. 1.104

Produção Editorial: Fernando Palermo
Capa: Equipe Atheneu

CIP-BRASIL. CATALOGAÇÃO NA PUBLICAÇÃO
SINDICATO NACIONAL DOS EDITORES DE LIVROS, RJ

R695n
    Rosa, Glorimar
        Nutrição nas doenças cardiovasculares : baseada em evidências / Glorimar Rosa, Glaucia Maria Moraes de Oliveira.- 1. ed.- Rio de Janeiro : Atheneu, 2017.
        il.

    Inclui bibliografia
    ISBN 978-85-388-0816-9
    1. Cardiologia. I. Oliveira, Glaucia Maria Moraes de. II. Título.

17-43567   CDD: 612.12
                              CDU: 612.12

24/07/2017   25/07/2017

ROSA, G.; OLIVEIRA, G. M. M.
Nutrição nas Doenças Cardiovasculares – Baseada em Evidências

© Direitos reservados à EDITORA ATHENEU – São Paulo, Rio de Janeiro, Belo Horizonte, 2017.

EDITORAS

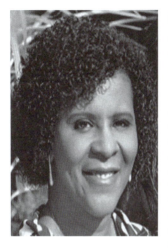

Glorimar Rosa

Graduada em Nutrição pelo Instituto de Nutrição Josué de Castro da Universidade Federal do Rio de Janeiro (UFRJ). Mestre em Bioquímica pelo Departamento de Bioquímica do Instituto de Química da UFRJ. Doutora em Ciências de Alimentos pelo Departamento de Bioquímica do Instituto de Química da UFRJ. Professora Associada de Nutrição Clínica do Departamento de Nutrição e Dietética do Instituto de Nutrição Josué de Castro (INJC) da UFRJ, desenvolvendo atividades de ensino, pesquisa, extensão e assistência junto à graduação e pós-graduação. Coordenadora do Centro de Pesquisa e Extensão em Nutrição Clínica (CEPENUC) do Hospital Universitário Clementino Fraga Filho (HUCFF) da UFRJ. Coordenadora do Curso de Especialização em Nutrição Clínica (CENC) do INJC/UFRJ. Coordenadora Acadêmica de Nutrição junto ao Programa de Residência Multiprofissional do HUCFF/UFRJ. Professora Permanente do Programa de Pós-Graduação de Cardiologia da UFRJ desde 2006, até a presente data, orientando várias dissertações de Mestrado e Teses de Doutorado, na Área de Nutrição nas Doenças Cardiovasculares, do Programa de Mestrado Profissional em Nutrição Clínica do INJC/UFRJ.

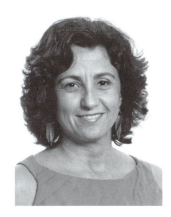

Glaucia Maria Moraes de Oliveira

Professora Associada de Cardiologia do Departamento de Clínica Médica, da Faculdade de Medicina (FM) da Universidade Federal do Rio de Janeiro (UFRJ), exercendo atividades de ensino, pesquisa e assistência nas áreas de Graduação e Pós-Graduação na FM da UFRJ. Coordenadora dos cursos de Mestrado e Doutorado da Pós-Graduação de Cardiologia da UFRJ. Professora Permanente da Pós-Graduação de Cardiologia da UFRJ desde 2006, até a presente data, orientando várias dissertações de Mestrado e teses de Doutorado, na área de Doenças Cardiovasculares. Possui Títulos de Especialista em Cardiologia e em Ecocardiografia, concedidos pela Sociedade Brasileira de Cardiologia (SBC) e pela Associação Medica Brasileira (AMB), e Título de Especialista em Medicina Intensiva, concedido pela Associação de Medicina Intensiva Brasileira e AMB. Cursou a Residência Médica em Clínica Médica e de Cardiologia no Hospital dos Servidores do Estado, tendo os Títulos de Especialista em Clínica Médica e Cardiologia, conferidos pelo Conselho Federal de Medicina. É Mestre em Clínica Médica, área de concentração em Cardiologia, e Doutora em Cardiologia pela UFRJ. Possui o Título de *Fellow* da Sociedade Europeia de Cardiologia (FESC) e do American College of Cardiology (FACC). Preside atualmente a Federação das Sociedades de Cardiologia dos Países de Língua Portuguesa, além de ser Diretora Financeira da SBC e Presidente do Departamento de Cardiologia Clínica da Sociedade de Cardiologia do Estado do Rio de Janeiro (SOCERJ).

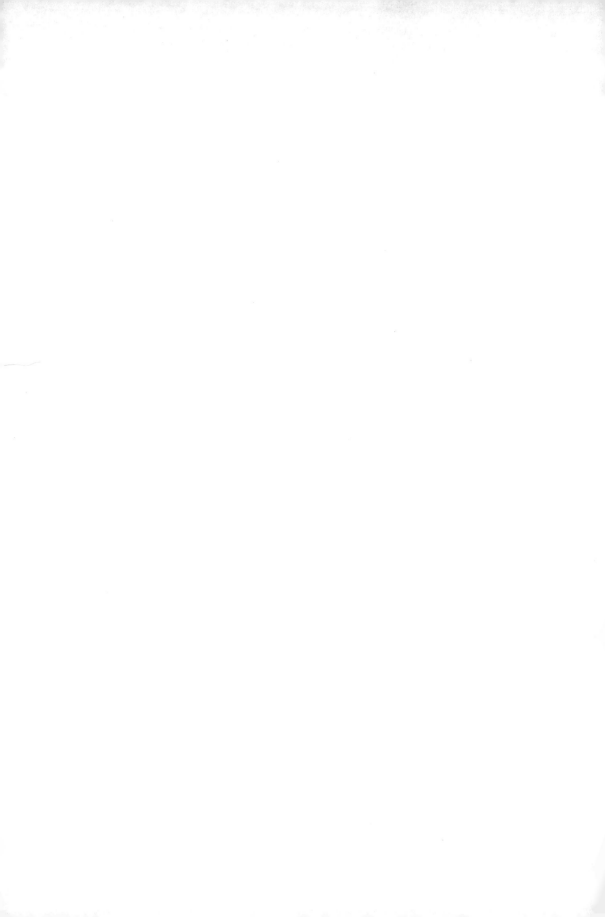

COLABORADORES

Alexandre dos Santos Brito
Doutor em Saúde Coletiva, Área de Concentração: Epidemiologia, pelo Instituto de Medicina Social da Universidade Estadual do Rio de Janeiro, UERJ. Professor Adjunto da Universidade Federal do Rio de Janeiro, UFRJ. Coordenador do Programa de Pós-Graduação em Saúde Coletiva do Instituto de Estudos em Saúde Coletiva, IESC/UFRJ.

Aline de Castro Pimentel
Nutricionista Militar Temporário da Marinha do Brasil. Mestre em Ciências (Cardiologia) da Universidade Federal do Rio de Janeiro, UFRJ. Pós-Graduada em Nutrição Clínica pela UFRJ. Pós-Graduanda em Nutrição Funcional pela Universidade Cruzeiro do Sul, VP/UNICSUL.

Aline Labes
Nutricionista Formada pela Universidade Federal do Rio de Janeiro, UFRJ. Pós-Graduação em Tetapia Nutricional Enteral e Parenteral pela Santa Casa de Misericórdia. Pós-Graduação em Nutrição Clínica Funcional pela VP Centro de Nutrição Funcional.

Ana Lúcia Araújo de Toledo
Nutricionista e Especialista em Nutrição Clinica pela Universidade Federal do Rio de Janeiro, UFRJ.

Ana Paula Alves Avelino
Mestre em Cardiologia pela Faculdade de Medicina da Universidade Federal do Rio de Janeiro, UFRJ. Especialista em Nutrição Clínica com Foco em Cardiologia e Alta Complexidade – PROCEP/Hospital Pró-Cardíaco.

Ana R. Dâmaso
Professora Associada e Livre-Docente em Obesidade Clínica e Experimental pela Universidade Federal de São Paulo, UNIFESP. Pós-Doutorado em Pediatria pela UNIFESP. Doutorado em Nutrição pela UNIFESP. Graduada (UEGo) e Mestre em Educação Física pela Univerisdade de São Paulo, USP.

Andrea De Lorenzo
Mestrado em Cardiologia pela Universidade Federal do Rio de Janeiro, UFRJ. Doutorado em Cardiologia pela UFRJ.

Andréia Naves
Nutricionista Esportiva Funcional e Educadora Física. Professora e Diretora da VP Consultoria Nutricional. Membro do Institute for Functional Medicine.

Annie Bello
Professora Adjunta de Nutrição Clínica da Universidade Estadual do Rio de Janeiro, UERJ. Mestre e Doutora em Fisiopatologia Clínica da UERJ. Pesquisadora do Instituto Nacional de Cardiologia.

Aristarco Gonçalves Siqueira Filho
Professor Associado de Cardiologia da Faculdade de Medicina da Universidade Federal do Rio de Janeiro, UFRJ. Ex-Coordenador do Programa de Pós-Graduação em Cardiologia da UFRJ.

Carlito Lessa
Doutor em Cardiologia pela Universidade Federal do Rio de Janeiro, UFRJ. Mestre em Imunologia pela Universidade Estadual do Norte Fluminense, UENF.

Célia Cristina Diogo Ferreira
Nutricionista pela Universidade Federal do Rio de Janeiro, UFRJ. Especialista em Nutrição Clinica pela Universidade Federal Fluminense, UFF. Especialização em Fitoterapia, Suplementação e Alimentos Funcionais aplicados à prática Clínica pelo Centro Universitário de Volta Redonda, UniFOA. Mestre em Nutrição Humana da UFRJ. Doutoranda em Saúde Pública e Meio Ambiente pela Fundação Oswaldo Cruz, Fiocruz. Professora Assistente da UFRJ – campus Macaé.

Christine Georgopoulos Melcarne
Nutricionista e Especialista em Nutrição Clínica pela Universidade Federal do Rio de Janeiro, UFRJ.

Deborah Cristina Landi Masquio
Mestrado e Doutorado em Ciências pela Universidade Federal de São Paulo, UNIFESP. Pós-Graduação em Nutrição Clínica Funcional, Universidade Cruzeiro do Sul, UNICSUL. Especialização em Obesidade, Emagrecimento e Saúde: Abordagem Multidisciplinar pela UNIFESP.

Elizabete Viana de Freitas
Presidente da Sociedade Brasileira de Geriatria e Gerontologia Nacional - 2000-2002. Council Member da Internacional Association Aging of Gerontology and Geriatrics. Médica do Hospital Pedro Ernesto - Serviço de Cardiologia Setor de Hipertensão e Lípides

Glaucia Maria Moraes de Oliveira
Professora Associada de Cardiologia da Universidade Federal do Rio de Janeiro, UFRJ. Mestrado e Doutorado em Cardiologia pela UFRJ. Título de Fellow *da Sociedade Europeia de Cardiologia (FESC) e do American College of Cardiology (FACC). Professora Coordenadora da Pós-Graduação em Cardiologia pela UFRJ.*

Glorimar Rosa
Doutora em Ciência de Alimentos pela Universidade Federal do Rio de Janeiro, UFRJ. Professora Associada de Nutrição Clínica do Instituto de Nutrição Josué de Castro da UFRJ. Coordenadora do Centro de Pesquisas e Extensão do HUCFF/INJC/UFRJ.

Henrique Murad
Professor Emérito da Universidade Federal do Rio de Janeiro, UFRJ. Membro Titular da Academia Nacional de Medicina. Professor Titular de Cirurgia Cardíaaca da Escola de Pos-Graduação Médica da Pontifícia Universidade Católica do Rio de Janeiro, PUC-Rio.

Jessica Pronestino de Lima Moreira
Estatística pela Universidade do Estado do Rio de Janeiro, UERJ. Mestre em Saúde Coletiva pela Universidade Federal do Rio de Janeiro, UFRJ. Doutoranda em Engenharia Biomédica pela UFRJ.

José Antônio Caldas Teixeira
Professor Adjunto da Universidade Federal Fluminense, UFF. Doutor em Ciências Médicas pela Universidade Estadual do Rio de Janeiro, UERJ. Mestre em Cardiologia da UFF. Mestre em Educação Fisica da UFRJ.

Leila Sicupira Carneiro de Souza Leão
Nutricionista e Especialista em Dietoterapia pela Universidade Federal Fluminense, UFF. Mestre em Nutrição pela Universidade Federal da Bahia, UFBA. Doutora em Saúde Pública e Meio Ambiente pela ENSP/Fundação Oswaldo Cruz, Fiocruz. Professora Adjunto na Disciplina de Avaliação Nutricional na Universidade Federal do Estado do Rio de Janeiro, UNIRIO.

Luciana Nicolau Aranha
Mestre em Ciências Médicas pela Universidade Federal Fluminense, UFF. Doutoranda pelo Programa de Pós-Graduação em Medicina/Cardiologia do Instituto de Cardiologia Edson Saad (ICES) da Universidade Federal do Rio de Janeiro, UFRJ.

Luciene da Silva Araújo
Professora Auxiliar I do Curso de Nutrição da Universidade Estácio de Sá. Mestre em Ciências Médicas pela Universidade Estadual do Rio de Janeiro, UERJ. Graduação em Nutrição pela UERJ

Márcia Regina Simas Torres Klein
Professora Adjunta de Nutrição Clínica do Instituto de Nutrição da Universidade Estadual do Rio de Janeiro, UERJ. Mestrado e Doutorado em Fisiopatologia Clínica e Experimental pela UERJ. Responsável pelo Atendimento Nutricional na Clínica de Hipertensão, CLINEX/UERJ.

Maria Eulália Thebit Pfeiffer
Mestre em Medicina pela Universidade Federal Fluminense, UFF. Especialista em Cardiologia pela Sociedade Brasileira de Cardiologia, SBC. Pós-Graduação em Cardiopediatria pelo IPGMRJ.

Maria Inês Barreto Silva
Professora Associada da Universidade Federal do Estado do Rio de Janeiro (UNIRIO) e da Universidade do Estado do Rio de Janeiro (UERJ). Doutora em Fisiopatologia Clínica e Experimental pela Faculdade de Ciências Médicas da UERJ. Mestre em Nutrição Humana pela Universidade Federal do Rio de Janeiro, UFRJ.

Maria Laura Rubbo-Blanco
Mestre em Cardiologia pela Universidade Federal do Rio de Janeiro, UFRJ. Especialista em Cardiología pela UDELAR.

Mariana Riobom
Nutricionista Pós-Graduanda em Nutrição Clínica Funcional pela VP Centro de Nutrição Funcional. Nutricionista do Núcleo de Apoio a Saúde da Família (NASF), Cap 3.2/RJ.

Mauara Scorsatto
Pós-Graduada em Nutrição Clínica Funcional, Psicossomática Contemporânea e Gestão em Nutrição Clínica. Doutora em Ciências na Área de Concentração Cardiologia – Universidade Federal do Rio de Janeiro, UFRJ.

Mauro Sola-Penna
Professor Titular de Metabolismo da Universidade Federal do Rio de Janeiro, UFRJ.

Nara Limeira Horst
Doutora em Fisiopatologia Clínica e Experimental pela Universidade Estadual do Rio de Janeiro, UERJ. Nutricionista do Hospital Universitário Clementino Fraga Filho. Professora da Universidade Castelo Branco

Paolo Blanco Villela
Mestre e Doutor em Cardiologia pela Universidade Federal do Rio de Janeiro, UFRJ. Especialista em Cardiologia pela Sociedade Brasileira de Cardiologia, SBC. Médico do Serviço de Cardiologia da UFRJ.

Patricia de Carvalho Padilha
Professor Adjunto de Nutrição Materno-Infantil do INJC. Doutora em Ciências dos Alimentos pelo INJC/Universidade Federal do Rio de Janeiro, UFRJ. Membro do Comitê da Criança e da Adolescência da SBNPERJ.

Patrícia Marraccini
Nutricionista e Especialista em Nutrição Clinica pela Universidade Federal do Rio de Janeiro, UFRJ.

Pedro Pimenta de Mello Spineti
Mestre e Doutor em Cardiologia pela Universidade Federal do Rio de Janeiro, UFRJ. Especialista em Cardiologia pela Socieade Brasileira de Cardiologia, SBC. Médico do Serviço/Disciplina de Cardiologia do Hospital Universitário Pedro Ernesto da Universidade Estadual do Rio de Janeiro, UERJ.

Plínio Nascimento Gomes
Médico-Intensivista. Especialista em Terapia Nutricional pela SBNPE. Graduação em Medicina pela Universidade Federal do Rio de Janeiro, UFRJ.

Rachel Bregman
Professora Associada da Disciplina de Nefrologia da Universidade do Estado do Rio de Janeiro, UERJ. Coordenadora do Núcleo Interdisciplinar de Tratamento da Doença Renal Crônica.

Regina Helena Alves Fonseca
Mestre e Doutora em Cardiologia pela Universidade Federal do Rio de Janeiro, UFRJ. Especialista em Cardiologia pela Sociedade Brasileira de Cardiologia, SBC. Médica do HUCFF da UFRJ e do Ministério da Saúde.

Ricardo Vivacqua Cardoso Costa
Doutor em Cardiologia da Universidade de São Paulo, USP. Especialista em Cardiologia (SBC/AMB). Especialista em Medicina Esportiva – Universidade Federal do Rio de Janeiro, UFRJ/AMB. Habilitação em Ergometria (SBC/AMB).

Roberta França de Carvalho
Nutricionista, Doutoranda em Medicina (Clínica Médica) pela Universidade Federal do Rio de Janeiro, UFRJ, Mestrado em Medicina (Cardiologia) pela UFRJ. Pós-Graduanda em Nutrição Esportiva Funcional, Especialização em Nutrição Clínica.

Roberto Coury Pedrosa
Mestre e Doutor em Cardiologia pela Universidade Federal do Rio de Janeiro, UFRJ. Médico do Serviço de Cardiologia do HUCFF-UFRJ. Membro do Quadro de Professor da Pós-Graduação Cardiologia do Instituto do Coração Edson Saad-UFRJ.

Roberto Muniz Ferreira
Mestre e Doutor em Cardiologia pela Universidade Federal do Rio de Janeiro, UFRJ. Especialista em Cardiologia pela Sociedade Brasileira de Cardiologia, SBC. Professor de Cardiologia da UFRJ.

Ronir Raggio Luiz
Professor Associado de Bioestatística e Doutor pela COPPE-Biomédica.

Sergio Girão Barroso
Professor Adjunto da Faculdade de Nutrição da Universidade Federal Fluminense, UFF. Nutricionista formado pela Universidade Estadual do Rio de Janeiro, UERJ. Mestre e Doutor em Fisiopatologia Clínica e Experimental pela UERJ.

Sibelle Nogueira Buonora
Pediatra pelo Instituto Nacional da Saúde da Mulher, da Criança e do Adolescente Fernandes Figueira/Fundação Oswaldo Cruz, Fiocruz. Mestre em Doenças Infecciosas e Parasitárias pela Universidade Federal do Rio de Janeiro, UFRJ. Doutora em Pesquisa Clínica em Doenças Infecciosas pelo Instituto Nacional de Infectologia Evandro Chagas/Fiocruz.

Sofia Kimi Uehara
Nutricionista pela Universidade Federal do Rio de Janeiro, UFRJ. Doutora em Ciências Nutricionais pelo PPGN/INJC/UFRJ. Pós-Doutoranda pelo Programa de Pós-Graduação em Medicina/Cardiologia da Faculdade de Medicina e do Instituto de Cardiologia Edson Saad, ICES/UFRJ.

Valéria Paschoal
Nutricionista, Mestre em Nutrição em Pediatria pela Universidade Federal de São Paulo, UNIFESP. Diretora da VP Centro de Nutrição Funcional. Editora Científica da Revista Brasileira de Nutrição Funcional. Coordenadora da Comissão Científica do Instituto Brasileiro de Nutrição Funcional. Membro do Institute for Functional Medicine (USA).

Viviane Sant'Anna
Nutricionista Graduada pelo Centro Universitário São Camilo, FAMESP. Pós-Graduada em Nutrição Clínica Funcional e em Fitoterapia pelo Centro Valéria Paschoal de Ensino e Pesquisa e, em Gastronomia Funcional pela Faculdade Método de São Paulo.

APRESENTAÇÃO

Há uma frase de Pablo Neruda que reflete um pouco o nascimento desta obra que diz: "Así cada mañana de mi vida traigo del sueño outro sueño". Ser convidada para apresentar este livro me honra de forma especial. Ver alguém nascer, crescer e ser testemunha de suas lutas para sobreviver como profissional de Nutrição em pesquisa, ligado a instituição pública, sempre com escassos recursos, é para privilegiados. Conheci há um pouco mais de 30 anos, a Profª Glorimar Rosa, como aluna de graduação em Nutrição e, posteriormente, pude acompanhar a sua formação, o seu concurso para professor e finalmente como colega, compartilhando o mesmo componente curricular e o mesmo ideal em pesquisa. Sempre se destacando pela seriedade, integridade e dedicação. Essas credenciais já seriam suficientes para demonstrar o rigor com o qual foi concebido este livro.

Nutrição nas Doenças Cardiovasculares é o resultado de um trabalho realizado junto a Unidade de Cardiologia do Hospital Clementino Fraga Filho, da Universidade Federal do Rio de Janeiro, nos últimos anos. A preocupação inicial foi disponibilizar de forma organizada e criteriosa resultados de pesquisas e, consequentemente, avanços que vêm ocorrendo na área de Nutrição em Cardiologia.

Os temas disponibilizados foram fundamentados em evidências científicas e associados às experiências práticas. Considerando a tônica da pós-graduação dessa instituição, as organizadoras tiveram a preocupação em convidar profissionais com diferentes formações, como Nutricionistas, Médicos, Educadores Físicos, Fisioterapeutas, Farmacêuticos e Estatísticos. Esse caráter multiprofissional coaduna com o conceito moderno e com as estratégias de atenção integral, com olhar humanizado para o desafio de atender as necessidades singulares de cada indivíduo, como ponto de partida para qualquer intervenção.

Esta obra, dividida em três partes, oferece ao profissional de saúde consulta sobre aspectos bioquímicos, epidemiológicos, genéticos, fisiopatológicos e da terapêutica nutricional e medicamentosa nas doenças cardiovasculares, sem negligenciar o papel preventivo da nutrição e alimentação. Outro propósito deste livro é reconhecer o papel das terapias alternativas como tratamento primário e/ou associado à terapêutica tradicional.

Acredito que este livro possa ser uma referência segura para os profissionais da área da saúde, oportunizando o aprimoramento e aprofundamento em questões fundamentais ao atendimento eficaz ao indivíduo.

Boa consulta!

Profª Eliane Moreira Vaz
Professora aposentada do Instituto de Nutrição Josué de Castro
da Universidade Federal do Rio de Janeiro.
Doutora em Nutrição, Nutricionista Clínica.
Atualmente, Conselheira do CRN4.

PREFÁCIO

A alimentação sempre ocupou um papel central na história da Humanidade. Nos primórdios, o objetivo do trabalho do homem era fundamentalmente a caça, assim como a busca de raízes e frutos silvestres para a subsistência da família de si próprio. Foi a agricultura, surgida há 10 mil anos, com o cultivo de plantas e a domesticação de animais, uma das responsáveis por fixar o homem à terra, em detrimento das incertezas do encontro de alimentos do nomadismo.

Historiadores atribuem a formação das primeiras aldeias e cidades às aglomerações de agricultores, a ponto de definirem as sociedades tradicionais em grandes grupos representados pelos cereais que formaram a base do cardápio: o arroz, no caso da Ásia Oriental; o trigo, na Europa e o milho, na América.

Descobridores cruzaram os oceanos em busca de novas terras mas também de especiarias para dar melhor sabor aos alimentos. As navegações permitiram a primeira onda de globalização dos alimentos ao revelar frutas e hortaliças de diferentes culturas, que puderam ser transportadas, cultivadas e saboreadas em terras distantes de suas origens- como o tomate, da América Central; a batata, do Peru; a cenoura, do Afeganistão; a laranja, da Ásia e a mandioca, do Brasil.

Prazer e culpa, desnutrição e obesidade, necessidade e intolerância, assim como saúde e doença, são alguns dos antagonismos sempre associados à nutrição, que por si só tão bem representa o dualismo entre ciência e arte nesse universo.

A efervescente evolução da ciência alimentar das últimas décadas tem derrubado dogmas e estabelecido novos paradigmas que a cada dia se renovam. A medicina e a nutrição passaram a compreender melhor o papel dos alimentos no funcionamento do organismo humano, na manutenção da saúde e no tratamento das doenças, de modo a não mais poder dissociar a alimentação do plano terapêutico.

A contextualização da alimentação na saúde do sistema circulatório é o tema da presente obra *Nutrição nas Doenças Cardiovasculares*, de autoria das professoras e pesquisadoras da Universidade Federal do Rio de Janeiro Glorimar Rosa, nutricionista, e Glaucia Maria Moraes de Oliveira, médica cardiologista. As autoras conseguiram conjugar o vasto conhecimento científico atual do tema com suas amplas vivências em suas respectivas áreas de atuação e pesquisa, cujo resultado é apresentado de forma prática, de agradável leitura e de grande utilidade para os vários profissionais da área da saúde.

Boa leitura!

Prof. Dr. Marcus Vinícius Bolívar Malachias
*Presidente da Sociedade Brasileira de Cardiologia. Doutor em Ciências da Saúde
- área Cardiologia, pela Faculdade de Medicina da Universidade de São Paulo.
Professor Adjunto II da Faculdade Ciências Médicas de Minas Gerais,
Fundação Educacional Lucas Machado, Belo Horizonte, MG.*

SUMÁRIO

SEÇÃO 1 – Aspectos Bioquímicos, Epidemiológicos, Genéticos e de Estilo de Vida Associados às Doenças Cardiovasculares

1 Introdução à Pesquisa em Cardiologia e Nutrição – Aspectos Metodológicos, 3
Jessica Pronestino de Lima Moreira
Alexandre dos Santos Brito
Ronir Raggio Luiz

2 Indicadores Bioquímicos Utilizados em Cardiologia, 11
Christine Georgopoulos Melcarne
Mauro Sola-Penna

3 Nutrição e Prevenção das Doenças Cardiovasculares Aspectos Epidemiológicos, 37
Sergio Girão Barroso

4 Aspectos Genéticos das Doenças Cardiovasculares, 59
Glorimar Rosa
Mariana Riobom

5 Obesidade no Desenvolvimento e na Progressão da Doença Cardiovascular, 81
Deborah Cristina Landi Masquio
Ana R. Dâmaso

6 Implicações da Atividade Física e Reabilitação Cardiovascular, 133
Ricardo Vivacqua Cardoso Costa
José Antônio Caldas Teixeira

SEÇÃO 2 – Aspectos Fisiopatológicos, Terapêutica Medicamentosa e Nutricional das Doenças Cardiovasculares

7 Distúrbios das Lipoproteínas nas Doenças Cardiovasculares, 149
Ana Paula Alves Avelino
Roberto Muniz Ferreira
Paolo Blanco Villela

8 Hipertensão Arterial Sistêmica, 183
Márcia Regina Simas Torres Klein
Carlito Lessa
Andrea de Lorenzo

9 Doença Arterial Coronariana Crônica, 209
Glorimar Rosa
Glaucia Maria Moraes de Oliveira
Patrícia Marraccini

10 Insuficiência Cardíaca, 247
Leila Sicupira Carneiro de Souza Leão
Pedro Pimenta de Mello Spineti

11 Infarto Agudo do Miocárdio, 277
Roberta França de Carvalho
Roberto Coury Pedrosa

12 Acidente Vascular Encefálico, 305
Mauara Scorsatto
Regina Helena Alves Fonseca
Aline de Castro Pimentel

13 Síndrome Metabólica, 327
Glorimar Rosa
Aristarco Gonçalves Siqueira Filho
Ana Lúcia Araújo de Toledo
Maria Laura Rubbo-Blanco

14 Síndrome Cardiorrenal Metabólica, 351
Rachel Bregman
Maria Inês Barreto Silva

15 **Tratamento Nutricional na Criança com Cardiopatia Congênita, 381**
Patricia de Carvalho Padilha
Sibelle Nogueira Buonora
Maria Eulália Thebit Pfeiffer

16 **Cardiogeriatria, 399**
Elizabete Viana de Freitas
Ana Paula Alves Avelino

17 **Terapia Nutricional Enteral e Parenteral e Cuidados Domiciliares, 427**
Luciene da Silva Araújo
Plínio Nascimento Gomes

18 **Nutrição nas Cirurgias Cardíacas e no Transplante Cardíaco, 441**
Henrique Murad
Luciana Nicolau Aranha
Nara Limeira Horst

SEÇÃO 3 – Terapias Alternativas Aplicadas às Doenças Cardiovasculares

19 **Fitoterapia e Doenças Cardiovasculares, 467**
Aline Labes
Glorimar Rosa

20 **Interação Fitoterápicos, Alimentos e Medicamentos, 491**
Célia Cristina Diogo Ferreira

21 **Alimentos na Saúde Cardiovascular, 501**
Sofia Kimi Uehara

22 **Gastronomia, 527**
Annie Bello

23 **Suplementação Nutricional, 543**
Valéria Paschoal
Andréia Naves
Viviane Sant'Anna

Índice Remissivo, 571

SEÇÃO 1

Aspectos Bioquímicos, Epidemiológicos, Genéticos e de Estilo de Vida Associados às Doenças Cardiovasculares

Introdução à Pesquisa em Cardiologia e Nutrição – Aspectos Metodológicos

JESSICA PRONESTINO DE LIMA MOREIRA • ALEXANDRE DOS SANTOS BRITO • RONIR RAGGIO LUIZ

CAPÍTULO 1

INTRODUÇÃO

Frequentemente são divulgados resultados de pesquisas em saúde, até mesmo pela imprensa, sobre fatores de risco para a ocorrência de doenças, especialmente aqueles relacionados aos alimentos. Se muitos desses fatores, hoje, são considerados de risco, amanhã podem ser considerados como protetores, ou vice-versa. Nas situações menos extremas, se não ocorre essa inversão, muitas vezes se recomenda a alteração no nível de exposição ("dose" ou quantidade) para o desenvolvimento ou não de determinados desfechos em saúde. As pesquisas que sustentam estes resultados são baseadas em metodologias diversas, que nem sempre são as mais adequadas para investigar o fenômeno desejado, quer seja por falta de conhecimento dos pesquisadores, por conflito de interesses ou mesmo pela complexidade do que está sendo estudado.

A crônica "Passem o saleiro", de João Ubaldo Ribeiro, publicada no jornal "O Globo", em 15 de maio de 2011, relembra um dos casos mais emblemáticos de nutrição e saúde – o ovo – ora considerado fator de risco, ora de proteção. No texto, observa-se que o ovo já foi considerado muito bom para a saúde, posteriormente contraindicado e agora voltou a ser recomendado. Como outro exemplo têm-se os refrigerantes, constantemente malvistos, também podem ter seus efeitos revistos. Em outra matéria também no jornal "O Globo", datada de 31 de março de 2013, apresentam-se resultados de uma pesquisa onde se sugere que eles não viciam ou produzem celulite, e nem mesmo causam obesidade ou diabetes, como tem sido propalado, mas podem até trazer contribuições benéficas, dependendo da quantidade ingerida. Neste sentido, antes de condenar ou absolver certos alimentos, um fator fundamental deve ser considerado: de que quantidade se está falando? Um ovo ou uma dúzia? Um copo, 1 ou 2 litros da bebida adocicada? Por dia, por semana, por mês ou por ano?

A realização de uma pesquisa científica para saber, por exemplo, se um tipo de alimento faz bem ou mal, deve incluir um cuidadoso planejamento do estudo, com a definição clara dos objetivos, da(as) exposição(ões) e do(os) desfecho(s) e com detalhes de suas respectivas formas de mensuração. Além disso, determinar o desenho de estudo apropriado também é importante para responder às perguntas do objetivo. Este roteiro, utilizando as definições de maneira adequada, é um modo de conduzir o estudo com precisão e validade. Entenda-se que uma pesquisa precisa é a que tem pouca variabilidade, e válido é o estudo com ausência de vieses – erros sistemáticos, que podem ocorrer na fase de seleção das unidades de análise (viés de seleção) ou da coleta de dados (viés de informação).

Assim, o grande desafio dos pesquisadores para desenvolver investigações válidas e confiáveis é entender e reconhecer o papel dos erros na pesquisa científica, buscando mensurá-los e controlá-los. Este capítulo procura refletir sobre as questões metodológicas para o planejamento dos estudos e análise dos dados nas investigações aplicadas à cardiologia e nutrição.

CONCEITOS BÁSICOS DA PESQUISA BIOMÉDICA

Validade e precisão: o papel do erro na pesquisa científica

A estimação de parâmetros de interesse é o principal objetivo de muitas pesquisas biomédicas. O **parâmetro** é uma grandeza que representa um atributo de uma população. *Exemplo:* A média da glicemia na população brasileira. Em geral, esse valor é desconhecido, pois seria necessário avaliar a característica em toda a população brasileira, o que se torna inviável. Muitas vezes o exequível é utilizar uma **estimativa,** ou seja, quando a característica de interesse é observada em uma amostra da população. *Exemplo*: A média da glicemia de indivíduos de uma amostra representativa da população brasileira. Acredita-se que uma boa estimativa, válida – com ausência de viés – e precisa – com ausência ou pequena variabilidade, represente bem o parâmetro da população. O anseio do pesquisador é obter uma estimativa que acerte o parâmetro verdadeiro e desconhecido da população. Esquematicamente, pode-se imaginar um jogo de dardos (Figura 1.1), cujo parâmetro estaria no centro do alvo. Cada "arremesso de dardo" representa uma estimativa obtida de uma amostra, na tentativa de acertar o centro do alvo, ou melhor, de estimar o parâmetro de interesse. No entanto, na estimação do parâmetro, quatro situações podem ocorrer: na situação (a) verifica-se precisão (p. ex., obtida por meio de amostras grandes) e viés (como em decorrência do uso de balança "descalibrada" na estimação da média do peso de uma população). A situação (b) ilustra o inverso – imprecisão e ausência de viés. A situação (c) é a situação ideal, com precisão e ausência de viés, e a situação (d) é totalmente desfavorável, apresentando imprecisão e viés.

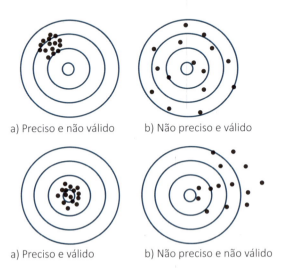

Figura 1.1 – Ilustração esquemática dos conceitos de validade e precisão.

A Figura 1.2 ilustra uma estimativa e a imprecisão associada (representada pelo círculo pontilhado). Entretanto, a "verdade" (o parâmetro de interesse, representado pelo centro do alvo) pode estar distante da estimativa, representando o erro da pesquisa. Como o estimador é aleatório, devido ao processo amostral, suas estimativas poderiam "aparecer" em qualquer lugar do alvo. A expectativa de um estudo conduzido com todo o cuidado metodológico é de que não haja vieses e, portanto, qualquer erro deve estar contemplado exclusivamente na medida de imprecisão do estimador (o erro-padrão). O intervalo de confiança (ilustrado pelo círculo pontilhado) considera o erro-padrão de um estimador e aborda a imprecisão de uma estimativa por meio de um intervalo que tem um determinado nível de confiança (especificado pelo pesquisador) para conter o verdadeiro parâmetro. Por exemplo, um intervalo com 95% de confiança pode ser interpretado da seguinte forma: estamos 95% confiantes de que o intervalo contém o parâmetro populacional. Ou seja, dado que o parâmetro populacional é um único valor (isto é, não varia e é representado pelo centro do alvo), poderíamos supor que se tivéssemos 100 amostras, 95 gerariam intervalos de confiança que conteriam o parâmetro populacional e cinco amostras gerariam intervalos de confiança que não conteriam o parâmetro.

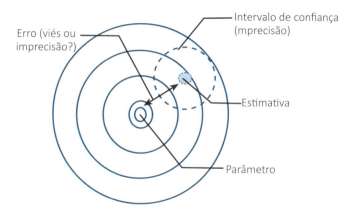

Figura 1.2 – Ilustração da dificuldade intrínseca à identificação da origem do erro na pesquisa.

Estudos enviesados ou pouco precisos, por vezes, ainda podem ter algumas vantagens. Uma estimativa enviesada pode ser útil se o investigador acredita que o viés é pequeno e que não afetaria suas conclusões ou se tem evidências do "sentido" do viés – se este está super ou subestimando o parâmetro – permitindo qualificar a inferência a partir da direção do viés. Já estudos com muita variabilidade, porém válidos, como no caso de um estudo piloto, permitem o levantamento de informações preliminares importantes[1].

Causalidade e confundimento

Estabelecer uma relação de causa e efeito entre dois fatores é um dos objetivos mais comuns das pesquisas biomédicas. Para isso, devem ser considerados vários tipos de erros potenciais: os erros de classificação da exposição (pessoas que são expostas e foram classificadas como não expostas e vice-versa), erros de classificação do diagnóstico (pessoas que têm a doença, classificadas como não doentes e vice-versa), vieses de seleção, erros amostrais e também a situação conhecida como confundimento.

O confundimento ou situação de confusão ocorre quando há falta de comparabilidade na população de referência. Entenda-se como população de referência a população para a qual se deseja inferir os resultados do estudo, de onde a amostra foi selecionada. Por exemplo, ao se selecionar uma amostra aleatória representativa de uma população e se separarem os expostos dos não expostos (tabagistas vs. não tabagistas), pode-se esperar que estes dois grupos ainda apresentam diferenças com relação a outros fatores que possam estar relacionados à doença coronariana, como idade e sexo. Os mais velhos podem ser mais tabagistas do que os mais jovens. O mesmo pode acontecer com as mulheres. Repare que a situação de confusão acontece na população em si e não na amostra, e representa uma explicação alternativa à associação observada. Para ser classificado como um fator de confusão, este deve estar relacionado com a exposição e com o desfecho[2].

A fim de controlar o efeito dos fatores de confusão conhecidos na associação, estes devem ser considerados na análise.

Contudo, em se tratando de causalidade, nem sempre uma associação confundida é totalmente inútil. Permite identificar, por exemplo, uma variável que "indiretamente" se relaciona ao desfecho – denominada variável "marcadora" – que pode ser usada para planejamentos de ações ou programas, apesar da impossibilidade de se estabelecer uma relação causal[5].

Na prática, muitas associações são supervalorizadas simplesmente por serem estatisticamente significativas, avaliadas tradicionalmente pelo p-valor (normalmente < 0,05) – ou, de forma indireta, pela estimação do intervalo de confiança. Entretanto, cabe ressaltar que critério de **significância estatística** se refere apenas ao erro aleatório, por isso, não é suficiente para o estabelecimento de relações de causa e efeito. Como visto anteriormente, para investigar associações causais é necessário que os estudos tenham, além de **precisão,** associada à presença de significância estatística, **validade**, relacionada à ausência de confundimento* e dos vieses de seleção e informação.

A PESQUISA EM CARDIOLOGIA E NUTRIÇÃO NA PRÁTICA: PLANEJAMENTO E ANÁLISE DE DADOS

A pesquisa

No momento da realização de estudos da área biomédica dos mais variados tipos, três perguntas são recorrentes entre os pesquisadores: 1) Qual deve ser o **tamanho da amostra**?; 2) Qual o **desenho de estudo**? e 3) Qual o **teste estatístico** que devo utilizar para analisar meus dados? Muitas vezes, estas perguntas são feitas de forma tardia, após a pesquisa ter iniciado, podendo comprometer a validade e a precisão dos resultados almejados pela pesquisa. O planejamento do estudo realizado previamente com cuidado, seguindo corretamente o protocolo de pesquisa contribui para o sucesso da pesquisa.

---

* É importante ressaltar que, além do confundimento, existe outro conceito extremamente importante nas pesquisas biomédicas – a interação ou modificação de efeito. Significa que o efeito de uma variável (ou fator) sobre um desfecho pode ser diferente para os distintos níveis de uma terceira variável (ou fator). Por exemplo, o efeito de um alimento funcional (fator) sobre uma doença (desfecho) pode depender do sexo (outro fator). Neste exemplo, um mesmo alimento funcional pode ser considerado um fator protetor para as mulheres e um fator de risco para os homens

Planejamento da pesquisa

Para planejar uma pesquisa de forma eficiente é fundamental preparar um protocolo de pesquisa em que estejam claramente definidos: objetivos, definição das variáveis a serem exploradas, incluindo suas escalas de mensuração, o desenho do estudo e o planejamento amostral.

Desenhos de estudo

Em epidemiologia, os desenhos de estudo podem ser, em geral, observacionais ou experimentais, que se diferenciam pelo controle que o pesquisador tem da exposição de interesse[3,4].

Nos **estudos observacionais** o pesquisador não controla a exposição, ou seja, não escolhe quem estará exposto ou não ao fator de interesse. Os desenhos de estudos observacionais clássicos são: seccional, caso-controle, coorte e ecológico. Os três primeiros possuem como unidade de análise o indivíduo, enquanto o estudo ecológico tem, como unidade de análise, um agregado de indivíduos, como bairros, municípios, estados, entre outros.

O que caracteriza os desenhos clássicos é a forma como são selecionados os indivíduos: no estudo de coorte os indivíduos são selecionados pela exposição; no estudo caso-controle são selecionados pela doença e, no estudo seccional a seleção é realizada através de um único momento, sem separar *a priori* exposição ou doença. O estudo ecológico é um tipo de estudo seccional, tendo em vista que a mensuração é feita em um único momento, porém suas conclusões devem ser tomadas para o nível agregado. Nos estudos de coorte as informações sobre exposição e doença se referem a momentos diferentes (existem, pelo menos, duas observações do mesmo indivíduo), neste sentido, são classificados como estudos longitudinais. Nos estudos seccionais e ecológicos uma única mensuração é feita ao longo do tempo, buscando informações de exposição e doença no mesmo momento e, por isso, são denominados transversais. Os estudos caso-controle apresentam uma peculiaridade que não nos permite classificá-los apenas como um dos dois tipos de estudo. O estudo de caso-controle tradicional, em que se seleciona o indivíduo pela doença e coleta-se informação sobre a exposição no mesmo momento, deve-se considerá-lo como um estudo transversal. No caso de um estudo caso-controle aninhado numa coorte, este pode ser considerado como longitudinal. Neste tipo de estudo há o acompanhamento de um grupo de indivíduos e, quando um indivíduo fica doente, este é selecionado para o estudo e a informação sobre a exposição nos indivíduos selecionados é recuperada no início do acompanhamento[5].

São frequentes também, na prática, desenhos que misturam características de mais de um desenho observacional clássico, os denominados desenhos híbridos.

Nos **estudos experimentais**, de modo diferente dos observacionais, o pesquisador controla a exposição de interesse e a alocação dos indivíduos. Neste sentido, o pesquisador determina os grupos que ficarão expostos (ou receberão o tratamento), utilizando um mecanismo de alocação aleatória dos indivíduos aos diferentes níveis de exposição – conhecido como randomização ou aleatorização. Essa alocação aleatória dos indivíduos participantes do estudo tem o objetivo de balancear[6] os grupos, garantindo comparabilidade no que se refere aos fatores de confundimento (conhecidos ou não), e essa comparabilidade se torna ainda melhor quanto maior for o tamanho da amostra em cada grupo. Por questões éticas, não é possível realizar estudos experimentais quando se tem certeza ou desconfia-se de que a exposição acarreta algum malefício ao ser humano. Como exemplo, não se poderia expor indivíduos ao fumo para investigar seu efeito em doença do coração. Na prática, este tipo de estudo deve ser utilizado apenas quando se espera um efeito protetor das intervenções como, por exemplo, para avaliação da efetividade de um programa de reeducação alimentar.

É importante ressaltar que, em qualquer estudo observacional, sempre é possível haver confundimento devido a fatores desconhecidos ou desconsiderados que possam levar à falta de comparabilidade entre as populações, mesmo que tenha sido feito o controle por alguns fatores julgados importantes. Todavia, a alocação aleatória das unidades analíticas (indivíduos) aos diferentes níveis de exposição, realizada nos estudos experimentais, teoricamente solucionaria o problema.

Planejamento amostral

A etapa do planejamento amostral inclui a definição do desenho amostral e o tamanho da amostra. Os principais **desenhos amostrais** são a amostra aleatória simples, a amostra estratificada e a amostra por conglomerados.

A amostra aleatória simples consiste em sortear aleatoriamente um determinado número de unidades, de uma lista de unidades possíveis de serem sorteadas. Para realizar esse tipo de amostra é necessário que todas as unidades sejam conhecidas, listadas e possíveis de serem aferidas, caso venham a ser sorteadas. *Exemplo:* Selecionar uma amostra aleatória simples de crianças de um determinado colégio. Como é possível dispor de uma lista com todos os alunos que estudam na escola, um sorteio pode ser realizado para se obter uma amostra aleatória simples dos estudantes.

A amostra estratificada consiste em determinar subgrupos homogêneos da população – denominados estratos – e selecionar uma amostra para cada um deles, separadamente. *Exemplo:* Selecionar uma amostra estratificada por nível de escolaridade. Cada nível de escolaridade seria um estrato, definido como Educação Infantil, Ensino Fundamental, Ensino Médio e Ensino Superior e cada estrato seria formado por pessoas com características mais homogêneas para aquele estrato.

A amostra por conglomerados é uma amostra aleatória simples, cuja unidade de análise é um conjunto de elementos da população. É útil quando não é possível obter uma lista de todos os elementos elegíveis daquela população. *Exemplo:* Selecionar uma amostra de um determinado bairro da cidade do Rio de Janeiro, utilizando como conglomerado o domicílio.

Existem ainda amostras denominadas complexas, que combinam vários desenhos amostrais de forma individualizada para cada pesquisa. Em geral, é utilizada em pesquisas de grande abrangência territorial, no intuito de aliar dois pontos principais: incluir, da melhor forma, toda a população de estudo e proporcionar a viabilização operacional de coleta de dados na população.

No que se refere à determinação do **tamanho da amostra**, ao contrário do que muitos pesquisadores pensam, não existe um número mágico que deva ser seguido à risca, sob a pena da inviabilização do estudo. É claro que quanto maior a amostra, maior a precisão para inferir sobre os resultados. Entretanto, há de se considerar a dificuldade operacional de se obter amostras "grandes" na pesquisa biomédica[7].

Para se calcular o tamanho da amostra, é necessário informar qual o erro tolerável de amostragem, que é definido pelo pesquisador. Espera-se que esse erro seja bem pequeno, mas se, para isso, for necessária uma amostra muito "grande", que dificulte ou até inviabilize a pesquisa por conta de excesso de custos, tempo ou disponibilidade de casos, talvez tolerar um erro maior seja necessário. Cabe ao pesquisador refletir se compensa a realização de um estudo com uma menor precisão.

Análise dos dados

A análise dos dados consiste na escolha e utilização da(s) técnica(s) estatística(s) mais adequada(s) para o tipo de dado coletado, como definido na fase de planejamento do estudo.

A análise estatística determinada *a priori* no protocolo de pesquisa tem a vantagem de prevenir o uso de técnicas incorretas[8] e evitar proceder a vários tipos de análises, de diversas formas, com o único objetivo de encontrar um resultado estatisticamente significativo, conhecido como "tortura de dados"[9]. Entretanto, é importante que possa haver uma flexibilidade com as técnicas após a coleta dos dados, de maneira que o investigador possa alterar ou aperfeiçoar a técnica e analisar os dados de maneira mais eficiente, tendo em vista que, por vezes, os dados se "comportam" de forma distinta da imaginada na fase de planejamento do estudo.

Existe a situação em que o estudo passa para a fase da análise dos dados, sem ter sido realizado o protocolo de pesquisa, com os cuidados necessários para se obter resultados válidos. Neste caso, o pesquisador pode apresentar os aspectos positivos do trabalho desenvolvido, explicitando, entretanto, seu escopo, limitações e potenciais vieses, e fazendo a análise estatística dos dados que é possível. Costuma-se indicar uma análise exploratória dos dados utilizando tabelas e gráficos apropriados, podendo gerar importantes hipóteses científicas a serem investigadas futuramente.

EXEMPLO CLÁSSICO DE SITUAÇÃO DE PESQUISA EM CARDIOLOGIA E NUTRIÇÃO

Suponha pacientes cardiopatas em tratamento para a patologia. Os pacientes necessitam de reeducação alimentar e, adicionalmente, um elemento nutricional funcional é introduzido à dieta para verificar seu efeito na melhora da doença. Um estudo experimental randomizado é frequentemente utilizado para verificar o efeito do elemento nutricional (p. ex., a farinha de linhaça). Os dois grupos receberão a indicação de uma dieta adequada, sendo que apenas um dos grupos receberá a farinha de linhaça, enquanto o outro receberá placebo (outro tipo de farinha sem efeito esperado). Ao longo de um tempo de duração da pesquisa, espera-se observar o efeito do alimento funcional na patologia. Embora seja um estudo randomizado, em que se acredita que os fatores de confundimento estejam controlados, a aderência à dieta e ao elemento funcional sai do controle do pesquisador, diferente da situação clássica do estudo experimental. Assim, o resultado encontrado pode ser decorrente do alimento testado, mas também pode estar confundido por outros fatores, como a aderência à dieta. Neste sentido, há de se considerar, *a posteriori*, os fatores que possam influenciar no desfecho, com o objetivo de desenvolver um estudo não enviesado.

CONSIDERAÇÕES FINAIS

Ainda que se reconheça o importante papel dos testes estatísticos, o uso excessivo de testes e a busca incessante pela significância estatística como resultado destes têm sido bastante criticados[10]. Nesse sentido, o investigador deve estar atento à forma alternativa a esta abordagem, centrada na ideia de medidas de efeito e intervalos de confiança.

As ideias exibidas no capítulo direcionam o leitor às etapas necessárias para a realização de pesquisas biomédicas, atentando aos cuidados metodológicos indispensáveis para que sejam obtidos resultados válidos e precisos. Os conceitos aqui apresentados contribuem na busca do pesquisador pelo melhor caminho para responder à pergunta biomédica de interesse.

REFERÊNCIAS BIBLIOGRÁFICAS

1. Lancaster GA, Dodd S, Williamson PR. Design and analysis of pilot studies: recommendations for good practice. Journal of Evaluation in Clinical Practice. 2004;10:307-312.
2. Luiz RR, Struchiner CJ. Inferência causal em epidemiologia: o modelo de respostas potenciais. Rio de Janeiro: Editora Fiocruz; 2002.
3. Rothman KJ, Greenland S. Modern Epidemiology. 2 ed. Philadelphia: Lippincott Williams & Wilkins; 1998.
4. Szklo M, Nieto FJ. Epidemiology: beyond the basics. 2 ed. Boston: Jones and Bartlett Publishers; 2006.
5. Medronho RA, Bloch KV, Luiz RR, Werneck GL. Epidemiologia. 2 ed. Rio de Janeiro: Atheneu; 2009.
6. Greenland S. Concepts of validity in epidemiological research. In: Holland WW, Detels R, Knox G, eds. Oxford Textbook of Public Health. 2 ed. Vol 2. New York: Oxford University Press; 1991.
7. Luiz RR, Magnanini MMF. A lógica da determinação do tamanho da amostra em investigações epidemiológicas. Cadernos Saúde Coletiva. 2000;8:9-28.
8. Glantz SA. Biostatistics: how to detect, correct and prevent errors in the medical literature. Circulation. 1980;61:1-7.
9. Mills JL. Data torturing.The New England Journal of Medicine. 1993;329:1196-1199.
10. Salsburg DS. The religion of statistics as practiced in medical journals. The American Statistician. 1985;39:220-223.

Indicadores Bioquímicos Utilizados em Cardiologia

CHRISTINE GEORGOPOULOS MELCARNE • MAURO SOLA-PENNA

CAPÍTULO 2

INTRODUÇÃO

As doenças cardiovasculares (DCV) são consideradas as maiores de todas as endemias nos países ocidentais desenvolvidos, contribuindo significativamente para o perfil de morbidade e mortalidade também no Brasil. A definição DCV agrega várias doenças cardíacas e vasculares, entre as quais se destaca o infarto agudo do miocárdio (IAM)[1,2]. No Brasil, as DCV são responsáveis por cerca de 30% das causas de mortes e constituem uma das principais causas de permanência hospitalar prolongada[3].

Para estimar o risco de um indivíduo desenvolver DCV em longo e curto prazos foram criados escores e algoritmos, tais como Escore de Risco de Framinghan, Escore de Risco de Reynolds, Escore de Risco Global e Risco Pelo Tempo de Vida.

De acordo com o Ministério da Saúde (MS), não há registros de estudos científicos de validação de métodos relacionados à probabilidade de ocorrência de um evento cardiovascular em 10 anos, em indivíduos sem diagnóstico prévio de aterosclerose clínica. Para eles, o método sugerido é o cálculo a partir do Escore de Framinghan para Doença Coronariana Aguda (DCA)[3,4].

A Primeira Diretriz de Prevenção Cardiovascular, publicada pela Sociedade Brasileira de Cardiologia (SBC), afirma ser interessante a utilização de um ou mais escores de forma combinada, e sugere a utilização do Escore de Risco Global para avalição de Risco em 10 anos e o Risco Pelo Tempo de Vida para estimar o risco ao longo da vida[5].

Entre os fatores de risco mais significativos para o desenvolvimento das DCV estabelecidos desde o estudo de Framinghan encontra-se o fumo, a hipertensão arterial, o sedentarismo, a obesidade, tendo em destaque as dislipidemias. Estudos epidemiológicos longitudinais têm demonstrado que existe uma correlação direta entre os concentrações de colesterol plasmático e triglicerídeos e o aumento de DCV, sendo estas doenças raras em sociedades com concentrações plasmáticas de colesterol total (CT) abaixo de 180 mg/dL[4,6,7].

Além da elevação das concentrações sanguíneas de colesterol e triglicerídeos, também podemos considerar como marcadores de risco para DCV a elevação de homocisteína e proteína C-reativa (PCR)[7].

Segundo as últimas diretrizes sobre dislipidemia e prevenção cardiovascular, o risco relativo para DCV aumenta de duas a quatro vezes nos pacientes com diabetes *mellitus* tipo 2 (DM2), considerando que estes pacientes apresentam frequentemente associação de fatores de risco cardiovasculares[8].

Para o diagnóstico da DCV é feita a análise dos sintomas, do histórico de doenças pessoais e familiares e de resultados de exames como dosagem de enzimas cardíacas e eletrocardiograma (ECG). Este último exame detecta alterações na presença de um infarto, embora seja ineficiente na detecção de microinfartos, tais como aqueles que podem se manifestar em pacientes com angina instável[1,9,10].

A Organização Mundial de Saúde (OMS) estabelece que para o diagnóstico positivo do IAM é necessária à presença de três critérios básicos: dor torácica do tipo isquêmica; evolução típica das variações eletrocardiográficas sugestivas de IAM; elevação ou diminuição das enzimas cardíacas séricas, indicativos de necrose miocárdica[11].

A rapidez do diagnóstico é de fundamental importância para a sobrevivência do paciente. Para isso é importante dispor de ferramentas de diagnóstico com alta especificidade e sensibilidade, que podem detectar a necrose miocárdica nas primeiras horas após o início da isquemia. Desta forma, novos marcadores vêm sendo progressivamente incorporados à prática clínica e seu uso tornou-se procedimento padrão para estratificação de risco destes pacientes[1].

CONTEÚDO DO CAPÍTULO

Este capítulo pretende abordar os principais marcadores bioquímicos em cardiologia para diagnóstico e tratamento, e discutir alguns desenvolvimentos importantes neste campo.

Os termos abordados serão:

- exames de prevenção;
- marcadores de inflamação;
- marcadores imunológicos;
- ferramentas de diagnóstico;
- marcadores de necrose miocárdica;
- marcadores neuro-humorais;
- outros marcadores.

CONCEITOS

- *Infarto agudo do miocárdio com supradesnível do segmento ST:* resulta da oclusão total de uma artéria coronária[12].
- *Infarto agudo do miocárdio sem supradesnível do segmento ST e angina instável sem supradesnível do segmento ST:* resultam de uma obstrução grave, porém não total, da artéria coronária[12].
- *Segmento ST:* espaço que compreende o fim do QRS e o início da onda T do eletrocardiograma, corresponde ao período de repolarização ventricular, onde aparecem alterações decorrentes de isquemia do miocárdio[13].
- *Isquemia aguda:* resulta de uma redução da oferta de oxigênio devida à diminuição no diâmetro do lúmen coronariano por trombo, vasoespasmo ou devida à hipotensão. Pode também resultar de aumento da demanda miocárdica por oxigênio, precipitada por taquicardia ou hipertensão[12].

ABREVIATURAS

CK-MB – creatinofosfoquinase-MB;
CK – creatinoquinase;
LDH – desidrogenase lática;
DAC – doença arterial coronariana;
DCA – doença coronariana aguda;
DCV – doenças cardiovasculares;
ECG – eletrocardiograma;
GP – glicogênio fosforilase;
IAM – infarto agudo do miocárdio;
IC – insuficiência cardíaca;
ICA – insuficiência cardíaca aguda;
Lp(A) – lipoproteína (A);
HDL – lipoproteína de densidade alta;

LDL – lipoproteína de densidade baixa;
IDL – lipoproteína de densidade intermediária;
VLDL – lipoproteína de densidade muito baixa;
MS – Ministério da Saúde;
OMS – Organização Mundial de Saúde;
BNP – peptídeos natriuréticos;
PCR – proteína C-reativa;
PCR-us – proteína C-reativa ultrassensível;
hFABP – h-proteína de ligação de ácidos graxos;
SCA – síndrome coronariana aguda;
SBC – Sociedade Brasileira de Cardiologia;
TGO – transaminase glutâmica oxalacética;
TGP – transaminase glutâmica pirúvica.

EXAMES DE PREVENÇÃO

Lipidograma

No que diz respeito à dislipidemia, estudos epidemiológicos longitudinais têm demonstrado que existe uma correlação direta entre as concentrações de colesterol plasmático e triglicerídeos e o aumento de DCV. Essa correlação depende, particularmente, da concentração das lipoproteínas que transportam o colesterol na corrente sanguínea[7].

Os mecanismos pelos quais essas lipoproteínas se relacionam com as DCV são complexos, envolvendo a formação de células espumosas, resposta inflamatória, alterações plaquetárias, alterações do endotélio e formação de placas ateroscleróticas[7].

Existem quatro grandes classes de lipoproteínas separadas em dois grupos: as ricas em triglicerídeos, maiores e menos densas, representadas pelos quilomícrons e pelas lipoproteínas de densidade muito baixa ou *very low density lipoprotein* (VLDL), e as ricas em colesterol de densidade baixa *low density lipoprotein* (LDL) e de densidade alta ou *high density lipoprotein* (HDL)[14].

Existe ainda uma classe de lipoproteínas de densidade intermediária ou *intermediate density lipoprotein* (IDL) e a lipoproteína (A) [Lp(A)], que resulta da ligação covalente de uma partícula de LDL à Apo (A)[14].

A lipoproteína (A) é rica em colesterol e semelhante à lipoproteína LDL. Sua atuação está na inibição da fibrinólise e da síntese de plasmina, o que lhe confere uma propriedade pró-aterogênica. Concentrações elevadas de Lp(A) estão associadas a maior risco de DCV[7].

Com relação à lipoproteína LDL-c, diversos estudos epidemiológicos e de intervenção, afirmam que a redução de suas concentrações plasmáticas diminui a chance de eventos cardiovasculares, seja no caso de quem já apresentou um evento (prevenção secundária), seja no de quem nunca o apresentou (prevenção primária)[7,15].

Embora não se tenha o mesmo grau de evidência, a redução das concentrações de triglicerídeos e a elevação das concentrações de HDL-c também são consideradas potencialmente benéficas para a inibição do processo aterotrombótico[7,15].

As apolipoproteínas Apo B e Apo A-1 têm sido utilizadas em grandes estudos prospetivos como indicadores de risco para DCV. As relações Apo B/Apo A-I, CT/HDL-c e colesterol não HDL/HDL-c fornecem informações semelhantes, sendo que a Apo B é a principal apolipoproteína das partículas aterogênicas e a Apo A-I é a principal apolipoproteína da HDL[16].

Do ponto de vista laboratorial, as dislipidemias podem ser classificadas em hipercolesterolemia isolada (aumento do colesterol total e/ou da fração LDL-colesterol), hipertrigliceridemia isolada (aumento dos triacilgliceróis), hiperlipidemia mista (aumento do colesterol total e dos triacilgliceróis) e diminuição isolada do HDL-colesterol ou associada ao aumento dos triacilgliceróis ou LDL-colesterol[7].

O perfil lipídico é definido pelas determinações bioquímicas do colesterol total, colesterol ligado à HDL ou HDL-colesterol (HDL-c), triglicerídeos e do colesterol ligado à LDL ou LDL-colesterol (LDL-c) após jejum de 12 a 14 horas[14].

As recentes diretrizes do Programa Nacional de Educação sobre o colesterol dos EUA (ATP III)[14] reconhecem como fatores de risco emergentes a lipoproteína (A), homocisteína, marcadores da trombose e inflamação, glicemia de jejum alterada, e evidência de aterosclerose subclínica[6].

Homocisteína

A homocisteína é formada a partir da metionina hepática e metabolizada nas vias de desmetilação e transulfuração, sendo que seus valores plasmáticos e urinários refletem a síntese celular. Sua determinação, realizada em jejum e após sobrecarga de metionina, caracteriza as diferenças dessas vias metabólicas, principalmente quando de natureza genética. A hiper-homocisteinemia tem sido associada a disfunção do endotélio, trombose e maior gravidade da aterosclerose, e a literatura sugere associação causal, independentemente de outros fatores de risco para doença arterial[7,17,18].

A suplementação de ácido fólico e vitaminas B_6 e B_{12} tem se mostrado eficiente em reduzir os valores de homocisteína plasmática a concentrações não significativas para risco de doença arterial[18], entretanto, não existe consenso quanto à eficácia na redução de suas concentrações para o risco de desenvolvimento de DCV[7].

Fibrinogênio

O fibrinogênio influencia a agregação plaquetária, interage com um sítio de ligação do plasminogênio e participa na formação do trombo. Está associado positivamente a idade, obesidade, tabagismo, diabetes e às concentrações de LDL-c e, inversamente, ao HDL-c. Sendo uma proteína de fase aguda, pode também refletir o processo crônico da aterosclerose, sendo incorporado à placa, estimulando a proliferação de células musculares lisas e contribuindo para o desenvolvimento da doença coronariana[6].

MARCADORES DE INFLAMAÇÃO

A inflamação tem um papel importante no âmbito das DCV, tanto na origem quanto na progressão de seu desenvolvimento. Células inflamatórias como monócitos e células T, citocinas e outras biomoléculas estão implicadas com este processo e têm sido investigadas como potenciais marcadores da progressão do processo aterosclerótico[19].

Embora não exista comprovação que terapias dirigidas especificamente para a redução da inflamação reduzam o risco cardiovascular, estratégias medicamentosas ou modificações de estilo de vida que limitem o processo inflamatório demonstram também limitar a progressão das placas de ateroma e/ou reduzir a sua vulnerabilidade a fenômenos de ruptura, com possíveis benefícios clínicos[15].

No âmbito das DCV, a proteína C-reativa tem sido o marcador inflamatório mais estudado[19]. No entanto, marcadores como citocinas pró-inflamatórias, tais como interleucina-6, interleucina-1Ra e fator de necrose tumoral-α; moléculas de adesão tais como molécula de adesão intracelular-1 de adesão vascular e molécula-1 e os marcadores de ativação das células também têm sido implicados no processo aterosclerótico[20].

Proteina C-reativa

A proteína C-reativa é um marcador da inflamação. Sua elevação na concentração sanguínea também tem sido associada a um alto risco para DCV, uma vez que um processo inflamatório crônico está envolvido na aterosclerose[7]. As concentrações de PCR estão associadas com o prognóstico em curto e longo prazo e relacionadas também a angina instável[19,20].

Proteina C-reativa ultrassensível

De acordo com a *American Heart Association* (Associação Americana do Coração), o risco para desenvolvimento de DCV está relacionado com a elevação dos valores de PCR sérica[1], sendo a proteína C-reativa ultrassensível (PCR-us) um marcador de inflamação sistêmica que vem sendo utilizado como um elemento a mais para aumentar a acurácia na detecção de indivíduos sob maior risco de evento cardiovascular[1,18].

MARCADORES IMUNOLÓGICOS

Os marcadores imunológicos CD4+ e CD28 também possuem um papel relevante na aterosclerose. Estes subgrupos de linfócitos T são moléculas com atividade pró-inflamatória e pró-trombótica, que atualmente são foco de intensa investigação. Estudos recentes têm mostrado que concentrações elevadas deste subconjunto de linfócitos são preditoras independentes de futuros eventos cardiovasculares em pacientes com angina instável[19].

Ferramentas de diagnóstico

Avaliação laboratorial

A avaliação laboratorial inicial de todo paciente que apresente um quadro sugestivo de insuficiência cardíaca aguda (ICA) inclui hemograma, sódio, potássio, ureia, creatinina e glicose. Em casos mais graves, devem ser dosadas enzimas hepáticas (TGO, TGP), albumina e tempo de protrombina[21].

Nos exames de rotina solicitados na avaliação dos pacientes com insuficiência cardíaca (IC), destacam-se como fatores de pior prognóstico a elevação de creatinina e ureia, anemia, hipoalbuminemia, hiperuricemia e hiponatremia[21].

Eletrocardiograma

O ECG é um instrumento que exerce papel fundamental para o diagnóstico de DCV, tanto pelo seu baixo custo e ampla disponibilidade, como pela relativa simplicidade de interpretação. A SBC determina que todo paciente visto em uma sala de emergência apresentando dor torácica seja submetido a um ECG. Contudo, o método não tem acurácia diagnóstica suficiente para IAM ou angina instável. Seu uso deve estar associado a outros testes simultâneos, como por exemplo marcadores de necrose miocárdica, monitor do segmento ST, ecocardiograma e testes de estresse[22-24].

Monitor da tendência do segmento ST

A sensibilidade da elevação do segmento ST para a detecção de IAM associado ao ECG é de 35 a 50%. Em casos de ECG indeterminado, chega a 20%. A monitoração da tendência do segmento ST tem se mostrado como método de grande utilidade para estratificação de risco em pacientes com angina instável ou mesmo com dor torácica de baixo risco e de etiologia a ser esclarecida, constituindo-se num preditor independente e altamente significativo de morte, infarto agudo do miocárdio não fatal ou isquemia recorrente[1,10].

Ressonância magnética (RM)

A RM é um excelente método de diagnóstico, que tem adquirido importância na avaliação de diversas cardiopatias adquiridas ou congênitas, além de doenças da aorta, vasos pulmonares e outros leitos vasculares. Este método permite a avaliação da anatomia cardíaca e vascular, da função ventricular e da perfusão miocárdica, além de caracterização tecidual de forma acurada, reprodutível e em um único exame (*one-stop shop*)[25.]

Tomografia computadorizada (TC)

A TC cardíaca pode ser utilizada com alta acurácia para avaliar a gravidade e a extensão da aterosclerose coronária e detectar placas calcificadas. A angiotomografia computadorizada de coronárias (ângio-TC de coronárias) é um excelente método de imagem não invasivo para avaliar a doença arterial coronariana[25].

MARCADORES DA NECROSE MIOCÁRDICA

Os marcadores de necrose miocárdica têm um papel importante não só no diagnóstico como também no prognóstico da síndrome coronariana aguda (SCA). Durante um infarto, as células do tecido miocárdico se necrosam e perdem a integridade da membrana celular. A partir daí o músculo cardíaco danificado passa a liberar enzimas e macromoléculas na circulação sanguínea. É através da análise da presença destas enzimas e macromoléculas que podemos ter a confirmação de diagnóstico e proporcionar um início precoce do tratamento adequado e consequente à melhora do prognóstico[1,10].

Um marcador ideal de lesão do miocárdio deve ter alta especificidade e sensibilidade; capacidade de demonstrar danos das fibras musculares do miocárdio; permitir a determinação da extensão da lesão miocárdica e o prognóstico do paciente; ter um período de janela de diagnóstico inicial (dentro de 2-6 horas) e tardia (maior do que 7 dias); ser útil para indicar o sucesso ou o fracasso da terapia trombolítica em pacientes com IAM; ser rápido (tempo de análise de 30 min) e fácil de fazer pelos serviços de emergência[1].

De acordo com a SBC, a mensuração dos marcadores bioquímicos de necrose deve ser feita em todos os pacientes com suspeita clínica de SCA obtidos na admissão da sala de emergência e repetidos, pelo menos, uma vez nas próximas 6 a 9 h. Pelo menos dois marcadores devem ser utilizados no processo investigativo: um marcador precoce (com melhor sensibilidade nas primeiras 6 h após o início da dor torácica, como é o caso da mioglobina ou da CK-MB), e um marcador definitivo tardio (com alta sensibilidade e especificidade global, a ser medido após 6 h – como é o caso da CK-MB ou das troponinas)[10].

Os marcadores bioquímicos da injúria celular miocárdica podem ser de três principais variedades: marcadores citoplasmáticos enzimáticos, como a creatinoquinase (CK) e a glicogênio-fosforilase (GP); marcadores citoplasmáticos não enzimáticos, como a mioglobina e a proteína de ligação de ácidos graxos (hFABP); marcadores não citoplasmáticos e não enzimáticos, como as cadeias de miosina e, principalmente, as troponinas[26].

Atualmente, diferentes estudos apontam para a incorporação de multimarcadores laboratoriais para avaliação do risco. Estes marcadores de elevada sensibilidade e especificidade são marcadores para o diagnóstico precoce, que permite a seleção da terapia trombolítica adequada[1,10,24].

Em um estudo incluindo 1.005 pacientes, Newby e cols. concluíram que o uso de dois ou mais marcadores cardíacos com diferentes tempos de positividade e perfis de sensibilidade e especificidade é clinicamente viável, maximiza o potencial de cada marcador e identifica mais rapidamente pacientes de alto risco entre aqueles examinados em unidades de tratamento intensivo[22].

Mioglobina

A mioglobina é uma proteína que se eleva precocemente após a necrose miocárdica, podendo ser detectada no sangue 2 horas após o enfarte (o "pico" de soro está entre 3-15 horas)[1,10].

Por ser encontrada tanto no músculo cardíaco como no esquelético, a mioglobina pode estar elevada em situações em que não existe relação com o músculo cardíaco, tais como doenças neuromusculares ou no músculo esquelético, exercício extremo, insuficiência renal, injeções intramusculares e cirurgia de *bypass* cardíaco[1,10].

Além disso, sexo, raça e idade também pode afetar as concentrações normais de mioglobina[1,10].

Embora seja considerada um marcador pouco específico, por apresentar altas taxas de resultados falso-positivos, a mioglobina tem demonstrado uma sensibilidade maior que a da creatinofosfoquinase-MB (CK-MB) nos pacientes que procuram a sala de emergência com menos de 4 h de início dos sintomas[10,12].

Amostras seriadas melhoram a capacidade de diagnóstico. A especificidade da mioglobina no diagnóstico de IAM pode ser aumentada através de um controle com um marcador adicional, como a anidrase carbônica III[1].

Creatinofosfoquinase-MB

A creatinofosfoquinase é uma isoenzima encontrada no músculo cardíaco, que catalisa a formação de moléculas de alta energia e, por isso, localiza-se em tecidos que as consomem (músculos cardíaco e esquelético e tecido nervoso)[10].

Com 95% de especificidade, esse marcador alcança até 100% de sensibilidade quando usado de forma seriada (a cada 3-4 horas desde a admissão do paciente e até a 9ª hora ou 12 horas após o início da oclusão coronariana)[1,10].

A CK-MB também pode estar elevada em circunstâncias como trauma musculoesquelético, doenças degenerativas, doenças inflamatórias musculoesqueléticas, *delirium tremens* (fase aguda de alcoolismo crônico), hipotireoidismo, síndrome de Reye, etc. Cirurgia cardíaca, miocardite e cardioversão elétrica, cateterismo coronário e angina também frequentemente aumentam os níveis da isoenzima CK-MB no soro[1].

Troponina

As troponinas são proteínas do complexo miofibrilar encontradas no músculo cardíaco. São compostas por três subunidades: troponina T, troponina I e troponina C. As troponinas TnI e TnT estão presentes nos músculos esquelético e cardíaco[1,10].

São consideradas padrão-ouro, por serem um forte marcador de prognóstico imediato e tardio em pacientes com SCA sem supradesnível do segmento ST e por sua alta sensibilidade para identificar pequenos (micro) infartos, mesmo na ausência de elevação da CK-MB[10].

Por se elevar lentamente e aumentar lenta e progressivamente nas 12 h seguintes, a sensibilidade da troponina na admissão de um quadro de oclusão coronariana é muito baixa (20-40%), sua especificidade global varia de 85 a 95% e o seu valor preditivo positivo, de 75 a 95%. É importante levar em consideração que a troponina miocárdica também pode ser liberada em situações clínicas não isquêmicas que causam necrose do músculo cardíaco, como miocardites, cardioversão elétrica e trauma cardíaco, e em doenças não cardíacas tais como as miosites, a embolia pulmonar e a insuficiência renal[10].

Dentre os numerosos marcadores bioquímicos de injúria miocárdica recentemente estudados, as troponinas cardíacas T e I podem ser apontadas como os mais promissores, em virtude da sua elevada especificidade e sensibilidade[26].

MARCADORES NEURO-HUMORAIS

Peptídeos natriuréticos (BNP e NT-pró-BNP)

Os peptídeos natriuréticos (BNP e NT-pró-BNP) desempenham um papel importante na DCV por possuírem bom valor preditivo negativo para exclusão de diagnóstico de IC. O BNP e o seu precursor, o NT pró-BNP, são sintetizados pelos miócitos atriais e ventriculares e estão elevados nas situações de estresse hemodinâmico, como ocorre na IC. Importante lembrar que o BNP sofre influência da função renal[21].

Este marcador é secretado em resposta ao aumento do volume sanguíneo e problemas da fisiopatologia cardíaca, sendo o estímulo para a liberação predominante o aumento do estresse parietal. É liberado a partir de miócitos ventriculares, através do aumento da pressão da parede do ventrículo, por isso é um marcador sensível da disfunção ventricular esquerda[1,21].

OUTROS MARCADORES

Desidrogenase lática (LDH)

Por ser mais lenta que a CK-MB, a desidrogenase pode ser usada para diagnóstico de atraso, por elevar-se de 12 a 16 horas após o início dos sintomas, permanecendo elevada durante 10 a 12 dias[1].

Após aumento da lesão do miocárdio a atividade da LDH no soro aumenta mais lentamente que a atividade da CK total, ou CK-MB[1].

Proteína de ligação de ácidos graxos (FABP)

Considerado um marcador útil para a avaliação precoce ou exclusão de IAM e estimativa do tamanho do enfarte do miocárdio, a cardioproteína ligada aos ácidos graxos é uma proteína citosólica muito abundante, cuja função é o transporte intracelular de ácidos graxos. As FABP são encontradas no coração, fígado e intestino, e também em outros tecidos que utilizam ácidos graxos como substratos metabólicos. As FABP cardíacas têm uma estrutura única e são abundantes no miocárdio, mas também podem ser detectadas no rim e no músculo cardíaco[1,26].

Medições destas proteínas podem ter uma sensibilidade comparada com a da mioglobina para a detecção de reperfusão após a terapia trombolítica[1].

Copeptina

Considerada um marcador de diagnóstico de estádio funcional elevado, a copeptina é um fragmento da precursora vasopressina e um importante preditor de mortalidade em pacientes com insuficiência cardíaca. Estudos têm demonstrado que a copeptina é mais eficiente como preditor de pacientes com sintomas leves ou moderados, que são mais difíceis de avaliar em regime de ambulatório. Essa característica possibilita selecionar pacientes que poderiam se beneficiar do tratamento com drogas antagonistas dos receptores de vasopressina renais[1,27].

A combinação de copeptina e troponina parece melhorar significativamente a precisão do diagnóstico de IAM, em comparação com a avaliação isolada de troponina[23].

Glicogênio fosforilase (GP)

Os marcadores enzimáticos, em virtude da baixa especificidade, têm pouca aplicação na detecção e quantificação da injúria miocárdica. A glicogênio fosforilase (G6P), contudo, nas suas isoformas (isoenzimas), tem contribuído para identificar a injúria miocárdica na ausência de injúria cerebral concomitante[1,26].

A GP é uma enzima fundamental na regulação do metabolismo de carboidratos através de mobilização de glicogênio. Existem três isoenzimas diferentes nos tecidos humanos: LL (fígado), MM (músculo) e BB (cérebro). A isoforma BB é predominante no coração[1].

A isquemia do miocárdio acentua a glicogenólise, promovendo a liberação de grandes quantidades de GP-BB na circulação. As concentrações séricas mais elevadas são alcançadas mais precocemente que as da CK-MB ou de outros marcadores, entretanto a coexistência de injúria cerebral reduz substancialmente o valor da GP-BB como indicador de injúria miocárdica[26].

Caso Clínico

1. Identificação do paciente

SM, 41 anos, sexo masculino, branco, casado, três filhos, engenheiro, renda familiar aproximada: R$ 25.000,00.

2. Dados clínicos

a) *Queixa principal:* "dor no peito".

b) *História da doença atual:* paciente deu entrada no Primeiro Atendimento referindo dor precordial, constritiva, iniciada há 6 horas. A dor era de moderada intensidade, precipitada durante o repouso, sem irradiação, não acompanhada de náusea ou sudorese. Dois dias antes apresentara quadro clínico semelhante, acompanhado de congestão de vias aéreas superiores. Na noite anterior ao atendimento também referiu dor semelhante, acompanhada de sudorese e com remissão espontânea.

c) *História da doença pregressa:* fumou dos 16 aos 29 anos.

d) *História social e familiar:* pai falecido por problemas cardíacos não definidos aos 60 anos. Tios paternos e maternos com doença arterial coronária comprovada. Nega diabetes *mellitus* e hipertensão arterial sistêmica.

e) *Diagnóstico clínico:* síndrome coronariana aguda com supradesnível de ST – provável infarto agudo do miocárdio com pródromos há 2 dias.

3. Medicamentos em uso

Não há.

4. Avaliação antropométrica

Dados Antropométricos	Avaliação	Classificação
Massa corporal atual (kg)	87 kg	-
Massa corporal usual (kg)	85 kg	-
Estatura (m)	1,86 m	-
IMC (kg/m^2)	25,15 kg/m^2	Sobrepeso
DCT (mm)	22 mm	p90-p95 – obesidade
CB (cm)	39 cm	> p95 – sobrepeso
PC (cm)	103 cm	Risco elevado para DCV
PP (cm)	40 cm	Risco elevado para DCV

DCT: dobra cutânea tricipital; CB: circunferência do braço; PC: perímetro da cintura; PP: perímetro do pescoço.

5. Avaliação bioquímica

Dados Bioquímicos	Valores de Referência	Avaliação	Classificação
Glicose	70 a 99 mg/dL	90 mg/dL	Normal
Triglicerídeos	Ideal: < 150 mg/dL Limítrofe: 150 a 200 mg/dL Aumentado: > 200 mg/dL	110 mg/mL	Ideal
Colesterol total	Ideal: < 170 mg/dL Limítrofe: 200 a 239 mg/dL Aumentado: > 240 mg/dL	205 mg/mL	Limítrofe
Colesterol HDL	Acima de 19 anos: ≥40 mg/dL	30 mg/mL	Abaixo do recomendado
Colesterol LDL	Ideal: < 100 mg/dL Desejável: 100 a 129 mg/dL Limítrofe: 130 a 159 mg/dL Aumentado: > 160 mg/dL	139 mg/mL	Limítrofe
Colesterol VLDL	Ideal: < 30 mg/dL Limítrofe: 30 a 40 mg/dL Aumentado: > 40 mg/dL	15 mg/mL	Ideal
CK-MB* (massa)	Até 0,030 ng/mL T (eletroquimioluminescência, Roche Diagnostics)	55 ng/mL	Indicativo de necrose miocárdica
Troponina T*	Até 4,94 ng/mL (eletroquimioluminescência, Roche Diagnostics)	23,1 ng/mL	Indicativo de necrose miocárdica

Fonte: http://www.labvernerwillrich.com.br/material_cientifico/marcadores_cardiacos_1007.pdf

6. Sinais vitais

a) *Pressão arterial:* 140 × 75 mmHg – hipertensão sistólica isolada.
b) *Temperatura:* 36,8°C – afebril (36-37,4°C).
c) *Frequência cardíaca:* 70 bpm – normal (60-100 bpm).
d) *Frequência respiratória:* 13 rpm – eupneico (12-20 rpm).

7. Dados da anamnese alimentar

Paciente com ingestão média compatível com uma dieta isocalórica, sem consumo exagerado de qualquer alimento. Alimenta-se regularmente, fazendo em média três refeições regulares por dia. Evita o consumo de gordura animal. Não utiliza carne vermelha. Ingere poucos alimentos crus.

8. Interação fármaco/alimento

Não há dados disponíveis.

9. Parecer nutricional

O paciente apresenta sobrepeso segundo a classificação do estado nutricional pelo IMC (WHO, 1998). O perímetro de cintura (PC) está muito aumentado (acima de 102 cm), conferindo-lhe alto risco para DCV. DCT e CB apresentam-se elevados, o que sinaliza um maior risco de desenvolvimento de complicações metabólicas[1,28]. O perímetro do pescoço (PP) também se encontra acima do recomendado, sendo esse um forte preditor de risco para doenças metabólicas e, consequentemente, risco para DCV[29-31].

As concentrações séricas de colesterol total demonstram-se elevadas nos exames laboratoriais. O LDL-c encontra-se limítrofe e o HDL-c, com valores abaixo do recomendado, indicando um quadro de dislipidemia. As concentrações de CK-MB e troponina também estão aumentadas, indicando necrose do miocárdio[1,7,10,15].

De acordo com os valores da PA, o paciente apresenta hipertensão sistólica isolada (≥ 130 mmHg), sendo também este um importante fator de risco para DCV em pacientes de meia-idade e idosos[32].

O paciente apresenta PC e pressão arterial sistêmica sistólica elevados, concomitantes a valores de HDL-colesterol abaixo de 40 mg/dL, preenchendo assim três critérios para o diagnóstico para síndrome metabólica (SM)[14].

A conduta nutricional é de dieta hipoenergética, hiperproteica, normolipídica e normoglicídica rica em fibras, frutas e vegetais, hipossódica e com baixo teor de gorduras saturadas. Com relação aos micronutrientes, deve-se manter uma oferta de acordo com as recomendações nutricionais, observando especialmente cálcio, potássio e magnésio.

10. Prescrição dietética

Cálculo do valor energético total (VET)

Sendo o paciente pré-obeso, a dieta foi calculada com o peso ideal utilizando o IMC médio da eutrofia.

$$PI\ (IMCm) = A^2(m) \times IMC\ médio$$

Onde: IMC médio homens = 22 kg/m²

Massa corporal ideal: 76 kg

Necessidades energéticas (segundo o peso ideal) = 2.280 kcal (30 kcal/kg peso/dia)

A finalidade do tratamento nutricional é a redução da massa corporal e do perímetro da cintura, objetivando a melhora do perfil lipídico e controle da pressão arterial.

Alegações

Segundo as recomendações da VI Diretrizes Brasileiras de Hipertensão (2010), além da redução na ingestão de sódio para 5 g de cloreto de sódio ou sal de cozinha ao dia, a SBC recomenda a adoção de uma dieta específica para o controle da PA e prevenção de eventos cardiovasculares. A adoção da dieta DASH (*Dietary Approaches to Stop Hypertension*) rica em frutas, hortaliças, fibras, minerais e laticínios com baixos teores de gordura, tem sido a principal estratégia relacionada com redução PA, provavelmente pelo seu alto consumo de potássio, magnésio e cálcio. O emagrecimento consequente à dieta também resulta na redução de biomarcadores de risco cardiovascular. Os princípios da dieta DASH se baseiam no consumo diário de leite e derivados desnatados (duas a três porções), cereais integrais (sete a oito porções) frutas e vegetais (quatro a cinco porções de cada), carnes (duas ou menos porções, priorizando pescados e frango) e oleaginosas (quatro a cinco vezes por semana)[32].

Diferente da dieta DASH por apresentar um teor maior de gorduras, especificamente monossaturadas, a dieta Mediterrânea também preconiza o alto consumo de frutas e hortaliças, o que resulta em diminuição da PA[32].

Na I Diretriz sobre o Consumo de Gorduras e Saúde Cardiovascular (2013), a SBC relaciona o consumo de gordura saturada e trans com elevação do LDL-c plasmático e aumento de risco cardiovascular, e ressalta um efeito adverso no consumo de gordura mono e poli-insaturada[33].

Ao mesmo tempo, a SBC relata a importância dos carboidratos (CH) na gênese de DCV, em especial os CH refinados. Segundo a SBC, a substituição do excesso de carboidratos por gordura insaturada induz à redução da PA[33].

As fibras são classificadas em insolúveis e solúveis. As fibras insolúveis são representadas pela celulose (trigo), hemicelulose (grãos) e lignina (hortaliças). As solúveis são representadas por farelo de aveia, pectina (frutas) e gomas (aveia, cevada e leguminosas: feijão, grão de bico, lentilha e ervilha). O betaglucano, presente na aveia, determina discreta diminuição da PA em obesos, efeito não observado em indivíduos com peso normal[32].

Com relação ao consumo de café, estudos comprovam que os riscos de elevação da PA causados pela cafeína, em doses habituais, são irrelevantes. Os polifenóis contidos no café, em alguns tipos de chás e também no chocolate amargo com alto teor de cacau têm potenciais propriedades vasoprotetoras e promovem redução da PA[32].

Os ácidos graxos ômega-3, de origem marinha, docosaexaenoico (DHA) e eicosapentaenoico (EPA) exercem inúmeros efeitos sobre diferentes aspectos fisiológicos e do metabolismo que podem influenciar de forma negativa a chance de desenvolvimento de DCV. A recomendação é o consumo de pelo menos duas refeições à base de peixe por semana, como parte de uma dieta saudável, para diminuir o risco cardiovascular. Com relação aos benefícios da sua suplementação e de ácidos graxos ômega-3 de origem vegetal, pode-se dizer que há indícios de possíveis benefícios cardiovasculares, embora precise de mais estudos para conclusões mais definitivas[16,32].

Vale salientar que o estilo de vida tem estreita relação com as DCV. A reabilitação cardiovascular e a prevenção secundária devem ser baseadas em mudanças de estilo de vida, principalmente atividade física regular, adoção de hábitos alimentares saudáveis e estratégias para modular o estresse[5].

Distribuição de macronutrientes energéticos

- VET: 2.280 kcal/dia.
- Proteínas ≥ 1,2 g/kg/peso: – 18% do VET.
  - Total de kcal não proteicas/(g) N2 = 110 kcal.
- Carboidratos: 55% do VET.

- Lipídios: 26% do VET.
  - Ácidos graxos saturados: 5,5%.Ácidos graxos poli-insaturados: 19%.
  - Ácidos graxos monoinsaturados: 19%.
  - Colesterol: 85 (< 200 mg/dia).
- Fibras: 34 g.
  (valores aproximados na apresentação dos cardápios)

Oferta de vitaminas e minerais

Vit. A (µg RE)	900,0	Cálcio (mg)	1.000,0
Vit. D (µg)	5,0	Fósforo (mg)	700,0
Vit. B$_1$ (mg)	1,2	Magnésio (mg)	420,0
Vit. B$_2$ (µg)	1,3	Ferro (mg)	8,0
Vit. B$_3$ (mg)	16,0	Zinco (mg)	11,0
Vit. B$_5$ (mg)	5,0	Cobre (µg)	900,0
Vit. B$_6$ (mg)	1,3	Iodo (µg)	150,0
Vit. B$_{12}$ (µg)	2,4	Selênio (µg)	55,0
Vit. C (mg)	90,0	Manganês (mg)	2,3
Vit. E (mg)	15,0	Potássio (mg)	5.000,0
Ácido fólico (µg)	400,0	Sódio (mg)	2.400,0

Recomendação Nutricional de acordo com a DRI – 2002.

Outras características da dieta

- *Temperatura*: Respeitando os hábitos e gostos alimentares do paciente e de acordo com as preparações.
- *Fracionamento:* seis refeições por dia.
  - Desjejum: 15% do VET.
  - Colação: 8% do VET.
  - Almoço: 34% do VET.
  - Lanche tarde: 8% do VET.
  - Jantar: 27% do VET.
  - Ceia: 8% do VET.
  (valores aproximados na apresentação dos cardápios).
- *Fibras*: a recomendação de ingestão de fibra alimentar total para adultos é de 20 a 30 g/dia, 5 a 10 g devendo ser solúveis.
- *Ingestão hídrica:* 30 a 40 mL/kg de peso, o que corresponde a cerca de 15 copos/dia.

11. Orientações nutricionais

Sugestões de alimentos que não devem faltar na sua lista de compras:

- iogurtes acrescidos de probióticos e laticínios *light* (variar entre vaca, búfala, ovelha e cabra), tofu;
- pães, bolachas e torradas integrais;
- tapioca e cereais integrais (aveia/farelo de aveia, arroz integral, massa integral, quinoa, amaranto);
- leguminosas variadas (grão de bico, feijões branco, carioca e preto, lentilhas);
- hortaliças e frutas variadas;
- frutas secas/desidratadas (damasco, ameixa, maçã, abacaxi);
- água de coco;
- sementes (chia, gergelim, linhaça);
- oleaginosas (castanha-do-pará, castanha de caju, nozes, amêndoas, macadâmia);
- temperos frescos (alho, cebola, alho-poró, salsa, cebolinha, coentro, manjericão, alecrim, tomilho, sálvia);
- condimentos/temperos secos (açafrão, cúrcuma, orégano, curry, páprica, canela em pó, cacau, canela);
- azeite extravirgem;
- peixes diversos (salmão, atum, linguado, namorado, truta);
- frango sem pele (peito);
- carne bovina magra (filé sem gordura);
- ovos caipiras/orgânicos.

12. Orientações gerais

- reduzir a ingestão de sódio para 5 g de sal ao dia (equivalente a uma colher de chá);
- evitar alimentos industrializados, pré-prontos, embutidos e enlatados, por serem fonte de sódio;
- ler rótulos de embalagens avaliando a quantidade de sódio, gorduras totais e fibras;
- não consumir alimentos que contenham gorduras trans;
- escolher alimentos que possuam pouca gordura saturada, colesterol e gordura total. Por exemplo, carne magra, aves e peixes, utilizando-os em pequena quantidade;
- diminuir ou evitar o consumo de doces e bebidas com açúcar;
- consumir frutas, refrescos naturais não coados, água de coco e hortaliças como fonte de fibras e potássio;
- consumir iogurtes probióticos e queijos magros como fonte de cálcio;
- consumir azeite extravirgem como fonte de gordura monoinsatura;
- preferir alimentos integrais como pão, cereais e massas integrais por serem fonte de fibras;

- consumir oleaginosas (castanhas), sementes e grãos, de quatro a cinco porções por semana.
- Sugestões para uma cozinha saudável:
    - ter na sua cozinha formas e frigideiras antiaderentes, para poder grelhar ou assar os alimentos sem a necessidade de untá-las;
    - ter um pincel de cozinha. Esse utensílio ajuda a untar uniformemente os alimentos com pouquíssima gordura;
    - ter uma panela para cozinhar no vapor, ou improvisar com peneiras de alumínio ou inox ou escorredor de macarrão dentro de uma panela comum. O importante é que o utensílio tenha orifícios que permitam a passagem do vapor.

13. Plano alimentar para 1 semana

Segunda-feira

Refeição	Alimento	Medida caseira
Desjejum 07:00 h	Iogurte	1 unidade comercial
	Pão de forma integral	2 fatias
	Ricota de tofu	2 colher de sopa
	Mamão papaia polvilhado com 2 colheres de chá de farinha de linhaça	½ unidade pequena
Colação 10:00 h	*Cookie* integral *light* de cacau	4 unidades
	Suco de laranja com acerola	1 copo americano
Almoço 13:00 h	Salada de alface crespa, tomate e cebola (temperada com orégano, limão siciliano e azeite)	1 pires
	Filé de frango grelhado temperado com páprica	1 filé pequeno
	Arroz integral	4 colheres de sopa
	Lentilhas cozidas com aipo, alho e depois de pronto acrescentar um fio de azeite	1 concha média
	Cenoura picada polvilhada com cebolinha	2 colheres de sopa
	Sal	2 colheres de café
	Azeite de oliva extravirgem	1 colher de sopa
	Refresco de caju	1 copo americano
	Tangerina	1 média
Lanche 16:00 h	Morango com queijo *cottage*	8 morangos + 2 colheres sopa de *cottage*
	Castanhas do Pará	2 unidades

Jantar 19:00 h	Salada de grão de bico (temperada com tomate, cebola, alho e salsinha picadinha)	2 colheres de sopa
	Beterraba crua ralada	4 colheres de sopa
	Brócolis refogado no alho	4 colheres de sopa
	Salmão grelhado	1 posta pequena
	Purê de batata baroa	2 colheres de sopa cheia
	Sal	2 colheres de café
	Azeite de oliva extravirgem	1 colher de sopa
	Limonada	1 copo americano
	Melancia	1 fatia média
Ceia 22:00 h	Leite de amêndoas com 1 colher de chá de cacau	1 copo americano

Terça-feira

Refeição	Alimento	Medida caseira
Desjejum 07:00 h	Iogurte probiótico	1 unidade comercial
	Tapioca (2 colheres de sopa de tapioca + 1 colher de sopa de chia)	1 unidade média
	Cottage temperado com orégano	2 colheres sobremesa
	Abacaxi	1 fatia média
Colação 10:00 h	*Cookies* integrais *light* maçã com canela	4 unidades
	Água de coco	1 copo grande
Almoço 13:00 h	Salada de acelga, pepino, tomate e erva doce em tiras finas salpicada de hortelã e 1 colher de sopa de ricota esfarelada (temperada com vinagre e azeite)	1 pires
	Berinjela recheada*	1 porção
	Arroz integral sete cereais	4 colheres de sopa
	Feijão preto cozido com louro e refogado com alho, cebola	1 concha média
	Sal	2 colheres de café
	Azeite de oliva extravirgem	1 colher de sopa
	Refresco de cajá	½ copo americano
	Figo	2 unidades médias
Lanche 16:00 h	1 banana picada polvilhada com 1 colher de sopa de aveia e canela	1 porção

Jantar 19:00 h	Salada de rúcula com tomate cereja (temperada com aceto balsâmico e azeite)	1 pires
	Vagem macarrão refogada com alho e fio de azeite	4 colheres de sopa
	Omelete de *shitake*	2 claras e 1 gema
	Arroz integral	2 colheres de sopa
	Purê de ervilhas (cozidas e amassadas)	2 colheres de sopa
	Sal	2 colheres de café
	Azeite de oliva extravirgem	1 colher de sopa
	Refresco de maracujá	1 copo americano
	Salada de frutas (laranja, banana, mamão, kiwi)	3 colheres de sopa
Ceia 22:00 h	Abacate polvilhado com farinha de amêndoas	1 fatia fina

Quarta-feira

Refeição	*Alimento*	*Medida caseira*
Desjejum 07 h	Iogurte probiótico	1 copo americano
	Banana da terra cozida com canela	1 pequena
	Muçarela de búfala *light*	1 fatia
	Lichia	8 unidades
Colação 10:30	*Cookies* integrais castanha-do-pará *light*	4 unidades
	Refresco de abacaxi com hortelã	1 copo americano
Almoço 13:00 h	Salada de chicória, tomate e cebola temperada com orégano, limão e azeite e polvilhada com 1 colher de sopa rasa de sementes de chia	1 pires
	Lombo de porco assado com alecrim	1 fatia pequena
	Arroz integral	4 colheres de sopa
	Feijão branco cozido com tomate, pedaços de cenoura, aipo, alho, cebola. Depois de pronto acrescente um fio de azeite	1 concha pequena
	Quibebe de abóbora*	2 colheres de sopa
	Sal	2 colheres de café
	Azeite de oliva extravirgem	1 colher de sopa
	Refresco de caju	1 copo americano
	Manga Palmier cortada em cubos	½ xícara

Lanche 16:00 h	Ricota de tofu*	2 colheres
	Torrada de castanha-do-pará e quinoa *light*	2 unidades comerciais
	Água de coco	1 copo grande
Jantar 19:00 h	Salada de folhas de aipo com tomates cereja temperada com azeite, raspas de limão siciliano e orégano	1 pires
	Abobrinha no molho de tomate*	4 colheres de sopa
	Linguado no papelote*	1 posta média
	Batatas no forno*	1 batata média
	Lentilhas cozidas com aipo, alho e depois de pronto acrescentar um fio de azeite	1 concha média
	Sal	2 colheres de café
	Azeite de oliva extravirgem	1 colher de sopa
	Limonada	1 copo americano
	Ameixa vermelha	1 unidade grande
Ceia 22:00 h	Leite de inhame* batido com 1 colher de sobremesa de cacau	1 copo americano
	Castanha-do-pará	2 unidades

Quinta-feira

Refeição	Alimento	Medida caseira
Desjejum 07:00 h	Iogurte probiótico	1 unidade comercial
	Batata doce cozida	1 unidade
	Cream cheese light	1 colher de sobremesa
	Kiwi	1 unidade média
Colação 10:00 h	*Cookie* integral baunilha com gotas de chocolate *light*	4 unidades
	Suco de laranja natural	½ copo americano
Almoço 13:00 h	Salada alface americana, rabanete e *champignon* temperada com pimenta do reino, limão e azeite	1 pires
	Filé de atum grelhado temperado com gengibre e 1 colher de sopa de gergelim	1 filé pequeno
	Arroz integral	4 colheres de sopa
	Feijão vermelho refogado com alho e cebola	1 concha média
	Papelote de legumes no forno*	2 colheres de sopa
	Sal	2 colheres de café
	Azeite de oliva extravirgem	1 colher de sopa
	Refresco de melancia	1 copo americano
	Uva sem caroço	1 cacho pequeno

Lanche 16:00 h	Água de coco	1 copo grande
	Tapioca recheada de morangos	1 porção
Jantar 19:00 h	Salada de feijão fradinho (tomate, alho e salsinha)	1 colher de servir
	Beterraba e cenoura crua ralada	4 colheres de sopa
	Omelete de alho-poró polvilhado de cúrcuma	2 claras e 1 gema
	Cuscuz de quinoa*	4 colheres de sopa
	Bertalha refogada com cebolas	4 colheres de sopa
	Sal	2 colheres de café
	Azeite de oliva extravirgem	1 colher de sopa
	Refresco de acerola	1 copo americano
	Pera cozida com canela	1 unidade pequena
Ceia 22:00 h	Leite de amêndoas batido com mirtilos	1 copo comercial
	Macadâmia	4 unidades

Sexta-feira

Refeição	Alimento	Medida caseira
Desjejum 07:00 h	Iogurte probiótico	1 unidade comercial
	Aipim cozido	½ xícara
	Requeijão *light*	1 colher de sopa rasa
	Tangerina	1 unidade média
Colação 10:00 h	Cookie integral de maçã com canela *light*	4 unidades
	Refresco de abacaxi com hortelã	1 copo americano
Almoço 13:00 h	Salada de *radicchio*, tomate e cebola temperada com orégano, limão siciliano, azeite e 1 colher de chia	1 pires
	Estrogonofe de frango com abóbora*	1 pedaço pequeno
	Arroz negro cozido	4 colheres de sopa
	Lentilha cozida com aipo, alho e depois de pronto acrescentar um fio de azeite	1 colher de sopa
	Ervilha torta refogada no alho	4 colheres de sopa
	Sal	2 colheres de café
	Azeite de oliva extravirgem	1 colher de sopa
	Refresco de caju	1 copo americano
	Mirtilo	16 unidades
Lanche 16:00 h	Vitamina de morango (iogurte probiótico zero gordura batido com 10 morangos e 1 colher de sopa de farinha de aveia)	1 copo americano

Refeição	Alimento	Medida caseira
Jantar 19:00 h	Salada de grão de bico (tomate, alho e salsinha)	1 colher de servir
	Bacalhau cozido no forno com cenoura, batata, cebola e brócolis e azeite	1 porção média
	Sal	2 colheres de café
	Azeite de oliva extravirgem	2 colheres de sopa
	Limonada	1 copo americano
	Caqui	½ unidade
Ceia 22:00 h	Leite de amêndoas com canela	1 copo americano
	Noz pecan sem casca	2 unidades

Sábado

Refeição	Alimento	Medida caseira
Desjejum 08:00 h	Iogurte com probiótico	1 unidade comercial
	Tapioca	2 fatias
	Requeijão *light*	1 colher de sopa rasa
	Pêssego	2 unidades
Colação 10:00 h	*Cookie* integral *light* cacau	4 unidades
	Suco de laranja com acerola	1 copo americano
Almoço 13:00 h	Salada de rúcula com lascas de queijo minas, aceto balsâmico e azeite	1 pires
	Peito de peru assado com alecrim e laranja	1 filé pequeno
	Polenta	3 colheres de sopa
	Caponata*	4 colheres de sopa
	Sal	2 colheres de café
	Azeite de oliva extravirgem	1 colher de sopa
	Refresco de caju	1 copo americano
	Laranja lima	1 unidade pequena
Lanche 16:00 h	Muçarela de búfala	1 fatia média
	Torrada castanha-do-pará e quinoa *light*	2 unidades comerciais
	Água de coco	1 copo grande
Jantar 20:00 h	Salada de feijão fradinho (tomate, alho e salsinha)	1 colher de servir
	Beterraba cozida picada	4 colheres de sopa
	Almôndegas de carne com espinafre	3 porções pequenas
	Batata doce cozida com casca e dourada no forno	4 colheres de sopa
	Sal	2 colheres de café
	Azeite de oliva extravirgem	1 colher de sopa
	Refresco de melancia com hortelã	1 copo americano
	Blueberrys (mirtilo, framboesa, morango)	½ xícara

Ceia 23:00 h	Leite de amêndoas gelado batido com 1 colher de chá de canela e cacau	1 copo grande
	Castanhas-do-pará	2 unidades

Domingo

Refeição	Alimento	Medida caseira
Desjejum 07:00 h	Iogurte probiótico	1 unidade comercial
	Pão francês integral	1 unidade
	Muçarela de búfala	1 fatia média
	Framboesa	14 unidades
Colação 10:00 h	Bolacha de arroz integral	4 unidades
	Água de coco	1 copo grande
Almoço 13:00 h	Salada de acelga, repolho roxo, tomate cereja, palmitos temperada com azeite e vinagre balsâmico	1 pires
	Camarão grelhado	4 unidades grandes
	Arroz colorido (milho em conserva, cenoura picadinha, passas)	4 colheres de sopa
	Couve-flor gratinada*	4 colheres de sopa
	Sal	2 colheres de café
	Azeite de oliva extravirgem	1 colher de sopa
	Refresco de cajá	½ copo americano
	Salada de frutas (laranja, banana, mamão, kiwi, polvilhada com 1 colher de sopa de chia)	3 colheres de sopa
Lanche 16:00 h	*Cappuccino* gelado (leite desnatado batido com 1 colher de chá de cacau e 1 colher de chá de café e 2 pedras de gelo	1 copo americano
	Bolo de laranja integral *light*	1 fatia fina
Jantar 19:00 h	Pepino em fatias com molho de iogurte com alho e hortelã	1 colher de servir
	Frango com aspargos*	1 pedaço pequeno
	Chips de inhame*	4 colheres de sopa
	Creme de espinafre*	2 colheres de sopa
	Sal	2 colheres de café
	Azeite de oliva extravirgem	1 colher de sopa
	Limonada suíça com hortelã	1 copo americano
	Maçã cozida com canela	1 unidade pequena
Ceia 22:00	Leite de inhame batido com 1 colher de sobremesa de cacau	1 copo americano
	Macadâmia	2 unidades

Seção 1 – Aspectos Bioquímicos, Epidemiológicos, Genéticos e de Estilo de Vida Associados às Doenças Cardiovasculares

SITES RECOMENDADOS

- Associação Americana de Cardiologia – http://www.heart.org/HEARTORG/
- Associação Brasileira para o Estudo da Obesidade e Síndrome Metabólica (ABESO) – http://www.abeso.org.br/
- Escola Americana de Cardiologia – http://www.cardiosource.org/acc
- Ministério da Saúde – Portal da Saúde – http://portalsaude.saude.gov.br/portalsaude/
- Sociedade Brasileira de Cardiologia – http://www.cardiol.br/
- Sociedade Brasileira de Diabetes – http://www.diabetes.org.br/
- Sociedade Brasileira de Hipertensão – http://www.sbh.org.br/
- Sociedade Europeia de Cardiologia – http://www.escardio.org/Pages/index.aspx

REFERÊNCIAS BIBLIOGRÁFICAS

1. Quesada MA. Infarto agudo de miocárdio. Marcadores bioquímicos para el diagnóstico. [homepage na internet]. Consulta eletrônica. Disponível em: <http://www.saberdeciencias.com.ar/index.php/articulos/110-infarto-agudo-de-miocardio-marcadores-bioquimico-para-el-diagnostico>. Acessado em: fev. 2013.
2. Brasil. Ministério da Saúde. Portal da Saúde. Saúde Brasil – Taxa de mortalidade por doenças crônicas, 2011.
3. Brasil. Ministério da saúde. Secretaria de atenção à saúde – Consulta pública nº 15, de 24 de setembro de 2012.
4. Wilson PW, D'Agostini RB, Levy D, et al. Prediction of coronary heart disease using risk factor categories. Circulation, 1998;97:1837-47.
5. Simão AF, Précoma DB, Andrade JP, Correa Filho H, Saraiva JFK, Oliveira GMM, et al. Sociedade Brasileira de Cardiologia. I Diretriz Brasileira de Prevenção Cardiovascular. Arq Bras Cardiol. 2013;101(6 Supl. 2):1-63.
6. Zile MR, Jhund PS, Baicu CF, Claggett BL, Pieske B, Voors AA, et al. Plasma Biomarkers Reflecting Profibrotic Processes in Heart Failure With a Preserved Ejection Fraction Data From the Prospective Comparison of ARNI With ARB on Management of Heart Failure With Preserved Ejection Fraction Study. Circ Heart Fail. 2016;9:1-9.
7. Matta DP, Tripathy S, Krishna Vanjari SR, Sharma CS, Singh SG. An ultrasensitive label free nanobiosensor platform for the detection of cardiac biomarkers. Biomed Microdevices. 2016 Dec;18(6):111.
8. Gualandro DM, Azevedo FR, Calderaro D, Marcondes-Braga FG, Caramelli B, Schaan BD, et al. I Diretriz sobre Aspectos Específicos de Diabetes Melito (tipo 2) Relacionados à Cardiologia. Arq Bras Cardiol. 2014;102(5 supl.1):1-30.
9. Da Rocha C, Silva JO. Marcadores bioquímicos de lesão no miocárdio. [homepage na internet]. Consulta eletrônica. Disponível em: <http://www.unimep.br/phpg/mostraacademica/anais/10mostra/5/68.pdf>. Acessado em: fev. 2013.
10. Bassan R, Pimenta L, Leães PE, Timerman A. Sociedade Brasileira de Cardiologia. I Diretriz de Dor Torácica na Sala de Emergência. Arq Bras Cardiol. 2002;79:1.
11. World Health Organization. Report of the general director. The world health report 1997: Conquering suffering enriching humanity. Geneva: WHO; 1997.
12. Navas-Carrillo D, Marín F, Valdés M, Orenes-Piñero E. Deciphering acute coronary syndrome biomarkers: High-resolution proteomics in platelets, thrombi and microparticles. Crit Rev Clin Lab Sci. 2016;26:1-10.
13. Leite EMD. Dicionário Digital de termos médicos. 2007. [homepage na internet]. Consulta eletrônica. Disponível em: <http://www.pdamed.com.br/diciomed/pdamed_0001_14842.php>. Acessado em: fev. 2013.
14. Xavier HT, Izar MC, Faria Neto JR, Assad MH, Rocha VZ, Sposito AC, et al. V Diretriz Brasileira sobre Dislipidemias e Prevenção da Aterosclerose do Departamento de Aterosclerose da Sociedade Brasileira de Cardiologia. Arq Bras Cardiol. 2013;101(4 supl. 1):1-19.
15. Santos RD, Gagliardi ACM, Xavier HT, Magnoni CD, Cassani R, Lottenberg AMP, et al. Sociedade Brasileira de Cardiologia. I Diretriz sobre o consumo de Gorduras e Saúde Cardiovascular. Arq Bras Cardiol. 2013;100:1-40.
16. Xavier HT, Xavier HT, Izar MC, Faria Neto JR et al. V Diretriz Brasileira de Dislipidemias e Prevenção da Aterosclerose. Arq Bras Cardiol. [online] 2013;101(4 suppl.1):1-20. ISSN 0066-782X.
17. Third Report of the National Cholesterol Education Program (NCEP). Detection, Evaluation, and Treatment of High Blood Cholesterol in Adults (Adult Treatment Panel III) Expert Panel on National Cholesterol Education Program National Heart, Lung, and Blood Institute National Institutes of Health NIH Publication No. 02-5215 September.
18. Nichols J. Testing for homocysteine in clinical practice. Nutr Health. 2017 (in press).
19. Bueno LG, Kaski JC. Marcadores inmunológicos em la enfermedad coronária. Cardiocore . 2010;45:18-21.

20. Hage C, Michaëlsson E, Linde C, Donal E, Daubert JC, Gan LM, et al. Inflammatory Biomarkers Predict Heart Failure Severity and Prognosis in Patients With Heart Failure With Preserved Ejection Fraction: A Holistic Proteomic Approach. Circ Cardiovasc Genet. 2017 (in press).
21. Montera MW, Almeida RA, Tinoco EM, Rocha RM, Moura LZ, Réa-Neto A, et al. II Diretriz Brasileira de Insuficiência Cardíaca Aguda. Arq Bras Cardiol. 2009;93.
22. Pyati AK, Devaranavadagi BB, Sajjannar SL, Nikam SV, Shannawaz M, Patil S. Heart-Type Fatty Acid-Binding Protein, in Early Detection of Acute Myocardial Infarction: Comparison with CK-MB, Troponin I and Myoglobin. Indian J Clin Biochem. 2016;31(4):439-45.
23. Wildi K, Zellweger C, Twerenbold R, Jaeger C, Reichlin T, Haaf P et al. Incremental value of copeptin to highly sensitive cardiac Troponin I for rapid rule-out of myocardial infarction. Int J Cardiol. 2015;190:170-6.
24. Araújo M. Marcadores de Beira de Leito para Estratificação de Risco nas Unidades de Dor Torácica. Estudo Checkmate. Consulta eletrônica. Disponível em: <http://www.cardiol.br/colunasbc/anteriores/013.htm>. Acessado em: fev. 2013.
25. Sara L, Szarf G, Tachibana A, Shiozaki AA, Villa AV, Oliveira AC, et al. Sociedade Brasileira de Cardiologia. II Diretriz de Ressonância Magnética e Tomografia Computadorizada Cardiovascular da Sociedade Brasileira de Cardiologia e do Colégio Brasileiro de Radiologia. Arq Bras Cardiol. 2014;103(6 Supl. 3):1-86.
26. Elias DO, Souza MHL. Novos marcadores bioquímicos da injúria miocárdica. [homepage na internet]. Consulta eletrônica. Disponível em: <http://perfline.com/artigos/artigos98/markers.htm#indice>. Acessado em: fev. 2013.
27. Silva JM, Luz-Rodrigues H, David C, et al. Biomarcadores da classe funcional na insuficiência cardíaca sistólica. Relevância da copeptina. Rev Port Cardiol. 2012;31:701-10.
28. Souza PAL, Fayh APT, Portal VL. Circunferência abdominal como preditor de evolução em 30 dias na síndrome coronariana aguda. Arq Bras Cardiol. 2011;96:399-404.
29. Dai Y, Wan X, Li X, Jin E, Li X. Neck circumference and future cardiovascular events in a high-risk population – A prospective cohort study. Lipids Health Dis. 2016 Mar 5;15:46.
30. Preis SR, Massaro JM, Hoffmann U, et al. Neck circumference as a novel measure of cardiometabolic risk: the Framingham Heart study. J Clin Endocrinol Metab. 2010;95:30701-10.
31. Yang GR, Yuan S, Fu H, et al. Neck circumference positively related with central obesity, overweight, and metabolic syndrome in Chinese subjects with type 2 diabetes: Beijing Community Diabetes Study 4. Diabetes Care. 2010;33:2465-7.
32. VI Diretrizes Brasileiras de Hipertensão. Arquivos Brasileiros Cardiologia. 2010;95:1-51.
33. Santos RD, Gagliardi ACM, Xavier HT, Magnoni CD, Cassani R, Lottenberg AMP, et al. Sociedade Brasileira de Cardiologia. I Diretriz sobre o Consumo de Gorduras e Saúde Cardiovascular. Arquivos Brasileiros de Cardiologia. 2013;100:1-40.

Nutrição e Prevenção das Doenças Cardiovasculares – Aspectos Epidemiológicos

SERGIO GIRÃO BARROSO

INTRODUÇÃO

Fatores dietéticos têm, há muito tempo, demonstrado influenciar os fatores de risco para doença cardiovascular (DCV), particularmente a doença arterial coronariana (DAC). Diversos estudos epidemiológicos desenvolvidos a partir da década de 1970, entre eles o estudo de sete países, demonstraram uma associação estreita entre o consumo dietético e a DCV. Os dados descritivos mais influentes da hipótese dieta e DAC relacionam a ingestão média de fatores dietéticos de 16 populações, definidas em sete países, à incidência de doença cardíaca dentro do mesmo grupo populacional[1]. O consumo de gordura saturada, como percentual da energia consumida, foi fortemente correlacionado com as taxas de mortalidade por doença coronariana ($r = 0,84$)[2]. Contudo, os países com baixo consumo de gordura dietética e baixa incidência de DAC eram as populações menos desenvolvidas e industrializadas, com maior probabilidade de apresentar outras diferenças, principalmente em relação à atividade física, composição corporal, e, na época, o hábito de fumar[2].

Implicaram-se pela primeira vez as gorduras saturadas e o colesterol dietético com elementos diretamente relacionados com o desenvolvimento de DCV, enquanto as gorduras insaturadas exercem um efeito oposto[2]. Posteriormente, estudos clínicos e epidemiológicos indicaram que os tipos de gordura e carboidratos são mais importantes que a quantidade total dos mesmos na determinação de risco para DAC, além das interações dos componentes da dieta de cada população na determinação das manifestações clínicas de DCV[3].

As gorduras monoinsaturadas e poli-insaturadas estão associadas a redução de risco para DCV, enquanto as gorduras saturadas e trans, a aumento, do risco[1]. Um alto consumo de grãos integrais parece reduzir o risco para DAC, enquanto o consumo de carboidratos refinados está associado a um aumento desse risco[4]. Existem evidências de que o consumo moderado de álcool esteja associado à redução do risco para DCV. O papel do consumo de antioxidantes, folato e fitoquímicos na prevenção de DCV ainda não está plenamente estabelecido. Além disso, o papel da dieta como um todo, em relação à avaliação de um nutriente isolado, apresenta maior consistência na prevenção e no tratamento de DCV[1].

Vamos analisar cada um dos componentes da dieta que guarda relação com o risco cardiovascular em estudos, observando os efeitos dos fatores dietéticos em fatores de risco para DCV como hipertensão arterial sistêmica, dislipidemias e aterosclerose.

CONCEITOS

- **Hazard ratio** – razão de risco – é a razão de risco correspondente a condições descritas de duas situações distintas.
- **Odds ratio** – razão de chances – é definida como a razão entre a chance de um evento ocorrer em um grupo e a chance de ocorrer em outro grupo.
- **Risco relativo** – é uma relação da probabilidade do evento ocorrer no grupo exposto contra o grupo de controle (não exposto).
- **Intervalo de confiança** – é um intervalo estimado de um parâmetro de interesse de uma população.

ABREVIATURAS

25(OH)D – 25 hidroxivitamina D;
AVE – acidente vascular encefálico;
DAC – doença arterial coronariana;
DCV – doença cardiovascular;
MUFA – ácido graxo monoinsaturado;
IC – intervalo de confiança;
OR – *odds ratio*;
PUFA – ácido graxo poli-insaturado;
RR – risco relativo;
TFA – ácidos graxos transisoméricos.

GORDURAS E DOENÇAS CARDIOVASCULARES

Mesmo que seja aceito que uma dieta rica em gordura saturada e colesterol, e pobre em gorduras insaturadas, reduz o risco para DAC, o conhecimento dos efeitos independentes destes três nutrientes é de suma importância, já que estes podem ser manipulados separadamente na dieta. Por exemplo, o consumo de colesterol é fortemente influenciado pela ingestão de ovo, sem grandes mudanças no consumo de gorduras saturadas ou insaturadas. Aumentos no consumo de gorduras poli-insaturadas podem ser feitos com a substituição de carboidratos ou outros tipos de gordura por óleos vegetais, o que pode ou não modificar a ingestão de gordura saturada ou colesterol. Os níveis ótimos para o consumo de gorduras insaturadas ainda são objetos de investigação[2].

Com base simplesmente na relação com os níveis séricos de colesterol, poderia se concluir que a maximização da sua ingestão seria desejável, e que o nosso consumo atual deveria ser aumentado, enquanto o consumo de gordura saturada seria diminuído. Porém, temos fatores associados, como os tipos específicos de gorduras insaturadas, como as monoinsaturadas e as poli-insaturadas[2]. Estas últimas ainda poderiam ser divididas em dois grandes grupos: as poli-insaturadas do grupo ω-6 e ω-3, tornando necessário um maior detalhamento nas investigações.

Gorduras saturadas e doenças cardiovasculares

Uma metanálise incluindo 16 estudos observacionais prospectivos, que avaliou a relação entre o consumo de gordura saturada e DAC, demonstrou que, apesar de alguns estudos apresentarem associações significativas durante a coorte inteira ou em subgrupos, a razão de risco total para DAC, após ajuste para covariáveis relevantes, não foi significativamente aumentada (razão de risco = 1,07)[5]. Além disso, outro estudo avaliando o consumo de gordura saturada em crianças não mostrou associação com a mortalidade por DAC na vida adulta. Contudo, também foi observado que o consumo de gordura saturada era inversamente proporcional à progressão de aterosclerose coronariana em coorte de mulheres pós-menopausadas[6].

Estudos já observaram associações entre os ácidos graxos saturados em fosfolipídios plasmáticos e mortalidade por DAC. Entretanto, esses ácidos graxos não são necessariamente biomarcadores válidos, já que ácidos graxos saturados podem ser sintetizados endogenamente. Além disso, existem evidências em alguns estudos de que a gordura saturada estava inversamente relacionada a AVE isquêmico e/ou hemorrágico. Porém, ao avaliar seis estudos separadamente, não foi observada redução significativa[5].

Apesar do conhecimento convencional de que o consumo reduzido de gordura saturada é benéfico para saúde cardiovascular, ainda falta evidência por uma associação positiva e independente. Essas conclusões são consistentes com uma revisão entre características dietéticas, nutrientes específicos e fatores de risco para DCV[5].

A substituição da gordura saturada por carboidrato não esteve associada com a redução de risco para DCV (risco relativo: 1,17; 95% IC: 0,97-1,41). Consistente com estes resultados, uma dieta com escore baixo de carboidrato (maior escore indicativo de alto consumo de proteína e gordura, com baixo consumo de carboidrato) na mesma coorte, não foi associada com o risco para DAC em mulheres. Em metanálise de 11 coortes de estudos americanos e europeus incluídos no estudo *Pooling Project of Cohort Studies on Diet and Coronary Disease,* que investigou a associação entre o consumo de energia de gorduras insaturadas e carboidratos no risco de DAC, avaliaram-se os potenciais papéis de fatores de confusão, como o gênero e a idade[2]. Durante 4 a 10 anos de acompanhamento, 5.249 eventos coronarianos e 2.155 mortes por doenças coronarianas ocorreram em 344.696 pessoas.

Para 5% de redução do consumo de gordura saturada e um concomitante aumento de gorduras poli-insaturadas, observou-se uma associação inversa e significativa entre o consumo de gordura poli-insaturada e eventos coronarianos (*hazard ratio*: 0,87; IC: 0,77-0,97); e a *hazard ratio* para morte por DAC foi de 0,74 (IC: 0,61-0,89). Para cada 5% de redução do consumo de gordura saturada das calorias e um concomitante aumento do consumo de energia de carboidratos observou-se uma pequena, mas significativa associação direta com eventos coronarianos (*hazard ratio*: 1,07; IC: 1,01-1,14); e a *hazard ratio* para morte por doença coronariana foi de 0,96 (IC: 0,82-1,13). O consumo de gordura monoinsaturada não esteve associado com o risco para DAC, e nenhuma modificação foi encontrada para gênero ou idade[2].

Gorduras monoinsaturadas e doenças cardiovasculares

Evidências cumulativas sugerem que o consumo de ácidos graxos monoinsaturados (MUFA) reduz efetivamente os fatores de risco cardiovasculares. O consumo de MUFA promove um perfil lipídico saudável, melhor controle da pressão arterial e modula de forma favorável a sensibilidade à insulina e o controle glicêmico. As pesquisas epidemiológicas ainda apontam que populações de regiões mediterrâneas, com consumo rico em MUFA, apresentam menor prevalência de doenças crônicas. Entretanto, algumas questões continuam não esclarecidas, como a quantidade ótima de MUFA na dieta[7]. Comparando-se com os ácidos graxos poli-insaturados (PUFA), os MUFA apresentam vantagens, pois não reduzem o HDL-colesterol e apresentam baixo potencial de oxidação[7].

Devemos lembrar que o consumo de gordura total nas dietas ocidentalizadas é semelhante ao da dieta mediterrânea. Todavia, o tipo de gordura dietética, especificamente os MUFA, difere de forma significativa. Nos Estados Unidos, o consumo de MUFA representa 13-14% da energia ingerida, enquanto o consumo de ácidos graxos saturados representa 11-12% e as PUFA, menos de 7%, sendo que 85-89% dos PUFA são ω-6, principalmente o ácido linoleico[7]. Por outro lado, na dieta mediterrânea a maior quantidade de gordura consumida (que representa 33-40% da energia) é de MUFA, variando de 16-29% da energia, com o óleo de oliva sendo a principal gordura[3]. O alto consumo de MUFA na dieta mediterrânea acaba por reduzir o consumo de ácidos graxos saturados, com o seu consumo variando em torno de menos de 8% da energia. Como resultado, a dieta mediterrânea apresenta uma relação inversa ao risco para DAC, observado em estudos epidemiológicos e investigações clínicas randomizadas[3]. Como os efeitos de marcadores de risco nem sempre se traduzem em prognósticos clínicos da doença, é necessário, portanto, avaliar os efeitos das MUFA da dieta na morbidade por DCV.

Em uma investigação epidemiológica com 11.579 homens, e idades entre 40-59 anos, no estudo dos sete países, dados relevantes foram observados nas áreas que consumiam a dieta mediterrânea, rica em ácido oleico. Mesmo que a dieta fosse rica em gordura total (33-40% da energia), os indivíduos dessas localidades apresentavam baixa incidência de mortalidade por DAC[3]. Além disso, neste acompanhamento de 15 anos, os dados continuaram enfatizando a relação inversa do consumo de MUFA, bem como a razão MUFA/ácidos graxos saturados, na mortalidade por DAC.

Por outro lado, é importante enfatizar que alguns estudos demonstram uma alta correlação do consumo de MUFA e gordura saturada e que, nesses casos, os MUFA acabam por apresentar correlação positiva com a mortalidade por DCV, colocando como o consumo de gordura saturada pode se tornar uma variável de confusão importante[7].

Uma revisão sistemática de 507 estudos prospectivos confirmou a relação entre a dieta mediterrânea e uma redução do risco por DAC (RR = 0,66; IC: 057-075). O que foi posteriormente confirmado em uma análise combinada de 94 estudos randomizados[7], demonstrando uma forte relação inversa do consumo de MUFA e risco para DAC (RR = 0,81; IC: 0,68-0,93).

Em 14 anos de acompanhamento de mulheres no Estudo das Enfermeiras, um aumento em 5% da energia na forma de MUFA foi associado a um risco relativo de DAC de 0,81 (IC: 0,65-1,00)[7]. Além disso, uma troca de 5 ou 2% de energia de ácidos graxos saturados ou transisoméricos por MUFA reduziu o risco para DAC em aproximadamente 30 e 50%, respectivamente, enquanto a troca de 5% da energia de MUFA por carboidratos aumentou o risco em 25%[7].

Por outro lado, Jakobsen e cols. falharam em identificar o elo entre o consumo de MUFA e a redução de risco para DAC. Foi observado que a substituição de 5% da energia proveniente de ácidos graxos saturados por MUFA resultou numa *hazard ratio* de 1,19 (IC: 1,00-1,42) para eventos coronarianos e 1,01 (IC: 0,73-1,41) para morte por DAC. Entretanto, os próprios autores comentaram que a associação do consumo de MUFA com o risco pra DAC pode ser confundida por ajustes incompletos para o consumo de ácidos graxos trans, já que o consumo de MUFA numa sociedade ocidentalizada é proveniente principalmente de carnes, laticínios e óleos hidrogenados[7]. Corroborando esses dados, no Estudos das Enfermeiras foi observada uma forte correlação do consumo de MUFA com o de ácidos graxos saturados (0,81) e ácidos graxos trans (r = 0,55)[7].

Compilando todos os dados, as evidências observacionais sustentam a noção de redução de risco para DCV, entretanto, investigações clínicas randomizadas de grande porte são cruciais para substanciar os efeitos cardioprotetores dos MUFA.

Ômega-3 e doenças cardiovasculares

Há quase três décadas, foram encontradas baixas taxas de mortalidade por DCV em esquimós da Groelândia, que se alimentavam de grandes quantidades de pescados. Resultados semelhantes foram observados em populações com alto consumo de peixes, como os nativos do Alasca e japoneses que viviam em vilas de pescadores. Um estudo ecológico incluindo 36 países, utilizando dados da *Food and Agriculture Organization* e Organização Mundial de Saúde, encontrou associação inversa do consumo de peixe e mortalidade por todas as causas, por isquemia cardiovascular e AVC, a nível populacional[8].

Os ácidos graxos poli-insaturados ω-3 incluem o ácido eicosapentaenoico (EPA, 20:5 ω-3), docosapentaenoico (DPA, 22:5, ω-3) e docosa-hexaenoico (DHA, 22:6 ω-3), e seus derivados, quase exclusivamente de fontes marinhas, e foram propostos como os nutrientes-chave responsáveis pelos efeitos cardioprotetores do peixe.

Uma metanálise de 13 coortes de 11 estudos prospectivos independentes, com um total de 222.364 participantes (3.032 mortes por DAC) com uma média de 11,8 anos de acompanhamento, encontrou que o consumo de peixe, uma vez por semana, reduziu a mortalidade por DAC, quando comparado com aqueles que nunca consumiam, ou aqueles que consumiam peixe uma vez por mês (RR de análise multivariada de 0,85; IC: 0,76-0,96; p = 0,03). A associação inversa aconteceu de maneira dose-resposta, e não foi modificada pelo sexo, porém foi mais evidente em estudos com acompanhamento de 12 anos ou mais. Isto indica que existe um benefício, em longo prazo, do consumo de peixe e prevenção de morte por DAC. Porém não houve associação entre o consumo de peixe e a incidência de infarto do miocárdio não fatal[8].

Algumas considerações devem ser levantadas em relação a esses efeitos protetores. Primeiro, se somente os ácidos graxos de cadeia longa ω-3 explicam os efeitos positivos do consumo de pescados. Historicamente, os benefícios de sua ingestão foram vistos em indivíduos que consumiam grandes quantidades de peixe. Os peixes são também considerados uma grande fonte de proteínas com baixa quantidade de gordura saturada. As proteínas de pescados também contêm arginina e glutamina, que são conhecidas na regulação da função cardiovascular. Outros nutrientes encontrados no peixe, como vitamina D e elementos-traços, apresentam efeitos protetores para DCV. Portanto, os efeitos sinérgicos de outros nutrientes, além dos ácidos graxos de cadeia longa ω-3, não podem ser excluídos na redução do risco para DCV, concluindo que ao consumir o peixe inteiro, e não somente suplementos de óleo de peixe, os efeitos apresentados são mais benéficos[8].

Uma metanálise de 20 estudos incluindo 68.680 pacientes randomizados investigou os efeitos da suplementação de óleo de peixe [média de suplementação de 1,51 g/dia de ômega-3 (0,77 g/dia EPA, 0,60 g/dia de DHA)] por, em média, 2 anos (máximo de 6,2 anos), geralmente para prevenção secundária de DCV[9]. Nenhuma associação significativa foi observada para todas as causas de mortalidade (RR: 0,96; IC: 0,91-1,02), morte por DCV (RR: 0,91; IC: 0,85-0,98), infarto do miocárdio (RR: 0,89; IC: 0,76-1,04) e AVE (RR: 1,05; IC: 0,93-1,18), quando todos os suplementos eram incluídos na análise[9].

Outra consideração seria o método de preparação, que muitos estudos epidemiológicos deixam de verificar. A variação dos benefícios de acordo com o modo de cocção foi pouco estudada, mas foi sugerido que pescados cozidos ou assados, mas não fritos, estavam associados com uma menor incidência de fibrilação atrial e doença cardíaca isquêmica[8].

Outras fontes de ácidos graxos ω-3 foram investigadas, como os óleos de linhaça, canola e soja, que apresentam altos teores de ácido linolênico (ALA), que é um ácido graxo de tamanho intermediário do grupo ω-3. Após a ingestão, o ALA é convertido parcialmente (4 a 8%) a ácidos graxos ω-3 de cadeia longa, como os encontrados em pescados. Associações inversas do consumo de ALA e risco pra DAC fatal foram observadas na maioria dos estudos prospectivos[10].

Entre 76.763 mulheres incluídas numa metanálise de consumo de ALA e risco de DAC, uma maior ingestão de ALA foi associada a um menor risco de morte cardíaca súbita, após ajuste para fatores risco para DAC e outros ácidos graxos consumidos. Por outro lado, o consumo de ALA não foi associado significativamente com infarto do miocárdio não fatal ou outros eventos cardiovasculares fatais[10].

Porém, deve ser considerado que nos estudos analisados, pouco se observou sobre a relação ácidos graxos ω3/ω6, que conhecidamente determinam, por competição, a elongação para os ácidos graxos de cadeia longa necessários para a modulação da inflamação, e que por conta disso estabelece a proteção para DCV[10].

Gordura trans e doenças cardiovasculares

Estudos epidemiológicos apresentam uma associação positiva e significativa entre o consumo de ácidos graxos trans (TFA) e o risco de DAC[11]. Uma evidência mais conclusiva veio de dados do Estudo das Enfermeiras, onde o risco de DAC dobrou para cada aumento de 2% de gordura trans substituindo as calorias de carboidratos. Com base nesses dados, conclui-se que não havia qualquer benefício no consumo deste tipo de gordura, e eram evidentes seus efeitos adversos sobre o risco de DCV[11].

Na Dinamarca, primeiro país a defender o banimento de gorduras parcialmente hidrogenadas, acredita-se que por conta desse esforço houve uma redução de 6 g para 1 g ao dia, no período de duas décadas, reduzindo risco de DAC em 50%[11].

Os efeitos podem ser ainda maiores em países com o Irã, onde o consumo de gordura trans foi estimado em 4,2% da energia[6]. Neste país, a proporção de eventos coronarianos com base na mudança da razão colesterol total/HDL-colesterol somente poderia ser reduzida em 9%, caso TFA fosse trocado por gorduras insaturadas na configuração cis; e 8% se TFA fosse trocado por gordura saturada. Essa proporção deve estar subestimada, já que o consumo de TFA também tem impacto em outros fatores de risco, além dos níveis de HDL-colesterol[11].

Entretanto, esses estudos ainda necessitam de outros fatores, como a fonte de gordura trans, já que os estudos demonstraram uma relação inversa do consumo de TFA proveniente de animais ruminantes e o risco de DAC. Estes achados demonstram que, podendo ser inócuo ou até benéfico, o consumo de TFA proveniente de animais ruminantes se torna variável de confusão, já que normalmente o consumo é enquadrado como mesmo tipo de nutriente[2].

Em um estudo de análise combinada de quatro coortes, da Dinamarca, não foi encontrada nenhuma associação entre o consumo de TFA proveniente de ruminantes e o risco para DAC dentro da ampla faixa de seu consumo[12]. Entretanto, entre as mulheres houve indicação para relação inversa tanto do consumo absoluto como o consumo ajustado para energia e o risco para DAC. Nenhuma associação foi encontrada em homens. O controle para outros fatores de risco para DAC, dietéticos e não dietéticos, não modificou as associações em homens ou mulheres[12]. Além disso, após ajuste para o consumo de ácidos graxos saturados, a indicação da relação inversa do consumo total de TFA proveniente de ruminantes com o risco de DAC entre mulheres foi reforçada, já que a relação do consumo corrigido para energia tornou-se significativa[12].

CARBOIDRATOS E DOENÇAS CARDIOVASCULARES

O tipo de carboidrato, medido pelo índice glicêmico ou carga glicêmica, também tem papel sugerido na determinação do risco para DAC em alguns, mas não em todos os estudos. O índice glicêmico avalia o carboidrato de acordo com seus efeitos nas concentrações plasmáticas de glicose, e a carga glicêmica é calculada a partir do índice glicêmico e do conteúdo de carboidrato do consumo atual ou estimado de itens alimentares. Uma alta carga glicêmica dietética apresentou um aumento no risco para DCV independentemente de fatores de risco conhecidos, no Estudo das Enfermeiras. Uma dieta com alta carga glicêmica também esteve associada com aumento do risco pra DAC num estudo de coorte prospectivo com 15.000 mulheres de meia-idade[13].

Uma metanálise demonstrou uma associação significativa do índice glicêmico da dieta com doença cardíaca (RR = 1,25; IC: 1,0-1,56). Contudo, o número de estudos prospectivos de coorte ainda é limitado, ao avaliar a relação do índice/carga glicêmica com o risco para DCV[13].

Em outra metanálise em que homens e mulheres foram separados em relação à carga glicêmica, quando as mulheres e os homens foram agrupados, o maior quintil de carga glicêmica foi associado com um aumento do risco de DAC em 36% (RR = 1,36, IC: 1,13-1,63, p = 0,02). Entre os homens, não foi encontrada associação da carga glicêmica com a incidência de DAC (RR = 1,08, IC: 0,92-1,27). Contudo, a associação da carga glicêmica dietética com o risco de DAC em mulheres foi forte e positiva (RR = 1,69, IC: 1,32-2,16). Podemos observar que a associação da carga glicêmica dietética e a DAC foi significativamente diferente entre homens e mulheres (p = 0,01 para a interação)[14].

Um padrão semelhante foi encontrado com o índice glicêmico dietético. Quando homens e mulheres eram agrupados, uma dieta com alto índice glicêmico aumentava o risco de DAC em 13% (RR = 1,13, IC: 1,0-1,28), apresentando forte significância estatística. Porém, quando estratificado por gênero, o RR era de 0,99 (IC: 0,84-1,16) para homens e 1,26 (IC: 1,12-1,43) para mulheres[14].

As interações da relação entre carga e índice glicêmicos dietéticos associados ao IMC com o risco de DAC também foram bastante interessantes. Em participantes com baixo IMC, a carga ou o índice glicêmico da dieta não se relacionavam com o risco de DAC, com um RR de 1,04 (IC: 0,84-1,29) e 1,08 (IC: 0,88-1,33), respectivamente. Porém, em indivíduos com alto IMC, uma carga ou um índice glicêmico dietético foram associados com aumento do risco de DAC, com RR de 1,63 (IC: 1,30-2,03) e 1,30 (IC: 1,09-1,57), respectivamente. As diferenças determinadas pelo IMC em relação à associação da carga glicêmica e risco de DAC foi significativa (p = 0,03 para a interação), mas não com o índice glicêmico (p = 0,22 para a interação)[14].

Com relação a fibras dietéticas encontradas nos alimentos fontes de carboidratos, estudos epidemiológicos já sugerem que seu consumo está associado com a redução do risco cardiovascular. Entre 1985 e 2003, diversos estudos prospectivos de coorte demonstraram forte associação do consumo de fibra dietética total e proteção para DAC ou DCV. Os dados de mais de 147.000 homens e mulheres, normalmente na meia-idade, no período basal, sem evidência de DCV, seguidos por, em média, 10 anos, foram analisados. Os indivíduos com o mais alto consumo de fibra dietética apresentavam um RR de 0,69 (IC: 0,49-0,89) para DCV comparados àqueles com menor consumo[4].

Existem, porém, diferenças marcantes em relação ao tipo de fibra alimentar consumida. Fibras insolúveis, como a encontrada no farelo de trigo, estão mais relacionadas com efeitos laxativos, devido ao aumento da massa fecal. No entanto, este tipo de fibra não reduz o LDL-colesterol em humanos ou até mesmo o risco de DAC. Já as fibras solúveis, em estudos epidemiológicos, apresentam efeitos significativos, tanto sobre os níveis de LDL colesterol como de risco para DAC[4].

Estudo com 772 voluntários, com alto risco para doenças cardiovasculares, demonstrou que o consumo no quintil mais alto de fibra dietética apresentou reduções significativas de glicemia de jejum e colesterol total (p = 0,04) e também demonstrou aumento das concentrações plasmáticas de HDL-colesterol (p = 0,02). O nível de LDL-colesterol foi reduzido somente naqueles com maior consumo de fibra solúvel (p = 0,04). Reduções da proteína C-reativa também foram encontradas nos indivíduos com maior consumo de fibra (p = 0,04), porém não foi encontrada associação do consumo de fibra dietética e citocinas inflamatórias[4].

Em um estudo prospectivo com 7.822 mulheres japonesas com diabetes *mellitus* tipo 2, foi observado que o consumo de grãos integrais, fibra de cereal e o farelo foram inversamente associados com a mortalidade por DCV durante 26 anos de acompanhamento. A associação com o consumo de farelo foi independente de outros fatores de estilo de vida ou dietético. Porém, esta associação não foi encontrada entre o consumo de gérmen do grão[4].

OVO, COLESTEROL DIETÉTICO E DOENÇAS CARDIOVASCULARES

A comunidade científica fornece periodicamente guias nutricionais com o intuito de reduzir a incidência de DAC através da normalização dos níveis de lipoproteínas. Uma dessas recomendações é de reduzir a ingestão de alimentos ricos em colesterol, como os ovos, com o objetivo de reduzir os níveis de colesterol total e de LDL-colesterol[15].

Enquanto alguns estudos mostram uma relação positiva entre o consumo de colesterol e seus níveis séricos, outros não encontraram esta associação, demonstrando a grande variabilidade na resposta ao colesterol dietético. Além disso, os efeitos do colesterol dietético sobre os níveis de LDL-colesterol são modestos, quando comparados aos efeitos de ácidos graxos saturados ou transisoméricos[15].

A revisão de vários estudos tipo caso-controle, que analisaram o consumo de colesterol e a incidência de DCV, demonstrou que essa relação não estava bem estabelecida. Resultados semelhantes foram obtidos do *Lipid Research Clinics Prevalence Follow-up Study*, que examinou 4.546 homens e mulheres, sem encontrar qualquer associação do consumo de colesterol dietético com a incidência de DAC[15].

Como o ovo é a maior fonte de colesterol dietético, já que em média um ovo contém 200 mg de colesterol, enfatizou-se muito a restrição de ovos para indivíduos com risco aumentado para DCV. Por outro lado, o ovo contém outros nutrientes importantes, como o folato, carotenoides e MUFA, que podem reduzir o risco para DAC. Dados limitados e inconsistentes relatam uma associação entre o consumo de ovo e o risco para DAC. Entre 514 aborígenes australianos, o consumo de mais de dois ovos por semana foi associado a 2,6 vezes maior risco para DAC. Relação semelhante foi encontrada em britânicos. Com um risco 2,7 vezes maior naqueles que consumiam mais de seis ovos por semana. Por outro lado, estudos no Japão não encontraram estas associações[15].

A falta de associação entre o consumo de ovos e a incidência de DAC nestes estudos epidemiológicos pode ser parcialmente explicada pela flutuação na resposta ao colesterol dietético entre os indivíduos analisados, que varia de nenhuma mudança a pequenos ou grandes aumentos de colesterol plasmático. Contudo, é importante salientar que os indivíduos que tinham grandes aumentos em resposta ao consumo de colesterol dietético (1/3 da população) apresentaram tanto um aumento de LDL-colesterol como de HDL-colesterol, mantendo inalterada a relação LDL-colesterol/HDL-colesterol. Essa relação ficou bem evidente em coortes mexicanas, incluindo adultos jovens e crianças[15].

Essas variações interindividuais podem ser atribuídas a fatores como o sexo, idade, *status* hormonal e obesidade. Entretanto, componentes genéticos podem estar associados, o que explicaria resultados tão diferentes, como os encontrados na população do Japão, nas populações britânicas e de aborígenes da Austrália[15]. A combinação do consumo de ovo ou outros alimentos ricos em colesterol dietético, com outros nutrientes, como ácidos graxos saturados e transisoméricos, bem como a forma de preparação também podem influenciar nesta resposta[15].

CONSUMO DE POLIFENÓIS E DOENÇAS CARDIOVASCULARES

Inúmeros estudos observacionais prospectivos examinaram a associação entre o consumo de alimentos ricos em polifenóis ou polifenóis individuais e risco para DCV. A importância destes estudos observacionais é a verificação dos efeitos em longo prazo do consumo de polifenóis da dieta habitual[16].

A associação entre o consumo de alimentos ricos em polifenóis, como chá, café, vinho e o chocolate ou cacau, e DCV tem sido estudada em várias populações. Uma metanálise de dez estudos prospectivos e estudos caso-controle sobre os efeitos do consumo de chá preto demonstraram uma proteção para DAC. O consumo de chá, tanto nos Estados Unidos como na Europa continental parece diminuir o risco para DAC em 11% a cada três xícaras de chá ao dia. Entretanto, no Reino Unido o consumo de chá foi positivamente associado com DAC, o que pode ser causado por variáveis de confusão, pois nesta região o consumo de chá está associado a um estilo de vida menos saudável e uma classe social mais baixa[16].

Dados de dez estudos prospectivos da associação entre o consumo de chá verde ou preto com AVE foram avaliados numa metanálise, onde observaram que o consumo de três ou mais xícaras de chá (verde ou preto) por dia reduziu o risco de AVE em 21%[16]. Com relação ao vinho tinto, os dados são ainda mais promissores, já que uma metanálise de dez estudos (prospectivos e caso-controle) sugere que o consumo moderado desta bebida reduziu o risco para DCV[16].

Com relação ao consumo de cacau, observou-se que em índios Kuna o consumo diário de grandes quantidades de cacau estava associado a uma reduzida taxa de mortalidade por eventos cardiovasculares. Do mesmo modo, um alto consumo de cacau reduziu a mortalidade cardiovascular em 50% em uma coorte holandesa e em 40% numa coorte alemã, mas sem efeitos num grande estudo conduzido nos Estados Unidos[16].

Ao interpretar esses dados, deve-se observar que o chá, o vinho tinto, o café e o cacau, contem muitos outros compostos, além de polifenóis. É obvio que estes estudos epidemiológicos, que utilizaram o consumo de somente um alimento como medida de exposição, não podem atribuir suas associações a polifenóis. Por exemplo, o consumo de álcool é um provável candidato que possa explicar os efeitos do vinho[16].

Dados confiáveis sobre o conteúdo de polifenóis são necessários para o estudo do papel potencial de polifenóis individuais na prevenção de DCV. Estas substâncias estão presentes em praticamente todos os alimentos de origem vegetal, e em torno de 500 polifenóis já foram relatados em vários alimentos e bebidas. O perfil e o conteúdo destes são fortemente determinados pelo tipo de espécies de planta. Algumas espécies de plantas e seus alimentos derivados podem ser ricos particularmente num tipo ou classe específica: café em ácidos fenólicos, frutas vermelhas e o vinho tinto em pigmentos antocianidínicos, frutas cítricas em flavonas, soja em isoflavonas, chá em flavan-3-ol monoméricos, o cacau e o chocolate em flavan-3-óis (proantocianidinas, bem como na forma monomérica), e a cebola em flavonóis[16].

Alguns alimentos contêm compostos fenólicos dominantes, como a epigalocatequina galato (EGCg) no chá ou o ácido clorogênico no café, enquanto outros alimentos contêm uma mistura de compostos fenólicos. Por exemplo, mais de 20 antocianinas diferentes foram identificadas em mirtilos. O conteúdo e o perfil de polifenóis também são influenciados por vários outros fatores, como variedade da planta ou as condições de cultivo (clima e solo), manejo de agricultura (irrigação, fertilização e uso de pesticidas), maturidade na colheita, manuseio na pós-colheita, armazenamento e processamento do alimento. Além disso, polifenóis específicos podem estar presentes somente em uma variedade e ausentes em outras. Portanto, a média do conteúdo em alimentos pode ser obtida somente coletando amostras representativas de diferentes variedades de um mesmo alimento, coletadas em diferentes regiões e anos[16].

Flavonoides individuais

Dez estudos de coorte de quatro países investigaram a relação do consumo de flavonol e DCV, principalmente DAC, publicados na Holanda, no Reino Unido, na Finlândia e nos Estados Unidos[16]. O Risco Relativo variou de 0,35 a 1,60. Portanto, o alto consumo de flavonol foi associado a uma pequena diminuição do risco de DCV. Em metanálise de seis destes estudos de coorte, verificou-se a associação entre o consumo de flavona e o risco de AVE, também se demonstrou uma redução na incidência de AVE em 20%[16].

Dados sobre outras classes de flavonoides são limitados. Três dos estudos já citados avaliaram a associação do consumo de catequina, a flavan-3-ol, e de antocianidina. Porém, por conta do número limitado de estudos, nenhuma conclusão pode se feita[16].

Os estudos com isoflavonas, em sua grande parte, focam mais no consumo de soja, sua principal fonte, e os cânceres de mama e colorretal. Deve-se ter em mente que a soja é parte da dieta habitual somente em países asiáticos. Numa grande coorte japonesa, uma relação inversa de isoflavonas com DCV foi encontrada somente em mulheres, onde a média de consumo de isoflavona no quintil mais alto foi de 41 mg/dia[16]. Em países ocidentais, a soja não é habitualmente consumida, e os níveis de consumo de isoflavona são de 2 mg/dia. Em estudos de coorte conduzidos nos Estados Unidos e na Holanda, não foram encontrados efeitos do consumo de isoflavonas e o risco para DCV, o que confirma que o baixo consumo de isoflavonas em países ocidentais provavelmente não exerça efeitos biológicos[16].

A relação entre o consumo de lignanas e DCV foi estudada em seis estudos de coorte prospectivos. Somente em duas coortes da Finlândia encontrou-se forte redução da mortalidade por DCV e DAC, entretanto estes dados não foram confirmados por outros estudos prospectivos[16]. Dois estudos de coorte na Holanda mensuraram o consumo de vários tipos de lignanas, e não encontraram efeito protetor em relação à DCV. Portanto, os estudos com lignanas e DCV não são conclusivos, pois somente dois de seis estudos demonstraram efeitos protetores[16].

Em resumo, os estudos epidemiológicos com alimentos ricos em polifenóis, como o chá e o vinho, demonstraram associação inversa com a incidência de DCV, porém o número limitado de estudos com outros polifenóis não permite que conclusões sejam feitas sobre seus efeitos e o risco para DCV.

ÁCIDO FÓLICO, VITAMINA B_6, VITAMINA B_{12} E DOENÇAS CARDIOVASCULARES

O folato, a vitamina B_6 e a vitamina B_{12} são cofatores no metabolismo da homocisteína e o baixo consumo destes nutrientes está associado com concentrações aumentadas de homocisteína, um fator de risco potencial para DAC e AVE[17].

Em um estudo prospectivo observacional conduzido no Japão foi encontrada uma relação inversa entre o consumo de folato e vitamina B_6, mas não da vitamina B_{12}, e o risco de morte por AVE e DAC, além de redução de risco de insuficiência cardíaca, consistentes com estudos prévios nos Estados Unidos e na Europa[17].

Entretanto, em uma grande investigação clínica em mulheres dos Estados Unidos, a suplementação de ácido fólico em mulheres não pareceu causar qualquer efeito benéfico. Porém, outra investigação clínica com homens e mulheres demonstrou que a redução da homocisteinemia com a suplementação com ácido fólico, vitamina B_6 e vitamina B_{12} reduziu o risco para AVE[17].

Os mecanismos para estas associações observadas se dariam pelas ações destas vitaminas em reduzir as concentrações séricas de homocisteína. Uma metanálise de estudos observacionais forneceu evidência de que uma redução de 3 mmol/L dos níveis séricos de homocisteína estava associada a uma redução de 11% no risco para DAC e 19% para AVE[17]. Estes dados sugerem que o consumo de alimentos ricos em folato e vitamina B_6 pode ajudar na prevenção de DCV. Com relação aos alimentos ricos em vitamina B_{12}, não existem evidências quanto a efeitos protetores ou deletérios.

CONSUMO DE VITAMINAS ANTIOXIDANTES E DOENÇAS CARDIOVASCULARES

Vitamina E e doenças cardiovasculares

Alguns estudos observacionais demonstram que maiores consumos de vitamina E pela dieta estão associados com menor risco de DAC[18]. Várias fontes alimentares são reconhecidas, como frutas oleaginosas, sementes e amendoim. Outros produtos incluem maioneses, margarinas, molhos de salada e cereais matinais fortificados. Por outro lado, frutas e hortaliças são fontes pobres em vitamina E[18].

Ao avaliar o perfil dietético, nos Estados Unidos, de 39.910 homens da área de saúde, acompanhados por quatro anos e que tiveram consumo diário acima de 60 UI de vitamina E, constatou-se que apresentaram menor risco de DAC em relação aos que consumiram menos de 7,5 UI (RR = 0,64; IC: 0,49-0,83). Além disso, os homens que consumiram pelo menos 100 UI/dia por pelo menos dois anos apresentavam um risco significativamente menor em relação àqueles que não consumiam (RR = 0,63; IC: 0,47-0,84)[18].

De modo semelhante, a relação foi encontrada no Estudo das Enfermeiras[18]. As mulheres do maior quintil de consumo de vitamina E apresentaram um risco significativamente menor para DAC, em relação às mulheres do quintil de consumo menor (RR = 0,66; IC: 0,50-0,87).

Já em mulheres pós-menopausa, nas quais foi avaliado o consumo de vitaminas A, C e E tanto proveniente da dieta como de suplementos, somente o consumo de vitamina E proveniente da dieta apresentou relação inversa com o risco de morte por DAC (RR = 0,42, IC: 0,22-0,82; p = 0,008; quando comparado o maior quintil com o menor quintil de consumo). Após ajuste multivariado para variáveis de confusão, a relação ficou até mais evidente. Essa relação não foi encontrada nas mulheres que consumiram vitamina E através do consumo de suplementos[18]. Ao analisar estes dados, conclui-e que o consumo de vitamina E proveniente da dieta parece reduzir o risco para DAC, porém, o uso de suplementos não parece ter o mesmo efeito[18].

Carotenoides e doenças cardiovasculares

Como os carotenoides ocorrem numa classe de mais de 600 pigmentos naturais presentes em plantas, algas e bactérias fotossintéticas, a avaliação do seu consumo e, portanto, a verificação da sua associação com o risco para DCV, é muito difícil. Vegetais e frutas são as fontes mais comuns na alimentação humana. O α-caroteno, β-caroteno, a β-criptoxantina, luteína, zeaxantina e o licopeno são os carotenoides dietéticos mais comuns[19].

Vários estudos prospectivos de coorte demonstram uma associação inversa entre o consumo de β-caroteno através da dieta ou de suplementos e o risco para DCV. Entre os primeiros estudos, temos o Estudo de Acompanhamento de Profissionais de Saúde, de 1993, somente com homens, e o Estudo das Enfermeiras, de 2003, somente com mulheres[19]. O primeiro comparou o maior quintil de consumo dietético com o menor, observando uma associação inversa com o risco para DCV entre os fumantes (RR = 0,30; IC: 0,11-0,82). Para ex-fumantes o risco relativo foi de 0,6; enquanto para não fumantes não havia associação. No Estudo das Enfermeiras, após até 12 anos de acompanhamento, foi encontrada uma associação moderada, porém significativa entre o mais alto quintil de consumo em relação ao mais baixo consumo de a e b-caroteno da dieta e a redução do risco para DCV[19].

Já no estudo de Risco para Aterosclerose em Comunidades (ARIC), conduzido nos Estados Unidos em 1997, após ajuste para idade e níveis séricos de colesterol e triglicerídeos, foi encontrado um efeito protetor para aterosclerose de dois carotenoides, a luteína e a zeaxantina. Entretanto, ao se corrigir para todas as covariáveis, essa relação perdeu a significância[19].

Em outro estudo realizado no estado de Massachusetts, foi observado que o consumo de carotenoides provenientes de frutas e hortaliças reduziu a mortalidade por DCV na população de idosos. A proteção foi bastante substancial (RR = 0,54); o que foi bastante significativo, ao compararmos o grupo do maior quartil de consumo com o menor quartil. Em relação ao risco para infarto do miocárdio, o estudo encontrou um risco relativo de 0,25, comparando o maior com o menor quartil de consumo[19].

Por outro lado, no estudo de Rotterdam com 10.994 homens e mulheres (idade ≥ 55 anos), foi encontrado que o β-caroteno não foi um preditor de redução de risco significativo para DCV[19].

Vitamina C e doenças cardiovasculares

A vitamina C, ou ácido ascórbico, é um potente antioxidante hidrossolúvel. As fontes principais são as frutas, hortaliças, bebidas fortificadas, cereais matinais fortificados e suplementos. Estudos prospectivos, como o NHANES II e III, assim como o Estudo da Finlândia, sustentam a relação inversa da vitamina C e risco para DCV[19].

Com relação à doença arterial periférica, o estudo de Rotterdam revelou que a vitamina C tinha um efeito protetor, porém somente em mulheres. Já no estudo ARIC, quando se comparou o quintil de maior consumo com o de menor consumo de vitamina C, verificou-se uma diferença significativa na espessura da carótida interna. Porém, isto ocorreu somente em mulheres e no grupo mais velho, após ajuste para todas as variáveis[19]. Por outro lado, o Estudo de Acompanhamento de Profissionais de Saúde, o Estudo das Enfermeiras e o Estudo de Saúde de Mulheres de Iowa não encontraram efeitos protetores do consumo de vitamina C para DCV[19]. Portanto, existe um incentivo na ingestão de alimentos ricos em vitamina C, mas não de suplementos como um fator protetor para DCV.

CONSUMO DE SÓDIO E DOENÇAS CARDIOVASCULARES

Estudos ecológicos observando a relação do consumo de sódio e a saúde ainda são inconclusivos. Os índios ianômamis apresentam uma ingestão muito baixa de sódio e têm uma baixa expectativa de vida, enquanto os japoneses têm uma ingestão bem maior de sódio e uma das mais altas expectativas de vida. Porém, agrupando dados de 17 países industrializados, encontramos uma forte relação entre o consumo médio de sódio, que variou de 127,2 a 186 mEq/24 h e a mortalidade por AVE[20].

Como observado em estudo no Havaí com 7.000 homens de ascendência japonesa, livres de DAC, com idades entre 45-68 anos, o consumo de sódio (avaliado por recordatório de 24 horas) não foi associado à incidência de AVE. Durante os 10 anos de acompanhamento, foram 154 AVE, tromboembólicos, 65 hemorrágicos e 19 não classificados. Esta incidência foi semelhante à dos residentes caucasianos no Havaí e nos Estados Unidos[20].

O consumo de sódio foi categorizado em quintis, variando de menos de 1,78 a mais de 3,87 g/dia. A categoria média, variando de 2,39 a 3 g/dia, está dentro do consumo médio pelo mundo. Não houve relação do consumo de sódio com a incidência de AVE, tanto em análise univariada como multivariada. A ausência de qualquer relação do consumo de sódio com a incidência de AVE deve ser analisada no contexto de pesquisa de fatores de risco similares aos encontrados em populações caucasianas[20].

Já em outro estudo conduzido em Nova Iorque, verificou-se que o consumo de sódio (avaliado pela urina de 24 horas) não estava associado com a incidência de AVE. Porém, em 8 anos de acompanhamento, somente 17 casos de AVE foram observados. Como a maior parte de eventos cardiovasculares ocorreu em homens, eles foram os indivíduos focados do estudo. A média da excreção de sódio em homens foi de 115 mEq/24 horas. A taxa de incidência para infarto do miocárdio em quartis de consumo de sódio revelou uma razão de taxa de 2,7 (IC: 1,5-4,9) do menor para o maior quartil[20].

Análises multivariadas, incluindo outros fatores de risco para DCV conhecidos e níveis de renina plasmática, revelaram uma relação inversa e independente da excreção de sódio, como variável contínua, e infarto do miocárdio (*hazard ratio* = 0,68; IC: 0,46-0,90). A força deste estudo observacional inclui a forma de estimativa de consumo de sódio, pela excreção de sódio urinário em 24 horas. Entretanto, este estudo foi limitado pelo uso de uma única amostra de urina de 24 horas e, claro, pela inabilidade de se certificar tendências que podem alterar estas relações; um problema recorrente em estudos observacionais. Outra crítica se refere ao fato de o estudo incluir somente indivíduos em tratamento para hipertensão arterial, que normalmente recebem orientações para evitar alimentos ricos em sódio[20].

O estudo *The Scottish Heart Health* acompanhou 11.629 indivíduos por 9 anos. A coleta da urina de 24 horas foi obtida no início do estudo. Controlando para outros fatores, a excreção de sódio não foi associada a eventos coronarianos em homens (*hazard ratio* = 1,05; IC:0,96-1,14), mas foi positivamente associada em mulheres (*hazard ratio* = 1,16; IC: 1,00-1,33). Há, porém, de se colocar que se observou gradiente limítrofe e negativo para a mortalidade por todas as causas[20]. No estudo *The Multiple Risk Factor Intervention Trial* (MRFIT), realizado com 11.696 homens, em que a ingestão de sódio foi baseada no recordatório de 24 horas, observou-se uma ingestão média de 121 a 134 mEq/dia, não havendo qualquer associação entre o consumo de sódio e a mortalidade por DCV, tanto no grupo como um todo, como em 6.103 homens hipertensos. Entretanto, a ausência de dados completos limita a credibilidade de tais resultados[20].

Contudo, no estudo NHANES I somente quando se analisou uma minoria da população que apresentava obesidade, observou-se uma associação positiva e significativa entre o consumo de sódio e qualquer risco pra eventos cardiovasculares[20]. No estudo que identificou um efeito adverso à saúde do consumo de sódio, o consumo era muito acima do habitual numa dieta americana. No mesmo sentido, dois estudos encontraram uma associação favorável entre o baixo consumo de sódio e a mortalidade por DCV[20].

Em metanálise de 13 estudos publicados entre 1996 e 2008, o consumo de sal foi associado com uma maior incidência de AVE e eventos cardiovasculares totais. Estes estudos forneceram evidências de 170.000 pessoas, com um total de 10.000 eventos vasculares[20]. O risco relativo combinado indica um aumento do risco para AVE de 23% para uma média de diferença no consumo de sódio de 86 mEq (equivalente a 5 g de sal por dia). Da mesma forma, a análise combinada de 12 coortes nas quais os prognósticos de DCV eram disponíveis verificou uma associação direta e significativa entre o alto consumo de sal e o risco para DCV, com um risco relativo combinado de 1,17[20].

Colocados em conjunto, os dados disponíveis são heterogêneos e inconclusivos e, em parte, inconsistentes. O mais impactante é que a heterogeneidade pode descrever a associação entre o consumo de sódio e DCV, uma conclusão mais razoável ao se observar as diferenças comportamentais, ambientais, genéticas e das respostas fisiológicas ao consumo de sódio. Também é importante salientar que duas de três situações em que se observou associação positiva entre o consumo de sódio e o risco, os níveis de consumo de sódio eram o dobro dos encontrados nas populações europeias e americanas[20].

No Brasil, segundo a última Pesquisa de Orçamentos Familiares, o consumo médio de sal nos anos de 2008-2009 foi de 8,2 g (3,28 g de sódio), bem acima do recomendado pela Organização Mundial, que é de até 5 g (2 g de sódio)[21].

CONSUMO DE POTÁSSIO E DOENÇAS CARDIOVASCULARES

Em uma metanálise que avaliou os efeitos do potássio dietético sobre prognósticos cardiovasculares, observou-se que um aumento de 1,64 g de potássio por dia estava associado com uma redução de risco de AVE em 21% (estudo realizado com 250.000 indivíduos, combinados de 11 estudos). Os efeitos protetores do potássio podem ser relacionados às propriedades hipotensoras, especialmente em indivíduos hipertensos ou naqueles com alto consumo de sódio. Como todos os estudos incluídos nas análises, relataram um risco ajustado para os níveis de pressão arterial basal ou o *status* de hipertensão arterial. Em análise por subgrupo foi demonstrado que os efeitos do potássio foram independentes dos níveis de pressão arterial e outros fatores de confusão, portanto, parece que parte dos efeitos do potássio possa ser por diferentes mecanismos[22].

Essa metanálise também apresentou uma tendência à redução de risco relativo para DAC e DCV em uma análise combinada para indivíduos consumindo uma dieta rica em potássio para ambos prognósticos, porém sem significância estatística. Entretanto, ao se retirar uma única coorte observou-se uma redução de 7% do risco para DAC e 26% do risco pra DCV totais, com diferenças no consumo de 1,4 e 1,3 g por dia, respectivamente[22].

O potássio é particularmente abundante em frutas e vegetais. Já foi demonstrado que um maior consumo desses alimentos reduz o risco de AVE. Uma revisão crítica do consumo de frutas e vegetais em relação ao risco de DAC demonstrou que cinco ou mais porções de frutas e vegetais por dia estavam associadas com taxa de AVE 26% menor em relação ao consumo de três ou menos porções ao dia. Análises individuais revelaram ainda uma relação inversa e significativa com o risco de DAC, tanto para o consumo de frutas como de hortaliças. Coloca-se que parte destes efeitos estaria relacionada ao potássio contido nestes alimentos[22].

Devem-se observar as dificuldades na estimativa do consumo de potássio, pois nenhum método de estimativa de consumo de potássio apresenta 100% de acurácia, sendo o melhor método empregado para esta avaliação a coleta de urina de 24 horas e dosagem da excreção de K, mas que pode muitas vezes não demonstrar o consumo habitual. Existem também os fatores de confusão potencial nas análises, como o próprio consumo de sódio, além dos outros nutrientes encontrados nos alimentos ricos em potássio[22].

CONSUMO DE MAGNÉSIO E DOENÇAS CARDIOVASCULARES

Em um estudo prospectivo de coorte realizado no Japão, com um acompanhamento médio de 14,7 anos, foi encontrado que o consumo de magnésio estava associado a um menor risco de mortalidade por AVE hemorrágico em homens e uma redução da mortalidade por DAC, insuficiência cardíaca e DCV em mulheres[23]. A *hazard ratio* para AVE isquêmico foi de 0,74 (0,54-1,02), mas foi enfraquecida para 0,84 (0,60-1,19) após ajuste para outros fatores de risco para DCV[23].

Por outro lado, no Estudo das Enfermeiras, nos Estados Unidos, observou-se uma *hazard ratio* para AVE de 0,80 (IC: 0,63-1,01), quando se comparou o maior *vs.* o menor quintil de ingestão de magnésio, após ajuste para idade e tabagismo, também permanecendo sem significância estatística[23].

De forma semelhante, o Estudo ARIC, observando 13.560 homens e mulheres americanos de 45-64 anos de idade, relatou uma associação dos níveis séricos de magnésio com a *hazard ratio* para AVE isquêmico, porém, após ajuste para hipertensão arterial e diabetes, esta associação perdeu a significância. Apesar disso, este mesmo estudo revelou uma associação inversa com os níveis de LDL-colesterol e positiva com HDL-colesterol. Porém, os níveis séricos de magnésio foram positivamente relacionados a ambos os parâmetros[23].

No estudo com os japoneses observou-se associação inversa com a mortalidade por DAC em ambos os sexos, porém sem significância estatística. Por outro lado, esta associação foi significativa em japoneses vivendo no Havaí[23].

Muitas das associações encontradas perderam significância após ajuste para o consumo de cálcio e potássio. Isto pode ser explicado pela alta correlação do consumo entre estes nutrientes, já que na dieta de japoneses as maiores fontes de magnésio são laticínios, hortaliças e peixes, alimentos reconhecidamente protetores de DCV, dificultando a interpretação[23].

CONSUMO DE LATICÍNIOS, CÁLCIO, DIETA DASH E DOENÇAS CARDIOVASCULARES

Em uma recente metanálise de estudos epidemiológicos sobre o consumo de laticínios e sua influência no risco para DCV (incluindo AVE e DAC), demonstraram-se achados conflitantes. Vários estudos prospectivos sugerem uma associação inversa entre o consumo de leite e o risco de DCV, especialmente AVE, mas também com DAC, enquanto outros estudos relataram que o consumo de leite era positivamente associado com DAC ou AVE; além dos que não observaram qualquer associação significativa entre o consumo de leite e DAC, dificultando a conclusão[24].

O consumo de laticínios foi poucas vezes relatado, com os estudos observando a relação com o leite em si, mas não com outros laticínios, levando a evidências conflitantes. Ao mesmo tempo que o consumo de laticínios com gordura foi relacionado positivamente com DAC, o consumo de laticínios com baixo teor de gordura apresentou relação inversa com DAC ou AVE[24].

Os mecanismos pelos quais o consumo de laticínios pode influenciar certos fatores de risco para DCV são diversos, com mecanismos divergentes, sugerindo tanto influências positivas como negativas. Estes produtos são ricos em minerais (cálcio, potássio e magnésio), proteína (proteína do soro e caseína) e vitaminas (riboflavina e vitamina B_{12}), que podem exercer efeitos benéficos na saúde cardiovascular. Por outro lado, a gordura saturada em laticínios pode influenciar de forma negativa, apesar de este efeito também depender da fonte de calorias (gordura insaturada ou carboidratos) que eles substituem para manter o balanço energético[24].

Existem sugestões de que o consumo de laticínios de baixo teor de gordura pode beneficiar o controle da pressão arterial[24]. Estudos demonstram que as características dietéticas da dieta DASH, que é rica em frutas e vegetais, oleaginosas, peixe e laticínios magros, auxiliam na redução da pressão arterial de forma efetiva, o que pode ser atribuído em parte ao seu alto conteúdo de leite e derivados desengordurados. Se estes efeitos podem ser resultado do consumo específico de laticínios ainda não está claro. Porém, as Diretrizes Europeias para Prevenção de DCV recomendam a dieta DASH, com laticínios com baixo teor de gordura, apesar de essas recomendações ainda não estarem totalmente baseadas em evidências, quando se leva em consideração os dados sobre o risco de DCV como um todo, e não somente sobre os níveis de pressão arterial[24].

Algumas metanálises e visões narrativas combinadas com estudos individuais produziram conclusões conflitantes. A combinação de evidências de diferentes desenhos de estudo (ecológico, caso-controle e prospectivos) e diferentes estudos populacionais (idade, sexo, país, e consumo de leite variado) pode explicar os resultados conflitantes[24]. Foi demonstrado recentemente que o consumo de leite era inversamente proporcional ao total de casos de DCV, porém esta associação foi fraca[24]. Além disso, nenhuma associação significativa foi observada com AVE ou DAC. Os dados com todos os laticínios, tanto os ricos em gordura quanto os pobres neste nutriente não indicaram associação com DAC, mas estes resultados foram baseados em um número muito limitado de estudos[24].

A associação fraca e marginalmente significativa encontrada em relação à DCV pode ser explicada pelos seus efeitos benéficos sobre a pressão arterial. Com a dieta DASH, reduções na ordem de 5 mmHg de pressão arterial sistólica foram encontradas, comparado com a dieta controle, sendo que 50% dessas reduções podem ser atribuídas ao consumo de laticínios com baixo teor de gordura. Contudo, este efeito sobre a pressão arterial não foi sustentado em investigações randomizadas que estudaram o consumo de laticínios com baixo teor de gordura como intervenção[24].

Os minerais dos laticínios, especialmente o cálcio, podem ser responsáveis pelos efeitos anti-hipertensivos. Porém, os estudos com suplementação de cálcio não apresentaram efeitos semelhantes. Além disso, carecem estudos com o uso de cálcio de outras fontes alimentares. Acrescentando, outro estudo descreveu o fósforo proveniente de laticínios como o principal mineral redutor da pressão arterial[24].

VITAMINA D E DOENÇAS CARDIOVASCULARES

Estudos ecológicos demonstram maiores taxas de DAC e hipertensão arterial com o aumento da distância do equador, um fenômeno que é atribuído, entre outros motivos, pela maior prevalência de deficiência de vitamina D em regiões com menor exposição ao sol. Recentemente, o papel da vitamina D no risco para DVC vem sendo elucidado, observando-se uma relação direta[25].

No *Framinghan Offspring Study*, 1.739 participantes (com idade média de 59 anos, 55% de mulheres, todos indivíduos brancos) sem DCV de início foram estudados prospectivamente, avaliando-se a associação entre os níveis de 25 hidroxivitamina D [25(OH)D] e o risco para DCV. Os achados neste estudo baseado em comunidade sugerem que a deficiência de vitamina D está associada com aumento do risco para DCV, além dos fatores de risco já estabelecidos[25].

Limites pré-especificados para caracterizar os graus de deficiência de 25(OH)D (< 15 ng/mL e < 10 ng/mL) foram utilizados. Foi verificado que 28% dos indivíduos tinham níveis < 15 ng/mL e 9% < 10 ng/mL. Durante o acompanhamento de 5,4 anos, 120 indivíduos apresentaram o primeiro evento cardiovascular. Indivíduos com 25(OH)D < 15 ng/mL tinham uma *hazard ratio* de 1,62 (IC: 1,11-2,36, p = 0,01) para eventos cardiovasculares, comparados àqueles com 25(OH)D ≥ 15 ng/mL. Em modelos de regressão ajustados para fatores de risco convencionais, verificou-se que o maior risco associado à deficiência de vitamina D foi mais evidente entre os indivíduos hipertensos, nos quais níveis de 25(OH)D abaixo de 15 ng/mL foram associados com duas vezes maior risco para eventos cardiovasculares (*hazard ratio*: 2,13; IC: 1,30-3,48), mas não nos indivíduos sem hipertensão arterial (*hazard ratio*: 1,04; IC: 0,55-1,96)[25]. O aumento do risco para DCV foi gradual ao longo das categorias de 25(OH)D, com uma *hazard ratio* de 1,53 (IC: 1,0-2,36) para níveis de 10 a 15 ng/mL e 1,80 (IC: 1,05-3,08) para níveis < 10 ng/mL (p para tendência linear = 0,01). Ajustes posteriores para proteína C-reativa, atividade física ou uso de suplemento vitamínico não afetaram os achados[25].

Estudos epidemiológicos relatam concentrações reduzidas de 25(OH)D e a prevalência de DCV[26]. Vários estudos prospectivos, incluindo o *Intermountain Heart Collaborativ Study*, que incluiu mais de 40.000 indivíduos com baixas concentrações de 25(OH)D, tiveram um aumento para o risco futuro de DCV, especialmente insuficiência cardíaca e eventos encefálicos[25]. Consistente com este achado, estudos baseados em populações observaram que o baixo *status* de vitamina D estava parcialmente, mas não de forma consistente, associado ao aumento do risco de eventos cardiovasculares e mortalidade por DCV[25].

Associações entre a deficiência de vitamina D e a incidência de DCV parecem ser mais fortes, especialmente em indivíduos com DCV ou alto risco de DCV. Neste mesmo contexto, metanálises realizadas até então demonstram que baixas concentrações de 25(OH)D estão associadas com a incidência de DCV. Foi encontrado aumento da mortalidade por DCV de 85% (*hazard ratio* = 1,83; IC: 1,19-2,80) em indivíduos com baixos níveis de 25(OH)D (níveis abaixo de 10-20 ng/mL)[26].

Entretanto, deve-se interpretar estes estudos observacionais sob a ótica dos hábitos de exposição solar, que pode ser um fator de confusão entre a 25(OH)D e DCV e afeta significativamente o *status* de vitamina D. Deve-se também considerar que o consumo dietético de vitamina D está normalmente relacionado a outros micronutrientes (p. ex., vitamina D e óleo de fígado de bacalhau), o que interfere na habilidade de avaliar como o *status* de vitamina D afeta o risco para DCV. Além disso, fatores de risco para DCV podem ter efeitos recíprocos no *status* de vitamina D. Exemplo: portadores de disfunção de miocárdio podem apresentar deficiência de vitamina D, já que, em virtude da morbidade da doença, há uma menor exposição solar[26].

CONSUMO DE OLEAGINOSAS E DOENÇAS CARDIOVASCULARES

Estudos epidemiológicos mostram efeitos cardioprotetores consistentes com o aumento no consumo de oleaginosas. Quatro estudos de coorte mostraram efeitos dose-resposta, com diminuição em 37% (RR = 0,63; IC = 0,51-0,83) para DAC, ou uma redução média de 8,3% no risco para DCV para cada porção de oleaginosas por semana[27]. Os efeitos benéficos são observados em diferentes prognósticos clínicos, como infarto do miocárdio não fatal, DAC fatal e morte súbita por doença cardíaca. Os efeitos são evidentes em todos os gêneros, faixas etárias e diferentes localidades e ocupações[27].

Muitos estudos clínicos mostram um efeito hipocolesterolêmico consistente do consumo de oleaginosas, o que explica, em parte, a redução do risco para DCV. Apesar da hipótese lipídica da aterosclerose, evidências sugerem que os processos inflamatórios na causa ou na fisiopatologia tanto de DAC como de isquemia também são influenciados pelo consumo de oleaginosas[27]. Estes achados levaram à investigação de novos fatores de risco para DAC, além dos lipídios séricos, como os marcadores de inflamação e de função endotelial, e os efeitos do consumo de oleaginosas. Contudo, poucos destes estudos são realmente epidemiológicos por natureza.

Em dois estudos de coorte, a frequência aumentada de consumo de oleaginosas esteve associada com redução de risco de mortalidade por todas as causas, porém a associação significativa não persistiu em alguns grupos específicos[28]. No estudo *Prevención con Dieta Mediterránea* (PREDIMED, uma investigação de intervenção nutricional, com mediana de acompanhamento de 48 anos), 7.216 participantes com idades entre 55 e 80 anos foram randomicamente alocados em uma das três intervenções (dieta do Mediterrâneo suplementada com oleaginosas ou azeite de oliva, ou dieta controle). Na análise multivariada, a taxa de risco eventos cardiovasculares foi de 0,72 (IC: 0,54-0,96) para o grupo alocado na dieta do Mediterrâneo com oleaginosas, em comparação ao grupo-controle. Em análise posterior foi visto que a dieta do Mediterrâneo com oleaginosas foi protetora somente para acidentes vasculares encefálicos, mas não para infarto do miocárdio ou morte por DAC[28].

Um estudo de coorte na França relatou uma associação inversa da fibra dietética de oleaginosas e sementes, e vários fatores de risco para DAC[13]. Este estudo transversal investigou o consumo de fibra dietética em 2.532 homens e 3.429 mulheres, e relatou que a fibra proveniente de oleaginosas e sementes estava associada a um menor IMC (OR: 0,78, IC: 0,65-0,95, p = 0,01), redução da relação cintura-quadril ((OR: 0,72, IC: 0,66-0,88, p = 0.001), redução da apolipoproteína B (OR: 0,72, IC: 0,78, IC: 0,62-0,99, p = 0,03) e redução da glicemia de jejum (OR: 0,57; IC: 0,37-0,90; p = 0,002)[27].

CONSUMO DE CAFÉ E DOENÇAS CARDIOVASCULARES

O café é uma das bebidas mais populares consumidas no mundo inteiro. Esta bebida contém substâncias como cafeína e polifenóis, que possuem efeitos antioxidantes *in vitro*. Sustentando esta observação, um estudo epidemiológico sugeriu que o consumo de café pode inibir a inflamação, resultando em redução do risco de doenças inflamatórias e cardiovasculares[29].

Muitas investigações prévias examinaram a relação entre o consumo de café e a mortalidade por câncer e DCV. As associações com o câncer não se apresentaram consistentes. Por outro lado, a associação entre o consumo de café e a mortalidade por DCV ainda é inconclusiva. Alguns estudos concluíram que há aumento do risco quanto maior o consumo de café, enquanto outros não encontraram qualquer associação ou uma associação em U[29]. Porém, outros observaram uma modesta associação inversa entre o consumo de café e a mortalidade por DCV em um grande estudo de coorte em mais de 130.000 homens e mulheres americanos[29].

Estudos prospectivos com café filtrado não fornecem uma imagem clara do papel do consumo de café na hipertensão arterial, mas o risco de hipertensão pode ser reduzido em mulheres que bebem café (quatro a seis xícaras/dia)[29]. Uma meta-análise de 21 estudos prospectivos sobre os efeitos do consumo de café e DAC mostrou que o consumo moderado (uma a quatro xícaras/dia) estava associado a redução no risco para DAC somente em mulheres, enquanto o consumo intenso (> seis xícaras ao dia) não apresentou efeito[29].

Em um estudo prospectivo foi investigada a relação entre o consumo de café e a mortalidade por todas as causas. Numa grande coorte baseada em população com idades entre 44 e 65 anos de idade, foi observada a associação em relação à mortalidade por DCV em mulheres, mas não em homens. Foi observado que o consumo de café estava inversamente associado à mortalidade por todas as causas em mulheres, mas não em homens. Entre os tipos de DCV foi demonstrado que a associação foi relacionada à mortalidade por DAC[29].

Dois estudos forneceram novas evidências para a associação em U com a mortalidade por DCV[29]. Esses resultados sugerem que o consumo moderado possa reduzir a mortalidade por DCV, sustentando os achados de Sugiyama e cols.[9]. O grande problema dos estudos populacionais de consumo de café e DCV seria a grande associação do mesmo com o tabagismo, principalmente entre homens. Outro problema em estudos populacionais seria as diferentes formas de preparo da bebida, variedades específicas de café, se o café é descafeinado, e a quantidade de leite e açúcar adicionado[29].

ÍNDICE DE QUALIDADE DIETÉTICA E DOENÇAS CARDIOVASCULARES

Na última década a epidemiologia da nutrição e suas relações com DCV apresentou uma mudança no foco das investigações, do nível de nutrientes individuais ao nível de características de alimentos e da dieta. Esta mudança foi direcionada por várias considerações práticas. Primeiro, que os efeitos dos nutrientes individuais podem não ser equivalentes quando alimentos contendo vários nutrientes são consumidos, ou quando são consumidos como parte de uma dieta variada. Segundo, a magnitude de nutrientes individuais é frequentemente pequena para se sobrepor aos fatores de confusão e imprecisões nas mensurações, muito presentes em estudos epidemiológicos. Terceiro, correlações entre nutrientes e alimentos são frequentemente muito altas para permitir que seus efeitos individuais sejam determinados pelos métodos estatísticos tradicionais[30].

Formas de se caracterizar peculiaridades dietéticas são comumente utilizadas, como o Índice de Qualidade Alimentar, o Escore de Alimentos Recomendados e o Índice de Qualidade Dietética, apesar de não levarem em consideração diferenças sutis de nutrientes e fitoquímicos em alimentos individuais. Exemplo: todas as hortaliças, em comparação com hortaliças crucíferas, hortaliças folhosas verdes, hortaliças amarelo-escuras ou batata[30].

Existem muitas vantagens em simplificar o consumo habitual em padrões alimentares do que discriminar alimentos ou nutrientes individuais. Os dados derivados de recordatórios alimentares são estimativas e não quantificações precisas do consumo absoluto. Fontes de incertezas incluem o registro de alimentos atuais e quantidades específicas consumidas, inacurácias de dados de bases de nutrientes e os erros de mensurações sistemáticas. Além disso, compostos bioativos não são componentes típicos dos dados de base de nutrientes atuais. Dentro de um consumo energético estável, se o consumo de uma categoria de alimento é alto, por definição o consumo de outra é baixo. Portanto, somente a avaliação da dieta como um todo pode permitir comparações individuais[1].

Em estudo observacional conduzido nos Estados Unidos, o Estudo Multiétnico de Aterosclerose, colocaram-se como práticas dietéticas consideradas saudáveis o consumo mais alto de fibras dietéticas, cálcio, folato, vitamina C e carotenoides, e mais baixo de ácidos graxos saturados e transisoméricos, atingido através da ingestão baixa de carnes e aumentada de grãos integrais, frutas, hortaliças, oleaginosas e laticínios com baixo teor de gordura. Ao avaliar as associações das práticas dietéticas com fatores de risco para DCV e marcadores de doença subclínica, encontrou-se uma associação significativa de práticas alimentares saudáveis com menor risco para DCV[30]. Neste estudo, o grupo no maior quintil de práticas alimentares saudáveis apresentava menores razões albumina/creatinina na urina, espessura da artéria carótida comum e íntima-média, medida de adiposidade, marcadores inflamatórios, e concentrações de triglicerídeos e insulina[30].

Já em estudo observacional com 93.676 mulheres na pós-menopausa, nos Estados Unidos, a análise da qualidade da dieta foi realizada agrupando-se três diferentes padrões dietéticos. O padrão 1 se caracterizava por dieta rica em hortaliças, proteína, fibras, vitamina K, folato, carotenoides, ácido linolênico, ácido linoleico e suplementação de cálcio e vitamina D. O padrão 2, dieta rica em proteína total animal, ácido araquidônico, ácido docosa-hexaenoico, vitamina D e cálcio. O padrão 3 se caracterizava por dieta rica em calorias, gordura total e gordura transisomérica. Após regressão logística, verificou-se que o padrão 1 de dieta estava associado com menor risco para DAC em relação ao padrão 2, considerado o grupo referência (OR = 0,79; IC: 0,64-0,99). Já o padrão 3 de dieta estava associado com um maior risco para DAC em relação ao padrão 2 (OR = 1,28; IC: 1,04-1,57)[1].

CONSIDERAÇÕES FINAIS

Considerando estes estudos, foi demonstrado que grupos alimentares avaliados como protetores para a saúde cardiovascular são laticínios com baixo teor de gordura, chás, vinho tinto, frutas, cereais integrais, peixes, aves domésticas, óleos vegetais não hidrogenados, vegetais crucíferos, tomates, salada de hortaliças folhosas e oleaginosas. Já os grupos de alimentos que parecem contribuir para o risco para DCV são laticínios não desengordurados, manteiga e margarina, bebidas energéticas, vísceras, carnes vermelhas e processadas, frituras, doces e pizza; alimentos habitualmente consumidos em dietas obesogênicas. Alguns alimentos, considerados ambíguos, pois não são relevantes em contribuir para o risco de DCV incluem ovos, sucos de fruta, café, grãos refinados, condimentos (consumos absolutos baixos podem contrabalancear o conteúdo alto de açúcar e sal) e batatas (os nutrientes benéficos podem ser contrabalanceados pelo método de preparação ou o conteúdo muito elevado de amido).

Considerando o conhecimento atual das associações epidemiológicas da dieta com a saúde cardiovascular, devem-se criar padrões dietéticos para balancear grupos alimentares e atingir um perfil protetor, com boa observância por parte da população. Então, um indivíduo que consome grãos integrais, frutas e oleaginosas pode minimizar o seu consumo de carnes processadas e batata frita. Porém, ainda não é possível contabilizar interações potenciais de dietas e fatores genético-ambientais no prognóstico cardiovascular.

REFERÊNCIAS BIBLIOGRÁFICAS

1. Horn LV, Tian L, Neuhouser ML, et al. Dietary Patterns are associated with disease risk among participants in the women's health initiative observational study. J Nutr. 2012;142:284-91.
2. Kris-Etherton PM, Fleming JA. Emerging Nutrition Science on Fatty Acids and Cardiovascular Disease: Nutritionists' Perspectives. Adv Nutr. 2015 May 15;6(3):326S-37S.
3. Kastorini CM, Milionis HJ, Esposito K, et al. The effect of mediterranean diet on metabolic syndrome and its components: a meta-analysis of 50 studies and 534,906 individuals. J Am Coll Cardiol. 2011;57:1299-313.
4. He M, Van Dam RM, Rimm E, et al. Whole-grain, cereal fiber, bran, and germ intake and the risks of all-cause and cardiovascular disease-specific mortality among women with type 2 diabetes mellitus. Circulation. 2010;121:2162-8.
5. Siri-Tarino PW, Sun Q, Hu FB, Krauss RM. Meta-analysis of prospective cohort studies evaluating the association of saturated fat with cardiovascular disease. Am J Clin Nutr. 2010;91:535-46.
6. Afshin A, Micha R, Khatibzadeh S, et al. The impact of dietary habits and metabolic risk factors on cardiovascular and diabetes mortality in countries of the Middle East and North Africa in 2010: a comparative risk assessment analysis. BMJ Open. 2015;5:e006385.
7. Gillingham LG, Harris-Janz S, Jones PJ. Dietary monounsaturated fatty acids are protective against metabolic syndrome and cardiovascular disease risk factors. Lipids. 2011;46:209-28.

8. He K. Fish, Kim YS, Xun P, He K. Fish consumption, long-chain omega-3 polyunsaturated fatty acid intake and risk of metabolic syndrome: a meta-analysis. Nutrients. 2015 Mar 24;7(4):2085-100.
9. Rizos EC, Ntzani EE, Bika E, et al. Association between omega-3 fatty acid supplementation and risk of major cardiovascular disease events. A systematic review and meta-analysis. JAMA. 2012;308:1024-33.
10. Fleming JA, Kris-Etherton PM. The evidence for α-linolenic acid and cardiovascular disease benefits: Comparisons with eicosapentaenoic acid and docosahexenoic acid. Adv Nutr. 2014 Nov 14;5(6):863S-76S.
11. Iqbal MP. Trans fatty acids – A risk factor for cardiovascular disease. Pak J Med Sci. 2014;30:194.
12. Gayet-Boyer C, Tenenhaus-Aziza F, Prunet C, et al. Is there a linear relationship between the dose of ruminant trans-fatty acids and cardiovascular risk markers in healthy subjects: results from a systematic review and meta-regression of randomised clinical trials. Br J Nutr. 2014;112:1914-22.
13. Siri-Tarino PW, Sun Q, Hu FB, Krauss RM. Saturated fat, carbohydrate, and cardiovascular disease. Am J Clin Nutr. 2010;91:502-9.
14. Dong JY, Zhang YH, Wang P, Qin LQ. Meta-analysis of dietary glycemic load and glycemic index in relation to risk of coronary heart disease. Am J Cardiol. 2012;109:1608-13.
15. Rong Y, Chen L, Zhu T, et al. Egg consumption and risk of coronary heart disease and stroke: dose-response meta-analysis of prospective cohort studies. BMJ. 2013;346:e8539.
16. Hollman PC, Cassidy A, Comte B, Heinonen M, et al. The biological relevance of direct antioxidant effects of polyphenols for cardiovascular health in humans is not established. J Nutr. 2011;141:989S-1009S.
17. Cui R, Iso H, Date C, Kikuchi S, Tamakoshi A. Dietary folate and vitamin B6 and B12 intake in relation to mortality from cardiovascular diseases: Japan collaborative cohort study. Stroke. 2010;41:1285-9.
18. Saremi A, Arora R. Vitamin E and cardiovascular disease. Am J Ther. 2010;17:e56-65.
19. Riccioni G, D'Orazio N, Salvatore C, et al. Carotenoids and vitamins C and E in the prevention of cardiovascular disease. Int J Vitam Nutr Res. 2012;82:15-26.
20. Mozaffarian D, Fahimi S, Singh GM, et al. Global sodium consumption and death from cardiovascular causes. N Engl J Med. 2014;371:624-34.
21. IBGE. Pesquisa de orçamentos familiares 2008-2009: análise do consumo alimentar pessoal no Brasil/IBGE, Coordenação de Trabalho e Rendimento. Rio de Janeiro: 2011. 150 p.
22. D'Elia L, Barba G, Cappuccio FP, Strazzullo P. Potassium intake, stroke, and cardiovascular disease a meta-analysis of prospective studies. J Am Coll Cardiol. 2011;57:1210-9.
23. Zhang W, Iso H, Ohira T, Date C, Tamakoshi A. Associations of dietary magnesium intake with mortality from cardiovascular disease: The JACC study. Atherosclerosis. 2012;221:587-95.
24. Soedamah-Muthu SS, Ding EL, Al-Delaimy WK, et al. Milk and dairy consumption and incidence of cardiovascular diseases and all-cause mortality: dose-response meta-analysis of prospective cohort studies. Am J Clin Nutr. 2011;93:158-71.
25. Michaëlsson K, Baron JA, Snellman G, et al. Plasma vitamin D and mortality in older men: a community-based prospective cohort study. Am J Clin Nutr. 2010;92:841-8.
26. Pilz S, Tomaschitz A, März W, et al. Vitamin D, cardiovascular disease and mortality. Clin Endocrinol. 2011;75:575-84.
27. Sabaté J, Ang Y. Nuts and health outcomes: new epidemiologic evidence. Am J Clin Nutr. 2009;89:51643S-8S.
28. Zhou D, Yu H, He F, et al. Nut consumption in relation to cardiovascular disease risk and type 2 diabetes: a systematic review and meta-analysis of prospective studies. Am J Clin Nutr. 2014;100:270-7.
29. Sugiyama K, Kuriyama S, Akhter M, et al. Coffee consumption and mortality due to all causes, cardiovascular disease, and cancer in Japanese women. J Nutr. 2010;140:1007-13.
30. Sala-Vila A, Estruch R, Ros E. New insights into the role of nutrition in CVD prevention. Curr Cardiol Rep. 2015;17:26.

Aspectos Genéticos das Doenças Cardiovasculares

GLORIMAR ROSA • MARIANA RIOBOM

CAPÍTULO 4

APRESENTAÇÃO

Neste capítulo, abordaremos os principais polimorfismos genéticos envolvidos diretamente na etiologia das principais doenças cardiovasculares, como doença arterial coronariana, infarto agudo do miocárdio, hipertensão arterial, entre outros, bem como aqueles polimorfismos envolvidos na etiologia dos principais fatores de risco cardiovasculares, como as concentrações plasmáticas elevadas de triglicerídeos, LDL, colesterol, e reduzidas de HDL.

CONTEÚDO DO CAPÍTULO

Polimorfismos genéticos associados às doenças cardiovasculares
Polimorfismos dos genes envolvidos no sistema renina-angiotensina-angiotensinogênio
Angiotensinogênio e polimorfismo do gene *M235T*
    Polimorfismo do gene da enzima conversora de angiotensina I
Polimorfismos do gene da MTHFR e metabolismo da homocisteína
Polimorfismos genéticos envolvidos no metabolismo lipídico
    Polimorfismo do gene da lipoproteína lipase
Farmacogenética nas doenças cardiovasculares
Referências Bibliográficas

PRINCIPAIS CONCEITOS

- ***Gene***: um segmento de molécula de DNA responsável pela determinação de características hereditárias, localiza-se nos cromossomos, nos núcleos das células de um organismo.
- ***Cromossomos***: filamentos de DNA, RNA e proteínas (histona) constituídos por um conjunto de genes.
- ***Cromossomos homólogos***: cromossomos que formam pares e são idênticos na forma (encontrados nas células diploides); abrigam genes que determinam os mesmos caracteres.
- ***Genes alelos***: genes que ocupam o mesmo *locus* (lugar) em cromossomos homólogos. Estes genes atuam sobre as mesmas características, podendo ou não determinar o

mesmo aspecto. Ex.: um animal pode ter um dos alelos que determina a cor castanha do olho, e o outro alelo a cor azul do olho.
- **Genótipo**: patrimônio genético de um indivíduo presente em suas células, e que é transmitido de uma geração para outra. Não podemos ver o genótipo de um indivíduo, mas este pode ser deduzido através de cruzamento, teste ou da análise dos parentais e descendentes.
- **Fenótipo**: expressão exterior (observável) do genótipo mais a ação do meio ambiente. Muitas vezes a influência ambiental provoca manifestações de fenótipo diferentes do programado pelo genótipo. Nem todos os fenótipos são observáveis; existem exceções, como no caso dos grupos sanguíneos, que são fenótipos detectados experimentalmente.
- **Homozigoto ou puro**: indivíduo é homozigoto para determinado caráter quando possui os dois genes iguais, ou seja, um mesmo alelo em dose dupla nos cromossomos homólogos.
- **Heterozigoto ou híbrido**: um indivíduo é heterozigoto para determinado caráter quando para determinada característica os alelos são diferentes.
- **Dominante**: um gene é dito dominante quando, mesmo estando presente em dose simples no genótipo, determina o fenótipo. O gene dominante se manifesta tanto em homozigose, quanto em heterozigoze.
- **Recessivo**: gene recessivo é aquele que, estando em companhia do dominante no heterozigoto, comporta-se como inativo, não determinando o fenótipo. O gene recessivo só se manifesta em homozigose.
- **Cariótipo:** conjunto de cromossomos da célula, considerando o número de cromossomos, sua forma e tamanho e a posição do centrômero.
- **Genoma**: conjunto completo de cromossomos (n), ou seja, de genes, herdados como um indivíduo.
- **Código genético:** conjunto de instruções biológicas pelo qual as sequências de pares de bases nucleotídicas do DNA são traduzidas em sequências correspondentes de aminoácidos. O código genético é universal: os mesmos códons são utilizados por diversos organismos.
- **Códon:** nome dado a uma sequência de três bases nucleotídicas presentes no código genético que são traduzidas em um aminoácido.
- **Locus gênico**: local fixo num cromossomo onde está localizado um gene ou um marcador genético. Dois ou mais *locus* gênicos são chamados de *loci* gênicos.
- **Nutrigenômica:** avaliação da influência de nutrientes e compostos bioativos na estrutura e expressão de genes.
- **Nutrigenética:** avaliação da repercussão de polimorfismos gênicos, principalmente os de nucleotídeo único (*single nucleotide polymorphism* – SNP, pronuncia-se *snip*), nas necessidades de nutrientes e compostos bioativos e no risco de doenças crônicas não transmissíveis.
- **Mutação gênica**: qualquer alteração permanente no DNA, isto é, uma alteração da sequência de nucleotídeos ou arranjos no DNA do genoma. Em termos genéricos, as mutações classificam-se em três categorias: mutações do genoma, dos cromossomos e dos genes.
- **Polimorfismo genético:** coexistência de alelos múltiplos em um *locus* gênico. Um alelo é, geralmente, definido como polimórfico se ele estiver presente em uma frequência maior que 1% na população. A base para o polimorfismo entre os alelos são as diferentes mutações que podem ocorrer na sequência de DNA.

- **Mutações dos genes:** alterações em um *locus* que incluem aquelas que mudam a sequência de DNA mas não mudam a sequência da proteína, aquelas que mudam a sequência da proteína sem mudar a sua função, aquelas que criam proteínas com diferentes atividades e aquelas que criam proteínas mutantes que não são funcionais.
- **Éxon:** segmento de bases nitrogenadas de determinado gene, que consiste em DNA que codifica para uma sequência de nucleotídeos no RNA mensageiro. Um éxon pode codificar aminoácidos de uma proteína. Geralmente se encontra adjacente a um segmento de DNA não codificante.
- **Íntron:** seções de DNA de um gene que não codificam qualquer parte da proteína produzida pelo gene. O íntron é inicialmente transcrito na molécula de pré-RNAm, mas depois é eliminado durante o processo de maturação do RNA, antes de sair do núcleo celular.

PRINCIPAIS ABREVIATURAS

A – adenina;
AGT – angiotensinogênio;
AGPI – ácido graxo poliinsaturado;
Apo E – apolipoproteína E;
AGS – ácido graxo saturado;
AT I – angiotensina I;
AT II – angiotensina II;
AT1R – receptor tipo 1 da angiotensina II;
AT2R – receptor tipo 2 da angiotensina II;
AVER – acidente vascular encefálico;
C – citosina;
DCV – doença cardiovascular;
DAC – doença arterial coronariana;
DNA – ácido desoxirribonucleico;
ECA – enzima conversora de angiotensina;
ECA2 – enzima conversora de angiotensina 2;
G – guanina;

HA – hipertensão arterial;
HAS – hipertensão arterial sistêmica;
HE – hipertensão essencial;
HDL – lipoproteína de alta densidade;
Hcy – homocisteína;
IAM – infarto agudo do miocárdio;
IDL – lipoproteína de densidade intermediária;
IS – acidente vascular cerebral isquêmico;
LDL – lipoproteína de baixa densidade;
LPL – lipoproteína lipase;
MTHFR – metilenotetra-hidrofolato redutase;
SNP – polimorfismo de nucleotídeo;
SNPs – polimorfismos de nucleotídeo;
SRAA – sistema renina-angiotensina-aldosterona;
T – timina;
TG – triglicerídeos;
VLDL – lipoproteína de muito baixa densidade.

INTRODUÇÃO

A complexidade biológica surgiu por variação hereditária aleatória e seleção natural, inicialmente defendida por Charles Darwin, que foi um grande ambientalista que preconizava que as condições ambientais, em conjunto com a seleção natural, constituíam a "lei" mais importante[1].

Em 1865, um monge austríaco chamado Gregor Mendel apresentou um artigo científico chamado "Experimentos em Hibridação de Plantas", no qual demonstrou um padrão notável de herança em experimentos com plantas no jardim de seu mosteiro. Os experimentos sugeriram que os fatores hereditários eram, em alguns casos, partículas, podiam permanecer ocultos por gerações, sendo classificados de acordo com regras matemáticas simples[1].

De 1890 a 1952, evoluímos no conhecimento da estrutura dos cromossomos e nas interações do DNA (Figura 4.1).

Em 1935, surgiu a descoberta da dupla hélice por Watson, Crick e cols., assegurando-nos da correção de "Primazia da teoria do DNA"[1].

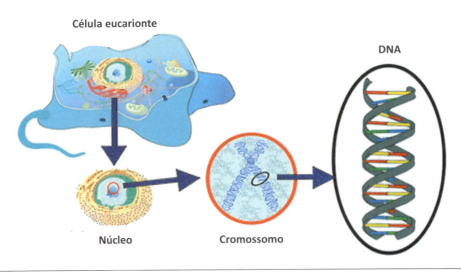

Figura 4.1 – Localização do cromossomo na célula.

Fonte: http://en.wikipedia.org/wiki/file:eukaryote_DNA-en.svg

O progresso de técnicas de biologia molecular e a evolução das tecnologias de sequenciamento do DNA promoveram uma revolução em diversas áreas, incluindo a da nutrição. O mapeamento genético realizado no Projeto Genoma Humano foi crucial no fornecimento de novos conhecimentos sobre a influência dos nutrientes na expressão gênica em resposta ao processo metabólico na célula, influenciando na saúde do indivíduo (Figura 4.2)[1].

Danos no DNA na sequência de base e no nível cromossômico são uma causa fundamental de doenças crônicas. Múltiplos micronutrientes e suas interações com o genoma determinam taxas de dano no DNA e instabilidade genômica. O desafio é identificar para cada indivíduo a combinação de micronutrientes e suas doses (isto é, o nutrioma), que otimiza a estabilidade do genoma, incluindo a integridade e a funcionalidade dos telômeros e a reparação do DNA. Os telômeros são estruturas constituídas por fileiras repetitivas de proteínas e DNA não codificante que formam as extremidades dos cromossomos, como pode ser visto na Figura 4.3. Sua principal função é impedir o desgaste do material genético e manter a estabilidade estrutural do cromossomo, que sofre a influência de diversos fatores[2], como pode ser visto na Figura 4.4.

Usando sistemas de matriz de nutrientes com análise de alto conteúdo de diagnóstico de danos ao DNA, morte celular e crescimento celular, é possível definir, em uma base individual, o

Capítulo 4   Aspectos Genéticos das Doenças Cardiovasculares

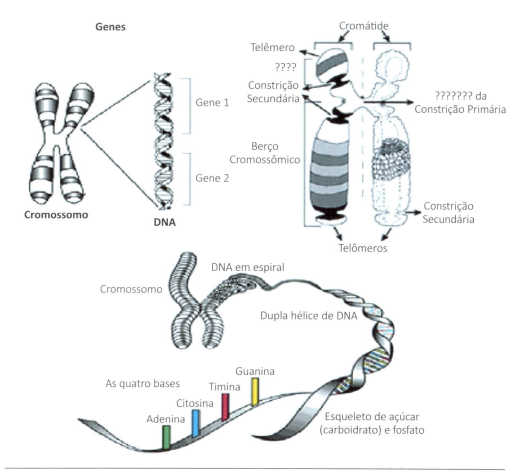

Figura 4.2 – Estrutura do cromossomo.
Fonte: http://8asalesiano.blogspot.com.br/2011/08/projeto-genoma-humano-pontos-positivos.html

nutrioma ideal para prevenção de danos do DNA. Além disso, essas informações poderiam ser usadas para projetar padrões alimentares que fornecem as combinações de micronutrientes e

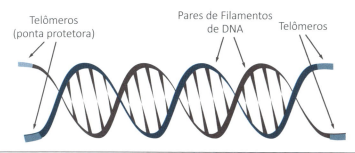

Figura 4.3 – Estrutura dos telômeros.

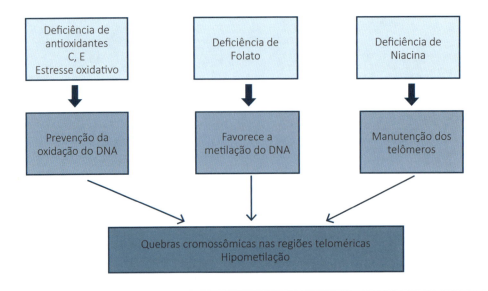

Figura 4.4 – Fatores que afetam os telômeros.
Fonte: Fenech M (2010)[3].

Tabela 4.1 – Deficiência de micronutrientes e estabilidade cromossômica

Micronutriente	Consequências da deficiência
Zinco	Aumento de oxidação do DNA, quebra da dupla fita e elevados danos cromossômicos
Ferro	Redução da capacidade de reparo ao DNA e aumento de danos oxidativos ao DNA mitocondrial
Magnésio	Redução da capacidade de reparo e erro na estrutura cromossômica
Vitamina C, Vitamina E, polifenóis	Aumento da quebra da dupla fita de DNA, quebra cromossômica e lesões oxidativas
Folato, Vitaminas B_2, B_6 e B_{12}	Aumento de querbras cromossômicas e Hipometilação global do DNA
Niacina	Falha no reparo ao DNA, aumento de quebras cromossômicas e maior suscetibilidade a mutagênicos
Cálcio	Disfunção mitótica e erros na estrutura cromossômica
Selênio	Aumento na quebra da dupla fita e oxidação do DNA e wncurtamento de telômeros

Fonte: Fenech M (2010)[3].

as concentrações necessárias para prevenir danos ao DNA por deficiência de micronutrientes ou excesso[2].

O consumo diário de vegetais e betacaroteno está associado positivamente com o tamanho dos telômeros em indivíduos jovens[2]. A deficiência de vários nutrientes está envolvida com danos no DNA, estabilidade cromossômica, sendo assim relacionada com a ocorrência de algumas doenças crônicas, o que é apresentado na Tabela 4.1.

O Projeto Genoma Humano teve como foco definir os genes presentes no genoma total, por outro lado o objetivo do projeto ENCODE é investigar as sequências não codificantes, que compõem cerca de 99% do genoma humano. Originalmente considerado como "DNA lixo" em razão de uma proporção substancial desse DNA não codificar proteínas, essas sequências não codificantes parecem essenciais na regulação da expressão de genes e de suas proteínas codificadas. Para informação adicional, consulte http://ghr.nlm.nih.gov/handbook/genomicresearch/encode.

O **genoma** é o conjunto de todas as moléculas de DNA de determinado ser vivo. Nestas moléculas encontram-se os genes que guardam as informações para a produção de todas as proteínas que caracterizam os seres. O **gene** é um segmento de molécula de DNA, responsável pela determinação de características hereditárias, e localiza-se nos cromossomos, cuja estrutura pode ser vista na Figura 4.2. **Genes alelos** ocupam o mesmo *locus* em cromossomos homólogos[1]. Estes genes atuam sobre as mesmas características, podendo ou não determinar o mesmo aspecto (Figura 4.5).

O sequenciamento do genoma humano ofereceu inúmeras vantagens para o estudo dos polimorfismos genéticos, ajudando a identificar os possíveis riscos causados por alelos, além do desenvolvimento de tecnologias genômicas que favoreceram a pesquisa de diagnóstico e tratamento das doenças crônicas não transmissíveis[1].

Código genético é o conjunto de instruções biológicas pelo qual as sequências de pares de bases nucleotídicas do DNA são traduzidas em aminoácidos correspondentes (Figura 4.2). O código genético é universal, isto é, os mesmos códons (sequência de três bases nucleotídicas) são utilizados por diversos organismos[1].

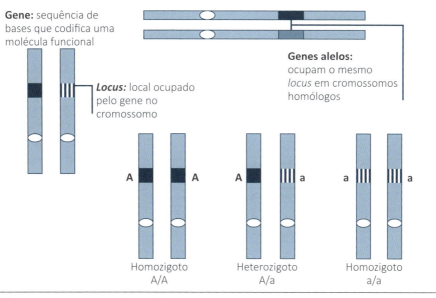

Figura 4.5 – Conceitos e características gênicas.
Fonte: http://slideplayer.com.br/slide/1691061/

O genoma é 99,9% idêntico entre os indivíduos e 0,1% restante, que equivale a 200.000 variações decorrentes do **polimorfismo genético** (Figura 4.6), consiste na coexistência de alelos múltiplos em um *locus* gênico. Um alelo é, geralmente, definido como polimórfico se ele estiver presente numa população em uma frequência maior que 1% da população. Por outro lado, a **mutação gênica** é qualquer alteração permanente no DNA, isto é, uma alteração da sequência de nucleotídeos ou arranjos no DNA do genoma, que ocorre numa frequência menor que 1%, sendo rara e geralmente prejudicial ao indivíduo.

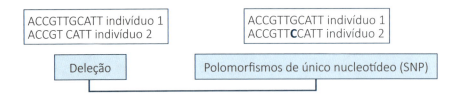

Figura 4.6 – Tipos de polimorfismos. Fonte: Autora.

Para exercer os efeitos benéficos, os componentes dietéticos podem atuar em diferentes momentos da expressão gênica, desde o estímulo para que o gene seja expresso através de um receptor, até as modificações que podem ocorrer nas proteínas, após terem sido traduzidas. Assim, a dieta pode alterar a expressão de genes de maneira direta ou indireta[1].

Os efeitos benéficos e deletérios da alimentação não são iguais para todos os indivíduos, sendo o grau de influência da dieta na saúde dependente das características genéticas. É reconhecido que as necessidades de alimentos, nutrientes e compostos bioativos variam entre os indivíduos, devido aos polimorfismos gênicos, principalmente os de nucleotídeo único (SNP), resultando num risco individual para o desenvolvimento de doenças durante a vida. Portanto, a qualidade da alimentação influencia o equilíbrio entre saúde e doença, que depende da estrutura genética do indivíduo[1].

Genes modulados pela alimentação parecem ter papel importante na incidência, progressão e/ou gravidade das doenças cardiovasculares (DCV). Entender como os diferentes meios de interação entre genes e nutrientes podem contribuir para diferentes respostas à dieta, modificando o fenótipo, capacita-nos para a prescrição de dietas personalizadas ou de grupos de indivíduos suscetíveis a determinada doença[4]. Assim, é cada vez mais importante que os profissionais da área da saúde compreendam os aspectos gênicos associados à patogênese das doenças crônicas não transmissíveis.

O conhecimento da comunicação entre os genes e os compostos bioativos dos alimentos possibilitou o surgimento de duas novas ciências, denominadas nutrigenômica e nutrigenética. Temas complexos, porém fascinantes, sobre os quais ainda pouco conhecemos, mas que muito interesse têm despertado[3].

A integração entre genômica (expressão), genética (predisposição) e epigenética (programação ou impressão) resulta numa "ciência emergente" que traz enormes desafios[5].

A maioria de todos os genes codificadores de proteínas foi criada no início da história da vida. No entanto, a era da genômica nos remete à percepção de que os genes codificadores de proteínas parecem ser específicos da linhagem. Milhares de genomas completamente sequenciados apontam para a criação de novos genes, um processo contínuo em que a maioria dos genes de novo é de curta duração, sendo tão frequente quanto a duplicação de genes. Existem relatos com evidências fortemente indicativas da emergência de genes de novo em muitos organismos, desde bactérias até humanos. Em contraste, a investigação sobre a evolução das proteínas indica que muitas proteínas muito distantes parecem partilhar homologia parcial[6].

O **fenótipo** é a expressão exterior do genótipo mais a ação do meio ambiente. Nem todos os fenótipos são observáveis; existem exceções, como no caso dos grupos sanguíneos, que são fenótipos detectados experimentalmente.

A **nutrigenômica** (ou genômica nutricional) se refere ao estudo de como os compostos bioativos dos alimentos atuam na modulação da expressão gênica. A nutrigenômica contempla áreas específicas, como alterações no RNA mensageiro – **transcriptômica**, as proteínas correspondentes – **proteômica** controlam o transporte de determinados nutrientes e metabólitos – **metabolômica** numa via bioquímica, como pode ser observado na Figura 4.7. A **nutrigenética** avalia como a constituição genética de uma pessoa afeta sua resposta à dieta. Temos ainda o conceito de **epigenética,** definido como qualquer modificação transmissível e reversível na expressão de um gene sem que ocorra alteração estrutural na sequência do ácido desoxirribonucleico (código genético). O fenômeno epigenético pode persistir por uma ou mais gerações[7].

A nutrigenética possibilita identificar precocemente fatores de risco para desenvolver uma doença e planejar intervenções nutricionais com objetivo de reduzir o risco de desenvolver a doença ou minimizar as consequências ou postergar a sua gênese[7].

O polimorfismo de único nucleotídeo (SNP) pode ser um dos fatores que influencia a necessidade de determinado nutriente, o que pode ser observado na Tabela 4.2[7].

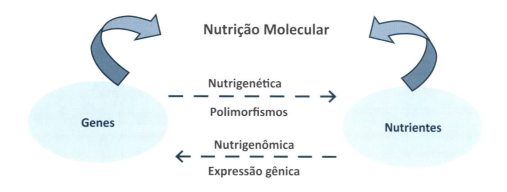

Figura 4.7 – Conceito de nutrigenética e nutrigenômica.
Fonte: Autora.

Tabela 4.2 – Interação gene-nutrientes – fatores de risco para síndrome metabólica

Gene	Polimorfismo	Fatores Dietéticos	Conclusões	Referências
Fator de necrose tumoral (TNF alfa)	rs1800629	Total AGPI/AGS	Redução na relação AGPI/AGS exacerba o risco em desenvolver SM	Phillipis C. M. et al., 2010
Interleucina 6 (IL-6)	rs1800797			
Linfotoxina α (LTA)	rs915654			
Receptor de leptina	rs3790433	ω-3 e ω-6 AGPI	O aumento no consumo de ω-3 e a redução de ω-6 reduzem as consequências em desenvolver hiperinsulinemia e resistência a insulina	Phillipis C. M. et al., 2010
Interleucemia 1 β (IL-1β)	6054G	ω-3 AGPI	O consumo reduzido de ω-3-AGPI está associado ao risco aumentado de desenvolver SM	Shen J. et al., 2008
Acetil-Coa carboxilase β (ACC2)	rs4766587	ω-6 AGPI	O consumo de gordura na dieta >35%, especialmente ω-6 AGPI, denota risco aumentado de desenvolver SM	Phillipis C. M. et al., 2010

AGPI – ácido graxo poliinsaturado; AGS – ácido graxo saturado.
Adaptado de Phillips (2013)[8].

POLIMORFISMOS GENÉTICOS ASSOCIADOS ÀS DOENÇAS CARDIOVASCULARES

A característica mais importante do gene é a sua capacidade de ser reproduzido de modo idêntico de geração a geração. Entretanto, a evolução nunca teria sido possível se não tivesse havido alterações no material genético. Tais alterações são chamadas de mutações.

Uma hipótese frequentemente proposta é que mutações individuais ocorreram em algum lugar no mundo em um indivíduo ou indivíduos em algum ponto da história da humanidade, e que estas mutações, juntamente com os *loci* vizinhos nos cromossomos "afetados", foram mantidas como um fragmento ancestral através de muitas gerações. As mutações que ocorrem numa frequência maior que 1% na população são chamadas de polimorfismos. A maioria das doenças humanas é poligênica e multifatorial, ou seja, é governada por muitos genes e é causada por um conjunto de fatores que agem conjunta e simultaneamente. Genes individuais têm um papel sutil na expressão de qualquer patologia poligênica. Além disso, existem variáveis não genéticas, tanto individuais (gênero, origem étnica, etc.) quanto ambientais (tabagismo, consumo de álcool, etc.), que são de grande importância nos estudos de associação entre fatores genéticos e o risco dessas doenças[7].

Existem diversos ensaios disponíveis no mercado, desenhados em cerca de 220 genes. Na genotipagem de SNPs realiza-se a polimerização em cadeia (PCR) para amplificação do fragmento que contém o SNP; sondas que hibridam especificamente na região do polimorfismo, o qual se encontra acoplado a um fluoróforo, mediante o alelo presente, como pode ser visto na Figura 4.8. Mediante a intensidade da fluorescência detectada, assim as amostras são classificadas em homozigóticas (para cada alelo) ou heterozigóticas.

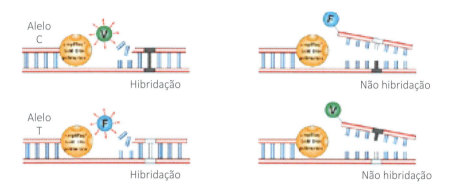

Figura 4.8 – Representação esquemática da PCR. Realizado no TaqMan *Drug Metabolism Genotyping Assay* (Applied Biosystems, Foster City, USA).

POLIMORFISMOS DOS GENES ENVOLVIDOS NO SISTEMA RENINA-ANGIOTENSINA-ANGIOTENSINOGÊNIO

Angiotensinogênio e polimorfismo do gene *M235T*

O angiotensinogênio (AGT) é uma glicoproteína, componente-chave no sistema renina-angiotensina-angiotensinogênio (SRAA), que possui papel central na homeostase e pressão sanguínea. O AGT forma um pró-hormônio inativo, a angiotensina I. A síntese do AGT ocorre principalmente no fígado. O coração, o cérebro, os rins, as glândulas suprarrenais, as grandes artérias e o tecido adiposo também sintetizam o angiotensinogênio, porém em menor quantidade que o fígado. Por ser uma glicoproteína precursora de angiotensina I que, sob a ação da enzima conversora de angiotensina I (ECA) e transformada no octapeptídio angiotensina II (AT II), que é um potente hormônio envolvido na manutenção do tônus vascular e na reabsorção do sódio pelos rins, o AGT é um dos componentes que pode estar atuando na patogênese da DAC.

A estrutura do gene do angiotensinogênio foi descrita por Gaillard e cols., em 1989. O gene do AGT contém cinco éxons e quatro íntrons, com uma extensão de 13 kb e está localizado no braço longo do cromossomo 1, na posição 42-43 (1q42-43). Em novembro de 2002, Nakajima e cols. identificaram 44 SNPs em 77 japoneses e 88 brancos americanos (40 SNPs nas duas populações, dois SNPs somente em japoneses e dois SNPs somente em brancos americanos). Quarenta e um SNPs localizados em regiões não codificantes e apenas três em regiões codificantes (incluindo o M235T e T174M)[9].

Uma importante mutação denominada de variante M235T está localizada no éxon 2 do gene, correspondendo a uma transição de aminoácidos de metionina para treonina no códon 235, denominada T235. A substituição A/G no nucleotídeo 6 afeta, especificamente, interações entre pelo menos um fator nuclear de transcrição e do promotor do angiotensinogênio, influenciando na velocidade basal de transcrição do gene. Esta associação encontrada entre o T235 e a substituição A/G no nucleotídeo 6 muito provavelmente explica porque os homozigotos T235 possuem níveis plasmáticos de angiotensinogênio 10 a 20% maiores que os homozigotos M235[10-16].

Indivíduos portadores do genótipo homozigoto M235/M235 apresentam concentrações plasmáticas de angiotensinogênio; os heterozigotos M235/T235 têm concentrações intermediárias e os homozigotos T235/T235 possuem as médias maiores[17-19].

Diferentes genótipos resultantes dessa mutação já foram implicados em doenças cardiovasculares e, até mesmo, no declínio de função renal após o transplante. O genótipo TT polimorfismo M235T já foi associado ao maior risco de HAS, HAM, ao aumento da pressão arterial durante a gestação, bem como a uma maior predisposição ao IAM e ao AVC em pacientes hipertensos. Na Tabela 4.3 apresentamos um resumo de diversos estudos que demonstraram a associação do polimorfismo M235T do gene do AGT, a hipertensão essencial e a DAC[20-22].

Tabela 4.3. Estudos de associação entre a variante M235T do gene do AGT, a hipertensão essencial e a doença arterial coronariana

Autor/Ano	N Caso/Controle	Sexo	População	Desfecho	Resultado
(Agachan et al., 2003)	109/86	M F	Turquia	HE	TT↑
(Araujo et al., 2005)	201/104	M F	Brasil	DAC e IM	NS
(Fardella et al., 1998)	64/62	M F	Chile	PS	TT↑
(Fatini et al., 2000)	205/209	M F	Itália	DAC	NS
(Glavnik e Petrovic, 2007)	413/404	M F	Eslovênia	HE	NS[a]
(Lanz et al., 2005)	871	M F	Brasil	DAC	TT e T↑
(Mondorf et al., 1998)	121/125	MF	Alemanha	HE	NS
(Mondry et al., 2005)	638/720	M F	Alemanha	HE	TT↑[c]
(Procopciuc et al., 2002)	38/21	M F	Romênia	HE	TT e T↑
(Ragia et al., 2010)	154/155	M F	Grécia	DAC	NS
(Ragia et al., 2010)	154/155	M F	Grécia	HE	TT↑
(Rodriguez-Perez et al., 2001)	304/315	M F	Espanha	DAC	TT↑
(Say et al., 2005) M F Malásia HE TT e T	101/87	M F	Malásia	HE	TT e T↑

HE: hipertensão essencial; DAC: doença arterial coronariana; IM: infarto do miocárdio; PS: pressão sanguínea:aumento; MF: masculino e feminino; NS: não significativo; T: frequência ou portadores do respectivo alelo; TT: frequência de homozigoto para o respectivo alelo; a: em caucasianos; b: severidade da doença; c: nos controles, apenas nas mulheres.

Fonte: Bonfim-Silva R e Rios DLS (2012)[23].

Polimorfismo do gene da enzima conversora de angiotensina I

A enzima conversora da angiotensina I (ECA) é uma metaloprotease que faz parte do SRAA. Sua principal função é catalisar a reação de conversão da angiotensina I em angiotensina II. Assim, a ECA é responsável por clivar o decapeptídeo angiotensina I, excluindo dois aminoácidos da porção carboxiterminal e liberando o octapeptídeo angiotensina II, um potente vasoconstritor e estimulador da aldosterona.

A ECA está envolvida em muitas condições patológicas incluindo vasoconstrição, trombose coronariana e parada cardíaca. Ela estimula a proliferação das células musculares lisas e, portanto, pode ter um papel direto no processo de aterogênese. O fato de que a ECA tecidual está localizada na região onde se encontram células inflamatórias e macrófagos e a associação da ECA com a instabilidade plaquetária reforçam a ideia de que a deleção neste gene tem um papel efetivo no desenvolvimento da DAC.

O gene da ECA está localizado no cromossomo 17, na posição 17q23, possuindo 17 kb, apresentando 25 regiões intrônicas (sequências de DNA que não participam do código genético) que intercalam 26 regiões exônicas (sequências de DNA que determinam o código genético). Desde sua descoberta, diversos polimorfismos já foram identificados, muitos desses envolvidos com a atividade da enzima. Na região intrônica 16 alguns indivíduos possuem uma deleção de 287 pares de bases nucleicas (genótipo D), enquanto outros possuem os 287 pares inseridos nessa mesma região intrônica (genótipo I), tratando-se, então, de um polimorfismo **inserção/deleção**. Assim, a combinação genética dos alelos em relação a esse polimorfismo determina, na população, o aparecimento dos homozigotos DD e II e do heterozigoto DI. Baixas concentrações plasmáticas de ECA e de angiotensina II estão relacionados com genótipo II, altas concentrações, com o genótipo DD e concentrações intermediárias com o genótipo DI.

Alguns estudos já publicados indicam uma associação entre os polimorfismos do gene da ECA e a presença de HE, outros também associaram este polimorfismo com a presença de DAC e, por outro lado, alguns estudos não indicaram associação dos polimorfismos deste gene com estas doenças. Na Tabela 4.4 são apresentados os resultados de diversos estudos envolvendo o gene da ECA e suas associações com a HAS e DAC.

Um dos motivos para existência de resultados controversos é o fato de que existem diferenças genotípicas entre distintas etnias. Um estudo realizado em 2004, Inácio J. e cols. demonstraram as frequências genotípicas e alélicas dos polimorfismos do gene da ECA na população brasileira para posterior associação com doenças cardiovasculares. A Tabela 4.5 mostra as frequências alélicas em cada região do Brasil, onde o alelo I e o alelo D apresentaram frequências similares em todas as regiões, com frequências médias variando de 035 a 0,47 e 0,57 a 0,61, respectivamente. Quanto às frequências genotípicas (Tabela 4.6), somente a região Sul apresentou diferenças nas frequências genotípicas entre as demais regiões em relação aos genótipos ID e DD, observando-se um decréscimo e um acréscimo, respectivamente, em suas frequências genotípicas. Este acréscimo na frequência do genótipo DD sugere uma composição étnica diferente entre a população do Sul do Brasil e as demais regiões do país.

Tabela 4.4 – Estudos de associação entre a variante I/D e a hipertensão essencial e a doença arterial coronariana

Autor/Ano	N Caso/Controle	Sexo	População	Desfecho	Resultado
(Acarturk et al., 2005)	176/131	M F	Turquia	DAC	D↑
(Agachan et al., 2003)	109/86	M F	Turquia	HE	D↑
(Arbustini et al.,1995)	255/133	M F	Itália	IM	DD↑
(Bohn et al., 1993)	187/366	M F	Noruega	IM	DD↑
(Glavnik e Petrovic, 2007)	413/404	M F	Eslovenia	HE	NS[a]
(Guneri et al., 2005)	94/47	M F	Turquia	DAC	NS[b]
(Harrap et al., 1993)	170	M F	Escócia	PSA	NS
(Higaki et al., 2000)	1.200/3.814	M F	Japão	HE	DD↑
(Mondorf et al., 1998)	121/125	M F	Alemanha	HE	NS
(Nakai et al., 1994)	178/100	N I	Japão	DAC	D↑
(Ned et al., 2011)	248/1.385	M F	México	HE	DD↓[d]
(O'Donnell et al., 1998)	3.045	M F	FHS*	HE e PSA	DD↑[c]
(Yanyan, 2011)	10.984/10.074	M F	China	HE	D↑

DAC: doença arterial coronariana; HE: hipertensão essencial; PSA: pressão sanguínea alta: aumento; M F: masculino e feminino; NS: não significativo; NI: não informado; D: frequência ou portadores do respectivo alelo; DD: frequência de homozigoto para o respectivo alelo; *Framingham Heart Study*; a: em caucasoides; b: houve uma relação significante entre pacientes com reestenose usando inibidores da ECA e o alelo D; c: apenas nos homens; d: apenas nas mulheres.

Fonte: Bonfim-Silva R e Rios DLS (2012)[23].

Tabela 4.5 – Frequências alélicas do polimorfismo da ECA I/D das regiões brasileiras

Região	Frequência do Alelo I	Frequência do Alelo D
Norte	0,47	0,53
Nordeste	0,37	0,63
Sul	0,35	0,65
Sudeste	0,46	0,54
Centro-Oeste	0,37	0,63

Fonte: Inácio e Goulart (2004)[24].

Tabela 4.6 – Distribuição genotípica das cinco regiões do Brasil

Região	II	ID	DD
Norte	0,27	0,40	-
Nordeste	0,14	0,47	0,39
Sul	0,22	0,24	0,54
Sudeste	0,23	0,47	0,30
Centro-Oeste	0,14	0,46	0,40

Fonte: Inácio e Goulart (2004)[24].

POLIMORFISMOS DO GENE DA MTHFR E METABOLISMO DA HOMOCISTEÍNA

A metilenotetra-hidrofolato redutase (MTHFR) é uma enzima que catalisa a redução do 5,10-metilenotetra-hidrofolato em 5-metiltetra-hidrofolato. Esta enzima é um cofator da re-metilação da homocisteína em metionina originando a S-adenosil metionina. Esta molécula é o principal doador de grupos metil para a síntese de desoxinucleotídeos, tendo por isso um papel importante no processo de metilação do DNA. Por esta razão, uma forma menos ativa da MTHFR origina hipometilação, elevando o risco de desenvolvimento de alguns carcinomas. Uma forma menos ativa da MTHFR pode também gerar concentrações elevadas de homocisteína (hiper-homocisteinemia)[25].

Concentrações elevadas de homocisteína (Hcy) podem ser causadas tanto por fatores nutricionais, como as deficiências de ácido fólico, vitaminas B_{12} e B_6), ou alterações genéticas no gene da MTHFR. Esta condição induz estresse oxidativo provocando disfunções no endotélio, inflamação e apoptose das células endoteliais vasculares. A hiper-homocisteinemia tem sido reconhecida como um fator de risco independente para o desenvolvimento de doenças macrovasculares, como doença cerebral, coronariana e arterial periférica[25].

O gene da MTHFR localiza-se no cromossomo 1p36.3 e é composto por 11 éxons. Vinte e quatro raras mutações no gene da MTHFR foram associadas à deficiência grave da MTHFR, e indivíduos com estas mutações possuem atividade enzimática residual de 0 a 20%, além de apresentar, na infância ou na adolescência, retardo mental, disfunção motora, distúrbios psiquiátricos, entre outras anormalidades neurológicas, e risco elevado para doenças vasculares[25].

Uma das várias mutações na sequência genética desta enzima resulta na conversão do códon da alanina para valina no domínio catalítico da enzima, com substituição de citosina (C) para timina (T), originando uma enzima termolábil e menos ativa. O produto metabólico da MTHFR, 5-metiltetra-hidrofolato, combina-se com a homocisteína e por ação da metionina sintetase forma a metionina. Os indivíduos homozigóticos para 677T não conseguem realizar a remetilação da homocisteína eficientemente. Como consequência ocorre acumulação de homocisteína, promovendo a formação de trombos em nível vascular e o aumento do risco de doenças cardiovasculares e/ou neurológicas. Quando combinada com baixas concentrações de ácido fólico, esta alteração potencializa o risco de IAM e doença trombótica. Esta variante é também responsável pela baixa disponibilidade de grupos metil (CH_3) nas reações de metilação do DNA. Nos homozigóticos TT, a baixa redução em 5-metiltetra-hidrofolato é responsável por uma baixa produção de S-adenosil metionina, principal doador de grupos metil para a metilação do DNA[25].

Uma segunda variante no gene da MTHFR consiste na alteração do códon glutamato para alanina, com substituição de uma adenina (A) por citosina (C) na posição 1298 (A1298C) no éxon 7. Nos homozigóticos para a variante 1298C ocorre uma diminuição da atividade da enzima MTHFR em cerca de 60%. A MTHFR 1298C altera as concentrações plasmáticas da homocisteína e compromete a reação inversa de conversão 5-metiltetra-hidrofolato. Neste processo, o 5-metiltetra-hidrofolato é convertido novamente em tetra-hidrofolato, para dar origem a tetra-hidrobiopterina (BH4). Esta molécula é necessária na degradação da fenilalanina, na biossíntese de neurotransmissores e na produção de óxido nítrico a partir de arginina. Como resultado desta mutação e da diminuição de BH4 ocorre conversão de arginina em radicais livres (superóxido e peroxinitrito) responsáveis por estresse oxidativo e consequente desenvolvimento de aterosclerose[25].

Várias investigações foram realizadas em torno das duas variantes da MTHFR, associando-as a doenças trombóticas de uma forma geral. Estudo conduzido em pacientes com doença arterial coronariana sugere que ambos os genótipos, homozigoto mutante e heterozigoto para a mutação C677T, resultam na elevação moderada das concentrações plasmáticas de homocisteína, e que o genótipo homozigoto mutante é um modesto, mas significativo fator de risco para a doença arterial coronariana. Em adição, metanálise com nove estudos envolvendo pacientes com doença arterial periférica mostrou forte associação entre o genótipo homozigoto mutante (677TT) e risco aumentado para essa doença[25].

POLIMORFISMOS GENÉTICOS ENVOLVIDOS NO METABOLISMO LIPÍDICO

Estudos de associação genética com AVE e DAC têm revelado uma ampla variedade de genes candidatos que codificam moléculas envolvidas no sistema de coagulação sanguínea, na resposta inflamatória e no metabolismo de lipídios.

No sangue os lipídios são transportados em estruturas micelares esféricas denominadas lipoproteínas, exceto os ácidos graxos "livres" que circulam no plasma ligados à albumina. As lipoproteínas plasmáticas contêm, na sua cavidade mais interna, lipídios hidrofóbicos (triacilgliceróis e ésteres de colesterol) e, na cavidade mais externa, em monocamada, lipídios anfipáticos (fosfolipídios e colesterol) associados a proteínas (apolipoproteínas). As apolipoproteínas (Apo) podem ser integrais (como as de tipo B) ou periféricas (como as dos tipos A, C e E). As apolipoproteínas periféricas, ao contrário das integrais, são trocadas entre diferentes lipoproteínas plasmáticas e podem existir livres no plasma. As Apo participam no metabolismo dos lipídios contidos nas lipoproteínas de diferentes maneiras:

1. podem ser ligantes de receptores das membranas celulares, permitindo a interação das lipoproteínas com as células, como no caso das Apo E, da Apo B-100 e da Apo A-I; ou
2. podem ser reguladoras de enzimas, como no caso da Apo C-II e da Apo C-III (ativação e inibição da lipase lipoproteica, respectivamente), assim como da Apo A-I (ativação da lecitina-colesterol-aciltransferase).

Anormalidades no metabolismo das lipoproteínas plasmáticas, principalmente em LDL e HDL, são fatores de risco primários para aterosclerose, principal responsável pela patogênese do infarto agudo do miocárdio, pelo acidente vascular cerebral e por doenças vasculares periféricas, como a gangrena[26].

Fatores genéticos e da dieta influenciam a concentração sérica de colesterol total (CT), mas mecanismos detalhados de sua interação não são bem conhecidos.

Variações genéticas em Apo, enzimas e receptores que atuam, principalmente, no metabolismo do LDL-C estão envolvidos, pelo menos em parte, na regulação da concentração sérica de CT e LDL-C. Estudos demonstram que o efeito desses polimorfismos depende em parte da interação com fatores ambientais, tais como tabagismo, sobrepeso ou sedentarismo. Polimorfismos em um grande número de genes estão envolvidos na síntese de proteínas estruturais e enzimas relacionadas com o metabolismo de lipídios poderiam responder por variações do perfil lipídico de cada indivíduo. Polimorfismos nos genes da Apo E, Apo B, LDLR, Apo A-I, Apo C-III, lipase hepática, proteína transferidora de ésteres de colesterol (CETP), lipase lipoproteica (LPL) e proteína convertase subtilisina/kexina tipo 9 (PCSK9) foram estudados e relacionados com variações no perfil lipídico de diferentes populações.

A Apo E compõe a estrutura da lipoproteína de alta densidade (HDL-C), lipoproteína de densidade muito baixa (VLDL) e quilomícrons, além dos produtos de degradação lipolítica, como remanescentes de quilomícrons e lipoproteína de densidade intermediária (IDL). Essa proteína plasmática atua como fator de ligação com os receptores celulares. Além disso, tem um reconhecido papel no transporte do colesterol e de outros lipídios dos tecidos periféricos para o fígado, a fim de que possam ser metabolizados. A Apo E desempenha importante papel no catabolismo destas lipoproteínas ricas em triglicerídeos (TG) e no transporte do colesterol em vários tecidos. O gene Apo E localiza-se no braço longo do cromossomo 19 e codifica uma proteína de 299 aminoácidos[27].

O gene Apo E exerce forte influência nas concentrações séricas de LDL-C. O gene Apo E possui um polimorfismo comum, o HhaI (T112C, rs429358), localizado no éxon 4, que gera três alelos: ε2, ε3 e ε4 (Forti et al., 2003). A frequência destes alelos varia de acordo com a população. O polimorfismo do Apo E modifica a proteína tanto na sua estrutura quanto na sua função, as isoformas da Apo E interagem de maneira diferente com os receptores de lipoproteínas, alterando seu metabolismo e, consequentemente, as concentrações de lipídios circulantes no plasma[26,27].

Polimorfismo do gene da lipoproteína lipase

A lipoproteína lipase (LPL) é uma enzima produzida por vários tecidos, incluindo o tecido adiposo e músculo cardíaco e esquelético, que desempenha um papel fundamental no metabolismo de lipídios. Esta enzima é responsável por catalisar a reação de hidrólise dos triglicerídeos (TG), presentes nas VLDL e quilomícrons circulantes no plasma. Assim as LPL fornecem ácidos graxos não esterificados e monoacilglicerol para a utilização nos tecidos como músculo esquelético e tecido adiposo.

O gene LPL humano está localizado no cromossomo 8 posição 22, medindo cerca de 35 kb e contém dez éxons. Várias mutações estruturais no gene LPL foram documentadas, tendo sido associadas com características diferentes, como hipertrigliceridemia e níveis reduzidos de HDL. Ser447Ter (rs328) e Asn291Ser (rs268) são os polimorfismos mais comuns estudados neste gene. O polimorfismo Ser447Ter é uma consequência de uma transversão de citosina (C) para guanina (G) no éxon 9, que converte o códon serina 447 (TCA) para um códon de terminação prematura (TGA).

O polimorfismo Ser447Ter está associado com o baixo risco de doença isquêmica do coração, no entanto, o seu impacto sobre acidente vascular cerebral isquêmico não tem sido bem elucidado. Outro ponto de mutação (A → G) no éxon 6, resultando no polimorfismo Asn291Ser, altera a sequência de aminoácidos da proteína LPL. Comparado com o efeito de reduzir os TG plasmáticos e aumento do colesterol de lipoproteína de alta densidade (HDL-c), os níveis das variantes Ter447 e Ser291 exercem efeito oposto sobre os níveis de lipídios no plasma. A metanálise de Casas e cols., em 2004, indicou que o polimorfismo Asn291Ser não foi significativamente associado com o risco de AVE isquêmico (IS).

Em metaanálise realizada por C. Wang e cols. (2011), 4.681 casos e 8.516 controles em 13 estudos foram avaliados, sendo encontrada associação positiva entre a variante Ter447 do gene da LPL e risco significativamente reduzido para IS, enquanto nenhuma associação significativa foi encontrada para a variante Ser291[28].

Uma hipótese para o efeito protetor do alelo Ter447 seria de que esta variante poderia aumentar a atividade catalítica da enzima LPL, resultando em baixas concentrações de TG e altas concentrações de HDL-C, como encontrados nos indivíduos com genótipos Ser447Ter, que apresentam o alelo Ter447, em comparação com os indivíduos que não são portadores. Em contraste com portadores do alelo Ter447, indivíduos portadores do alelo Ser291 apresentam efeitos opostos sobre a enzima LPL, com diminuição de sua atividade catalítica, resultando em níveis de TG elevados, baixos níveis de HDL-c e aterosclerose prematura[28].

Estudo de Munshi e cols. (2012) avaliou a associação do polimorfismo HindIII do gene LPL. O sítio de restrição HindIII é um dos polimorfismos da LPL mais comuns. Ele é caracterizado pela troca das bases timina (T) por guanina (G), ocorrida aproximadamente na posição +495 do íntron 8. O alelo mais comum H+ve (presença de corte local) tem sido associado com uma atividade da LPL inferior, em comparação com o alelo H–ve (ausência de local de restrição). Portanto, o genótipo HindIII (+/+) pode ser associado a um perfil aterogênico (concentração elevada de TG e/ou diminuição da concentração de HDL-c). De acordo com este estudo, os indivíduos portadores do genótipo HindIII (+/+) apresentaram concentrações significativamente reduzidas de HDL e elevadas de TG em comparação com portadores do genótipo HindIII (–/–), mostrando uma associação positiva com o risco para DCV[29].

FARMACOGENÉTICA NAS DOENÇAS CARDIOVASCULARES

Em 1964, o grupo de pesquisa de Robert A. O'Reilly identificou os membros de uma família que necessitavam doses de varfarina notavelmente altas (até 145 mg/dia, 20 vezes a dose média) para conseguir anticoagulação apropriada. Desde então, a farmacogenética tornou-se um pilar da ciência cardiovascular, e variantes genéticas têm sido implicadas em várias classes fundamentais de medicamentos utilizados na medicina cardiovascular[30].

Diversas variantes genéticas que afetam as respostas individuais a medicamentos utilizados na prevenção e tratamento de DCV foram descritas. O campo da farmacogenética se preocupa com interações entre fármacos e variantes genéticas que resultam em variação interindividual na resposta a um fármaco. Essa variabilidade de resposta é de interesse com relação a segurança e eficácia, uma vez que as interações variante-droga resultam em reações adversas[30].

A investigação farmacogenética sobre medicamentos antitrombóticos e varfarina teve o maior impacto translacional. O clopidogrel é um pró-fármaco que requer ativação enzimática por citocromo P450 2C19 (codificada pelo CYP2C19). A perda de função em variantes CYP2C19 pode levar à produção reduzida de forma ativa do medicamento, com uma consequente redução dos seus efeitos antiplaquetários[31].

Até 70% dos indivíduos com ascendência asiática e cerca de 25-30% das pessoas com ascendência europeia e africana apresentam pelo menos um alelo CYP2C19 que é não funcional. Em 2010, com base na literatura científica, a *Food and Drugs Administration* (FDA) emitiu um aviso no rótulo do produto clopidogrel sobre a possível redução da eficácia desse fármaco em função do genótipo CYP2C19[31].

A rotulagem dos medicamentos não exige os testes genéticos, daí não descrevem os riscos associados com variantes particulares. Pesquisas que investigaram a farmacogenética do clopidogrel demonstraram associações entre alelos CYP2C19 do clopidogrel e a perda de função e capacidade de resposta ao medicamento, mas não encontraram nenhuma associação significativa entre o genótipo e eventos cardiovasculares[31].

Uma recente atualização das recomendações terapêuticas emitidas pelo Consórcio para Implementação da Farmacogenética Clínica (CPIC) reconheceu que houve uma ausência de evidência na melhora dos resultados com a realização de ensaio clínico randomizado para genotipagem da CYP2C19. No entanto, este grupo também reconheceu que a terapia guiada por genótipo foi uma opção para os médicos. Em geral, este grupo recomendou que a dose padrão de clopidogrel deve ser utilizada para aqueles com genótipos para metabolismo ultrarrápido e que os medicamentos antiplaquetários alternativos (prasugrel, ticagrelor) devem ser usados para genótipos de metabolismo intermediário ou lento, com exceção de casos em que estes medicamentos alternativos sejam contraindicados[31].

A varfarina tem um índice terapêutico limitado e há uma considerável variação interindividual na resposta entre os doentes tratados com esse fármaco. Esta é uma infeliz combinação de características: uma baixa dosagem pode aumentar o risco de formação de coágulos, potencialmente fatal; alta dosagem pode aumentar o risco de complicações hemorrágicas fatais. Variantes nos genes candidatos CYP2C9 e VKORC1 foram reconhecidas no *Genome-Wide Association Study* (GWAS) por serem importantes para a variação da resposta à varfarina. Tal como acontece com clopidogrel, a FDA determinou requisitos de rotulagem para a varfarina, incluindo informações sobre a influência dos CYP2C9 e VKORC1 variantes, com recomendações de dose em função do genótipo[31].

SITES RECOMENDADOS

- *Center for Nutritional Genomics* – www.nutrigenomics.nl
- *Genetics and Genomics* – HTTP://www.genome.gov/Education/
- Projeto Genoma Humano – www.ornl.gov/hgmis/project/info.html
- *Nutrigenomics – University of California – Davis* – HTTP://nutrigenomics.ucdavis.edu

REFERÊNCIAS BIBLIOGRÁFICAS

1. Pavlidis C. Patrinos GP Katsila T. Nutrigenomics: A controversy. Appl Transl Genomic. 2015, in press.
2. Fenech MF. Nutriomes and personalised nutrition for DNA damage prevention, telomere integrity maintenance and cancer growth control. Cancer Treat Res. 2014;159:427-41.
3. Fenech MF. Nutriomes and nutrient arrays - the key to personalised nutrition for DNA damage prevention and cancer growth control. Genome Integr. 2010 Aug 12;1(1):11.

4. Heard E, Martienssen RA. Transgenerational epigenetic inheritance: myths and mechanisms. Cell. 2014;157(1):95-109.
5. Sales, NMR, Pelegrini, PB and Goersch, MC. Nutrigenomics: definitions and advances of this new science. Journal of Nutrition and metabolism. 2014;1-6.
6. Light S, Basile W, Elofsson A. Orphans and new gene origination, a structural and evolutionary perspective. Curr Opin Struct Biol. 2014;26:73-83.
7. Souza LL, Rhoden AS e Pamphile JA. A importância das ômicas como ferramentas para o estudo da prospecção de microrganismos: perspectivas e desafios. Revista UNINGÁ Review. 2014;18(2):16-21.
8. Philips CM. Nutrigenetics and Metabolic Disease Current Status and implications for personalized Nutrition. Nutrients. 2013;5:32-56.
9. Nakajima T, Inoue I, Cheng T, Lalouel JM. Molecular cloning and functional analysis of a factor that binds to the proximal promoter of human angiotensinogen. J Hum Genet. 2002;47(1):7-13.
10. Bonfim-Silva R, Rios DLS. Polimorfismos genéticos do sistema renina angiotensina aldosterona na doença arterial coronariana e na hipertensão arterial sistêmica. Revista da Universidade Vale do Rio Verde. 2012;10:28-40.
11. Rola MG, Ferreira, LB. Polimorfismos genéticos associados à hipertensão arterial sistêmica. Univ Ci Saúde. 2008;6:57-68.
12. Araújo MA, Menezes BS, Lourenço C, Cordeiro ER, Gatti RR, Goulart LR. O gene do angiotensinogênio (M235T) e o infarto agudo do miocárdio. Rev Assoc Med Bras. 2005;51(3):164-9.
13. Saud CGM, Reis AF, Dias AMC, Cardoso RN, Carneiro ACKV, Souza LP, et al. O Polimorfismo AGT*M235T na Disfunção Cardíaca de Etiologia Isquêmica Aguda- Projeto Gisca. Arq Bras Cardiol. 2010;95(2):144-152.
14. Li X, Li Q, Wang Y, Li Y, Ye , Ren J, et al. AGT gene polymorphisms (M235T, T174M) are associated with coronary heart disease in a Chinese population. Journal of the Renin-Angiotensin- Aldosterone System. Jul 12 2012;14(4): 354-359.
15. Bo Xi, Yue Shen, Yinkun Yan, Jie Mi. Association of polymorphisms in the *AGT* gene with essential hypertension in the Chinese population. Journal of the Renin-Angiotensin-Aldosterone System. 2011;13(2):282-288.
16. Kaur R, Das R, Ahluwalia J, Kumar RM, Talwar K. Synergistic effect of angiotensin II type-1 receptor 1166A/C with angiotensin-converting enzyme polymorphism on risk of acute myocardial infarction in north Indians. Journal of the Renin-Angiotensin- Aldosterone System. Mar 5, 2012;13(4): 440-445.
17. Araújo MA, Menezes BS, Lourenço C, Cordeiro ER, Gatti RR, Goulart LR. O polimorfismo A1166C do Receptor tipo 1 da Angiotensina II no Infarto Agudo do Miocárdio. Arq Bras Cardiol. Nov 2004;83(5):404-408.
18. Zhang H, Sun ML, Peng J, Sun T, Zhang Y, Yang JM. Association of the angiotensin type 1 receptor gene A1166C polymorphisms with myocardial infarction: a meta-analysis. J Thromb Haemost. 2011;9:1258-60.
19. Mehri S, Mahjoub S, Finsterer J, Zaroui A, Mechmeche R, Baudin B, et al. The CC genotype of the angiotensin II type I receptor gene independently associates with acute myocardial infarction in a Tunisian population. Journal of the Renin-Angiotensin- Aldosterone System 2011;12(4):595-600.
20. Li Y, Li X, Jia N, Guo S, Chu S, Niu W. Meta-analysis of the association between angiotensin II receptor, type 1 gene A1166C polymorphism and coronary artery disease in Chinese populations. Journal of the Renin-Angiotensin-Aldosterone System. 2012;2-13; 14(1): 82-90.
21. Martínez-Rodríguez N, Posadas-Romero C, Cardoso G, Rodríguez-Pérez JM, Pérez-Hernández N, Vallejo M, et al. Association of angiotensin II type 1-receptor gene polymorphisms with the risk of developing hypertension in Mexican individuals. Journal of the Renin-Angiotensin- Aldosterone System 2011;13(1):133-140.
22. Matos MFD. Polimorfismos dos genes da ECA, angiotensinogênio e do receptor tipo I da angiotensina II e pressão arterial. (dissertação). Rio de Janeiro (RJ): UFRJ; 2006.
23. Bonfim-Silva R, Rios DLS. Polimorfismos genéticos do sistema renina-angiotensina-akdosterona na doença arterial coironariana e na hipertensão arterial sistêmicsa. Revista da Universidade Vale do Rio Verde, Três Corações. 2012;10(1):28-40.
24. Inácio J, Goulart Filho LR, Vieira GS. Frequência genotípicas e alélicas do gene do polimorfismo da ECA I/D na população brasileira. Biosci J. 2004; 2-(1):47-51.
25. Wu YL, Hu CY, Lu SS, Gong FF, Feng F, Qian ZZ, et al. Association between methylenetetrahydrofolate reductase (MTHFR) C677T/A1298C polymorphisms and essential hypertension: a systematic review and meta-analysis. Metabolism. 2014 Dec;63(12):1503-11.
26. Flauzino T, Alfieri DF, Kallaur AP, Almeida ERD, Reiche EMV. Genetic polymorphisms associated with lipid metabolism involved in the pathophysiology of ischemic stroke. Semina: Ciências Biológicas e da Saúde. 2014; 35(2):163-180.

27. Chaudhary R, Likidlilid A, Peerapatdit T, Tresukosol D, Srisuma S, Ratanamaneechat S, et al. Apolipoprotein E gene polymorphism: effects on plasma lipids and risk of type 2 diabetes and coronary artery disease. Cardiovascular Diabetology. 2012;2012; 11(36): 1-11. doi 10.1186/1475-2840-11-36.
28. Wang C, Sun T, Li H, Bai J, Li Y. Lipoprotein lipase Ser447Ter polymorphism associated with the risk of ischemic stroke: A meta-analysis. Thrombosis Research. 2011;128:107-112.
29. Munshi A, Sai Babu M, Kaul S, Rajeshwar K, Balakrishna N, Jyothy A. Association of LPL gene variant and LDL, HDL, VLDL cholesterol and triglyceride levels with ischemic stroke and its subtypes. Journal of the Neurological Sciences. 2012;318:51-54.
30. Friede K, Li J, Voora D. Use of Pharmacogenetic Information in the Treatment of Cardiovascular Disease. Clin Chem. 2017 Jan;63(1):177-185.
31. Zaiou M, El Amri H. Cardiovascular pharmacogenetics: a promise for genomically-guided therapy and personalized medicine. Clin Genet. 2017 Mar; 91(3):355-370. doi: 10.1111/cge.12881.

Obesidade no Desenvolvimento e na Progressão da Doença Cardiovascular

DEBORAH CRISTINA LANDI MASQUIO • ANA R. DÂMASO

INTRODUÇÃO

A prevalência e a gravidade da obesidade estão crescendo mundialmente. A obesidade é considerada uma doença crônica multifatorial, caracterizada por um balanço energético positivo. Esta doença é influenciada por uma complexa interação de fatores que conduzem ao aumento do consumo alimentar, redução do gasto energético e maior facilidade de acúmulo de substratos energéticos na forma de gordura corporal[1].

O excesso de tecido adiposo é um fator crítico no desenvolvimento das doenças crônicas, como hipertensão arterial sistêmica, síndrome metabólica, dislipidemias e resistência à insulina, acentuando a probabilidade de doença cardiovascular[2,3]. A obesidade está relacionada ao maior acúmulo de gordura visceral em comparação à gordura subcutânea. Além disso, a gordura na região abdominal é caracterizada por ser um tecido metabolicamente ativo, podendo influenciar por meio da secreção de adipocinas e ácidos graxos livres o funcionamento de órgãos como músculo, fígado e cérebro[4].

Por ser considerada uma doença que se origina de múltiplos fatores de risco, o tratamento interdisciplinar da obesidade incluindo médicos, nutricionistas, educadores físicos, fisioterapeutas e psicólogos constitui estratégia eficiente na redução da massa e gordura corporais, adiposidade visceral e riscos cardiovasculares como hipertensão arterial sistêmica, resistência à insulina, dislipidemias e o perfil inflamatório em obesos[5-7].

No presente capítulo passaremos a discutir mais detalhadamente sobre as implicações da obesidade no desenvolvimento de doenças cardiovasculares, bem como as estratégias nutricionais que podem ser adotadas na conduta terapêutica do paciente que apresenta excesso de massa corporal, minimizando o desenvolvimento dos riscos cardiovasculares.

DEFINIÇÃO E ETIOLOGIA DA OBESIDADE

Conceitualmente, a obesidade é definida como uma doença crônico-degenerativa, caracterizada pelo acúmulo excessivo de gordura corporal que representa riscos à saúde. Apresenta etiologia multifatorial, ou seja, é proveniente de vários fatores que conduzem ao balanço energético positivo, o qual é caracterizado pelo consumo energético superior ao gasto por um período prolongado[8].

O balanço energético positivo promove acúmulo de gordura no tecido adiposo, o qual pode ocorrer pela hipertrofia e hiperplasia dos adipócitos. O consumo energético excessivo, sedentarismo, alterações neuroendócrinas, hormonais e psicológicas, sono inadequado, polimorfismos genéticos e o estado inflamatório constituem as principais causas relacionadas ao desenvolvimento da obesidade ao longo da vida[9]. Desta forma, o desenvolvimento de sobrepeso e obesidade deve ser relacionado à combinação e interconexão de múltiplos fatores. A Figura 5.1 ilustra os fatores mais comuns envolvidos na etiologia da obesidade.

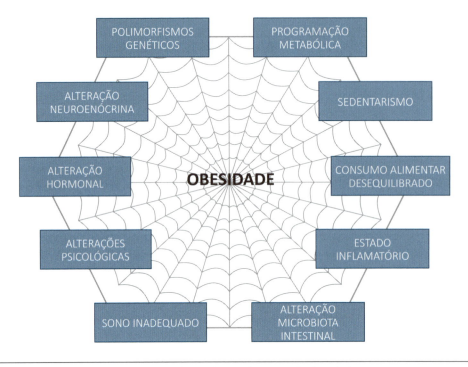

Figura 5.1 – Fatores etiológicos relacionados ao desenvolvimento da obesidade.
Adaptado de Naves e Paschoal (2013)[10].

Em adolescentes com obesidade atendidos pelo Grupo de Estudos da Obesidade (GEO) da Universidade Federal de São Paulo (UNIFESP), ao serem questionados sobre os principais erros que levaram ao desenvolvimento da obesidade, os principais fatores relatados foram: estilo de vida sedentário (uso de elevadores e escadas rolantes, uso excessivo de computadores e televisões), tempo de sono inadequado, ansiedade, ingestão de líquidos durante as refeições, mastigação rápida, consumo excessivo de alimentos industrializados, baixo consumo de verduras, local e horários inadequados das refeições (Figura 5.2).

De fato, muitos são os fatores que influenciam a etiologia da obesidade, destacando-se hábitos alimentares inadequados e sedentarismo como as principais causas elucidadas na literatura. Entretanto, nas últimas décadas outros fatores vêm sendo elucidados como possíveis gatilhos para o aumento e acúmulo de gordura corporal.

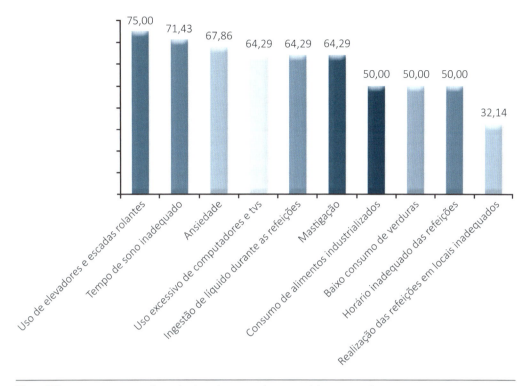

Figura 5.2 – Principais erros de estilo de vida cometidos por adolescentes obesos.

Fonte: Grupo de Estudos da Obesidade/Centro de Estudos em Psicobiologia e Exercício/Universidade Federal de São Paulo (GEO/CEPE/UNIFESP), 2012.

Consumo alimentar desequilibrado

Nas últimas décadas, verificou-se aumento do consumo de alimentos industrializados, gordurosos e ricos em açúcar em detrimento de alimentos naturais, como frutas, verduras e legumes. A disponibilidade de alimentos processados e ultraprocessados, como biscoitos, pães, refrigerantes, doces e embutidos, aumentou significativamente nos domicílios brasileiros. Em paralelo, houve redução significativa na disponibilidade de comidas como arroz, feijão, leite e carnes[11].

Segundo dados da Pesquisa de Orçamento Familiar (POF)[12] conduzida com a população brasileira, verificou-se que menos de 10% da população atingem as recomendações de consumo de frutas, verduras e legumes diariamente. Concomitantemente, verificou-se aumento do tamanho das porções servidas e consumidas pela população. Este tipo de padrão alimentar contribui para o aumento da densidade energética e aumento excessivo de massa corporal[12,13].

A alimentação fora de casa também impacta na qualidade do alimento consumido. A POF demonstrou que os alimentos mais consumidos fora de casa foram cerveja, salgados fritos e assados, salgadinhos industrializados, chocolates, refrigerantes, bebidas destiladas e *pizzas*[12].

A prevalência global de ingestão de açúcar livre (açúcar de adição somado ao açúcar proveniente dos sucos) acima do limite recomendado (10%) da ingestão total de energia foi de 61% na população brasileira. A prevalência de ingestão de gordura saturada acima do limite recomendado de 7% do consumo total de energia foi de 82% na população e o percentual da população com ingestão de fibras menor ou igual a 12,5 g por 1.000 kcal foi de 68%[12]. Além disso, observa-se consumo inadequado de micronutrientes como vitamina D, vitamina E, cálcio, magnésio, vitamina A e vitamina C. Em idosos, ainda se verifica prevalência elevada de inadequação de consumo de piridoxina e tiamina[12].

Observa-se um desequilíbrio no consumo alimentar na população brasileira, o qual é caracterizado por ingestão deficiente de micronutrientes e fibras, em paralelo à ingestão excessiva de gordura saturada, sódio e açúcar[12].

Sedentarismo

O sedentarismo tem impacto direto no desenvolvimento da obesidade, pois o exercício físico é considerado um dos principais fatores que podem elevar o gasto calórico diário. Além disso, o exercício físico tem a capacidade de modular aspectos psicológicos e controlar alterações hormonais que potencializam a resistência à perda de massa corporal, bem como as comorbidades relacionadas à obesidade, como diabetes, hipertensão arterial e dislipidemias[14].

A inatividade física, caracterizada pelo uso excessivo da tecnologia na execução de tarefas cotidianas (p. ex., uso de elevadores e escadas rolantes, uso de controle remoto, uso excessivo de computadores e televisões), e menor tempo utilizado em atividade de lazer e esportes constituem condições que potencializam o sedentarismo, e consequentemente o menor gasto energético diário[9].

Estudo conduzido no Brasil apontou que apenas 14,9% dos brasileiros praticam atividade física no momento de lazer. Além disso, verifica-se uma taxa de sedentarismo de 29%. Desta forma, pode-se observar que o estilo de vida contemporâneo assume papel-chave no acúmulo de gordura corporal, dificultando o processo de controle de massa corporal e emagrecimento[15]. Estima-se que 22% das doenças cardíacas, 10 a 16% dos casos de diabetes tipo 2 e de câncer poderiam ser evitados com a realização de um volume suficiente de atividade física[16].

Alterações neuroendócrinas

A regulação do apetite é realizada principalmente no hipotálamo, por meio de vias neuroendócrinas. No estado alimentado ocorre a liberação de leptina pelo tecido adiposo e insulina pelo pâncreas, que atuam em nível central estimulando a saciedade. Ao se ligar aos seus receptores (Ob-Rb) no núcleo arqueado do hipotálamo, a leptina estimula os neurônios de segunda ordem a produzirem neuropeptídeos anorexígenos, como pró-opiomelanocortina (POMC), com seu produto de clivagem hormônio alfa-melanócito-estimulante (alfa-MSH), e o peptídeo relacionado à anfetamina e cocaína (CART), inibindo a ingestão alimentar e estimulando o gasto energético. Em contrapartida, em condições de jejum, a grelina, um peptídeo produzido pelo estômago, estimula os neurônios de segunda ordem e a liberação de neuropeptídeos orexígenos, como o neuropeptídeo Y (NPY) e o peptídeo relacionado ao agouti (AgRP), favorecendo a ingestão alimentar e inibindo o gasto energético. A alteração na expressão e no funcionamento dos hormônios e neuropeptídeos envolvidos na regulação do balanço energético pode se relacionar ao desenvolvimento da obesidade[17].

Resistência à ação da leptina prejudica a sua ação fisiológica em nível central e aumenta os riscos cardiovasculares, uma vez que concentrações excessivas de leptina no sangue favorecem alterações endoteliais e o processo de aterogênese. A resistência à leptina pode ocorrer por um estado inflamatório que prejudica a sinalização de leptina no hipotálamo. O NPY é o neuropeptídeo orexigênico mais potente envolvido no aumento do apetite e na redução do gasto energético; deficiência na ação da insulina e em sua ação pode elevar a atividade desse neuropeptídeo, aumentando a fome[18].

A serotonina também é um neurotransmissor envolvido na regulação do apetite, intensificando a sensação de saciedade. Entretanto, comumente são observadas redução nas concentrações desses neurotransmissores, levando ao desenvolvimento de ansiedade, transtornos alimentares e depressão. Dentre as causas de deficiência de serotonina, destaca-se a deficiência no consumo alimentar de triptofano e micronutrientes envolvidos em sua síntese, como ácido fólico, vitamina B_6 e magnésio[19].

Alterações psicológicas

Os fatores psicológicos podem se relacionar ao desenvolvimento da obesidade, assim como serem consequências. Observa-se que estresse, ansiedade, depressão, distúrbios comportamentais e frustações emocionais se relacionam ao desenvolvimento da obesidade[1].

Preocupação excessiva com alimentação, ingestão compulsiva de alimentos e drogas, dependência, indicadores de dificuldades de adaptação social, dificuldade para absorver frustração, desamparo, insegurança, intolerância e culpa são características psicológicas marcantes em adultos obesos[20]. Geralmente estas alterações psicológicas são acompanhadas por modificações dos neuropeptídeos que induzem o aumento do consumo alimentar[21]. Sintomas de depressão também podem estar relacionados com a diminuição da atividade do sistema nervoso simpático, o que pode reduzir a taxa metabólica basal[1].

Sono inadequado

O tempo e a qualidade do sono podem estar relacionados à etiologia da obesidade, uma vez que são capazes de regular hormônios e neuropeptídeos envolvidos no balanço energético. A privação do sono se relaciona com a diminuição das concentrações séricas de leptina, principal hormônio relacionado à redução do apetite, bem como o aumento da grelina, hormônio orexígeno que aumenta a fome[1].

Existe uma relação entre tempo de sono e o índice de massa corporal (IMC), sugerindo que o excesso e a falta de sono podem influenciar o estado nutricional[22]. Além disso, a qualidade e o tempo de sono podem estar relacionados com modificações no perfil do consumo alimentar. Uma associação entre a duração reduzida do sono e hábitos alimentares irregulares, como consumo de lanches entre as refeições, excesso de comida e baixo consumo de vegetais tem sido relatada. Em adolescentes, o tempo total de sono apresentou-se como fator independente para ingestão de gorduras[23].

Polimorfismos e mutações genéticas

O perfil genético pode contribuir com cerca de 40 a 70% nos casos de obesidade[24]. Até o presente momento foram identificados 176 casos de obesidade em humanos devidos a mutações de um único gene em 11 genes diferentes. Em humanos, o número de *locus* gênico relacionado à obesidade continua em crescimento, e até o momento foi identificado um total de 253. O número de estudos que relatam associações entre variação de sequência de DNA em genes específicos e fenótipos da obesidade também tem aumentado consideravelmente, com 426 conclusões de associações positivas com 127 genes[25].

Os genes intervêm na manutenção de massa e gordura corporais por meio de sua participação no controle de vias eferentes (leptina, nutrientes e sinais nervosos), de mecanismos centrais (neurotransmissores hipotalâmicos) e de vias aferentes (insulina, catecolaminas, sistema nervoso autônomo). Assim, a eficiência do balanço energético parece depender do perfil genético[26].

Mutações e polimorfismos são considerados duas alterações genéticas frequentes. As mutações são representadas pela substituição de bases, alterações na organização ou no tamanho das sequências, incorporação do DNA extracromossômico e alterações anafásicas ou da citocinese. Os polimorfismos genéticos são variações na sequência de DNA que podem criar ou destruir sítios de reconhecimento de enzimas de restrição e parecem estar associados a apenas uma base[27].

A obesidade monogênica é definida como a obesidade resultante da mutação ou deficiência de um único gene. Diversas mutações monogênicas já foram associadas com obesidade grave e hiperfagia, pois estão envolvidas na sinalização hipotalâmica da fome e da saciedade. Mutações já descritas envolvendo a via de sinalização da melanocortina incluem mutações no gene da leptina, do receptor da leptina, da pró-opiomelanocortina (POMC) e do receptor da melanocortina (MC4R)[28]. As duas síndromes genéticas que tiveram sua associação com a obesidade mais bem caracterizada são resultantes de defeitos de um gene único – a síndrome de Prader-Willi e a síndrome de Bardet-Biedl[28].

Entretanto, a maioria das causas genéticas da obesidade é proveniente de alterações poligênicas, que incluem interações entre genes, gene-ambiente que alteram a regulação central e periférica do balanço energético, incluindo o gasto energético e o consumo alimentar[29].

Existem diversos polimorfismos genéticos associados com a obesidade. A maioria dos polimorfismos genéticos está envolvida em processos e vias metabólicas no tecido adiposo, como sinalização da insulina, homeostase da glicose, metabolismo de lipoproteínas, adipogênese e processo inflamatório; no controle de peptídeos e monoaminas implicados na regulação do apetite; nas variações do metabolismo basal, no efeito termogênico dos alimentos ou na atividade física espontânea e na regulação da utilização metabólica dos nutrientes energéticos[18,26].

Programação metabólica

A programação metabólica é conceituada como um fenômeno biológico no qual as primeiras experiências nutricionais podem alterar o desenvolvimento humano de forma permanente, alterando o metabolismo e a fisiologia, predispondo o desenvolvimento de doenças crônicas ao longo da vida. Esta teoria foi proposta primeiramente por Barker e cols., e vem sendo confirmada por estudos recentes que demonstraram a influência do aleitamento materno, da massa corporal ao nascer e da introdução precoce de alimentos complementares nos primeiros anos de vida sobre o desenvolvimento da obesidade e suas comorbidades[18].

A duração da amamentação associou-se inversamente ao risco de desenvolvimento de excesso de massa corporal. Davis e cols.[30] demonstraram que crianças amamentadas por mais de 12 meses apresentaram 47% de redução na prevalência de obesidade comparados às não amamentadas. Corroborando estes achados, em crianças e adolescentes verificou-se que o excesso de massa corporal diminuiu com o aumento da duração do aleitamento materno[31].

O ganho de massa corporal nos primeiros anos de vida ocorre de forma menos intensa em crianças amamentadas com leite materno, quando comparadas às crianças que recebem fórmulas infantis e alimentos complementares precocemente[32,33]. Revisão sistemática demonstrou que a introdução de alimentos antes dos 4 meses pode aumentar o risco de excesso de massa corporal na infância[34].

Os mecanismos pelos quais o leite materno pode influenciar na redução da obesidade e de alterações metabólicas são pautados em respostas fisiológicas, mecanismos comportamentais e na composição do leite materno[18].

A massa corporal ao nascer também parece influenciar os riscos de desenvolvimento de obesidade ao longo da vida. Crianças nascidas com massa corporal insuficiente ou excesso de massa corporal apresentam maiores riscos de adquirir adiposidade corporal após o nascimento, além de alterações orgânicas e funcionais que podem levar ao desenvolvimento de doenças metabólicas, como hipertensão e diabetes[35].

Os mecanismos que associam baixa massa corporal ao nascer e obesidade incluem comprometimento da replicação adequada das células, o qual parece levar ao armazenamento de energia pelo organismo; modificação gerada no metabolismo por meio da expressão hormonal, evidenciando-se uma associação entre maior resistência à insulina e baixa massa corporal ao nascer e predisposição do indivíduo a ser mais vulnerável às influências ambientais presentes em fases posteriores do ciclo da vida. Além disso, sugere-se que a restrição de nutrientes no período fetal favorece alterações das vias neurais responsáveis pelo balanço energético. O mecanismo proposto que associa massa corporal excessiva ao nascer e obesidade refere-se a hiperplasia e hipertrofia dos adipócitos, característica comum em recém-nascidos com massa corporal excessiva[35].

Alteração da microbiota intestinal

Mais recentemente, a microbiota intestinal vem sendo relacionada à obesidade. A microbiota humana saudável é composta de 10^{14} microrganismos, o que excede o número de células no corpo humano por cerca de dez vezes. A maioria dos microrganismos da microbiota reside no cólon e coletivamente codifica 150 vezes mais genes do que o genoma humano (3-4 milhões). O filo do Firmicutes (incluindo *Clostridium*, *Enterococcus*, *Lactobacillus* e *Ruminococcus*) e Bacteroidetes (incluindo *Prevotella* e *Bacteroides*) representa mais de 90% das categorias filogenéticas que predominam na microbiota[36].

A obesidade está associada com as diferenças na composição da microbiota intestinal, com menor diversidade e uma maior proporção de Firmicutes em relação aos Bacteroidetes em indivíduos obesos, em comparação com indivíduos eutróficos[37].

O aumento de massa corporal e a obesidade se relacionam com as alterações na composição da microbiota, uma vez que a flora intestinal alterada é capaz de aumentar o armazenamento de energia, promover a lipogênese, suprimir o fator adipocitário induzido pelo jejum (FIAF) no intestino, aumentar a atividade da lipoproteína lipase (LPL) e a atividade dos adipócitos, facilitando assim os mecanismos de acúmulo de gordura corporal. Além disso, a inibição da oxidação de ácidos graxos também pode contribuir para o excesso de massa corporal[38].

Alterações hormonais

A alteração na concentração de hormônios no sangue também pode se relacionar ao desenvolvimento da obesidade. Entre os hormônios, os que mais se destacam em relação ao desenvolvimento da obesidade são: insulina, cortisol, estrógeno e hormônios tireoidianos[19].

Os glicocorticoides, como cortisol, são os mediadores finais da ativação do eixo hipotálamo-hipófise-adrenal, e exercem um papel central na modulação do sistema imune, inflamação, metabolismo energético e homeostase cardiovascular. O estresse crônico pode levar ao aumento da obesidade, uma vez que concentrações elevadas de cortisol por período prolongado se relacionam ao maior acúmulo de gordura visceral[39]. Além disso, o hipercortisolismo também pode facilitar e mediar a compulsão alimentar, uma vez que os neurônios que secretam NPY, peptídeo orexígeno, possuem receptores de glicocorticoides[19].

As concentrações de insulina também se relacionam ao acúmulo de gordura corporal, uma vez que é considerado um importante fator anabólico. A hiperinsulinemia parece desempenhar um papel central na etiologia da obesidade. As funções da insulina incluem a promoção da síntese e do armazenamento de carboidratos, lipídios e proteínas, bem como a inibição dos mecanismos de degradação[40].

A hiperinsulinemia induz maior produção de fator de crescimento semelhante à insulina tipo 1 (IGF1) e menor síntese da proteína de ligação ao IGF1 (IGFBP1) pelo fígado. O IGFBP1 é uma proteína ligadora de IGF1 que inibe a sua atividade. Desta forma, alterações nas concentrações de insulina resultariam em maior quantidade de IGF1 livre capaz de exercer sua potente ação anabólica[41].

Os hormônios tireoidianos também são responsáveis por modular diversos processos e rotas metabólicas no organismo, incluindo modulação no gasto energético e regulação do apetite. Em humanos, o hipotireoidismo, caracterizado por redução nas concentrações e funcionalidade dos hormônios tireoidianos, está associado com graus variáveis de ganho de massa corporal[42].

O hormônio tireoidiano T_3 adquire um papel crítico na homeostase da temperatura corporal e é responsável por cerca de 30% da taxa metabólica de repouso. Por meio de uma interação com o tecido adiposo, o eixo hipotálamo-hipófise-tireoide media as adaptações no metabolismo e na termogênese, por meio da regulação de: fatores de transcrição envolvidos na adipogênese de tecido adiposo branco e tecido adiposo marrom; genes envolvidos no metabolismo lipídico (lipogênese e lipólise) e oxidação; genes que regulam a termogênese no tecido adiposo branco. A termogênese também é regulada pelos hormônios tireoidianos ao nível do hipotálamo. O receptor de hormônios tireoidianos é expresso no hipotálamo e modula a relação do sistema nervoso simpático com o tecido adiposo branco, o qual contribui para o balanço energético negativo[42].

Na menopausa e em estados de alteração na secreção de hormônios ovarianos, as reduções das concentrações de estrogênio estão relacionadas ao maior acúmulo de gordura na região abdominal[1]. A deficiência de estrogênio pode estar relacionada à diminuição de receptores de leptina no hipotálamo, o que causaria diminuição da saciedade, menor gasto energético e maior ingestão alimentar e consequente ganho de massa corporal[43].

CONCEITOS

- **Obesidade:** doença crônica multifatorial caracterizada pelo acúmulo excessivo de tecido adiposo. É caracterizada pelo IMC acima de 30,00 kg/m² em adultos. Em crianças e adolescentes, o diagnóstico pelo IMC é feito a partir de curvas propostas pela Organização Mundial da Saúde (OMS), de acordo com gênero e idade[44].
- **Excesso de massa corporal:** inclui a condição de sobrepeso (IMC > 24,9 kg/m²) e obesidade (IMC > 29,9 kg/m²)[44].
- **Adipocinas:** substâncias produzidas e secretadas pelo tecido adiposo que exercem função autócrina, parácrina e endócrina[45].
- **Aterosclerose:** doença inflamatória crônica de origem multifatorial que ocorre em resposta à agressão endotelial, acometendo principalmente a camada íntima de artérias de médio e grande calibres. A formação da placa aterosclerótica inicia-se com a agressão ao endotélio vascular devida a diversos fatores de risco como dislipidemia, hipertensão arterial sistêmica ou tabagismo. É caracterizada pelo acúmulo de lipídios, células inflamatórias e elementos fibrosos na parede das artérias, e que são responsáveis pela formação de placas ou estrias gordurosas, e que geralmente ocasionam a obstrução parcial ou total das mesmas[46].
- **Gordura visceral:** gordura localizada entre as vísceras na região abdominal. É considerada altamente lipolítica por liberar grande quantidade de ácidos graxos livres na circulação portal e adipocinas pró-inflamatórias, desempenhando papel importante sobre a gênese da resistência tecidual à ação insulínica[47].
- **Obesidade abdominal:** acúmulo de gordura na região abdominal, sendo caracterizada como um importante fator de risco cardiovascular. Pode ser estimada por meio da aferição do perímetro da cintura[48].
- **Síndrome metabólica:** constelação de anormalidades metabólicas caracterizada por resistência à insulina, dislipidemias, hipertensão arterial sistêmica, diabetes e adiposidade central, que aumenta o risco de doença cardiovascular[49].

ABREVIATURAS

PAI-1 – inibidor do ativador do plasminogênio1;
IL-6 – interleucina-6;
AgRP – peptídeo relacionado ao agouti;
PCR – proteína C-reativa;
IMC – índice de massa corporal;
TNF-α – fator de necrose tumoral alfa;
CCK – colecistoquinina;
GLP-1 – peptídeo semelhante ao glucagon-1;
PYY – peptídeo YY.

EPIDEMIOLOGIA

De acordo com a OMS, 200 milhões de adultos no mundo eram obesos em 1995, ao passo que em 2005 esse número aumentou para 400 milhões, o que representa um aumento de 100% em 10 anos[50]. No Brasil, os últimos dados publicados pelo IBGE apontam um aumento na prevalência de obesidade nas diversas faixas etárias nas últimas décadas. Na infância, houve aumento de 2,9% para 16,6% em meninos e de 1,8% para 11,8% em meninas. Na adolescência, variou de 0,4% para 5,9% em meninos e 0,7% para 4,0% em meninas, caracterizando um aumento de 13 e seis vezes, respectivamente. Em adultos, o sobrepeso e a obesidade atingem 48,0% das mulheres, e 50,1% dos homens[51].

Estudo multicêntrico demonstrou que 56,8% dos avaliados apresentavam obesidade abdominal. O excesso de massa corporal e a obesidade, principalmente o acúmulo de gordura na região abdominal, conduzem a alterações metabólicas que aumentam substancialmente os riscos de morbidade e mortalidade precoce por doença cardiovascular. Nos Estados Unidos, estima-se que a obesidade é responsável por 300.000 mortes anualmente, reduzindo a expectativa de vida de 5 a 20 anos em obesos mórbidos[50].

A obesidade apresenta influência direta sobre a saúde cardiovascular, tendo sido verificado forte associação com doença arterial coronariana, infarto, cardiomiopatia, aterosclerose e fibrilação atrial. A cascata de alterações provenientes da obesidade reforça a associação desta doença com riscos metabólicos e cardiovasculares. Desta forma, o excesso de tecido adiposo apresenta estreita relação com risco para as doenças cardiovasculares, mesmo em população de jovens. Isto porque, além de ser uma doença caracterizada pelo aumento de adipocinas pró-inflamatórias e redução das anti-inflamatórias, também se associa a alteração na pressão arterial, dislipidemias, hiperinsulinemia, síndrome metabólica, aumento da espessura da íntima-média da artéria carótida e esteatose hepática não alcoólica[5-7,53]. Neste sentido, a obesidade na infância e adolescência aumenta a morbidade e mortalidade por doença cardiovascular. De acordo com estudo recente, as gerações atuais de jovens apresentam menor expectativa de vida do que seus pais[52].

Nota-se que 58% da população apresentam pelo menos um destes fatores de risco cardiovascular e 25% apresentam dois ou mais destes parâmetros. Além disso, a presença de lesões precoces da aterosclerose é predita pela quantidade de fatores de risco presente em cada indivíduo. Sendo assim, a obesidade infantil aumenta substancialmente o risco de obesidade durante a vida adulta, o que potencializa os riscos de mortalidade por doenças cardiovasculares[52].

Em adolescentes, verificou-se que a obesidade abdominal, caracterizada por medida antropométrica de circunferência da cintura, correlaciona-se positivamente com número de parâmetros da síndrome metabólica, sendo inclusive preditor de seu diagnóstico[54].

FISIOPATOLOGIA

A obesidade é considerada um dos principais fatores de risco para doença cardiovascular, incluindo aterosclerose, doença arterial coronariana, infarto agudo do miocárdio, angina, insuficiência cardíaca congestiva, acidente vascular encefálico, hipertensão arterial sistêmica e fibrilação atrial[55]. Verifica-se que para cada unidade de aumento do IMC ocorre uma elevação de 4% no risco de fibrilação atrial e a elevação de 1 cm da razão cintura-quadril aumenta em 2% o risco relativo de evento cardiovascular. O IMC acima de 30,0 kg/m^2 eleva em duas vezes o risco de infarto, e o IMC acima de 35,0 kg/m^2 aumenta de duas a três vezes o risco de morte por doença cardiovascular[52].

O aumento do tecido adiposo, principalmente o tecido adiposo visceral, apresenta-se frequentemente associado à doença cardiovascular devido às alterações metabólicas relacionadas ao excesso de gordura corporal, como resistência à insulina, intolerância à glicose, diabetes *mellitus*, hipertensão arterial sistêmica e dislipidemias. Conjuntamente, essas alterações metabólicas caracterizam a síndrome metabólica e contribuem para o desenvolvimento e a progressão das doenças cardiovasculares[49,52,54].

Em adolescentes obesos com síndrome metabólica, o número de parâmetros da síndrome metabólica se correlacionou positivamente com a espessura da íntima média da artéria carótida, que consiste em mensuração clínica de desenvolvimento de placas de gordura na artéria carótida[56]. Em adultos, a espessura da íntima média da artéria carótida apresentou-se maior em pacientes diagnosticados com síndrome metabólica[57]. De fato, uma metanálise demonstrou que a síndrome metabólica está associada com aumento no risco de eventos cardiovasculares adversos e na mortalidade total em pacientes com antecedentes de riscos cardiovasculares[58].

Na obesidade, verifica-se um aumento na expressão e secreção de adipocinas com caráter pró-inflamatório pelo tecido adiposo e citocinas pelos macrófagos infiltrados neste tecido, como leptina, resistina, PAI-1, interleucina-6, PCR e TNF-α. Em paralelo, observa-se redução na expressão de adipocinas anti-inflamatórias, como a adiponectina. Esses marcadores de inflamação desempenham importantes funções nos mecanismos de desenvolvimento de alterações metabólicas, na aterosclerose e demais doenças cardiovasculares. Além disso, as adipocinas modulam de forma direta a função das células vasculares, contribuindo para a progressão da aterosclerose[59].

A aterosclerose é uma doença progressiva caracterizada pelo acúmulo de lipídios, elementos fibrosos e inflamatórios na parede das artérias, resultante de anormalidades metabólicas e nutricionais, tais como hiperlipidemias, forças mecânicas associadas, como a hipertensão arterial sistêmica e toxinas exógenas, como as encontradas no tabaco. Ocorre em resposta a um dano inicial e/ou contínuo, sendo responsável pela incidência de grande parte das doenças cardiovasculares. Geralmente as manifestações agudas, como angina instável e infarto agudo do miocárdio, são desencadeadas pela desestabilização da placa aterosclerótica, com redução significativa da luz do vaso devida à formação local do trombo. A aterosclerose é considerada a causa primária de 50% das mortes relacionadas com infarto agudo do miocárdio e acidente vascular encefálico. Embora qualquer artéria possa ser afetada, os principais alvos desta doença são a aorta, artérias coronárias e cerebrais e de membros inferiores, tendo como principais consequências o infarto agudo do miocárdio, a isquemia cerebral, o aneurisma aórtico e a doença vascular periférica[60].

A aterosclerose inicia-se com agressão ao endotélio vascular, associada a hipertensão arterial, dislipidemias e resistência à insulina, que geram uma disfunção capaz de aumentar a permeabilidade da camada íntima das artérias às lipoproteínas plasmáticas, principalmente as lipoproteínas de baixa densidade (LDL). Estas lipoproteínas permanecem no espaço subendotelial, onde são oxidadas (LDL-ox) e estimulam a expressão de moléculas de adesão intercelular-1 (ICAM 1) e das moléculas de adesão da célula vascular-1 (VCAM-1), que agem como atrativo para adesão de leucócitos séricos às células endoteliais. A produção de proteínas quimiotáxicas de monócitos 1 (MCP-1) favorece a migração dos monócitos no espaço subendotelial e na íntima média das artérias, onde assumem características de macrófagos, aumentam a expressão de receptores *scavengers*, responsáveis por captar e internalizar lipoproteínas modificadas, transformando os macrófagos em células espumosas (*foam cells*), ou seja, macrófagos carregados de lipídios, o que caracteriza a lesão aterosclerótica[59] (Figura 5.3).

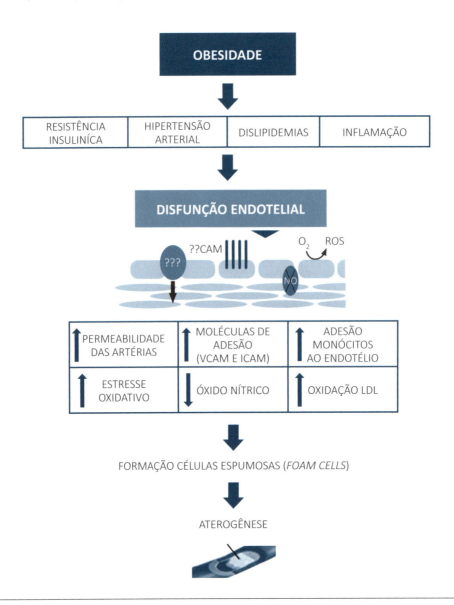

Figura 5.3 – Processo de formação da aterosclerose na obesidade.
Adaptado de Steyers e Miller (2014)[62].

Após a fase de lesão aterosclerótica, sob a persistência da interação destes fatores a inflamação crônica persiste, levando a uma cicatrização inadequada da lesão e favorecendo a formação de trombo, que pode ocluir o lúmen vascular, provocando isquemia cardíaca e acidente vascular cerebral[61]. Na Tabela 5.1 estão descritas as ações das adipocinas na promoção de alterações metabólicas e no desenvolvimento de riscos de doenças cardiovasculares. A Figura 5.4 resume as ações das adipocinas sobre o desenvolvimento da doença cardiovascular.

Capítulo 5   Obesidade no Desenvolvimento e na Progressão da Doença Cardiovascular

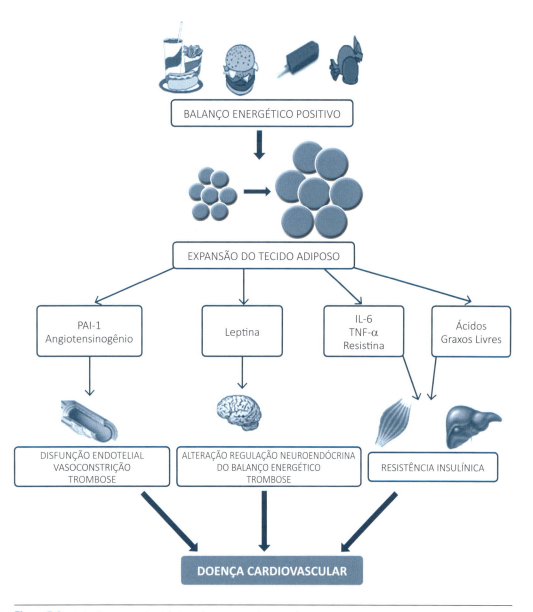

Figura 5.4 – Relação entre obesidade e doenças cardiovasculares.
Adaptado de Masquio et al. (2014)[18].

Atualmente também tem ganhado destaque o acúmulo da gordura ectópica, como gordura intratorácica, pericárdica ou sobre os vasos sanguíneos, sobre a patogênese da aterosclerose em obesos. Estudos demonstram correlação entre o acúmulo de gordura intratorácica e a gravidade da calcificação das artérias coronárias, a incidência de doenças cardiovasculares e o infarto do miocárdio. Um volume aproximado de 300 cm^3 de gordura perivascular apresenta-se asso-

Tabela 5.1 – Funções dos biomarcadores inflamatórios no desenvolvimento de alterações metabólicas e aterosclerose

Adipocinas	Funções sobre o desenvolvimento das doenças cardiovasculares
Adiponectina	Aumenta a sensibilidade à insulina
	Inibe a agregação plaquetária e formação de trombo
	Possui ação anti-inflamatória
	Inibe a transformação de monócitos em células espumosas
PCR	Promove angiogênese e formação de trombo
	Acelera a progressão da aterosclerose
Leptina	Promove ativação plaquetária e formação de trombo
	Promove aterosclerose e angiogênese
PAI-1	Inibe a ativação de plasminogênio e fibrinólise
	Promove a formação de trombos e aterosclerose
	Modula angiogênese e migração celular
	Promove a resistência à insulina
Resistina	Altera a captação celular de glicose
	Promove resistência à insulina
	Inibe a diferenciação adipocitária
Angiotensinogênio	Regula a pressão arterial
	Atua no processo aterogênico
TNF-α	Promove resistência à insulina
	Estimula a migração e conversão de monócitos em macrófagos
	Estimula a produção de IL-6
IL-6	Aumenta a secreção de moléculas de adesão e da MCP-1
	Aumenta a produção de PCR no fígado
	Aumenta liberação de ácidos graxos livres no plasma
	Promove resistência à insulina

Fonte: Adaptado de Sanches et al., 2009[61].

ciado ao alto risco de aterosclerose, comparado ao tradicional risco cardiovascular sistêmico. Essas evidências sugerem que mediadores vasoativos pró-inflamatórios presentes no depósito de tecido adiposo perivascular também podem potencializar o desenvolvimento das doenças cardiovasculares[50].

A disfunção endotelial, hipertensão, aterosclerose, hipertrofia e disfunção ventricular podem apresentar origem comum pela via da proteína-alvo da rapamicina em mamíferos (mTOR), como está elucidado na Figura 5.5.

A ingestão excessiva de nutrientes, hiperglicemia e maior influxo de ácidos graxos livres na corrente sanguínea estimulam a sinalização celular através da mTOR em vários tecidos. A ativa-

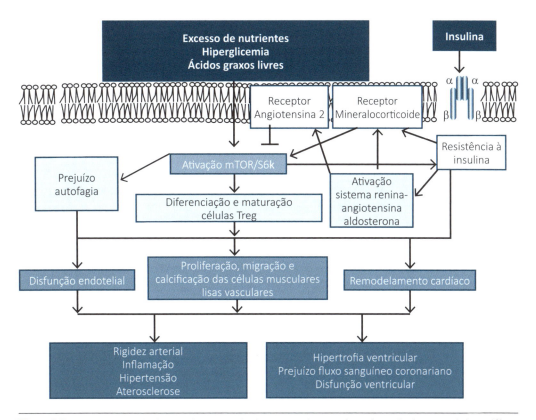

Figura 5.5 – Mecanismos de desenvolvimento de doença cardiovascular. Adaptado de Jia et al. (2014)[64].

ção desta proteína pode levar a alterações de sinalização metabólica celular que conduzem à resistência à insulina, redução das células reguladoras do sistema imunológico (células Tregs), prejuízo da autofagia e maior ativação do sistema renina-angiotensina-aldosterona, responsável pelo controle da pressão arterial. Nas células endoteliais, estas alterações promovem a disfunção endotelial que inicia todo o processo de aterosclerose, além de prejudicar o fluxo sanguíneo e promover disfunção e hipertrofia ventricular. Em contraste, o aumento da ativação do receptor de angiotensina tipo 2 serve como um mecanismo de *feedback* de proteção para equilibrar a via de sinalização da mTOR. A ativação crônica da via da mTOR pode promover aumento da resistência à insulina, por inibir a fosforilação e o funcionamento correto das moléculas IRS1, IRS2, PI3k e Akt, as quais estão envolvidas na via de sinalização da insulina[62].

AVALIAÇÃO NUTRICIONAL

A avaliação nutricional do paciente obeso deve ser realizada considerando todos os parâmetros antropométricos, bioquímicos e clínicos que puderem ser avaliados na rotina de atendimento. Serão descritos a seguir os principais métodos de avaliação antropométrica, de composição corporal e consumo alimentar utilizados na prática clínica.

Avaliação antropométrica

- *Massa corporal:* deve ser realizada em balança eletrônica ou de plataforma mecânica devidamente calibrada. O paciente deve estar usando o mínimo de roupa possível, descalço, os braços devem estar pendentes ao longo do corpo e as pernas, estendidas[63].
- *Estatura:* pode ser aferida em estadiômetro móvel ou fixo. O paciente deve estar em pé sobre a base do estadiômetro, com braços pendentes ao longo do corpo, pés unidos, descalço, pernas estendidas e cabelo livre de adereços. A estatura deve ser aferida pela distância entre a região plantar e o vértice quando o avaliado estiver em apneia inspiratória[63].
- *Índice de Massa Corporal (IMC):* é um método comumente utilizado para classificar o estado nutricional. É obtido pela divisão da massa corporal (kg) pela estatura (metros) elevada ao quadrado [IMC = Massa Corporal (kg)/Estatura (m)^2]. O estado nutricional de acordo com a classificação do IMC para adultos é descrito na Tabela 5.2.

Tabela 5.2 – Estado nutricional de adultos de acordo com índice de massa corporal (IMC)

IMC (kg/m2)	Estado Nutricional
< 18,5	Magreza/Desnutrição
18,5-24,9	Eutrofia
25,0-29,9	Sobrepeso
30,0-34,9	Obesidade I
35,0-39,9	Obesidade II
> 40,0	Obesidade III

Fonte: OMS, 1995[64].

Em crianças e adolescentes, o estado nutricional pelo IMC é classificado de acordo com curvas específicas propostas pela OMS[65], de acordo com gênero e idade, sendo que valores acima do percentil 85 são classificados como excesso de massa corporal e acima do percentil 97, obesidade (Anexo 1).

- *Perímetro da cintura (cm):* esta medida estima a quantidade de gordura presente na região abdominal. Deve ser aferida no ponto médio entre a crista ilíaca e a última vértebra do arco costal. Medidas acima dos valores de referência indicam acúmulo excessivo de gordura abdominal, o que sugere risco elevado de desenvolvimento de doenças cardiovasculares[63].

Em crianças e adolescentes esta classificação é feita de acordo com etnia, faixa etária e gênero, por meio de valores propostos por Freedman (1999) e recomendados pela Sociedade Brasileira de Pediatria (Anexo 2)[66]. Valores superiores ao percentil 90 indicam acúmulo excessivo de gordura nesta região. A seguir são descritos alguns valores de referência propostos para a população adulta, segundo a *International Diabetes Federation*[67], a qual propõe a diretriz mais atual para diagnóstico da síndrome metabólica (Tabela 5.3).

- *Perímetro do pescoço (cm):* esta medida tem sido utilizada para se estimar o acúmulo de gordura na região do pescoço, a qual é capaz de predizer o risco cardiovascular aumentado e de

Tabela 5.3 – Valores de referência para classificação do perímetro da cintura para homens e mulheres.

	Homens	*Mulheres*
Europeus	> 94 cm	> 80 cm
Sul-asiáticos/chineses	> 90 cm	> 80 cm
Sul-americanos/africanos	> 90 cm	> 80 cm
Japoneses	> 85 cm	> 90 cm

Fonte: International Diabetes Federation, 2006[69].

apneia obstrutiva do sono. Deve ser aferido no ponto médio do pescoço. Valores superiores a 34 cm em mulheres e 37 cm homens são considerados pontos de corte para esta medida[68].

Em crianças e adolescentes de 6 a 18 anos, propõe-se ponto de corte de acordo com o estadiamento puberal: meninos pré-púberes (29,0 cm), meninos púberes (32,5 cm), meninas pré-púberes (28,0 cm) e meninas púberes (31,0 cm)[69].

Avaliação da composição corporal

- *Bioimpedância elétrica:* o método de bioimpedância elétrica tem sido cada vez mais utilizado na prática clínica devido ao seu baixo custo, comparado a alguns métodos de composição corporal que apresentam custos mais elevados. É uma avaliação que se baseia no princípio da condutividade elétrica, no qual uma corrente de baixa intensidade (500-800 mA) passa pelo corpo. A corrente gerada atravessa os diferentes tecidos com maior ou menor dificuldade, de acordo com a quantidade de água e eletrólitos presentes nestes tecidos. No corpo humano, os fluidos extracelulares, sangue e músculo representam a massa livre de gordura, e apresentam menor resistência à passagem da corrente elétrica. Assim, o valor de resistência pode ser utilizado para determinar o volume desses compartimentos[70].

Esse método é capaz de estimar a porcentagem de gordura corporal, massa livre de gordura, água corporal e taxa metabólica basal. A obtenção destes valores torna-se fundamental para o tratamento da obesidade, uma vez que possibilita um planejamento do valor calórico total diário pautando-se na obtenção dos valores de taxa metabólica. Além disso, a estimativa de gordura corporal possibilita traçar metas terapêuticas de redução gradual de gordura corporal, bem como verificar a efetividade do tratamento proposto mediante reavaliação após um período de tratamento.

- *Pletismografia por deslocamento de ar:* consiste em um método rápido e fácil para determinação da composição corporal que utiliza a relação inversa entre pressão (p) e volume (v), baseado na Lei de Boyle (P1V1 = P2V2), em que p1 e v1 representam pressão e volume antes do avaliado entrar no aparelho e p2 e v2 com o avaliado dentro do aparelho. A pletismografia por deslocamento de ar determina a massa magra e a gordura corporal, e o aparelho mais utilizado é o BOD POD® (Body Composition System; Air Displacement Plethysmography, Life Measurement Instruments, Concord, CA), que se encontra disponível apenas em centros de pesquisas acadêmicas, devido ao elevado custo do aparelho.

Nesta avaliação, o paciente deve usar trajes de banho (sunga, maiô ou biquíni) e utilizar uma touca, com o intuito de se evitar erros de medida[71]. Verificamos recentemente em nossa rotina clínica que adolescentes com aproximadamente 100 kg apresentam em média 45-50% de gordura corporal total, ou seja, apresentam sérios riscos à saúde cardiovascular, uma vez considerando que os mesmos apresentam valores semelhantes de adiposidade central[72].

- *Porcentagem de gordura corporal:* existem referências na literatura que propõem a classificação do estado nutricional de acordo com a porcentagem de gordura corporal. As Tabelas 5.4 e 5.5 demonstram os valores propostos para adolescentes e adultos, respectivamente.

Tabela 5.4 – Classificação da porcentagem de gordura corporal em adolescentes

	Meninos	Meninas
Muito Baixa	< 5%	< 12%
Baixa	5 a 10%	12 a 15%
Ótimo	11 a 20%	16 a 25%
Moderadamente Alta	21 a 25%	26 a 30%
Alta	26 a 31%	31 a 36%
Muito Alta	> 31%	> 36%

Fonte: Adaptado de Houtkooper et al. (1996)[73].

Tabela 5.5 – Classificação da porcentagem de gordura corporal em adultos

	Mulheres	Homens
Desnutrição	≤ 8%	≤ 5%
Abaixo da média	6 a 22%	6 a 14%
Média	23%	15%
Acima da média	24 a 31%	16 a 24%
Obesidade	≥ 32%	≥ 25%

Fonte: Lohman et al. (1991)[63].

Após o diagnóstico do estado nutricional pela porcentagem de gordura corporal, é importante que os profissionais da saúde tracem metas de redução gradual da gordura corporal até a faixa de normalidade.

- *Ultrassonografia abdominal:* tem sido cada vez mais utilizada como método para se estimar a adiposidade hepática, subcutânea e visceral. Esta avaliação deve ser realizada por um radiologista. A gordura subcutânea é determinada pela distância entre a pele e a face externa do músculo reto abdominal. A gordura visceral é estimada pela distância entre a face interna do músculo reto-abdominal e a parede anterior da aorta. O acúmulo de gordura no fígado é verificado por meio da hiperecogenicidade e do borramento das margens vasculares da imagem hepática[47].

Verificamos em adolescentes obesos que o aumento de 1 cm de adiposidade visceral eleva o risco do desenvolvimento de esteatose hepática não alcoólica em 1,97 vez em meninos e 2,08 vezes em meninas. Somado a isso, valores de gordura visceral acima de 3,15 cm em meninos e 4,2 cm em meninas são capazes de predizer acúmulo de gordura hepática em adolescentes obesos[74].

Avaliação do consumo alimentar

Os inquéritos alimentares constituem questionários capazes de estimar o consumo alimentar habitual e atual, como forma de possibilitar o conhecimento da relação entre alimentos, nutrientes e saúde/doença. Durante o atendimento nutricional, a investigação dos hábitos alimentares deve ser realizada com o intuito de se verificar os hábitos e preferências alimentares, rotina de horários, consumo de energia, de macro e micronutrientes. A obtenção destas informações possibilita um planejamento de metas alcançáveis e viáveis dentro dos hábitos rotineiros do paciente. A seguir estão descritos alguns questionários mais comumente utilizados na prática clínica.

Recordatório alimentar 24 horas

Visa coletar todas as informações referentes aos alimentos e bebidas ingeridos no dia anterior ou nas últimas 24 horas anteriores à consulta, refletindo a ingestão atual do paciente. Este método consiste em uma entrevista que deve ser conduzida por pessoa treinada, a qual deve coletar informações referentes a todos os alimentos e bebidas ingeridos, quantidades e volume, bem como formas de preparo. O entrevistador não deve induzir as respostas, nem demonstrar aprovação ou desaprovação durante o relato do entrevistado.

As quantidades e os volumes podem ser coletados em medidas usuais de consumo (p. ex., uma fatia pequena, um copo grande, uma xícara de chá). Alguns álbuns de fotografia que descrevem diferentes tamanhos de porções e medidas caseiras podem e devem ser utilizados para minimizar erros de coleta das informações. Após a aplicação do questionário, pode-se utilizar o apoio de *softwares* e tabelas de composição de alimentos para quantificar o consumo de energia, macro e micronutrientes[75].

Este método apresenta algumas limitações, como memória do entrevistado e a dificuldade em se estimar o tamanho real das porções, entretanto é bem utilizado e aceito na avaliação da ingestão de nutrientes de indivíduos e grupos populacionais.

Registro alimentar 3 dias

O registro alimentar é um método para identificar o consumo alimentar atual. Neste instrumento, o indivíduo deve anotar todos os alimentos e bebidas ingeridos, quantidades, formas de preparo e ingredientes acrescentados (sal, açúcar e temperos) nas preparações.

O paciente deve levar o questionário para casa e anotar durante 3 dias, não consecutivos, incluindo um dia do final de semana, todos os alimentos e bebidas que fizeram parte de sua alimentação. Os tamanhos das porções podem ser anotados em medidas caseiras, entretanto posteriormente serão alterados para gramas com o auxílio de tabelas de medidas caseiras. Por meio da utilização de *softwares*, a ingestão de energia, macro e micronutrientes poderá ser estimada pela média dos 3 dias. É muito importante que o paciente seja devidamente orientado, para que preencha o questionário logo após as refeições, minimizando-se os erros de viés de memória[75].

Questionário de frequência alimentar

Este questionário consiste em um método capaz de identificar os alimentos mais frequentemente consumidos pelo paciente nos últimos meses, caracterizando o padrão de consumo alimentar habitual. É composto por uma lista de alimentos, na qual o paciente deve anotar a frequência de consumo nos últimos meses. Este questionário possibilita a coleta de informações referentes à frequência de consumo de determinados alimentos que podem ou não apresentar relações com o desenvolvimento de doenças e alterações metabólicas.

TRATAMENTO DA OBESIDADE

Considerando a complexidade dos fatores etiológicos envolvidos no desenvolvimento da obesidade, o tratamento deverá ser realizado por meio de uma equipe multiprofissional, que seja capaz de abranger os diversos gatilhos envolvidos em sua etiologia (Figura 5.6). Durante mais de 10 anos de pesquisa conduzida pelo Grupo de Estudos da Obesidade, o tratamento interdisciplinar de 1 ano em adolescentes com obesidade mostrou-se efetivo para reduzir de forma significativa adiposidade visceral, gordura corporal total, prevalência de síndrome metabólica e esteatose hepática não alcoólica, dislipidemias, hipertensão arterial, estado inflamatório, hiperleptinemia, sintomas de depressão, sintomas de ansiedade, sintomas de compulsão alimentar, melhora da qualidade de vida, melhora da saúde óssea e do perfil alimentar[76-80].

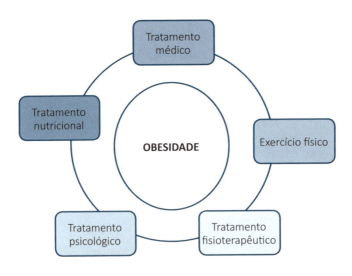

Figura 5.6 – Tratamento interdisciplinar da obesidade. Adaptado de Dâmaso et al. (2013)[79].

Intervenção clínica

As metas iniciais do tratamento clínico incluem: identificação de doenças genéticas, alterações metabólicas, endócrinas e clínicas, utilização prévia de fármacos e substâncias psicoativas, e doenças hepáticas. Após avaliação inicial é necessário traçar metas para o tratamento das desordens possivelmente identificadas, uma vez que se não tratadas podem impactar a terapia clínica e dificultar o processo de emagrecimento[81].

Os objetivos do plano clínico são: metas para redução ponderal da massa corporal, redução e controle da esteatose hepática, diminuição da gordura visceral, aumento da sensibilidade à insulina e controle dos parâmetros da síndrome metabólica[81].

Intervenção psicológica

O diagnóstico do perfil psicológico do paciente obeso constitui uma importante estratégia para o tratamento da obesidade e suas comorbidades, uma vez que o perfil psicológico influencia diretamente no comportamento alimentar, na adesão ao tratamento como um todo, na mudança de hábitos alimentares e adesão ao protocolo de exercício físico[81].

Durante a intervenção psicológica é importante que o psicólogo discuta com o paciente temas referentes à imagem corporal, desordens alimentares, seus sinais, sintomas e consequências à saúde, bem como questões que envolvam a relação entre sentimentos e alimentação, problemas familiares e outros problemas que possam estar envolvidos no aumento de massa corporal[81,82].

A terapia psicológica individual deve ser recomendada quando alterações comportamentais, sinais e sintomas de desordens alimentares e de humor forem identificados. O objetivo da intervenção psicológica é melhorar a autoestima e a satisfação com a imagem corporal, tratar transtornos alimentares e do humor, melhorar a relação familiar e social e, consequentemente, aumentar a adesão ao tratamento das demais áreas, como o tratamento nutricional e programa de exercício físico[81,82].

Intervenção física

O principal objetivo da intervenção física é promover mudanças de estilo de vida, motivando os pacientes a aumentarem o grau de atividade física diária, promovendo um balanço energético negativo, intensificando a oxidação de gordura e promovendo aumento da massa magra.

O exercício programado deve ser baseado em metas realistas, de acordo com a individualidade de cada paciente. Pacientes obesos necessitam de um treino aeróbio personalizado e/ou sessão de exercício combinado, incluindo exercício aeróbio e resistido, minimamente 60 minutos por sessão e três vezes por semana sob a supervisão de um profissional da educação física[81].

Recomenda-se que os exercícios aeróbios sejam realizados na intensidade do esforço referente ao limiar ventilatório 1, determinado por testes específicos. O treinamento de força deve ser orientado seguindo os princípios para controle de carga e volume[81].

O Colégio Americano de Medicina do Esporte recomenda exercícios físicos de intensidade moderada com uma duração de 150-250 minutos por semana para prevenir aumento de peso corporal. Já para estimular uma redução de massa corporal significativa estima-se cerca de 200-250 minutos de exercício físico por semana[83].

Intervenção fisioterapêutica

Dores no pescoço, ombro, cotovelos, joelhos, punhos e mãos são comumente observadas em pacientes com obesidade. Estas alterações ortopédicas e musculoesqueléticas podem interferir na evolução, no treinamento físico e na qualidade de vida do paciente com obesidade. Assim, a intervenção de um profissional da fisioterapia tem como objetivo prevenir e tratar lesões musculares[84].

Intervenção nutricional

O plano de tratamento nutricional deve considerar estratégias para promover saciedade e regulação do balanço energético, redução de massa corporal e gordura corporal, aumento da taxa metabólica de repouso, controle glicêmico, insulinêmico e do perfil lipídico[81,85]. A utilização do guia alimentar para a população brasileira e a pirâmide alimentar constituem a base para o planejamento alimentar no tratamento da obesidade[86,87].

A seguir, vamos explorar mais detalhadamente as condutas envolvidas no tratamento nutricional de pacientes com obesidade.

Ações intersetoriais

Para o enfrentamento do cenário de crescente aumento da obesidade, é emergente a necessidade da ampliação de ações intersetoriais que repercutam positivamente sobre os diversos determinantes da saúde[86]. É importante salientar que a prevenção é considerada o método mais eficaz para reduzir as consequências da obesidade. Desse modo, a atuação e o envolvimento das várias organizações nos níveis micro e macro são necessárias para implantação de medidas de prevenção e controle da obesidade (Figura 5.7), o que inclui:

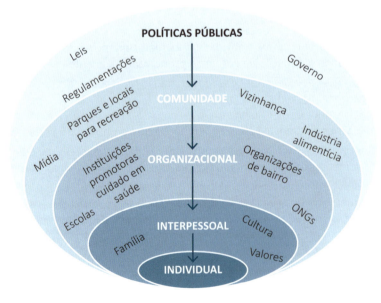

Figura 5.7 – Níveis de organizações envolvidas na promoção e implementação de estilo de vida saudável para controle e tratamento da obesidade. Adaptado de Caprio *et al.* (2008)[89].

Ações em políticas públicas: garantir o financiamento adequado para o tratamento da obesidade e comorbidades; incentivo ao *marketing* de alimentos saudáveis e proibição/restrições de comercialização alimentos não saudáveis; oferecer incentivos aos varejistas para ofertarem frutas e legumes a preços acessíveis e de qualidade[88].

Ações organizacionais e na comunidade: assegurar o adequado grau de atividade física; controle dos padrões nutricionais da alimentação fornecida nas escolas e em máquinas de venda automática; fornecimento de educação nutricional para enfatizar a importância da alimentação saudável; expansão de acessibilidade aos espaços para prática de exercício físico, como parques, ciclofaixas e rotas para caminhada; implementar estratégias de promoção da saúde (p. ex., atividades de capacitação em obesidade para profissionais da saúde)[88].

Ações individuais/familiares: envolvem a orientação da família e individual referente a práticas de estilo de vida saudável, como envolver-se em refeições e atividade física junto com a família; redução do tamanho das porções, menor frequência de lanches, baixo consumo de bebidas adoçadas com açúcar; promoção do aleitamento materno exclusivo nos 6 primeiros meses de vida da criança[88].

Suporte familiar no tratamento da obesidade

Além das orientações e do planejamento alimentar detalhado a cada paciente, constatamos na prática clínica a importância de orientações e intervenções nutricionais voltadas à família do paciente obeso em tratamento. A família tem sido apontada como um elemento importante no tratamento da obesidade infantil, sendo assim o desenvolvimento de relações entre a equipe clínica e os familiares, bem como a valorização da participação destes, tornam-se condutas essenciais para o sucesso do emagrecimento[90].

Estudo recente demonstrou que o histórico de obesidade na família é um importante fator associado à obesidade na infância[91,92], bem como o tempo gasto em frente à televisão e vídeogames, duração do sono e nível de atividade física, fatores estes que podem ser controlados pela família do paciente em tratamento[91].

Um levantamento do estado nutricional dos pais/responsáveis dos adolescentes que integraram o tratamento da obesidade no GEO/CEPE/UNIFESP demonstrou que 89% apresentaram excesso de massa corporal, sendo 40% classificados como sobrepeso, 27% obesidade grau 1, 19% obesidade grau 2 e 3% obesidade grau 3 (Figura 5.8).

Neste sentido, orientações de mudanças de estilo de vida, orientações para o planejamento alimentar familiar, incluindo opções de compras mais saudáveis em detrimento das menos saudáveis constituem estratégias úteis na orientação clínica. Somado a isso, alguns aspectos qualitativos como mastigação, ambiente de realização das refeições, tempo de sono e tempo gasto em frente à TV e uso de aparelhos eletrônicos podem e devem ser observados e corrigidos pelos familiares do paciente em tratamento[93].

Orienta-se ainda que as refeições sejam feitas em ambientes calmos, sentados à mesa e longe de televisões. Isso porque a refeição deve ser realizada em ambientes tranquilos, nos quais o paciente se alimenta com calma, com atenção voltada à sua mastigação e ao alimento que consome. Na Figura 5.9 ilustramos os pontos críticos a serem levados em consideração no tratamento interdisciplinar da obesidade, como a alimentação equilibrada, prática regular de exercício físico e controle das emoções, como ansiedade e depressão, e o suporte essencial da família para que estas mudanças de estilo de vida sejam incorporadas e resultem em efetiva redução de massa corporal.

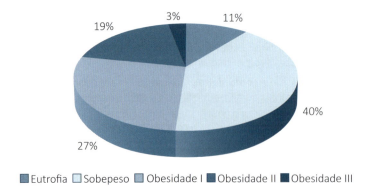

Figura 5.8 – Estado nutricional de pais/responsáveis dos adolescentes obesos atendidos pelo Grupo de Estudos da Obesidade (GEO/CEPE/UNIFESP, 2012).

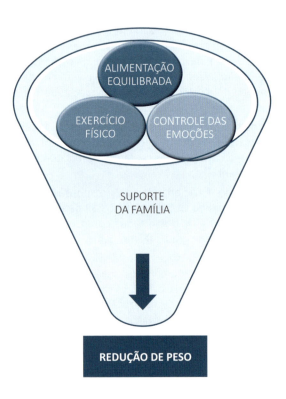

Figura 5.9 – Papel da família no tratamento da obesidade.

TRATAMENTO NUTRICIONAL

O tratamento nutricional da obesidade deve ser planejado levando em consideração aspectos qualitativos (intervalo entre as refeições, mastigação, ingestão de alimentos integrais, índice glicêmico dos alimentos) e quantitativos da alimentação (valor energético total, ingestão de macro e micronutrientes), uma vez que ambos desempenham importância fundamental sobre o controle e a perda de massa corporal em pacientes com excesso de massa corporal.

Aspectos qualitativos

Os *guidelines* publicados demonstram a forte influência da qualidade da alimentação sobre o processo de saúde e doença, reforçando que os aspectos qualitativos são muito importantes e devem ser levados em consideração na promoção da alimentação saudável[86,94].

Tipos de alimentos selecionados

O Guia Alimentar para a População Brasileira (2014)[86] sugere as diretrizes para se ter uma alimentação saudável e equilibrada. As recomendações deste guia dão grande importância ao tipo de processamento dos alimentos selecionados para consumo, preconizando o consumo de alimentos *in natura* ou minimamente processados e preparações culinárias em vez de alimentos ultraprocessados.

Os alimentos *in natura* ou minimamente processados devem ser a base da alimentação e estar presentes em grande variedade no dia a dia. Devem constituir a base para uma alimentação nutricionalmente balanceada, saborosa, culturalmente apropriada e promotora de um sistema alimentar social e ambientalmente sustentável. Dentro deste grupo de alimentos estão: frutas, legumes, verduras, raízes, tubérculos, arroz, feijão, grãos, leites, carnes, ovos, chás, frutas secas, suco natural de frutas, oleaginosas, especiarias em geral, ervas frescas ou secas[86].

O consumo de alimentos processados deve ser limitado e em pequena quantidade, como ingredientes de preparações culinárias ou como parte de refeições baseadas em alimentos *in natura* ou minimamente processados. Estão incluídos neste grupo de alimentos produtos relativamente simples e antigos fabricados essencialmente com a adição de sal ou açúcar, como conservas, frutas em calda e cristalizadas, carnes adicionadas de sal e peixes conservados em sal ou óleo, queijos e pães feitos de farinha de trigo, leveduras, água e sal[86].

Já os alimentos ultraprocessados devem ser evitados ao máximo. Os ingredientes principais dos alimentos ultraprocessados fazem com que eles sejam ricos em gorduras e/ou açúcares, e consequentemente energia, e apresentam normalmente alto teor de sódio. Geralmente, constituem alimentos nutricionalmente desbalanceados e contam com a adição de aditivos químicos[86].

São encontrados neste grupo de alimentos: biscoitos recheados, salgadinhos "de pacote", refrigerantes, guloseimas, bebidas adoçadas com açúcar ou adoçantes artificiais, pós para refrescos, embutidos e outros produtos derivados de carne e gordura animal, produtos congelados prontos para aquecer, produtos desidratados (como misturas para bolo, sopas em pó, "macarrão" instantâneo e "tempero" pronto), sorvetes, balas, cereais açucarados para o desjejum matinal, barras de cereal, molhos, iogurtes e bebidas lácteas adoçados e aromatizados, bebidas energéticas, produtos congelados e prontos para aquecimento como pratos de massas, pizzas, hambúrgueres, carne de frango ou peixe empanados do tipo *nuggets*, salsichas e outros embutidos, pães de forma, pães para hambúrguer ou *hot dog*, pães doces e produtos panificados cujos ingredientes incluem substâncias como gordura vegetal hidrogenada, açúcar, amido, soro de leite, emulsificantes e outros aditivos[86].

Fracionamento das refeições

A frequência diária das refeições também deve ser levada em consideração no planejamento alimentar durante o tratamento da obesidade. Desta forma, o número de refeições diárias também deve ser planejado na rotina do paciente obeso. Recomenda-se o consumo alimentar a cada 3 horas, ou seja, a realização de cinco a seis refeições diárias. Estudo de base populacional conduzido em 6.247 adolescentes demonstrou que aqueles que realizavam cinco refeições por dia apresentaram menores riscos de desenvolvimento de sobrepeso, obesidade, menor acúmulo de gordura na região abdominal e menores concentrações alteradas de triglicerídeos[95].

Possíveis mecanismos que explicam a relação entre frequência de alimentação diária e obesidade baseiam-se na regulação da ingestão de alimentos, em respostas endócrinas ou efeito térmico dos alimentos[95]. A prática de refeições irregulares leva a um menor gasto energético pós-prandial comparada à prática regular de refeições, condição esta que pode contribuir para o ganho de massa corporal em longo prazo[96]. A maior frequência de refeições também é capaz de aumentar a oxidação de gordura corporal[97].

Discute-se também que maiores frequências de refeições ao longo do dia reduzem a amplitude de flutuações das concentrações plasmáticas de glicose e insulina, o que favorece concentrações mais estáveis de hormônios intestinais que atuam no sistema nervoso central estimulando a saciedade, como peptídeo semelhante ao glucagon (GLP-1), colecistoquinina (CCK) e peptídeo YY[98].

Mastigação

O processo de mastigação também desenvolve papel importante no processo de controle da massa corporal e consequentemente no tratamento da obesidade. A mastigação é caracterizada como o ato de morder, triturar e pasteurizar o alimento ingerido, o que corresponde ao início do processo de digestão. O alimento é ingerido após a percepção da fome e a ingestão termina quando a sensação de saciedade é alcançada. Ao longo do processo mastigatório, a sensação de fome atenua-se de forma gradual, sendo substituída pela sensação de saciedade, gerada a partir de estímulos provenientes dos proprioceptores musculares estimulados durante a distensão e contração dos músculos que participam da mastigação[99].

Estudos apontam que aqueles indivíduos que comem mais lentamente apresentam menor ingestão energética, comparados aos que comem mais rapidamente[100,101]. Comer devagar e maior tempo dispendido com o alimento na boca resultam em maior exposição oral ao alimento, o que pode levar à saciedade mais rapidamente, e consequentemente a um menor consumo alimentar[102].

Hipotetiza-se que o estímulo sensorial é eficaz para promover a liberação de vários hormônios relacionados à regulação neuroendócrina do balanço energético, como os hormônios gastrointestinais (grelina, CCK, leptina e insulina)[103]. Ainda se sugere que a mastigação ativa os neurônios responsáveis pela liberação de histamina do núcleo paraventricular e ventromedial do hipotálamo, os quais estão associados à redução do consumo alimentar. Somado a isso, a ativação de neurônios liberadores de histamina estimula a lipólise, principalmente do tecido adiposo visceral, devido ao aumento da expressão de genes relacionados às proteínas UCPs, as quais são responsáveis pelo aumento do gasto energético[106]. Sendo assim, torna-se importante e essencial reforçar com os pacientes a importância desse processo sobre a saciedade e sobre a perda de massa corporal.

Alimentos integrais

A incorporação de alimentos integrais nas refeições diariamente torna-se importante estratégia no planejamento alimentar do paciente obeso. A inclusão de grãos integrais apresenta diversos benefícios, entre eles a redução de massa corporal e o controle dos parâmetros cardiometabólicos, como concentrações plasmáticas de colesterol total e glicose.

Estudos populacionais vêm demonstrando associação negativa entre o consumo de grãos integrais e valores de IMC[105,106]. Estudo conduzido em 1.516 adultos demonstrou que o consumo de grãos integrais associou-se inversamente com o IMC. Somado a isso, indivíduos que consumiram maior quantidade de grãos integrais apresentaram menor prevalência de sobrepeso (39%) comparados àqueles que apresentaram menor consumo de grãos integrais, os quais apresentaram prevalência de 54% de excesso de massa corporal. Os grãos integrais também se associaram inversamente às variáveis metabólicas de colesterol total, LDL-colesterol e glicose plasmática. A massa corporal, o IMC e a circunferência da cintura também se apresentaram inferiores naqueles que consumiram maiores quantidades de alimentos integrais por dia[105].

Índice glicêmico dos alimentos

A qualidade do carboidrato ingerido também tem sido objeto de atenção no tratamento da obesidade. Conceitualmente, o índice glicêmico representa a quantidade e a velocidade com que o carboidrato presente em determinado alimento aumenta a glicose no sangue, comparado a um alimento padrão após seu consumo. Estudo conduzido em pessoas com excesso de massa corporal demonstrou que aqueles que consumiram dieta com baixo índice glicêmico perderam mais massa corporal e obtiveram melhora no perfil lipídico. Somado a isso, a redução de massa corporal, gordura corporal, IMC, colesterol total e LDL-colesterol também foi significativamente maior nestes indivíduos[107].

Hipotetiza-se que a ingestão de alimentos de alto índice glicêmico está associada ao maior consumo alimentar nas refeições subsequentes, uma vez que promove alterações metabólicas e hormonais que aumentam o apetite. O consumo de alimentos de baixo índice glicêmico resulta em menor resposta insulinêmica, o que prolonga a sensação de saciedade. Por outro lado, o consumo de uma dieta de baixo índice glicêmico é capaz de reduzir a quantidade de massa adiposa, o que está diretamente relacionado à redução das concentrações de leptina em indivíduos obesos[108].

Achados recentes demonstraram que obesos com ingestão frequente de alimentos de alto índice glicêmico apresentam aumento das concentrações de AgRP, considerado importante neuropeptídeo orexígeno estimulador do apetite[109].

Considerando estes achados, a orientação pela escolha de alimentos de baixo índice glicêmico parece ser uma estratégia atraente para favorecer a perda de massa corporal e melhorar o perfil lipídico e o controle glicêmico-insulinêmico, devendo ser levada em consideração no planejamento alimentar de pacientes com sobrepeso e obesidade. Os alimentos são classificados de acordo com seu índice glicêmico em: baixo índice glicêmico (≤ 55), médio índice glicêmico (56-69), alto índice glicêmico (≥ 70)[110]. Na Tabela 5.6 estão descritos os índices glicêmicos de alguns alimentos.

Tabela 5.6 – Índice glicêmico dos alimentos

Alimento	IG	Alimento	IG
Batata cozida	101	Farelo de aveia	50
Farinha de trigo branca	99	Arroz integral	50
Crispix	87	Pão feito com farelo de aveia	50
Corn flakes	77	Suco de uva sem açúcar	48
Purê de batata	75	Leite fermentado	46
Abóbora	75	Suco de abacaxi sem açúcar	46
Melancia	72	Batata doce	44
Bolo de milho	72	Lentilha	44
Pão branco de trigo	71	Pão de semente de centeio	41
Arroz branco	69	Maçã	40
Sacarose	68	Inhame	37
Croissant	67	Bebida de soja	36
Muesli	66	Iogurte de frutas	33
Abacaxi	66	Laranja	33
Ervilha verde	66	Pera	33
Cream cracker	65	All-bran	30
Beterraba	64	Pêssego	28
Feijão preto	64	Uva	25
Pão de leite	63	Ameixa	24
Biscoito de água	63	Iogurte desnatado	23
Damasco	57	Castanha de caju	22
Suco de laranja sem açúcar	56	Cenoura	16

Fonte: Adaptado de Foster-Powell et al. (2002)[111].

Alimentos funcionais e compostos bioativos

Como já abordado nos tópicos iniciais deste capítulo, a obesidade é considerada uma doença inflamatória, com exacerbação na expressão e secreção de citocinas de caráter pró-inflamatório e estreita relação com alterações metabólicas e riscos cardiovasculares.

Alguns alimentos contêm compostos bioativos que possuem a capacidade de inibir a via inflamatória do fator de transcrição nuclear kB (NFkB) e controlar processos metabólicos, reduzindo os riscos de doenças cardiovasculares. Desta forma, a inclusão destes alimentos no plano alimentar do paciente com obesidade pode contribuir com benefícios anti-inflamatórios, antioxidantes, hipolipemiantes e antidiabetogênicos[112]. A Tabela 5.7 descreve os alimentos, seus compostos bioativos e suas ações no organismo:

Tabela 5.7 – Alimentos, compostos antioxidantes e benefícios na obesidade

Alimentos	Compostos bioativos	Ações
Abóbora	Carotenoides, pectina, ácidos oleico e linoleico	Melhora a resposta glicêmica e insulinêmica ↓ inflamação sistêmica ↓ fatores de risco de doença cardiovascular
Alho e cebola	Flavonoides, quercetina, di-hidroflavonóis, antocianinas	↓ hiperglicemia ↓ pressão sanguínea Inibe a enzima envolvida na biossíntese do colesterol Melhora a dislipidemia Previne a aterosclerose ↓ peroxidação lipídica ↓ agregação plaquetária ↑ sensibilidade à insulina
Ameixa	Fibras, polifenóis, ácido clorogênico, flavonoides, antocianinas	Melhora a hiperglicemia e a dislipidemia ↑ adiponectina Atividade antioxidante Efeito anti-inflamatório
Azeite de oliva	Ácido oleico, ácidos graxos ω-3, flavonoides, ácido cinâmico, ácido benzoico, lignanos, ácido cumárico, ácido ferúlico, tocoferóis, carotenoides	Regula o metabolismo do colesterol ↓ oxidação do LDL Protege o endotélio vascular contra a aterogênese Inibe a agregação plaquetária ↓ desenvolvimento da aterosclerose ↓ citocinas pró-inflamatórias
Canela	Cinamaldeído, ácido cinâmico, cumarina, catequinas, epicatequina, procianidinas	↑ sensibilidade à insulina Melhora a captação periférica de glicose Efeito hipoglicemiante e hipolipemiante Propriedades antioxidantes e anti-inflamatórias
Cenoura	Fibra solúvel (pectina), α-caroteno, β-caroteno luteína, ácidos fenólicos, estilbenos	Melhora a dislipidemia Propriedades anti-inflamatórias ↓ peroxidação lipídica ↑ capacidade antioxidante total do plasma
Cereja	Antocianinas, quercetina, carotenoides, melatonina, ácidos fenólicos, ácido gálico, luteína, xantina, β-caroteno	↓ hiperglicemia ↓ hemoglobina glicada Melhora alterações lipídicas ↓ gordura abdominal ↓ síndrome metabólica e acúmulo de gordura no fígado ↓ estresse oxidativo ↓ produção de citocinas inflamatórias

Continua...

Tabela 5.7 – Alimentos, compostos antioxidantes e benefícios na obesidade (*continuação*)

Alimentos	Compostos bioativos	Ações
Chá verde	Polifenóis, ácidos fenólicos, catequinas, epigalocatequina-3-galato, pectina, clorofila, carotenoides, esteróis vegetais	Potencializa o sistema de defesa antioxidante endógeno ↓ peroxidação lipídica Melhora o controle glicêmico ↑ sensibilidade à insulina Regula o metabolismo lipídico Inibe enzimas lipogênicas ↑ termogênese ↓ proliferação e diferenciação de adipócitos ↓ citocinas pró-inflamatórias ↓ proteína quimiotáctica de monócitos-1 (MCP-1)
Cúrcuma	Curcuminoides, estigmasterol, β-sitosterol, antraquinona 2-hidroxi	Inibe a ativação do NFkB Reduz a secreção de prostaglandinas inflamatórias Inibe enzimas envolvidas na inflamação ↓ resposta glicêmica pós-prandial Regula o metabolismo de carboidratos e lipídios
Espinafre	Luteína, betaína, violaxantina, peptídeos opioides, ácido p-cumárico, ácido ferúlico	↓ geração de radical livre e peroxidação lipídica ↑ excreção de colesterol Melhora o perfil lipídico ↑ capacidade antioxidante total do plasma
Figo	Fibra dietética, pectina, flavonoides, ácido gálico, ácido clorogênico, catequinas, antocianinas	Melhora perfil lipídico ↑ sensibilidade à insulina ↓ pressão arterial
Frutas cítricas	Luteína, xantina, α-criptoxantina, β-criptoxantina, naringenina, hesperidina, β-caroteno, fitoesteróis	↓ ativação de macrófagos endoteliais ↓ agregação de plaquetas Melhora a função vascular ↓ estresse oxidativo ↓ digestão dos lipídios na dieta Melhora a dislipidemia ↓ citocinas pró-inflamatórias ↓ peroxidação lipídica
Frutas vermelhas	Antocianinas, taninos, α-caroteno, β-caroteno, luteína, cianidinas, catequinas	Reduz a resposta inflamatória Controle glicêmico ↓ digestão e absorção de carboidratos da dieta ↓ resistência à insulina e dislipidemias ↓ estresse oxidativo pós-prandial ↓ peroxidação lipídica ↑ capacidade antioxidante total do plasma ↓ pressão arterial sistólica ↑ atividade antioxidante de enzimas ↑ lipólise dos adipócitos
Gengibre	Gingerol	Inibe a cascata de inflamação de prostaglandinas e leucotrienos Redução de PCR e citocinas inflamatórias por macrófagos

Continua...

Tabela 5.7 – Alimentos, compostos antioxidantes e benefícios na obesidade (*continuação*)

Alimentos	Compostos bioativos	Ações
Manga	Carotenoides, quercetina, kampferol, ácido gálico, ácido cafeico, catequinas, taninos, mangiferina	Inibe a enzima α-amilase ↓ glicemia pós-prandial ↑ síntese de glicogênio Melhora a dislipidemia ↓ peroxidação lipídica
Melancia	Licopeno, carotenoides e citrulina	↑ síntese de óxido nítrico Melhora a função endotelial ↓ pressão arterial ↓ resistência à insulina ↓ tamanho dos adipócitos
Pimenta vermelha	Capsaicina	Inibe a resposta inflamatória dos macrófagos
Repolho Couve Brócolis	Isotiocianatos	↓ hiperglicemia ↓ processos inflamatórios Melhora dislipidemia
Tomate	Licopeno, β-caroteno, flavonoides, antocianinas, quercetina, kampferol	↓ pressão arterial sistólica e diastólica ↑ HDL-colesterol ↓ oxidação do LDL e melhora alterações lipídicas ↓ fatores de risco cardiovasculares ↑ atividade das enzimas antioxidantes
Toranja	Licopeno, pectina, naringina, hesperidina	↓ concentrações de triglicerídeos Melhora sistema de defesa antioxidante endógeno Regulação do apetite
Uvas e vinhos	Resveratrol	Inibe a ativação do NFkB ↓ agregação plaquetária ↓ doenças cardiovasculares ↓ dano oxidativo ↓ atividade renina-angiotensina ↑ produção de óxido nítrico ↓ pressão arterial
Romã	Antocianinas, taninos, catequinas, galocatequinas, ácido elágico, ácido gálico, ácido oleanólico, ácido ursólico	↓ hiperglicemia ↑ atividade da óxido nítrico sintase Inibe a enzima conversora de angiotensina ↓ pressão arterial Melhora a função vascular ↓ colesterol e lipídios aterogênicos ↓ peroxidação lipídica ↓ progressão da aterosclerose ↑ capacidade antioxidante do plasma ↑ concentrações de HDL-colesterol ↓ resistência à insulina ↓ inflamação via inibição do NFkB
Soja	Genisteína	Inibe a ativação do NFkB

Adaptado de Mirmiran et al. (2014)[112].

Modulação da microbiota intestinal

A alteração na composição da microbiota intestinal ou disbiose intestinal promove uma elevação na concentração de bactérias com caráter patogênico, o que pode prejudicar a integridade das proteínas de junção intercelular (*tight junctions*) que unem os enterócitos, promovendo a eventual passagem das partículas de LPS (endotoxina) para a circulação sistêmica, gerando respostas inflamatórias em macrófagos, músculo, fígado e tecido adiposo[115]. Esta resposta inflamatória exacerbada pela endotoxemia pode se relacionar à resistência à insulina e ao aumento na expressão de citocinas inflamatórias, gerando um ciclo vicioso entre obesidade, inflamação e alterações metabólicas[114].

Nesse contexto, a administração de probióticos pode promover benefícios na modulação metabólica. Os probióticos são definidos como microrganismos vivos que, quando administrados em doses adequadas, conferem benefícios à saúde do hospedeiro. Os probióticos possuem caráter bifidogênico e mantêm a integridade da barreira intestinal[117].

Devido aos seus diversos efeitos sistêmicos e sua capacidade de alterar a composição da microbiota intestinal, os probióticos apresentam ação promissora sobre a prevenção e o tratamento de doenças crônicas, como obesidade e síndrome metabólica. Os probióticos podem ser administrados por meio de alimentos, como leites fermentados, queijos e sucos de frutas, e suplementos na forma de pó, cápsulas e sachês[116,117].

Estudos clínicos randomizados demonstraram que a administração de combinações de probióticos como VSL#3 (uma mistura de *Streptococcus thermophilus*, *Bifidobacteria breve*, *B. infantis*, *B. longum*, *Lactobacillus acidophilus*, *L. plantarum*, *L. paracasei* e *L. delbrueckii* subsp. *bulgaricus*) e *mix* de probióticos (*Lactobacillus casei*, *Lactobacillus rhamnosus*, *Streptococcus thermophilus*, *Bifidobacterium breve*, *Lactobacillus acidophilus*, *Bifidobacterium longum* e *Lactobacillus bulgaricus*) promoveram controle de IMC em crianças e adolescentes[119,120].

Em adultos, ensaios clínicos demonstraram benefícios das cepas de *Lactobacillus rhamnosus* ($1{,}62 \times 10^8$ UFC), *Lactobacillus plantarum* ($1{,}5 \times 10^{11}$ UFC/g $\times$ 50 g/dia), *Lactobacillus gasseri* SBT2055 ($2 \times 5 \times 10^{10}$ UFC/100 g) e *Lactobacillus amylovorus* ($1{,}39 \times 10^9$ UFC) sobre a redução de massa corporal, o IMC, a circunferência da cintura e gordura corporal, conjuntamente com mudanças nos hábitos alimentares[120-123], embora não sejam observadas alterações na população da microbiota intestinal nos adultos[124].

Aspectos quantitativos

Planejamento alimentar

Após a realização da avaliação nutricional e da coleta de informações referentes aos hábitos alimentares atuais do paciente, o planejamento alimentar para redução de massa corporal deve levar em consideração as recomendações de energia e distribuição de nutrientes. Algumas preferências alimentares do paciente também devem ser levadas em consideração em alguns casos, como estratégia para aumentar a adesão ao tratamento em longo prazo.

Seguindo as recomendações da *Dietary Reference Intake*[125], os gastos energéticos basal e total de indivíduos com sobrepeso e obesidade devem ser obtidos por meio de equações específicas que levam em consideração idade, nível de atividade física (NAF), massa corporal e estatura, como demonstrado na Tabela 5.8.

Tabela 5.8 – Gasto energético total e basal para crianças, adolescentes e adultos com sobrepeso e obesidade

Crianças e Adolescentes
Meninas (3 a 18 anos)
GET = 389 − 41,2 × Idade + NAF × (15 × Massa corporal + 701,6 × Estatura)
Meninos (3 a 18 anos)
GET = 114 − 50,9 × Idade + NAF × (19,5 × Massa corporal + 1161,4 × Estatura)
Adultos
Mulheres
GET = 448 − (7,95 x Idade) + [NAF × (11,4 × Massa corporal + 619 × Estatura)]
Homens
GET = 1086 − (10,1 × Idade) + [NAF × (13,7 × Massa corporal + 416 × Estatura)]

* Idade (anos); Massa corporal (kg); Estatura (m).

O NAF deve ser determinado de acordo com o gênero, estado nutricional e a faixa etária, como demonstrado na Tabela 5.9.

Após a determinação da necessidade energética estimada, o planejamento dietético deve levar em consideração as recomendações diárias dos macronutrientes no fornecimento de energia (Tabela 5.10) e micronutrientes, conforme as DRIS[125].

Tabela 5.9 – Grau de atividade física de acordo com o tipo de atividade praticada

	Sedentário	Atividade Leve	Atividade Moderada	Atividade Intensa
Meninas/Mulheres				
9 a 18 anos com Sobrepeso/Obesidade	1,00	1,18	1,35	1,60
Adultos com Sobrepeso/Obesidade	1,00	1,14	1,27	1,45
Meninos/Homens				
9 a 18 anos com Sobrepeso/Obesidade	1,00	1,12	1,24	1,45
Adultos com Sobrepeso/Obesidade	1,00	1,12	1,27	1,54

Metas para redução de massa corporal

Atualmente, preconiza-se que a redução de massa corporal em adultos com sobrepeso e obesidade deva ser gradual, alcançando uma perda semanal de 0,5 a 2,5 kg[126]. Sugere-se ainda que ao se verificar um consumo energético excessivamente elevado, o planejamento alimentar por meio das equações preditoras pode tornar-se restritivo, o que pode comprometer a saúde

Tabela 5.10 – Distribuição de macronutrientes no valor energético total e fibras da dieta

Nutrientes	Recomendação
Carboidratos (%)	45-65
Proteínas (%)	10-35
Gordura total (%)	20-35
Ácido graxo saturado (%)	≤10
Ácido graxo poli-insaturado (%)	≤ 10
Ácido graxo monoinsaturado (%)	≤ 20
Fibras (g)	20-30

Fonte: DRIs, 2002[125].

e adesão ao tratamento. Desta forma, a redução de 500 a 1.000 calorias sobre o consumo alimentar diário pode se tornar estratégia de intervenção na elaboração da conduta nutricional[127].

Caso Clínico

1. Identificação do paciente

L.O., natural de São Paulo, 16 anos, estudante do 2º ano do ensino médio, solteiro, residente na cidade de São Paulo.

2. Dados clínicos

a. *Queixa principal:* O paciente refere que por conta do excesso de massa corporal sente dificuldade de realizar esforço físico e caminhar, fato que o incomoda muito e interfere nas atividades diárias.

b. *História da doença atual:* Desde criança sempre apresentou excesso de massa corporal, mas este aumentou de forma mais intensa a partir dos 14 anos de idade.

c. *História da doença pregressa:* Não relatou doenças anteriores. Nasceu de massa corporal adequada (3.700 gramas), entretanto a mãe ganhou cerca de 20 kg durante a gestação.

d. *História social e familiar:* O paciente estuda no período da manhã das 07:30 às 12:00 horas, sendo o intervalo da escola às 10:00 horas. Habitualmente assiste 30 minutos de TV por dia, entretanto passa longos períodos no computador, por volta de 4 horas, à noite. Costuma ir dormir por volta das 00:30 e acordar às 6 horas.

Mora com os pais e o irmão. O pai é gerente administrativo e a mãe, professora do ensino médio. Apresenta histórico familiar de obesidade, diabetes, hipertensão arterial, infarto e acidente vascular cerebral (AVC). Já realizou tratamento psicoterapêutico aos 12 anos de idade. Não recebeu aleitamento materno na infância.

L.O. relata que sai frequentemente aos finais de semana com os amigos, e frequenta redes de *fast foods*. Atribui a causalidade da obesidade aos hábitos alimentares inadequados e à alteração do estado emocional (ansiedade). Não fuma nem usa drogas ilícitas, e atualmente não pratica exercícios físicos.

3. Medicamentos em uso

Não faz uso contínuo e crônico de medicamentos.

4. Avaliação antropométrica

Dados antropométricos	Avaliação	Classificação
Massa corporal atual (kg)	115,34	Massa corporal excessiva[65]
Massa corporal usual (kg)	115,00	Massa corporal excessiva[65]
Estatura (m)	1,84	Adequada (entre p85-p95)[65]
IMC (kg/m²)	34,00	Obesidade (> p99)[65]

Continua...

Dados antropométricos	Avaliação	Classificação
PB (cm)	39,90	Risco de doença (> p95)[66]
PC (cm)	103,00	Risco de doença (> p90)[66]
PP (cm)	43,00	Elevado[68]
Gordura corporal (%)	35,20	Muito alta[73]
Massa magra (%)	64,80	-
Gordura visceral (cm)	4,90	Risco para esteatose hepática não alcoólica[74]
Gordura no fígado	Sim	Grau I

PB: perímetro do braço; PC: perímetro da cintura; PP: perímetro do pescoço.

5. Avaliação bioquímica

Dados bioquímicos	Avaliação	Valores de referência	Classificação
Glicemia (mg/dL)	90	< 100[66]	Normal
Insulina	16,65	< 15[66]	Hiperinsulinemia
HOMA-IR	3,29	3,16[127]	Resistência à insulina
Colesterol total (mg/dL)	147	≤ 170[128]	Desejável
HDL (mg/dL)	29	≥ 45[128]	Reduzido
LDL (mg/dL)	87	< 130[128]	Desejável
Triglicerídeos (mg/dL)	153	< 130[128]	Elevado
Ferritina	30	> 12[66]	Normal

6. Sinais vitais

a. *Pressão arterial:* 130 × 70 mmHg.

b. *Temperatura*: 36°C.

c. *Frequência cardíaca:* 88 bpm.

7. Dados da anamnese alimentar

O paciente apresenta mastigação rápida, ingestão hídrica de aproximadamente 1 litro/dia, refere constipação e flatulência constantemente. Relata dificuldade em controlar o consumo alimentar aos finais de semana, dias nos quais se verifica consumo excessivo de alimentos calóricos.

Costuma realizar cinco refeições por dia, entre as quais café da manhã (06:00 h), lanche da manhã (10:00 h), almoço (13:00 h), lanche da tarde (16:00 h) e jantar (21:00 h). Relata sentir mais fome no período da noite. Nos intervalos da escola tem hábito de consumir salgados que compra na cantina da escola, além de consumir diariamente balas e chicletes, principalmente durante as aulas. Não tem hábito de consumir frutas e verduras diariamente.

Relatou que já tentou fazer dieta durante 3 meses e perdeu apenas 0,5 kg. Refere que sentiu grande dificuldade em manter a dieta por longo período.

8. Interação fármaco-alimento

Não se aplica.

9. Parecer nutricional

O paciente apresenta obesidade e acúmulo excessivo de gordura abdominal, o que foi verificado pela aferição do perímetro da cintura, classificado como elevado. Além disso, a quantidade de gordura visceral estimada por meio da ultrassonografia abdominal demonstrou acúmulo excessivo de gordura nesta região, o que aumenta substancialmente os riscos de doenças cardiovasculares e de esteatose hepática não alcoólica. A porcentagem de gordura corporal também se apresenta muito acima da faixa de normalidade para adolescentes, bem como o acúmulo de gordura no fígado, que provavelmente é proveniente do acúmulo excessivo de gordura na região abdominal e pelo consumo alimentar inadequado, uma vez que as concentrações de ferritina estavam normais e não há diagnóstico anterior de hepatite, condições estas que também propiciam o desenvolvimento do acúmulo de gordura hepática.

Somado a isso, verifica-se elevação nas concentrações plasmáticas de insulina e triglicerídeos, bem como redução de HDL-colesterol. Ainda se verificou presença de resistência à insulina pela avaliação de HOMA-IR e ligeira elevação da pressão arterial (130 x 70 mmHg) seguindo critérios da IDF[18].

De acordo com o padrão alimentar adotado pelo paciente deste estudo, verificaram-se várias inadequações no consumo alimentar, como baixo consumo de frutas e verduras, baixa ingestão hídrica, consumo frequente de salgados, balas, chicletes, bem como mastigação rápida. O hábito intestinal também se encontra comprometido, uma vez que há relato de constipação e flatulência.

Ainda, deve-se levar em consideração os demais fatores de estilo de vida que promoveram o aumento excessivo de massa corporal, como sono inadequado e sedentarismo. Fatores genéticos, fatores psicológicos (ansiedade) e a programação metabólica (ausência de aleitamento materno) também consistem em fatores que podem ter favorecido o desenvolvimento da obesidade.

Mediante o diagnóstico nutricional de obesidade, alterações metabólicas e acúmulo de gordura no fígado, a dieta prescrita deve ser balanceada, hipocalórica, normoglicídica, normolipídica e normoproteica. Orienta-se a redução do consumo de alimentos ricos em gordura saturada, massas, carboidratos simples e de alto índice glicêmico, como forma de controlar o acúmulo de gordura hepática, insulinemia e trigliceridemia. Entretanto, existem várias outras mudanças que devem ser incorporadas aos hábitos alimentares visando melhorar o perfil nutricional deste paciente, como incorporação do consumo de alimentos de baixo/moderado índice glicêmico, fibras, frutas, verduras, adequação do fracionamento, ingestão habitual de peixes e alimentos ricos em compostos antioxidantes.

Como um modo de garantir as mudanças em longo prazo, deve-se planejar metas realistas para o tratamento deste paciente, de forma que essas mudanças sejam incorporadas de forma gradual na rotina. Além disso, é importante sensibilizar a família para a responsabilidade que a mesma desempenha no tratamento deste paciente, principalmente nos aspectos que se referem aos alimentos disponíveis em casa, horário de sono e atividade física no momento de lazer.

10. Prescrição dietética

a. *Cálculo do valor energético total:* o gasto energético total do paciente deve ser estimado por meio das fórmulas das DRIS para adolescentes com sobrepeso e obesidade, conforme demonstrado a seguir:

$$GET = 114 - 50,9 \times Idade + NAF \times (19,5 \times Massa\ corporal + 1.161,4 \times Estatura)$$
$$GET = 114 - 50,9 \times 16 + 1,0 \times (19,5 \times 115,34 + 1.161,4 \times 1,84)$$
$$GET = 114 - 814,4 + 1,0\ (2.249,13 + 2.136,97)$$
$$GET = 114 - 814,4 + 4.386,10$$
$$GET = 3.685,7\ kcal$$

A redução de 1.000 calorias do gasto energético calculado constitui estratégia para facilitar a redução gradual de massa corporal[48], sendo assim o planejamento dietético deve ser de aproximadamente 2.685,7 calorias/dia.

b. *Distribuição de macronutrientes:* a distribuição dos macronutrientes energéticos deve seguir as recomendações propostas para pacientes com obesidade e esteatose hepática, como pode ser observado na tabela abaixo:

Nutrientes	Recomendação
Carboidratos (%)	45 a 65
Proteínas (%)	10 a 35
Lipídios totais (%)	20 a 30
Gordura saturada (%)	< 7
Gordura monoinsaturada (%)	10
Gordura poli-insaturada (%)	10

Fonte: Piano et al. (2012)[131].

c. *Oferta de vitaminas e minerais:* as recomendações de vitaminas e minerais devem ser alcançadas por meio da ingestão alimentar, de acordo com uma alimentação equilibrada, rica em frutas e verduras e com o consumo de alimentos de todos os grupos. A suplementação de vitaminas e minerais deverá ser feita apenas em casos de deficiência nutricional pela análise bioquímica, sinais e sintomas clínicos e quando a ingestão via oral for insuficiente para atingir as recomendações. Os valores recomendados devem seguir as referências propostas pelas DRIs[125].

d. *Outras características da dieta:* o consumo de fibras deve atingir de 25 a 30 gramas/dia, sendo assim, a ingestão de no mínimo três porções de frutas/dia, quatro de verduras e legumes/dia, bem como a incorporação de alguns alimentos ricos em fibras como aveia, farelo de aveia, granola, linhaça, alimentos integrais, contribuem para o alcance desta meta. As fibras, além de auxiliarem no funcionamento intestinal, promovem outros benefícios importantes para o paciente obeso e com esteatose hepática, contribuindo para o prolongamento da saciedade, redução da absorção intestinal de colesterol e de glicose.

As refeições devem ser realizadas a cada 3 horas, como forma de evitar que longos períodos de jejum estimulem o consumo excessivo de alimentos nas próximas refeições. Nos lanches da manhã e da tarde, sugere-se priorizar o consumo de frutas, como forma de alcançar as recomendações diárias de porções de frutas.

11. Orientações nutricionais

De acordo com o padrão alimentar atual do paciente deste estudo, as seguintes orientações ao longo do tratamento são estratégias fundamentais para o sucesso de uma alimentação equilibrada e que conduza à redução de massa corporal e atenuação das alterações metabólicas:

- reduzir/evitar o consumo de salgados, balas e chicletes na escola; para reduzir a predisposição à resistência à insulina[131];
- realizar refeições de 3 em 3 horas;
- no intervalo da escola consumir uma porção de frutas;
- consumir frutas diariamente, preferencialmente com cascas;
- substituir o pão branco pelo pão integral;
- controlar o consumo de massas, arroz, pão, bolachas, batata e barrinha de cereal[131];
- substituir o leite integral pelo desnatado; em modelo murino o maior consumo de cálcio e vitamina D associados previne as alterações bioquímicas das hepatopatias[132].
- evitar o consumo de queijos amarelos, substituí-los por queijos brancos ou ricota;
- controlar a alimentação no final de semana;
- consumir peixes ricos em ômega-3 como sardinha, atum, arenque e salmão (duas a três vezes por semana);
- aumentar a ingestão hídrica; para facilitar a incorporação desta mudança é interessante que se leve para a escola sempre uma garrafinha de água;
- evitar o consumo de refrigerantes e sucos industrializados. Preferir sempre os sucos naturais, preferencialmente sem açúcar.

12. Plano alimentar para 1 semana

A prescrição da dieta ao paciente deve levar em consideração o estado geral de saúde, contendo orientações nutricionais específicas para cada alteração metabólica como diabetes, resistência insulínica, dislipidemias, hipertensão arterial e esteatose hepática não alcoólica. Algumas preferências alimentares do paciente, desde que não prejudiquem o tratamento proposto, também devem ser levadas em consideração. A seguir é descrito um modelo de planejamento alimentar para 1 semana.

Horário/ Refeição	1º Dia – Segunda-feira Alimentos/ Quantidades	2º Dia – Terça-feira Alimentos/ Quantidades	3º Dia – Quarta-feira Alimentos/ Quantidades	4º Dia – Quinta-feira Alimentos/ Quantidades
07:00 Desjejum	Pão de forma integral - 2 fatias	Tapioca com chia- 1 unidade	Biscoito de arroz integral- 10 unidades pequenas	Tapioca com linhaça- 1 unidade
	Queijo branco- 2 fatias pequenas	Ricota- 1 fatia média	Pasta de tofu- 5 colheres de chá	Queijo minas frescal- 2 fatias médias
	Leite desnatado- 3/4 copo de requeijão	Leite desnatado- 3/4 copo de requeijão	Suco de frutas com linhaça e gengibre- 1 copo de requeijão	Chá de hortelã- 1 xícara de chá
	Café- 1 xícara de café	Cacau em pó- 1 colher de sobremesa	Morango- 10 unidades	Melão- 2 fatias médias
	Mamão papaya- 1/2 unidade	Melancia- 1 fatia média		
10:00 Colação	Pera- 1 unidade média	Nectarina- 1 unidade média	Ameixa vermelha- 2 unidades	Barra de sementes e oleaginosas- 1 unidade
	Flocos de amaranto- 2 colheres de sopa	Castanha-do-pará- 2 unidades	Iogurte desnatado- 200 mL	Pêssego- 1 unidade
	Castanha de caju- 10 unidades	Sementes de abóbora - 1 colher de sopa	Chia- 1 colher de sopa	Iogurte desnatado- 200 mL
13:00 Almoço	Alface lisa- à vontade	Agrião- à vontade	Rúcula- à vontade	Mix de folhas- à vontade
	Rabanete- à vontade	Beterraba crua- à vontade	Tomate cereja- à vontade	Vagem- à vontade
	Couve refogada- à vontade	Berinjela cozida- à vontade	Repolho roxo- à vontade	Abobrinha- à vontade
	Arroz integral- 2 colheres de servir rasas	Arroz cateto integral - 2 colheres de servir rasas	Arroz 7 grãos- 2 colheres de servir rasas	Arroz integral- 2 colheres de servir rasas
	Feijão carioca cozido- 1 concha média	Lentilha cozida- 4 colheres de sopa	Feijão preto- 1 concha média	Grão-de-bico- 3 colheres de sopa
	Bife grelhado com cúrcuma- 1 unidade média	Frango grelhado- 1 unidade média	Salmão grelhado- 1 filé médio	Carne cozida- 3 pedaços médios
	Azeite de oliva- 1 colher de sobremesa	Azeite de oliva- 1 colher de sobremesa	Azeite de oliva- 1 colher de sobremesa	Azeite de oliva- 1 colher de sobremesa
	Laranja- 1 unidade média	Mexerica- 1 unidade	Manga- 1/2 unidade	Abacaxi- 2 fatias

Continua...

Horário/ Refeição	1º Dia – Segunda-feira Alimentos/ Quantidades	2º Dia – Terça-feira Alimentos/ Quantidades	3º Dia – Quarta-feira Alimentos/ Quantidades	4º Dia – Quinta-feira Alimentos/ Quantidades
16:00 Lanche da Tarde	Iogurte de frutas desnatado- 200 mL	Iogurte desnatado- 200 mL	Leite desnatado- 3/4 copo de requeijão	Chá verde- 1 xícara de chá
	Morango- 10 unidades	Granola- 2 colheres de sopa	Banana- 1 unidade	Farelo de aveia e chia: 1 colher de sopa de cada
	Linhaça- 1 colher de sopa	Maçã- 1 unidade média	Farelo de aveia- 1 colher de sopa	Mamão papaya- 1/2 unidade
19:00 Jantar	Panqueca de aveia- 2 unidades	Pão sírio- 2 fatias	Arroz integral com cúrcuma- 6 colheres de sopa	Arroz 7 grãos- 6 colheres de sopa
	Alface americana- à vontade	Alface lisa- à vontade	Espinafre- à vontade	Alface roxa- à vontade
	Couve manteiga refogada- 2 colheres de servir	Tomate- à vontade	Couve flor- à vontade	Berinjela cozida- à vontade
	Cenoura ralada- à vontade	Cenoura- à vontade	Abóbora- à vontade	Chuchu cozido- à vontade
	Frango desfiado- 6 colheres de sopa	Atum ralado- 5 colheres de sopa	Almôndega de carne de soja caseira- 4 unidades	Filé de pescada grelhado- 1 unidade média
	Azeite de oliva- 1 colher de sobremesa	Kiwi- 1 unidade	Azeite de oliva- 1 colher de sobremesa	Azeite de oliva- 1 colher de sobremesa
	Uva- 10 unidades	Linhaça- 1 colher de sopa	Laranja- 1 unidade	Cereja fresca- 5 unidades
22:00 Ceia	Chá de camomila- 1 xícara de chá	Banana com canela - 1 unidade/1 colher de chá	Chá de melissa- 1 xícara de chá	Pera com canela- 1 unidade/1 colher de chá

Horário/ Refeição	5º Dia – Sexta-feira Alimentos/ Quantidades	6º Dia – Sábado Alimentos/ Quantidades	7º Dia – Domingo Alimentos/ Quantidades
07:00 Desjejum	Pão de centeio- 2 fatias	Batata doce- 1 unidade	Torrada integral- 4 unidades
	Geleia sem açúcar- 4 pontas de faca	Ricota fresca- 2 pedaços pequenos	Queijo *cottage*- 2 colheres de sopa
	Leite desnatado- 3/4 copo de requeijão	Suco de frutas com linhaça- 1 copo de requeijão	Leite desnatado- 3/4 copo de requeijão
	Café- 1 xícara de café	Goiaba vermelha- 1 unidade	Cacau em pó- 1 colher de sobremesa
	Salada de frutas- 1 pote médio		Mamão formosa- 1 unidade média

Continua...

Horário/ Refeição	5º Dia – Sexta-feira Alimentos/ Quantidades	6º Dia – Sábado Alimentos/ Quantidades	7º Dia – Domingo Alimentos/ Quantidades
10:00 Colação	Semente de girassol- 1 colher de sopa	Abacate- 1/2 unidade pequena	Coco fresco- 1 pedaço médio
	Maçã- 1 unidade	Iogurte desnatado- 200 mL	Chá verde- 1 xícara de chá
	Chia- 1 colher de sopa		
13:00 Almoço	Alface americana- à vontade	Agrião- à vontade	Escarola refogada- à vontade
	Beterraba cozida- à vontade	Cenoura- à vontade	Tomate- à vontade
	Brócolis- à vontade	Espinafre cozido- à vontade	Couve flor- à vontade
	Arroz cateto integral- 2 colheres de servir rasas	Grão de soja- 2 colheres de sopa	Arroz integral com quinua- 2 colheres de servir
	Feijão azuki- 1 concha média	Macarrão integral ao sugo- 2 pegadores	Ervilha refogada- 4 colheres de sopa
	Omelete simples- 1 unidade	Frango assado sem pele- 1 coxa média	Lagarto assado- 1 fatia média
	Azeite de oliva- 1 colher de sobremesa	Azeite de oliva- 1 colher de sobremesa	Azeite de oliva- 1 colher de sobremesa
	Mirtilo- 15 unidades	Amora- 10 unidades	Carambola- 1 unidade
16:00 Lanche da Tarde	Banana- 1 unidade	Barrinha de sementes- 1 unidade	Pistache- 10 unidades
	Amêndoas- 5 unidades	Manga- 1 unidade pequena	Semente de abóbora- 1 colher de sopa
	Castanha de caju- 5 unidades		Romã- 1 unidade
19:00 Jantar	Arroz integral com brócolis- 6 colheres de sopa	Arroz 7 cereais- 6 colheres de sopa	Macarrão integral à bolonhesa- 2 colheres de servir
	Alface lisa- à vontade	Escarola- à vontade	Almeirão- à vontade
	Chuchu cozido- à vontade	Rabanete- à vontade	Couve de bruxelas- à vontade
	Beterraba crua- à vontade	Brócolis ao vapor- 4 colheres de sopa	Beterraba- à vontade
	Carne moída- 4 colheres de sopa	Filé de peixe assado- 1 unidade média	Tomate- à vontade
	Azeite de oliva- 1 colher de sobremesa	Azeite de oliva- 1 colher de sobremesa	Azeite de oliva- 1 colher de sobremesa
	Ameixa preta- 2 unidades	Morango- 10 unidades	Acerola- 10 unidades
22:00 Ceia	Chá de camomila- 1 xícara de chá	Maçã com canela- 1 unidade/1 colher de chá	Chá de erva-cidreira- 1 xícara de chá

Anexo 1. Curvas de percentil de índice de massa corporal de acordo com gênero e idade (Organização Mundial da Saúde, 2007)[68]

Meninas

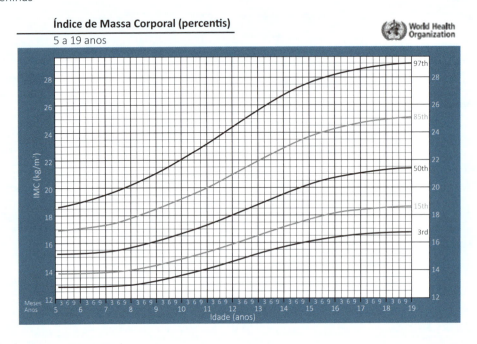

Meninos

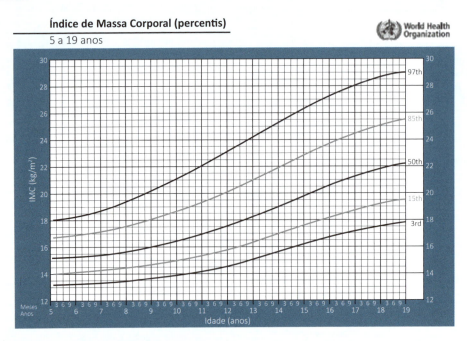

Anexo 2. Tabela de percentil de circunferência da cintura para crianças e adolescentes

	Brancos				Negros			
	Meninos		Meninas		Meninos		Meninas	
Idade	Percentil		Percentil		Percentil		Percentil	
(anos)	50	90	50	90	50	90	50	90
5	52	59	51	57	52	56	52	56
6	54	61	53	60	54	60	53	59
7	55	61	54	64	56	61	56	67
8	59	75	58	73	58	67	58	65
9	62	77	60	73	60	74	61	78
10	64	88	63	75	64	79	62	79
11	68	90	66	83	64	79	67	87
12	70	89	67	83	68	87	67	84
13	77	95	69	94	68	87	67	81
14	73	99	69	96	72	85	68	92
15	73	99	69	88	72	81	72	85
16	77	97	68	93	75	91	75	90
17	79	90	66	86	78	101	71	105

Fonte: Sociedade Brasileira de Pediatria, 2009[68].

SITES RECOMENDADOS

- Associação Brasileira para o Estudo da Obesidade e Síndrome Metabólica (ABESO) – http://www.abeso.org.br/
- Associação Internacional para o Estudo da Obesidade (IASO) – http://www.iaso.org/
- Federação da Sociedade Latino-Americana de Obesidade – http://www.flaso.net/
- Ministério da Saúde – http://portalsaude.saude.gov.br/portalsaude/
- Organização Mundial da Saúde (OMS) – http://www.who.int/countries/bra/es/
- Sociedade Brasileira de Cardiologia – http://www.cardiol.br/
- Sociedade Brasileira de Diabetes – http://www.diabetes.org.br/
- Sociedade Brasileira de Pediatria – http://www.sbp.com.br/

REFERÊNCIAS BIBLIOGRÁFICAS

1. Goulart AO, Tock L, Carnier J, Dâmaso A. In: Dâmaso A. Obesidade. 2ª ed. Rio de Janeiro: Guanabara Koogan; 2009.
2. World Health Organization (WHO). Mortality and burden of disease estimates for WHO Member States in 2004. Geneva; 2009.
3. Blair SN, Sallis RE, Hutber A, Archer E. Exercise therapy – the public health message. Scand J Med Sci Sports. 2012;22(4):24-8.
4. Luna-Luna M, Medina-Urrutia A, Vargas-Alarcón G, Coss-Rovirosa F, Vargas-Barrón J, Pérez-Méndez Ó. Adipose Tissue in Metabolic Syndrome: Onset and Progression of Atherosclerosis. Arch Med Res. 2015;46(5):392-407.
5. Lima Sanches P. Efeitos do tratamento interdisciplinar sobre a espessura da íntima-média carotídea e marcadores inflamatórias em adolescentes com obesidade associada a comorbidades [Tese]. São Paulo: Universidade Federal de São Paulo; 2012.
6. Lima Sanches P, Mello MT, Elias N, et al. Improvement in HOMA-IR is an independent predictor of reduced carotid intima-media thickness in obese adolescents participating in an interdisciplinary weight-loss program. Hypertens Res. 2011;34(2):232-8.
7. Masquio DC, Piano A, Sanches PL, et al. The effect of weight loss magnitude on pro/anti-inflammatory adipokines and carotid intima-media thickness in obese adolescents engaged in interdisciplinary weight-loss therapy. Clin Endocrinol (Oxf). 2013;79(1):55-64.
8. World Health Organization (WHO). Obesity and overweight. Fact sheet nº 311.Updated May 2012.Disponível em: <http://www.who.int/mediacentre/factsheets/fs311/en/>. Acessado em:nov. 2012.
9. Lima Sanches P, Tock L, Dâmaso A. Obesidade. In: Dâmaso A. Nutrição e Exercício na Prevenção de Doenças. 2ª ed. Rio de Janeiro: Guanabara Koogan; 2012.
10. Naves A, Paschoal V. Nutrição clínica funcional. Pensando por meio do sistema ATMS. In Paschoal V. Nutrição Clínica Funcional: dos princípios à prática clínica. 3ª ed. São Paulo: Valéria Paschoal Editora Ltda.; 2007.
11. Monteiro CA, Levy RB, Claro RM, Castro IR, Cannon G. Increasing consumption of ultra-processed foods and likely impact on human health: evidence from Brazil. Public Health Nutr. 2011;14(1):5-13.
12. Pesquisa de orçamentos familiares 2008-2009: análise do consumo alimentar pessoal no Brasil / IBGE, Coordenação de Trabalho e Rendimento.- Rio de Janeiro: IBGE; 2011.
13. Monteiro CA, Cannon G. The impact of transnational "big food" companies on the South: a view from Brazil. PLoS Med. 2012;9(7):e1001252.
14. Merghani A, Malhotra A, Sharma S. The U-shaped relationship between exercise and cardiac morbidity. Trends Cardiovasc Med. 2015. pii: S1050-738(15)00171-1.
15. Malta DC, Moura EC, Castro AM, et al. Padrão de atividade física em adultos brasileiros: resultados de um inquérito por entrevistas telefônicas, 2006. Epidemiologia e Serviços de Saúde. 2009;18(1):7-16.
16. World Health Organization. The world health report 2002: reducing risks, promoting healthy life. Geneva: WHO; 2002.
17. Martinz A, Inoue D, Dâmaso A. Controle neuroendócrino do balanço energético. In: Dâmaso. Obesidade. 2ª ed. Rio de Janeiro: Guanabara Koogan; 2009.
18. Masquio DCL, Piano A, Dâmaso AR. Influencia do aleitamento materno na obesidade e fatores de risco cardiovascular. Revista Eletrônica Acervo Saúde. 2014;6:598-616.
19. Naves A, Paschoal V. Regulação funcional da obesidade. Con Scietide. 2007:6(1):189-199.
20. Cataneo C, Carvalho AMP, Galindo EMC. Obesidade e Aspectos Psicológicos: Maturidade Emocional, Auto-Conceito, Locus de Controle e Ansiedade. Psicologia: Reflexão e Crítica. 2005;18(1):39-46.

21. Silva CP, Bittar CML. Fatores ambientais e psicológicos que influenciam na obesidade infantil. Revista Saúde e Pesquisa. 2012;5(1):197-207.
22. Zimberg I, Crispim CA, Padilha HG, Antunes HKM, Tufik S, Mello MT. A influencia do sono na obesidade. In: Dâmaso. Obesidade. 2ª ed. Rio de Janeiro: Guanabara Koogan; 2009.
23. Corgosinho FC, Dâmaso A, Piano A, et al. Short sleep time increases lipid intake in obese adolescents. Sleep Science. 2013;6:26-31.
24. Waalen J. The genetics of human obesity. Transl Res. 2014;164(4):293-301.
25. Rankinen T, Zuberi A, Chagnon YC, et al. The human obesity gene map: the 2005 update. Obesity (Silver Spring). 2006;14(4):529-644.
26. Marques-Lopes I, Marti A, Moreno-Aliaga MJ, Martinez A. Aspectos genéticos da obesidade. Rev Nutr. 2004;17(3):327-338.
27. Lima JM, Serafim PVP, Silva IDCG, Forones NM. Estudo do polimorfismo genético no gene p53 (códon 72) em câncer colorretal. Arq Gastroenterol. 2006;43(1):8-13.
28. Coutinho W. Etiologia da obesidade. Abeso. Disponível em: <http://www.abeso.org.br/uploads/downloads/18/552fea46a6bb6.pdf>. Acessado em: 14 de fevereiro de 2017.
29. Cecil J, Dalton M, Finlayson G, Blundell J, Htherington M, Palmer C. Obesity and eating behaviour in children and adolescents: contribution of common gene polymorphisms. Int Rev Psychiatry.2012;24(3):200-10.
30. Davis JN, Koleilat M, Shearrer GE, Whaley SE. Association of infant feeding and dietary intake on obesity prevalence in low-income toddlers. Obesity (Silver Spring). 2014;22(4):1103-11.
31. Mayer-Davis EJ, Rifas-Shiman SL, Zhou L, Hu FB, Colditz GA, Gillman MW. Breast-feeding and risk for childhood obesity: does maternal diabetes or obesity status matter? Diabetes Care. 2006;29(10):2231-7.
32. Tantracheewathorn S. Growth of breast-fed and formula-fed infants compared with national growth references of Thai children. J Med Assoc Thai. 2005,88(2):168-175.
33. Mandić Z, Piriĉki AP, Kenjerić D, Haniĉar B, Tanasić I. Breast vs. bottle: differences in the growth of Croatian infants. Matern Child Nutr. 2011;7(4):389-396.
34. Pearce J, Taylor MA, Langley-Evans SC. Timing of the introduction of complementary feeding and risk of childhood obesity: a systematic review. Int J Obes (Lond). 2013;37(10):1295-1306.
35. Masquio DCL. A influência da massa corporal ao nascer e aleitamento materno exclusivo sobre a composição corporal, síndrome metabólica, perfil metabólico e inflamatório em adolescentes obesos [Dissertação]. Santos: Universidade Federal de São Paulo; 2012.
36. Moraes ACF, Silva IT, Almeida-Pititto B, Ferreira SRG. Microbiota intestinal e risco cardiometabólico: mecanismos e modulação dietética. Arq Bras Endocrinol Metab. 2014;58:317-327.
37. Turnbaugh PJ, Hamady M, Yatsunenko T, Cantarel BL, Duncan A, Ley RE. A core gut microbiome in obese and lean twins. Nature. 2009;457(7228):480e4.
38. Luoto R, Collado MC, Salminen S, Isolauri E. Reshaping the gut microbiota at an early age: functional impact on obesity risk? Ann Nutr Metab. 2013;63(2):17-26.
39. Paredes S, Ribeiro L. Cortisol: the villain in metabolic syndrome? Rev Assoc Med Bras. 2014;60(1):84-92.
40. Wolfe MM, Boylan MO. Obesity and the gastrointestinal tract: you are what you eat. J Clin Gastroenterol. 2014;48(10):817-22.
41. Lordelo RA, Mancini MC, Cercato C, Halpern A. Eixos hormonais na obesidade: causa ou efeito? Arq Bras Endocrinol Metab. 2007;51(1):34-41.
42. Santini F, Marzullo P, Rotondi M, et al. Mechanisms in endocrinology: the crosstalk between thyroid gland and adipose tissue: signal integration in health and disease. Eur J Endocrinol. 2014;171(4):R137-52.
43. Ignacio DL, Frankenfeld TGP, Fortunato RS, Vaisman M, Werneck-de-Castro JPS, Carvalho DP. Regulação da massa corpórea pelo estrogênio e pela atividade física. Arq Bras Endocrinol Metab. 2009;53(3):310-317.
44. World Health Organization (WHO). Obesity and Overweitgh. Fact sheet N° 311. Geneva, 2015. Disponível em: <http://www.who.int/mediacentre/factsheets/fs311/en/>. Acessado em: ago. 2015.
45. Piya MK, McTernan PG, Kumar S. Adipokine inflammation and insulin resistance: the role of glucose, lipids and endotoxin. J Endocrinol. 2013;216(1):T1-T15.
46. Xavier HT, Izar MC, Faria Neto JR, et al. V Diretriz Brasileira de Dislipidemias e Prevenção da Aterosclerose. Arquivos Brasileiros de Cardiologia. 2015;101(4):1-20.
47. Ribeiro-Filho FF, Faria AN, Azjen S, Zanella MT, Ferreira SR. Methods of estimation of visceral fat: advantages of ultrasonography. Obes Res. 2003;11(12):1488-94.
48. Kelishadi R, Mirmoghtadaee P, Najafi H, Keikha M. Systematic review on the association of abdominal obesity in children and adolescents with cardio-metabolic risk factors. J Res Med Sci. 2015;20(3):294-307.

49. Kaur J. A comprehensive review on metabolic syndrome. Cardiol Res Pract. 2014;2014:943162.
50. Schäfer K, Konstantinides SV. Update on the cardiovascular risk in obesity: endocrine and paracrine role of the adipose tissue. Hellenic J Cardiol. 2011;52(4):327-36.
51. Instituto Brasileiro de Geografia e Estatística. POF 2008-2009 - Antropometria e estado nutricional de crianças, adolescentes e adultos no Brasil. 2010. Disponível em: <http://www.ibge.gov.br/home/presidencia/noticias/noticia_visualiza.php?id_noticia=1699&id_pagina=1>. Acessado em: fev. 2012.
52. Zalesin KC, Franklin BA, Miller WM, Peterson ED, McCullough PA. Impact of obesity on cardiovascular disease. Med Clin North Am. 2011;95(5):919-37.
53. Dâmaso AR, Prado WL, Piano A, et al. Relationship between nonalcoholic fatty liver disease prevalence and visceral fat in obese adolescents.Dig Liver Dis. 2008;40(2):132-9.
54. Masquio DC, Ganen Ade P, Campos RM, et al. Cut-off values of waist circumference to predict metabolic syndrome in obese adolescents. Nutr Hosp. 2015;31(4):1540-50.
55. Melo ME. Associação Brasileira para o Estudo da Obesidade e da Síndrome Metabólica (ABESO). Doenças Desencadeadas ou Agravadas pela Obesidade. Disponível em: <http://www.abeso.org.br/pdf/Artigo%20-%20Obesidade%20e%20Doencas%20associadas%20maio%202011.pdf>. Acessado em: 14 de fevereiro de 2017.
56. Masquio DC, Piano A, Campos RM, et al. The role of multicomponent therapy in the metabolic syndrome, inflammation and cardiovascular risk in obese adolescents. Br J Nutr. 2015;113(12):1920-30.
57. Aydin M, Bulur S, Alemdar R, et al.; Melen Investigators. The impact of metabolic syndrome on carotid intima media thickness. Eur Rev Med Pharmacol Sci. 2013;17(17):2295-301.
58. Tie HT, Shi R, Li ZH, Zhang M, Zhang C, Wu QC. Risk of major adverse cardiovascular events in patients with metabolic syndrome after revascularization: A meta-analysis of eighteen cohorts with 18,457 patients. Metabolism. 2015.pii: S0026-0495(15)00180-8.
59. Sanches PL, Nacarato GAF, Xavier AF, Dâmaso AR. Obesidade e doença arterio-coronariana. In: Dâmaso A. Obesidade. 2ª ed. Rio de Janeiro: Guanabara Koogan; 2009.
60. Steyers CM 3rd, Miller FJ Jr. Endothelial dysfunction in chronic inflammatory diseases. Int J Mol Sci. 2014;15(7):11324-49.
61. Gottlieb MGV, Bonardi G, Moriguchi EH. Fisiopatologia e aspectos inflamatórios da aterosclerose. Sciencia Medica. 2005;15:203-207.
62. Jia G, Aroor AR, Martinez-Lemus LA, Sowers JR. Overnutrition, mTOR signaling, and cardiovascular diseases. Am J Physiol Regul Integr Comp Physiol. 2014;307(10):R1198-206.
63. Lohman TG, Roche AF, Martorrel R. Anthropometric Standardization Reference Manual. Illinois: Human Kinetic Books; 1991.
64. World Health Organization (WHO). Physical status: the use and interpretation of anthropometry. Geneva; 1995.
65. Política Nacional de Alimentação e Nutrição (PNAN). Sistema de Vigilância Alimentar e Nutricional (SISVAN). Curvas de Crescimento da Organização Mundial da Saúde (OMS). Disponível em: <http://nutricao.saude.gov.br/sisvan.php?conteudo=curvas_cresc_oms>. Acessado em: out. 2012.
66. Sociedade Brasileira de Pediatria. Departamento de Nutrologia. Avaliação Nutricional da Criança e do Adolescente. Manual de Orientação. 2009. Disponível em: <http://www.sbp.com.br/pdfs/MANUAL-AVAL-NUTR2009.pdf>. Acessado em: out. 2012.
67. International Diabetes Federation (IDF).The IDF consensus worldwide definition of the metabolic syndrome. Belgium. 2006;1-16.
68. Ben-Noun L, Sohar E, Laor A. Neck circumference as a simple screening measure for identifying overweight and obese patients. Obes Res. 2001;9(8):470-7.
69. Hatipoglu N, Mazicioglu MM, Kurtoglu S, Kendirci M. Neck circumference: an additional tool of screening overweight and obesity in childhood. Eur J Pediatr. 2010;169:733-9.
70. Leme IA, Penaforte FRO, Rosa FT, Marchini JS. Avaliação da composição corporal por bioimpedância elétrica. In: Tirapegui J, Ribeiro SML. Avaliação Nutricional- Teoria e Prática. 1ª ed. Rio de Janeiro: Guanabara Koogan; 2009.
71. Fields DA, Higgins PB, Radley D. Air-displacement plethysmography: here to stay. Curr Opin Clin Nutr Metab Care. 2005;8(6):624-9.
72. Campos RM, Lazaretti-Castro M, Mello MT, et al. Influence of visceral and subcutaneous fat in bone mineral density of obese adolescents. Arq Bras Endocrinol Metabol. 2012;56(1):12-8.
73. Houtkooper LB. Assessment of body composition in youths and relationship to sports. Int J Sports Nutr.1996;6(2):46-64.
74. Dâmaso AR, Prado WL, Piano A, et al. Relationship between nonalcoholic fatty liver disease prevalence and visceral fat in obese adolescents. Dig Liver Dis.2008;40(2):132-9.

75. Fisberg RM, Martini LA, Slater B. Métodos de inquéritos alimentares. In: Fisberg RM, Slater B, Marchioni DML, Martini LA. Inquéritos Alimentares: Métodos e bases científicas. 1ª ed. Barueri: Manole; 2007.
76. Piano A, Tock L, Carnier J, et al. The role of nutritional profile in the orexigenic neuropeptide secretion in nonalcoholic fatty liver disease obese adolescents. Eur J Gastroenterol Hepatol. 2010;22(5):557-63.
77. Campos RM, Piano A, Silva PL, et al. The role of pro/anti-inflammatory adipokines on bone metabolism in NAFLD obese adolescents: effects of long-term interdisciplinary therapy. Endocrine. 2012;42(1):146-56.
78. Carnier J, Sanches PL, Silva PL, et al. Obese adolescents with eating disorders: analysis of metabolic and inflammatory states. Physiol Behav. 2012;105(2):175-180.
79. Dâmaso AR, Piano A, Campos RM, et al. Multidisciplinary approach to the treatment of obese adolescents: effects on cardiovascular risk factors, inflammatory profile, and neuroendocrine regulation of energy balance. Int J Endocrinol. 2013;54:10-32.
80. Carvalho-Ferreira JP, Masquio DC, Silveira Campos RM, et al. Is there a role for leptin in the reduction of depression symptoms during weight loss therapy in obese adolescent girls and boys? Peptides. 2015;65:20-8.
81. Dâmaso A, Piano A, Tock L, Tufik S, Mello M. Terapia interdisciplinar para o tratamento da obesidade (GEO/CEPE/UNIFESP). In: Dâmaso A. Obesidade. 2ª ed. Rio de Janeiro: Guanabara Koogan; 2009.
82. Carvalho-Ferreira J, Dâmaso A, Moraes A. Coaching em obesidade. São Paulo: Weight Science Ltda.; 2014.
83. Donelly JE, Blair SN, Jackicic JM. American College of Sports Medicine. ACSM position stand. Appropriate physical activity intervention strategies for weight loss and prevention of weight regain in adults. Med Sci Sports Exerc. 2009;41:459-71.
84. Lopes AD, Silva A, Mello MT, Campos RMS, Queiroz SS, Tufik S. Impacto da obesidade no sistema músculo-esquelético. In: Dâmaso A. Obesidade. 2ª ed. Rio de Janeiro: Guanabara Koogan; 2009.
85. Dâmaso A, Masquio DCL, Campos RMS. Obesidade: guia prático para profissionais da saúde. São Paulo: Weight Science Ltda.; 2014.
86. Brasil. Ministério da Saúde. Secretaria de Atenção à Saúde. Departamento de Atenção Básica. Guia alimentar para a população brasileira/Ministério da Saúde, Secretaria de Atenção à Saúde, Departamento de Atenção Básica. – 2. ed. Brasília: Ministério da Saúde; 2014.
87. Philippi ST, Latterza AR, Cruz ATR, Ribeiro LC. Adapted food pyramid: guide to food choices. Braz J Nutr. 1999;12:65-80.
88. Gurnani M, Birken C, Hamilton J. Childhood Obesity: Causes, Consequences, and Management. Pediatr Clin North Am. 2015;62(4):821-40.
89. Caprio S, Daniels SR, Drewnowski A, et al. Influence of race, ethnicity, and culture on childhood obesity: implications for prevention and treatment. Obesity. 2008;16(12):2566-77.
90. Skelton JA, Irby MB, Beech BM, Rhodes SD. Attrition and family participation in obesity treatment programs: clinicians' perceptions. Acad Pediatr. 2012;12(5):420-8.
91. Baygi F, Dorosty AR, Kelishadi R, et al. Determinants of childhood obesity in representative sample of children in north East of iran. Cholesterol. 2012;2012:875163.
92. Keane E, Layte R, Harrington J, Kearney PM, Perry IJ. Measured parental weight status and familial socio-economic status correlates with childhood overweight and obesity at age 9. PLoS One. 2012;7(8):e43503.
93. de Jong E, Stocks T, Visscher TL, Hirasing RA, Seidell JC, Renders CM. Association between sleep duration and overweight: the importance of parenting. Int J Obes (Lond). 2012;36(10):1278-84.
94. Mozaffarian D, Ludwig DS. The 2015 US Dietary Guidelines: Lifting the Ban on Total Dietary Fat. JAMA. 2015;313(24):2421-2.
95. Jääskeläinen A, Schwab U, Kolehmainen M, Pirkola J, Järvelin MR, Laitinen J. Associations of meal frequency and breakfast with obesity and metabolic syndrome traits in adolescents of Northern Finland Birth Cohort 1986. Nutr Metab Cardiovasc Dis. 2013;23(10):1002-9.
96. Farshchi HR, Taylor MA, Macdonald IA. Decreased thermic effect of food after an irregular compared with a regular meal pattern in healthy lean women. Internat Jour Obes. 2004;28:653-60.
97. Smeets AJ, Westerterp-Plantenga MS. Acute effects on metabolism and appetite profile of one meal difference in the lower range of meal frequency. Br J Nutr. 2008;99(6):1316-21.
98. Ekmekcioglu C, Touitou Y. Chronobiological aspects of food intake and metabolism and their relevance on energy balance and weight regulation. Obes Rev. 2011;12(1):14-25.
99. Apolinário RMC, Moraes RB, Motta AB. Mastigação e Dietas Alimentares para Redução. Rev CEFAC. 2008;10(2):191-9.
100. Martin CK, Anton SD, Walden H, Arnett C, Greenway FL, Williamson DA. Slower eating rate reduces the food intake of men, but not women: implications for behavioral weight control. Behav Res Ther. 2007;45(10):2349-59.

101. Andrade AM, Greene GW, Melanson KJ. Eating slowly led decreases in energy intake within meals in healthy women. J Am Diet Assoc. 2008;108(7):1186-91.
102. Zijlstra N, Bukman AJ, Mars M, Stafleu A, Ruijschop RM, Graaf C. Eating behaviour and retro-nasal aroma release in normal-weight and overweight adults: a pilot study. Br J Nutr 2011;106(2):297-306.
103. Frecka JM, Hollis JH, Mattes RD. Effects of appetite, BMI, food form and flavor on mastication: almonds as a test food. Eur J Clin Nutr. 2008;62(10):1231-8.
104. Sakata T, Yoshimatsu H, Masaki T, Tsuda K. Anti-obesity actions of mastication driven by histamine neurons in rats. Exp Biol Med (Maywood). 2003;228(10):1106-10.
105. Newby PK, Maras J, Bakun P, Muller D, Ferrucci L, Tucker KL. Intake of wholegrains, refined grains, and cereal fiber measured with 7-d diet records and associations with risk factors for chronic disease. Am J Clin Nutr. 2007;86:1745-53.
106. Van de Vijver LP, van den Bosch LM, van den Brandt PA, Goldbohm RA. Whole-grain consumption, dietary fibre intake and body mass index in the Netherlands cohort study. Eur J Clin Nutr. 2009;63(1):31-8.
107. Thomas DE, Elliott EJ, Baur L. Low glycaemic index or low glycaemic load diets for overweight and obesity. Cochrane Database Syst Rev. 2007;18(3):CD005105.
108. Niwano Y, Adachi T, Kashimura J, et al. Is glycemic index of food a feasible predictor of appetite, hunger, and satiety? J Nutr Sci Vitaminol (Tokyo). 2009;55(3):201-7.
109. Dal Molin Netto B, Landi Masquio DC, Silveira Campos RM, et al. The high glycemic index diet was an independent predictor to explain changes in agouti-related protein in obese adolescents. Nutr Hosp. 2014;29(2):305-14.
110. Brand-Miller JC, Foster-Powell K, Colagiuri S. A nova revolução da glicose: a solução para a saúde ideal. Rio de Janeiro: Elsevier; 2003.
111. Foster-Powell K, Holt SH, Brand-Miller JC. International table of glycemic index and glycemic load values. Am J Clin Nutr. 2002;76(1):5-56
112. Mirmiran P, Bahadoran Z, Azizi F. Functional foods-based diet as a novel dietary approach for management of type 2 diabetes and its complications: Areview. World J Diabetes. 2014;5(3):267-81.
113. Boutagy NE, McMillan RP, Frisard MI, Hulver MW. Metabolic endotoxemia with obesity: Is it real and is it relevant? Biochimie. 2015. pii: S0300-9084(15)00199-6 .
114. Carvalho BM, Saad MJ. Influence of gut microbiota on subclinical inflammation and insulin resistance. Mediators Inflamm. 2013:986734.
115. Power SE, O'Toole PW, Stanton C, Ross RP, Fitzgerald GF. Intestinal microbiota, diet and health. Br J Nutr. 2014;111(3):387-402.
116. Khani S, Hosseini HM, Taheri M, Nourani MR, Imani Fooladi AA. Probiotics as an alternative strategy for prevention and treatment of human diseases: a review. Inflamm Allergy Drug Targets. 2012;11(2):79-89.
117. Sanchez M, Panahi S, Tremblay A. Childhood obesity: a role for gut microbiota? Int J Environ Res Public Health. 2014;12(1):162-75.
118. Kelishadi R, Farajian S, Safavi M, Mirlohi M, Hashemipour M. A randomized triple-masked controlled trial on the effects of synbiotics on inflammation markers in overweight children. J Pediatr (Rio J). 2014;90(2):161-8.
119. Alisi A, Bedogni G, Baviera G, et al. Randomised clinical trial: The beneficial effects of VSL#3 in obese children with non-alcoholic steatohepatitis. Aliment Pharmacol Ther. 2014;39(11):1276-85.
120. Kadooka Y, Sato M, Imaizumi K, et al. Regulation of abdominal adiposity by probiotics (Lactobacillus gasseri SBT2055) in adults with obese tendencies in a randomized controlled trial. Eur J Clin Nutr. 2010;64(6):636-43.
121. Omar JM, Chana Y-M, Jones ML, Prakash S, Jonesa PJH. Lactobacillus fermentum and Lactobacillus amylovorus as probiotics alter body adiposity and gut microflora in healthy persons. J Func Foods. 2013;5:116-23.
122. Sharafedtinov KK, Plotnikova OA, Alexeeva RI, Sentsova TB, Songisepp E, Stsepetova J, et al. Hypocaloric diet supplemented with probiotic cheese improves body mass index and blood pressure indices of obese hypertensive patients – a randomized double-blind placebo-controlled pilot study. Nutr J. 2013;12:138.
123. Sanchez M, Darimont C, Drapeau V, et al. Effect of Lactobacillus rhamnosus CGMCC1.3724 supplementation on weight loss and maintenance in obese men and women. Br J Nutr. 2014;111(8):1507-19.
124. Fändriks L. Roles of the gut in the metabolic syndrome: an overview. J Intern Med. 2016;2017; 281(4): 319-336.
125. Dietary reference intake: applications in dietary assessment. Institute of Medicine (IOM).Washington, DC: National Academy Press; 2000.
126. American College of Sports Medicine (ACSM'S). Clinical Applications: Considerations in Body Mass Assessment: Setting Realistic Weight Goals for Overweight Clients. ACSM'S Health & Fitness Journal. 2007;11(4):29-32.
127. Melby C, Hickey M. Balanço energético e regulação da massa corporal. Gatorade Sports Science Institute. 2006;48:1-6.

128. Keskin M, Kurtoglu S, Kendirci M, Atabek ME, Yazici C. Homeostasis model assessment is more reliable than the fasting glucose/insulin ratio and quantitative insulin sensitivity check index for assessing insulin resistance among obese children and adolescents. Pediatrics. 2005;115(4):e500-3.
129. Sociedade Brasileira de Cardiologia. Departamento de Aterosclerose. I Diretriz de Prevenção da Aterosclerose na Infância e na Adolescência. Arq Bras Cardiol. [online]. 2005;85(6):3-36. Disponível em: <http://www.scielo.br/scielo.php?script=sci_arttext&pid=S0066-782X2005002500001&lng=en&nrm=iso>. Acessado em: ago. 2015.
130. Piano A, Tock L, Dâmaso A. Obesidade e Esteatose Hepática Não Alcoólica. In: Dâmaso A. Obesidade. 2ª ed. Rio de Janeiro: Guanabara Koogan; 2009.
131. Parvaresh Rizi E, Baig S, Shabeer M, et al. Meal rich in carbohydrate, but not protein or fat, reveals adverse immunometabolic responses associated with obesity. Nutr J. 2016;15(1):100.
132. Shojaei Zarghani S, Soraya H, Alizadeh M. Eur J Nutr (2016). doi:10.1007/s00394-016-1360-4.

Implicações da Atividade Física e Reabilitação Cardiovascular

RICARDO VIVACQUA CARDOSO COSTA • JOSÉ ANTÔNIO CALDAS TEIXEIRA

INTRODUÇÃO

Com o progresso tecnológico, o ser humano passou a exibir uma atitude sedentária, resultando na diminuição da capacidade cardiopulmonar e da massa muscular, fatores que colaboram na predisposição às doenças cardiovasculares e no agravamento das mesmas. Some-se a isso a facilidade com que passou a ter acesso a alimentos de má qualidade nutritiva e alto valor calórico. Com o crescente aumento da expectativa de vida, tornou-se imperativo que possamos todos alcançar uma idade avançada com o maior grau de independência possível. E isto depende, diretamente, da nossa capacidade física.

A atividade física (AF) pode ser definida como qualquer movimento corporal que leve a contração muscular e promova gasto energético acima do basal[1]. Movimento corporal pode ser dividido em duas categorias de AF, são elas:

- AF basal – refere-se à AF de leve intensidade como as atividades da vida diária (AVD) tais como ficar de pé, andar em velocidade normal, carregar pequenos pesos, etc. É claro que pode envolver momentos de curtos episódios de AF mais vigorosa, como subir pequenos lances de escadas;
- AF para aptidão física – quando adicionadas às AF basais, acarretam efeitos benéficos para prevenção de doenças e promoção da saúde.

Já exercício físico (EF) envolve uma AF que seja realizada de modo programado, repetitivo e estruturado, com objetivo de melhorar uma das nossas valências ou capacidades físicas[1].

O foco principal para se atingir metas relacionadas à promoção de saúde com a prescrição de AF e/ou EF para indivíduos aparentemente saudáveis são aqueles programas de EF que aprimorem valências físicas tais como: aptidão cardiorrespiratória, força, flexibilidade e que, junto, em geral, com uma orientação alimentar, otimizem a composição corporal[1-5].

BASES FISIOLÓGICAS DOS BENEFÍCIOS DA AF COM DESTAQUE AOS DIABÉTICOS, CORONARIOPATAS E OBESOS

A reabilitação cardiovascular consta de um programa de AF coordenadas, ou seja EF, citados em diretrizes e consensos em todo o mundo[1-5], comprovando ter efeitos benéficos sobre o sistema cardiovascular e na saúde como um todo. Estes mesmos estudos comprovaram que os exercícios físicos são tão importantes quanto os modernos medicamentos, dispositivos e procedimentos cirúrgicos no tratamento e controle de todas as doenças, cardíacas ou não, evitando a morte prematura e, sobretudo, melhorando muito a qualidade de vida[1-5]. Assim, nos cardiopatas ou nos portadores de hipertensão arterial sistêmica, diabetes *mellitus*, dislipidemias, obesidade, doenças pulmonares, osteoporose, dentre outras, o exercício físico promove uma grande melhora às custas de maior tolerância ao esforço, aumento da massa muscular, da flexibilidade e do equilíbrio corporal[1-5].

Com o objetivo de facilitar mudanças comportamentais em termos populacionais, as organizações americanas, como *American Medical Society for Sports Medicine*[6], *American Heart Association*[7], *American College of Sport Medicine*[3] e o consenso *Physical Activity Guidelines for Americans*[1], assim como as nacionais, representadas pela Sociedade Brasileira de Cardiologia (SBC)[8] e a Sociedade Brasileira de Medicina Esportiva (SBME)[9]; todas recomendam o acúmulo de pelo menos 30 minutos de atividade aeróbia de leve a moderada intensidade, geralmente representada pela caminhada, na maioria, de preferência em todos os dias da semana. Os 30 minutos poderiam ser realizados de modo contínuo ou intercalados. Esta seria a primeira meta populacional a ser atingida, com o objetivo da prevenção primária de doenças cardiovasculares através da prática regular de atividade física[1,3-5,7].

Tal recomendação foi reforçada em 1996 pelo relatório do órgão americano *Surgeon General*[6] e no ano de 2008 pelo *Physical Activity Guidelines for Americans*[1]. Apesar de reconhecer que ocorram benefícios para saúde com atividade física de intensidade regular, sabe-se atualmente que maiores benefícios podem ser obtidos com exercícios de maior duração e/ou intensidade.

O Quadro 6.1[1] mostra os principais achados das pesquisas em relação aos benefícios relacionados à saúde. Podemos dividir as evidências que demonstram que a AF regular desencadeia benefícios para saúde em forte e moderada, conforme relacionado a seguir.

Já os benefícios diretamente relacionados ao sistema cardiopulmonar são numerados no Quadro 6.2[3].

MODALIDADES DE TREINAMENTO

A prescrição de exercícios é delineada para melhorar a aptidão física, promover a saúde e reduzir os fatores de risco (FR) para as doenças crônicas degenerativas, especialmente as doenças cardiovasculares (DCV), além de garantir uma participação segura. Com base nos interesses individuais, nas necessidades em relação aos seus problemas de saúde e seu *status* clínico, as propostas de prescrição podem ser diferentes.

O treinamento deve ser focado no tipo, na intensidade, duração e frequência das sessões. Para o treinamento aeróbico, cada sessão inclui um período de aquecimento de 5 a 10 minutos, um período de atividade de 20 a 45 minutos e um desaquecimento por cerca de 5 minutos. Sugerem-se três sessões por semana. Em média, uma significativa melhora da condição funcional é obtida após 20 sessões. Em indivíduos sedentários ou portadores de insuficiência cardíaca, um número maior de sessões torna-se necessário para obter uma adequada condição funcional. As sessões devem ser supervisionadas por médico e profissionais especializados. Monitoração eletrocardiográfica é recomendada no início e verificação da pressão arterial antes e após cada sessão. Nos portadores de pneumopatia é recomendado controle da saturação periférica de

Quadro 6.1 – Benefícios para Saúde Relacionados à Atividade Física Regular

Crianças e adolescentes

Fortes evidências
- Melhora da aptidão cardiorrespiratória e muscular
- Melhora da saúde óssea
- Melhora dos marcadores biológicos de saúde cardiovascular e metabólica
- Mudanças favoráveis na composição corporal

Moderadas evidências
- Redução dos sintomas de depressão

Adultos e idosos

Fortes evidências
- Menor risco de morte prematura
- Menor risco de doença aterosclerótica coronariana
- Menor risco de AVE
- Menor risco de hipertensão arterial sistêmica
- Menor risco de perfil lipídico adverso
- Menor risco de diabetes tipo 2
- Menor risco de síndrome metabólica
- Menor risco de câncer de cólon
- Menor risco de câncer de mama
- Prevenção de ganho de peso
- Facilita na redução do peso corporal, em especial associado a redução na ingesta calórica
- Melhora na aptidão cardiorrespiratória e muscular
- Previne as quedas
- Redução da depressão
- Melhora a função cognitiva (em idosos)

Moderada a forte evidência
- Melhora a saúde funcional (para idosos)
- Redução da obesidade abdominal

Moderada evidência
- Menor risco de fratura de quadril
- Menor risco de câncer de pulmão
- Menor risco de câncer de endométrio
- Manutenção do peso após programas de redução do peso corporal
- Aumento da densidade óssea
- Melhora na qualidade do sono

Fonte: PAGA, 2008[1].

oxigênio. Exercícios resistidos para membros superiores e inferiores, com carga e repetições individualizadas, são recomendados a todos.

Sugere-se acompanhamento nutricional.

Os componentes essenciais de uma prescrição de exercício sistematizada e individualizada devem incluir as variáveis que podem ser resumidas pela sigla FITT, ou seja: a Frequência semanal, a Intensidade, o Tipo ou modo de atividade e o Tempo ou duração desta, além de, é claro, a Progressão de cada uma das variáveis até atingir suas metas. Estas cinco variáveis se aplicam

Quadro 6.2 – Benefícios da atividade física e/ou exercícios regulares relacionados à melhora na função cardiovascular e respiratória

- Aumento no VO_2 pico devido a adaptações centrais e periféricas
- Menor ventilação-minuto para uma dada carga absoluta submáxima
- Menor consumo miocárdico de oxigênio para uma dada carga absoluta submáxima
- Menor frequência cardíaca e pressão arterial para uma dada carga absoluta submáxima
- Maior densidade capilar nos músculos esqueléticos
- Aumento do limiar de início dos sinais e sintomas da angina

Redução dos fatores de risco para as doenças cardiovasculares

- Redução da PA sistólica e diastólica de repouso
- Eleva o HDL e reduz os triglicerídeos
- Reduz a gordura corporal total e intra-abdominal
- Reduz a intolerância à glicose e a necessidade de insulina
- Reduz a adesividade e agregação plaquetária
- Reduz a disfunção endotelial

Redução da morbidade e mortalidade

Na prevenção primária

- Maiores níveis de AF e aptidão física estão relacionados com menores taxas de DAC
- Maiores níveis de AF e aptidão física estão associados a menores taxas combinadas de DCV, DAC, AVE, diabetes tipo II, fraturas osteoporóticas, câncer de cólon e mama e litíase biliar

Na prevenção secundária

- Metanálises apontam que as mortalidades por qualquer causa e por DCV estão reduzidas em pacientes no pós-infarto que participam de programas de reabilitação cardíaca, em especial naqueles multi-intervencionais
- Ensaios clínicos randomizados em reabilitação cardíaca com exercício físico no pós-infarto não dão suporte a uma redução de reinfarto não fatal

Outros benefícios

- Redução dos marcadores pró-inflamatórios
- Ativação de células-tronco
- Redução da ansiedade e depressão
- Melhora da sensação de bem-estar
- Melhora e independência para AVD e atividades laborativas

Fonte: ACSM 2014[3].

na programação de uma prescrição para qualquer idade e nível de aptidão, assim como *status* de saúde[3-5].

Uma boa orientação para esta prescrição deve ser individualizada a partir de uma avaliação objetiva das respostas deste indivíduo perante o exercício. Isto é obtido através da observação de como responde sua FC, PA, sua percepção de esforço (PE) pela escala de Borg, suas respostas eletrocardiográficas, quando indicado, e a medida direta ou estimada do seu VO_2 pico, obtidos por um teste ergométrico (TE). Este TE pode variar desde um TE máximo sintoma limitante (TESL) ou um teste de esforço cardiopulmonar (TECP) com a análise dos gases espirados, medida direta do VO_2 pico e detecção dos limiares ventilatórios[3-5]. Estes exames nos indicarão possíveis fatores limitantes na intensidade de esforço, tais como: limiar isquêmico clínico ou eletrocardiográfico, resposta hipertensiva e/ou hipotensão intraesforço e grau de arritmias induzidas pelo esforço.

A prescrição deve sempre levar em conta o *status* de saúde atual do indivíduo, uso de remédios, perfil de risco cardiovascular, características da personalidade, metas pessoais e preferências individuais quanto ao tipo de atividade[3-5,10]. As respostas fisiológicas e de sensação de desgaste a um esforço variam muito entre os indivíduos e entre os diferentes tipos de exercícios. Há necessidade de reajustes constantes da intensidade e da duração, assim como da monitoração da FC, PA, PE e do ECG, de modo a garantir uma participação e estímulo adaptativo seguro e efetivo[3].

Um objetivo importante de um programa de reabilitação é trazer mudanças comportamentais em relação à promoção e manutenção da saúde, com redução dos FR para as DCV e hábitos de AF para toda a vida.

COMPONENTE DE UMA SESSÃO DE TREINO

O formato básico de uma sessão de exercícios engloba uma fase de aquecimento, com duração aproximada de 5-10 minutos, a fase da sessão propriamente dita ou de estímulo, sendo aí incluídos os exercícios aeróbios, de força e flexibilidade, durando em média 40 a 60 minutos, e depois a fase final de desaquecimento ou "volta à calma". Cada componente da fase de estímulo deve ser orientado em relação às variáveis FITT já citadas[3-5].

Os exercícios de flexibilidade podem ser colocados tanto na fase de aquecimento quanto no final. Os treinamentos aeróbio, de flexibilidade e da força são componentes obrigatórios de um programa integral de exercícios para aptidão física geral e também dos programas de reabilitação cardíaca[3-5]. Mais recentemente, vêm-se incluindo nas fases mais tardias e na dependência do seu *status* clínico, os chamados exercícios funcionais. Estes se caracterizam por ter exigência de outras valências físicas, tais como coordenação, equilíbrio e mesmo a agilidade, velocidade e potência muscular, além de trazer uma maior transferência para as necessidades do cotidiano. É claro que tudo isto adaptado à sua classe funcional e após uma fase inicial de adaptação. Outra modalidade específica de treinamento em estudo, também a ser inserida para os portadores de IC, seria o treinamento da musculatura respiratória, que traz ganhos funcionais mesmo quando aplicado de forma isolada[11].

Fases de uma sessão

Fase de aquecimento (FA)

Embora atualmente seja muito discutida sua real necessidade em termos de prevenção de lesões, a FA ainda tem seu lugar. Justifica-se por facilitar a transição do repouso para maiores intensidades, aumentar o fluxo de sangue para os sítios que serão mais exigidos, em especial os músculos, elevar a temperatura corporal, facilitando a curva de dissociação da oxiemoglobina, aumentar o metabolismo basal e recrutar o sistema cardiovascular, elevando e distribuindo o débito cardíaco, preparando este sistema para intensidades maiores. Lembramos que muitos pacientes apresentam uma cinética de oxigênio retardada.

A FA deve incluir atividades aeróbias de baixa intensidade que envolvam os grandes grupamentos musculares, podendo progressivamente já atingir os limites inferiores do prescrito para a fase de estímulo propriamente dita. São exemplos: caminhadas leves, movimentação dos braços e pernas, seguidos de exercícios leves de flexibilidade.

Os exercícios de flexibilidade englobarão os principais grandes grupamentos musculares, geralmente utilizando técnicas de alongamento passivo[3-5].

Fase de estímulo (FE) ou sessão propriamente dita

A FE para condicionamento inclui o componente aeróbio e o treinamento da força nos seus vários aspectos. Na dependência da fase em que nos encontramos, das necessidades, dos interesses e objetivos, daremos mais ênfase a uma ou outra modalidade, e aqui vamos inserir o treinamento funcional e da musculatura respiratória, este podendo também ser praticado em dias separados.

Fase de desaquecimento (FD) ou "volta à calma"

Inclui atividades aeróbias de baixa intensidade e de flexibilidade, ou mesmo outras modalidades de treinamento como ioga, relaxamento, etc. Tem como objetivo reduzir de modo progressivo a demanda cardiovascular, manter o retorno venoso e fluxo coronariano, prevenir hipotensão pós-esforço, assim como facilitar a dissipação do calor corporal, permitir a remoção gradual dos catabólitos, em especial das catecolaminas circulantes e do ácido lático, diminuindo a acidose e seus potenciais efeitos deletérios sobre o miocárdio.

Prescrição da fase aeróbia

Devido à heterogeneidade das respostas individuais aos estímulos de treinamento e da fase na qual nos encontramos, limiares mínimos de intensidade como 20% da FC de reserva ou 50% da FC máxima (FCMx.) podem já ser suficientes para desenvolver a aptidão aeróbia[3-5].

As maiores alterações do VO_2 pico ocorrem quando as atividades envolvem os grandes grupamentos musculares em exercícios de longa duração de natureza rítmica e dinâmica, ou seja: caminhadas e ciclo. É importante combinarmos o uso dos membros inferiores e superiores.

A caminhada geralmente é o tipo de atividade de escolha para se iniciar, pois é prontamente acessível para a maioria das pessoas, oferece opções de intensidade tolerável e de fácil regulação e acompanhamento[3-5].

Intensidade

Recomendam-se janelas de intensidade nas faixas de 40-50% a 85% da reserva do VO_2 pico (RVO_2) ou da reserva da FCMx (FCR). Outra faixa de treino seria 60 a 90% da FMx. A chamada reserva do VO_2 pico é a diferença entre o VO_2 pico – VO_2 basal, e de modo idêntico a FCR é a diferença da FCMx – FC basal. As faixas de intensidade de treino utilizando estas duas variáveis são iguais, ou seja, em torno de 50-85%. O uso da RVO_2 ajuda a estimar a intensidade da carga do ergômetro a ser aplicada, isto é, a velocidade inicial da esteira ou o Watt do cicloergômetro, mas será a FC de treino, junto a sua percepção de esforço e presença de fatores limitantes, que nos orientará se está adequada[3-5].

Formas de prescrever a intensidade

Pelo VO₂ pico

Tradicionalmente, a faixa de prescrição pelo VO$_2$ pico, quer seja por mL/kg/min^{-1} ou por METsMx, era sempre por um percentual direto destas variáveis. No último posicionamento do ACSM (2005) houve a modificação pela reserva do VO$_2$ pico. Assim, calcula-se a faixa de treino pela RVO$_2$ pico pela fórmula:

> Zona Alvo de Treino = (VO$_2$ Pico – VO$_2$ Basal) × (50-85%) + VO$_2$ Basal

Fonte: ACSM (2014)[3].

Tal faixa de treino e fórmula são semelhantes às utilizadas para o cálculo pela FCR. O VO$_2$ basal é considerado de 3,5 mL/kg/min^{-1} ou 1 MET, e poderia ser utilizado percentual de até 40% para portadores de IC.

Observar que o custo energético não leva em consideração os efeitos fisiológicos dos estresses ambientais (calor, umidade, altitude, poluição), o grau de hidratação e outras variáveis, como estresse emocional, que alteram a carga hemodinâmica imposta por determinada atividade. Devemos ter sempre em mente que a capacidade de um indivíduo lidar com determinada carga absoluta de exercício está relacionada a quanto de percentual relativo representa do seu máximo, e isto é refletido pela sua FC e PE.

Pela FC

A FC é utilizada como guia para orientar a intensidade do esforço, devido a se relacionar linearmente com a carga ou VO$_2$. Idealmente, sempre que possível, a FCMx deve ser obtida através de um teste de esforço incremental sintoma-limitante, ou seja, através de um TE ou TECP.

A FCMx também apresenta certa especificidade com a modalidade da atividade, ou seja, com o ergômetro utilizado. É claro que a FC de treino não ficará numa constante fixa durante a atividade, mas o objetivo será manter uma média da FC numa zona-alvo de intensidade de treino previamente calculada.

Existem diversos métodos para estimar a FC de treinamento[3-5]:

1. Método de percentual direto da FCMx relacionado ao percentual do VO$_2$: Neste método plotaremos a curva da FC contra a curva de intensidade da carga ou do VO$_2$, podendo ainda ser acrescentada a PE pela escala de Borg neste gráfico. Este método é em especial útil para os portadores de IC em uso de betabloqueadores, pois permite individualizar bem estas respostas e o nível de intensidade que desencadeou uma resposta adversa. Teremos uma zona-alvo de treinamento entre 40/50-85% por este método.

2. Método de percentual da FCMx (método do zero ao máximo): Calcula-se o percentual direto da FCMx estimada ou a obtida pelo TE. Em geral, utilizam-se percentuais na faixa de 60-90% da FCMx. Este método é mais conservador, resultando em valores absolutos menores do que pelos outros métodos, daí ser preferido para prescrição extramuros em programas de reabilitação não supervisionados.

3. Método da FC de reserva (FCR) (método de Karvonen): Neste temos o cálculo inicial da FCR pela fórmula:

FCR = FCMx − FC basal ou de repouso, sendo este valor a reserva da FC, que representa o quanto o indivíduo pode elevar sua FC partindo da FC basal. Sua FC de treino será calculada pela equação:

Zona-alvo ou zona de FC treino = (FCR × 50 a 85%) + FC basal

Uma possível diferença entre o método 2 e 3 é reduzida nas faixas de maior intensidade.

4. Método da FC dos limiares: Com o advento da maior facilidade de realizarmos um TECP, ou ergoespirometria, podemos utilizar as FC correspondentes aos limiares ventilatórios (LV) I e II (ponto de compensação respiratório) como diretrizes para prescrever zonas-alvo de treinamento com maior ou menor trabalho nos domínios aeróbio ou anaeróbio (Figura 6.1). Estes LV são identificados pela técnica ventilatória utilizando-se o nadir dos equivalentes ventilatórios do VO_2 (VE/VO_2) e VCO_2 (VE/VCO_2) associado ao comportamento das pressões expiratórias destes respectivos gases (Figura 6.2).

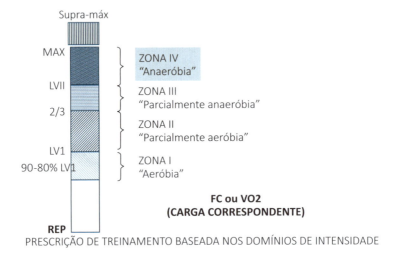

Figura 6.1 – Prescrição de treinamento baseada nos domínios de intensidade.

Intensidade pela percepção de esforço (escala de Borg)

A percepção de esforço (PE) é considerada importante adjunto na quantificação da intensidade do treinamento, completando a prescrição pela FC. A PE pode ser até trazida do TECP, quando esta foi utilizada no mesmo. Tem a vantagem de poder ser usada para qualquer ergômetro e trazer o *feedback* imediato de como está a intensidade do treino para o indivíduo, complementando assim as informações fornecidas pela FC. Pode ser utilizada naqueles que têm dificuldade de obter a FC e nos que estão em uso de medicamentos que alterem a resposta da FC e na falta do TE para nos orientar[3-5].

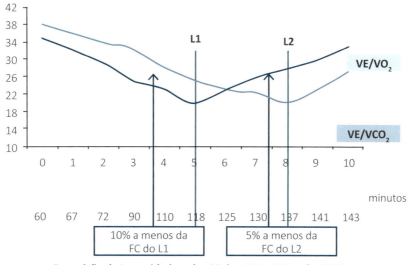

Figura 6.2 – Prescrição da intensidade pelas FC dos LV I e LV II pelo TECP.

A janela ótima da PE oscila de 12 a 16 na escala de Borg, que tem valores até 20, ou entre 3 e 5 na escala de 10, isto representando intensidade de moderada a forte. Também sofre influência dos fatores ambientais e deve ser sempre utilizada como complemento dos outros métodos.

Podemos resumir que a melhor intensidade será aquela que utiliza todos os três métodos – %VO_2, FC e PE – e que seja segura, cause estímulos necessários para elevar a capacidade aeróbia, seja compatível com o estilo de vida do indivíduo para uma adesão em longo prazo e atinja metas ideais de gasto calórico.

Tempo ou duração

A duração das atividades interage com a intensidade, resultando no dispêndio energético ou calórico que irá desencadear as adaptações benéficas. A fase de condicionamento cardiovascular ou aeróbia da sessão deve durar de 20 a 60 minutos, média de 40 minutos, de atividade contínua ou intervalada.

Frequência de treinamento

As recomendações na literatura são de três a cinco vezes por semana. Os que trabalham em intensidades menores, treinamento em frequências maiores do que três vezes por semana pode ser necessário para obter uma maior aptidão aeróbia[3-5].

Claramente o número de sessões por semana depende dos objetivos em termos de gasto calórico, preferências do indivíduo e limitações impostas pela gravidade do paciente.

Metas de gasto calórico

A interação da intensidade, duração e frequência do programa de atividade física é que irá determinar o gasto calórico total do programa. Grande parte da literatura[4,15,16,18] recomenda uma meta de gasto calórico por sessão na faixa de 150 a 400 kcal/dia.

O gasto calórico associado em caminhadas em velocidades até 6 km/h pode ser calculado com razoável acurácia. Outra tentativa de estimar o gasto calórico ao exercício é utilizando uma equação baseada na intensidade em MET relativa àquela atividade:

$$\text{kcal} \cdot \text{min}^{-1} = (\text{MET} \times 3,5 \times \text{kg de peso corporal})/200$$

Fonte: ACSM (2014)[3].

INÍCIO DE TREINAMENTO APÓS PTCA, CIRURGIA DE REVASCULARIZAÇÃO MIOCÁRDICA E ICC

Nesses pacientes, a AF oferece uma importante contribuição para a prevenção secundária de eventos cardiovasculares[1-5]. As atividades podem ser realizadas após estabilização clínica, precedidas de uma avaliação funcional para se obter parâmetros individualizados a serem alcançados durante o tratamento de reabilitação cardiovascular[15]. É recomendada orientação de conduta e comportamento, visando a correção de fatores de risco como obesidade, tabagismo, dislipidemia, diabete e sedentarismo. Nos pacientes submetidos a cirurgia de revascularização miocárdica a conduta é semelhante, merecendo uma atenção à presença de flebite, derrame pericárdico ou trombo intraventricular, exigindo afastamento temporário[3,4]. Nos portadores de insuficiência cardíaca, principalmente nos estágios II e III da classificação da *New York Heart Association* (NYHA), já se encontra incorporada ao tratamento. Uma avaliação da condição funcional e limitações destes pacientes pode ser obtida através do TECP (ergoespirometria), antes do início do exercício, com a finalidade de uma prescrição segura e efetiva[3,4,8,14,18]. Este treinamento físico deve ser supervisionado, pelo menos nos 3 primeiros meses, devendo ser acompanhado de exercícios resistidos destinados ao fortalecimento da musculatura esquelética de membros superiores e inferiores. Atividades lúdicas são recomendadas com a finalidade de aderência ao programa de reabilitação.

Os pacientes com IC apresentam uma taxa de mortalidade e morbidade mais elevada que a população geral e de outras formas de cardiopatias. Assim, estes pacientes já são de antemão estratificados como de alto risco, todavia os estudos afirmam ser seguro seu treinamento[1,3,12-15]. As principais complicações são hipotensão arterial, arritmias e piora dos sintomas de dispneia e fadiga. Devemos ter em mente as principais contraindicações destes pacientes participarem dos PRC, quer da fase aeróbia, quer do componente de força (Quadro 6.3)[14].

As recomendações gerais para reabilitação do portador de ICC estão resumidas na Tabela 6.1[16].

O exercício é reconhecidamente medida coadjuvante de valor na terapêutica dos pacientes estáveis de IC, sendo considerado classe 1[14]. Nestes pacientes, o exercício pode afetar de modo positivo o VO_2 pico, a função hemodinâmica central, a função autonômica, a função periférica e muscular e a capacidade funcional como um todo[4].

Quadro 6.3 – Contraindicações ao Treinamento na IC

Classe funcional NYHA IV
Internação por IC aguda dentro de 1 mês
Mudança de terapia dentro de 2 semanas
Piora sintomática dentro de 3-5 dias
Ganho de peso maior que 2 kg
Angina instável
Aneurisma de aorta abdominal > 4 cm
Isquemia esforço-induzida > 3 mm Depressão Seg ST
Fibrilação atrial recente
Estenose orovalvar moderada a severa e IC
Hipertensão arterial pulmonar moderada a severa
Queda da PA > 20 mmHg no TE
PAS basal > 180 e PAD > 100 mmHg
Arritmias complexas em repouso ou que piorem ao esforço
Bloqueio de atrioventricular de III grau
FC basal > 110 b/min
Recente TEP < 3 meses
Pericardite, miocardite ou endocardite
Qualquer doença aguda ou febre não tratada

NYHA: New York Heart Associaton; Seg: segmento; PA: pressão arterial; TE: teste ergométrico; PAS: PA sistólica; PAD: PA diastólica; FC: frequência cardíaca; TEP: tromboembolismo pulmonar[14].

Estudos publicados avaliando a eficácia do treinamento físico na IC relatam melhoras de 18 a 25% do VO_2 pico e 18 a 34% na duração do esforço de pico. Sintomas subjetivos, classe funcional e medidas de qualidade de vida também melhoram após o treinamento[4,16,18]. A maioria dos estudos sobre treinamento físico utiliza carga de moderada a alta intensidade (70 a 80% da FC de pico), embora o efeito tenha sido demonstrado mesmo em 8-12 semanas de treinamento em baixas cargas (40 a 50% do VO_2 pico)[4,14,16].

Os achados publicados do estudo HF-ACTION[12] forneceram suporte a evidências clínicas sobre os benefícios do exercício na IC. O HF-ACTION teve o mérito ser o maior estudo que estabelece a segurança do treinamento na IC estável[12].

A capacidade funcional e a qualidade de vida melhoram e os sintomas de dispneia e fadiga diminuem. Diversos pequenos ensaios clínicos randomizados têm demonstrado não somente aumento na capacidade de esforço máximo, mas também a modificação em inúmeras medidas de função metabólica, tônus vascular, produção de citocinas e ativação neural, sugerindo efeito positivo e importante do exercício em melhorar os principais sintomas limitantes da IC, em especial a intolerância ao esforço[13,14]. Embora as taxas de reinternação hospitalar e mortalidade

Tabela 6.1 – Recomendações para reabilitação na IC

Avaliação	Sempre que possível realizar um TE, idealmente um TECP, antes de iniciar, para avaliar condição clínica e física basal. Nesta avaliação o paciente deverá fazer uso da medicação
Intervenção	Desenvolver prescrição de exercício individualizada para atividade aeróbica e exercício de resistência com base na avaliação física, na estratificação de risco do paciente, no objetivo do programa e nos recursos disponíveis. A prescrição do exercício deverá especificar frequência (F); intensidade (I); duração ou Tempo (T) e Tipo (T)
	Exercícios aeróbicos: F = 3-5 d/sem, I = 50% inicialmente e aumento gradual até 80% do VO_2 pico ou 60 a 85% da frequência cardíaca máxima; T = 15-20 minutos, progredindo para 30-40 minutos, T = caminhada ou cicloergômetro. A adaptação na carga é mais lenta e a manutenção no estágio deverá ser mais prolongada
	Exercícios de resistência: 2-3 d/sem, 8-10 repetições para os GGM (onde a carga máxima possa ser levantada antes de sentir cansaço, 14 na escala de Borg), 1-3 séries, Equipamentos: banda elástica, peso livre, máquinas, etc.
	Incluir aquecimento, relaxamento e exercícios de flexibilidade em todas as sessões do programa
	Progredir a prescrição de exercícios somente quando a condição clínica e física do paciente permitir
	Evitar exercícios localizados prolongados na posição supina
Resultado esperado	O exercício poderá ajudar a reduzir os riscos cardiovasculares, melhorar a capacidade funcional e o bem-estar, e aumentar a participação em atividades domésticas e recreativas

Adaptado da III DBICC (2009)[16].

sejam só modestamente afetadas como desfecho final, os dados acerca desta última devem ser limitados devido às altas taxas de não adesão aos programas de treinamento. A definição de novos conceitos de treinamento, com base em dados recentes de intensidade e modalidade, e o incremento de métodos que aumentem a adesão ao treinamento podem ampliar benefícios e talvez aumentar a sobrevida[12-14].

REABILITAÇÃO NO PÓS-TRANSPLANTADO, CUIDADOS ESPECIAIS

Estes pacientes merecem uma especial atenção em relação à parte imunológica e psicossocial. Durante os três primeiros meses, exigem uma atenção especial a eventuais complicações. O início do treinamento deve ser leve e progressivo, limitado pela escala de percepção de cansaço (Borg), moderado a pesado. Após este período está indicado um teste de exercício cardiopulmonar, como uma avaliação para um programa de reabilitação convencional[17].

SITUAÇÕES CLÍNICAS QUE PODEM CONTRAINDICAR A REABILITAÇÃO

São raras nos pacientes encaminhados à reabilitação, porém merecem contraindicação: a) síndrome coronária aguda, b) insuficiência cardíaca descompensada, c) arritmia ventricular grave, d) alto risco de tromboembolismo, e) obstrução severa do trato de saída do ventrículo esquerdo, f) estado infeccioso, g) hipertensão pulmonar severa limitante[2].

REABILITAÇÃO NÃO SUPERVISIONADA, MEDIDAS DE SEGURANÇA

A reabilitação não supervisionada deve ser sempre indicada pelo médico assistente. Indicada em pacientes clinicamente estáveis, assintomáticos e orientados em relação a eventuais sintomas para buscar assistência médica[18].

ASPECTOS MÉDICO-ECONÔMICOS DA REABILITAÇÃO

A reabilitação cardiovascular exibe um custo-benefíco favorável para estes pacientes, melhorando a qualidade de vida, a condição funcional e contribuindo no tratamento, reduzindo as reinternações hospitalares[15].

CONCLUSÕES E PERSPECTIVAS

A reabilitação cardiovascular já pode ser considerada como importante contribuição na saúde pública, frente à prevalência de doenças cardiovasculares nas grandes cidades. Seu valor na prevenção primária e secundária destas patologias se destaca como uma reconhecida terapêutica não farmacológica[2,15].

REFERÊNCIAS BIBLIOGRÁFICAS

1. PAGA 2008 – 2008 Physical Activity Guidelines for Americans. Be Active, Healthy, and Happy! Disponível em: www.health.gov/paguidelines. Acessado em: 31 de março de 2017.
2. Pavy B, Iliou M-L, Vergés-Patois B, et al. Exercise Rehabilitation Sport Group (GERS). Guidelines – French Society of Cardiology Guidelines for Cardiac Rehabilitation in adults. Elsevier Masson France Archieves of Cardiovascular Disease. 2012;105:309-28.
3. American College of Sports Medicine (ACSM). Diretrizes do ACSM para teste de esforço e sua prescrição. 9ª ed. Rio de Janeiro: Grupo Gen – Guanabara Koogan; 2014.
4. Fletcher GF, Ades PA, Kligfield P, Arena R, Balady GF, Bittner VA, et al; American Heart Association Exercise, Cardiac Rehabilitation, and Prevention Committee of the Council on Clinical Cardiology, Council on Nutrition, Physical Activity and Metabolism, Council on Cardiovascular and Stroke Nursing, and Council on Epidemiology and Prevention. Exercise standards for testing and training: a scientific statement from the American Heart Association. Circulation. 2013;128(8):873-934.
5. Garber CE, Blissmer, B, Deschenes, MR, Franklin, BA, Lamonte, MJ, Lee IM, et al. ACSM. American College of Sport Medicine: Quantity and Quality of Exercise for Developing and Maintaining Cardiorespiratory, Musculoskeletal, and Neuromotor Fitness in Apparently Healthy Adults: Guidance for Prescribing Exercise.Medicine & Science in Sport & Exercise.2010. Disponível em: http://www.acsm-msse.org.1334-1359. Acessado em: 30 de março de 2017.
6. Harmon KG, Drezner JA, Gammons M, Guskiewicz KM, Halstead M, Herring SA, et al. American Medical Society for Sports Medicine position statement: concussion in sport. Br J Sports Med. 2013 Jan;47(1):15-26.
7. Bairey Merz CN, Alberts MJ, Balady GJ, Ballantyne CM, Berra K, Black HR, et al.; ACCF/AHA/ACP 2009 competence and training statement: a curriculum on prevention of cardiovascular disease: a report of the American College of Cardiology Foundation/American Heart Association/American College of Physicians Task Force on Competence and Training (Writing Committee to Develop a Competence and Training Statement on Prevention of Cardiovascular Disease): developed in collaboration with the American Academy of Neurology; American Association of Cardiovascular and Pulmonary Rehabilitation; American College of Preventive Medicine; American College of Sports Medicine; American Diabetes Association; American Society of Hypertension; Association of Black Cardiologists; Centers for Disease Control and Prevention; National Heart, Lung, and Blood Institute; National Lipid Association; and Preventive Cardiovascular Nurses Association. Circulation. 2009 Sep 29;120(13):e100-26.
8. Tales C, Cortez AA, Ferraz A, et al. Diretrizes de Reabilitação Cardiopulmonar e Metabólica: Aspectos Práticos e Responsabilidades – Sociedade Brasileira de Cardiologia, 2008.

9. Carvalho T, Nóbrega ACL, Lazzoli JK, et al. Posição oficial da Sociedade Brasileira de Medicina do Esporte: Atividade e saúde. Revista Brasileira Med. Esporte. 1996;2(4):71-81.
10. Thompson PD, Franklin BA, Balady GJ, et al. Exercise and acute cardiovascular events placing the risks into perspective: A Scientific Statement from the American Heart Association Council on Nutrition, Physical Activity, and Metabolism and the Council on Clinical Cardiology. Circulation. 2007;115:2358-68.
11. Dall'Ago P, Chiappa GRS, Guths H, Stein R, Ribeiro JP. Inspiratory Muscle Training in Patients With Heart Failure and Inspiratory Muscle Weakness: A Randomized Trial. J Am Coll Cardiol. 2006;47:757-63.
12. O'Connor M, Whellan DJ, Lee KL, Keteyian SJ, Cooper LS, Ellis SJ, et al., for the HF-ACTION Investigators. Efficacy and Safety of Exercise Training in Patients With Chronic Heart Failure - HF-ACTION Randomized Controlled TriaL. JAMA. 2009;301(14):1439-1450.
13. Downing J, Balady GJ. The Role of Exercise Training in Heart Failure. J Am Coll Cardiol. 2011;58:561-9.
14. Teixeira JAC. Benefícios do binômio atividade física – exercício na insuficiência cardíaca. Cardiologia do Exercício. 2013;14(54):1-3.
15. Bueno N, Vivacqua RCC. Importância do exercício físico na prevenção priomária e secundária das doenças cardiovasculares. In: Castro I, Batlouni M, Cantarelli E, Ramires JAF, Luna RL, Feitosa GS. Cardiologia – Princípios e Prática. Porto Alegre: Artmed; 1999.
16. Bocchi EA, Marcondes-Braga FG, Bacal F, et al. III Diretriz Brasileira de Insuficiência Cardíaca Crônica – Sociedade Brasileira de Cardiolgia, 2009.
17. Kingler C, Malehsa D, Tecteaur V et al. Health related quality of life and exercise tolerance in recipients of heart transplantation and left ventricular assist device: a prospective study. J Heart Lung Transplant. 2011;30:204-10.
18. Ades PA, Keteyian J, Balady G. Cardiac Rehabilitation Exercise and Self-Care for Chronic Heart Failure. J Am Coll Cardiol HF. 2013;1:540-7.

SEÇÃO 2

Aspectos Fisiopatológicos, Terapêutica Medicamentosa e Nutricional das Doenças Cardiovasculares

Distúrbios das Lipoproteínas nas Doenças Cardiovasculares

ANA PAULA ALVES AVELINO • ROBERTO MUNIZ FERREIRA • PAOLO BLANCO VILLELA

CAPÍTULO 7

INTRODUÇÃO

Há muitos anos as doenças cardiovasculares (DCV) lideram as estatísticas de causas de morte em todo o mundo, apesar de todos os avanços já alcançados pela medicina tanto na área de prevenção quanto de tratamento. Segundo estimativas da Organização Mundial de Saúde (OMS), em 2012 as DCV foram responsáveis por 17,5 milhões de mortes em todo o mundo, sendo a principal causa entre os países desenvolvidos e também nos emergentes. Entretanto, os países de baixa e média renda são acometidos de forma desproporcional, apresentando mais de 75% de todos estes óbitos[1]. No Brasil os dados são semelhantes, com as doenças do aparelho circulatório ocupando o topo da lista de mortalidade e tendo sido responsáveis por cerca de 333 mil mortes somente no ano de 2012[2]. Até 2030, a projeção feita pela OMS é de que quase 25 milhões de pessoas irão falecer por consequência destas enfermidades, principalmente por doenças cardíacas e cerebrovasculares[1].

A OMS considera ainda que os seis principais fatores de risco cardiovasculares com maior participação na mortalidade são, em ordem decrescente de importância: hipertensão arterial sistêmica (HAS), tabagismo, diabetes (DM), sedentarismo, obesidade e dislipidemia[3]. Todos estes componentes são modificáveis e diversas intervenções já se mostraram eficazes na redução do risco cardiovascular ao atuarem na prevenção e no tratamento destes fatores[4,5]. Entretanto, para que isto seja possível é fundamental que seja considerado o impacto de cada um destes itens na população onde a intervenção será implementada.

Os mecanismos envolvidos na fisiopatologia das doenças cardiovasculares são multifatoriais e dependem da relação do indivíduo com o meio ambiente no qual ele está inserido. Assim, é provável que a atuação sobre apenas um fator envolvido na cascata da doença não tenha uma grande influência sobre a sua redução. Este efeito é observado com a maioria das intervenções medicamentosas, que tendem a ser direcionadas para apenas um componente e por isso produzem pequenas diminuições absolutas de risco. Isto significa que muitas vezes centenas de pacientes precisam ser tratados durante vários anos para que apenas um evento seja prevenido. Portanto, é essencial que a intervenção seja multifatorial, atuando sobre diversos fatores de risco de forma concomitante, para que o risco cardiovascular global seja afetado.

Nesse aspecto, as mudanças dos hábitos de vida apresentam uma importante participação. Preferencialmente, elas devem ser abordadas de maneira multidisciplinar, envolvendo médicos, enfermeiros, nutricionistas, profissionais de educação física e fisioterapeutas no processo terapêutico. Alterações na dieta, atividade física e massa corporal influenciam diretamente e de maneira simultânea na prevenção e no controle de no mínimo cinco dos seis principais fatores de risco cardiovasculares citados pela OMS, dentre os quais a dislipidemia está incluída. Neste contexto, a terapêutica pode ser complementada ainda por tratamentos farmacológicos em casos selecionados. A estratificação do risco cardiovascular é a principal ferramenta para determinar justamente quais intervenções serão mais adequadas para cada paciente[4-6].

EPIDEMIOLOGIA

As tendências temporais das taxas de prevalência e mortalidade das DCV no mundo têm sido bem documentadas por diversos trabalhos. De acordo com a OMS, embora estas enfermidades ainda sejam as principais causas de óbito no mundo, a sua mortalidade sofreu um declínio desde 1980 em diversos países europeus, principalmente ao longo dos anos 1990[3]. Resultados semelhantes foram observados nos Estados Unidos (EU) segundo a *United States Environmental Protection Agency* (EPA) e dados do *Centers for Disease Control and Prevention* (CDC), com uma queda de 541 para 249,9 mortes por DCV a cada 100 mil habitantes entre 1980 e 2007. No Brasil, segundo o Ministério da Saúde, entre 2000 e 2011 também houve uma redução da mortalidade cardiovascular padronizada por idade, passando de 300,2 para 218,6 e 183,5 para 128,5 a cada 100 mil habitantes entre os homens e mulheres, respectivamente. Este efeito foi consistente em todas as regiões do país[7,8].

Paradoxalmente a estes dados relacionados à mortalidade, as prevalências dos principais fatores de risco cardiovascular aumentaram progressivamente nos últimos anos em diversos países, incluindo o Brasil. Segundo a Vigilância de Fatores de Risco e Proteção para Doenças Crônicas por Inquérito Telefônico (Vigitel) do Ministério da Saúde entre 2006 e 2009, em homens acima de 18 anos a prevalência de DM aumentou de 4,4% para 5,3%, a HAS subiu de 18,4% para 21,1%, a obesidade passou de 11,4% para 13,7% e o sedentarismo cresceu de 15,1% para 16%. Entre as mulheres as tendências foram as mesmas, porém com valores absolutos de prevalência maiores para os três primeiros fatores de risco citados. O tabagismo sofreu uma pequena redução de 20,2% para 19% entre os homens e 12,7 para 12,5% entre as mulheres. Dados de inquéritos mais recentes do Vigitel, de 2013 e 2014, ainda mostram esta mesma tendência. Assim, seguindo o mesmo padrão estadunidense e de alguns países europeus, embora a mortalidade cardiovascular continue em queda, a prevalência dos principais fatores de risco cardiovascular permanece aumentando no Brasil[8,9].

Segundo a OMS, a prevalência estimada de dislipidemia na população adulta no mundo em 2008 foi de 39%, seja de forma isolada ou associada a outros fatores de risco cardiovascular[10]. Estudos nacionais que tenham investigado este dado são escassos e aqueles que já foram realizados apresentaram resultados variando entre 12,2 e 46,6%, provavelmente porque estudaram populações diferentes e utilizaram critérios diagnósticos distintos. De qualquer forma, todos mostraram que no Brasil a dislipidemia também é uma doença extremamente prevalente[11-15].

A maior pesquisa brasileira já realizada sobre este assunto foi a Campanha Nacional de Alerta sobre o Colesterol Elevado, conduzida pela Sociedade Brasileira de Cardiologia, que avaliou o nível de colesterol total em mais de 80 mil indivíduos. As aferições foram feitas entre junho e agosto de 2002, em voluntários de diversas cidades do país, cuja média da idade foi de 44,7 anos. Assim como os achados de estudos internacionais, este trabalho encontrou uma prevalência total de 40% de indivíduos com um colesterol total > 200 mg/dL. Considerando-se os sexos separadamente, o valor foi de 42% entre as mulheres e 38% entre os homens. Além disso, este percentual variou de forma diretamente proporcional ao número de fatores de risco cardiovascular associados. Mesmo assim, a proporção de participantes com nenhum outro fator, apenas um ou no mínimo dois outros fatores de risco ficou equilibrada em cerca de 30% para cada grupo[16].

Dados relacionados às prevalências individuais de cada alteração do perfil lipídico são ainda mais escassos. No Brasil, o estudo longitudinal ELSA, realizado com 15.105 homens e mulheres com idades entre 35 e 74 anos, encontrou aumento da LDL-C, conhecida, tratada controlada de 45,5%, 58,1%, 42,3%, e 58,3%, respectivamente. Esta é uma informação extremamente importante, uma vez que os distúrbios destas lipoproteínas apresentam-se como fatores de risco cardiovascular independentes entre si. A elevação dos triglicerídeos também está associada de forma independente a um maior risco de eventos cardiovasculares e neste mesmo trabalho a sua prevalência foi de 25,1% para valores > 201 mg/dL. Porém, a sua associação com eventos cardiovasculares é mais fraca do que aquela relacionada à elevação da LDL ou redução da HDL[13,17].

Uma metanálise publicada em 2007, realizada por Lewington e cols., avaliou a letalidade de quase 900 mil pacientes entre 40 e 89 anos acompanhados em 61 estudos diferentes, estratificando-os de acordo com o perfil lipídico e a pressão arterial. Foi encontrada uma relação diretamente proporcional entre as concentrações de colesterol não HDL e doença arterial coronariana e uma relação inversa entre os valores de HDL e o mesmo desfecho. Para cada redução de 18 mg/dL no colesterol não HDL ou aumento de 6 mg/dL na HDL, a letalidade por doença arterial coronariana (DAC) foi cerca de 30% menor. Os resultados foram consistentes independentemente da faixa etária ou do sexo[18].

Assim, fica claro o impacto das dislipidemias na epidemiologia das doenças cardiovasculares. São distúrbios muito prevalentes que devem ser reconhecidos por todos os profissionais de saúde, tanto do ponto de vista diagnóstico quanto terapêutico. A sua forte relação com o desenvolvimento de complicações cardiovasculares torna-a uma doença extremamente importante no contexto da saúde pública mundial.

FISIOPATOLOGIA

Os lipídios são componentes fundamentais de diversos processos biológicos essenciais para a manutenção da homeostase de uma ampla variedade de espécies. Neste contexto e no âmbito da medicina, os subtipos mais relevantes são os fosfolipídios, o colesterol, os triglicerídeos e os ácidos graxos livres. Além de ser um constituinte primordial das membranas celulares junto com os fosfolipídios, o colesterol é um precursor de diversos hormônios, como o cortisol e a vitamina D, e dos ácidos biliares. Por outro lado, os triglicerídeos, cuja estrutura é formada por três ácidos graxos e uma molécula de glicerol, são uma forma de armazenamento de energia do organismo, estando presentes principalmente nos tecidos adiposo e muscular[6,19,20].

Como os lipídios isoladamente não são solúveis no plasma, o seu transporte no organismo depende da sua ligação com outras substâncias que são hidrofílicas, como a albumina, no caso dos ácidos graxos livres, e as apolipoproteínas (Apo). Uma vez formada, esta última estrutura é conhecida como lipoproteína e pode ser dividida ainda em dois grandes grupos:

aquelas ricas em triglicerídeos ou em colesterol. O primeiro grupo é composto essencialmente pelos quilomícrons, que atuam transportando os lipídios absorvidos no intestino, e pelas lipoproteínas de densidade muito baixa (VLDL). Por outro lado, as principais lipoproteínas ricas em colesterol com relevância clínica são as de densidade alta (HDL) e aquelas de densidade baixa (LDL). Existe ainda a lipoproteína de densidade intermediária (IDL), também composta principalmente por colesterol, e a lipoproteína (a), cujo papel fisiológico ainda não foi completamente elucidado[6,19].

O TRANSPORTE LIPÍDICO

O transporte de lipídios pelo organismo atende a dois objetivos fisiológicos principais: fornecer uma fonte de energia para os músculos e tecido adiposo através do transporte de triglicerídeos a partir do fígado e do intestino; e prover moléculas de colesterol para os tecidos periféricos para a síntese de hormônios esteroides e da membrana celular ou, de maneira reversa, para o fígado, visando a produção de ácidos biliares. Essencialmente, o transporte lipídico para a periferia, seja a partir do fígado ou do intestino, é realizado por lipoproteínas com propriedades aterogênicas, como a VLDL, a LDL e a IDL. Estas apresentam um componente estrutural em comum, que é a Apo B, responsável pela ligação ao receptor de LDL. A ligação a este receptor é responsável pela retirada de cerca de 70-80% da LDL presente no plasma[6,19,20].

Este metabolismo pode ser dividido em exógeno ou endógeno, de acordo com a origem da lipoproteína transportada, que pode ser da dieta ou do fígado, respectivamente. A ingestão de alimentos é uma fonte importante de lipídios, sobretudo porque existem ácidos graxos essenciais que não são produzidos endogenamente. Além disso, cerca de 30% da energia ingerida diariamente são provenientes de lipídios, primariamente na forma de triglicerídeos. Para que isto ocorra, tanto os triglicerídeos quanto os fosfolipídios e colesterol são combinados com a Apo B-48 nas células intestinais, gerando os quilomícrons. Estes são então secretados na circulação linfática, num processo que depende diretamente da Apo B-48, e chegam ao ducto torácico sem passar através do fígado. Em seguida, eles alcançam a circulação sistêmica, onde os quilomícrons são combinados com duas outras Apos provenientes de partículas de HDL: a Apo C-II e Apo E. Neste momento, os quilomícrons tornam-se maduros e passíveis de sofrerem hidrólise a partir da lipase lipoproteica (LPL), presente nas células endoteliais, que reconhece a Apo C-II. Este processo resulta na liberação de glicerol e ácidos graxos, que são absorvidos pelos tecidos periféricos, principalmente adiposo e muscular, como uma forma de estocagem de energia[6,19,20].

Os remanescentes de quilomícrons gerados após o processo anterior acabam alcançando o fígado, onde a Apo E é reconhecida por receptores locais e as partículas captadas pelos hepatócitos. Nesta etapa, a atuação de lisossomos sobre estes remanescentes também resulta na liberação de glicerol e ácidos graxos dentro dos hepatócitos. Estes componentes são então utilizados como fonte de energia, excretados na bile ou usados como substratos para a síntese de VLDL, que posteriormente poderá ser secretada pela célula na circulação sistêmica. Toda esta sequência que começou ainda na luz intestinal é conhecida como a via exógena do transporte lipídico[6,19,20].

Além da dieta, o fígado também é uma fonte importante de lipídios para o organismo, principalmente VLDL. Como foi visto anteriormente, esta é formada nos hepatócitos a partir dos remanescentes de quilomícrons utilizando a Apo B-100 em sua estrutura, que possibilita a liberação das partículas na circulação sistêmica. Assim como ocorre com os quilomícrons, a VLDL se torna madura quando é associada às Apos C-II e E, fornecidas por partículas de HDL. Em seguida, novamente há uma atuação da LPL após reconhecimento da Apo C-II, hidrolisando as partículas de VLDL e liberando glicerol e ácidos graxos. Estes são então absorvidos nos tecidos periféricos, como foi descrito na via exógena. Os remanescentes de VLDL são conhecidos como IDL e são captados pelo fígado num processo mediado pela Apo E. Posteriormente, a hidrólise hepática da IDL resulta na formação de LDL, que é rica em colesterol e ainda possui a Apo B-100. Esta cascata de eventos é conhecida como a via endógena do metabolismo lipídico[6,19,20].

Existe ainda o transporte lipídico reverso, mediado pelas partículas de HDL. A HDL é formada no fígado, no intestino e na própria circulação sanguínea, sendo composta principalmente pelas Apos A-I e A-II. O colesterol que compõe a partícula é removido das membranas celulares e de macrófagos e esterificado por uma enzima conhecida como lecitina-colesterol--aciltransferase (LCAT), que depende da Apo A-I como cofator. Este processo é importante para estabilizar a partícula de HDL e assim permitir o seu transporte pelo plasma até o fígado. A Apo A-I também é importante para a captação hepática do colesterol, por ser reconhecida pelo receptor SR-BI presente nos hepatócitos. Este receptor também é expresso nas adrenais, o que possibilita a obtenção de colesterol para a síntese de hormônios esteroides. O transporte reverso é considerado uma função ateroprotetora das lipoproteínas, pois permite que no fígado haja a formação de ácidos biliares a partir do colesterol transportado, que são posteriormente excretados pela bile[19].

A REGULAÇÃO DA LDL SANGUÍNEA

Embora o papel primordial da LDL seja de transportar colesterol para os tecidos periféricos, trata-se de uma partícula de meia-vida longa, pois existe uma paucidade de receptores que a reconheçam na periferia. Este mecanismo é responsável pela remoção de até 80% da LDL circulante, sendo o restante internalizado por endocitose inespecífica ou retirado por macrófagos num processo conhecido como "varredura". Além disso, a Apo B-100 não é capaz de ativar a lipase lipoproteica para que ocorra a etapa de hidrólise da partícula, o que contribui ainda mais para prolongar a sua presença no plasma[19].

Assim, o controle das concentrações de LDL sanguínea depende essencialmente da expressão de receptores LDL-R pelo fígado. Esta expressão é regulada pela concentração intracelular de colesterol que atua sobre três mecanismos principais: a atividade da 3-hidroxi-3-metil-glutaril coenzima A (HMG-Co-A) redutase; a ativação da acilcoenzima A colesterol aciltransferase (ACAT); e a síntese de receptores de LDL. A HMG-Co-A redutase apresenta papel primordial na síntese do colesterol hepático, participando como uma etapa limitante, uma vez que seu funcionamento é inversamente proporcional à concentração intracelular de colesterol. A ACAT é responsável pela esterificação do colesterol livre intracelular para que ele seja armazenado. Por último, a síntese de receptores LDL-R também ocorre de maneira inversa à concentração de colesterol no hepatócito. As estatinas são fármacos capazes de reduzir as concentrações séricas de LDL porque, por serem inibidoras da HMG-Co-A redutase, acabam reduzido a síntese hepática de colesterol, o que aumenta a expressão de receptores de LDL pelos hepatócitos e assim a remoção das partículas do sangue[6,19].

FISIOPATOLOGIA E CLASSIFICAÇÃO DAS DISLIPIDEMIAS

De uma forma geral, as dislipidemias podem ser classificadas em primárias, quando a origem da doença é familiar e relacionada a alterações genéticas, ou secundárias, quando estiverem relacionadas a outras condições clínicas adquiridas pelo paciente. Porém, independentemente da origem primária ou secundária da dislipidemia, a IV Diretriz Brasileira sobre Dislipidemias e Prevenção da Aterosclerose utiliza uma classificação baseada no tipo de lipídio alterado, como será visto adiante na seção de diagnóstico. Ainda assim, no contexto das formas primárias, a classificação de Fredrickson, publicada em 1965, é utilizada até hoje como uma referência, embora apresente limitações, como não considerar alterações da HDL. Ainda assim esta classificação mostra a importância do conhecimento do metabolismo lipídico para a compreensão das hiperlipidemias familiares, pois a familiaridade com a etapa acometida facilita a dedução da alteração lipídica associada (Tabela 7.1)[21].

Tabela 7.1 – Classificação de Fredrickson das hiperlipidemias primárias

Tipo		Defeito Metabólico	Alteração Lipídica	Achados Clínicos
I	a	↓ da LPL	↑ Quilomícrons e ↑↑ TG	• Pancreatite; xantoma eruptivo; hepatoesplenomegalia
	b	Apo C-II alterada		
	c	Inibidor da LPL		
II	a	↓ LDL-R	↑ LDL	• Xantelasmas; xantomas tendinosos; arco senil; doença coronariana precoce
	b	↓ LDL-R e ↑ Apo B	↑ LDL e VLDL	
III		↓ Síntese de Apo E	↑ IDL	• Xantomas tuberoeruptivos e palmares
IV		↑ Síntese e ↓ Depuração de VLDL	↑ VLDL e TG	• Pancreatite
V		↑ Síntese de VLDL e ↓ da LPL	↑ Quilomícrons e VLDL e ↑↑ TG	• Pancreatite; xantoma eruptivo; hepatoesplenomegalia

LPL: Lipase lipoproteica; LDL-R: receptor de LDL; LDL: lipoproteína de baixa densidade; VLDL: lipoproteína de densidade muito baixa; TG: triglicerídeos.

Fonte: modificado de Katsiki N, Al-Rasadi K, Mikhailidis DP[21].

As dislipidemias secundárias são mais comuns do que as primárias e estão associadas a uma variedade de condições encontradas na prática. Medicamentos (p. ex., diuréticos, betabloqueadores, estrogênios, corticoides e inibidores da protease), endocrinopatias, nefropatias, hepatopatias, obesidade, etilismo e distúrbios psiquiátricos podem potencialmente alterar o perfil lipídico (Tabela 7.2). Porém, as causas secundárias mais comuns provavelmente são o diabetes e a síndrome metabólica, que tipicamente cursam com uma elevação dos triglicerídeos e redução do HDL. A ingestão excessiva de alimentos ricos em gorduras também poderá levar a uma hiperlipidemia pós-prandial[21].

Tabela 7.2 – Condições associadas a dislipidemias secundárias

Condição clínica		Alteração lipídica		
		Colesterol total	Triglicerídeos	HDL
Diabetes *mellitus*		–	↑	↓
Hipotireoidismo		↑↑	↑	Variável
Nefropatias	Síndrome nefrótica	↑	↑	–
	IRC	↑	↑	–
Colestase crônica		↑↑	↑	Variável
Obesidade		↑	↑↑	↓
Distúrbios psiquiátricos	Anorexia nervosa	↑	–	–
	Bulimia	↑	↑	–
Etilismo		–	↑	↑
Tabagismo		–	–	↓

Fonte: Chacra APM, et al., 2005[21].

A ATEROGÊNESE

A aterosclerose é uma condição inflamatória sistêmica que, apesar de apresentar múltiplos fatores envolvidos em sua fisiopatologia, requer uma condição primordial para ser estabelecida: a disfunção endotelial. É justamente a lesão do endotélio provocada pelos fatores de risco cardiovasculares que inicia a cascata de formação da placa aterosclerótica. Dentro deste grupo de fatores muitos ainda são desconhecidos, mas outros, como a hipertensão arterial, o diabetes e a dislipidemia são sabidamente relacionados ao processo e assim podem ser modificados. Entre as lipoproteínas, LDL, VLDL, IDL e os remanescentes de quilomícrons são os que apresentam maior potencial aterogênico, por apresentarem uma alta capacidade de agredir o endotélio. O aumento subsequente da permeabilidade endotelial resulta no acúmulo destes lipídios na parede arterial, onde eles acabam se tornando imunogênicos após sofrerem oxidação. De maneira contrária, a HDL apresenta uma ação ateroprotetora, justamente por atuar retirando o colesterol da periferia, transportando-o para o fígado[6,19].

A partir desta fase a aterogênese tende a evoluir, embora isto possa demorar vários anos, dependendo da influência de outros fatores de risco. Mesmo assim, a presença de LDL oxidada e imunogênica na parede do vaso tende a resultar na migração de linfócitos e monócitos para o local acometido. No espaço subendotelial os monócitos, agora já na forma de macrófagos, fagocitam as partículas de LDL oxidada, dando origem às "células espumosas", cujo aspecto é resultante da presença de lipídios em excesso no citoplasma. A aglomeração de células espumosas pode ser vista macroscopicamente na parede arterial, sendo uma alteração conhecida como "estria gordurosa"[6,19].

A continuidade do processo inflamatório estimula também a proliferação e migração de células musculares lisas pertencentes à camada média do vaso para o subendotélio. Estas células passam então a produzir componentes de matriz extracelular, resultando na formação de uma capa fibrosa que constituirá a parte mais externa da placa. Esta, quando inteiramente formada, passa então a ser composta por um núcleo lipídico constituído por restos celulares, células espumosas, colesterol e mediadores inflamatórios, associado a uma capa fibrosa de colágeno. Quanto mais espessa for a capa fibrosa em relação ao núcleo lipídico, mais estável será a placa. Isto significa apresentar uma menor chance de ruptura, o que iria expor o núcleo lipídico, cujo material rico em atividade inflamatória é extremamente trombogênico. A formação do trombo em cima de uma placa rota, conhecida como aterotrombose, compromete o fluxo sanguíneo para os tecidos distais à obstrução, podendo resultar em complicações clínicas como o infarto agudo do miocárdio ou o acidente vascular cerebral, caso o evento ocorra nas coronárias ou nas artérias do sistema nervoso central, respectivamente[6,19].

DIAGNÓSTICO CLÍNICO

O diagnóstico das dislipidemias é feito através das dosagens dos lipídios no sangue e a maioria dos laboratórios faz a dosagem direta do colesterol total (CT), da fração HDL e dos triglicerídeos (TG), sendo a fração LDL calculada através da fórmula de Friedewald (abaixo)[6].

$$LDL = CT - HDL - TG/5$$

Isto é importante porque quando os TG estão bastante elevados, o soro torna-se leitoso, opalescente, e a mensuração direta destas frações perde a acurácia, tornando o cálculo do valor de LDL pouco confiável. Portanto, nos casos em que os TG são superiores a 400 mg/dL, devemos observar o "colesterol não HDL", que reflete todas as frações aterogênicas dos lipídios e, assim, apesar de não dispormos do valor exato da fração LDL, podemos prosseguir na estratificação de risco do paciente[6].

A coleta de sangue não precisa de jejum, e deve-se evitar atividades físicas vigorosas nas últimas 24 h e ingestão de álcool nas últimas 72 h antes da coleta, devendo mencionar o tempo da última refeição e o tipo da mesma. De acordo com os resultados obtidos, as dislipidemias são classificadas, segundo a V Diretriz de Dislipidemias e Prevenção da Aterosclerose, da Sociedade Brasileira de Cardiologia (SBC)[6], em:

- hipercolesterolemia isolada: LDL ≥ 160 mg/dL;
- hipertrigliceridemia isolada: TG ≥ 150 mg/ dL;
- hiperlipidemia combinada: LDL ≥ 160 mg/dL e TG ≥ 150 mg/dL;
- HDL baixo: HDL < 40 mg/dL em homens e < 50 mg/dL nas mulheres.

Em algumas raras ocasiões o diagnóstico pode ser suspeitado através do exame clínico. A presença de arco corneal em pacientes abaixo de 50 anos, xantomas, xantelasmas e lipemia retinal podem sugerir acúmulo de lipídios na córnea, pele, pálpebra e fundo de olho, respectivamente[19] Estes achados são mais comuns em portadores de distúrbios genéticos das lipoproteínas, nos quais há acúmulo anormal de lipídios no organismo em faixas etárias mais jovens.

TRATAMENTO CLÍNICO

O tratamento das dislipidemias deve ser feito de acordo com o grau de risco dos pacientes[6,19] Uma vez feito o diagnóstico, deve-se avaliar o risco cardiovascular individual para, então, estabelecer *quais* as metas a serem atingidas em cada caso e, ainda, *como* tais metas deverão ser cumpridas.

Assim, o "colesterol ideal" varia de acordo com as comorbidades que o paciente apresenta, que em conjunto, influem diretamente no seu risco cardiovascular global. Para a estratificação de risco são utilizados diversos escores e entre os mais importantes estão o Escore de Risco Framingham[22] e o Escore de Risco Global[23] este último utilizado pela V Diretriz de Dislipidemias e Prevenção da Aterosclerose[6], e pela I Diretriz Brasileira de Prevenção Cardiovascular[24] e que também será o modelo adotado neste texto.

O Escore de Risco Global, avalia a probabilidade do paciente apresentar infarto do miocárdio, acidente vascular cerebral, insuficiência vascular periférica ou insuficiência cardíaca em 10 anos, e com base nas informações do próprio paciente e através da utilização das Tabelas 7.3 a 7.6, é possível estratificar este risco em baixo (homens e mulheres com risco de evento < 5% em 10 anos), intermediário (homens com risco ≥ 5% e ≤ 20% e mulheres com risco ≥ 5% e ≤ 10%) e alto (homens com risco > 20% e mulheres com risco > 10%).[6,23,24]

Tabela 7.3 – Estabelecimento de pontos de acordo com variáveis para o cálculo do risco cardiovascular em homens

Pontos	Idade (anos)	HDL (mg/dL)	CT (mg/dL)	PAS (sem tratamento) (mmHg)	PAS (com tratamento) (mmHg)	Tabagismo	Diabetes
-2		≥ 60		< 120			
-1		50-59					
0	30-34	45-49	< 160	120-129	< 120	Não	Não
1		35-44	160-199	130-139			
2	35-39	< 35	200-239	140-159	120-129		
3			240-279	≥ 160	130-139		Sim
4			≥ 280		140-159	Sim	
5	40-44				≥ 160		
6	45-49						
7							
8	50-54						
9							
10	55-59						
11	60-64						
12	65-69						
13							
14	70-74						
≥15	≥75						

PAS: Pressão arterial sistólica.

Tabela 7.4 – Risco cardiovascular global em 10 anos para homens

Pontos	Risco (%)	Pontos	Risco (%)
≤ -3	< 1	8	6,7
-2	1,1	9	7,9
-1	1,4	10	9,4
0	1,6	11	11,2
1	1,9	12	13,2
2	2,3	13	15,6
3	2,8	14	18,4
4	3,3	15	21,6
5	3,9	16	25,3
6	4,7	17	29,4
7	5,6	≥ 18	> 30

Tabela 7.5 – Estabelecimento de pontos de acordo com variáveis para o cálculo do risco cardiovascular em mulheres

Pontos	Idade (anos)	HDL (mg/dL)	CT (mg/dL)	PAS (sem tratamento) (mmHg)	PAS (com tratamento) (mmHg)	Tabagismo	Diabetes
-3				< 120			
-2		≥ 60					
-1		50-59			< 120		
0	30-34	45-49	< 160	120-129		Não	Não
1		35-44	160-199	130-139			
2	35-39	< 35		140-149	120-129		
3			200-239		130-139	Sim	
4	40-44		240-279	150-159			Sim
5	45-49		≥ 280	≥ 160	140-149		
6					150-159		
7	50-54				≥ 160		
8	55-59						
9	60-64						
10	65-69						
11	70-74						
12	≥ 75						

PAS: Pressão arterial sistólica.

Tabela 7.6 – Risco cardiovascular global em 10 anos para mulheres

Pontos	Risco (%)	Pontos	Risco (%)
≤ –2	< 1	10	6,3
–1	1	11	7,3
0	1,2	12	8,6
1	1,5	13	10
2	1,7	14	11,7
3	2	15	13,7
4	2,4	16	15,9
5	2,8	17	18,5
6	3,3	18	21,6
7	3,9	19	24,8
8	4,5	20	28,5
9	5,3	≥21	>30

Vale lembrar que estes escores são utilizados exclusivamente para a avaliação do risco de *desenvolvimento* de um evento em 10 anos. Assim, eles não se aplicam aos pacientes que já tenham doença coronariana estabelecida ou seus equivalentes, como doença arterial periférica, doença cerebrovascular, aterosclerose subclínica significativa, diabetes *mellitus* (tipos 1 e 2), doença renal crônica ou hipercolesterolemia familiar, uma vez que, nestes casos, os pacientes já apresentam risco cardiovascular alto.

Outro ponto importante é em relação aos pacientes classificados inicialmente como de risco intermediário. Nestes casos, a presença de fatores ditos *agravantes* é capaz de agregar risco adicional ao perfil dos pacientes, fazendo com que eles assim se comportem como alto risco cardiovascular, caso um (ou mais) destes fatores esteja presente. Dentre os fatores agravantes encontram-se a presença de história familiar de doença coronariana prematura em parentes de primeiro grau, síndrome metabólica, microalbuminúria, hipertrofia ventricular esquerda, elevação da proteína C-reativa de alta sensibilidade acima de 2 mg/dL, espessura mediointimal das carótidas > 1 mm, escore de cálcio coronariano > 100 e índice tornozelo-braquial < 0,9[6]

Após a estratificação do risco, deve-se considerar as metas de tratamento para cada grupo, e quanto maior o risco cardiovascular, menor deve ser o valor de LDL[6] Assim, a LDL deve ficar abaixo de 100 mg/dL (não HDL abaixo de 130 mg/dL) para os pacientes com risco intermediário, e abaixo de 70 mg/dL (não HDL abaixo de 100 mg/dL) para aqueles com alto risco. Os pacientes de baixo risco devem ter suas metas individualizadas, mas acreditamos que valores inferiores a 130-160 mg/dL de LDL sejam razoáveis[24]

Depois de realizar a estratificação de risco e definir as metas terapêuticas para cada paciente, é importante estabelecer *de que maneira* tais metas serão alcançadas, seja através de mudança do estilo de vida ou com a associação de medicamentos. Com relação ao tratamento farmacológico, as opções disponíveis bem como seus mecanismos de ação, usos terapêuticos e efeitos colaterais serão sucintamente descritos a seguir.

As *estatinas* são as principais drogas utilizadas para o tratamento das dislipidemias com predominância de LDL elevada, embora também tenham efeito na redução dos TG e elevação da HDL[6,25]. Seu mecanismo de ação consiste na inibição da enzima hepática HMG-CoA-redutase, promovendo redução do *pool* de colesterol hepático com consequente aumento na captação hepática da LDL sanguínea. Os principais efeitos colaterais são a miopatia e a elevação de transaminases[25]. As principais drogas desta classe são a sinvastatina, lovastatina, pravastatina, fluvastatina, atorvastatina e rosuvastatina, sendo as duas últimas as mais potentes.

As *resinas de troca de ácidos biliares*, no Brasil representadas pela colestiramina, atuam ligando-se a sais biliares no intestino delgado e impedindo seu retorno ao plasma pela circulação êntero-hepática, o que induz a maior captação hepática de LDL da circulação sanguínea. Reduzem a LDL apenas de maneira modesta, quando comparadas às estatinas, mas têm grande poder aditivo quando utilizadas concomitantemente às mesmas[25]. Seus principais efeitos colaterais são flatulência, náuseas, desconforto abdominal, dispepsia e constipação, que podem ser minimizados com a ingestão de grande quantidade de líquidos junto com a medicação[25]. Os demais fármacos devem ser administrados 1 h antes ou 4 h após sua utilização, para evitar interferência na absorção dos mesmos.

O *ezetimibe* inibe a absorção intestinal de colesterol, entretanto seu efeito na redução da LDL sanguínea é também apenas discreto. Desta forma, torna-se útil quando em associação a outras drogas (p. ex., estatinas) nos casos refratários ou nos intolerantes[6]. Seus efeitos colaterais são raros, mas podem incluir dor muscular ou elevação discreta das transaminases[25].

Os *fibratos* são utilizados principalmente para o tratamento da hipertrigliceridemia, embora também promovam elevação da HDL[6,25]. Atuam na regulação da transcrição de genes envolvidos na oxidação dos ácidos graxos. Seus principais efeitos colaterais são a miopatia, que tem sua incidência aumentada quando associados às estatinas, elevação de transaminases e litíase biliar, além de efeitos gastrointestinais como náuseas, flatulência e desconforto abdominal[25]. As principais drogas deste grupo são bezafibrato, ciprofibrato, etofibrato, fenofibrato e genfibrozil.

De modo geral, o tratamento farmacológico das dislipidemias deve priorizar o uso das estatinas, reservando-se os fibratos para os casos em que haja hipertrigliceridemia isolada com TG > 500 mg/dL ou como proposta individualizada naqueles em que haja elevação dos TG, apesar do uso das estatinas. Resinas de troca e ezetimibe devem ser avaliadas caso a caso, especialmente quando houver refratariedade ao tratamento convencional.

TRATAMENTO NUTRICIONAL

Evidências apontam que o aumento do consumo de gordura associa-se à elevação da concentração plasmática de colesterol e à maior incidência de aterosclerose[26-29].

De acordo com as recomendações dietéticas da IV Diretriz Brasileira sobre Dislipidemia e Prevenção da Aterosclerose – SBC[6] (Tabela 7.7), a terapia nutricional adotada na prevenção e no tratamento das dislipidemias deve ser individualizada, contemplando questões culturais, regionais, sociais e econômicas, devendo ainda ser agradável ao paladar e visualmente atraente.

A conduta dietética adotada deve levar em consideração o tipo de alteração lipídica e outros fatores metabólicos associados, como: presença de diabete e obesidade, uso de medicamentos ou presença de doenças que favoreçam o aumento dos lipídios sanguíneos.

Tabela 7.7 – Recomendações dietéticas para o tratamento das hipercolesterolemia

Nutrientes	Ingestão Recomendada
Gordura total	25 a 35% da energia total
Ácidos graxos saturados	≤ 7% da energia total
Ácidos graxos poli-insaturados	Até 10% da energia total
Ác. graxos monoinsaturados	Até 20% da energia total
Carboidratos	50 a 60% da energia total
Proteínas	Aproximadamente 15% da energia total
Colesterol	Até 200 mg/dia
Fibras alimentares	20 a 30 g/dia
Energia	Para atingir e manter a massa corporal desejável

Fonte: SBC, 2007[6].

A perda de massa corporal é a terapia mais indicada na redução dos lipídios e lipoproteínas plasmáticas, além de gerar melhora em diversos componentes da obesidade, como perímetro da cintura, pressão arterial; e diminuir a incidência e melhorar o controle da resistência à insulina. O emagrecimento corrige a hipertrigliceridemia pela diminuição da secreção hepática de VLDL[30].

A seguir são apresentados os principais nutrientes ou compostos bioativos, dos quais existem estudos e evidências científicas que influenciam as concentrações plasmáticas de triglicerídeos, colesterol total, HDL-c, LDL-c e VLDL-c.

Ácidos graxos saturados

É evidente que hábitos alimentares inadequados são a principal causa do surgimento de dislipidemias. A gordura saturada é a principal causa alimentar da elevação das concentrações plasmáticas de colesterol[31], sendo abundantemente encontrada nos alimentos de origem animal. Os ácidos graxos saturados (AGS) estão relacionados com o aumento do colesterol total e da LDL-c, bem como com a elevação dos triglicerídeos. O colesterol dietético está diretamente relacionado com a elevação da LDL-c, porém possui menor efeito sobre a colesterolemia quando comparado com as gorduras saturadas[32].

Para redução da ingestão de colesterol e AGS, deve-se diminuir o consumo de alimentos de origem animal, em especial as vísceras, o leite integral e seus derivados, embutidos, frios, pele de aves e frutos do mar (camarão, ostra, marisco, polvo, lagosta). Para diminuir o consumo de ácidos graxos saturados, aconselha-se a redução da ingestão de gordura animal (carnes gordurosas, leite e derivados), de polpa e leite de coco e de alguns óleos vegetais, como os de dendê[6].

Indivíduos hipercolesterolêmicos beneficiam-se mais com a redução de ácidos graxos saturados da dieta do que com a redução do consumo total de gordura e, desta forma, é interessante que esses indivíduos substituam parcialmente o conteúdo de ácidos graxos saturados por ácidos graxos poli-insaturados ou monoinsaturados[30,33].

Um estudo demonstrou que com a redução da ingestão de gordura saturada para menos de 7% do total de energia e a limitação do colesterol para 200 mg por dia houve uma redução de

LDL-c de 9 a 12%[34]. Tal estudo corrobora com uma metanálise de 224 estudos de intervenções dietéticas, onde as concentrações de colesterol total foram afetadas principalmente por mudanças na ingestão de colesterol, gorduras saturadas e poli-insaturadas[35].

O óleo de coco (*Cocos nucifera L.*) é composto basicamente por ácidos graxos saturados, na forma de TG de cadeia média (TCM, que contém de 8 a 12 carbonos), sendo fonte principalmente de ácido láurico (C 12:0). Em menor proporção é composto por ácidos graxos insaturados, como o ácido oleico e o ácido linoleico. Devido a seu alto conteúdo de gordura saturada, o óleo de coco é altamente resistente ao ranço oxidativo. O coco também contém 75% de fibra, que serve de suprimento para bactérias probióticas intestinais, produzindo ácidos graxos de cadeia curta (AGCC), como ácido butírico e o ácido acético.

A concentração de LDL-c no plasma é fortemente influenciada pela quantidade e tipo de lipídio consumido pela dieta. O consumo regular de óleo de coco não está associado a um maior risco de doenças cardiovasculares, apesar de ser composto por AGS. Isso ocorre em função do tipo destes ácidos graxos, TCM, e do seu perfil de antioxidantes. Um estudo mostrou que o ácido láurico, proveniente do óleo de coco, é capaz de elevar a fração de HDL-c, influenciando a relação LDL/HDL[36,37]. Assim, é mais importante alterar as proporções de ácidos graxos da dieta do que apenas restringir o percentual de gordura saturada para o controle do colesterol[38].

Entretanto, os estudos com óleo de coco não são conclusivos, alguns apresentam uma redução de HDL-c e aumento de LDL-c, não sendo demonstrada qual partícula do LDL-c que aumenta. Esses estudos ainda sugerem que se faça uma combinação dos tipos de gordura ofertados na dieta[39-41].

Ácidos graxos *trans*

Ácidos graxos *trans* são produzidos a partir de ácidos graxos insaturados, pelo processo de hidrogenação catalítica, que é utilizado de forma abrangente na indústria alimentícia, sendo responsável pela geração da maior parte das gorduras *trans* consumidas atualmente[42].

O uso de gorduras parcialmente hidrogenadas acelerou-se a partir da década de 1960, em resposta às recomendações contra o consumo de gordura animal rica em gorduras saturadas e colesterol, devido aos efeitos deletérios desta sobre o perfil lipídico e o risco de aterosclerose. Os ácidos graxos parcialmente hidrogenados seriam uma boa alternativa para a indústria de alimentos devido a sua estabilidade, baixo custo, disponibilidade e funcionalidade[43].

A cadeia de carbonos dos ácidos graxos *trans* tem uma conformação retilínea, tornando-se muito similar às cadeias de ácidos graxos saturados. Sugere-se que é exatamente por esta semelhança estrutural que os ácidos graxos trans elevam a colesterolemia, pelos mesmos mecanismos que os saturados, tendo ainda o efeito adverso adicional de reduzir as concentrações de HDL-c pelo aumento do catabolismo de apo A-1, principal apolipoproteína das HDL-c[44].

A gordura *trans* é a mais prejudicial para o metabolismo lipídico, pois tem potencial oxidante e inflamatório, podendo aumentar a incidência de doenças cardíacas, independentemente das concentrações de lipoproteínas.

Nos Estados Unidos, em 2003, a Organização Mundial da Saúde (OMS), tornou obrigatório conter na rotulagem de alimentos industrializados a presença de ácidos graxos *trans* e no Brasil, desde 2007, quase mais nenhum produto industrializado apresenta ácidos graxos *trans* em sua composição, atendendo às recomendações de menor consumo possível, inclusive por indivíduos saudáveis[6].

Geralmente, formulações de gorduras que excluem ácidos graxos trans e ao mesmo tempo preservem estrutura, palatabilidade e minimizem efeitos indesejáveis à saúde exigem muitas vezes aumento de custo, modificações importantes na indústria e nas formulações. Diante disto, grande número de tecnologias tem sido desenvolvido para minimizar a quantidade de ácidos graxos *trans* nos óleos alimentares e alimentos.

A indústria vem utilizando para substituir a gordura *trans* o óleo de palma, por preservar as características de palatabilidade e conservação de alimentos. Entretanto, do ponto de vista nutricional óleos vegetais não hidrogenados (p. ex;. soja, canola, milho, girassol) produzem melhores efeitos no perfil lipídico, se comparados ao óleo de palma ou a óleos hidrogenados, e estes é que devem ser preferidos.

Uma metanálise de 60 estudos comparando os ácidos graxos *trans* com o uso de ácido palmítico demonstrou que há pouca ou nenhuma diferença em relação às concentrações de LDL-c. Por outro lado, este aumenta as concentrações de HDL-c e a razão colesterol total/ HDL-c e a concentração de triglicerídeos são modificadas mais favoravelmente quando comparadas aos *trans*. Diferentemente, quando há substituição dos ácidos graxos *trans* por ácidos graxos poli-insaturados ou monoinsaturados ocorre diminuição da razão colesterol total/HDL-c, fato que diminuiria o risco de eventos cardiovasculares. Contudo, o impacto dessas mudanças merece ser avaliado de forma prospectiva e controlada[45].

Não há consenso em relação à quantidade máxima permitida na dieta, no entanto, recomenda-se que a ingestão de gordura *trans* deva ser menor que 1% da energia total da dieta[6].

Ácidos graxos insaturados

Os ácidos graxos insaturados são classificados em duas categorias principais: poli-insaturados, representados pelas séries ω-6 e ω-3 e monoinsaturados, representados pela série ω-9.

Os ácidos graxos da família ω-3 são: ácido α-linolênico (ALA C18:3), encontrado nos óleos vegetais, ácido eicosapentaenoico (EPA, C22:5) e ácido docosa-hexaenoico (DHA, C22:6), sendo o EPA e o DHA biologicamente mais ativos, encontrados em peixes de águas frias (cavala, sardinha, salmão, arenque, hadoque, entre outros)[46].

A ação hipolipemiante dos ácidos graxos poli-insaturados (AGPI) está bem estabelecida, os primeiros estudos relacionando ω-3 ao perfil lipídico e ao risco cardiovascular foram da década de 1970, com esquimós na Groelândia que apresentavam uma taxa de morte por doenças cardíacas isquêmicas de apenas 3,5%[47]. Foram observados 130 esquimós, com baixas concentrações de colesterol total, triglicerídeos, LDL-c, VLDL-c, além disso, em homens foi encontrada uma alta concentração de HDL-c. O consumo encontrado nessa população foi uma alta ingestão de ω-3 (10 g), derivados de uma dieta à base de peixes, focas e baleias, sendo o consumo de ω-3 superior ao total de gorduras ingeridas[48].

Atualmente as recomendações do consumo de ω-3 são:
- *Food and Agriculture Organization* (FAO) – estabelece uma relação de 5-10:1 da razão ω-6:ω-3[49];
- *International Society for the Study of Fatty Acids and Lipids* (ISSFAL) – recomenda com base em uma dieta de 2.000 kcal: 4,44 g/dia de ácido linoleico (ou 2% do total de energia

ingerida), 2,22 g/dia de ALA (ou 1% do total de energia ingerida) e 0,65 g/dia de EPA e DHA (ou 0,3% do total de energia ingerida)[50];

- *Food Nutrition Board* – de ácido linoleico e ALA são, respectivamente 17 g/dia para homens e 12 g para mulheres, e 1,6 g/dia para homens e 1,1 g/dia para mulheres[51];
- *American College of Cardiology* (ACC) e *American Heart Association* (AHA) – 1,0 g/dia de ω-3 para prevenção de doenças cardiovasculares e de 3 a 4 g/dia para o tratamento de hipertrigliceridemia[52].

Os mecanismos de ação hipolipemiante dos AGPI incluem inibição da síntese endógena e da esterificação do colesterol, aumento da excreção de colesterol na bile e aumento da síntese de sais biliares[53]. Já os mecanismos de ação pelos quais o EPA e a DHA reduzem a concentração sérica TG ainda não estão completamente esclarecidos, mas vários mecanismos potenciais foram sugeridos a partir de estudos clínicos[54]. Os principais fatores de transcrição influenciados pelo AGPI ω-3 estão descritos na Figura 7.1.

Esses estudos demonstram que o EPA e DHA reduzem a síntese e a secreção hepática de VLDL e podem aumentar a remoção de TG, quilomícrons e da VLDL, por meio da interação com

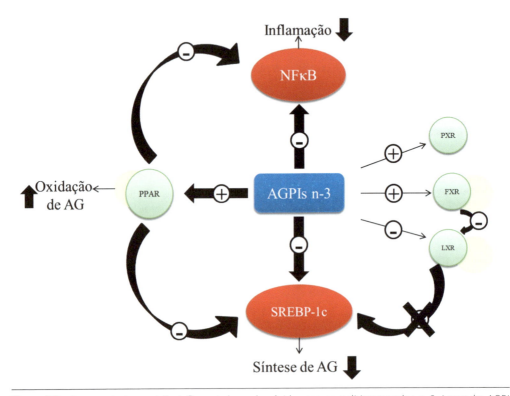

Figura 7.1 – Fatores de transcrição influenciados pelos ácidos graxos poli-insaturados ω-3. Legenda: AGPI ω-3 (ácidos graxos poli-insaturados ω-3); FXR (receptor farnesoide); LXR (receptor X do fígado); NFκβ (fator nuclear kappa β); PPAR (receptor ativado por proliferadores de peroxissomos); RXR (receptor retinoide X); SREBP-1c (proteína ligada ao elemento regulado por esterol 1-c).

Adaptado de Schmitz, 200854.

fatores de transcrição que regulam a expressão de enzimas envolvidas com a síntese e a degradação de ácidos graxos[55-57]. Resumindo, os AGPI ω-3 ativam os receptores retinoide X (RXR) e farnesoide X (FXR) que, por sua vez, inibem o receptor X do fígado (LXR), inibindo seu efeito na ativação da proteína ligada ao elemento regulado por esterol 1c (SREBP-1c), que modula a expressão de enzimas envolvidas na síntese e degradação de ácidos graxos. Os AGPI ω-3 também ativam receptores ativados e proliferados de peroxissomos (PPARs) que, além de modularem a expressão de enzimas envolvidas na oxidação dos ácidos graxos, também atuam inibindo a SREBP-1c, essa inibição contribui para a redução da síntese de ácidos graxos, além de atuar também na inibição do fator nuclear kappa β (NFκβ), modulando a resposta inflamatória[54].

Uma metanálise com 21 estudos (8.000 pacientes), realizada por Balk e cols.[58], utilizando de 0,8 g a 5,4 g de ω-3, demonstrou uma redução de 27 mg/dL das concentrações de TG, aumento de 1,6 mg/dL nas concentrações de HDL-c e 6 mg/dL de LDL-c. Além disso, foi observado entre os estudos que um aumento de 1 g na dose de ω-3 foi associado com redução de aproximada de 8 mg/dL no TG. Indo de encontro com este achado, um estudo realizado com 34 homens com hipertrigliceridemia, sendo suplementados com 3 g/dia de DHA ou óleo de oliva (placebo) por 90 dias, foi encontrada uma redução de 24% nas concentrações de TG, 21% nas partículas pequenas e densas de LDL-c, 92% nas concentrações de VLDL-c, 53% nas concentrações de IDL-c e aumento de 120% nas concentrações de LDL-c (partículas grandes), o placebo não demonstrou efeito[59].

Os efeitos benéficos do ω-3 vão além das concentrações plasmáticas de lipídios, reduzindo a viscosidade do sangue e induzindo maior relaxamento do endotélio, ambos importantes fatores na aterogênese. Se o ω-6 tem efeitos pró-inflamatórios e pró-coagulantes, os ω-3, por sua vez, são anti-inflamatórios e antitrombóticos, por competirem com os ω-6 pela ciclo-oxigenase e algumas enzimas na via de formação de eicosanoides, levando a um estado menos inflamatório e menos trombótico[60].

O principal ácido graxo monoinsaturado (AGMI) presente nos alimentos é o ácido oleico, sendo suas principais fontes dietéticas o óleo de oliva, óleo de canola, azeitona, abacate e oleaginosas (amendoim, castanhas, nozes, amêndoas, entre outras).

Os AGMI também reduzem a colesterolemia e a LDL-c, porém em menor proporção do que os poli-insaturados, provavelmente porque reduzem a produção de Apo B sem alterar o seu catabolismo. Além disso, parecem não alterar, ou pelo menos reduzem menos, a HDL-c plasmática[61].

Fitoesteróis

Os fitoesteróis são encontrados naturalmente nos vegetais, enquanto os estanóis são produzidos artificialmente por hidrogenação do esterol. O sitosterol é o mais abundante nos alimentos, seguindo do campesterol e stigmasterol. Estruturalmente, os fitoesteróis diferem do colesterol por possuírem um grupo metil ou etil no carbono 24 ou uma dupla ligação na sua cadeia.

Uma dieta típica ocidental contém aproximadamente 200-500 mg/dia de colesterol e 200-400 mg/dia de outros esteróis, sendo que, destes, 100 a 300 mg/dia correspondem a fitoesteróis e 20 a 50 mg/dia a fitoestanóis[62].

Os seres humanos absorvem e retêm 55 a 60% do colesterol da alimentação, mas a absorção de outros esteróis é inferior a 5%, pois a maior parte destas substâncias é rapidamente excretada pelo fígado para a árvore biliar, restando apenas em circulação menos de 1%. A absorção dos fitoesteróis depende da natureza da cadeia lateral C-24, sendo que o aumento da complexidade da cadeia lateral aumenta a hidrofobia, o que reduz a sua absorção[63].

A popularização do uso dos fitoesteróis como agentes hipocolesterolêmicos deu-se a partir da sua esterificação com ácidos gordos, o que permitiu aumentar a sua solubilidade e incorporá--los numa grande variedade de produtos alimentares, bem como melhorar a sua dispersão no intestino e, por conseguinte, promover a sua eficácia[62].

Katan e cols., numa metanálise com 41 ensaios clínicos, demonstraram que a ingestão de cerca de 2 g/dia de fitoesteróis ou fitoestanóis (em produtos enriquecidos) diminui a LDL-c plasmática em 10 a 15%, com pouca redução adicional quando administrados em doses superiores. Foi também evidenciado que a percentagem de redução na LDL-c não variou significativamente com a idade. Esta diminuição de LDL-c verifica-se habitualmente sem influenciar as concentrações de triglicerídeos e HDL-c, e é independente das concentrações de colesterol iniciais ou dos hábitos alimentares de indivíduos adultos hipercolesterolêmicos[64].

Embora os fitoesteróis e fitoestanóis tenham um efeito semelhante na diminuição da LDL-c, a eficácia dos fitoesteróis é atenuada com o tempo, fato que parece estar relacionado com a redução da eliminação do colesterol do organismo pelos ácidos biliares. Alguns estudos reportam diminuição da síntese de ácidos biliares durante o consumo de fitoesteróis. Além disso, a má absorção do colesterol induzida pelos esteróis e estanóis vegetais pode aumentar de forma significativa a sua síntese. Assim, existem dois mecanismos – a redução da síntese de ácidos biliares e o aumento da síntese de colesterol – que podem compensar a eliminação fecal aumentada do colesterol provocada pelos fitoesteróis, prevenindo qualquer redução consistente das concentrações plasmáticas de colesterol. O mesmo não se verifica com os fitoestanóis, pois estes parecem diminuir as concentrações plasmáticas de fitoesteróis e não interferem com a síntese de ácidos biliares[65].

Desta forma, o uso terapêutico isolado de fitoesteróis é interessante em indivíduos com hipercolesterolemia moderada, combinando com modificações consistentes do estilo de vida e a adoção de uma dieta saudável e adequada. A suplementação com fitoesteróis pode ainda ser utilizada combinada ao uso de estatinas em indivíduos com colesterol muito elevado[66].

Fibras

Fibra alimentar pode ser definida tanto pelas suas características fisiológicas como pela sua composição química, por isso sua definição exata não foi muito bem estabelecida. A fibra alimentar é constituída, principalmente, de polissacarídeos e substâncias associadas que, quando são ingeridos, não sofrem hidrólise, digestão e absorção no intestino delgado dos seres humanos.

As fibras solúveis em geral são viscosas e altamente fermentadas pela microbiota intestinal. Como principais representantes, incluem-se pectina (presente em frutas), gomas (aveia, cevada e leguminosas como soja e feijão) e mucilagens.

A viscosidade do líquido intraluminal decorrente da presença de fibra e o maior volume do conteúdo intestinal pela retenção de água levam à captação de ácidos biliares secretados pelo fígado (fruto do catabolismo do colesterol). O mecanismo pelo qual a fibra sequestra os ácidos biliares não está bem estabelecido, mas pode estar relacionado com interações hidrofóbicas (grupo fenólicos das fibras) e iônicas (ácidos urônicos das fibras), que levam a aumento da excreção fecal desses ácidos, impondo ao fígado maior conversão de colesterol em ácidos biliares para manter estável o *pool* destes últimos. Além disso, a indisponibilidade dos ácidos biliares no intestino para a formação de micelas inibe a absorção de lipídios e colesterol. Com a redução de colesterol hepático, menos VLDL-c é sintetizado e exportado e mais receptores LDL-c são expressos no fígado, aumentando a depuração sanguínea de lipoproteínas aterogênicas. O esvaziamento gástrico mais lento e a maior viscosidade do meio provocam menor digestão e absorção dos lipídios, dificultando a ação de enzimas digestivas e, também, promovendo a saciedade. A fermentação das fibras solúveis pelas bactérias do cólon produz ácidos graxos de cadeia curta (acetato, propionato e butirato), sendo o propionato associado à inibição da síntese hepática de colesterol, reduzindo as concentrações de colesterol[67,68].

A recomendação de ingestão de fibra alimentar total para adultos é de 20 a 30 g/dia, 5 a 10 g destas devendo ser solúveis, como medida adicional para a redução do colesterol[6].

A fibra mais estuda para redução da hipercolesterolemia é o farelo de aveia, o alimento mais rico em fibras solúveis que pode, portanto, diminuir moderadamente o colesterol sanguíneo. A aveia (*Avena sativa L.*) é um cereal de excelente valor nutricional. Destaca-se dentre os outros cereais por seu teor e qualidade proteica, variando de 12,40 a 24,50% no grão descascado; e por sua maior porcentagem de lipídios, que varia de 3,10 a 10,90%, distribuídos por todo o grão e com predominância de ácidos graxos insaturados. O conteúdo de carboidratos (incluindo celulose e polissacarídeos não amiláceos) na aveia pode chegar a 75-80% do peso seco, sendo o amido o componente principal. Contém ainda altas proporções de polissacarídeos não amiláceos, principais constituintes das fibras alimentares. Dentre estas, destacam-se as (1→ 3)(1→ 4)-β-D-glucanas[68].

Wolever e cols. realizaram um estudo com 366 indivíduos saudáveis, homens e mulheres, divididos em dois grupos, o grupo-controle recebeu farelo de trigo e o outro grupo recebeu β-glucana com baixo e alto peso molecular; as doses variaram de 3-4 g/dia durante 4 semanas. Concluíram que os indivíduos que receberam β-glucana reduziram significativamente as concentrações de LDL-c em comparação com os do grupo-controle[68].

As fibras insolúveis não atuam na colesterolemia, mas o aumento do consumo de frutas e verduras está associado com a redução da ingestão de gordura saturada, por induzirem a saciedade. Entretanto, não são substrato para a fermentação da microbiota intestinal e são pouco viscosas.

Caso Clínico

1. Identificação do paciente

N. M., do sexo feminino, 54 anos, natural do Rio de Janeiro, com ensino médio incompleto, profissional do lar, divorciada, com renda familiar de dois salários mínimos, sem filhos, com boas condições de saneamento e moradia.

2. Dados clínicos

a. *Queixa principal:* paciente relata que engordou muito nos últimos 2 anos, levando ao aumento da massa corporal e dislipidemia, necessitando emagrecer.

b. *História da doença atual:* paciente hipertensa, diabética tipo 2 e dislipidêmica. Em tratamento para hipertensão arterial sistêmica e diabetes *mellitus*, porém não está em tratamento para dislipidemia.

c. *História da doença pregressa:* paciente não relatou outras doenças pregressas.

d. *História social e familiar:* paciente nega tabagismo e etilismo. Não pratica exercício físico. Pai asmático e faleceu devido à insuficiência respiratória e mãe hipertensa, faleceu de acidente vascular cerebral.

3. Medicamentos em uso

Cloridrato de Metformina® 850 mg, dois comprimidos ao dia (após as principais refeições, almoço e jantar); Losartana® 50 mg, dois comprimidos ao dia (manhã e noite); Omeprazol® 20 mg, um comprimido ao dia (ao acordar).

4. Avaliação antropométrica

Dados antropométricos	Avaliação	Classificação
Massa corporal atual (kg)	78,2	–
Massa corporal usual (kg)	70	–
Estatura (m)	1,53	–
IMC (kg/m^2)[69]	33,19	Obesidade grau I
DCT (mm)	32	p75
PB (cm)	35,8	p85
PC (cm)[69]	115,2	Risco muito aumentado

DCT: dobra cutânea tricipital; PB: perímetro do braço; PC: perímetro da cintura; PP: perímetro do pescoço.

5. Avaliação bioquímica

Dados bioquímicos	Valores de referência	Avaliação	Classificação
Glicose (mg/dL)	< 100	146	Aumentado
Ureia (mg/dL)	10-40	35	Aumentado
Creatinina (mg/dL)	0,6-1,1	0,9	Adequado
Colesterol Total[6] (mg/dL)	< 200 – desejável 200-239 – limítrofe > 240 – alto	270	Aumentado
Triglicerídeos (mg/dL)	< 150 – desejável 150-199 – limítrofe 200 – alto	246	Aumentado
LDL-C (mg/dL)	100-129 – desejável 130-159 – limítrofe > 160 – alto	173	Aumentado
HDL-C (mg/dL)	> 50	48	Diminuído
Potássio (mEq/L)	2,7-4,5	4,5	Adequado
Sódio (mEq/L)	135-145	140	Adequado

6. Sinais vitais

a. *Pressão arterial:* 152 × 97 mmHg – Hipertensão estágio 1[70].
b. *Temperatura:* afebril.
c. *Frequência cardíaca:* 95 bpm (70-110 bpm)[73].
d. *Frequência respiratória:* 17 irpm (6-20 irpm).

7. Dados da anamnese alimentar

A paciente apresenta grande intervalo de tempo entre as refeições (desjejum, almoço e jantar), feitas em grandes volumes, que podem acarretar uma série de complicações, como dificuldade digestão e absorção dos nutrientes, além de elevar as concentrações de glicose.

Apresenta uma dieta inadequada em relação à variedade dos alimentos, consumindo poucas verduras, legumes e frutas, e restringindo-se a apenas certos tipos de alimentos, o que facilita a deficiência de alguns nutrientes; consome pouca carne e/ou fontes proteicas (consumindo apenas duas vezes por semana); consome leite apenas com café, não consumindo também seus derivados; apresenta alta ingestão de carboidratos simples, com consequente elevação da glicose; consome frituras todos os dias, principalmente salgados, por meio da substituição do almoço por lanches. Relata ingerir pouca água ao longo do dia, assim como suco, sendo sua maior ingestão de líquidos proveniente de refrigerantes, principalmente à base de cola.

Possui preferência por comida com bastante sal, leite integral, massas, frituras e alimentos embutidos (salame, linguiça e presunto).

Não possui nenhuma alergia alimentar e não tem aversão a nenhum alimento, apesar da sua dieta ser pouco diversificada.

8. Interação fármaco-alimento[74]

- Cloridrato de metformina® – este fármaco diminui a absorção de glicose (em pequena quantidade, reduz neoglicogênese hepática rapidamente após absorvido e os alimentos aumentam a absorção do fármaco).
- No nível laboratorial observa-se diminuição de glicose, colesterol, LDL-c, triglicerídeos e aumento da HDL-c. Provoca, ainda, alteração da massa corporal, diminuição da absorção de vitamina B_{12} e ácido fólico. A bebida alcoólica promove o aumento do risco de acidose lática. Não deve ser usado quando as funções hepática e renal estiverem comprometidas e houver doença cardíaca grave.
- Losartana 50 mg® – esse fármaco pode ser ingerido sem levar em consideração a alimentação, sua ligação com a proteína é > 98%. Ter precaução com a redução da função hepática.
- Reduz a pressão com possível hipotensão, tontura, dor nas pernas, infecção respiratória; já no sangue reduz hemoglobina, hematócrito e acido úrico.
- Na dieta pode ser recomendada a redução de sódio e cálcio.
- Omeprazol 20 mg® – sua ligação com a proteína é de 95% e deve ser ingerido em jejum. Pode provocar dor abdominal, constipação, cefaleia, tosse, tontura, erupção cutânea, diminuição da absorção de ferro, vitamina B_{12} e diminuição da secreção de ácido gástrico. Evitar uso de erva-de-são-joão e ginkgo.

9. Efeitos adversos dos fármacos no sistema digestivo

Dentre os fármacos apresentados no caso clínico, aquele que mais apresenta efeitos colaterais no sistema digestivo é a metformina®, sendo as queixas relativamente frequentes. Até 20% dos pacientes podem se queixar de diarreia, desconforto abdominal, náuseas, sabor metálico na boca e anorexia[25]. Para minimizar estes efeitos é recomendável o início do tratamento com doses baixas com aumento progressivo, administrar o medicamento junto com as principais refeições ou ainda preferir a preparação de liberação prolongada (Glifage XR®).

O Omeprazol® é geralmente um fármaco bem tolerado, com poucos relatos de efeitos adversos no sistema digestório. Entretanto, podem ocorrer náuseas, dor abdominal, constipação ou diarreia e flatulência em alguns casos[25]. Com relação ao losartan, a droga apresenta efeitos predominantemente nos eletrólitos e na função renal, sendo bem tolerado do ponto de vista gastrointestinal[25].

10. Parecer nutricional

A paciente apresenta obesidade grau 1 e acúmulo de tecido adiposo no abdome. Os dados laboratoriais demonstram quadro de dislipidemia mista (aumento da concentração de colesterol total, de LDL-c e de triglicerídeos), além de estar com as concentrações séricas de glicose e os níveis pressóricos alterados, apesar de usar a medicação prescrita.

A paciente apresenta uma dieta inadequada em relação à variedade dos alimentos, não consumindo frutas e legumes. Faz poucas refeições ao longo do dia, geralmente ricas em carboidratos simples e gorduras. A ausência do consumo de verduras, legumes e frutas, principais fontes de micronutrientes, poderá causar carência de vitaminas e minerais, sendo a conduta nutricional uma dieta de consistência normal, hipoenergética e com distribuição normal dos macronutrientes energéticos.

11. Prescrição dietética

a. *Cálculo do valor energético total (VET):* para cálculo das necessidades energéticas utilizou-se o método VEMTA (Valor Energético Médio do Tecido Adiposo), sendo programada uma perda ponderal de 2 kg/mês (diminuição de 513 kcal do VET por dia).
- TMB = (8,7 × massa corporal) − (255 × estatura) + 865
- TMB = 1.155,2 kcal/dia
- VET = TMB × fator de atividade (1,56 – leve)
- VET = 1.802,11 kcal/dia − 513 kcal/dia = **1.289,11 kcal/dia**

Distribuição de macronutrientes energéticos:

	% VET	g/dia	kcal
VET	–	–	1.289
Proteínas	15%	48	192
Carboidratos[a]	60%	195	781
Lipídios totais[b]	25%	35	316

[a] *Priorizando carboidratos complexos, integrais e com baixo índice glicêmico.*
[b] *Sendo ≤ 7% do VET ácidos graxos saturados; ≤ 10% do VET ácidos graxos poli-insaturados; ≤ 20% do VET ácidos graxos monoinsaturados.*

b. *Oferta de vitaminas e minerais:*
- **Vitaminas:**

Os antioxidantes, dentre eles as vitaminas A, C e E, presentes na dieta, podem potencialmente estar envolvidos na prevenção da aterosclerose, por inibirem a oxidação das LDL, diminuindo sua aterogenicidade e, consequentemente, o risco de doença arterial coronária.

Vitamina	Recomendações	Fontes alimentares
A	3.000 µg/dia[71]	Óleo de fígado de bacalhau, gema de ovo, vegetais de folhas verde-escuras, vegetais e frutas amarelo-alaranjados (cenoura, abóbora, mamão, tomate, laranja, manga)
C	75 mg/dia[72]	Acerola, limão, laranja, abacaxi, goiaba, caju, morango e salsa
E	15 mg/dia[72]	Gema de ovo, amendoim, amêndoas, linhaça, óleos vegetais comestíveis (germe de trigo, açafrão, girassol, soja, canola e milho)

- **Minerais:**

    O **cromo** é um mineral-traço essencial envolvido no metabolismo de carboidratos, lipídios e proteínas, mais especificamente na captação de glicose e aminoácidos pelas células. Esse mineral age potencializando a ação da insulina, sendo essencial para a manutenção da função desse hormônio. Já no metabolismo lipídico tem sido relacionado ao aumento da concentração de HDL e à redução de colesterol total, LDL e VLDL em indivíduos com valores iniciais elevados[75].

    O **zinco** participa da homeostase da glicose por meio da redução da tolerância à glicose e sem alteração na produção de insulina. O aumento da peroxidação lipídica seria atribuído à diminuição da atividade da peróxido dismutase, que é dependente de zinco[76].

    O **selênio** pode ser cardioprotetor devido à capacidade da glutationa peroxidase em combater as modificações oxidativas dos lipídios e reduzir a agregação plaquetária, já que os efeitos biológicos do selênio implicados no desenvolvimento da aterosclerose estão relacionados à proteção contra o dano oxidativo e à modulação das funções de coagulação[77].

    A deficiência de **magnésio** induz a aterosclerose, uma vez que está relacionada com a concentração dos lipídios plasmáticos e com o acúmulo do colesterol nas artérias. Seu metabolismo está relacionado ao metabolismo do cálcio, e o tônus vascular é diretamente relacionado pela concentração deste mineral[78].

    O cálcio contribui para a regulação do metabolismo energético e diminuição do risco de obesidade, já que uma dieta com um conteúdo elevado em cálcio atenua o acúmulo de gordura no organismo.

    Um estudo demonstrou que dietas ricas em potássio, magnésio e cálcio, presentes principalmente em frutas e vegetais, estão associadas a redução dos níveis pressóricos e da mortalidade por doenças cardiovasculares[79].

Mineral	Recomendações	Fontes alimentares
Cromo	20 µg/dia[71]	Ameixa, cereais integrais, germe de trigo, levedo de cerveja e carnes
Zinco	40 mg/dia[71]	Fígado, carne vermelha, aveia, cereais fortificados, gergelim, linhaça, castanha-do-pará, nozes e lentilha
Selênio	55 µg/dia[72]	Aves, frutos do mar, salmão, castanha-do-pará, cebola, alho, cogumelos e cereais integrais
Magnésio	350 mg/dia[72]	Arroz integral, aveia, cereais fortificados, espinafre, almeirão, couve, brócolis, banana, maçã, semente de abóbora e abacate
Cálcio	1.200 mg/dia[73]	Leite e derivados (vaca, cabra, búfala); sardinha, pescada, lambari, agrião, espinafre, brócolis, couve, rúcula, amêndoa e aveia
Potássio	4,7 g/dia[78]	Leite e derivados (vaca, cabra, búfala); sardinha, pescada, lambari, feijão, banana, chicória, uva passa, ameixa seca e couve

c. *Outras características da dieta:*
- *consistência* – normal, já que a paciente não relatou dificuldades na mastigação e deglutição;

- *temperatura* – adequada às preparações, evitando temperaturas extremas;
- *fracionamento* – seis refeições por dia com volume por refeição diminuído para garantir oferta adequada de nutrientes, melhor adesão da dieta e minimizar a resposta glicêmica pós-prandial;
- *fibras* – 20-30 g/dia. As fibras solúveis poderão contribuir para redução da glicemia e da colesterolemia e auxiliam na promoção da saciedade, enquanto as fibras insolúveis auxiliarão no aumento da velocidade do trânsito intestinal, evitando a constipação.
- *ingestão hídrica* – 30 mL/kg/dia, ou seja, ingestão de 2.346 mL/dia.

12. Orientações nutricionais

O nutricionista deve considerar a necessidade de redução da massa corporal, as doenças como diabetes *mellitus*, hipertensão arterial sistêmica e dislipidemia. Deve-se estimular a mudança do estilo de vida da paciente, contemplando a adoção de hábitos alimentares saudáveis e a prática de exercícios físicos.

- Recomendações:
  - Não deixar de realizar nenhuma das refeições ou lanches e evitar substituir as principais refeições por lanches.
  - Mastigar bem e completamente os alimentos.
  - Preferir sempre os alimentos naturais aos industrializados.
  - Ler sempre o rótulo dos alimentos industrializados e observar a presença e a quantidade de sódio. Atenção às seguintes substâncias: cloreto de sódio, glutamato monossódico, fosfato dissódico, nitrato de sódio, sacarina sódica (presente em alguns adoçantes), ciclamato de sódio, bicarbonato de sódio. Substituir nas preparações o sal de cozinha pelo sal de ervas e não colocar saleiro na mesa.
  - Substituir o açúcar por adoçantes, dando preferência a sucralose ou estévia. Além de não consumir qualquer alimento adoçado com açúcar.
- Preferir:
  - cereais integrais: farelo de trigo, arroz, pão e massas integrais;
  - carne magra sem gordura aparente em preparações assadas, grelhadas ou cozidas;
  - leite/iogurte/coalhada desnatados e queijos brancos;
  - alimentos ricos em potássio (natriurético): inhame, feijão preto, lentilha, abóbora, cenoura, chicória, couve-flor, vagem, espinafre, nabo, rabanete, abacate, ameixa, laranja, mamão, maracujá;
  - vísceras e olhos de peixes gordos (fontes de cálcio e AGPI ω-3): sardinha, atum, cavala, salmão, arenque;
  - aromatizar o azeite de oliva extravirgem com alho: utilizar o azeite no tempero de saladas ou pratos prontos;
  - alimentos ricos em magnésio (vasodilatador): couve, salsa, espinafre, germe de trigo, pão integral, nozes, amêndoas.

Seção 2 – Aspectos Fisiopatológicos, Terapêutica Medicamentosa e Nutricional das Doenças Cardiovasculares

- Evitar:
  - cortes gordos de carne bovina como picanha, fraldinha, acém, capa de filé, filé de costela, contrafilé, ponta de agulha e pá ou paleta;
  - preparações como doces e frituras, que apresentam altas concentrações de açúcares e gorduras, respectivamente. E alimentos gordurosos como banha de porco, manteiga, margarina, creme de leite, produtos de confeitaria e molhos;
  - alimentos à base de farinha de trigo refinada como pães, bolos e biscoitos;
  - enlatados e embutidos (alto teor de sódio): molhos de tomate, azeitona, picles, salsicha, linguiça, mortadela, salame, presunto, calabresa;
  - salgados: carne seca, toucinho, bacon, aves/peixes defumados, além de caldo de carne e de galinha industrializados, bacon ou vegetais ou temperos prontos, sopas desidratadas;
  - leite integral, iogurtes integrais, queijos amarelos, cremosos, nata;
  - estimulantes: café, chá preto, mate, guaraná natural, refrigerantes à base de cola (principalmente os dietéticos).

13. Plano alimentar para uma semana

Segunda-feira

Hora	Refeição	Alimentos	Quantidade
07:00	Desjejum	Pão de forma integral	2 fatias
		Margarina sem sal	2 pontas de faca
		Leite desnatado com café	1 xícara
		Mamão	1 fatia
10:00	Colação	Banana	1 unidade
		Flocos de aveia	1 colher de sopa
13:00	Almoço	Salada de alface e agrião	À vontade
		Azeite extravirgem	1 colher de sopa
		Arroz integral	4 colheres de sopa
		Feijão	1 concha pequena
		Filé de frango grelhado	1 pedaço médio
		Cenoura com vagem cozidas	2 colheres de sopa
		Pera	1 unidade
16:00	Lanche	Pão de forma integral	2 fatias
		Queijo branco	2 fatias
		Suco de abacaxi com adoçante	1 copo duplo
19:00	Jantar	Salada de folhas: alface e tomate	À vontade
		Azeite extravirgem	1 colher de sopa
		Arroz integral	2 colheres de sopa
		Feijão	1 concha pequena
		Carne moída	3 colheres de sopa
		Abobrinha refogada	2 colheres de sopa
22:00	Ceia	Mamão papaya	½ unidade

Capítulo 7 — Distúrbios das Lipoproteínas nas Doenças Cardiovasculares

Terça-feira

Hora	Refeição	Alimentos	Quantidade
07:00	Desjejum	Pão de forma integral	2 fatias
		Requeijão *light*	1 colher de sopa
		Leite desnatado com café	1 xícara
		Maçã	1 unidade
10:00	Colação	Mamão	1 unidade
		Flocos de aveia	1 colher de sopa
13:00	Almoço	Salada de folhas: alface, tomate e pepino	À vontade
		Azeite extravirgem	
		Arroz com brócolis	1 colher de sopa
		Filé de peixe assado com ervas	4 colheres de sopa
		Pirão de peixe	1 unidade
		Abacaxi	2 colheres de sopa
			2 fatias
16:00	Lanche	Torrada integral	2 fatias
		Margarina sem sal	2 pontas de faca
		Leite desnatado enriquecido com banana e linhaça	1 copo duplo
19:00	Jantar	Salada de folhas: almeirão e alface	À vontade
		Azeite extravirgem	1 colher de sopa
		Arroz integral	2 colheres de sopa
		Feijão	1 concha pequena
		Isca de frango cozida	2 colheres de sopa
		Couve refogada	2 colheres de sopa
22:00	Ceia	Pera	1 unidade

Quarta-feira

Hora	Refeição	Alimentos	Quantidade
07:00	Desjejum	Pão francês	1 unidade
		Queijo branco	2 fatias
		Leite desnatado com café	1 xícara
		Pera	1 unidade
10:00	Colação	Ameixa fresca	2 unidades
13:00	Almoço	Salada de alface, tomate, rabanete e palmito	À vontade
		Azeite extravirgem	1 colher de sopa
		Arroz integral	4 colheres de sopa
		Bife à rolê com cenoura	1 unidade
		Couve-flor cozida	2 colheres de sopa
		Melancia	1 fatia
16:00	Lanche	Pão de forma integral	2 fatias
		Requeijão *light*	1 colher de sopa
		Suco de maçã com adoçante	1 copo duplo

175

19:00	Jantar	Salada de folhas: tomate com rabanete	À vontade
		Azeite extravirgem	1 colher de sopa
		Arroz integral	2 colheres de sopa
		Feijão	1 concha pequena
		Filé de frango	1 unidade
		Espinafre refogado	1 colher de sopa
		Cenoura cozida	1 colher de sopa
22:00	Ceia	Mingau de aveia com adoçante (leite desnatado)	1 prato raso

Quinta-feira

Hora	Refeição	Alimentos	Quantidade
07:00	Desjejum	Bolo *diet*	2 fatias
		Leite desnatado com café	1 xícara
		Maçã	1 unidade
10:00	Colação	1 banana	1 unidade
		Flocos de aveia	1 colher de sopa
13:00	Almoço	Salada de repolho com tomate e pepino	À vontade
		Beterraba ralada	
		Azeite extravirgem	1 colher de sopa
		Arroz integral com espinafre	1 colher de sopa
		Frango ao *curry*	4 colheres de sopa
		Berinjela cozida	
		Abacaxi	1 unidade
			1 colher de sopa
			2 fatias
16:00	Lanche	Pão de forma integral	2 fatias
		Blanquet de peru	3 fatias
		Suco de uva com adoçante	1 copo duplo
19:00	Jantar	Salada de folhas, tomate e pepino	À vontade
		Azeite extravirgem	1 colher de sopa
		Arroz integral	2 colheres de sopa
		Filé de frango	1 unidade
		Couve refogada	1 colher de sopa
22:00	Ceia	Iogurte *diet*	1 unidade

Sexta-feira

Hora	Refeição	Alimentos	Quantidade
07:00	Desjejum	Biscoito integral com gergelim	5 unidades
		Blanquet de peru	3 fatias
		Leite desnatado com café	1 xícara
		Melão	1 fatia
10:00	Colação	1 mamão papaya	½ unidade
		Flocos de aveia	1 colher de sopa
13:00	Almoço	Salada de alface e agrião	À vontade
		Azeite extravirgem	1 colher de sopa
		Arroz integral com brócolis	4 colheres de sopa
		Carne cozida com cenoura	2 colheres de sopa
		Chuchu cozido	2 colheres de sopa
		Pera	1 unidade

16:00	Lanche	Bolo *diet*	2 fatias
		Leite enriquecido com maçã e linhaça	1 copo duplo
19:00	Jantar	Sopa – cenoura, batata-inglesa, carne e macarrão	1 prato fundo
		Azeite de oliva extravirgem	1 colher de sopa
		Linhaça	1 colher de sopa
22:00	Ceia	Maçã	1 unidade

Sábado

Hora	Refeição	Alimentos	Quantidade
07:00	Desjejum	Pão de forma integral	2 fatias
		Margarina sem sal	2 pontas de faca
		Leite desnatado com café	1 xícara
		Pera	1 unidade
10:00	Colação	1 banana	1 unidade
		Flocos de aveia	1 colher de sopa
13:00	Almoço	Salada de alface e agrião	À vontade
		Salada de soja com tomate, pimentão e cebola	
		Azeite extravirgem	2 colheres de sopa
		Arroz integral com cenoura	1 colher de sopa
		Bife acebolado	4 colheres de sopa
		Creme de abóbora	1 unidade
		Gelatina *diet*	2 colheres de sopa
			1 pote pequeno
16:00	Lanche	Biscoito integral com gergelim	5 unidades
		Requeijão *light*	1 colher de sopa
		Suco de abacaxi com hortelã e adoçante	1 copo duplo
19:00	Jantar	Creme de ervilha	1 prato raso
		Azeite de oliva extravirgem	1 colher de sopa
		Linhaça	1 colher de sopa
22:00	Ceia	Iogurte *diet*	1 unidade

Domingo

Hora	Refeição	Alimentos	Quantidade
07:00	Desjejum	Pão de forma integral	2 fatias
		Margarina sem sal	2 pontas de faca
		Leite desnatado com café	1 xícara
		Pera	1 unidade
10:00	Colação	1 banana	1 unidade
		Flocos de aveia	1 colher de sopa

13:00	Almoço	Salada de alface, rúcula e agrião	À vontade
		Grão de bico com tomate	2 colheres de sopa
		Azeite extravirgem	1 colher de sopa
		Arroz integral com espinafre	
		Carne assada	4 colheres de sopa
		Panaché de legumes (batata, cenoura, vagem)	1 fatia
		Mousse de maracujá diet	2 colheres de sopa
			1 pote pequeno
16:00	Lanche	Torrada integral	2 unidades
		Requeijão light	1 colher de sopa
		Suco de melancia c/ adoçante	1 copo duplo
19:00	Jantar	Pão sírio integral	1 fatia
		Cenoura ralada	2 colheres de sopa
		Pasta de atum (maionese light, cebola, salsa ou cebolinha)	3 colheres de sopa
		Azeite de oliva extravirgem	1 colher de sopa
		Linhaça	1 colher de sopa
		Suco de abacaxi com hortelã	1 copo duplo
22:00	Ceia	Mamão papaya	½ unidade

REFERÊNCIAS BIBLIOGRÁFICAS

1. WHO. Cardiovascular diseases (CVDs), 2015. Disponível em: <http://www.who.int/mediacentre/factsheets/fs317/en/>. Acessado em: 10 de fevereiro de 2017.
2. TabNet Win32 3.0: Mortalidade – Brasil, 2014. Disponível em: <http://tabnet.datasus.gov.br/cgi/deftohtm.exe?sim/cnv/obt10uf.def>. Acessado em: 10 de fevereiro de 2017.
3. Global Atlas on Cardiovascular Disease Prevention and Control. Mendis S, Puska P, Norrving B, eds. Geneva: World Health Organization; 2011. Disponível em: <www.who.int/cardiovascular_diseases/publications/atlas_cvd/en/>. Acessado em: 15 jan. 2017.
4. Perk J, De Backer G, Gohlke H, et al. European Guidelines on cardiovascular disease prevention in clinical practice (version 2012): The Fifth Joint Task Force of the European Society of Cardiology and Other Societies on Cardiovascular Disease Prevention in Clinical Practice (constituted by representatives of nine societies and by invited experts)* Developed with the special contribution of the European Association for Cardiovascular Prevention & Rehabilitation (EACPR). Eur Heart J. 2012;33:1635-701.
5. Prevention of cardiovascular disease: guidelines for assessment and management or cardiovascular risk. Geneva: World Health Organization; 2007.
6. Xavier HT, Izar MC, Faria Neto JR, et al. V Diretriz Brasileira de Dislipidemias e Prevenção da Aterosclerose. Arq Bras Cardiol. 2013;101(4 Supl.1):1-22.
7. Cardiovascular Disease Prevalence and Mortality. Report on the Environment Database. US EPA, 2013. Disponível em: <http://cfpub.epa.gov/eroe/index.cfm?fuseaction=detail.viewInd&lv=list.listBylpha&r=235292&subtop=381>. Acessado em: 10 de fevereiro de 2017.
8. Brasil. Ministério da Saúde. Secretaria de Vigilância em Saúde. Saúde Brasil 2014: uma análise da situação de saúde e das causa externas. Brasília: Ministério da Saúde; 2015. Disponível em: <http://bvsms.saude.gov.br/bvs/publicacoes/saude_brasil_2013_analise_situacao_saude.pdf>. Acessado em: 15 jan. 2017.
9. Vigitel Brasil 2014 Saúde Suplementar: vigilância de fatores de risco e proteção para doenças crônicas por inquérito telefônico/Ministério da Saúde, Agência Nacional de Saúde Suplementar. Brasília: Ministério da Saúde; 2015. Disponível em: <www.ans.gov.br/images/stories/Materiais_para_pesquisa/...por.../2015_vigitel.pdf>. Acessado em: 15 jan. 2017.
10. WHO. Raised cholesterol, 2013. Disponível em: <http://www.who.int/gho/ncd/risk_factors/cholesterol_text/en/index.html>. Acessado em: 10 de fevereiro de 2017.
11. Fernandes RA, Christofaro DG, Casonatto J, Codogno JS, Rodrigues E, Cardoso M, et al. Prevalência de dislipidemia em indivíduos fisicamente ativos durante a infância, adolescência e idade adulta. Arq Bras Cardiol. 2011;97(4):317-23.
12. Filho JRN, Debastiani D, Nunes AD, Peres KG. Prevalência de fatores de risco cardiovascular em adultos de Luzerna, Santa Catarina, 2006. Arq Bras Cardiol. 2007;89:319-24.
13. Kolankiewicz F, Giovelli FMH, Bellinaso MDL. Estudo do perfil lipídico e da prevalência de dislipidemias em adultos. 2008;RBAC 40:317-20.
14. Santos RD, Bensenor IM, Pereira AC, Lotufo PA. Dyslipidemia according to gender and race: The Brazilian Longitudinal Study of Adult Health (ELSA-Brasil). J Clin Lipidol. 2016;10(6):1362-1368.
15. Sauer P, Silva Oliveira K, Carvalho L, Ferraro JLS, Alves MK. Prevalência de dislipidemia em pacientes atendidos em uma clínica de Nutrição de Porto Alegre, entre os anos de 2000 a 2007, 2013. Disponível em: <http://www.pucrs.br/edipucrs/XISalaoIC/Ciencias_da_Saude/Nutricao/83903-PATRICIASAUER.pdf>. Acessado em: 10 de fevereiro de 2017.
16. Martinez TLR, Santos RD, Armaganijan D, Torres KP, Loures-Vale A, Magalhães ME, et al. National alert campaign about increased cholesterol: determination of cholesterol levels in 81,262 Brazilians. Arq Bras Cardiol. 2003;80:635-8.
17. Lotufo PA, Santos RD, Figueiredo RM, Pereira AC, Mill JG, Alvim SM, et al. Prevalence, awareness, treatment, and control of high low-density lipoprotein cholesterol in Brazil: Baseline of the Brazilian Longitudinal Study of Adult Health (ELSA-Brasil). J Clin Lipidol. 2016;10(3):568-76.
18. Lewington S, Whitlock G, Clarke R, Sherliker P, Emberson J, Halsey J, et al. Blood cholesterol and vascular mortality by age, sex, and blood pressure: a meta-analysis of individual data from 61 prospective studies with 55,000 vascular deaths. Lancet. 2007;370:1829-39.
19. Petris AJ, Souza RK, Bortoletto MS. Public sector participation in the supply of dyslipidemia medication in a population-based study. Cien Saude Colet. 2016;21(12):3899-3906.
20. Hanssen R, Gouni-Berthold I. Lipoprotein (a) management: pharmacological and apheretic treatment. Curr Med Chem. 2017 Jan 12. [Epub ahead of print]

21. Katsiki N, Al-Rasadi K, Mikhailidis DP. Lipoprotein (a) and cardiovascular risk: The show must go on. Curr Med Chem. 2017 Jan 12. [Epub ahead of print]
22. Piepoli MF, Hoes AW, Agewall S, Albus C, Brotons C, Catapano AL, et al. 2016 European Guidelines on cardiovascular disease prevention in clinical practice. The Sixth Joint Task Force of the European Society of Cardiology and Other Societies on Cardiovascular Disease Prevention in Clinical Practice (constituted by representatives of 10 societies and by invited experts) Developed with the special contribution of the European Association for Cardiovascular Prevention Rehabilitation (EACPR). European Heart Journal. 2016;37:2315-2381.
23. D'Agostino RB Sr, Vasan RS, Pencina RJ, Wolf PA, Cobain M, Massaro JM, et al. General cardiovascular risk profile for use in primary care: The Framingham Heart Study. Circulation. 2008;117:743-53.
24. Simão AF, Précoma DB, Andrade JP, Correa Filho H, Saraiva JFK, Oliveira GMM, et al. I Diretriz Brasileira de Prevenção Cardiovascular. Arq Bras Cardiol. 2013;101(6 Supl.2):1-63.
25. Martin SS, Sperling LS, Blaha MJ, et al. Clinician-patient risk discussion for atherosclerotic cardiovascular disease prevention: importance to implementation of the 2013 ACC/AHA Guidelines. J Am Coll Cardiol. 2015;65(13):1361-8.
26. Annuzzi G, Rivellese AA, Wang H, et al. Lipoprotein subfractions and dietary intake of n23 fatty acid: the Genetics of Coronary Artery Disease in Alaska Natives study. Am J Clin Nutr. 2012;95(6):1315-22.
27. 27. Milićević D, Vranić D, Mašić Z, et al. The role of total fats, saturated/unsaturated fatty acids and cholesterol content in chicken meat as cardiovascular risk factors. Lipids Health Dis. 2014;13:42.
28. 28. Hartweg J, Farmer AJ, Perera R, Holman RR, Neil HA. Meta-analysis of the effects of n23 polyunsaturated fatty acids on lipoproteins and other emerging lipid cardiovascular risk markers in patients with type 2 diabetes. Diabetologia. 2007;50:1593-602.
29. Wang C, Harris WS, Chung M, et al. Fatty acids from fish or fish-oil supplements, but not a-linolenic acid, benefit cardiovascular disease outcomes in primary- and secondary – prevention studies: a systematic review. Am J Clin Nutr. 2006;84:5-17.
30. Kelly RB. Diet and exercise in the management of hyperlipidemia. Am Fam Physician. 2010;81:1097-102.
31. Van Horn L, Carson JA, Appel LJ, et al. Recommended Dietary Pattern to Achieve Adherence to the American Heart Association/American College of Cardiology (AHA/ACC) Guidelines: A Scientific Statement From the American Heart Association. Circulation. 2016;134(22):e505-e529.
32. Mehrabani S, Mohammadifard N, Mehrabani S, et al. The Effect of Nutrition Consultation on Dietary Diversity Score of Cardiac Patients Referred to Cardiac Rehabilitation Research Center. Int J Prev Med. 2016 4;7:121.
33. Ooi EM, Ng TW, Watts GF, Barrett PH. Dietary fatty acids and lipoprotein metabolism: new insights and updates. Curr Opin Lipidol. 2013;24:192-7.
34. Van Horn L, McCoin M, Kris-Etherton PM, et al. The evidence for dietary prevention and treatment of cardiovascular disease. J Am Diet Assoc. 2008;108:287-331.
35. Howell WH, McNamara DJ, Tosca MA, Smith BT, Gaines JA. Plasma lipid and lipoprotein responses to dietary fat and cholesterol: a meta-analysis. Am J Clin Nutr. 2007;65:1747- 64.
36. Hooper L, Summerbell CD, Thompson R, et al. Reduced or modified dietary fat for preventing cardiovascular disease. Cochrane Database Syst Rev. 2011;(7):CD002137.
37. Assunção ML, Ferreira HS, Santos AF, et al. Effects of dietary coconut oil on the biochemical and anthropometric profiles of women presenting abdominal preventing. Lipids. 2009;44:593-601.
38. Dibello JR, McGarvey ST, Kraft P, et al. Dietary patterns are associated with metabolic syndrome in adult samoans. J Nutr. 2009;139(10):1933-43.
39. Chiu S, Williams PT, Dawson T, et al. Diets High in Protein or Saturated Fat Do Not Affect Insulin Sensitivity or Plasma Concentrations of Lipids and Lipoproteins in Overweight and Obese Adults. J Nutr. 2014 Nov;144(11):1753-1759.
40. Feranil AB, Duazo PL, Kuzawa CW, Adair LS. Coconut oil predicts a beneficial lipid profile in pre-menopausal women in the Philippines. Asia Pac J Clin Nutr. 2011;20(2):190-195.
41. 41. Augustine AH, Lowenstein LM, Harris WS, . Shearer GC, Block RC. Treatment with omega-3 fatty acid ethyl-ester alters fatty acid composition of lipoproteins in overweight or obese adults with insulin resistance Prostaglandins Leukot Essent Fatty Acids. 2014 Feb-Mar;90(0):69-75.
42. Micha R, Khatibzadeh S, Shi P, Fahimi S, Lim S, Andrews KG, et al. Global, regional, and national consumption levels of dietary fats and oils in 1990 and 2010: a systematic analysis including 266 country-specific nutrition surveys. BMJ. 2014;348:2272,.
43. Eckel RH, Borra S, Lichtenstein AH, Yin-Piazza SY. Understanding the complexity of trans fatty acid reduction in the American diet. American Heart Association trans fat conference 2006 report of trans fat conference planning group. Circulation. 2006;115:2231-46.

44. Gagliardi ACM, Filho JM, Santos RD. Perfil nutricional de alimentos com alegação de zero gordura trans. Rev Assoc Med Bras. 2009;55:50-4.
45. Mika A, Sledzinski T. Alterations of specific lipid groups in serum of obese humans: a review. Obes Rev. 2017 Feb;18(2):247-272.
46. Hillyer LM, Sandiford AM, Gray CE, Woodward B. Cold-pressed flaxseed oil reverses age-associated depression in a primary cell-mediated adaptive immune response in the mouse. T Brit J of Nutr. 2006;95:230-3.
47. Barkia A, Mohamed K, Smaoui M, Zouari N, Hammami M, Nasri M. Change of Diet, Plasma Lipids, Lipoproteins, and Fatty Acids during Ramadan: A Controversial Association of the Considered Ramadan Model with Atherosclerosis Risk. J Health Popul Nutr. 2011 Oct;29(5):486-493.
48. Food and Agriculture Organization. Fat oils in human nutrition: essential fatty oils. Roma: FAO, 1994. Disponível em: <http://www.fao.org/drocrep/v4700e/v4700E06>. Acessado em: 17 fev. 2014.
49. International Society for The Study of Fatty Acids and Lipids (ISSFAL). Adequate intakes, 2004. Disponível em: http://www.issfal.org/index.php/archive-mainmenu-14/adequate-intakes-mainmenu-50>. Acessado em: 17 fev. 2014.
50. Institute of Medicine (IOM) Dietary reference intakes for energy, carbohydrate, fiber, fat, fatty acids, cholesterol, protein and amino acids (macronutrients), 2005. Disponível em: <http://www.nap.edu/openbook.php?record_id=10490&page=423>. Acessado em: 17 fev. 2014.
51. Smith SC, Allen J, Blair SN, et al. AHA/ACC guidelines for secondary prevention for patients with coronary and other atherosclerotic vascular disease: 2006 update: endorsed by the National Heart, Lung and Blood Institute. Circulation. 2006;113:2363-72.
52. Kromhout D, Goede J. Update on cardiometabolic health effects of ω-3 fatty acids. Curr Opin Lipidol. 2014;25:230-3.
53. Schmitz G, Ecker J. The composing effect of n-3 and n-6 fatty acids. Prog Lipid Res. 2008;47:147-55.
54. Davidson MH. Mechanisms for the hypoglycerides effect of marine omega-3 fatty acids. Am J of Card. 2006;98:271-331.
55. Harris WS, Miller M, Tighe AP, et al. Omega-3 fatty acids and coronary heart disease risk: clinical and mechanistic perspectives. Atherosclerosis. 2008;197:12-24.
56. Guenther PM, Kirkpatrick SI, Reedy J, et al. The Healthy Eating Index-2010 Is a Valid and Reliable Measure of Diet Quality According to the 2010 Dietary Guidelines for Americans. J Nutr. 2014 Mar;144(3):399-407.
57. Balk EM, Lichtenstein AH, Chung M, et al. Effects of ω-3 fatty acids on serum markers of cardiovascular disease risk: a systematic review. Atherosclerosis. 2006;189:19-30.
58. Kelley DS, Siegel D, Vemuri M, et al. Docosahexaenoic acid supplementation improves fasting and prostprandial lipid profiles in hypertriglyceridemic men. Am J Clin Nutr. 2007;86:324-33.
59. Tousolis D, Plastiras A, Siasos G, et al. Omega-3 PUFAs improved endothelial function and arterial stiffness with a parallel antiinflammatory effect in adults with metabolic syndrome. Atherosclerosis. 2016;232:10-16.
60. Panagiotakos DB, Pitsavos CSC. Dietary Patterns: a Mediterranean diet score and its relation to clinical and biological makers of cardiovascular disease risk. Nutr Metab Cardiovasc Dis. 2007;17:58-62.
61. 61. Han S, Jiao J, Xu J, et al. Effects of plant stanol or sterol-enriched diets on lipid profiles in patients treated with statins: systematic review and meta-analysis. Sci Rep. 2016 19;6:31337.
62. 62.Taha DA, Wasan EK, Wasan KM, Gershkovich P. Lipid-lowering Activity of Natural and Semi-Synthetic Sterols and Stanols. J Pharm Pharm Sci. 2015;18(4):344-67.
63. 63. Gylling H, Plat J, Turley S, et al. European Atherosclerosis Society Consensus Panel on Phytosterols. Plant sterols and plant stanols in the management of dyslipidaemia and prevention of cardiovascular disease. Atherosclerosis. 2014 Jun;232(2):346-60.
64. Malhotra A, Shafiq N, Arora A, Singh M, Kumar R, Malhotra S. Dietary interventions (plant sterols, stanols, omega-3 fatty acids, soy protein and dietary fibers) for familial hypercholesterolaemia. Cochrane Database Syst Rev. 2014;10;6:CD001918.
65. Andersson KE, Hellstrand P. Dietary oats and modulation of atherogenic pathways. Molecular Nutrition & Food Research. 2012;56:1003-1013.
66. Martínez-Rodríguez R, Navarro-Alarcón M, Rodríguez-Martínez C, Fonollá-Joya J. Effects on the lipid profile in humans of a polyphenol-rich carob (Ceratonia siliqua L.) extract in a dairy matrix like a functional food; a pilot study. Nutr Hosp. 2013;28(6):2107-14.
67. Khoury DE, Cuda C, Luhovyy BL, Anderson GH. Beta Glucan: Health Benefits in Obesity and Metabolic Syndrome. Journal of Nutrition and Metabolism. 2012;1-28.
68. Wolever TMS, Gibbs AL, Miler JB, et al. Bioactive oat β-glucan reduces LDL cholesterol in Caucasians and non-Caucasians. Nutr J. 2011;10:130-9.

69. World Health Organization (WHO) Obesity: preventing and managing the global epidemic. Geneva: World Health Organization; 1998.
70. Sociedade Brasileira de Cardiologia; Sociedade Brasileira de Hipertensão; Sociedade Brasileira de Nefrologia. VI Diretrizes Brasileiras de Hipertensão. Arq Bras Cardiol. 2010;95:1-51.
71. Dietary Reference Intakes for vitamin A, vitamin K, arsenic, chromium, copper, iodine, iron, manganese, molybdenum, nickel, silicon, and zinc. Institute of Medicine. Washington, DC: National Academic Press; 2001.
72. Dietary Reference Intakes for Vitamin C, Vitamin E, Selenium, and Carotenoids, Institute of Medicine. Washington, DC: National Academic Press; 2000.
73. Dietary Reference Intakes for calcium and vitamin D. Institute of Medicine. Washington, DC: National Academic Press; 2011.
74. Ramkumar S, Raghunath A, Raghunath S. Statin therapy: Review of safety and potential side effects. Acta Cardiol Sin. 2016. 2(6):631-639.
75. Cunha AR, Umbelino B, Correia ML, Neves MF. Magnesium and Vascular Changes in Hypertension. Int J Hypertens. 2012:54250. doi: 10.1155/2012/754250, 2012.
76. Dickinson HO, Nicolson D, Campbell F, et al. Magnesium supplementation for the management of primary hypertension in adults. Cochrane Database Syst Rev. 2006;19(3):CD004640.
77. Dietary Reference Intakes for calcium, phosphorus, magnesium, vitamin D, and fluoride. Standing Committee on the Scientific Evaluation of Dietary Reference Intakes. Institute of Medicine. Washington, DC: National Academy Press; 1997.
78. Dietary Reference Intakes for water, potassium, chloride and sulfate. Washington, DC: National Academic Press, Institute of Medicine; 2004.
79. Vaskonen T. Dietary minerals and modification of cardiovascular risk factors. J Nutr Biochem. 2003; 14(9):492-506.

Hipertensão Arterial Sistêmica

MÁRCIA REGINA SIMAS TORRES KLEIN • CARLITO LESSA • ANDREA DE LORENZO

CAPÍTULO 8

INTRODUÇÃO

A hipertensão arterial sistêmica é um dos mais importantes problemas de saúde pública em todo o mundo. Sua importância está no número de indivíduos acometidos, em sua grande morbimortalidade e em suas implicações socioeconômicas. Suas complicações incluem acidente vascular cerebral, doença renal, miocardiopatia isquêmica, dentre outras[1].

Apesar dos grandes avanços no controle da pressão sanguínea, existem inúmeras dificuldades para controle da pressão arterial, desde o acesso a cuidados de saúde e a medicamentos, até a falta de aderência à terapia, geralmente de longo prazo e em indivíduos muitas vezes sem sintomas. Diante desse cenário, o diagnóstico precoce e a inserção de medidas terapêuticas, medicamentosas e não medicamentosas, são fundamentais para se evitar as consequências desta doença[1].

CONCEITOS

A hipertensão arterial sistêmica (HAS) é condição clínica multifatorial (influenciada por fatores genéticos, ambientais e comportamentais) caracterizada por níveis pressóricos persistentemente elevados e mantidos. Para o diagnóstico de HAS o indivíduo deve apresentar, em repouso, níveis ≥ 140 mmHg de pressão arterial sistólica (PAS) ou ≥ 90 mmHg pressão arterial diastólica (PAD) ou ainda estar recebendo medicação para reduzir a pressão arterial (PA)[1].

ABREVIATURAS

HAS – hipertensão arterial sistêmica;
HDL – lipoproteínas de alta densidade;
IMC – índice de massa corporal;
JNC – Comitê Nacional para Prevenção, Detecção, Avaliação e Tratamento da Pressão Arterial Elevada;
LDL – lipoproteínas de baixa densidade;
PAS – pressão arterial sistólica;
PAD – pressão arterial diastólica;
PA – pressão arterial.

EPIDEMIOLOGIA

A HAS é um importante problema médico e também social, atingindo uma proporção substancial da população adulta em todo o mundo e um número crescente de crianças.

A prevalência da HAS aumenta com a idade, de forma que cerca de metade dos indivíduos com 60-69 anos e até ¾ daqueles com mais de 70 anos são afetados[1]. Na população norte-americana aproximadamente 30% dos adultos ainda desconhecem ser hipertensos, mais de 40% dos hipertensos se encontram sem tratamento, e 2/3 dos hipertensos não atingiram controle pressórico ideal[2].

No Brasil, dados de inquéritos populacionais nas últimas 2 décadas mostram uma prevalência de HAS acima de 30%. Com base em valores de PA ≥ 140/90 mmHg, 22 estudos encontraram prevalências entre 22,3% e 43,9%, (média de 32,5%), chegando a mais de 50% entre 60 e 69 anos e 75% acima de 70 anos[3,4].

Estudos mostram que a mortalidade por doença isquêmica do coração e acidente vascular encefálico aumenta progressiva e linearmente com o aumento da PAS e da PAD; para cada 20 mmHg de aumento da PAS ou 10 mmHg de aumento da PAD, essas taxas de mortalidade dobram[5].

FISIOPATOLOGIA

Por definição, pressão é a razão entre a força e a unidade de área, portanto é dependente de fatores físicos como o volume sanguíneo e capacitância da circulação. Assim, é resultante da combinação de fatores como o débito cardíaco e a resistência periférica, que por sua vez são determinados por uma série de fatores[6,7]. Na hipertensão arterial sistêmica há um aumento da resistência arterial periférica que pode ser causada por uma alteração funcional no calibre dos vasos ou alterações estruturais que reduzem a sua luz (hipertrofia ou remodelamento vascular)[7]. Como a HAS é multifatorial, o aumento da atividade simpática pode interagir com outros fatores que contribuem para o seu desenvolvimento. Este mecanismo de hiperatividade tem sido demonstrado na hipertensão primária precoce e em outras formas de hipertensão[8].

O rim apresenta um papel duplo na HAS. Ao mesmo tempo que possui papel na manutenção da hipertensão arterial, sofre as consequências desta. O principal problema é a incapacidade de excreção renal do excesso de sódio presente numa dieta rica em cloreto de sódio. Assim, a retenção renal de sódio provoca um aumento do volume plasmático, o que leva a um aumento do débito cardíaco. O estresse emocional na gênese da hipertensão arterial também tem sido alvo de estudos. Em situações de estresse há uma liberação intermitente da adrenalina, o que poderia levar a vasoconstrição neurogênica sustentada e hipertensão[9-11].

A PA não controlada pode ocasionar diversas complicações, que por sua vez afetam fortemente a sobrevida dos pacientes, bem como sua qualidade de vida (incluindo aí a capacidade para o trabalho, vida social, função sexual, etc.). Podem ocorrer danos ao sistema cardiovascular (com hipertrofia ventricular esquerda, insuficiência cardíaca, doença coronariana [angina, infarto agudo do miocárdio] e doença vascular periférica), sistema nervoso central (acidente vascular encefálico, ataque isquêmico transitório), rins (doença renal crônica) e visão (retinopatia).

A hipertensão secundária pode ser devida a doença renal crônica, coarctação da aorta, síndrome de Cushing, uso crônico de esteroides, uropatia obstrutiva, feocromocitoma, hiperaldosteronismo primário, doença renovascular, apneia do sono, doença tireoidiana, dentre outras causas[7].

DIAGNÓSTICO CLÍNICO

A classificação da PA para adultos (≥ 18 anos) é baseada na média de duas ou mais medidas de PA realizadas em condições adequadas, em duas ou mais consultas. A aferição da PA deve ser realizada por médicos de todas as especialidades e demais profissionais de saúde em todas as consultas. Embora seja um procedimento simples e de fácil execução, a medida da pressão arterial requer treinamento e disciplina. Com o intuito de se evitar erros, uma série de recomendações tem sido proposta pelas diversas diretrizes de hipertensão. Assim, é necessário o preparo adequado do paciente, padronização técnica e calibração do equipamento[1,7,12-15].

Devido ao aumento das complicações cardiovasculares associadas com níveis de PA previamente considerados normais, foi introduzida uma nova classificação para a hipertensão (Tabela 8.1)[1].

Tabela 8.1 – Classificação da pressão arterial em adultos[1]

Classificação da pressão arterial	PAS (mmHg)	PAD (mmHg)
Normal	≤ 120	≤ 80
Pré-hipertensão	121-139	81-89
Hipertensão estágio 1	140-159	90-99
Hipertensão estágio 2	160-179	100-109
Hipertensão estágio 3	≥ 180	≥ 110

A avaliação dos hipertensos tem como objetivos identificar outros fatores de risco cardiovascular ou doenças concomitantes que possam afetar o prognóstico ou guiar o tratamento, detectar causas identificáveis de PA elevada e avaliar a presença de lesão de órgão-alvo[1].

A avaliação dos pacientes é feita através de história, exame físico, testes laboratoriais de rotina e outros procedimentos. O exame físico deve incluir medidas de PA nos dois braços, exame do fundo de olho, cálculo do índice de massa corporal (IMC), ausculta cardíaca e busca de possíveis sopros carotídeo, abdominal e femoral; palpação da tireoide, exame dos pulmões, abdome e pulsos periféricos, além do exame neurológico[1].

Exames laboratoriais de rotina recomendados antes do início do tratamento incluem um ECG de 12 derivações, glicemia de jejum, hematócrito, potássio e cálcio séricos, creatinina sérica ou taxa de filtração glomerular e perfil lipídico, incluindo HDL colesterol, LDL colesterol e triglicerídeos. A dosagem da albumina urinária é recomendada nos diabéticos e nos pacientes com doença renal, opcional nos demais. Testes mais extensos não são em geral indicados, a não ser que não haja controle da PA com o tratamento medicamentoso adequado, se as avaliações clínica e laboratorial de rotina sugerem uma causa secundária (p. ex., como hipopotassemia não provocada ou um sopro abdominal), se a PA passar a aumentar sem causa aparente após ter sido bem controlada ou se o início da hipertensão é súbito[1].

TRATAMENTO CLÍNICO

A nova classificação inclui o termo pré-hipertensão para aqueles pacientes com PAS entre 121-139 mmHg e/ou PAD entre 81-89 mmHg. O principal objetivo desta nova classificação é identificar indivíduos nos quais a implementação precoce de estilo de vida mais saudável poderia reduzir a PA, retardar ou mesmo impedir o desenvolvimento de HAS (Tabela 8.2)[1]. Embora pré-hipertensos não sejam candidatos a terapia medicamentosa, aqueles com diabetes ou doença renal devem ser considerados para tratamento medicamentoso se a mudança de estilo de vida não reduzir a PA para 130/80 mmHg ou menos.

Tabela 8.2 – Modificações de estilo de vida para prevenção e controle da hipertensão[1]

Medida	Redução aproximada da PAS/PAD	Recomendação
Controle do peso	20-30% de diminuição da PA para cada 5% de perda ponderal	Manter IMC < 25 kg/m² até 65 anos. Manter IMC < 27 kg/m² após 65 anos. Manter CA < 80 cm nas mulheres e < 94 cm nos homens
Padrão alimentar	Redução de 6,7/3,5 mmHg	Adotar a dieta DASH
Restrição do consumo de sódio	Redução de 2 a 7 mmHg na PAS e de 1 a 3 mmHg na PAD com redução progressiva de 2,4 a 1,5 g sódio/dia, respectivamente	Restringir o consumo diário de sódio para 2,0 g, ou seja, 5 g de cloreto de sódio
Moderação no consumo de álcool	Redução de 3,31/2,04 mmHg com a redução de 3-6 para 1-2 doses/dia	Limitar o consumo diário de álcool a 1 dose nas mulheres e em pessoas com baixo peso e 2 doses nos homens
Atividade física diária	3,6/5,4 mmHg	Fazer, no mínimo, 30 min/dia de atividade física moderada, de forma contínua (1 x 30 em 5 a 7 dias da semana
Exercício aeróbico	2,1/1,7em pré-hipertensos 8,3/5,2 mmHg em hipertensos	Modalidades diversas: andar, correr, dançar, nadar, entre outras. Pelo menos 3 vezes/semana. Ideal: 5 vezes/semana. Pelo menos 30 min. Ideal entre 40 e 50 min.
Exercício resistido dinâmico	4,0/3,8 mmHg em pré-hipertensos Não reduz em hipertensos	2 a 3 vezes/semana 8 a 10 exercícios para os principais grupos musculares 1 a 3 séries 10 a 15 repetições até a fadiga moderada

IMC: índice de massa corporal; CA: circunferência abdominal; PAS: pressão arterial sistólica; PAD: pressão arterial diastólica.

*Uma dose contém cerca de 14 g de etanol e equivale a 350 mL de cerveja, 150 mLde vinho e 45 mL de bebida destilada.

O objetivo do tratamento é reduzir a morbidade e a mortalidade associadas à doença; isto se obtém através do controle dos níveis pressóricos, atingindo-se os alvos preconizados. Estes são os níveis < 140/90 mmHg, exceto em pacientes com diabetes ou doença renal, nos quais o alvo passa a ser < 130/80 mmHg[16-18].

Os benefícios do tratamento incluem redução na incidência de acidente vascular encefálico (35-40%), infarto agudo do miocárdio (20-25%) e insuficiência cardíaca (cerca de 50%). Mais de 2/3 dos hipertensos não são controlados com apenas uma droga e requerem medicamentos de diferentes classes[19-23]. Ainda persistem dúvidas na literatura sobre as associações ideais para o tratamento dos pacientes hipertensos. No caso de pacientes hipertensos com metas menores da PA ou daqueles com PA substancialmente elevada, três ou mais classes de anti-hipertensivos podem ser necessárias[19-23].

O objetivo do tratamento farmacológico visa não só reduzir os níveis pressóricos, mas também reduzir a taxa de eventos mórbidos cardiovasculares fatais ou não. Quando se opta por tratamento medicamentoso do paciente hipertenso: a) a escolha do hipotensor deve ser baseada não somente nos níveis pressóricos, mas também na estratificação de risco cardiovascular; b) é necessária e benéfica uma intensa redução da pressão arterial; c) nos pacientes de alto risco uma rápida redução dos níveis pressóricos (6 meses) melhora o prognóstico; d) a escolha do hipotensor deve levar em conta seus efeitos na síndrome metabólica; e) os benefícios serão alcançados mediante adesão ao tratamento. Seis classes de anti-hipertensivos estão disponíveis no mercado (Quadro 8.1). Todas as seis classes, excetuando os vasodilatadores de ação direta, são apropriadas para o controle da pressão arterial em monoterapia inicial em portadores de HAS estágio I que não respondem às medidas não farmacológicas. Vale dizer que somente 40-50% dos pacientes com HAS em estágio I responderam adequadamente à monoterapia necessitando, portanto, da adição de outra classe de droga. Em pacientes hipertensos mesmo em estágio I, que apresentam alto risco cardiovascular e necessitem atingir níveis pressóricos inferiores a 130/80 mmHg em um período de até 6 meses, deve se considerar o benefício do uso combinado de anti-hipertensivos como terapêutica inicial. Para os demais pacientes em estágio II é preconizado o uso de mais de uma classe de anti-hipertensivo como terapêutica inicial[1,13].

As seguintes combinações de classes terapêuticas distintas mostram-se eficazes: diuréticos e betabloqueadores, diuréticos e inibidores adrenérgicos centrais, diuréticos e bloqueadores do

Quadro 8.1 – Classes de anti-hipertensivos empregadas na prática clínica

Classes de anti-hipertensivos disponíveis
Diuréticos
Inibidores adrenérgicos Ação central – agonistas alfa$_2$ centrais Betabloqueadores – bloqueadores beta-adrenérgicos Alfabloqueadores – bloqueadores alfa$_1$-adrenérgicos
Vasodilatadores diretos
Bloqueadores dos canais de cálcio
Inibidores da enzima conversora da angiotensina
Bloqueadores do receptor AT1 da angiotensina II
Inibidor direto da renina

receptor de AT_1 da angiotensina II. Estas combinações estão presentes em doses fixas e devem ser empregadas de forma criteriosa[1,13].

TRATAMENTO NUTRICIONAL

O tratamento não medicamentoso (incluindo a intervenção nutricional) apresenta eficácia comprovada na prevenção e no controle da hipertensão arterial[24-27]. As modificações no estilo de vida isoladamente podem ser suficientes para pacientes com PA levemente elevada e devem sempre ser recomendadas para todos os pacientes recebendo drogas anti-hipertensivas[7,28]. As principais recomendações nutricionais para a prevenção e o tratamento da hipertensão incluem: redução no consumo de sódio, perda ponderal nos indivíduos com excesso de peso corporal, moderação no consumo de álcool (entre aqueles que ingerem bebida alcoólica) e adoção de um padrão alimentar saudável (incluindo frutas, verduras e legumes) como o da dieta DASH (*Dietary Approaches to Stop Hypertension*)[1,7,27,29]. A cessação do tabagismo é fundamental, pois o tabagismo apresenta efeito pressor agudo, além de aumentar o risco cardiovascular[7]. Outros fatores dietéticos provavelmente podem afetar a PA, porém seus efeitos são pequenos e/ou as evidências são inconclusivas.

Sódio

O sódio é um nutriente essencial, por ser necessário para a manutenção do volume de fluido extracelular, da osmolaridade sérica, do equilíbrio ácido-básico e da atividade muscular e nervosa[30,31]. Os rins regulam a homeostase do sódio e da água, principalmente por controlarem a excreção e a conservação renal deste mineral[31]. A quantidade mínima de sódio necessária para repor as perdas diárias, desde que não ocorra transpiração substancial, é muito pequena, podendo ser menor que 0,2 g/dia[30].

Nenhum alimento em seu estado natural é rico em sódio. Sendo assim, durante milhões de anos os ancestrais dos seres humanos consumiam uma dieta contendo pequena quantidade de sódio (± 0,2 g sódio/dia)[32]. Há cerca de 5.000 anos foi descoberto que o sal poderia ser usado para preservar os alimentos, o que levou a um aumento no consumo de sódio. Após a invenção da refrigeração e do congelamento dos alimentos, não houve mais a necessidade de adicionar sal para conservar os alimentos, porém o consumo de sódio permanece elevado em praticamente todas as populações. A ingestão atual de sódio em muitos países situa-se entre 3,6 e 4,9 g/dia (ou 9 a 12 g sal/dia)[32-34]. Este grande aumento na ingestão de sódio é relativamente recente em termos evolucionários, representando um desafio para os sistemas fisiológicos excretarem esta elevada quantidade de sódio[32].

Estudos populacionais

Vários estudos epidemiológicos realizados em diferentes regiões ao redor do mundo investigaram a relação entre ingestão de sódio e níveis de PA. O estudo INTERSALT (*International Study of Salt and Blood Pressure*) avaliou uma grande amostra (± 11.000) de homens e mulheres com idade entre 20-59 anos provenientes de 52 centros populacionais em 32 países localizados na Europa, Américas, Asia e África[35]. Neste estudo a ingestão de sódio apresentou associação positiva e significativa com os níveis de PA e com a prevalência de HAS, mesmo após ajustes para variáveis que podem interferir na PA, como idade, sexo, peso corporal e ingestão de potássio e de álcool. Nas quatro populações primitivas que participaram do INTERSALT (incluindo os índios Yanomami e os índios do Xingu no Brasil) a ingestão de sódio era extremamente baixa, os níveis de PA também eram baixos e a PA aumentava muito pouco ou não aumentava com a idade[35].

Estudos mais recentes também observaram relação entre sódio dietético e PA. No estudo INTERMAP (*International Study on Micronutrient and Blood Pressure*) foram avaliados 4.680 indivíduos com idade entre 40-59 anos provenientes de 17 centros populacionais e uma menor ingestão de sal se associou com PA mais baixa[36]. Tanto no INTERSALT quanto no INTERMAP a relação entre ingestão de sódio e PA foi avaliada em diferentes sociedades, envolvendo alguns centros populacionais com diferentes níveis de ingestão de sódio, o que pode ter favorecido o encontro de associação significativa entre sódio e PA. O estudo EPIC-Norfolk (*Norfolk Cohort of the European Porspective Investigation into Cancer*) foi realizado somente na Europa, sendo incluídas apenas sociedades com consumo de sódio semelhante ao das sociedades industrializadas, havendo pequena diferença na ingestão de sódio entre os indivíduos. A ingestão de sódio variou de aproximadamente 2 a 5 g/dia e mesmo com esta pequena variação foi possível observar associação positiva entre ingestão de sódio e PA[37].

Estudos de intervenção

Evidências provenientes de vários estudos indicam que a redução do sódio dietético diminui a PA tanto em hipertensos quanto em normotensos[38,39]. As exceções são estudos nos quais: 1) a redução na ingestão de sódio foi pequena; 2) a duração foi muito curta; ou 3) o tamanho da amostra era pequeno. Metanálises de estudos clinicamente relevantes fornecem forte evidência de que a redução na ingestão de sódio reduz a PA. O maior efeito de tratamento foi observado em estudos com duração maior do que 4 semanas[31].

Mecanismos de ação do sódio sobre a pressão arterial

Os mecanismos responsáveis pela relação entre ingestão de sódio e elevação da PA são complexos. A falta de habilidade renal para excretar completamente o excesso de sódio desempenha um papel central. Conforme sugerido por Guyton, o prejuízo na natriurese pode resultar em pequeno aumento na volemia, com consequente autorregulação em todo o organismo, o que pode explicar o aumento na resistência vascular periférica[31,40]. Se esta sequência de eventos ocorre nos humanos hipertensos não está claro. Entretanto, o que se sabe é que o sal pode ativar mecanismos neurais, endócrinos ou parácrinos e vasculares que podem aumentar a PA[40].

A retenção de sódio inibe a bomba de sódio das células musculares lisas arteriais e arteriolares, aumentando a concentração intracelular de sódio, o que estimula o aumento da concentração intracelular de cálcio, desencadeando a contração do músculo liso vascular[31,41]. A homeostase do sódio também desempenha um importante papel na vasodilatação dependente do endotélio. A retenção de sódio reduz a síntese do óxido nítrico, um vasodilatador arteriolar elaborado pelas células endoteliais[41].

Sensibilidade ao sal

A resposta da PA à ingestão de sal é heterogênica, variando de uma pessoa para outra. A sensibilidade ao sal é definida como a tendência para a PA cair durante a restrição de sal e elevar-se durante a suplementação de sal, podendo ser observada em 30 a 50% dos hipertensos e em um menor percentual de normotensos. Os mecanismos envolvidos na sensibilidade ao sal ainda não são completamente conhecidos. Os fenótipos associados a sensibilidade ao sal incluem idade avançada, etnia afrodescendente, obesidade, síndrome metabólica, diabetes e disfunção renal. A resposta da PA ao sal pode ser modificada por outros componentes da dieta. A baixa ingestão de potássio e de cálcio potencializa a sensibilidade ao sal[30,40,42].

Recomendação de sal/sódio

A Organização Mundial de Saúde (OMS) recomenda redução na ingestão de sódio para toda a população, com o objetivo de reduzir a PA e o risco de doença cardiovascular[38]. A ingestão diária de sódio recomendada pela OMS para adultos tanto hipertensos quanto normotensos é < 2 g/dia (ou 5 g sal/dia)[38]. Esta recomendação é semelhante à encontrada em diretrizes para tratamento e prevenção de hipertensão e/ou doença cardiovascular[1,25,27-29]. Conforme abordado anteriormente, a ingestão habitual de sódio em muitos países é o dobro da que é recomendada[32,34]. Estudos indicam redução de 2 a 7 mmHg na PA sistólica e de 1 a 3 mmHg na PA diastólica, com redução na ingestão de sódio para 2,4 e 1,5 g/dia, respectivamente[1,27].

Aproximadamente 5 a 10% do sódio dietético são provenientes dos alimentos naturais, enquanto o restante é proveniente do sal que é adicionado durante a cocção (ou a mesa) e proveniente de alimentos industrializados. Nos países de baixa renda, onde as populações podem ter acesso limitado aos alimentos processados, o sal adicionado durante a cocção ou à mesa fornece a maior parte do sódio dietético. Nos países asiáticos uma importante fonte de sódio é o molho de soja. Nos países desenvolvidos, o sal adicionado durante o processamento dos alimentos representa a maior parte do sódio dietético (75-80%)[33,43]. Sendo assim, estratégias governamentais que visem uma redução substancial na ingestão de sal devem envolver esforços da indústria de alimentos e de restaurantes para reduzir gradativamente o sal adicionado aos alimentos[44].

Peso corporal

A prevalência de obesidade está aumentando de forma expressiva em todo o mundo, tanto em crianças quanto em adultos de diferentes grupos socioeconômicos, alcançando proporções epidêmicas[28,45]. Dados do *National Health and Nutrition Examination Survey* (NHANES) indicam que a prevalência de obesidade (índice de massa corporal [IMC] ≥ 30 kg/m²) nos Estados Unidos, em adultos com idade ≥ 20 anos, aumentou de 23% em 1988-1994 para 35,5% em 2009-2012[46]. No Brasil, segundo a Pesquisa de Orçamento Familiar de 2008-2009[47], o excesso de peso corporal (IMC ≥ 25 kg/m²) foi detectado em cerca da metade dos adultos (49,0%) de ambos os sexos. Já a obesidade (IMC ≥ 30 kg/m²) foi observada em 14,8% do total de adultos.

O IMC está diretamente associado com a elevação da PA e com a prevalência de hipertensão. O ganho ponderal, mesmo que modesto, aumenta de forma substancial o risco de hipertensão, enquanto a perda ponderal reduz a PA[48].

Mecanismos de ação do excesso de peso corporal sobre a pressão arterial

Os mecanismos através dos quais a obesidade eleva a PA incluem ativação do sistema renina-angiotensina, aumento da atividade do sistema nervoso simpático, resistência à insulina, aumento na reabsorção renal de sódio, alteração na pressuronatriurese e expansão de volume. Outros aspectos associados com a obesidade podem favorecer a hipertensão, como alteração na liberação de adipocinas (p. ex., ↑ leptina e ↓ adiponectina), aumento na liberação de ácidos graxos livres, disfunção endotelial, inflamação sistêmica e apneia obstrutiva do sono[48-50].

Recomendação

Os indivíduos hipertensos que apresentam sobrepeso ou obesidade devem ser orientados a perder peso e idealmente alcançar o IMC dentro da faixa de eutrofia[29] (< 25 kg/m^2 até 65 anos e < 27 kg/m^2 após 65 anos), além de circunferência da cintura < 80 cm nas mulheres e < 94 cm nos homens[1]. Entretanto, reduções na PA ocorrem antes e/ou sem alcançar o peso corporal desejado. Uma perda ponderal de 5% está associada com a redução de aproximadamente 3 mmHg na PA sistólica e 2 mmHg na PA diastólica, enquanto uma diminuição mais modesta e variável na PA é observada com perda de peso < 5%[51].

Potássio

Estudos sugerem que o potássio desempenha um importante papel no controle da PA[31,52]. Dados epidemiológicos têm mostrado que populações com elevada ingestão de potássio apresentam valores mais baixos de PA e menor ocorrência de hipertensão arterial. Por outro lado, a baixa ingestão de potássio está associada a aumento no risco de hipertensão[52,53]. Já foi demonstrado que uma dieta rica em potássio pode suprimir a elevação na PA causada pela ingestão excessiva de sódio e reduzir a sensibilidade ao sal[31,54,55].

Mecanismos de ação do potássio sobre a pressão arterial

O efeito anti-hipertensivo de uma dieta rica em potássio pode ser atribuído a inúmeros fatores, dentre os quais pode-se citar: aumento da natriurese, modulação da sensibilidade dos barorreceptores, redução na resposta vasopressora às catecolaminas, aumento da atividade da Na$^+$/K$^+$ATPase, redução do estresse oxidativo e vasodilatação dependente do endotélio via hiperpolarização das células endoteliais, por meio da estimulação da bomba de sódio e abertura de canais de potássio. A hiperpolarização endotelial é transmitida às células musculares lisas, resultando em redução do cálcio citosólico, o que promove a vasodilatação[53,56].

Recomendações

A OMS recomenda um aumento na ingestão de potássio para reduzir a PA e o risco de doença cardiovascular (DCV) em adultos, sugerindo uma ingestão de pelo menos 90 mmol/dia (3.510 mg/dia)[52], enquanto a ingestão dietética recomendada (DRI) segundo o *Institute of Medicine* é de 4.700 mg/dia (2005)[57]. As principais fontes dietéticas de potássio são frutas, vegetais, leguminosas e cerais integrais. Uma dieta rica em vegetais e frutas possibilita a ingestão de 2.000 a 4.000 mg de potássio/dia[42]. Deve-se ter o cuidado de não orientar este aumento na ingestão de potássio para pacientes com hipercalemia ou que estejam em risco de desenvolver esta condição[29,42]. Não se recomenda o uso de suplementos de potássio como método de redução da PA[25,29].

Cálcio

A ingestão de cálcio apresenta relação inversa com a PA em estudos epidemiológicos. De forma similar, a suplementação de cálcio está associada com redução modesta da PA[58]. Van Mierlo e cols. (2006)[59] realizaram uma metanálise contendo 40 ensaios clínicos randomizados avaliando o efeito da suplementação de cálcio (dose média: 1.200 mg/dia) e encontraram redução significativa da PA de 1,86/0,99 mmHg. A suplementação de cálcio apresenta efeito hipotensor mais acentuado em: (1) indivíduos consumindo regularmente pequenas quantidades de cálcio; (2) hipertensos ou em grupos com elevado risco de desenvolvimento de HAS, como indivíduos sensíveis ao sal e mulheres grávidas; e (3) estudos usando cálcio dietético em vez do suplementar[61].

Mecanismos de ação do cálcio sobre a pressão arterial

O mecanismo de ação do cálcio sobre a PA não é conhecido. Entretanto, existem evidências de que uma dieta pobre em cálcio eleva a concentração intracelular de cálcio nas células do músculo liso vascular, resultando em vasoconstrição e consequente aumento da PA[24].

Recomendação

Tanto para prevenção como para o tratamento da hipertensão não há necessidade de se aumentar a ingestão de cálcio além do que é recomendado para a população em geral. Segundo o *Institute of Medicine*[60] (2010), a ingestão adequada de cálcio é de 1.000-1.200 mg/dia para todos indivíduos com idade ≥ 19 anos, quantidade esta muito superior à ingestão habitual da população brasileira, que é de ± 500 mg/dia para homens e mulheres[47]. As principais fontes dietéticas de cálcio (70-75%) são o leite e seus derivados (laticínios), sendo assim este nível de ingestão de cálcio pode ser alcançado através do consumo de três a quatro porções diárias de leite, queijo ou iogurte (de preferência os desnatados). Não se deve recomendar o uso de suplementos de cálcio como método de redução da PA[25,29].

Magnésio

O magnésio é um inibidor da contração do músculo liso vascular e pode participar da regulação da PA. Ingestão elevada de magnésio geralmente está relacionada com níveis mais baixos de PA. Achados menos consistentes foram observados em estudos com suplementação de magnésio. A ingestão de magnésio para prevenção e tratamento de hipertensão deve ser igual à da população em geral e recomenda-se o alcance desta quantidade através de fontes alimentares, não sendo recomendado o uso de suplementos de magnésio como método de redução da PA[25,29].

Álcool

O consumo habitual de álcool eleva a PA de forma linear, estando o consumo excessivo associado com aumento na incidência de hipertensão. Estima-se que um aumento de 10 g/dia na ingestão de álcool eleva a PA sistólica em 1 mmHg[60]. De maneira geral, para os indivíduos que consomem bebidas alcoólicas, recomenda-se moderação no consumo como medida efetiva para redução da PA, pois o consumo moderado parece não ser deletério[1,7]. Homens hipertensos que ingerem bebidas alcoólicas devem ser orientados a limitar seu consumo a não mais do que duas doses/dia, já as mulheres e pessoas com baixo peso devem ingerir no máximo uma dose/dia (cada dose contém cerca de 14 g de etanol)[1]. Estima-se redução de 3,31 mmHg na PA sistólica e de 2,04 mmHg na PA diastólica para a diminuição de três a seis para uma a duas doses/dia[1]. Para aqueles que não têm o hábito de ingerir bebidas alcoólicas, não se justifica recomendar que o façam.

Café

A cafeína apresenta efeito pressor agudo, principalmente em indivíduos hipertensos. Entretanto, consumidores habituais dessa substância desenvolvem tolerância ao seu efeito pressor, limitando a elevação da PA. O efeito da cafeína sobre a pressão pode ser mediado através de uma série de mecanismos, incluindo ativação do sistema nervoso simpático. Apesar de o café ser rico em cafeína ele possui outros ingredientes que podem favorecer a redução da PA (p. ex., ácido clorogênico, flavonoides, magnésio e potássio) contrabalançando o efeito pressor da cafeína[62].

O consumo de café em doses habituais não tem sido associado com maior incidência de hipertensão nem com elevação significativa da PA[63]. Recomenda-se que o consumo de café não exceda quantidades baixas a moderadas[1], evitando-se o consumo excessivo de café e de outros produtos ricos em cafeína[25].

Padrão alimentar

Atualmente tem sido muito valorizada a análise do padrão alimentar, no lugar do foco em apenas um único nutriente ou alimento. O padrão alimentar permite a avaliar o complexo efeito da dieta, possibilitando captar o sinergismo entre os nutrientes/alimentos. Os efeitos sobre a PA do padrão alimentar, tanto da dieta DASH quanto da dieta do Mediterrâneo, têm sido amplamente investigados.

Dieta DASH

A dieta DASH foi elaborada com o objetivo de investigar se um padrão alimentar "saudável" é capaz de reduzir os níveis de PA, independentemente de fatores dietéticos que afetam de forma comprovada a PA (p. ex., ingestão de sódio, peso corporal e consumo de álcool). Esta dieta é rica em frutas e hortaliças (quatro a cinco porções/dia) e laticínios com baixo teor de gordura (duas a três porções/dia), além de incluir cereais integrais, frango, peixe e frutas oleaginosas, e de preconizar redução na ingestão de carne vermelha, doces e bebidas contendo açúcar. Desta forma, a dieta DASH é rica em potássio, cálcio, magnésio e fibras; apresenta baixo teor de gordura (total e saturada) e colesterol[64,65]. Já foi demonstrado que a dieta DASH é capaz de reduzir significativamente a PA[64,65], sendo recomendada a adoção desse padrão alimentar por indivíduos hipertensos e para a prevenção da hipertensão[1,27,29]. Os benefícios sobre a PA têm sido atribuídos ao alto consumo de potássio, magnésio e cálcio. Uma metanálise de estudos randomizados[66] estimou redução média de 6,74/3,54 mmHg na PA, com efeitos mais acentuados nos estudos com hipertensos e com restrição energética. O uso combinado da dieta DASH com restrição de sódio[65], perda ponderal e atividade física é capaz de acentuar a redução na PA[67,68].

Dieta do Mediterrâneo

A dieta do Mediterrâneo, da mesma forma que a DASH, é rica em frutas, hortaliças e cerais integrais. Entretanto, possui quantidades generosas de azeite de oliva, inclui o consumo de peixes e oleaginosas, além de ingestão moderada de vinho[69]. Evidências consistentes indicam que esta dieta está associada com redução no risco de desfechos cardiovasculares[70]. Em estudos observacionais e de intervenção, a adesão à dieta do Mediterrâneo se associa inversamente com valores de PA e com o risco de elevação da PA ao longo dos anos[71,72].

Caso Clínico

1. Identificação do paciente

H.R.M., 74 anos, sexo masculino, divorciado, natural do Rio de Janeiro, metalúrgico aposentado.

2. Dados clínicos

a. *Queixa principal:* Cansaço.

b. *História da doença atual:* Há 14 anos iniciou quadro de cansaço aos médios esforços e dor retroesternal opressiva, que aliviava com o repouso. Procurou assistência médica, descobrindo ser hipertenso nas consultas com o clínico do posto de saúde. Este o encaminhou ao cardiologista para investigação dos sintomas, sendo então submetido a exames que mostraram grave doença coronariana, tratada através de angioplastia. Após procedimento, tornou-se assintomático. Manteve-se posteriormente em acompanhamento médico irregular, com baixa adesão aos medicamentos prescritos. Atualmente apresenta retorno do cansaço, agora a pequenos esforços, e procura o cardiologista para avaliação.

c. *História patológica pregressa:* Diabético tipo II; dislipidêmico; correção cirúrgica de hérnia umbilical, doença hemorroidária e fístula anal aos 25 anos.

d. *História familiar:* Pai e mãe falecidos em decorrência de tuberculose pulmonar e infarto agudo do miocárdio (IAM) respectivamente, não sabe informar as idades. Possui um casal de irmãos, ela falecida por IAM aos 50 anos e ele com doença arterial coronariana em tratamento ambulatorial.

e. *Diagnóstico clínico:* Hipertensão arterial sistêmica com lesões de órgãos-alvo.

3. Medicamentos em uso

Atenolol 25 mg 12/12 h, losartana 100 mg/dia, hidroclorotiazida 25 mg/dia, besilato de amlodipina 5 mg/dia, AAS 100 mg/dia, sinvastatina 40 mg/dia, metformina 2.550 mg/dia e glibenclamida 15 mg/dia.

4. Avaliação antropométrica

Dados antropométricos	Avaliação	Classificação
Peso atual (kg)	80,2	-
Peso usual (kg)	82,0	-
Estatura (m)	1,63	-
IMC (kg/m^2)	30,2	Obesidade grau 1
PC (cm)	105	Obesidade abdominal

Continua...

Seção 2 – Aspectos Fisiopatológicos, Terapêutica Medicamentosa e Nutricional das Doenças Cardiovasculares

Dados antropométricos	Avaliação	Classificação
PQ (cm)	103	-
RCQ	1,02	Obesidade abdominal
RCE	0,64	-
PP (cm)	43,0	-

IMC: índice de massa corporal; PC: perímetro da cintura; PQ: perímetro do quadril; PP: perímetro do pescoço; RCQ: razão cintura-quadril; RCE: razão cintura-estatura.

5. Exames

- Exame físico:

Lúcido, orientado no tempo e no espaço, bom estado geral, eupneico em ar ambiente, acianótico, anictérico, afebril, corado e hidratado.

Sinais vitais: PA 135/65 mmHg, frequência cardíaca 82 bpm, frequência respiratória de 16 irpm, TAx: 36,8°C.

Aparelho cardiovascular: *Ictus* no sexto espaço intercostal esquerdo na linha axilar anterior, impulsivo com três polpas digitais, ritmo regular em três tempos (quarta bulha), sem sopros. Pulsos periféricos palpáveis e simétricos. **Aparelho respiratório:** tórax com expansibilidade simétrica e ampla, não fazendo uso de musculatura acessória. Discretas crepitações bibasais. **Abdome:** globoso, com aumento do panículo adiposo, indolor à palpação superficial e profunda, sem visceromegalias palpáveis. Ruídos hidroaéreos normais. **Membros inferiores:** edema +/4+ bilateral, quente, depressivo e indolor, panturrilhas sem sinais de empastamento. **Exame neurológico:** sem anormalidades. **Fundoscopia:** retinopatia diabética não proliferativa leve.

- Exames:

Ecocardiograma: hipertrofia ventricular esquerda, aumento atrial esquerdo e disfunção diastólica do ventrículo esquerdo.

Teste de esforço cardiopulmonar: fraca tolerância ao esforço. Teste com critérios eletrocardiográficos de isquemia miocárdica induzida em baixa carga de esforço.

Exames laboratoriais: são apresentados na tabela abaixo.

Exames Bioquímicos

Dados bioquímicos	Valores de referência	Avaliação
Hemoglobina (g/dL)	13,5 a 18,0	14,2
Hematócrito (%)	40,0 a 54,0	42,9
Na (mEq/L)	135 a 145	146
K (mEq/L)	3,5 a 5,1	3,8

Continua...

Capítulo 8 — Hipertensão Arterial Sistêmica

Dados bioquímicos	Valores de referência	Avaliação
Ureia (mg/dL)	15,0 a 40,0	68
Creatinina (mg/dL)	0,6 a 1,2	1,14
Ácido úrico (mg/dL)	2,7 a 7,0	6,6
Transaminase oxalacética (U/L)	15,0 a 46,0	29
Transaminase oxalopirúvica (U/L)	9,0 a 43,0	27
Fosfatase alcalina (U.I)	36,0 a 126	53
Bilirrubina total (mg/dL)	Até 1,20	0,79
Bilirrubina direta (mg/dL)	Até 0,40	0,26
Triglicerídeos (mg/dL)	Até 150,0	264
Colesterol total (mg/dL)	Desejável < 200,0	166
Colesterol HDL (mg/dL)	Alto risco < 35,0	34
Colesterol LDL (mg/dL)	Baixo risco < 100,0	79
T_4 livre (ng/dL)	0,70 a 1,48	1,06
TSH (UI/mL)	0,350 a 4,940	1,604
Proteína C (mg/dL)	< 0,50	0,10

6. Sinais vitais

a. *Pressão arterial:* 135/65 mmHg
b. *Temperatura:* 36,8°C
c. *Frequência cardíaca:* 82 bpm
d. *Frequência respiratória:* 16 irpm

7. Dados da anamnese alimentar

Paciente relata consumo de alimentação hipercalórica, composta por alimentos de alta densidade energética e hiperlipídica, com consumo de alimentos ricos em gordura saturada e trans. Consumo regular de refrigerantes e bebidas "doces" como guaraná natural e sucos prontos para o consumo. Baixo consumo de frutas, verduras, legumes e laticínios. Elevado consumo de alimentos industrializados ricos em sódio, como os embutidos, e consumo diário de temperos industrializados como caldos de carne e caldos para arroz. Paciente também relata que sua alimentação é realizada em horários irregulares e nem sempre realiza todas as refeições.

8. Interação fármaco-alimento

A metformina pode ocasionar, em alguns pacientes, reações digestivas desagradáveis como náuseas, vômitos e diarreia. O uso de losartana pode aumentar o risco de hipocalemia. A hidroclorotiazida aumenta a excreção de sódio, que pode aumentar a perda urinária de potássio.

9. Parecer nutricional

Paciente idoso apresentando obesidade grau 1 de acordo com o IMC e obesidade abdominal segundo o perímetro da cintura e a razão cintura-quadril. A razão cintura-estatura está elevada, indicando risco aumentado de doença cardiovascular, e o perímetro do pescoço indica risco de anormalidades metabólicas e de apneia obstrutiva do sono.

10. Prescrição dietética

a. *Cálculo do valor energético total (VET):* 20 × 80,2 = 1.604 kcal/dia.

b. Distribuição de macronutrientes energéticos:

	% VET	g/dia	kcal/dia
Proteínas	15	60,2	240,6
Carboidratos	55	220,6	882,2
Gordura Total	30	53,5	481,2

c. Oferta de vitaminas e minerais:

- *Vitaminas:* não existem recomendações específicas para ingestão de vitaminas para este paciente. Ele deve ingerir a mesma quantidade de vitaminas que indivíduos da população em geral.
- *Minerais:*

Mineral	Recomendações	Fontes Alimentares
Sódio	< 2 g/dia	Alimentos industrializados (embutidos, enlatados, biscoitos salgados, temperos prontos, macarrão instantâneo, etc.)
Potássio	4.700 mg/dia	Frutas, hortaliças, feijão, água de coco, cereais integrais, etc.
Cálcio	1.200 mg/dia	Leite e derivados do leite (em especial queijo e iogurte)
Magnésio	420 mg/dia	Frutas, hortaliças, cereais integrais, frutas oleaginosas, leite, etc.

d. Outras características da dieta:

- *Consistência:* branda;
- *Temperatura:* de acordo com a preparação;
- *Fracionamento:* cinco a seis refeições/dia;
- *Fibras:* 20-30 g/dia;
- *Ingestão hídrica:* 2.000 mL/dia.

11. Orientações nutricionais

- Realizar todas as refeições nos horários determinados e nunca pular refeições.
- Não ingerir açúcar nem doces.
- Evitar alimentos industrializados ricos em sal (embutidos, enlatados, biscoitos salgados, conservas, temperos prontos, etc.).
- Cozinhar com a menor quantidade possível de sal.
- Não adicionar sal à mesa.
- Evitar frituras e alimentos gordurosos.
- Não ingerir leite integral, dar preferência ao leite desnatado.
- Ingerir queijo e iogurte apenas na versão *light*.
- Ingerir diariamente duas a três porções de leite ou laticínios (queijo e iogurte).
- Consumir arroz integral e pão integral no lugar do arroz branco e do pão francês ou pão de forma branco.
- Ingerir diariamente frutas (de preferência três a quatro porções) e verduras e legumes (de preferência três a quatro porções).
- Comer com calma, mastigando bem os alimentos.
- Dar preferência ao pão e à torrada no lugar de biscoito.

12. Plano alimentar para 1 semana

1º Dia – Segunda-feira

Hora	Refeição	Alimentos	Quantidade
8h	Desjejum	Iogurte desnatado	1 copo pequeno
		Torrada de pão de forma integral	2 fatias
		Requeijão *light*	1 colher de sopa rasa
		Mamão papaya	½ unidade
	Colação	Água de coco	1 copo duplo
	Almoço	Salada de feijão fradinho	1 concha pequena
		Purê de batatas	3 colheres de sopa cheias
		Guisado de carne	2 colheres de sopa cheias
		Agrião refogado	3 colheres de sopa (picado)
		Abóbora cozida	1 colher de sopa (picada)
		Azeite	1 colher de sopa
		Limonada com adoçante	1 copo duplo
		Salada de frutas	1 copo pequeno
	Lanche	Café	Pequena quantidade
		Leite desnatado	1 copo duplo
		Adoçante	
		Torrada integral	4 unidades
		Margarina *light*	1 ponta de faca
		Geleia de fruta *diet*	1 colher de sopa rasa

Continua...

1º Dia – Segunda-feira

Hora	Refeição	Alimentos	Quantidade
8h	Jantar	Arroz integral	3 colheres de sopa cheias
		Filé de frango grelhado	1 unidade pequena
		Cenoura ralada	2 colheres de sopa cheias
		Alface	3 folhas médias
		Tomate cereja	5 unidades
		Azeite	1 colher de sopa
		Gelatina *diet*	1 copo pequeno
	Ceia	Pera	1 unidade média

2º Dia – Terça-feira

Hora	Refeição	Alimentos	Quantidade
	Desjejum	Café	Pequena quantidade
		Leite desnatado	1 copo duplo
		Adoçante	
		Pão de forma integral	2 fatias
		Margarina *light*	2 colheres de chá rasas
		Ricota	1 fatia média
	Colação	Laranja	1 unidade
	Almoço	Feijão preto	1 concha pequena cheia
		Arroz integral	3 colheres de sopa cheias
		Bife de panela	1 unidade pequena
		Chuchu refogado	2 colheres de sopa
		Alface	3 folhas médias
		Cebola	1 colher de sopa (picada)
		Pepino	4 fatias pequenas
		Azeite	1 colher de sopa
		Abacaxi	2 fatias médias
	Lanche	Leite desnatado	1 copo duplo
		Farelo de aveia	1 colher de sopa cheia
		Banana prata	1 unidade pequena
	Jantar	Batata assada	1 unidade média
		Filé de peixe grelhado	1 unidade pequena
		Couve-flor cozida	2 colheres de sopa cheias
		Brócolis cozido	2 colheres de sopa cheias
		Azeite	1 colher de sopa cheia
		Melancia	2 fatias pequenas
	Ceia	Maçã	1 unidade pequena

3º Dia – Quarta-feira

Hora	Refeição	Alimentos	Quantidade
	Desjejum	Café	Pequena quantidade1 copo duplo
		Leite desnatado	
		Adoçante	2 fatias
		Pão de forma integral	1 colher de sopa rasa
		Cream cheese light	

Continua...

3º Dia – Quarta-feira

Hora	Refeição	Alimentos	Quantidade
8h	Colação	Uva	1 cacho pequeno
	Almoço	Feijão Arroz integral Frango com quiabo Agrião Rúcula Tomate Azeite Salada de frutas	1 concha pequena 3 colheres de sopa cheias 3 colheres de sopa cheias 1 colher de sopa (picado) 1 colher de sopa (picada) 2 fatias médias 1 colher de sopa 2 copos pequenos
	Lanche	Café Leite desnatado Adoçante Torrada de pão de forma integral Margarina *light*	Pequena quantidade 1 copo duplo 2 fatias 2 colheres de chá rasas
	Jantar	Arroz integral Carne assada Berinjela refogada Acelga Tomate cereja Azeite	3 colheres de sopa cheias 1 fatia pequena 2 colheres de sopa cheias 2 colheres de sopa cheias 5 unidades 1 colher de sopa
	Ceia	Banana	1 unidade pequena

4º Dia – Quinta-feira

Hora	Refeição	Alimentos	Quantidade
	Desjejum	Iogurte desnatado Aveia em flocos Torrada de pão de forma integral Queijo minas *light*	1 unidade pequena 1 colher de sopa cheia 1 fatia 1 fatia pequena
	Colação	Tangerina	1 unidade média
	Almoço	Feijão Arroz integral Filé de peixe grelhado Abobrinha refogada Purê de abóbora Azeite Morango	1 concha pequena 3 colheres de sopa cheias 1 unidade pequena 2 colheres de sopa 2 colheres de sopa 1 colher de sopa 10 unidades
	Lanche	Iogurte desnatado Farinha de linhaça Banana	1 unidade 1 colher de sopa 1 unidade pequena
	Jantar	Macarrão com molho de tomate Carne moída Alface Tomate cereja Cenoura Azeite Suco de maracujá com adoçante	1 pegador 2 colheres de sopa 3 folhas 5 unidades 2 colheres de sopa cheias (ralada) 1 colher de sopa 1 copo duplo
	Ceia	Manga	1 unidade média

Continua...

5º Dia – Sexta-feira

Hora	Refeição	Alimentos	Quantidade
8h	Desjejum	Café Leite desnatado Adoçante Sanduíche quente de pão de forma integral Com margarina *light* Queijo minas	Pequena quantidade 1 copo duplo 2 fatias 2 colheres de chá rasas 1 fatia pequena
	Colação	Abacaxi	2 fatias médias
	Almoço	Feijão carioquinha cozido com legumes (cenoura, chuchu e beterraba) Arroz integral Bife grelhado Bertalha refogada Tomate Azeite Melancia	1 concha pequena 3 colheres de sopa 1 unidade pequena 2 colheres de sopa 4 fatias 1 colher de sopa 1 fatia pequena
	Lanche	Café Leite desnatado Adoçante Torrada de pão de forma integral Geleia *diet*	Pequena quantidade 1 copo duplo 2 unidades 1 colher de chá
	Jantar	Arroz integral com brócolis Peixe assado no forno Alface americana Pimentão refogado Cenoura ralada Azeite Gelatina *diet* com maçã picada	3 colheres de sopa 1 pedaço pequeno 3 folhas 2 colheres de sopa 1 colher de sopa 1 colher de sopa 1 copo pequeno
	Ceia	Kiwi	1 unidade média

6º Dia – Sábado

Hora	Refeição	Alimentos	Quantidade
	Desjejum	Iogurte desnatado Aveia em flocos Torrada de pão de forma integral Requeijão *light*	1 unidade pequena 1 colher de sopa cheia 1 fatia 1 colher de sopa rasa
	Colação	Goiaba	1 unidade média
	Almoço	Arroz integral Frango ensopado com legumes (cenoura, chuchu) Rúcula Tomate Pepino Azeite Suco de acerola com adoçante	3 colheres de sopa 2 colheres de sopa 1 colher de sopa picada 4 fatias 4 fatias 1 colher de sopa 1 copo duplo

Continua...

6º Dia – Sábado

Hora	Refeição	Alimentos	Quantidade
8h	Lanche	Café	Pequena quantidade
		Leite desnatado	1 copo duplo
		Adoçante	
		Pão de forma integral	2 fatias
		Ricota temperada com	1 fatia pequena
		Azeite e orégano	1 colher de sopa
	Jantar	Arroz integral com lentilha	3 colheres de sopa
		Carne assada recheada	1 fatia pequena
		Rúcula	2 colheres de sopa
		Tomate cereja	5 unidades
		Suco de caju com adoçante	1 copo duplo
	Ceia	Tangerina	1 unidade média

7º Dia – Domingo

Hora	Refeição	Alimentos	Quantidade
	Desjejum	Café	Pequena quantidade
		Leite desnatado	1 copo duplo
		Adoçante	
		Pão árabe integral	1 unidade média
		Margarina *light*	2 colheres de chá rasas
		Ricota	1 fatia pequena
	Colação	Banana	1 unidade média
	Almoço	Feijão	1 concha pequena
		Arroz integral	3 colheres de sopa
		Omelete de legumes (cenoura e chuchu)	1 porção
		Alface	3 folhas
		Pepino	8 fatias
		Abobrinha refogada	3 colheres de sopa
		Azeite	1 colher de sopa
		Suco de abacaxi com adoçante	1 copo duplo
	Lanche	Suco de melão	1 copo duplo
		Bolacha d´água	4 unidades
		Geleia *diet*	1 colher de chá
	Jantar	Arroz integral	3 colheres de sopa
		Sardinha cozida na panela de pressão	2 colheres de sopa
			2 colheres de sopa
		Creme de espinafre	3 folhas
		Alface	2 fatias
		Tomate	
		Azeite	1 colher de sopa
	Ceia	Abacaxi	2 fatias médias

REFERÊNCIAS BIBLIOGRÁFICAS

1. Malachias MVB, Souza WKSB, Plavnik FL, Rodrigues CIS, Brandão AA, Neves MFT, et al. 7ª Diretriz Brasileira de Hipertensão Arterial. Arq Bras Cardiol 2016;107(3 Supl.3):1-83.
2. Sarafidis PA, Lazaridis AA, Ruiz-Hurtado G, Ruilope LM. Blood pressure reduction in diabetes: lessons from ACCORD, SPRINT and EMPA-REG OUTCOME. Nat Rev Endocrinol. 2017. [Epub ahead of print]
3. Cesarino CB, Cipullo JP, Martin JFV, Ciorlia LA, Godoy MRP, Cordeiro JA, et al. Prevalência e fatores sociodemográficos em hipertensos de São José do Rio Preto. Arq Bras Card. 2008;91:31-35.
4. Rosário TM, Scala LCNS, França GVA, Pereira MRG, Jardim PCBV. Prevalência, controle e tratamento da hipertensão arterial sistêmica em Nobres, MT. Arq Bras Card. 2009;93:672-678.
5. Villela PB, Klein CH, Oliveira GM. Trends in Mortality from Cerebrovascular and Hypertensive Diseases in Brazil Between 1980 and 2012. Arq Bras Cardiol. 2016;107(1):26-32.
6. Mozaffarian D, Benjamin EJ, Go AS, Arnett DK, Blaha MJ, Cushman M, et al; American Heart Association Statistics Committee and Stroke Statistics Subcommittee. Heart disease and stroke statistics – 2015: update a report from the American Heart Association. Circulation. 2015;131:e29-e322. Erratum in: Circulation. 2016;133(8):e417. Circulation. 2015;131(24):e535.
7. Mancia G, Fagard R, Narkiewicz K, Redon J, Zanchetti A, Böhm M, et al. 2013 ESH/ESC guidelines for the management of arterial hypertension: the Task Force for the management of arterial hypertension of the European Society of Hypertension (ESH) and of the European Society of Cardiology (ESC). Eur Heart J. 2013;34(28):2159-219.
8. Guyenet PG. The sympathetic control of blood pressure. Nat Rev Neurosci. 2006;7:335-46.
9. Fargali S, Garcia AL, Sadahiro M, Jiang C, Janssen WG, Lin WJ et al. The granin VGF promotes genesis of secretory vesicles, and regulates circulating catecholamine levels and blood pressure. FASEB J. 2014;28(5):2120-33.
10. Ushakov AV, Ivanchenko VS, Gagarina AA. Psychological Stress in Pathogenesis of Essential Hypertension. Curr Hypertens Rev. 2016;12(3):203-214. doi: 10.2174/1573402112666161230121622.
11. Adrogué HJ, Madias NE Sodium and potassium in the pathogenesis of hypertension: focus on the brain. Curr Opin Nephrol Hypertens. 2017 Mar;26(2):106-113. doi: 10.1097/MNH.0000000000000301.
12. Ogihara T, Kikuchi K, Matsuoka H, Fujita T, Higaki J, Horiuchi M, et al.; on behalf of The Japanese Society of Hypertension Committee. The Japanese Society of Hypertension Guidelines for the Management of Hypertension (JSH 2009). Hypertension Research, 2009;32:11-23.
13. Zechmann S, Senn O, Valeri F, Neuner-Jehle S, Rosemann T, Djalali S; FIRE Study Group. The impact of an individualized risk-adjusted approach on hypertension treatment in primary care. J Clin Hypertens (Greenwich). 2017 May;19(5):510-518. doi: 10.1111/jch.12958.
14. Weber MA, Schiffrin EL, White WA, Mann S, Lindbolm LH, Venerson JG, et al. Clinical practice guidelines for the management of hypertension in the community: a statement by the American Society of Hypertension and the International Society of Hypertension. J Hypertens. 2014;32(1):3-15.
15. Whelton SP, Blumenthal RS. Beyond the Headlines: Insights on Potassium Supplementation for the Treatment of Hypertension From the Canadian Hypertension Education Program Guidelines (CHEP). Circulation. 2017 Jan 3;135(1):3-4.
16. Lim SS, Vos T, Flaxman AD, Danaei G, Shibuya K, Adair-Rohani H, et al. A comparative risk assessment of burden of disease and injury attributable to 67 risk factors and risk factor clusters in 21 regions, 1990-2010: a systematic analysis for the Global Burden of Disease Study 2010. Lancet. 2012;380(9859):2224-60. Erratum in: Lancet. 2013;381(9867):628.
17. Avogaro A. Cardiovascular disease prevention in adults with type 2 diabetes mellitus according to the recent statement from the American Heart Association/American Diabetes Association]. G Ital Cardiol. 2016;17(3 Suppl 2):5S-11.
18. Inker LA, Astor BC, Fox CH, Isakova T, Lash JP, Peralta CA, et al. KDOQI US commentary on the 2012 KDIGO clinical practice guideline for the evaluation and management of CKD.Am J Kidney Dis. 2014;63(5):713-35.
19. Daskalopoulou SS, Khan NA, Quinn RR, Ruzicka M, McKay DW, Hackam DG, et al.; Canadian Hypertension Education Program. The 2012 Canadian hypertension education program recommendations for the management of hypertension: blood pressure measurement, diagnosis, assessment of risk, and therapy. Can J Cardiol. 2012;28(3):270-87.
20. Levy PD, Willock RJ, Burla M, Brody A, Mahn J, Marinica A, et al. Total antihypertensive therapeutic intensity score and its relationship to blood pressure reduction. J Am Soc Hypertens. 2016;10(12):906-916.
21. Atkins ER, Rodgers A. More Versus Less Blood Pressure Lowering: An Update. Clin Ther. 2016;38(10):2135-2141.

22. Verdecchia P, Angeli F, Aita A, Bartolini C, Garofoli M, Reboldi G. Blood pressure: the lower the better? Maybe yes]. G Ital Cardiol (Rome). 2016;17(5):335-8.
23. Rochlani Y, Khan MH, Banach M, Aronow WS. Are two drugs better than one? a review of combination therapies for hypertension. Expert Opin Pharmacother. 2017 Mar;18(4):377-386. doi: 10.1080/14656566.2017.1288719.
24. Raymond JL, Couch SC. Medical nutrition therapy for cardiovascular disease. In: Mahan LK, Escott-Stump S, Raymond JL, Krause MV. Krause´s food & the nutrition care process. 13 ed. St. Louis: Elsevier/Saunders; 2012. p. 742-81.
25. National Institute for Health and Clinical Excellence. Clinical guideline 127 Hypertension: Clinical management of primary hypertension in adults, 2011. Londres (Reino Unido).
26. James PA, Oparil S, Carter BL, Cushman WC, Dennison-Himmelfarb C, Handler J, et al. 2014 evidence-based guideline for the management of high blood pressure in adults: report from the panel members appointed to Eight Joint National committee (JNC 8). JAMA. 2014;311(5):507-20.
27. Eckel RH, Jakicic JM, Ard JD, Jesus JM, Houston Miller N, Hubbard VS, et al. 2013 AHA/ACC guideline on lifestyle management to reduce cardiovascular risk: a report of the American College of Cardiology/American Heart Association Task Force on Practice Guidelines. J Am Coll Cardiol. 2014;63(25PtB):2960-84.
28. Piepoli MF, Hoes AW, Agewall S, Albus C, Brotons C, Catapano AL, et al. 2016 European Guidelines on cardiovascular disease prevention in clinical practice. Eur Heart J. 2016;37(29):2315-81.
29. Leung AA, Nerenberg K, Daskalopoulou SS, McBrien K, Zarnke KB, Dasgupta K, et al. Hypertension Canada´s 2016 Canadian Hypertension Education Program Guidelines for blood pressure measurement, diagnosis, assessment of risk, prevention, and treatment of Hypertension. Can J Cardiol. 2016;32(5):569-88.
30. Franco V, Oparil S. Salt sensitivity, a determinant of blood pressure, cardiovascular disease and survival. J Am Coll Nutr. 2006;25:247S-55S.
31. Mohan S, Campbell NRC. Salt and high blood pressure. Clin Sci. 2009;117:1-11.
32. He FJ, Burnier M, MacGregor GA. Nutrition in cardiovascular disease: salt in hypertension and heart failure. Eur Heart J. 2011;32:3073-80.
33. Campbell NRC, Johnson JA, Campbell TS. Sodium Consumption: An Individual's Choice? Int J Hypertens. 2012:860954. doi: 10.1155/2012/860954. Epub 2012 Jan 3.
34. Powles J, Fahimi S, Micha R, Khatibzadeh S, Shi P, Ezzati M, et al. Global, regional and national sodium intakes in 1990 and 2010: a systematic analysis of 24h urinary sodium excretion and dietary surveys worldwide. BMJ Open. 2013;3(12):e003733. doi: 10.1136/bmjopen-2013-003733.
35. Intersalt Cooperative Research Group. INTERSALT: an international study of electrolyte excretion and blood pressure: results for 24 h urinary sodium and potassium excretion. BMJ. 1998; 297:319-28.
36. Stamler J, Elliott P, Dennis B, Dyer AR, Kesteloot H, Liu K, et al. INTERMAP: background, aims, design, methods, and descriptive statistics (nondietary). J Hum Hypertens. 2003;17:591-608.
37. Khaw KT, Bingham S, Welch A, Luben R, O'Brien E, Wareham N, et al. Blood pressure and urinary sodium in men and women: the Norfolk Cohort of the European Prospective Investigation into Cancer (EPIC-Norfolk). Am J Clin Nutr. 2004;80(5):1397-403.
38. World Health Organization. Guideline: Sodium intake for adults and children. Geneva, 2012. Disponível em:
39. <http://www.who.int/nutrition/publications/guidelines/sodium_intake/en/>. Acessado em: 18 fev. 2017.
40. He FJ, Li J, Macgregor GA. Effect of longer term modest salt reduction on blood pressure: Cochrane systematic review and meta-analysis of randomised trials. BMJ. 2013;346:f1325. doi: 10.1136/bmj.f1325.
41. Kotchen TA, Cowley AW Jr, Frohlich ED. Salt in health and disease – a delicate balance. N Engl J Med. 2013;368:2531-2.
42. Adrogue HJ, Madias NE. Sodium and Potassium in the pathogenesis of Hypertension. N Engl J Med. 2007;356:1966-78.
43. Roriz Filho JS, Nobre F, Coelho EB, Lima NKC. Tratamento não medicamentoso: sódio, potássio, cálcio e magnésio. In: Brandão AA, Amodeo C, Nobre F. Hipertensão. 2. ed. Rio de Janeiro: Elsevier; 2012. p. 211-6.
44. Kloss L, Meyer JD, Graeve L, Vetter W. Sodium intake and its reduction by food reformulation in the European Union – A review. NFS Journal. 2015;1:9-19.
45. Trieu K, Neal B, Hawkes C, Dunford E, Campbell N, Rodriguez-Fernandez R, et al. Salt reduction initiatives around the World – A systematic review of progress towards the global target. PLoS One. 2015;10(7):e0130247. doi: 10.1371/journal.pone.0130247.
46. Ng M, Fleming T, Robinson M, Thompson B, Graetz N, Margono C, et al. Global, regional, and national prevalence of overweight and obesity in children and adults during 1980-2013: a systematic analysis for the Global Burden of Disease Study 2013. Lancet. 2014;384(9945):766-81.

47. National Center for Health Statistics. Health, United States, 2014: With Special Feature on Adults Aged 55–64. Hyattsville, MD. 2015. Disponível em:
48. <http://www.cdc.gov/nchs/data/hus/hus14.pdf#059.>. Acessado em: 18 fev. 2017.
49. Instituto Brasileiro de Geografia e Estatística Pesquisa de Orçamentos Familiares 2008–2009: análise da disponibilidade domiciliar de alimentos e do estado nutricional no Brasil. Rio de Janeiro, 2010.
50. Vanecková I, Maletínská L, Behuliak M, Nagelová V, Zicha J, Kunes J. Obesity-related hypertension: possible pathophysiological mechanisms. J Endocrinol. 2014;223(3):R63-78. doi: 10.1530/JOE-14-0368.
51. Kurukulasuriya LR, Stars S, Lastra G, Manrique C, Sowers JR. Hypertension in Obesity. Med Clin N Am. 2011;95:903-17.
52. Kotsis V, Stabouli S, Papakatsika S, Rizos Z, Parati G. Mechanisms of obesity-induced hypertension. Hypertens Res. 2010;33:386-393.
53. Jensen MD, Ryan DH, Apovian CM, Ard JD, Comuzzie AG, Donato KA, et al. 2013 AHA/ACC/TOS guideline for the management of overweight and obesity in adults: a report of the American College of Cardiology/American Heart Association Task Force on Practice Guidelines and The Obesity Society. J Am Coll Cardiol. 2014;63(25 Pt B):2985-3023.
54. World Health Organization. Guideline: Potassium intake for adults and children. Geneva, 2012. Disponível em:
55. <http://www.who.int/nutrition/publications/guidelines/potassium_intake_printversion.pdf>. Acessado em: 18 fev. 2017.
56. Houston MC. The importance of potassium in managing hypertension. Curr Hypertens Rep. 2011;13(4):309-17.
57. Rodrigues SL, Baldo MP, Machado RC, Forechi L, Molina Mdel C, Mill JG. High potassium intake blunts the effect of elevated sodium intake on blood pressure levels. J Am Soc Hypertens 2014;8(4):232-8.
58. Adrogué HJ, Madias NE. Sodium surfeit and potassium deficit: keys to the pathogenesis of hypertension. J Am soc Hypertens. 2014;8(3):203-13.
59. Stone MS, Martyn L, Weaver CM. Potassium intake, bioavaibility, hypertension, and glucose control. Nutrients. 2016;8(7)pii:E444. doi: 10.3390/nu8070444.
60. Panel on Dietary Reference Intakes for Electrolytes and Water; Standing Committee on the Scientific Evaluation of Dietary Reference Intakes; Food and Nutrition Board; Institute of Medicine. Dietary Reference Intakes for Water, Potassium, Sodium, Chloride, and Sulfate; The National Academies Press: Washington, DC, USA, 2005.
61. Torres MRSG, Sanjuliani AF. Does calcium intake affect cardiovascular risk factors and/or events? Clinics. 2012;67:839-44.
62. vanMierlo LA, Arends LR, Streppel MT, Zeegers MP, Kok FJ, Grobbee DE, et al. Blood pressure response to calcium supplementation: a metaanalysis of randomized controlled trials. J Hum Hypertens. 2006;20(8):571-80.
63. Institute of Medicine. Dietary reference intakes for calcium and vitamin D. Report Breef. 2010.
64. Fan AZ, Li Y, Elam-Evans LD, Balluz L. Drinking pattern and blood pressure among non-hypertensive current drinkers: findings from 1999-2004 National Health and Nutrition Examination Survey. Clin Epidemiol. 2013;5:21-7.
65. Zhang Z, Hu G, Caballero B, Appel L, Chen L. Habitual coffee consumption and risk of hypertension: a systematic review and meta-analysis of prospective observational studies. Am J Clin Nutr. 2011;93:1212-9.
66. Mesas AE, Leon-Muñoz LM, Rodriguez-Artalejo F, Lopez-Garcia E. The effect of coffee on blood pressure and cardiovascular disease in hypertensive individuals: a systematic review and meta-analysis. Am J Clin Nutr. 2011;94:1113-26.
67. Appel LJ, Moore TJ, Obarzanek E, Vollmer WM, Svetkey LP, Sacks FM, et al. A clinical trial of the effects of dietary patterns on blood pressure. DASH Collaborative Research Group. N Engl J Med. 1997;336(16):1117-24.
68. Sacks FM, Svetkey LP, Vollmer WM, Appel LJ, Bray GA, Harsha D, et al. Effects on blood pressure of reduced dietary sodium and the Dietary Approaches to Stop Hypertension (DASH) diet. DASH-Sodium Collaborative Research Group. N Engl J Med. 2001;344(1):3-10.
69. Saneei P, Salehi-Abargouei A, Esmaillzadeh A, Azadbakht L. Influence of Dietary Approaches to Stop Hypertension (DASH) diet on blood pressure: a systematic review and meta-analysis on randomized controlled trials. Nutr Metab Cardiovasc Dis. 2014;24(12):1253-61.
70. Blumenthal JA, Babyak MA, Hinderliter A, Watkins LL, Craighead L, Lin PH, et al. Effects of the DASH diet alone and in combination with exercise and weight loss on blood pressure and cardiovascular biomarkers in men and women with high blood pressure: the ENCORE study. Arch Intern Med. 2010;170(2):126-35.
71. Epstein DE, Sherwood A, Smith PJ, Craighead L, Caccia C, Lin PH, et al. Determinants and consequences of adherence to the dietary approaches to stop hypertension diet in African-American and white adults with high blood pressure: results from the ENCORE trial. J Acad Nutr Diet. 2012;112(11):1763-73.
72. Sofi F, Abbate R, Gensini GF, Casini A. Accruing evidence on benefits of adherence to the Mediterranean diet on health: an updated systematic review and meta-analysis. Am J Clin Nutr. 2010;92(5):1189-96.

73. Martinez-Gonzalez MA, Bes-Rastrollo M. Dietary patterns, Mediterranean diet, and cardiovascular disease. Curr Opin Lipidol. 2014;25(1):20-6.
74. Núnez-Córdoba JM, Valencia-Serrano F, Toledo E, Alonso A, Martínez-González MA. The Mediterranean diet and incidence of hypertension: the Seguimiento Universidad de Navarra (SUN) Study. Am J Epidemiol. 2009;169(3):339-46.
75. Doménech M, Roman P, Lapetra J, García de la Corte FJ, Sala-Vila A, de la Torre R, et al. Mediterranean diet reduces 24-hour ambulatory blood pressure, blood glucose, and lipids: one-year randomized, clinical trial. Hypertension. 2014;64(1):69-76.

Doença Arterial Coronariana Crônica

GLORIMAR ROSA • GLAUCIA MARIA MORAES DE OLIVEIRA • PATRÍCIA MARRACCINI

CONTEÚDO DO CAPÍTULO

O objetivo desse capítulo é abordar a doença isquêmica crônica do coração, com foco na angina estável, visando oferecer ferramentas para a melhora do diagnóstico e tratamento ambulatorial desses pacientes.

ABREVIATURAS

DAC – doença arterial coronariana;
DCV – doença cardiovascular;
DIC – doença isquêmica do coração;
EUA – Estados Unidos da América.

INTRODUÇÃO

A doença cardiovascular (DCV) é a principal causa de morte no Brasil e no mundo, determinando aumento da morbidade e incapacidade ajustada pelos anos de vida[1]. De seus componentes, a doença isquêmica do coração (DIC) é a que apresenta maior mortalidade e morbidade[2]. Pode ser causada por doença arterial coronariana, principalmente doença aterotrombótica, que é a forma de apresentação mais comum, mas também por disfunção microvascular, vasoespasmo, doença congênita e vasculite. Outras condições que alteram a parede do miocárdio ou reduzem o fluxo sanguíneo coronariano como estenose aórtica, cardiomiopatia hipertrófica e cardiomiopatia dilatada podem mimetizar a apresentação clínica da angina estável e coexistir com a mesma[3].

A mortalidade média anual da angina estável é de 2 a 3%, cerca de duas vezes a mortalidade da população geral quando controlado o sexo e a faixa etária. Esse prognóstico benigno pressupõe que qualquer procedimento de revascularização do miocárdio, quer cirúrgico ou percutâneo, deve ter menor mortalidade para apresentar efetividade no tratamento da doença arterial coronariana estável. Desse modo, a estratificação de risco é a chave para o tratamento e melhora do prognóstico. Os doentes classificados como de alto risco, com mortalidade superior a 3% ao ano necessitarão, além da otimização da terapêutica medicamentosa, dos procedimentos invasivos. No entanto, a modificação do estilo de vida, com ênfase na adequação da dieta e atividade física, é essencial para o tratamento de todos os patamares de risco apresentados pelos pacientes, dado o espectro contínuo da doença aterotrombótica[4].

CONCEITOS

A doença isquêmica do coração tem diversas formas de apresentação, como por exemplo: angina estável, angina instável, angina microvascular, angina de Prizmetal e infarto agudo do miocárdio, que se manifestam com formas diferentes de dor torácica. No entanto, a dor torácica pode não estar presente ou apresentar-se na forma de equivalente anginoso como a dispneia, especialmente quando há concomitância de diabetes *mellitus*, insuficiência cardíaca congestiva, arritmias, isquemia silenciosa e morte súbita[5].

A classificação da angina da Sociedade Canadense de Cardiologia uniformiza as manifestações anginosas e nos permite a alocação do tratamento adequado.

Classificação da angina (Sociedade Canadense de Cardiologia-SCC)[6]

- Classe I – Angina desencadeada por atividade física extenuante e prolongada, sem sintomas com a atividade física habitual.
- Classe II – Angina desencadeada por exercícios físicos moderados. Ocorre quando o paciente anda mais de dois quarteirões, sobe mais de um lance de escada, quando anda rapidamente ou quando sobe escadas rapidamente). A atividade física habitual é levemente afetada.
- Classe III – Angina desencadeada por exercícios de leve intensidade. Ocorre quando o paciente anda um ou dois quarteirões ou quando sobe um lance de escada. A atividade física habitual é bastante comprometida.
- Classe IV – Angina desencadeada por qualquer tipo de esforço ou durante o repouso.

A presença dos fatores de risco clássicos para doença aterosclerótica (hipertensão, dislipidemia, obesidade, sedentarismo, tabagismo, diabetes e história familiar) aumenta a probabilidade pré-teste de doença arterial coronariana, norteia a prevenção primária e secundária e empobrece o prognóstico da DIC, provavelmente por promover a progressão do processo aterosclerótico sistêmico.

Pode-se calcular o risco de desenvolvimento de doença arterial coronariana ao longo dos anos através de diferentes escores clínicos. A I Diretriz Brasileira de Prevenção Cardiovascular recomenda a utilização do Escore de Risco Global (http://www.zunis.org/ FHS_CVD_Risk_Calc_2008.htm), sendo considerados de baixo risco aqueles com probabilidade < 5% de apresentarem eventos cardiovasculares maiores (doença arterial coronariana, acidente vascular encefálico, doença arterial obstrutiva periférica, insuficiência cardíaca) em 10 anos. Os de risco intermediário seriam os com risco calculado ≥ 5% e ≤ 20% e ≥ 5% e ≤ 10%, em homens e mulheres, respectivamente, além dos de baixo risco com história familiar para doença arterial coronariana. Os de alto risco seriam aqueles com risco calculado > 20% e >10%, para homens e mulheres, respectivamente. A presença de agravantes de risco eleva a categoria do risco calculado. São eles: história familiar de doença arterial coronariana prematura (parente de primeiro grau masculino < 55 anos ou feminino < 65 anos), critérios de síndrome metabólica de acordo com a *International Diabetes Federation*, microalbuminúria (30-300 mg/min) ou macroalbuminúria (> 300 mg/min), hipertrofia ventricular esquerda, proteína C-reativa de alta sensibilidade > 3 mg//L, evidência de doença aterosclerótica subclínica, estenose/espessamento de carótida > 1 mm, escore de cálcio coronário > 100 ou > percentil 75 para idade ou sexo, índice tornozelo-braquial < 0,9[1].

EPIDEMIOLOGIA

A doença arterial coronariana crônica é multifatorial e seu diagnóstico é principalmente baseado no julgamento clínico, o que dificulta a normatização das definições empregadas nos estudos disponíveis na literatura. A prevalência da angina na população aumenta com a idade em ambos os sexos, de 5-7% nas mulheres com idades entre 45 a 64 anos a 10-12% nas de 65 a 84 anos. Nos homens com a mesma faixa etária é de 4-7% e 12-14%, respectivamente. Esse aumento observado nas mulheres de meia-idade se deve provavelmente à doença microvascular[7].

A incidência da angina de peito apresenta correlação com as diferenças entre as taxas de mortalidade por doença isquêmica do coração nos diversos países. As tendências temporais apontam redução da mortalidade anual, ainda que o diagnóstico permaneça com patamares elevados, o que nos sugere melhora evolutiva no prognóstico dessa doença[8].

O prior prognóstico é observado nos pacientes com baixa capacidade de exercício, isquemia precocemente induzida ou resposta hemodinâmica inadequada nos testes provocativos, angina de recente começo, infarto do miocárdio prévio, disfunção ventricular esquerda e doença trivascular com acometimento da artéria descendente anterior ou concomitância de doença do tronco da coronária esquerda[3].

Estudo que combinou os dados ambulatoriais de pacientes adultos dos EUA, que procuraram consultas tanto ao nível hospitalar quanto de consultórios para o tratamento da doença isquêmica crônica, demonstrou redução significativa das consultas ao longo dos períodos analisados, de 3,6 milhões/ano entre 1995-1998, para 2,3 milhões/ano nos anos de 2007-2010. Os autores atribuíram esse declínio, entre outros fatores, às mudanças na prevenção e no tratamento da angina estável[9].

FISIOPATOLOGIA

A angina de peito ocorre quando a demanda de oxigênio excede o suprimento do mesmo e sua manifestação clínica, a dor torácica típica, tem acurácia de 90% no diagnóstico de doença arterial coronariana. Os mecanismos envolvidos na isquemia miocárdica são: estenoses fixas ou dinâmicas das artérias coronarianas epicárdicas, disfunção microvascular e espasmo focal ou difuso de artérias coronarianas epicárdicas. Esses mecanismos podem ocorrer de forma isolada ou associada[10].

A angina de peito ocorre quando a isquemia reduz a formação de adenosina trifosfato, com o desenvolvimento de acidose e liberação de substâncias químicas que estimulam os quimiorreceptores e mecanorreceptores das fibras nervosas encontradas no músculo cardíaco e ao redor dos vasos coronarianos. As substâncias liberadas incluem o lactato, a serotonina, a bradicinina, a histamina, o óxido nítrico e derivados e a adenosina. As consequências da isquemia ocorrem em uma sequência temporal que nos orientará na interpretação dos exames diagnósticos: aumento da concentração de H^+ e K^+ no sangue venoso no território isquêmico, sinais iniciais de disfunção diastólica seguida de disfunção sistólica e aparecimento de alterações segmentares regionais, desenvolvimento das alterações do segmento ST e da onda T e finalmente o aparecimento de dor anginosa ou equivalente[10].

É importante ressaltar que as placas coronarianas que ocorrem em um mesmo indivíduo estão em estágios diferentes de evolução. As placas ateroscleróticas ditas vulneráveis, causadoras do quadro agudo, podem coexistir com placas excêntricas que não comprometem a luz do vaso e placas concêntricas que apenas reduzirão a luz do vaso quando do aumento da demanda de oxigênio e dos fatores vasomotores que comumente acometem esses segmentos vasculares[3].

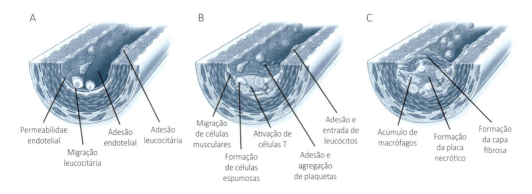

Figura 9.1 – A. Modificações endoteliais que antecedem a formação da placa aterosclerótica, como expressão de moléculas inflamatórias, aumento da permeabilidade do endotélio, migração e adesão leucocitária. B. Formação da placa aterosclerótica, agregação de lipídios, células espumosas, células musculares, linfócitos T e plaquetas. C. Lesão aterosclerótica em estágio avançado, apresentando núcleo necrótico e capa fibrosa que cobre a placa (Modificada a partir de Ross et al., 1999).

DIAGNÓSTICO CLÍNICO

O diagnóstico clínico, baseado em anamnese e exame físico, realizado por profissional experiente, tem acurácia estimada de 90%[10].

A doença isquêmica crônica do miocárdio se caracteriza pela completa reversão dos sintomas com o repouso, podendo apresentar episódios com periodicidades distintas. A dor precordial descrita como opressiva, angustiante, em aperto, constritiva ou em peso, com duração de 2 a 20 minutos, é precipitada pelo esforço físico ou estresse emocional, irradia para face ulnar de membro superior esquerdo, mandíbula, dentes, pescoço, ombros, membro superior direito e face superior do abdome e é aliviada pelo repouso ou pelo uso de nitratos se constitui na principal manifestação clínica da angina de peito[11].

A dor precordial pode ser desencadeada por atividade física, estresse emocional, frio, atividade sexual, decúbito dorsal, período pós-prandial e uso de cocaína, e apresenta-se nas primeiras horas da manhã devido à exacerbação do tônus simpático com aumento do duplo produto, pressão arterial e frequência cardíaca[11].

Muitos pacientes, principalmente os idosos, os diabéticos e as mulheres, apesar de possuírem isquemia miocárdica, não apresentam angina típica e a doença se manifesta através dos equivalentes anginosos: dor torácica em queimação, pontada ou fisgada, dispneia, fadiga, tonteira, sintomas dispépticos e dor na mandíbula[11].

O diagnóstico diferencial deve ser feito com espasmo esofagiano, refluxo gastroesofágico, costocondrite, pericardite, dissecção aórtica, embolia pulmonar, pneumotórax, entre outras[11].

Como a doença aterotrombótica se apresenta de forma sistêmica, é importante procurar outras formas de manifestação, como doença arterial periférica, doença carotídea, aneurismas de aorta, doença cerebrovascular e doença renal crônica. No exame físico podemos observar taquicardia, elevação da pressão arterial, B4 ou B3 e sopro sistólico compatível com regurgitação mitral durante os episódios anginosos[11].

EXAMES COMPLEMENTARES

A avaliação da probabilidade pré-teste e a prevalência de doença arterial coronariana (DAC) devem ser estimadas empregando-se a idade, o sexo, a presença de fatores de risco e a característica da dor. A probabilidade pré-teste é influenciada pela prevalência de DAC na população estudada. Em pacientes com baixa probabilidade pré-teste de DAC (< 10%), o valor preditivo positivo dos testes diagnósticos será baixo e não mudará a conduta, que deverá ser baseada no tratamento médico otimizado. Por outro lado, em pacientes com alta probabilidade pré-teste de DAC (> 90%), um teste positivo para DAC traz pouca informação adicional ao diagnóstico clínico e os testes não invasivos deverão ser realizados somente para estratificação de risco e realização de posterior estratégia invasiva. Os testes provocativos descritos acima têm sua maior indicação no diagnóstico dos pacientes com sintomas duvidosos e probabilidade intermediária para DAC, os quais poderão reclassificar o paciente através do cálculo da probabilidade pós-teste e na estratificação de risco[3,11].

Os exames complementares têm como objetivo maior a detecção de isquemia para o diagnóstico e a estratificação de risco que influenciará no prognóstico. Na maioria das vezes são empregados testes não invasivos que utilizam o estresse físico ou farmacológico para indução de isquemia através do desbalanço oferta-consumo de oxigênio: o teste ergométrico, a cintilografia miocárdica e o ecocardiograma de estresse. A escolha do teste não invasivo provocativo de isquemia dependerá da sensibilidade e especificidade de cada método, da disponibilidade local e da acurácia desses testes nos centros especializados.

A avaliação inicial pressupõe a realização de exames laboratoriais básicos como o hemograma completo, creatinina sérica, glicose de jejum e hemoglobina glicada, e colesterol total, LDL, HDL e triglicerídeos séricos[3,11].

O eletrocardiograma deve ser realizado de rotina e de forma seriada quando houver o aparecimento de dor torácica. Pode ser normal em aproximadamente metade dos pacientes e não exclui o diagnóstico clínico. Quando presentes, os achados mais prevalentes são: alteração inespecífica da repolarização ventricular, onda T simétrica e pontiaguda e infradesnivelamento do segmento ST. No entanto, essas alterações também podem ocorrer na hipertrofia ventricular esquerda, em distúrbios hidroeletrolíticos e uso de drogas antiarrítmicas. É importante também afastar a presença de arritmias, defeitos de condução e síndrome de pré-excitação como mecanismo deflagrador da crise anginosa[3,11].

O teste ergométrico tem sensibilidade de 50% e especificidade de 85/90%. A taxa de infarto agudo do miocárdio ou morte é de um para cada 2.500 testes realizados. Pode ser influenciado pelo uso de drogas como os betabloqueadores, digoxina, drogas anti-hipertensivas e vasodilatadores. Deve ser realizado, sempre que possível, sem o uso de drogas quando o propósito é diagnóstico. Nas mulheres, especialmente as idosas, o TE tem sensibilidade e especificidade menor do que nos homens. O principal critério para identificar isquemia miocárdica esforço-induzida é o infradesnível do segmento ST. Um infradesnível de ST > 1 mm é considerado positivo para doença isquêmica e quanto maior o infradesnível, maior a especificidade do teste. É importante também avaliar os sintomas apresentados durante o esforço físico, a capacidade de exercício e a resposta hemodinâmica. O critério desenvolvido em Duke permite avaliação prognóstica quando associado com a avaliação clínica e é de fácil realização, sendo calculado pela equação:

Duração do exercício em minutos − (5× o máximo desvio do ST (em mm) durante ou após o exercício) − (4× o índice de angina de esforço).

O teste ergométrico não deve ser solicitado em situações clínicas que apresentem: alterações do eletrocardiograma basal (bloqueio de ramo de terceiro grau e alterações acentuadas de repolarização ventricular) e na incapacidade do paciente se exercitar (doenças vasculares graves, ortopédicas ou neurológicas concomitantes)[3,11].

A cintilografia de perfusão miocárdica baseia-se na aplicação de radiotraçadores (tecnécio ou tálio) capazes de se concentrar nas áreas de miocárdio bem perfundidas. São empregados o esforço físico ou o estresse farmacológico (dipiridamol ou dobutamina) com imagens no repouso e no pico do esforço. Defeitos de perfusão reversíveis são indicativos de isquemia, enquanto os que se mantêm no repouso e no pico de estresse, chamados de fixos, são indicativos de fibrose, infarto prévio, artefato ou miocárdio hibernante. A cintilografia tem sensibilidade de 63-92% e especificidade de 63-87%. É indicada quando o ECG basal não permite a realização do teste ergométrico, quando o TE é inconclusivo e para avaliar o território isquêmico. A cintilografia com estresse farmacológico deve ser realizada quando o paciente é incapaz de realizar o esforço físico. Mulheres obesas, com mamas grandes ou próteses mamárias e pacientes com BRE apresentam-se como uma limitação ao emprego da cintilografia miocárdica[3,11].

O ecocardiograma de repouso deve ser realizado de rotina e tem como objetivo a detecção de alterações segmentares e avaliação das funções sistólica e diastólica do ventrículo esquerdo, além de auxiliar no diagnóstico diferencial afastando, entre outros, estenose aórtica e miocardiopatia hipertrófica. O ecocardiograma com estresse físico ou farmacológico com dobutamina ou dipiridamol é empregado como uma alternativa à impossibilidade de realização do teste ergométrico. Tem uma sensibilidade que varia de 80 a 88% e uma especificidade que varia de 81 a 91%. O teste é considerado positivo para isquemia quando surgem alterações segmentares que não havia no repouso, na presença de dor torácica típica e na presença de arritmias[3,11].

Angiotomografia de coronárias apresenta sensibilidade de 95-99% e especificidade de 64-83%. Apresenta elevado valor preditivo negativo (97-99%), sendo empregada para afastar DAC em pacientes com probabilidade intermediária. Poderá ser empregada sem uso de radiação para obtenção do escore de cálcio ou com injeção de contraste iodado para visualização das artérias coronárias. Quanto maior o escore de cálcio, maior a quantidade de aterosclerose coronariana, exceto nos pacientes com doença renal crônica, porém a correlação do escore de cálcio com o grau de estenose é pequena. Para a adequada obtenção das imagens o paciente não deverá ter obesidade significativa e escore de cálcio > 400 e deverá estar em ritmo sinusal com frequência cardíaca inferior a 65 batimentos por minuto, sendo necessário por vezes o uso de betabloqueadores. A presença de *stents* se constitui uma limitação ao método[3,11].

A coronariografia é considerada o padrão-ouro para o diagnóstico de DAC obstrutiva, sendo indicada para determinação do grau de comprometimento anatômico coronariano com o objetivo de revascularização do miocárdio, percutânea ou cirúrgica. Deve ser realizada em pacientes com desconforto torácico sugestivo de angina que não possam realizar testes não invasivos, com testes não invasivos inconclusivos e/ou duvidosos, em pacientes com angina estável crônica que tenham sobrevivido a um evento cardíaco súbito (morte súbita), em pilotos com suspeita de DAC e para o planejamento de procedimentos de revascularização em pacientes estratificados como tendo alto risco. As complicações associadas com o procedimento variam de 0,5-2% para sangramento maior que necessite de transfusão, até 0,1-0,2% nos desfechos compostos de morte, infarto agudo do miocárdio e acidente vascular encefálico[3,11,12].

TRATAMENTO CLÍNICO

O manejo da angina estável crônica se baseia em cinco princípios que devem ser avaliados simultaneamente: identificar e tratar doenças associadas que podem precipitar e piorar a angina, redução dos fatores de risco de DAC, mudança do estilo de vida, terapia medicamentosa e terapia de revascularização[10,12].

Estudos verificaram que a terapia de revascularização não demonstrou redução do risco de infarto ou de morte por causa coronariana em pacientes com angina estável tratados com terapia medicamentosa otimizada associada a mudanças no estilo de vida. Desse modo, deverão ser submetidos a coronariografia visando o planejamento da terapia de revascularização os pacientes de alto risco, que são os com angina refratária à terapia medicamentosa otimizada ou critérios de alto risco nos resultados de testes não invasivos[3,11].

Tireotoxicose, infecções, febre, insuficiência cardíaca congestiva descompensada, taquiarritmias e hipertensão arterial sistêmica são condições que aumentam o consumo miocárdico de O_2 e/ou diminuem a oferta de O_2[10,12].

O tratamento inicial consiste em controlar o duplo produto, ou seja, manter a pressão arterial < 140/85 mmHg e a frequência cardíaca < 80 batimentos por minuto, cessação do consumo de tabaco, diminuição da glicemia sérica, que deve ser inferior a 100 mg/dL com hemoglobina glicada < 7, redução da obesidade com IMC < 25 kg/m², prática regular de atividade física, recomendando-se pelo menos 150 minutos de atividade aeróbica moderada/semana, redução das concentrações séricas de LDL-colesterol < 70 mg/dL. Estudo recente empregando a dieta do Mediterrâneo demonstrou redução de desfechos compostos em pacientes com alto risco de DAC. É importante estar atento para o tratamento da ansiedade e da depressão, que estão frequentemente associadas com a DAC, quer com psicoterapia ou tratamento medicamentoso se necessário[3,11,13]. A vacinação para influenza é recomendada para os pacientes com DAC, especialmente os idosos[1,3,11].

O objetivo do tratamento medicamentoso do paciente com angina estável crônica é a melhora da qualidade de vida, através da redução dos sintomas, e a redução do número de eventos cardiovasculares (infarto, angina instável, morte súbita, acidente vascular encefálico e revascularização de urgência). Para a redução dos desfechos cardiovasculares será necessário reduzir a progressão da placa, estabilizar a placa reduzindo o processo inflamatório e evitar a trombose devida à ruptura ou erosão da placa[10,12].

As principais drogas anti-isquêmicas são os nitratos, betabloqueadores, bloqueadores dos canais de cálcio, ivabradina, nicorandil e trimetazidina[3,11].

Os nitratos são potentes vasodilatadores, arteriolar e venoso, atuando através da liberação de óxido nítrico e promovendo a redução da pré-carga. Podem ser de curta ou longa duração. O dinitrato de isossorbida – 5 mg e a nitroglicerina devem ser empregados na angina de esforço. O mononitrato de isossorbida deve ser prescrito respeitando um intervalo de 8-10 horas sem o medicamento, devido ao fenômeno de tolerância, para que sejam restauradas as reservas de glutation, principal fonte de sulfidrilas, substrato dos nitratos. As preparações de longa duração do mononitrato de isossorbida são particularmente úteis no manejo dos episódios antianginosos desencadeados pelo esforço físico. Os efeitos adversos mais frequentes são: cefaleia, rubor facial e hipotensão arterial. Hipotensão arterial severa pode ocorrer quando há o uso associado de inibidores da PDE5, como o sidenafil, empregado para disfunção erétil. Não está associado com a redução de mortalidade por DAC[10,12,14].

Os betabloqueadores apresentam propriedades anti-isquêmicas, anti-hipertensivas e antiarrítmicas. Reduzem a frequência dos episódios de angina, aumentam o limiar anginoso e a tolerância ao exercício, além de reduzirem a mortalidade e o risco de infarto e de novo infarto. Atuam bloqueando os receptores β_1 do miocárdio e nódulo sinusal, diminuindo, respectivamente, a contratilidade (inotropismo negativo) e a frequência cardíaca (cronotropismo negativo), reduzindo dessa forma o consumo miocárdico de O_2 e contribuindo para a melhora da perfusão nas áreas isquêmicas, por prolongarem a diástole. Constituem contraindicações ao seu uso: pacientes com doença de condução sintomática, bloqueio atrioventricular, insuficiência cardíaca descompensada, doença pulmonar obstrutiva e doença vascular periférica. Essas duas últimas condições podem se beneficiar dos bloqueadores β_1 seletivos. Todos os tipos de betabloqueadores parecem ter efeito semelhante na redução dos episódios anginosos e dos eventos cardiovasculares maiores. Os betabloqueadores cardiosseletivos de longa duração são os preferidos no tratamento da DAC crônica. Desta forma, recomenda-se o uso de betabloqueadores em todos os pacientes com angina estável, aumentando-se a dose até se atingir frequência cardíaca de cerca de 60 bpm durante o repouso[3,10-12].

Os bloqueadores dos canais de cálcio são drogas antianginosas que inibem o movimento do cálcio iônico pelos canais lentos, presentes no coração e nas membranas das células musculares dos vasos sanguíneos, através do bloqueio não competitivo dos canais de cálcio. São bastante eficazes na angina estável de limiar variável, pelo efeito coronariodilatador, e na angina vasoespástica de Prinzmetal. Dividem-se em duas classes: "di-hidropiridinas" e "não di-hidropiridinas". As primeiras, representadas pela amlodipina e nifedipina, relaxam a musculatura das artérias sistêmicas e coronárias, aumentando a oferta de O_2 e reduzindo a pós-carga e o estresse sob a parede do miocárdio, e devem ser usadas em suas preparações de longa duração. O verapamil e diltiazem pertencem à classe das "não di-hidropiridinas", e apresentam maior efeito nos vasos, tendo um efeito inotrópico e cronotrópico negativo, reduzindo o consumo de O_2 pelo miocárdio. Cerca de 15% dos pacientes que fazem uso dos bloqueadores dos canais de cálcio têm algum efeito adverso, como cefaleia, tonteira, hipotensão, palpitações, rubor, edema periférico, bradiarritmias e descompensação da insuficiência cardíaca. Devido a seus potentes efeitos vasodilatadores, as di-hidropiridinas são contraindicadas em pacientes hipotensos, com estenose aórtica grave e em pacientes com DAC grave que não estejam com a frequência cardíaca controlada, pela possibilidade de surgimento de taquicardia reflexa. Já as "não di-hidropiridinas" são contraindicadas em pacientes com doença de condução sintomática, bloqueio atrioventricular e insuficiência cardíaca descompensada[3,11].

A ivabradina, o nicorandil e a trimetazidina são consideradas drogas de segunda linha no tratamento anti-isquêmico da angina estável. A ivabradina é um inibidor específico e seletivo do canal iônico I, o principal determinante da função de marca-passo do nódulo sinoatrial. Diminui a frequência cardíaca sem ter efeito no inotropismo cardíaco, atua na profilaxia de episódios anginosos, no aumento da tolerância ao exercício e no aumento do tempo até o desenvolvimento de depressão do segmento ST durante o teste ergométrico. O nicorandil dilata os vasos periféricos e coronarianos via ativação dos canais de potássio ATP-sensíveis e possui efeito semelhante aos nitratos, causando dilatação das veias e das artérias coronárias, diminuindo a pré e a pós-carga e aumentando o fluxo coronariano. A trimetazidina é um modulador metabólico que inibe parcialmente o metabolismo dos ácidos graxos. Aumenta a tolerância ao exercício, o tempo até o desenvolvimento de depressão do segmento ST durante o teste ergométrico e diminui a frequência dos episódios anginosos. Possui a vantagem de ser segura em pacientes que fazem uso de inibidor da fosfodiesterase para disfunção erétil[3,11].

Para a redução dos desfechos cardiovasculares, empregamos os antiagregantes, as estatinas e os inibidores da enzima conversora de angiotensina[10,12]. Os antiagregantes mais empregados são a aspirina em baixa dose e o clopidogrel. Metanálise com 9.853 pacientes em uso de aspirina com angina estável demonstrou redução de 21% nos desfechos combinados (infarto, acidente vascular encefálico e morte cardiovascular), além de redução de 25% no risco de acidente vascular encefálico não fatal, 21% no infarto não fatal e 13% no risco de mortalidade geral. Preconiza-se atualmente o uso de aspirina na dose de 75 a 150 mg para evitar complicações hemorrágicas. O clopidogrel é um antagonista do receptor de adenosina difosfato plaquetário P2Y12 e inibe a agregação plaquetária. Seu maior benefício foi observado nos pacientes com doença vascular periférica. É considerado droga substituta da aspirina quando houver intolerância à mesma ou em terapia combinada, onde foi observado incremento dos fenômenos hemorrágicos. Os novos antagonistas P2Y12, prasugrel e ticagrelor, apresentam maior inibição plaquetária que o clopidogrel, porém não foram testados na doença isquêmica crônica[3,11,15].

As estatinas são empregadas na profilaxia secundária na angina estável, angina instável e infarto do miocárdio e diminuem o colesterol sérico, aumentam a sobrevida e diminuem o risco de complicações cardiovasculares em pacientes com doença arterial coronariana. Apresentam como efeitos adversos: náuseas, sintomas gastrointestinais, elevação de enzimas hepáticas e raramente rabdomiólise. O objetivo é reduzir a LDL colesterol < 70 mg/dL ou obter redução de 50% das concentrações basais, se a meta anterior não puder ser atingida[3,11].

Os inibidores da enzima conversora da angiotensina em pacientes com DAC e doença renal crônica, diabetes, hipertensão ou insuficiência cardíaca com fração de ejeção < 40% reduziram a mortalidade e o risco de complicações cardiovasculares, por reduzirem a atividade simpática e a hipertrofia ventricular esquerda, além de promoverem vasodilatação dos vasos periféricos. São contraindicações ao uso dos inibidores da enzima conversora da angiotensina: hipercalemia, insuficiência renal aguda e alergia. A tosse, efeito colateral frequente, pode ser eliminada através do uso dos bloqueadores dos receptores da angiotensina[3,11].

Ao se iniciar o tratamento medicamentoso do paciente com angina estável crônica, recomenda-se a associação de uma droga antiplaquetária-aspirina e antianginosa- betabloqueador ou bloqueador dos canais de cálcio não di-hidropiridínicos. Devem ser também iniciados os inibidores da enzima conversora da angiotensina se o paciente for hipertenso, diabético, tiver doença renal crônica ou fração de ejeção < 40%, a estatina, se houver dislipidemia, e o nitrato sublingual para alívio sintomático e profilaxia de episódios anginosos[3,11].

Pacientes com sintomas persistentes, apesar da terapia otimizada, são considerados como angina refratária e são candidatos à realização de coronariografia visando a programação de uma terapia de revascularização. Para os pacientes com angina refratária que não são candidatos a revascularização, são disponíveis as seguintes opções terapêuticas: balão externo de contrapulsação, estimulação da medula espinal e revascularização a *laser*.

Terapia de revascularização do miocárdio

A terapia de revascularização pode ser cirúrgica ou percutânea. Diversos ensaios clínicos comparando a terapia de revascularização miocárdica com a terapia medicamentosa otimizada, associada a mudanças do estilo de vida, verificaram que os pacientes submetidos a terapia de revascularização obtinham melhor controle dos sintomas com redução da frequência dos episódios anginosos, melhor tolerância ao exercício e menor necessidade de drogas antianginosas, sem redução da mortalidade e do risco de complicações cardiovasculares no grupo submetido a revascularização cirúrgica. A cirurgia revascularização é considerada o método mais completo de revascularização e apresenta mortalidade operatória que gira em torno de 1% nos grandes centros[10,12].

A revascularização percutânea com a angioplastia é um método seguro e empregado de rotina no tratamento dos pacientes com angina estável. O método associado ao implante de *stents* reduziu a reestenose, que ocorria em 30 a 45% dos casos, devida à hiperplasia da íntima dos vasos. A oclusão coronária aguda pós-angioplastia, resultante da dissecção da camada média ou da trombose aguda intravascular, também foi reduzida com o uso da aspirina associada ao clopidogrel. Essa dupla antiagregação plaquetária deve ser empregada quando são utilizados os *stents* farmacológicos[3,11].

Pacientes com lesão coronariana trivascular e disfunção ventricular esquerda, lesão coronariana trivascular e anatomia complexa, lesão coronariana bivascular e acometimento extenso da descendente anterior proximal e lesão de tronco da coronária esquerda > 50% apresentam melhor controle da angina, melhora da função sistólica do ventrículo esquerdo, redução de eventos cardiovasculares e menor mortalidade cardíaca quando submetidos a cirurgia de revascularização. Por outro lado, em pacientes com anatomia favorável, doença uni ou bivascular e função ventricular preservada pode-se optar seguramente pela realização de angioplastia coronariana com implante de *stents*[3,11].

Em resumo, a escolha do tipo de revascularização deve ser baseada em fatores anatômicos, clínicos, técnicos e locais. Os procedimentos híbridos, combinando procedimentos de revascularização cirúrgica e percutânea em pacientes complexos, são cada vez mais empregados[3,11].

O chamado *heart time*, associando a opinião de especialistas clínicos, cirurgiões e hemodinamicistas, deve ser empregado com o objetivo de alcançar a melhor estratégia para cada paciente. No entanto, faz se necessário ressaltar a importância que o controle dos fatores de risco cardiovasculares, com ênfase na cessação do uso do tabaco e implementação de mudança do estilo de vida com atividade física e dietas adequadas, tem diante do caráter sistêmico e progressivo da doença aterotrombótica[3,10,-12].

PROGNÓSTICO

O tamanho da área isquêmica e o grau de comprometimento coronariano são os principais determinantes do prognóstico do paciente[10,12].

É possível estimar o prognóstico dos pacientes com angina estável crônica através de critérios clínicos (história pregressa de infarto do miocárdio, idade avançada, disfunção sistólica do ventrículo esquerdo classificação III e IV da Sociedade Canadense de Cardiologia) e através dos testes não invasivos[10,12].

A seguir serão descritos os critérios dos testes não invasivos que se correlacionam com um prognóstico adverso, sendo considerados de alto risco (risco de mortalidade anual > 3%).

No teste ergométrico os critérios determinantes de alto risco são: baixa tolerância ao exercício (< 5 METS), défice inotrópico e cronotrópico, aparecimento de arritmias, infradesnivelamento do segmento ST > 5 mm e por tempo igual ou superior a 5 minutos. Na cintilografia miocárdica destacam-se: grande extensão da área de hipocaptação, múltiplos defeitos reversíveis, aumento da captação pulmonar do radiotraçador e dilatação da cavidade ventricular estresse-induzida. No ecocardiograma de estresse ressaltam-se: acometimento de múltiplos segmentos do miocárdio (por provável obstrução multiarterial), isquemia com baixas doses do fármaco e maior intensidade da disfunção segmentar e global do ventrículo esquerdo[10,12].

Avaliação nutricional

A avaliação nutricional baseia-se na interpretação de informações obtidas de dados socioeconômicos, dietéticos, bioquímicos, antropométricos e clínicos. Sendo a primeira etapa do atendimento nutricional, contemplando a aplicação de métodos subjetivos e objetivos. Dentre os métodos subjetivos, destaca-se a avaliação global subjetiva, que contempla o mudanças recentes na massa corporal, dieta, sintomas gastrointestinais, capacidade funcional física, estresse oriundo do diagnóstico clínico e exame físico. Também é fundamental a realização do estudo dietético, para detectar o padrão alimentar, que subsidiará o plano alimentar individualizado. Em seguida, aplica-se os métodos objetivos como, avaliação antropométrica- massa corporal, estatura, índice de massa corporal perímetro da cintura e dobra cutânea tricíptal, além de exames bioquímicos- perfil lipídico, concentração de albumina e linfócitos[16].

Avaliação antropométrica

Os dados antropométricos mais empregados são estatura, massa corporal, dobras cutâneas e perímetros corporais, estes últimos com vistas ao cálculo do percentual de gordura corporal. Além dos índices de massa corporal (IMC) e da razão cintura-estatura.

O IMC tem sido apontado como importante preditor de morbimortalidade, apresentando boa correlação com a gordura corporal nos indivíduos. No entanto, é polêmico o critério de classificação mais adequado para os idosos, de acordo com a Organização Mundial de Saúde, Organização Pan Americana para Saúde, Norma Técnica da Vigilância Alimentar e Nutricional - SISVAN, como pode ser visto na Tabela 9.1.

Tabela 9.1 – Diferentes métodos para classificação do estado nutricional do idoso.

	Pontos de corte IMC (kg/m^2)			
	Baixo peso	Adequação	Excesso de peso ou sobrepeso	Obesidade
CDC (1991)[17]			> 27,3 (mulher) > 27,8 (homem)	
Lipchitz (1994)[18,19]	< 22	≥ 22 e ≤ 27	> 27	≥ 30
WHO (1998)[17]	< 18,5	≥ 18,5 e < 25	≥ 25 e < 30	≥ 30
OPAS (2002)[18]	≤ 23	> 23 e < 28	≥ 28 e < 30	≥ 30
Harris e Haboubs (2005)[20]	< 24	≥ 24 e < 27	≥ 27	

Fonte: Tavares et al. (2015)[21]

De fato, estudos demonstraram que a obesidade abdominal, do do tipo central ou androide, é um indicador importante de risco coronariano elevado[22]. Mais recentemente também foi demonstrado que idosos com DAC classificados como eutróficos segundo IMC, mas com obesidade central segundo o PC, apresentaram maior risco de mortalidade quando comparados aos indivíduos sem obesidade central[23]. Os riscos de complicações metabólicas associadas à obesidade central ou androide usando a avaliação do PC são expressos na Tabela 9.2.

Tabela 9.2 – Risco de complicações metabólicas associadas à obesidade de acordo com a avaliação da circunferência da cintura[22]

Classificação	Risco elevado	Risco muito elevado
Homens	PC ≥ 94 cm	PC ≥ 102 cm
Mulheres	PC ≥ 80 cm	PC ≥ 88 cm

PC: perímetro da cintura.

Os adolescentes de ambos os gêneros que apresentam a RCE igual ou maior que 0,50 são classificados com risco cardiovascular e abaixo desse ponto de corte sem risco. Estudo transversal com adolescentes brasileiros (Rio Grande do Sul) revelou que RCE elevada associa-se com uma chance 2,4 vezes maior de HAS, em comparação àqueles com RCE < 0,50[24].

A avaliação do perímetro do pescoço vem cada vez mais sendo utilizada na clínica, acreditando-se inclusive que tenha alta correlação com as DCV[26].

Avaliação bioquímica

O perfil lipídico desfavorável com elevação do colesterol total, LDL-c e triglicérideos e redução de HDL–c correlaciona-se diretamente com a gênese da DAC[27]. Entre os novos marcadores de risco para DAC prematura observou-se maiores concentrações de apolipoproteína B e menores de apolipoproteína AI. Além disso, elevação do fibrinogênio e do dímero-D numa fase crônica e estável da DAC sugerem um risco trombótico aumentado[28].

Apesar das semelhanças estruturais entre a Lp(a) e a LDL, a síntese e o metabolismo da Lp(a), que não foram ainda completamente elucidados, são totalmente independentes da síntese e do metabolismo da LDL. Aumentos das concentrações de Lp(a) podem ser transitórios, quando na presença de processos inflamatórios ou de danos tissulares, como ocorrem com outras proteínas de fase aguda (haptoglobina, a alfa-1-antitripsina e a proteína C-reativa). A Lp(a) é homóloga ao plasminogênio e está aumentada nos indivíduos com DAC, independente das concentrações de colesterol total ou frações e triglicerídeos, sendo determinada geneticamente[29]. Estudos transversais realizados até o momento têm confirmado amplamente a associação entre as concentrações de Lp(a) e o risco de desenvolver DAC, independente de outros fatores de risco. Em população brasileira de São Paulo, Maranhão e cols.[48] encontraram risco de desenvolvimento de DAC de 2,3 vezes maior com Lp(a) > 25 mg/dL[29].

Os pontos de corte dos dados bioquímicos podem ser observados no Capítulo 6.

TRATAMENTO NUTRICIONAL

A intervenção dietética tem por objetivo a mudança de um perfil lipídico aterogênico para um adequado, além da melhora do estado geral do paciente. Em indivíduos com baixo risco cardiovascular (em 10 anos < 10%), tem como meta preventiva LDL-c < 160 mg/dL, triglicerídeos < 150 mg/dL e HDL-c > 40 mg/dL, nos homens, e > 50 mg/dL, nas mulheres. Na presença de risco intermediário (10 a 20% em 10 anos), a meta preventiva é LDL-c < 130 mg/dL e triglicerídeos < 150 mg/dL. Quando o risco for alto (> 20%), a meta preventiva é LDL-c < 100 mg/dL e triglicerídeos < 150 mg/dL. Na presença de diabetes *mellitus* ou aterosclerose significativa, a meta preventiva passa a ser LDL-c < 70 mg/dL e HDL-c > 50 mg/dL[31,32,33].

Gordura dietética: ácidos graxos e colesterol

Os lipídios são nutrientes responsáveis por inúmeras funções importantes para o organismo, além de sua função energética, liberam maior quantidade de energia por grama, são também excelentes veículos de vitaminas lipossolúveis[34].

O colesterol alimentar encontrado em gorduras animais (ovos, leite e derivados, carne vermelha, camarão, pele de aves e vísceras) ou sintetizado pelo corpo é o principal esterol humano essencial à formação de membranas celulares, hormônios sexuais, vitamina D e sucos digestivos. Excretado pelo fígado e vesícula biliar aos intestinos na formação de sais biliares, facilita a absorção dos triacilglicerídeos e vitaminas lipossolúveis dietéticos[34,35].

Os AGS e o colesterol dietético influenciam diferentemente as concentrações lipídicas plasmáticas. Embora as diferenças interpessoais ainda não estejam totalmente esclarecidas, sabe-se que alguns genótipos podem influenciar as concentrações de LDL-c e VLDL-c, influenciando a absorção intestinal de colesterol, embora fatores dietéticos *per se* também possam fazê-lo, como os queijos[36].

De fato, apenas aproximadamente metade do colesterol presente na luz intestinal é absorvido. Contrariamente, a absorção de AGS é ilimitada, afetando mais intensamente a colesterolemia. Dessa forma, recomenda-se a restrição de lipídios totais e do colesterol dietéticos com o objetivo de reduzir e controlar as concentrações de colesterol total e de LDL-c plasmáticas[34,35].

É necessário ser bastante cauteloso durante a prescrição dietética no que tange à restrição de AGS, pois sua substituição está atualmente correlacionada ao maior consumo de nutrientes como os carboidratos refinados, podendo aumentar o risco cardiovascular e levando à diminuição de colesterol total, LDL-c e HDL-c, aumento dos TGL, aumento da obesidade, doença cardíaca, diabetes e síndrome metabólica[34].

Os AGS, quando comparados aos carboidratos, têm diferentes efeitos no perfil lipídico e no risco de DAC. Estudos mostraram que o AG láurico é o que mais aumenta o LDL-c, seguido do mirístico e do palmítico, enquanto o AG esteárico pode reduzir discretamente o LDL-c. Já com relação ao HDL-c, os AG láurico, mirístico e palmítico aumentam mais significativamente do que o esteárico. Lembrando que esse efeito foi comparado com os carboidratos e, portanto, ao se analisar os efeitos dos AG, deve-se atentar para qual nutriente foi substituído[35,36,37].

O consumo de 1% do valor energético total (VET) de AGS está relacionado com aumento de 1,3 a 1,7 mg/dL na LDL-c e 0,4 a 0,5 mg/dL, ocorrendo o inverso quando a gordura saturada é reduzida[35,36]. Porém, os AG*trans* têm efeitos ainda mais adversos à saúde cardíaca, sendo os componentes dietéticos que mais aumentam a LDL-c.

O elevado consumo de AG *trans,* provenientes de alimentos industrializados, é um dos principais vilões da saúde pública mundial, envolvido com um número crescente de óbitos decorrentes de DAC. A principal fonte de gordura *trans* na dieta é o óleo vegetal hidrogenado, utilizado pelas indústrias na fabricação de biscoitos, bolachas recheadas, sorvetes cremosos, empanados, tortas e alimentos *fast-foods*[36]. Esse tipo de gordura, inventado pela indústria alimentícia para deixar os alimentos mais saborosos e conservados, além de aumentar as concentrações de LDL-c reduzir a concentração de HDL-c, influencia a concentração plasmática dos triglicerídeos. Em estudo realizado com modelo murino, o consumo de AG *trans* levou ao maior desenvolvimento de lesões ateroscleróticas comparativamente ao grupo-controle. Os AG *trans* danificam diretamente a camada íntima vascular, induzindo a apoptose das células endoteliais[35]. Também foi observado maior nível de AG *trans* no tecido adiposo de indivíduos infartados quando comparados com indivíduos saudáveis, justificando o consumo de AGs *trans* ao limite máximo de 1% do VET[35].

Na tentativa de se adequar a imperativa reestruturação alimentar, a indústria alimentícia encontrou no óleo de palma uma alternativa para o uso da gordura trans. Esse óleo apresenta baixo ponto de fusão e grande resistência à oxidação em razão do elevado teor de AGS, principalmente de ácido palmítico. Porém, sabe-se que a quantidade de ácidos graxos na corrente sanguínea é de acordo com a maior fonte consumida e assim, o consumo de óleo de palma elevaria a concentração sanguínea de ácido palmítico. Estudos em humanos e animais observaram aumento significativo de LDL-c e de colesterol em dietas com alto teor de óleo de palma[35]. Dessa forma, o norte da orientação nutricional deve ser a substituição dos alimentos de conveniência, os industrializados (processados e ultraprocessados) por alimentos *in natura* ou minimamente processados.

Esses alimentos *in natura* ou minimamente processados constituem a base da pirâmide alimentar mediterrânea, a qual reduz a mortalidade total por todas as causas entre gregos e europeus septuagenários que aderiram à dieta associada a atividade física, consumo moderado de bebidas alcoólicas e não fumar. Indivíduos com doença cardíaca que utilizaram a dieta do Mediterrâneo apresentaram uma redução significativa de mortalidade em um período de 4 anos[36]. O Hospital do Coração de São Paulo, em parceria com o Ministério da Saúde, adaptou essa dieta à realidade brasileira e agora avalia em um estudo clínico com 2.468 indivíduos a partir de 48 anos seus efeitos cardioprotetores[38].

Essa dieta evidencia o consumo de AGMI e AGPI, ambos cardioprotetores, desde que em concentrações adequadas. O AGMI mais comum encontrado na natureza é o oleico, série n-9, com maior concentração no azeite de oliva, mas também presente no óleo de canola, azeitona, abacate e oleaginosas (amendoim, castanhas, nozes, amêndoas)[32]. Os AGMI beneficiam a redução da DAC principalmente quando substituem os AGS, com o objetivo de reduzir a LDL-c, melhorar a sensibilidade à insulina e o controle da pressão arterial. Recomenda-se substituir os AGS da dieta por AGMI, totalizando 15% do VET para reduzir o risco cardiovascular[34].

Os AGPI são representados pelas séries n-6 (linoleico e araquidônico) e n-3 (alfa-linolênico, eicosapentaenoico –EPA e docosa-hexaenoico – DHA), com perfil anti-inflamatório. Sendo mais importante a qualidade dos lipídeos da dieta que a quantidade dos mesmos.

O AGPI mais abundante da série n-6 é o ácido linoleico, seguido do araquidônico, ambos presentes principalmente nos óleos de milho, soja e girassol. Os ácidos graxos da série n-3, alfa-

-linolênico e EPA/DHA são encontrados respectivamente nos vegetais (soja, canola e linhaça) e em peixes de águas frias (cavala, sardinha, salmão, arenque). Eles reduzem os triglicerídeos plasmáticos pela diminuição da síntese hepática de VLDL-c[32,34] dependendo da dose ingerida. Para cada 1 g de EPA/DHA espera-se uma redução de 5 a 10% dos triglicerídeos.

Ensaio clínico com idosos do munícipio do Rio de Janeiro revelou que o consumo diário de 6 g de óleo de linhaça durante 90 dias aumenta a concentração de HCL-c, além de uma expressiva redução de colesterol total, ainda que fosse consumida concomitantemente uma dieta com mais de 7% de AGS[39].

Outrora controverso, o consumo de suplementos de AGI vem sendo estudado e sua eficácia clínica validada. Em 2014, Soares de O. Carvalho e cols.[40] demonstraram que a suplementação com ácido linoleico conjugado associada à dieta hiperenergética reduziu a gordura corporal e melhorou a glicemia em mulheres sedentárias com síndrome metabólica.

Recomenda-se o consumo regular de peixes ricos em AGPI da série n-3 como parte de uma dieta saudável[35]. No entanto, não há DRI para ácido α-linolênico ou EPA/DHA mas na Tabela 9.3 observa-se a ingestão adequada destes..

Tabela 9.3 – Ingestão adequada de ácidos graxos poliinsaturados da série n-3 e n-6

	Homens (AI)	Mulheres (AI)
Ácido α-linolênico	1,6	1,1
EPA+DHA	500 mg ou 2 porções/semana de peixes-fonte	
Suplementos	Razão 1 e 1:2	

Fonte: Santos RD, Gagliardi ACM, Xavier HT, et al.(2013)[35].

O respeito às doses recomendadas é de grande importância, pois apesar da substituição dos AGS por AGPI reduzir o CT e a LDL-c plasmáticos, estes induzem maior oxidação lipídica e diminuem o HDL-c quando utilizados em grande quantidade. A substituição dos AGPIs pelos AGMIs torna a LDL-c menos suscetível à oxidação, favorecendo hipoteticamente a redução do processo aterosclerótico[35].

Coco e óleo de coco (*Cocos nucifera L.*)

O coco e o óleo de coco são fontes importantes de gorduras saturadas, principalmente de ácido láurico, que é capaz de elevar tanto a LDL-c como a HDL-c, quando comparado a outros tipos de gorduras, como os ácidos mirístico e palmítico. Apesar de estudos experimentais indicarem um efeito hipercolesterolêmico do coco e de seus subprodutos, estudos populacionais têm demonstrado uma relação inversa, como na Ásia, onde ele representa 80% da gordura consumida[35]. Um ensaio clínico recente acaba de demonstrar que pacientes acometidos por DAC, ao consumirem 13 mL de óleo de coco extravirgem diariamente em associação a uma dieta com restrição de AGS durante 3 meses, apresentaram as concentrações de HDL-c aumentadas, além da CC reduzida[41]. Já o consumo de 26 g de farinha de coco durante 9 meses associado à dieta hipoenergética reduziu os parâmetros antropométricos, a pressão diastólica e o nível de triglicerídeos[42].

A I Diretriz Brasileira de Hipercolesterolemia Familiar[36] não recomenda o uso de óleo de coco para tratamento da hipercolesterolemia. Por outro lado, estudo demonstrou que o óleo de coco em preparações culinárias ao longo de 2 anos não alterou os fatores de risco cardiovascular relacionados com as concentrações séricas de lipídios em indivíduos com DCV[43].

Mediante o exposto, o consumo do óleo de coco deve ser prescrito com cautela de acordo com o perfil lipídico apresentado pelo paciente.

Oleaginosas

As oleaginosas apresentam em sua elevada composição lipídica um baixo percentual de ácidos graxos saturados e teor abundante de MUFA, incluindo α-linolênico. Elas também são fonte de micronutrientes, fibras e proteínas, sendo especialmente ricas em ácidos fenólicos, resveratrol e fitoesteróis[44].

Os compostos fenólicos localizam-se na película externa desses alimentos, o que torna imprescindível seu consumo na forma integral para manter o potencial antioxidante, o qual é reduzido durante processamento industrial[44].

Vários estudos reportam a modulação cardiometabólica pelos compostos bioativos das oleaginosas, como a redução da oxidação e do estresse oxidativo por compostos fenólicos, fitoesteróis, α e γ-tocoferol, melatonina (nozes) e selênio; o efeito anti-inflamatório por α e γ-tocoferol, compostos fenólicos, ácido elágico (nozes), ácido alfalinolênico (nozes) e magnésio; além da melhora da função endotelial pela arginina, α e γ-tocoferol, compostos fenólicos, ácido alfalinolênico, folato e magnésio[45].

Estudo clínico avaliando o efeito da farinha parcialmente desengordurada da castanha-do-Brasil (*Bertholletia excelsa*) no perfil lipídico de pacientes dislipidêmicos e hipertensos revelou que seu consumo diário (13 g diários, provendo 227,5 µg de selênio) reduziu a concentração de colesterol total com manutenção do nível de tri-iodotironina (T_3), contrariamente ao grupo-controle, que apresentou redução de T_3 e aumento das concentrações de Lp(a)[46].

Ovo

A associação entre o colesterol dietético e os desfechos cardíacos tem sido examinada por muitos pesquisadores. Mas, atualmente, a literatura científica tem apontado que o colesterol dietético não é um nutriente preocupante. Assim, uma metanálise investigou o efeito da ingestão de ovos (um contribuinte significativo para o colesterol da dieta) e o risco de DAC e AVE. Com base nos resultados desta metanálise, o consumo de até um ovo por dia pode contribuir para uma diminuição do risco de AVE e a ingestão diária de ovos não parece estar associada ao risco de DAC.

Um ovo médio é uma fonte de aproximadamente 200 mg de colesterol dietético. Estima-se que grande parte da população (75 a 85%) seja pouco sensível à absorção do colesterol da dieta e que seu impacto sobre a colesterolemia e aumento da LDL-c seja muito pequeno. Isso provavelmente decorre da interferência da fosfatidilcolina presente na matriz alimentar do ovo, a qual reduz a absorção linfática de colesterol em modelo animal[47], o que justificaria o pequeno impacto do consumo desse alimento sobre a colesterolemia e o nível sérico da LDL-c. Ainda mais interessante tem sido a observação do aumento da HDL-c com o consumo regular de ovos[58].

Contrariamente, o consumo de gordura saturada, também presente nesse alimento[a], apresenta impacto muito maior sobre a colesterolemia. Além disso, o ovo é um alimento de baixo custo e fonte de vários nutrientes como ácido fólico, riboflavina, vitamina B$_{12}$, colina e vitaminas lipossolúveis A, D, E e K, selênio além de conter minerais como ferro, fósforo, cálcio, magnésio, sódio, potássio, cloro, iodo, manganês, enxofre, cobre e zinco, proteínas de alto valor biológico e os compostos bioativos luteína e zeaxantina. Os lipídios, compostos bioativos, minerais e vitaminas estão presentes principalmente na gema e a clara é constituída especialmente pelas proteínas. Deve-se ficar atento à forma de preparo do ovo, evitando a adição de outras gorduras. As recomendações atuais restringem o consumo de ovo e limitam o consumo de colesterol em até 300 mg/dia, porém novas pesquisas sugerem que o consumo de ovos superior à recomendação (pelo menos em alguns países) pode ser usado com segurança como parte de uma dieta saudável, tanto na população em geral quanto para aqueles com alto risco de DCV e ainda após seu estabelecimento[49].

Produtos lácteos e a microbiota intestinal

Os probióticos ajudam na manutenção da microbiota intestinal, a qual fermenta os CHO não digeríveis gerando ácidos graxos de cadeia curta e diminuindo as concentrações séricas de colesterol por meio da inibição da síntese de colesterol hepático ou redistribuindo-o do plasma para o fígado. Além disso, a microbiota intestinal pode complexar os ácidos biliares ao colesterol, resultando na excreção fecal desses complexos[50]. Ademais, os ácidos graxos de cadeia curta podem reduzir a obesidade, pois induzem a saciedade tanto diretamente quanto através da indução da glicogênse intestinal e atividade simpática, além de reduzir a síndrome inflamatória aumentar a sensibilidade à insulina e reduzir a reserva hepática de gorduras, embora também reduza a lipólise e aumente a adipogênese[51].

A ingestão regular de iogurtes fermentados convencionalmente (p. ex., *L. bulgaricus, S. thermophilus*) reduz de forma significativa as concentrações séricas de LDL-c e de TG ou ainda aumenta as de HDL-c. Esses benefícios advindos da microbiota intestinal podem ser estimulados pelo consumo de 3-20 g/dia de prebióticos, como a yacon, chicória (raiz), banana verde, cebola, aspargos e alcachofra, os quais subsidiam o crescimento e colonização da microbiota intestinal[52].

A manteiga, produto obtido do creme pasteurizado derivado exclusivamente do leite de vaca e, por conseguinte, composta por gordura láctea, tem predomínio dos ácidos graxos mirístico, palmítico, esteárico e oleico. Avaliação do efeito do consumo de diferentes tipos de manteiga e margarina nas concentrações séricas de LDL-c revelou inalteração ou discreto aumento no grupo que utilizou manteiga. Adicionalmente, a substituição da mesma por CHO ou AGI aumenta a LDL-c[54], o que deu margens às interpretações controversas até recentemente. A manteiga acaba de ser definitivamente absolvida na revisão sistemática elaborada por Pimpin e cols.[53], onde foram descartadas quaisquer possíveis correlações entre o consumo da manteiga e a DCV, diabetes *mellitus* e mortalidade.

---

[a] Um ovo médio contém aproximadamente 1,8 g de gordura saturada.

Manteiga ou queijo?

O consumo de queijo deve ser privilegiado na orientação nutricional, pelos motivos a seguir[52]:

- os queijos promovem maior excreção fecal de gordura comparativamente ao consumo de manteiga;
- mesmo os queijos amarelos (ricos em gordura saturada) reduzem significativamente as concentrações de LDL-c comparativamente à manteiga;
- a fermentação bacteriana permite ao queijo afetar diferencialmente as concentrações séricas de lipídios.

Como regra geral, recomendam-se os queijos de cor branca (menor teor de gordura) no tratamento das DCV, enquanto os queijos amarelos poderiam ser prejudiciais em dietas com redução de gordura saturada, da mesma forma que o consumo excessivo de queijo minas frescal, *cream cheese*, requeijão cremoso e outros queijos de cor branca[53]. De fato, o teor de sal normalmente adicionado na fabricação de queijos deve ser atentado durante a prescrição dietoterápica, sobretudo no que tange à recomendação de queijos fundidos[b], como o *cream cheese* e requeijão cremoso.

Fitoesterol

Fitoesteróis alimentares são esteróis encontrados nos vegetais com estrutura e função semelhantes ao colesterol. A competição entre os fitoesteróis e o colesterol na luz intestinal reduz a colesterolemia por diminuir a absorção do colesterol alimentar. Tanto o fitoesterol comercial quanto os três principais esteróis naturais, β-sitosterol, campesterol e estigmasterol, atuam duplamente no metabolismo de colesterol e LDL-c ao reduzirem potencialmente o risco de DAC[54]. No entanto, num recente ensaio clínico a ingestão de 3 g/dia de fitoesteróis concomitante a uma dieta hipolipídica durante 12 semanas não alterou os marcadores da função vascular em hipercolesterolêmicos, apenas diminuindo, como esperado, a LDL-c[55].

As isoflavonas, classe de fitoesteróis abundantemente, mas não exclusivamente encontrada na soja, não obstante suas perdas durante o processamento[59], tem como efeitos biológicos a inibição da oxidação da LDL-c. Entre as propriedades hipocolesterolêmicas encontram-se o aumento da secreção de bile, redução da absorção intestinal de colesterol, aumento da atividade do receptor de LDL-c e como benefício vascular a redução da agregação plaquetária[56]. A substituição de 25-50 g/dia de proteína animal por soja reduz em até 13% a LDL-c[57]. Recomenda-se a utilização de uma dieta contendo 25 g de proteína de soja, a qual já seria suficiente para reduzir as concentrações séricas de CT, LDL-c e TG[58].

Esses e demais benefícios à saúde advindos com o consumo regular da soja fizeram com que ela se tornasse um alimento com alegação de propriedade funcional e/ou de saúde aprovada

---

[b] Segundo a Portaria nº 356, de 4 de setembro de 1997 (Ministério da Agricultura e do Abastecimento), o queijo processado ou fundido pode conter até 30% de creme de leite, manteiga, gordura anidra de leite ou *butteroil*, leite, queijos já fundidos, leite em pó, caseinatos, queijo em pó, outros sólidos de origem láctea, cloreto de sódio (sal), condimentos, especiarias, outras substâncias alimentícias, edulcorantes nutritivos, amidos ou amidos modificados, ar, nitrogênio, dióxido de carbono, gases inertes, todos eles na qualidade alimentar, além de água.

pela Agência Nacional de Vigilância Sanitária (ANVISA), mas sua prescrição deve ser bastante criteriosa, pois os estudos ainda não validaram definitivamente sua prescrição. Recente ensaio clínico mostrou que o consumo diário da proteína de soja incorporada a mufins não reduziu a LDL-c ou outro fator de risco cardiovascular em adultos hipercolesterolêmicos[59].

Antioxidantes: flavonoides e vitaminas

A utilização de substâncias antioxidantes pode, potencialmente, estar envolvida na prevenção da aterosclerose, por inibirem a oxidação da LDL-c. Os flavonoides são antioxidantes polifenólicos encontrados nos alimentos, principalmente nas verduras, frutas (cereja, amora, uva, morango, jabuticaba), grãos, sementes, castanhas, condimentos e ervas e também em bebidas como vinho, suco de uva e chá. Os flavonoides mais importantes são: quercetina, campferol, miricetina e crisina. Com relação às vitaminas antioxidantes (vitamina C, E e carotenoides), estas exerceriam o efeito antiaterogênico por possuírem propriedades lipofílicas, incorporando-se à partícula da LDL-c tornando-a menos suscetível à oxidação. Não há estudos randomizados, controlados e com número suficiente de pacientes que demonstrem a prevenção de eventos clínicos relacionados à aterosclerose com suplementações com antioxidantes. Dessa forma, não é recomendada a suplementação indiscriminada dessas substâncias. Uma alimentação rica em frutas e vegetais diversificados fornece doses apropriadas de substâncias antioxidantes, que certamente contribuirão para a manutenção da saúde[60].

A *Camellia sinensis,* também conhecida como chá verde, pode ser diferentemente processada originando também os chás branco, amarelo, *oolong*, preto e *pu-erh* (vermelho)[61]. O processamento altera o nível de epigalocatequina-3-galato, EGCG, a principal catequina do chá verde[61].

Estudos demonstram que o chá verde pode ser útil no tratamento nutricional da DCV, pois a EGCG melhora o perfil lipídico, aumentando a atividade e expressão do receptor celular para lipase lipoproteica (LPL), contribuindo assim para retirada dos ácidos graxos do plasma[62]. As catequinas do chá verde, apesar de reduzirem a LDL-c, não têm efeito sobre a HDL-c ou o TG[63,64].

Foram observados benefícios com o consumo de três a seis xícaras de chá verde por dia[65]. Porém não se deve ultrapassar três meses de utilização, pois as catequinas formam complexo com proteínas e metais, reduzindo sua biodisponibilidade; pode formar oxalatos, favorecendo o desenvolvimento da litíase renal. Ademais, na prescrição dietoterápica do chá verde deve-se considerar o uso concomitante de varfarina, pois ele reduziria o efeito anticoagulante desse fármaco, e o histórico de HAS, gastrite e úlcera, visto que esse alimento apresenta importante teor de cafeína.

Chocolate

A gordura do chocolate, derivada do cacau (*Theobroma cacao*)**,** é constituída pelos AGS palmítico e esteárico e pelo AGMI, o ácido oleico. Deve-se atentar ao chocolate que contém leite em sua formulação, pois pode conter altas quantidades de AGS mirístico e láurico, que aumentam a concentração de colesterol. No entanto, embora o chocolate com alto teor de cacau (a partir de 70%) contenha aproximadamente 33% de ácido oleico, 25% de ácido palmítico e 33% de ácido esteárico[66], sua matriz alimentar ainda é constituída por grandes concentrações de flavonoides, epicatequina, catequina e procianidinas[67], os quais se encontram com teores consideravelmente menores no chocolate ao leite[68]. Foi recentemente demonstrado que as procianidinas inibem a expressão e atividade da metaloproteinase-2 em células musculares lisas, podendo mediar as ações antiateroscleróticas do cacau[69].

Os compostos nitrogenados do cacau, incluindo as metilxantinas teobromina e a cafeína, estimulam o sistema nervoso central, a diurese e relaxam a musculatura lisa da parede vascular. Além disso ele contém ácido valérico, que age como um redutor de estresse[66]. O consumo regular dessa rica composição nutricional reflete na redução da prevalência de DCV na população geral[70,71].

Fibra alimentar

As fibras alimentares são carboidratos complexos com ação reguladora da motilidade intestinal. Elas foram classificadas no passado como solúveis e insolúveis, de acordo com sua solubilidade em água; atualmente considera-se a viscosidade das mesmas. Mas as fibras solúveis, representadas pela pectina (frutas), gomas (aveia e cevada) e leguminosas (feijão, grão-de-bico, lentilha e ervilha) reduzem o trânsito gastrointestinal e auxiliam na eliminação do colesterol. Já as insolúveis são representadas pela celulose (trigo), hemicelulose (grãos) e lignina (hortaliças) e não atuam sobre a colesterolemia, mas aumentam a saciedade, contribuindo para redução da ingestão energética[72].

O consumo diário de aproximadamente 3 g de fibra solúvel está associado com a diminuição de 5 mg/dL nas concentrações de CT e LDL-c. O farelo de aveia (*Avena sativa* L) é o alimento mais rico em fibras solúveis, aproximadamente 10% de betaglucanas, e pode, portanto, diminuir moderadamente a concentração do colesterol sanguíneo[73]. Contudo, no planejamento dietoterápico deve-se levar em consideração que a solubilidade das betaglucanas é alterada durante a preparação e o armazenamento do alimento, como a refrigeração[75]. A indicação é de 40 g de farelo de aveia ou 60 g de farinha de aveia por dia[73].

Outras fontes de fibras também vêm sendo demonstradas como úteis no manejo dietoterápico de pacientes com DCV. A utilização de fibra do mesocarpo de maracujá (*Passiflora edulis*), por exemplo, além de seu potencial efeito hipoglicemiante, reduz as concentrações de TG e VLDL-c[74].

O *psyllium*, mucilagem composta principalmente de arabinoxilanas, tem propriedades hipolipidêmicas, pois reduz a absorção do colesterol, aumenta a excreção de sais biliares, altera a síntese de lipoproteína pós-prandial, além de também controlar a glicemia[72].

Álcool

Alguns autores relatam redução de 26% no risco de DCV em homens que consomem 5 a 30 mL de álcool/dia (100 mL de vinho, 30 mL de bebida destilada e 350 mL de cerveja) quando comparados a não usuários, porém existem controvérsias a respeito da equivalência protetora de cada tipo de bebida. Em tese, o consumo de quantidade moderada de álcool pode ter efeito cardioprotetor, pois pode elevar a concentração de HDL-c, reduzir o fibrinogênio e a agregação plaquetária. Porém, os efeitos nocivos do consumo de álcool devem ser considerados, tais como: hipertrigliceridemia, aumento da PA, aumento da glicemia, alterações gastrointestinais, cirrose hepática, câncer de pâncreas, entre outros[33].

O *trans*-resveratrol é o composto fenólico responsável pelos benefícios do vinho. Ele modula a síntese de NO promovendo a vasodilação, previne a oxidação da LDL-c, modula a síntese de eicosanoides, reduzindo a inflamação e inibindo a síntese de tromboxanos (efeito anticoagulante)[75].

A Sociedade Brasileira de Cardiologia (SBC) recomenda o consumo máximo de 30 g/dia (homens) e 15 g/dia (mulheres) de etanol, o que corresponde a 0,77 mg de trans-resveratrol ao consumir o vinho tinto nacional, visto que a análise desse alimento por HPLC mostrou que o teor desse composto bioativo varia entre 0,82 e 5,75 mg/L apresentando valor médio de 2,57 mg/L[75].

Outra fonte importante de trans-resveratrol são as uvas tintas e o suco de uva. Nas orientações nutricionais deve ser ressaltado que o suco de uva integral e até mesmo o vinho podem ser utilizados em preparações culinárias e submetidos à fervura por até 60 minutos sem prejuízo de suas grandes propriedades antioxidantes[76,77].

Seção 2 – Aspectos Fisiopatológicos, Terapêutica Medicamentosa e Nutricional das Doenças Cardiovasculares

Caso Clínico

1. **Identificação do paciente**

    Nome: M. S.

    Sexo: feminino.

    Idade: 65 anos.

    Naturalidade: Rio de Janeiro/RJ.

    Escolaridade: Ensino Fundamental II completo.

    Profissão: comerciante .

    Renda familiar: quatro salários mínimos.

    Filhos: dois.

    Moradia: Localizada em área urbana com saneamento básico, tratamento de água e coleta de lixo diária.

2. **Dados clínicos**

    a. Queixa principal:

    Dor no peito e falta de ar.

    b. História da doença atual:

    Angina instável em repouso.

    c. História da doença pregressa:

    Paciente hipertensa, portadora de diabetes *mellitus* II e dislipidêmica. Sofreu infarto agudo do miocárdio há 10 anos. Há 5 anos realizou cateterismo evidenciando lesões obstrutivas seguido de tratamento conservador (medicamentos). Há 2 anos houve piora dos sintomas com dor precordial aos médios esforços associada a dispneia.

    d. História social e familiar:

    Paciente apresenta histórico de tabagismo prévio. Fumou durante 20 anos, 15 cigarros por dia. Parou de fumar há 5 anos. Relata consumo de álcool moderado, ingere oito latas de cerveja por semana. Não pratica atividade física. Apresenta histórico familiar de mãe e irmã mais velha falecidas devido a problemas cardíacos. Relata que há 5 anos era portadora de obesidade e que reduziu seu peso em aproximadamente 7 kg.

    e. Diagnóstico clínico:

    Paciente coronariopata com comprometimento vascular de três vasos.

3. **Medicamentos em uso**

    Atenolol, Captopril, Monocordil, AAS, Sinvastatina, Metformina.

4. Exame físico

Nível de consciência	Lote
Cabelos	Sem alterações
Olhos e conjuntiva	Normocorados
Musculatura temporal	Sem depleção
Bola gordurosa de Bichat	Sem depleção
Lábios	Sem alterações
Língua e gengivas	Sem alterações
Dentição	Uso de prótese dentária
Unhas	Sem alterações
Fossas supra e infraclaviculares	Preservadas
Abdome	Globoso, indolor à palpação superficial
Edema	Ausente

5. Sintomas gastrointestinais

Náuseas	Ausente
Vômitos	Ausente
Diarreia	Ausente
Constipação	Ausente
Flatulência	Ausente
Disfagia	Ausente
Odinofagia	Ausente

6. Avaliação antropométrica

Dados Antropométricos	Avaliação	Classificação
Massa corporal atual (kg)	60	_
Massa corporal usual (kg)	67	_
Massa corporal ideal	57	De acordo com IMC para eutrofia para idoso[20]
Estatura (m)	1,48	_
IMC (kg/m²)	27,39	Excesso de peso[20]
DCT (mm)	35,8	p85-p90 – Obesidade[87]
CB (cm)	31,5	> p95 – Obesidade[87]
CMB (cm)	20,26	p10-p15 – Eutrofia[87]
PC (cm)	82	Risco elevado de complicações metabólicas (WHO, 1998)[88]

DCT: dobra cutânea tricipital; CB: circunferência do braço; PC: perímetro da cintura.

7. Avaliação bioquímica

Dados bioquímicos	Valores de referência	Avaliação	Classificação
Hemácias	4 a 5,2 milhões/mm^3	4,27	Normalidade
Hemoglobina	12 a 16 g/dL	12	Normalidade
Hematócrito	36 a 48%	35,8	Normalidade
VCM	80 a 96 fl	90,2	Normalidade
Leucócitos	4 a 11 mil/mm^3	6290	Normalidade
Linfócitos	880 a 4.950/mm^3	1320	Normalidade
Plaquetas	150 a 450 mil/mm^3	216000	Normalidade
Ureia	10 a 50 mg/dL	27	Normalidade
Creatinina	< 1,4 mg/dL	0,78	Normalidade
Sódio	134 a 145 mmol/L	136	Normalidade
Potássio	3,5 a 5 mmol/L	3,8	Normalidade
PCRus	< 0,30 mg/dL para risco cardiovascular	1,52	Risco aumentado
Triglicerídeos	Elevado: 200-499 mg/dL	201	Elevado
Colesterol total	Elevado: > 239 mg/dL	248	Elevado
LDL-c	Elevado: 160-189 mg/dL	162	Elevado
VLDL-c	Desejável: < 30 mg/dL	58	Elevado
HDL-c	≥ 40 mg/dL	28	Baixo
Glicose	75-99 mg/dL	111	Elevado
Insulina	IMC entre 25-30 kg/m^2: 2-19 mU/L	8,7	Normalidade
Hb glicada (%)	4,8-5,9%	6,31	Elevado

8. Sinais vitais

a. *Pressão arterial*: 140 × 90 mmHg (hipertensão estágio I).
b. *Temperatura:* 36,5°C.
c. *Frequência cardíaca:* 80 bpm (70-100 bpm).
d. *Frequência respiratória:* 36 irpm (6-20 irpm).

9. Dados da anamnese alimentar

Paciente apresenta hábito alimentar desequilibrado, com alto consumo de alimentos gordurosos, ricos em açúcar e sódio, expressos na tabela de frequência alimentar.

Frequência Alimentar:

Alimento/Preparação	Frequência
Pães brancos	1 a 2 vezes ao dia
Pães integrais	Nunca
Arroz branco	1 a 2 vezes ao dia
Arroz integral	Nunca
Massas	3 a 4 vezes por semana
Vegetais crus	2 a 3 vezes por semana
Vegetais cozidos	2 a 3 vezes por semana
Hortaliças folhosas	1 vez ao dia
Frutas frescas	2 a 3 vezes por semana
Frutas secas	Nunca
Suco de frutas	Raramente
Leite integral	1 a 2 vezes ao dia
Queijo amarelo	3 a 4 vezes por semana
Queijo branco	1 a 2 vezes por semana
Iogurte	1 a 2 vezes por semana
Sobremesas e sorvetes à base de leite	3 a 4 vezes por semana
Carnes vermelhas, porco, hambúrguer	3 a 4 vezes por semana
Frios e embutidos (presunto, mortadela, salame, salsicha, linguiça, etc.)	4 a 5 vezes por semana
Aves	Raramente
Peixes	1 vez por semana
Frutos do mar	Raramente
Ovos	3 a 4 vezes por semana
Soja, feijão, grão de bico e outras leguminosas	1 a 2 vezes ao dia
Oleaginosas (nozes, castanhas, etc.)	Raramente
Margarina, manteiga, creme de leite, nata	5 a 6 vezes por semana
Frituras (batata frita, sonho, milanesa)	4 a 5 vezes por semana
Doces em geral (balas, goiabada, paçoca)	4 a 5 vezes por semana
Refrigerantes e sucos artificiais com açúcar	4 a 5 vezes por semana
Café, chá, achocolatados	1 vez ao dia
Temperos industrializados	Diariamente
Água	2 vezes ao dia

10. Interação fármaco-alimento[78]

Fármaco	Ação	Interação fármaco-nutriente
Captopril	Vasodilatador Efeitos benéficos na HAS e IC	Presença de alimentos no tubo gastrointestinal reduz a absorção em 30 a 40%. Deve ser administrado 1 hora antes das refeições Em alguns pacientes foi descrita diminuição de hemoglobina, plaqueta e leucócitos Evitar a ingestão excessiva de alimentos ricos em potássio
Atenolol	Betabloqueador	Possui interação com arginina, que pode causa hipercalcemia grave Evitar a ingestão excessiva de alimentos ricos em potássio
AAS	Antiagregante plaquetário	Pode diminuir as concentrações séricas de folato
Sinvastatina	Antilipidêmico	Risco de miopatia durante tratamento com niacina

11. Parecer nutricional

Paciente apresenta excesso de peso de acordo com o IMC para idoso e alto risco de complicações metabólicas, devido ao perímetro da cintura aumentado. Dieta deve ser hipoenergética, ajustada à massa corporal ideal, com restrição de sacarose e carboidratos simples e com restrição de sódio.

O perfil lipídico está alterado: concentrações séricas aumentadas de colesterol total, LDL-c e triglicerídeos e concentrações baixas de HDL-c, o que pode agravar o quadro clínico. Além da glicemia aumentada, a hemoglobina glicada também se encontra fora do valor de normalidade, sugerindo consumo elevado e frequente de açúcares na dieta. Os valores da PCRus sugerem risco elevado para DAC.

De acordo com a frequência alimentar, a paciente apresenta hábito alimentar desequilibrado com alto consumo de gorduras saturadas, gorduras *trans*, açúcares e refrigerantes. Esse tipo de alimentação também contém quantidades excessivas de sódio, o que não é adequado, visto que a paciente é hipertensa. Deve ser indicada uma dieta equilibrada do ponto de vista energético e o consumo de alimentos integrais, vegetais, leguminosas e peixes.

12. Prescrição dietética

Cálculo do valor energético total (VET):

- VET = 25 kcal totais/kg PI/dia = 53 × 25 = 1.325 kcal.
- Ptn = 1,0 g/kg PI/ dia = 1,0 × 53 = 53 g = 212 kcal.
- VE não proteico = 1.113 kcal.

a. **Distribuição de macronutrientes energéticos**

Nutrientes	kcal	g/kg PI/dia	g/dia	% VET
PTN	212	1,0	53	16
CHO	729	3,43	182	55
LIP	384	1,03	55	29

Distribuição de lipídios:[32]
- Ácidos graxos saturados (incluindo ácidos graxos trans): inferior a 7% do VET.
- Ácidos graxos poli-insaturados: até 10% do VET.
- Ácidos graxos monoinsaturados: até 20% do VET.
- Colesterol: < 200 mg/dia.

Relação energias não proteicas por grama de nitrogênio (kcal:gN):
- Conteúdo proteico da dieta: 53 g × 4 = 212 kcal.
- 53 g Ptn ÷ 6,25 = 8,48 (conteúdo nitrogenado da dieta).
- VET total – VET de contribuição proteica = energias não proteicas 1.325 – 212 = 1.113 kcal
- Energia não proteica ÷ conteúdo nitrogenado da dieta = energias não proteicas/nitrogênio (g) 1.113 kcal ÷ 8,48 = 131,25 kcal/gN

b. **Oferta de vitaminas e minerais**[1]:

Vitaminas

Adequar a ingestão de vitaminas antioxidantes A, C e E às recomendações e também à ingestão de folato.

Vitamina	Recomendação	Fontes alimentares
A	900 µg/dia	Cenoura, abóbora, escarola, salsa, brócolis, couve
C	90 mg/dia	Acerola, laranja, limão, kiwi, mamão, caju, salsa
E	15 mg/dia	Abacate, avelã, germe de trigo, amendoim, óleo de milho
Folato	400 µg/dia	Espinafre, aspargos, farinha de aveia, laranja, banana, farelo de trigo

Minerais

Adequar a ingestão de potássio para o mínimo de 3 g/dia e de cálcio, magnésio e selênio de acordo com as recomendações. O selênio é um importante antioxidante que age em sinergismo com a vitamina E.

Mineral	Recomendação	Fontes alimentares
Cálcio	1.200 mg/dia	Leite desnatado, queijo branco, aveia, sardinha, manjuba, couve, brócolis
Magnésio	420 mg/dia	Figo, soja, espinafre, couve, abacate, quiabo
Potássio	4,7 g/dia	Feijão, ameixa, melão, banana, chicória, maracujá
Selênio	55 µg/dia	Peixes, frutos do mar e germe de trigo

Sódio

Para controle da HAS, limitar a ingestão de sódio para 2,4 g/dia (6 g sal/dia = 4 colheres de café rasas de sal + 2 g de sódio dos alimentos).

Alguns alimentos fontes de sódio que não devem fazer parte da alimentação: temperos industrializados, bacalhau, carne seca, toucinho, azeitona enlatada, biscoito água e sal, biscoito doce, refrigerantes dietéticos.

c. **Outras características da dieta**
- Via de administração: oral.
- Consistência: normal.
- Temperatura: adequada às preparações.
- Fracionamento: seis refeições ao dia.
- Ingestão hídrica: 1,0 mL /kcal.
- Fibras: 20 a 30 g/dia

13. Orientações nutricionais

- Substituir alimentos refinados pelos integrais. Estes possuem grandes quantidades de fibras e colaboram com o aumento da saciedade e diminuição picos de glicose no sangue.
- Prefira os alimentos em água e não em óleo, o valor calórico destes últimos é muito maior, além de conter alta concentração de gorduras.
- Manter uma dieta balanceada, que contenha alimentos de todos os grupos alimentares: grãos, vegetais, carne, cereais, leite e derivados, frutas.
- Fazer refeições ricas em vegetais e frutas, que ajudam a reduzir o risco cardiovascular e no controle do peso. Dar preferência a consumi-los frescos, sem adição de molhos prontos, maioneses, creme de leite. Comer as frutas em vez de preparar sucos.
- Aumentar a ingestão de peixes, especialmente peixes ricos em ômega-3, p. ex., salmão, sardinha, cavala. Comer grelhado, assado ou cozido e não acrescentar molhos cremosos. Não adicionar gordura saturada ou trans (manteiga, leite de coco, azeite de dendê, etc.)
- Usar óleos poli-insaturados e monoinsaturados, dentro dos limites calóricos. Estes óleos se mantêm líquidos em temperatura ambiente e, embora sejam saudáveis, eles podem ajudar a exceder o limite calórico. Não usar em frituras. Ex.: canola, oliva, girassol e milho.

- Não é indicado o consumo de alimentos congelados e refeições prontas industrializadas. Estes produtos utilizam gordura *trans*, gorduras saturadas e excesso de sódio. Bebidas prontas industrializadas também devem ser evitadas, pois são alimentos ricos em açúcar e sódio.
- Com relação à carne bovina, escolher as partes magras, sem pele, com remoção de toda gordura visível antes do preparo. Evitar embutidos, carnes processadas, linguiças, salsichas mesmo *light*. Miúdos e vísceras como coração e fígado são ricos em colesterol e devem ser evitados.
- Frutos do mar (camarão, lagosta, caranguejo, siri, ostras e mariscos) são ricos em colesterol e devem ser usados apenas esporadicamente.
- Dar preferência a leite e derivados desnatados. Utilize queijos, iogurtes com menor teor de gordura, como a ricota e o queijo *cottage*.

Conheça os alimentos! Leia os rótulos!

14. Plano alimentar para 1 semana:

	Dia 1	Dia 2
Café da manhã	1 copo leite desnatado batido com maçã e aveia 1 fatia de pão integral *light* 2 col. de chá de queijo *cottage* 1 col. de chá de azeite de oliva extravirgem	1 xícara de leite desnatado com café e adoçante 2 pedaços médios de aipim cozido 1 col. de café de creme vegetal
Lanche I	1/2 mamão papaia 1 col. sobremesa de linhaça triturada	1 copo peq. de salada de frutas 1 col. sopa de chia
Almoço	1 prato de sopa raso de salada de folhas verdes, tomates, lascas de abacate e lascas de castanhas 1 col. sobremesa de azeite de oliva extravirgem 1 filé pequeno de sardinha assada com tomate e pimentão 2 col. sopa cheia de arroz integral com brócolis 1 concha peq. cheia de feijão preto com linhaça 1 copo peq. de suco de acerola	1 prato de sobremesa raso de tabule 1 col. sobremesa de azeite de oliva extravirgem 1 ped. pequeno de lagarto assado 2 col. sopa cheia de arroz integral com cenoura 1 concha peq. cheia de feijão preto com linhaça 1 copo peq. de suco de limão
Lanche II	1 copo peq. de salada de frutas 1 col. sobremesa de chia	3 castanhas-do-pará 1 copo de bebida à base de soja
Jantar	1 filé de frango pequeno grelhado 1 prato de sopa cheio de salada folhas verdes ½ abobrinha e ½ berinjela cozidas no vapor 1 col. sobremesa de azeite extravirgem 1 copo peq. de água de coco	1 prato raso de salada de tomates 1 col. sobremesa de azeite de oliva extravirgem 2 pedaços médios de lasanha de abobrinha com ricota e nozes 1 copo peq. de suco de laranja
Lanche III	½ cacho de uvas	1 iogurte desnatado 1 porção de fruta desidratada (30 a 40 g)

	Dia 3	**Dia 4**
Café da manhã	1 copo peq. de leite desnatado 1 col. de sopa cheia de cereal matinal (dar preferência aos que não contêm açúcar – *mix* de cereais e oleaginosas) 1 maçã	1 xícara de leite desnatado com café e adoçante 1 fatia de pão integral *light* 1 fatia média de queijo minas frescal *light*
Lanche I	1 pera média	1 tangerina
Almoço	1 prato raso de salada de folhas verdes, grão-de-bico e tomates 1 col. sobremesa de azeite de oliva extravirgem 1 filé médio de pescada com molho de agrião 2 col. sopa cheia de arroz integral 1 copo de suco de abacaxi	1 prato de sopa raso de salada de folhas verdes, tomates, lascas de abacate e lascas de castanhas 1 col. sobremesa de azeite de oliva extravirgem 1 col. de servir cheia de frango gratinado com creme de ricota 2 col. sopa cheia de arroz integral 1 concha peq. de feijão carioquinha com linhaça 1 copo de água de coco
Lanche II	1 copo de iogurte desnatado 1 col. sopa cheia de *mix* de fibras e oleaginoas	1 fatia de pão integral *light* 1 col. de sopa cheia de ricota com amêndoas 1 copo de suco à base de soja
Jantar	1 prato de sopa cheio de sopa creme de abóbora 2 torradas *light* 1 copo peq. de suco de pêssego ½ cacho de uvas	1 prato de sopa cheio de salada de rúcula com pêra, queijo e nozes 1 col sobremesa de azeite de oliva extravirgem 1 omelete pequeno de claras com orégano 1 copo de suco de manga
Lanche III	1 banana prata assada com canela 1 col. de sobremesa de castanhas picadas	1 xícara de chá de camomila 2 castanhas-do-pará 2 *cookies* de aveia *light*

	Dia 5	**Dia 6**
Café da manhã	1 copo de leite desnatado batido com 1 col. de sopa de aveia e adoçante 1 mamão papaia com 1 col. de sopa de linhaça triturada	1 copo de iogurte desnatado 1 col. sopa de *mix* de fibras e oleaginosas 4 morangos peq. picados
Lanche I	1 copo de suco de cenoura, beterraba e laranja	½ manga cortada em cubos 1 col. de sopa de *mix* de fibras e oleaginosas
Almoço	1 prato de sobremesa cheio de salada de folhas verdes com palmito 1 col. sobremesa de azeite de oliva extravirgem 1 prato de sopa raso de massa fusili integral com tomatinhos assados, alho, nozes e manjericão 1 filé peq. de frango grelhado 1 copo peq. de suco de caju	1 prato de sobremesa cheio de salada *mix* de folhas verdes, beterraba, abobrinha, cenoura ralada e lascas de abacate 1 col. de sobremesa de azeite de oliva extravirgem 1 pedaço peq. de salmão assado ao molho de maracujá 2 col. de sopa de arroz integral com limão 1 copo peq. de suco de laranja

Continua...

	Dia 5	*Dia 6*
Lanche II	1 fatia de pão integral *light* 1 col. de sopa de pasta de berinjela com ricota e azeite 1 copo de água de coco	3 col. de sopa rasas de abacate amassado com gotas de limão
Jantar	1 prato de sobremesa cheio de salada de folhas verdes 1 col. sobremesa de azeite de oliva extravirgem 2 colheres de servir rasas de tartar de legumes com proteína de soja 1 copo de suco de maçã	1 prato de sopa cheio de salada de berinjela, pimentões, tomate, cebola, alho e nozes picadas 1 col. de sobremesa de azeite extravirgem 1 pedaço médio de kibe assado 1 copo peq. de suco de maracujá
Lanche III	2 fatias de abacaxi assado com canela 2 castanhas-do-pará	1 banana prata

	Dia 7
Café da manhã	1 xícara de café com leite desnatado e adoçante 3 torradas integrais *light* 1 col. de sopa de queijo *cottage*
Lanche I	1 copo de suco de mamão com laranja
Almoço	1 prato de sobremesa de salada de cenoura ralada crua, maçã, uvas passas, linhaça e iogurte natural desnatado 1 col. de sobremesa de azeite de oliva extravirgem 2 almôndegas médias caseiras 2 col. de sopa de arroz sete cereais 1 concha peq. de feijão carioquinha 1 copo peq. de suco de uva
Lanche II	1 copo peq. de suco aà base de soja 1 fatia de pão integral *light* 1 col. de sopa de ricota temperada com ervas 1 col. de sobremesa de azeite de oliva extravirgem
Jantar	1 prato de sobremesa de jardineira de legumes 1 colher de sobremesa de azeite de oliva extravirgem 1 filé de linguado médio no alumínio com lascas de amêndoas 1 copo peq. de gelatina *diet* com fruta picada 1 copo de suco de melancia
Lanche III	2 damascos secos 2 castanhas-do-pará 1 copo de leite desnatado com gotas de baunilha

17. Receitas:

1. *Mix* de fibras

Ingredientes:

2 col. de sopa de aveia em flocos;

2 col. de sopa de linhaça;

2 col. de sopa de germe de trigo;

4 damascos secos picados;

4 castanhas-do-pará picadas;

4 nozes picadas;

1 col. de sopa de uvas passas sem caroço.

Modo de preparo:
Misturar todos os ingredientes e armazenar em recipiente bem fechado na geladeira.

2. Filé de pescada com molho de agrião
Ingredientes:
2 filés de pescada (80 g cada);
1 col. de sopa de suco de limão;
1 col. de sopa azeite;
1 col. de sopa cheiro verde picado;
½ cenoura média ralada.

Molho de agrião:
100 g de iogurte natural desnatado;
½ col. de sopa de amido de milho;
½ xícara (chá) de folhas de agrião higienizadas;
½ cebola picada;
½ xícara (chá) água.

Modo de preparo:
Temperar os filés com o suco de limão e o azeite, salsa e cebolinha. Enrolar os filés com a cenoura ralada e prender com palitos. Untar a forma com um pouco de azeite, colocar os filés e levar ao forno alto pré-aquecido por 15 a 20 minutos coberto com papel alumínio, virando na metade do tempo. Retirar o papel ao final do cozimento.

Para preparar o molho, misturar o iogurte com o amido de milho. Bater no liquidificador as folhas de agrião, a água, a cebola, o sal e a mistura com o iogurte. Levar ao fogo por 4 a 5 minutos, mexendo sempre para engrossar. Despejar o molho sobre os filés e servir quente.

Sugestão: os filés de pescada podem ser substituídos por filés de linguado.

3. Salada de rúcula com pera, queijo e nozes
Ingredientes:
½ maço de rúcula;
1 pera firme cortada em fatias;

4 tomates cereja cortados ao meio;

50 g de queijo branco temperado com orégano;

3 nozes;

2 col. de sopa de acetato balsâmico;

1 col. de sopa de azeite de oliva.

Modo de preparo:

Em uma saladeira, arrumar as folhas, as fatias de pera, os tomates e o queijo. Espalhar as nozes picadas. Para o molho, misturar o acetato balsâmico e o azeite. Regar a salada com o molho no momento de servir.

4. Tartar de legumes

Ingredientes:

1 xícara (café) de ervilha;

1 xícara (café) de milho;

¼ talo de salsão cortado cubos bem pequenos;

½ tomate sem pele e sem sementes cortados em cubos bem pequenos;

1 col. de sopa de cebola picada;

3 col. de sopa de proteína de soja texturizada hidratada em caldo de legumes;

1 col. de chá de mostarda;

1 col. de sopa de azeite;

Salsa picada a gosto;

3 nozes picadas.

Modo de preparo:

Misturar todos os ingredientes e levar à geladeira por 1 hora. Molde com ajuda de um aro ou faça pequenas porções com ajuda de uma colher. Servir acompanhado de salada verde.

5. Lasanha de abobrinha com ricota

Ingredientes:

2 abobrinhas italianas;

½ cebola picada;

2 copos de polpa de tomate;

500 g de ricota;

100 g de muçarela *light*;

Manjericão a gosto,

Modo de preparo:

Cortar as abobrinhas em fatias finas no sentido do comprimento e reservar. Em uma panela, dourar a cebola com um fio de azeite e levar a polpa de tomate com o manjericão. Deixar cozinhar. Em um pirex, colocar uma camada de molho de tomate, uma de abobrinha, muçarela, ricota, molho de tomate e assim por diante. Levar ao forno por 30 minutos até que o queijo derreta e a abobrinha esteja macia.

6. Pasta de berinjela e ricota

Ingredientes:

1 berinjela média cozida;

2 col. de sopa de ricota;

3 col. de sopa de azeite extravirgem,

Modo de preparo:

Bater todos os ingredientes no liquidificador.

SITES RECOMENDADOS

- Sociedade Brasileira de Cardiologia – www.cardiol.br
- Portal Brasil – Doenças Cardiovasculares – www.brasil.gov.br
- American Heart Association – www.heart.org
- Rede Nacional de Terapia Celular – http://www.rntc.org.br/
- Associação Brasileira para o Estudo da Obesidade e Síndrome Metabólica (ABESO) – http://www.abeso.org.br/

REFERÊNCIAS BIBLIOGRÁFICAS

1. Simão AF, Précoma DB, Andrade JP, Correa Filho H, Saraiva JFK. Oliveira GMM, et al. Sociedade Brasileira de Cardiologia. I Diretriz Brasileira de Prevenção Cardiovascular. Arq Bras Cardiol. 2013;11 (6 Supl. 2):1-63.
2. World Health Organization (WHO). 65th World Health Assembly closes with new global health measures. Disponível em <http://www.who.int/mediacentre/news/releases/2012/what65_ closes_20/20526/en/>. Acessado em: jan. 2017.
3. Task Force Members, Montalescot G, Sechtem U, Achenbach S, et al. ESC guidelines on the management of stable coronary artery disease: the Task Force on the management of stable coronary artery disease of the European Society of Cardiology. Eur Heart J. 2013;34(38):2949-3003.
4. Mohee K, Wheatcroft SB. Optimal medial therapy and percutaneous coronary intervention for stable angina: why patients should 'be taking' and 'keep taking' the tablets. J Clin Pharm Ther. 2014;39(4):331-3.
5. Wilson JF. In the clinic. Stable ischemic heart disease. Ann Intern Med. 2014;160(1):ITC1-1-16.
6. Campeau L. The Canadian Cardiovascular Society grading of angina pectoris revisited 30 years later. Can J Cardiol 2002;18:371- 379.
7. National Institutes of Health NH Lung and Blood Institute. Morbidity & Mortality: 2012 Chart Book on Cardiovascular Lung and Blood Diseases. Bethesda MD: National Heart Lung and Blood Institute; 2012.
8. Roger VL, Go AS, Lloyd-Jones DM, et al. Heart disease and stroke statistics: 2012 update: a report from the american heart association. Circulation. 2012;125:e2-e220.
9. Will JC, Loustalot F, Hong Y. National trends in visits to physician offices and outpatient clinics for angina 1995 to 2010. Circ Cardiovasc Qual Outcomes. 2014;7(1):110-7.
10. Crea F. Chronic ischaemic heart disease. In. ESC textbook of cardiology. Oxford: Oxford University Press; 2010.
11. Fihn SD, Gardin JM, Abrams J, et al. 2012 ACCF/AHA/ACP/AATS/PCNA/SCAI/STS Guideline for the diagnosis and management of patients with stable ischemic heart disease: a report of the American College of Cardiology Foundation/American Heart Association Task Force on Practice Guidelines and the American College of Physicians American Association for Thoracic Surgery Preventive Cardiovascular Nurses Association Society for Cardiovascular Angiography and Interventions and Society of Thoracic Surgeons. J Am Coll Cardiol. 2012;60(24):e44-e164.
12. Arora N, Matheny ME, Sepke C, Resnic FS. A propensity analysis of the risk of vascular complications after cardiac catheterization procedures with the use of vascular closure devices. Am Heart J. 2007;153:606-611.
13. Estruch R, Ros E, Salas-Salvado J,, et al. Primary Prevention of Cardiovascular Disease with a Mediterranean Diet. N Eng J Med. 2013;368(14):1279-90.
14. Henderson RA, O'Flynn N. Management of stable angina: summary of NICE guidance. Heart. 2012;98:500-507.
15. Berger JS, Brown DL, Becker RC. Low-dose aspirin in patients with stable cardiovascular disease: a meta-analysis. Duke clinical research institute Durham NC. Am J Med. 2008;121:43-49.
16. Powell KE, Paluch AE, Blair SN. Physical activity for health: What kind? How much? How intense? On top of what? Annu Rev Public Health. 2011;32:349-65.
17. World Health Organization (WHO). Physical Status: The Use and Interpretation of Anthro pometry: Report of a World Health Organization (WHO) Expert Committee. Geneva Switzerland; 1995.
18. Organización Panamericana de la Salud. Encuesta Multicéntrica Salud Bienestar y Envejecimiento (SABE) en América Latina y el Caribe: informe preliminar. 36ª Reunión del Comité Asesor de Investigaciones en Salud; 9-11 jul 2001. Kingston. Washington, D.C: OPAS.
19. Norma Técnica da Vigilância Alimentar e Nutricional (SISVAN). Disponível em: <http://tabnet.datasus.gov.br/cgi-win/SISVAN/CNV/notas_sisvan.htmL >. Acessado em: 20 jul. 2016.
20. Harris D, Haboubi N. Malnutrition screening in the elderly population. J R Soc Med 2005;98(9):411-4.
21. Tavares EL, Santos DM, Ferreira AA, e Menezes MFG. Avaliação nutricional de idosos: desafios da atualidade. Revista Brasileira de Geriatria e Gerontologia. 2015; 8(3): 643-650.

22. Rosa G, Palma AGC. Avaliação antropométrica. In: Avaliação nutricional do paciente hospitalizado: uma abordagem teórico-prática. Autora/organizadora Rosa G, coautoras Pereira AF et al. Rio de Janeiro: Guanabara Koogan; 2008. p. 1-6.
23. Sharma S, Batsis JA, Coutinho T, et al. Normal-Weight Central Obesity and Mortality Risk in Older Adults With Coronary Artery Disease. Mayo Clin Proc. 2016;91(3):343-51.
24. Madruga JG, Silva FM, Adam FS. Associação positiva entre razão cintura-estatura e presença de hipertensão em adolescentes. Rev Port Cardiol. 2016;35(9):479-484.
25. Martin T, Gill CM, Daley S, et al. Compartmental neck fat accumulation and its relation to cardiovascular risk and metabolic 20 syndrome. Am J Clin Nutr. 2014;100(5):1244-1251.
26. Preis SR, Pencina MJ, D'Agostino RBSR, et al. Neck circumference and the development of cardiovascular disease risk factors in the Framingham Heart Study. Diabetes Care. 2013;36(1):e3-e13.
27. Izar MC, Fonseca FAH, Ihara SSM, Kasinski N, Han SW, Lopes IEL, Pinto LESA, Relvas WGM, Lourenço D, Tufik S, Paola AAV, Carvalho ACC. Fatores de Risco, Marcadores Bioquímicos e Polimorfismos Genéticos na Doença Arterial Coronariana Prematura. Arq Bras Cardiol. 2003; 80 (4): 379-87.
28. Maranhão RC, Carvalho PO, Strunz CC, Pileggi F. Lipoproteína (a): Estrutura, Metabolismo, Fisiopatologia e Implicações Clínicas. Arq. Bras. Cardiol.2014; 103 (1):76-84.
29. Maranhão RC, Carvalho PO, Strunz CC, Pileggi F. Lipoproteína (a): Estrutura, Metabolismo, Fisiopatologia e Implicações Clínicas. Arq Bras Cardiol. 2014; 103(1):76-84.
30. Claro RM, Santos MAS, Oliveira TP, Pereira CA, Szwarcwald CL. Malta DC. Consumo de alimentos não saudáveis relacionados a doenças crônicas não transmissíveis no Brasil: Pesquisa Nacional de Saúde, 2013. Epidemiol. Serv. Saúde. 2015; 24(2): 257-265.
31. Celano RMG, Loss SH, Nogueira RJN. Projeto Diretrizes. Associação Médica Brasileira e Conselho Federal de Medicina. Terapia Nutricional nas Dislipidemias. 2010.
32. V Diretriz Brasileira sobre Dislipidemia e Prevenção da Aterosclerose. Departamento de Aterosclerose da Sociedade Brasileira de Cardiologia. Arquivos Brasileiros de Cardiologia. out. 2013;101(4 supl. I).
33. IV Diretriz Brasileira Sobre Dislipidemias e Prevenção da Aterosclerose. Departamento de Aterosclerose da Sociedade Brasileira de Cardiologia. Arquivos Brasileiros de Cardiologia. abr. 2007;88(Supl. I) .
34. Santos RD, Gagliardi ACM, Xavier HT, et al. Sociedade Brasileira de Cardiologia. I Diretriz sobre o consumo de Gorduras e Saúde Cardiovascular. Arq Bras Cardiol. 2013;100(1 Supl. 3):1-40.
35. Santos RD, Gagliardi ACM, Xavier HT, et al. Sociedade Brasileira de Cardiologia. I Diretriz sobre o consumo de Gorduras e Saúde Cardiovascular. Arq Bras Cardiol. 2013;100(1 Supl. 3):1-40.
36. Arquivos Brasileiros de Cardiologia. I Diretriz Brasileira de Hipercolesterolemia Familiar (HF). Sociedade Brasileira de Cardiologia. Arquivos Brasileiros de Cardiologia. 2012;99(2 Supl. 2).
37. Ravera A, Carubelli V, Sciatti E, et al. Nutrition and Cardiovascular Disease: Finding the Perfect Recipe for Cardiovascular Health. Nutrients 2016;8:E363.
38. Weber M, Hamm C. Role of B-type natriuretic peptide (BNP) and NT-proBNP in clinical routine. Heart. 2006;92:843-849.
39. Avelino AP, Oliveira GM, Ferreira CC, Luiz RR, Rosa G. Additive effect of linseed oil supplementation on the lipid profiles of older adults. Clin Interv Aging. 2015;10:1679-85.
40. Carvalho APSO, Uehara SK, Netto JFN, Rosa G. Hypocaloric diet associated with the consumption of jam enriched with microencapsulated fish oil decreases insulin resistance. Nutr Hosp. 2014;29(5):1103-8.
41. Cardoso DA, Moreira AS, Oliveira GM, Luiz RR, Rosa G. A coconut extravirgin oil-rich diet increases HDL cholesterol and decreases waist circumference and body mass in coronary artery disease patients. Nutr Hosp. 2015;32(5):2144-52.
42. Paula Franco E, Oliveira GMM, Luiz RR, Rosa G. Effect of hypoenergetic diet combined with consumption of coconut flour in overweight women. Nutr Hosp. 2015;32(5):2012-8.
43. Vijayakumar M, Vasudevan DM, Sundaram KR, et al.A randomized study of coconut oil versus sunflower oil on cardiovascular risk factors in patients with stable coronary heart disease. Indian Heart J. 2016;68(4):498-506.
44. Ros E. Nuts and novel biomarkers of cardiovascular disease. Am J Clin Nutr. 2009; 89(5):1649S-56S.
45. Sabaté J, Ang Y. Nuts and health outcomes: new epidemiologic evidence. Am J Clin Nutr. 2009; 89(5):1643S-1648S.
46. Carvalho RF, Huguenin GV, Luiz RR. Moreira AS, Oliveira GM, Rosa G. Intake of partially defatted Brazil nut flour reduces serum cholesterol in hypercholesterolemic patients – a randomized controlled trial. Nutr J. 2015;14:59.
47. Jiang Y, Noh SK, Koo SI. Egg Phosphatidylcholine Decreases the Lymphatic Absorption of Cholesterol in Rats. J. Nutr. 2001;131(9):2358-2363.

48. Mutungi G, Ratliff J, Puglisi M, et al. Dietary cholesterol from eggs increases plasma HDL cholesterol in overweight men consuming a carbohydrate-restricted diet. J Nutr. 2008;138(2):272-6.
49. Fuller NR, Sainsbury A, Caterson ID, Markovic TP. Egg Consumption and Human Cardio-Metabolic Health in People with and without Diabetes. Nutrients. 2015; 7:7399-7420.
50. Huth PJ, Park KM. Influence of Dairy Product and Milk Fat Consumption on Cardiovascular Disease Risk: A Review of the Evidence. Adv Nutr. 2012;3:266-285.
51. Canfora EE, Jocken JW, Blaak EE. Short-chain fatty acids in control of body weight and insulin sensitivity. Nat Rev Endocrinol. 2015;11:577-591.
52. Huth PJ, Park KM. Influence of Dairy Product and Milk Fat Consumption on Cardiovascular Disease Risk: A Review of the Evidence. Adv Nutr. 2012;3:266-285.
53. Pimpin L, Wu JH, Haskelberg H, Del Gobbo L, Mozaffarian D. Is Butter Back? A Systematic Review and Meta-Analysis of Butter Consumption and Risk of Cardiovascular Disease Diabetes and Total Mortality. PLoS One. 2016;11(6):e0158118.
54. Racette SB, Lin X, Ma L, Ostlund RE. Jr. Natural Dietary Phytosterols. J AOAC Int. 2015;98(3):679-84.
55. Ras RT, Fuchs D, Koppenol WP, et al. The effect of a low-fat spread with added plant sterols on vascular function markers: results of the Investigating Vascular Function 1-5 Effects of Plant Sterols (INVEST) study. Am J Clin Nutr. 2015;101:733-41.
56. Choi MS, Rhee KC. Production and processing of soybeans and nutrition and safety of isoflavone and other soy products for human health. J Med Food. 2006;9(1):1-10.
57. Rimbach G, Boesch-Saadatmandi C, Frank J, et al. Dietary isoflavones in the prevention of cardiovascular disease – a molecular perspective. Food and Chemical Toxicology. 2008;46:1308-1319.
58. Allen JK, Becker DM, Kwiterovich PO, Lindenstruth KA, Curtis C. Effect of soy protein-containing isoflavones on lipoproteins in postmenopausal women. Menopause. 2007;14(1):106-14.
59. Michelfelder AJ. Soy: A Complete Source of Protein. Am Fam Physician. 2009;79(1):43-7.
60. Padhi EM, Blewett HJ, Duncan AM, et al. Whole Soy Flour Incorporated into a Muffin and Consumed at 2 Doses of Soy Protein Does Not Lower LDL Cholesterol in a Randomized Double-Blind Controlled Trial of Hypercholesterolemic Adults. J Nutr. 2015;145(12):2665-74.
61. Zaveri NT. Green tea and its polyphenolic catechins: medicinal uses in cancer and noncancer applications. Life Sci. 2006;78(18):2073-80.
62. Bursill CA, Abbey M, Roach PD. A green tea extract lowers plasma cholesterol by inhibiting cholesterol synthesis and upregulating the LDL receptor in the cholesterol-fed rabbit. Atherosclerosis. 2007;193(1):86-93.
63. Kim A, Chiu A, Barone M K, Avino D, Wang F, et al. Green tea catechins decrease total and low-density lipoprotein cholesterol: a systematic review and meta-analysis. J Am Diet Assoc. 2011;111(11):1720-9.
64. Baladia E, Basulto J, Manera M, Martínez R, Calbet D. Effect of green tea or green tea extract consumption on body weight and body composition; systematic review and meta-analysis. Nutr Hosp. 2014;29(3):479-90.
65. Gans JMK, Uiterwaal CS, Van Der Schouw YT, et al. Tea and coffee consumption and cardiovascular morbidity and mortality. Arterioscler Thromb Vasc Bio. 2010;30(8):1665-1671.
66. Latif R. Chocolate/cocoa and human health: a review. J Medicine. 2013;71(2):63-69.
67. Natsume M, Osakabe N, Yamagishi M, et al. Analyses of polyphenols in cacao liquor cocoa and chocolate by normal-phase and reversed phase HPLC. Biosci Biotechnol Biochem. 2000;64:2581-7.
68. Vinson JA, Proch J, Zubik L. Phenol antioxidant quantity and quality in foods: cocoa dark chocolate and milk chocolate. J Agric Food Chem. 1999;47:4821-4.
69. Şentürk T, Günay S. The mysterious *light* of dark chocolate. Arch Turk Soc Cardiol. 2015;43(2):199-207.
70. Buitrago-Lopez A, Sanderson J, Johnson L, et al. Chocolate consumption and cardiometabolic disorders: systematic review and meta-analysis. BMJ. 2011;26;343:d4488.
71. Djoussé L, Hopkins PN, North KE, et al. Chocolate Consumption is Inversely Associated with Prevalent Coronary Heart Disease: The National Heart Lung and Blood Institute Family Heart Study. Clin Nutr. 2011 April;30(2):182-187.
72. Theuwissen E, Mensink R P. Water-soluble dietary fibers and cardiovascular disease. Physiology & Behavior. 2008;94(2):285-292.
73. Wang Q, Elis PR. Oat β-glucagan: physico-chemical characteristics in relation to its blood-glucose and cholesterol-loering poperties. Br J Nutr. 2014;112(2):S4-S13.
74. Corrêa E. M, Medina L, Barros-Monteiro J, et al. The intake of fiber mesocarp passionfruit (Passiflora edulis) lowers levels of triglyceride and cholesterol decreasing principally insulin and leptin. J Aging Res Clin Pract. 2014;3(1):31-35.
75. Pervaiz S. Resveratrol: from grapevines to mammalian biology. FASEB J. 2003;17(14):1975-85.

76. Souto AA, Carneiro MC, Seferin M, et al. Determination of trans-Resveratrol Concentrations in Brazilian Red Wines by HPLC. Journal of food composition and analysis. 2001;14:441-45.
77. Sautter CK, Denardin S, Alves AO, et al. Determinação de resveratrol em sucos de uva no Brasil. Ciênc Tecnol Aliment Campinas. 2005;25(3):437-442.
78. Reis NT. Nutrição Clínica: Interações. Rio de Janeiro: Editora Rubio; 2011.

Insuficiência Cardíaca

LEILA SICUPIRA CARNEIRO DE SOUZA LEÃO • PEDRO PIMENTA DE MELLO SPINETI

CAPÍTULO 10

INTRODUÇÃO

A insuficiência cardíaca (IC) é uma síndrome clínica caracterizada por uma perda funcional do coração que provoca alterações sistêmicas, sendo a via final da maioria das doenças que acometem o coração e um dos mais importantes desafios clínicos atuais na área da saúde. Sua prevalência tem aumentado juntamente com o envelhecimento da população e o nutricionista tem um desafio no combate ao processo de desnutrição, considerando que as alterações metabólicas, bem com os sintomas associados a esta situação patológica, podem dificultar todas as etapas da alimentação, desde a mastigação dos alimentos até a absorção dos nutrientes.

Neste sentido, o presente capítulo pretende apresentar uma breve atualização do tema, expor as etapas da avaliação nutricional de pacientes com insuficiência cardíaca, além de destacar as principais evidências científicas das propostas de tratamento nutricional.

CONCEITOS

- ICFER – Insuficiência cardíaca com fração de ejeção (FE) reduzida – FE < 50%.
- ICFEP – Insuficiência cardíaca com fração de ejeção preservada – FE > 50%.

ABREVIATURAS

ACC – *American College of Cardiology*;
AHA – *American Heart Association*;
BRA – bloqueador do receptor de angiotensina;
CDI – cardiodesfibrilador implantável;
ESC – *European Society of Cardiology*;
FE – fração de ejeção;
IC – insuficiência cardíaca;
ICFER – insuficiência cardíaca com fração de ejeção reduzida;
ICFEP – insuficiência cardíaca com fração de ejeção preservada;
IECA – inibidores da enzima conversora de angiotensina;
NYHA – *New York Heart Association*;
VE – ventrículo esquerdo.

EPIDEMIOLOGIA

A IC é uma doença crônica de alta prevalência, que incide predominantemente nos mais idosos. No Brasil, 8.597.955 mortes foram registradas de 2004 a 2011, das quais

2,6% por IC[1]. A IC foi a causa mais frequente de internação por doenças cardiovasculares e a segunda principal causa clínica de hospitalização, excluindo-se aquelas decorrentes da gravidez, do parto e puerpério[1].

A Sociedade Brasileira de Cardiologia conduziu um registro nacional de insuficiência cardíaca, o BREATHE, que demonstrou que a mortalidade intra-hospitalar afetou 12,6% do total de 1.263 pacientes incluídos. Cerca de 40% dos pacientes apresentavam função sistólica do ventrículo esquerdo normal e a maioria foi admitida com perfil clínico-hemodinâmico quente-úmido associada com doença coronariana e hipertensão arterial sistêmica. Os autores salientaram que 63,7% dos pacientes receberam orientações na alta hospitalar sobre a terapia medicamentosa, mas somente 34,9% foram orientados sobre a dieta domiciliar[2].

Já em uma coorte do Sul do Brasil a prevalência de ICFEP foi de 31% e esteve associada a idade > 70 anos, sexo feminino, etiologia não isquêmica, fibrilação ou *flutter* atrial, anemia, pressão de pulso > 45 mmHg e ausência de alteração eletrocardiográfica[3].

Em São Paulo, disfunção sistólica foi encontrada em 55% dos pacientes com IC descompensada em outro estudo e as etiologias foram: isquêmica em 29,7%; hipertensiva em 20,8%; valvular em 15%; chagásica em 14,7%; idiopática em 8% e outras em 11,8%[3,4].

DEFINIÇÃO, ETIOLOGIA E FISIOPATOLOGIA

A IC é uma síndrome clínica complexa de caráter sistêmico, definida como disfunção cardíaca que ocasiona inadequado suprimento sanguíneo para atender às necessidades metabólicas tissulares, na presença de retorno venoso normal, ou fazê-lo somente com elevadas pressões de enchimento. Como resultado há redução da eficiência cardíaca em bombear sangue para os tecidos corporais associada a congestão pulmonar, edema nos tornozelos, dor abdominal, ascite, congestão hepática, turgência jugular e dispneia[5].

A IC tem elevada prevalência e grande impacto na morbidade e mortalidade em todo o mundo, sendo considerada hoje um grave problema de saúde pública de proporções epidêmicas.

Segundo Bocchi (2012), a visão atual da IC é diferente em relação ao início do século, quando as principais causas eram miocardiopatia hipertensiva e valvopatias, sobretudo estenose mitral[6]. Hoje a IC é vista como uma doença de progressão lenta, permanecendo compensada por muitos anos, tendo como principal causa a miocardiopatia isquêmica seguida pelas miocardiopatias idiopática e hipertensiva. Como fatores causais, destacam-se a doença arterial coronariana, o infarto agudo do miocárdio, história de miocardiopatia, doença pulmonar obstrutiva crônica, anemia severa, consumo excessivo de álcool ou função reduzida da tireoide. No Brasil, a principal etiologia da IC é a cardiopatia isquêmica crônica associada à hipertensão arterial.

Dentro da fisiopatologia da doença compreende-se que para compensar a perda de células miocárdicas, mecanismos hemodinâmicos e neuro-humorais são ativados visando aumentar a força contrátil do miocárdio não lesado e, dessa forma, preservar a função cardíaca. Sendo assim, aos distúrbios hemodinâmicos inicialmente deflagrados se associam alterações sistêmicas, do miócito, apoptose, remodelação cardíaca, disfunção endotelial, ativação neuro-hormonal (com a participação dos hormônios angiotensina II, catecolaminas, endotelina, aldosterona) e fatores de crescimento, os quais se associam ao caráter progressivo da IC[7].

Essas alterações fisiopatológicas precedem a dispneia progressiva aos esforços (grandes, médios e pequenos), edema periférico e fadiga, caracterizados como manifestações mais frequentes. A dispneia paroxística noturna e o edema agudo de pulmão também podem ocorrer. Embora não seja específica da IC, a tosse está associada ao seu quadro clínico, assim como manifestações de isquemia cerebral como alteração da memória e do comportamento do sono; e manifestações da insuficiência vascular periférica, como sudorese e cianose.

Na progressão da doença, os pacientes com IC podem apresentar quadros variáveis de desnutrição. Esta pode ocorrer devida à ingestão inadequada, ao metabolismo alterado, ao estado pró-inflamatório, ao aumento do estresse oxidativo e à maior perda de nutrientes, até mesmo pelas interações medicamentosas. A anorexia é consequência da redução da ingestão de nutrientes ou da associação das alterações absortivas e metabólicas (hipermetabolismo, hipóxia, aumento do gasto energético e inflamação).

O edema das alças intestinais na insuficiência cardíaca pode ser responsável pela presença de náuseas, má absorção de lipídios, desidratação, sensação de plenitude gástrica e perdas proteicas. A presença da desnutrição constitui importante fator preditivo de redução de sobrevida nos pacientes com IC, independentemente de variáveis importantes como idade, classe funcional e fração de ejeção.

DIAGNÓSTICO CLÍNICO

O diagnóstico da insuficiência cardíaca é clínico, baseado em um conjunto de sinais e sintomas obtidos pela história e pelo exame físico dos pacientes, que pode ser auxiliado por achados de exames complementares e pela resposta ao tratamento específico. Foram propostos diversos critérios para o diagnóstico da IC, sendo os mais utilizados os critérios de Framingham (Quadro 10.1) e Boston (Quadro 10.2).

Quadro 10.1 – Critérios de Framingham para o diagnóstico de insuficiência cardíaca (IC)

O diagnóstico de IC requer a presença simultânea de pelo menos dois critérios maiores ou um critério maior em conjunto com dois critérios menores

Critérios Maiores

a) Dispneia paroxística noturna

b) Turgência jugular

c) Crepitações pulmonares

d) Cardiomegalia (à radiografia de tórax)

e) Edema agudo de pulmão

f) Terceira bulha (galope)

g) Aumento da pressão venosa central (> 16 mmH$_2$O)

h) Refluxo hepatojugular

i) Perda de massa corporal > 4,5 kg em 5 dias em resposta ao tratamento

Critérios Menores

a) Edema de tornozelos bilateral

b) Tosse noturna

Continua...

Quadro 10.1 – Critérios de Framingham para o diagnóstico de insuficiência cardíaca (IC) (*continuação*)

O diagnóstico de IC requer a presença simultânea de pelo menos dois critérios maiores ou um critério maior em conjunto com dois critérios menores

Critérios Menores

c) Dispneia a esforços ordinários

d) Hepatomegalia

e) Derrame pleural

f) Diminuição da capacidade funcional em 1/3 da máxima registrada previamente

g) Taquicardia (FC > 120 bpm)

Quadro 10.2 – Critérios de Boston para o diagnóstico de insuficiência cardíaca (IC)

Critério	Pontos
Categoria I: História	
Dispneia em repouso	4
Ortopneia	4
Dispneia paroxística noturna	3
Dispneia ao caminhar no plano	2
Dispneia ao subir escadas	1
Categoria II: Exame físico	
Frequência cardíaca (FC): 1 ponto se FC 91-110 bpm; 2 pontos de FC > 110 bpm	1 ou 2
Turgência jugular: 2 pontos se > 6 cmH$_2$O; 3 pontos se > 6 cmH$_2$O + hepatomegalia ou edema	2 ou 3
Crepitantes pulmonares: 1 ponto se restrito às bases, 2 pontos se mais do que apenas nas bases	1 ou 2
Sibilos	3
Terceira bulha cardíaca	3
Categoria III: Radiografia de tórax	
Edema pulmonar alveolar	4
Edema pulmonar intersticial	3
Derrame pleural bilateral	3
Índice cardiotorácico > 0,5	3
Redistribuição de fluxo para os lobos superiores	2

A Sociedade Europeia de Cardiologia (ESC) defende a necessidade de uma avaliação objetiva de dano estrutural cardíaco para confirmar o diagnóstico de IC, pois os sintomas mais frequentes nestes pacientes são pouco específicos e os sintomas mais específicos, como a turgência jugular, são pouco prevalentes. A última revisão da Diretriz de IC da ESC de 2012 divide seu critério diagnóstico para IC entre critérios para IC com fração de ejeção reduzida (ICFER) e IC com fração de ejeção preservada (ICFEP) (Quadro 10.3 e Tabela 10.1)[8].

Quadro 10.3 – Critério europeu para o diagnóstico de insuficiência cardíaca (IC)

O diagnóstico de ICFER necessita do preenchimento de 3 critérios:

1. Sintomas típicos de IC
2. Sinais típicos de IC
3. Fração de ejeção do ventrículo esquerdo reduzida

O diagnóstico de ICFEP necessita do preenchimento de 4 critérios:

1. Sintomas típicos de IC
2. Sinais típicos de IC
3. Fração de ejeção do ventrículo esquerdo normal ou levemente reduzida e ventrículo esquerdo não dilatado
4. Doença estrutural cardíaca (hipertrofia do ventrículo esquerdo/aumento do átrio esquerdo) e/ou disfunção diastólica

Tabela 10.1 – Sintomas e sinais típicos de insuficiência cardíaca (IC)

Sintomas	Sinais
Típicos	*Mais específicos*
Dispneia de repouso	Aumento da pressão venosa jugular
Ortopneia	Refluxo hepatojugular
Dispneia paroxística noturna	Terceira bulha cardíaca
Tolerância ao exercício reduzida	*Ictus cordis* desviado
Fadiga, cansaço, aumento do tempo de recuperação após o exercício	Sopro cardíaco
Edema de tornozelo	
Menos típicos	*Menos específicos*
Tosse noturna	Edema periférico (tornozelo, sacro e bolsa escrotal)
Sibilos	Crepitação pulmonar
Ganho de massa corporal (> 2 kg/semana)	Redução ou ausência do frêmito tóraco-vocal. Redução ou abolição do murmúrio vesicular (derrame pleural)
Perda de massa corporal (na IC avançada)	Taquicardia
Inchaço	Pulso irregular
Perda de apetite	Taquipneia (frequência respiratória > 16 irpm)
Confusão	Hepatomegalia
Depressão	Ascite
Palpitações	Caquexia
Síncope	

CLASSIFICAÇÃO

A IC pode ser didaticamente classificada quanto ao tempo de evolução, quanto ao modelo fisiopatológico, quanto a sua etiologia, quanto à classe funcional e quanto ao estágio evolutivo da doença.

Ela pode ser dividida em aguda e crônica de acordo com o tempo de evolução dos sintomas do indivíduo.

A medida da fração de ejeção (FE) permitirá classificar a IC em insuficiência cardíaca com fração de ejeção preservada (ICFEP) quando a FE obtida ao ecocardiograma for maior que 50%, e insuficiência cardíaca com fração de ejeção reduzida (ICFER) quando a FE for menor que 50%.

A IC crônica tem sido classicamente categorizada com base na intensidade de sintomas em quatro classes propostas pela *New York Heart Association* (NYHA). Estas classes estratificam o grau de limitação imposto pela doença para atividades cotidianas do indivíduo. Vale dizer, portanto, que esta classificação, além de possuir caráter funcional, é também uma maneira de avaliar a qualidade de vida do paciente frente a sua doença, embora esta categorização tenha como base de referência para sua gradação as atividades cotidianas, que são variáveis de um indivíduo para outro, o que confere subjetividade a esta medida[8].

As quatro classes propostas são[9]:
- *Classe I* – ausência de sintomas (dispneia) durante atividades cotidianas. A limitação para esforços é semelhante à esperada em indivíduos normais;
- *Classe II* – sintomas desencadeados por atividades cotidianas;
- *Classe III* – sintomas desencadeados em atividades menos intensas que as cotidianas ou pequenos esforços;
- *Classe IV* – sintomas em repouso (dispneia, palpitações e fadiga).

Outra forma de classicação da IC crônica é aquela em quatro estágios evolutivos, proposta pela *American Heart Association* (AHA) e pelo *American College of Cardiology* (ACC)[10]. Esta classificação leva em consideração a fisiopatologia da IC, pois inclui os pacientes sob risco de desenvolver IC, mas ainda sem doença estrutural aparente.

Os quatro estágios propostos são[10]:
- *Estágio A* – paciente com alto risco de desenvolver IC, sem doença estrutural;
- *Estágio B* – paciente com doença estrutural, porém assintomático;
- *Estágio C* – paciente com doença estrutural e IC sintomática;
- *Estágio D* – pacientes refratários ao tratamento convencional.

TRATAMENTO CLÍNICO

O tratamento da insuficiência cardíaca deve ser guiado pelo estágio evolutivo da doença e a classe funcional do paciente conforme a Tabela 10.2. Ele pode ser dividido didaticamente em tratamento farmacológico e não farmacológico. Os dois são complementares e fundamentais para melhora da sobrevida e qualidade de vida do paciente.

Tabela 10.2 – Tratamento da IC de acordo com o estágio evolutivo

Estágio (AHA/ACC)	Estágio A	Estágio B	Estágio C	Estágio D
Classe Funcional NYHA		I	II - III	IV
Tratamento não farmacológico	• Cessar tabagismo • Redução do consumo de álcool • Estimular exercício físico • Dieta para doença de base	- Medidas do estágio A	• Medidas do estágio A • Restrição salina • Restrição hídrica	• Medidas do estágio A • Restrição salina • Restrição hídrica
Tratamento farmacológico	Tratamento dos fatores de risco: • HAS • DM • Dislipidemia • Síndrome metabólica	IECA ou BRA Betabloqueadores	IECA ou BRA Betabloqueadores Espironolactona Diuréticos Digital Hidralazina + nitrato	IECA ou BRA Betabloqueadores Espironolactona Diuréticos Digital Hidralazina + nitrato
Prevenção de morte súbita			Considerar CDI	
Tratamento alternativo para pacientes refratários				Terapia de ressincronização cardíaca Transplante cardíaco *Device*

Adaptado de Bocchi, 2009.
AHA: *American Heart Association*; ACC: *American College of Cardiology*; IC: insuficiência cardíaca; NYHA: *New York Heart Association*; HAS: hipertensão arterial sistêmica; DM: diabetes *mellitus*; IECA: inibidores da enzima conversora de angiotensina; CDI: cardiodesfibrilador implantável.

Tratamento não farmacológico

Todos os pacientes com IC devem ser estimulados a cessar o tabagismo, reduzir o consumo de álcool, praticar exercício físico e realizar imunização contra influenza e pneumococo. Pacientes com insuficiência cardíaca de etiologia alcoólica devem ser recomendados a suspender e não somente reduzir o consumo de álcool.

O exercício físico deverá ser praticado preferencialmente dentro de um programa de reabilitação cardíaca. As orientações dietéticas serão discutidas mais à frente.

Tratamento farmacológico

Abordaremos nesta seção as medidas farmacológicas para o tratamento da ICFER, uma vez que o tratamento farmacológico da ICFEP ainda é alvo de discussão entre os especialistas, sendo necessários novos estudos para definir qual o melhor tratamento a ser empregado.

Podemos dividir as drogas utilizadas no manejo clínico dos pacientes com ICFER em drogas com impacto na sobrevida e drogas utilizadas para alívio de sintomas. Os principais fármacos que demonstraram redução de mortalidade na ICFER são os betabloqueadores, inibidores da enzima de conversão da angiotensina (IECA), bloqueadores do receptor de angiotensina (BRA), bloqueadores da aldosterona, ivabradina e a combinação de nitrato e hidralazina.

Os betabloqueadores e os inibidores da enzima de conversão da angiotensina estão indicados para todos os pacientes com ICFER, independentemente da presença de sintomas. Eles podem ser iniciados em conjunto ou de forma isolada e devem ser titulados até que o paciente atinja a dose máxima preconizada pelos ensaios clínicos randomizados.

Os BRA estão indicados nos pacientes com intolerância ao IECA. Pode-se observar um aumento da creatinina com o início do tratamento com estas classes de drogas, devendo-se ter cautela no seu uso em pacientes com insuficiência renal crônica associada. Devem ser monitoradas as concentrações de ureia, creatinina e potássio. O uso rotineiro da associação destas duas classes de medicamentos é contraindicado.

Os bloqueadores da aldosterona, espironalactona e eplerenona estão indicados nos pacientes com IC sintomática classes funcionais II-IV. Por serem diuréticos poupadores de potássio, deve-se ter atenção às concentrações séricas de potássio antes e após o início destas drogas. A eplerenona não está disponível no Brasil.

A associação de hidralazina e nitrato está indicada em pacientes afrodescendentes com classes funcionais III-IV em uso de terapêutica otimizada. Outra indicação são os pacientes de qualquer etnia intolerantes a IECA ou BRA (insuficiência renal progressiva ou hipercalemia) ou ainda pacientes de qualquer etnia refratários ao tratamento clínico otimizado.

A ivabradina é um inibidor específico e seletivo da corrente "If" do nódulo sinoatrial, modulando o influxo das correntes iônicas e determinando, como consequência, uma redução na frequência cardíaca (FC) no repouso e esforço. Ela está indicada em associação a betabloqueadores em pacientes com IC classes funcionais II-IV da NYHA e FC > 70 bpm.

O uso de diuréticos de alça e tiazídos no tratamento da IC não demonstrou redução de mortalidade; ao contrário, alguns estudos sugerem que altas doses de diurético estão associadas a maior mortalidade nos pacientes com IC. Os diuréticos de alça devem ser empregados em todos os pacientes sintomáticos com sinais e sintomas de congestão. Tiazídicos podem ser associados aos diuréticos de alça em pacientes resistentes à ação dos mesmos.

A digoxina pode ser indicada para o controle de frequência cardíaca em pacientes com insuficiência cardíaca e fibrilação atrial (FA) já em uso de betabloqueadores. Outra indicação é para o controle de sintomas em pacientes que já estão em uso de terapia otimizada com IECA ou BRA e betabloqueadores.

O antiarrítmico amiodarona pode ser indicado para o controle de ritmo em pacientes com FA paroxística e para o controle de arritmias ventriculares e supraventriculares. Varfarina e novos anticoagulantes, como a dabigatrana e rivarixabana, estão indicados em pacientes com FA e FE < 35% e um fator de risco adicional. A varfarina também está indicada em pacientes com trombos intracavitários.

A Tabela 10.3 apresenta os principais efeitos colaterais dos fármacos utilizados no tratamento da insuficiência cardíaca que podem interferir na nutrição destes pacientes.

Tabela 10.3 – Efeitos colaterais dos fármacos utilizados no tratamento da IC com impacto na nutrição

Classe	Drogas	Efeitos colaterais comuns	Efeitos colaterais graves
Betabloqueadores	Bisoprolol	Diarreia e náusea	-
	Carvedilol	Diarreia, hiperglicemia, ganho de massa corporal, náusea, vômitos, hipercolesterolemia, anemia, elevação de AST e ALT	-
	Metoprolol	Diarreia	Hepatite
IECA	Captopril	Disgeusia, hipercalemia, náusea, vômitos, elevação de ureia e creatinina, hiperuricemia	Angioedema intestinal, hipercalemia, insuficiência renal, hepatotoxicidade, pancreatite
	Enalapril	Hipercalemia, náusea, vômitos, elevação de ureia e creatinina, hiperuricemia	Angioedema intestinal, hipercalemia, insuficiência renal, hepatotoxicidade, pancreatite
	Ramipril	Hipercalemia, náusea, vômitos, elevação de ureia e creatinina, hiperuricemia	Angioedema intestinal, hipercalemia, insuficiência renal, hepatotoxicidade, pancreatite
	Lisinopril	Diarreia, dor abdominal, hipercalemia, elevação de ureia e creatinina, hiperuricemia	Angioedema intestinal, hipercalemia, insuficiência renal, hepatotoxicidade, pancreatite
BRA	Losartana	Dispepsia, diarreia, anemia, elevação de ureia e creatinina, elevação de AST e ALT, hipercalemia	Hipercalemia, insuficiência renal, hepatite
	Valsartana	Diarreia, dor abdominal, hipercalemia	Hipercalemia, insuficiência renal, hepatite
	Candesartana	Elevação da creatinina, hipercalemia	Hipercalemia, insuficiência renal, hepatite
	Irbesartana	Diarreia, dispepsia, hipercalemia	Hipercalemia, insuficiência renal, hepatite
	Telmisartana	Diarreia	Hipercalemia, insuficiência renal
Antagonistas da aldosterona	Espironolactona	Náusea, vômitos, dor abdominal, diarreia, hipercalemia, acidose metabólica, hiperuricemia, sangramento gastrointestinal, gastrite, úlcera gástrica	Hepatotoxicidade, insuficiência renal, distúrbios hidroeletrolíticos, hipercalemia grave
	Eplerenone	Hipercalemia, elevação da creatinina, diarreia, hiponatermia, dislipidemia	Hipercalemia severa

Continua...

Tabela 10.3 – Efeitos colaterais dos fármacos utilizados no tratamento da IC com impacto na nutrição (*continuação*)

Classe	Drogas	Efeitos colaterais comuns	Efeitos colaterais graves
Inibidor da corrente "If"	Ivabradina	Náusea, constipação, diarreia	-
Vasodilator direto	Hidralazina	Náusea, vômitos, diarreia	-
Nitrato	Mononitrato de isossorbida	Náusea	-
	Dinitrato de isossorbida	-	-
Diuréticos de alça	Furosemida	Náusea, vômitos, hipocalemia, hipomagnesemia, elevação de ALT e AST, anorexia, cólica abdominal, diarreia, hiperuricemia, hiperglicemia, hipocalemia, hipercolesterolemia, hipertrigliceridemia	Hipocalemia severa, distúrbios hidroeletrolíticos, alcalose metabólica, desidratação, anemia, pancreatite
	Bumetamida	Hiperuricemia, hipocloremia, hipocalemia, azotemia, hiponatremia, elevação da creatinina, hiperglicemia, distúrbios hidroeletrolíticos, náusea	Hipocalemia severa, distúrbios hidroeletrolíticos, alcalose metabólica, desidratação, insuficiência renal, pancreatite
Diuréticos Tiazídicos	Hidroclorotiazida	Hipocalemia, hipocloremia, hiponatremia, hipomagnesemia, hipercalcemia, hiperuricemia, hiperglicemia, dislipidemia, anorexia, diarreia, dor abdominal	Hipocalemia severa, distúrbios hidroeletrolíticos, síndrome colestática, pancreatite, insuficiência renal, anemia
	Clortalidona	Hipocalemia, hiperuricemia, dislipidemia, hiponatremia, hipomagnesemia, hiperglicemia, hipercalcemia, náusea, vômitos, dor abdominal, constipação, diarreia	Síndrome colestática, pancreatite
Digitálicos	Digoxina	Diarreia, náusea, vômitos, dor abdominal, anorexia	Isquemia intestinal
Antiagregantes	AAS	Dispepsia, náusea, vômitos, dor abdominal, hiperuricemia, constipação e diarreia	Úlcera, perfuração gastrointestinal, nefrotoxicidade, hepatotoxicidade
Anticoagulantes	Varfarina	Náusea, vômitos, diarreia, distensão abdominal, flatulência, disgeusia	Síndrome colestática, hepatite, anemia
	Dabigratana	Dispepsia, gastrite	Sangramento gastrointestinal
	Rivaroxabana	AST e ALT elevadas	Hepatite
Antiarrítmicos	Amiodarona	Náusea, vômitos, constipação, anorexia, elevação de AST e ALT	Hepatotoxicidade, pancreatite

AVALIAÇÃO NUTRICIONAL

A quebra de paradigma na abordagem da IC tem demonstrado que o tratamento não farmacológico deixa de ser um simples complemento da farmacoterapia, tornando-se parte integrante e indispensável da terapêutica desta complexa síndrome[8].

Neste sentido, antes da prescrição nutricional, o diagnóstico nutricional do paciente com IC deve ser elaborado por meio da associação de informações clínicas, bioquímicas, antropométricas, dietéticas e socioeconômicas, as quais irão colaborar na individualização da conduta nutricional.

Com o diagnóstico estabelecido, devemos considerar ainda na prescrição nutricional os efeitos colaterais dos medicamentos como os tiazídicos, substitutos do sal, digitálicos, anticoagulantes, inibidores da ECA, betabloqueadores, vasodilatadores arteriais e agentes anticolinérgicos no metabolismo de diversos nutrientes mais usualmente utilizados.

Avaliação laboratorial

A utilização dos parâmetros laboratoriais, incluindo albumina, pré-albumina e transferrina sofre limitações referentes a distribuição hídrica, presença de inflamação e aumento do catabolismo. A interpretação dos testes cutâneos deve ser cautelosa pelos mesmos motivos, além do uso de medicamentos que inibem respostas imunológicas[11].

O nutricionista deve, entretanto, investigar a presença de anemia, hiponatremia e alteração da função renal, por se destacarem como preditores prognósticos adversos na IC. Dados na literatura evidenciaram que concentrações de albumina abaixo de 2,5 g/dL se associam a uma elevada taxa de mortalidade após a cirurgia cardíaca, que pode ocorrer nos casos mais avançados. Ainda, a hipocalemia é um efeito adverso comum do tratamento com diuréticos e pode causar arritmias fatais e aumentar o risco de intoxicação digitálica. Por outro lado, a hipercalemia pode complicar o tratamento com inibidores da enzima conversora de angiotensina II e bloqueadores dos receptores da angiotensina, β-bloqueadores e espironolactona e requerer ajuste terapêutico, os quais promovem retenção de potássio. Além disso, a avaliação da função hepática deve ser realizada pela possível ocorrência de congestão e/ou hipoperfusão hepática[8].

Neste sentido, podemos avaliar os valores de sódio, cloreto, as transaminases TGO, TGP, GGT, perfil lipídico, homocisteína, folato sérico, vitamina B_{12} sérica, potássio, glicemia jejum, hemograma completo, ferritina, ferro sérico, magnésio, cálcio, zinco sérico, albumina, pré-albumina, creatinina, ureia, ácido úrico e balanço nitrogenado.

Avaliação antropométrica

A IC pode ser vista como um estado catabólico complexo que resulta em um prognóstico não favorável. Um dos principais sinais e sintomas é a perda de massa corporal gradual afetando músculos, tecidos gordurosos, ossos e o próprio coração, chegando, em estágios finais, a um quadro conhecido como caquexia cardíaca, definido pela perda involuntária de massa corporal, sem edema, de mais de 6% da massa corporal total no período de seis meses, comumente associado ao aumento da mortalidade.

Dentre as medidas antropométricas, as dobras cutâneas tricipital, bicipital, subescapular, suprailíaca, a circunferência do braço e a circunferência muscular do braço são as mais indicadas para descrever o estado nutricional destes pacientes quando há presença de edemas[8].

Embora o índice de massa corporal (IMC = massa corporal (kg)/estatura (m)^2) possa ser influenciado pela presença de edema, quando este se apresenta inferior a 20 kg/m^2 há uma associação com elevada taxa de mortalidade após a cirurgia cardíaca. Este índice pode ser complementado com o cálculo do percentual de perda ponderal em função do tempo (percentagem de perda ponderal = [(Massa corporal usual − Massa corporal atual)/massa corporal usual] x 100), considerando que a gravidade do estado nutricional do paciente cardiopata pode ser identificada caso o IMC informe eutrofia após importante redução ponderal.

A presença de edema deverá também ser identificada, considerando que a massa corporal total pode ser influenciada pela retenção hídrica. Na IC descompensada a massa corporal diária deve ser utilizada como parâmetro de resposta ao tratamento de restrição hidrossalina[12].

Entretanto, como ponto de partida de massa corporal para cálculo do valor energético da dieta, quando na presença de edema de membros inferiores e ascite importante, a massa corporal poderá ser estimada segundo as equações de Chumlea (1987)[13].

Equações de Chumlea segundo o sexo:

Homens	[(0,98 × CP) + (1,16 × AJ) + (1,73 × CB) + (0,37 × DCSE) − 81,69
Mulheres	[(1,27 × CP) + (0,87 × AJ) + (0,98 × CB) + (0,4 × DCSE) − 62,35

CP: circunferência da panturrilha; AJ: altura do joelho; CB: circunferência do braço; DCSE: dobra cutânea subescapular.

Considerando a fragilidade da informação isolada da massa corporal como indicador do estado nutricional do paciente com IC, pode-se complementar com informações sobre os compartimentos corporais por meio das medidas de circunferência do braço (CB) e dobra cutânea tricipital (DCT). A DCT poderá indicar a manutenção (entre P10 e P90) ou défice do compartimento energético (menor que P10) após comparação nas tabelas de distribuição em percentis segundo sexo e idade de Frisancho (1990). Para avaliar o compartimento proteico somático pode-se calcular a circunferência muscular do braço (CMB (cm) = CB (cm) − π × [DCT(mm)/10, onde π = 3,14) e comparar nas tabelas de distribuição de percentis segundo sexo e idade de Frisancho (1990) aplicando os mesmos pontos de corte utilizados para o compartimento energético.

Um novo parâmetro antropométrico de avaliação nutricional nestes pacientes é a espessura do músculo adutor do polegar (EMAP). As vantagens desse método são a rapidez e a possibilidade de acesso ao compartimento proteico muscular, sendo uma técnica não invasiva, de baixo custo e possível de ser realizada em pacientes acamados. A técnica relativamente fácil é realizada da seguinte forma: com o braço do paciente posicionado formando um ângulo de 90 graus com o antebraço, e com o auxílio de um plicômetro, o centro de um triângulo imaginário formado pelo dedo indicador e o polegar na mão direita e/ou esquerda do paciente é pinçado.

Segundo Caporossi[14], a EMAP pode ser utilizada como uma boa ferramenta para o diagnóstico nutricional em pacientes internados em UTI, visto que a espessura deste músculo apresentou uma boa correlação com a Avaliação Nutricional Subjetiva Global (ANSG) e com demais parâmetros antropométricos clássicos já descritos na literatura (CB, DCT e CMB).

Avaliação dietética

Embora a literatura não indique os instrumentos dietéticos específicos para avaliar o consumo alimentar de pacientes com IC, Bacal[11] sugere que esta avaliação possa ser realizada tanto por métodos prospectivos quanto retrospectivos. A anamnese alimentar decorrente da aplicação dos inquéritos selecionados deve se aproximar de informações da qualidade e da quantidade alimentar do paciente, possibilitando identificar suas preferências e aversões, além das limitações de ordem cultural e econômica que possam interferir na orientação dietética[8].

No estudo de Pinho (2012) com 50 idosos cardiopatas atendidos em um Hospital Universitário no Pará, aplicou-se o método de frequência alimentar semiquantitativo, no qual os alimentos foram divididos em oito grupos de acordo com o Guia Alimentar para a População Brasileira. Os resultados revelaram inadequações no perfil alimentar, principalmente no que tange ao consumo excessivo de açúcares e gorduras, culminando em alterações no perfil antropométrico e bioquímico[15].

A aplicação desse método pode ter sido feita por ser o questionário de frequência um método essencialmente qualitativo, que reflete a alimentação habitual. Assim, a relação de causalidade entre consumo alimentar e doença crônica pode ter sido facilitada. Contudo, no atendimento individualizado ao paciente externo (ambulatorial) ou interno (hospitalizado), o objetivo é pautado na alimentação atual para a oferta de calorias e nutrientes. Nestes casos, métodos quantitativos como o recordatório de 24 h ou a alimentação habitual podem ser aplicados. Em ambos os métodos, o nutricionista deverá focar nas quantidades usualmente consumidas, na forma de preparo dos alimentos, no local de consumo das preparações, nos intervalos entre as refeições e no responsável pela obtenção dos ingredientes. Especificamente para o paciente acamado, o objetivo é conhecer as quantidades toleradas e os alimentos de melhor aceitação para garantir a ingestão calórica, bem como de nutrientes em deficiência, para posterior prescrição.

Avaliação clínica

Como já citado, o comprometimento do estado nutricional é frequente entre os pacientes internados, especialmente naqueles com valvulopatia mitral, e pode ter influência sobre as taxas de morbidade, mortalidade e tempo de internação no pós-operatório.

De uma forma geral, a anorexia é encontrada no grau mais leve da insuficiência cardíaca e a caquexia é mais frequente nos pacientes com ICC mais grave.

Vasconcelos (2007) descreveu os sintomas mais frequentes em 50 pacientes com IC, a maioria nas classes III e IV. Durante o episódio de descompensação, 94% dos pacientes apresentaram dispneia, 50%, edema de membros inferiores, 30%, dispneia paroxística noturna, 26%, ortopneia, 14%, fadiga e 8%, anasarca[16].

Considerando a elevada frequência de retenção hídrica e sua influência nos parâmetros antropométricos e bioquímicos nesse grupo de pacientes, a avaliação clínica pode ser considerada uma boa ferramenta, associada a uma correta interpretação dos resultados da avaliação nutricional clássica. Com isso, vários autores têm aplicado a Avaliação Nutricional Subjetiva Global (ANSG) como uma opção para a detecção de pacientes com risco de desnutrição. No estudo de Yamauti (2006), a ANSG (descrita a seguir) identificou maior número de pacientes desnutridos do que os métodos tradicionais de avaliação nutricional[17].

Questionário da Avaliação Nutricional Subjetiva Global[17]

A) Anamnese

1) Massa corporal

(1) Mudou nos últimos 6 meses ( ) sim ( ) não

(1) Continua perdendo atualmente ( ) sim ( ) não

Massa corporal atual _____ kg

Massa corporal habitual _____ kg

Perda de massa corporal (PP) _____ % Se > 10% (2) ( )

Se < 10% (1) ( )

Total parcial de pontos_____

2) Dieta

(1) Mudança de dieta ( ) sim ( ) não

A mudança foi para:

(1) dieta hipocalórica

(2) dieta pastosa hipocalórica

(2) dieta líquida > 15 dias ou solução de infusão intravenosa

> 5 dias

(3) jejum > 5 dias

(2) mudança persistente > 30 dias

Total parcial de pontos_____

3) Sintomas gastrointestinais

(1) ( ) disfagia e/ou odinofagia

(1) ( ) náuseas

(1) ( ) vômitos

(1) ( ) diarreia

(2) ( ) anorexia, distensão abdominal, dor abdominal

Total parcial de pontos_____

4) Capacidade funcional física (por mais de 2 semanas)

(1) ( ) abaixo do normal

(2) ( ) acamado

Total parcial de pontos_____

5) Diagnóstico

(1) ( ) baixo estresse

(2) ( ) moderado estresse

(3) ( ) alto estresse

Total parcial de pontos_____

B) Exame físico

(0) Normal

(+ 1) leve ou moderadamente depletado

(+ 2) gravemente depletado

( ) perda de gordura subcutânea (tríceps, tórax)

( ) músculo estriado

( ) edema sacral

( ) ascite

( ) edema tornozelo

Total parcial de pontos_____

C) Categoria da ANSG

( ) bem nutrido < 17 pontos

( ) desnutrido moderado 17 ≤ 22 pontos

( ) desnutrido grave > 22 pontos

Somatória do total parcial de pontos_____

TRATAMENTO NUTRICIONAL

A orientação nutricional tem fundamental importância no tratamento de pacientes com IC, contribuindo para maior equilíbrio da doença, melhorando a capacidade funcional e a qualidade de vida com impacto positivo na morbimortalidade[8].

Existe uma crescente evidência de que a dieta é um fator importante no prognóstico e no tratamento desses pacientes, porém futuros estudos, incluindo ensaios clínicos com adequado número de participantes, ainda se fazem necessários para que ocorra, com segurança, a prescrição de suplementos nutricionais[18].

Como objetivos do tratamento nutricional, destacam-se: promover descanso ou menor demanda ao coração; restaurar estabilidade hemodinâmica e prevenir tromboembolismo; eliminar ou reduzir o edema; evitar distensão ou elevação do diafragma; prevenir excessiva realimentação; atingir massa corporal ideal para reduzir a necessidade de oxigênio e demanda tecidual de nutrientes; repor massa magra; limitar estimulantes cardíacos; prevenir caquexia cardíaca, baixa pressão arterial, pulso fraco pela ação de diuréticos depletores de potássio, anorexia, náuseas e vômitos e sepse; corrigir qualquer deficiência denutrientes e prevenir úlceras de pressão pela reduzida atividade e baixa circulação.

Após compreender a importância do tratamento nutricional e traçar os objetivos desta abordagem, os nutrientes poderão ser ofertados por meio de seis a oito refeições por dia para evitar sobrecarga prandial. A consistência das refeições deve ser modificada em casos de dispneia, disfagia, odinofagia e dificuldade mastigatória. Em compensação, a redução natural das fibras pelo processo de cocção pode ser compensada pelo acréscimo de fibra solúvel industrializada (goma-guar ou *psyllium*) ou ainda o farelo de aveia, se bem tolerado. Se a ingestão oral calórica estiver abaixo de 60%, a suplementação com fórmula enteral se faz necessária.

Energia

Pacientes com insuficiência cardíaca apresentam alteração do balanço anabolismo/catabolismo resultante de modificações neuro-hormonais marcadas pelo aumento das concentrações de fatores catabólicos (norepinefrina, epinefrina, angiotensina II, cortisol, citocinas inflamatórias e radicais livres) e pela resistência a hormônios anabólicos, como hormônio do crescimento e insulina. Estas modificações contribuem para um aumento do gasto energético em repouso[18].

Contudo, o excesso de substratos energéticos obtidos via dietas hipercalóricas ou nutricionalmente desequilibradas pode contribuir para o desenvolvimento e a progressão da IC através de mecanismos relacionados à glicotoxicidade e lipotoxicidade. O excesso de ácidos graxos livres, que não sofrem betaoxidação, pode causar aumento das espécies reativas de oxigênio, ocasionando dano celular e apoptose. De forma semelhante a hiperglicemia pode causar aumento da oxidação da glicose e geração mitocondrial de superóxido e consequentemente dano celular[19].

Assim, para pacientes com IC crônica, Bocchi (2009) recomenda 28 kcal/kg de massa corporal para pacientes com estado nutricional adequado e 32 kcal/kg de massa corporal para pacientes nutricionalmente depletados (considera-se a massa corporal do paciente sem edemas)[8].

Já a Diretriz Brasileira de Transplante Cardíaco[11] recomenda 20 a 25 kcal/kg para pacientes críticos; 25 a 30 kcal/kg para pacientes estáveis e de ambulatório e acima de 30 kcal/kg para pacientes com caquexia. A diretriz ainda ressalta a importância em monitorar glicemia e eletrólitos para evitar a síndrome da realimentação.

Com relação aos pacientes com sobrepeso e obesidade, a restrição energética é discutível. Kenchaiah (2002) estudou a relação entre IMC e incidência de insuficiência cardíaca em 5.881 homens e mulheres com idade média de 55 anos do *Framingham Heart Study*, e concluiu que a obesidade e o sobrepeso são fortes preditores para o desenvolvimento da IC[20]. Embora a obesidade cause anormalidades na função diastólica e sistólica e predisponha a insuficiência cardíaca, outros estudos demonstram que pacientes obesos com IC paradoxalmente parecem ter um prognóstico clínico favorável[20,21]. Na pesquisa de Horwich (2001), que estudou a relação entre a obesidade e a mortalidade, foram analisados 1.203 indivíduos, a maioria com classe funcional I, e observou-se que a elevação do índice de massa corporal (IMC) estava associada a uma maior taxa de sobrevida[22]. Quando se aplicou a análise multivariada houve uma associação inversa entre IMC e mortalidade.

Macronutrientes

Quanto à composição da dieta, recomendam-se os macronutrientes a seguir, segundo a III Diretriz Brasileira de Insuficiência Cardíaca Crônica[8].

Carboidratos

De 50 a 55% da ingestão energética, priorizando os carboidratos integrais com baixa carga glicêmica, evitando os refinados (açúcar), por agravarem a resistência à insulina, comumente identificada em pacientes com insuficiência cardíaca, o que representa mau prognóstico para estes. A insulina é um hormônio natriurético e a resistência a ela pode agravar a retenção de sódio e água.

A recomendação diária de fibra entre 20 e 30 g previne a obstipação intestinal e o consequente esforço para evacuar, o qual deve ser evitado. Além disso, as fibras contribuem para a produção de ácidos graxos de cadeia curta que nutrem os enterócitos, favorecendo a redução da hiperpermeabilidade intestinal e, assim, diminuindo a passagem de moléculas capazes de ativar o sistema imune, o que aumentaria o estado pró-inflamatório.

Proteínas

Ofertadas entre 15 a 20% do valor calórico total da dieta, priorizando as proteínas de alto valor biológico.

A III Diretriz Brasileira de Insuficiência Cardíaca Crônica indica necessidades proteicas de 1,1 g/kg/dia para pacientes com estado nutricional adequado e de 1,5 g/kg/dia a 2,0 g/kg/dia para os com depleção nutricional ou que apresentem perdas por nefropatia ou má absorção intestinal. Para ambos os casos deve ser considerada a massa corporal livre de edemas[8].

Com isso, a relação caloria/grama nitrogênio deve ficar entre 120 e 160, de preferência uma relação em torno de 150. Pacientes que desenvolvem insuficiência renal devem receber orientações individualizadas em relação às proteínas. Considerar a TFG < ou > 25 para a prescrição de 0,6 ou 0,8 g/kg/dia.

Em pacientes transplantados, Bacal (2009) recomenda 0,5 a 1,0 g/kg para pacientes críticos e 1,5 a 2,0 g/kg para pacientes com caquexia (observar função renal)[11].

Lipídios

Mais importante que a quantidade total dos lipídios (entre 30 e 35%) é a qualidade dos mesmos, principalmente se o paciente apresentar hiperlipidemia. Deve-se evitar o consumo de alimentos contendo gordura trans, reduzir a ingestão de gordura saturada e dar preferência às gorduras mono e poli-insaturadas, com ênfase aos ácidos graxos da série ômega-3, que apresentam efeitos positivos em pacientes com insuficiência cardíaca sintomáticos.

Vale ressaltar que a má absorção de gorduras ocorre em cerca de 1/3 dos pacientes com caquexia cardíaca e, na ocorrência de esteatorreia, indica-se a suplementação de triglicerídeos de cadeia média.

Álcool

O uso excessivo de bebida alcoólica deve ser desencorajado em função de seus efeitos negativos sobre o sistema cardiovascular. O álcool reduz a contratilidade miocárdica e pode causar arritmias. A diretriz ressalta que o consumo moderado de álcool, até 30 g/dia para homens e 20 g/dia para mulheres, não apresenta efeitos prejudiciais à insuficiência cardíaca. Porém, pacientes com IC devem ser orientados no sentido de minimizar a ingestão de bebidas alcoólicas. Pacientes com IC de etiologia alcóolica devem ser orientados a manter abstinência de álcool.

Micronutrientes

Sódio e líquidos

A quantidade de sódio oferecida na dieta depende da gravidade da insuficiência cardíaca. O estudo de He J (2002), com seguimento de 19 anos, verificou a relação entre dieta sem restrição de sódio e a incidência de IC. Esse estudo envolveu 10.362 indivíduos sem história de IC, com massa corporal normal ou sobrepeso. Os resultados apontaram o alto consumo de sódio como um fator de risco independente para IC e hipertrofia ventricular esquerda nos indivíduos com sobrepeso[23].

A atualização da Diretriz Brasileira de Insuficiência Cardíaca Crônica (2012) reportou que dietas com baixo teor de sódio (2 g) foram associadas a redução de ingestão de proteína, ferro, zinco, selênio, vitamina B_{12}, e aumento da ativação neuro-hormonal, o que pode ser prejudicial para a manutenção do estado nutricional do paciente. A restrição da ingestão de sal para 3 g só beneficiou pacientes com IC avançada. As dietas com teor normal de sódio foram associadas a melhor evolução, e em metanálise publicada a restrição de sódio aumentou a mortalidade. Entretanto, outros estudos mostraram benefício da restrição de sódio. Neste sentido, não está bem definido o valor ideal de sódio a ser usado na dieta de pacientes com ICC, que deve ser adaptado à situação clínica dos mesmos[6].

No caso de pacientes em dieta hipossódica, o grande problema é a baixa adesão, devido à palatabilidade dos alimentos. Um recente artigo de revisão demonstrou variações na taxa de não adesão à restrição de sódio de 50 a 88%[24].

Assim, torna-se necessário fornecer orientações nutricionais (compra de produtos industrializados com leitura dos rótulos nutricionais e receitas com temperos à base de ervas naturais para serem usados nas preparações), pois somente com a educação nutricional a adesão à restrição sódica irá acontecer de maneira efetiva e eficaz.

Algumas sugestões como receitas de sal verde (proporções iguais de sal, manjericão, orégano e alecrim), azeite e vinagre aromáticos (com ervas diversas, pimenta, alho, cebola), bem como indicação e combinação de ervas nas preparações podem colaborar na melhora do paladar das refeições.

A restrição hídrica (água, chás, sucos, refrigerantes, leites, iogurtes, caldos, sopas, gelatinas e sorvetes) nem sempre é necessária, pois irá depender da gravidade da insuficiência cardíaca. Nos pacientes com IC severa, nos quais a concentração de hormônio antidiurético circulante pode estar aumentada e a capacidade de eliminação de água prejudicada, a restrição de líquidos é aconselhada para evitar a retenção hídrica e situações de hiponatremia, nas quais a concentração de sódio plasmático atinja concentrações inferiores a 130 mEq/L.

Na prática diária, a quantidade máxima de 2,0 L/dia é recomendada. No entanto, em pacientes com estado congestivo a ingestão hídrica pode ser menor, devendo ser restringida de acordo com a superfície corporal, na busca de um balanço hídrico negativo inicial, até que se alcance um estado normovolêmico. A restrição pode variar desde 1,5-2 litros para pacientes estáveis sem sinais de descompensação recente até 700 mL-1 litro para pacientes mais graves que necessitam de internações frequentes. Pode-se ainda reservar cerca de 200 mL de água para a enfermagem administrar as medicações em 24 h[11].

Outros minerais e vitaminas

Segundo a revisão sistemática realizada por Sahade (2009), ainda não existem pesquisas que estabeleçam as necessidades adequadas de micronutrientes na insuficiência cardíaca e os estudos sobre a suplementação nutricional nesta morbidade também são escassos e incluem um número reduzido de pacientes[18].

Portanto, ainda não há uma conclusão definitiva quanto aos benefícios da suplementação nutricional, em especial de vitaminas e minerais na IC. Assim, na ausência de recomendações específicas para a insuficiência cardíaca, o mais indicado é a utilização da ingestão dietética recomendada (*Recommended Dietary Intakes* – RDA), que representa um dos teores de referência da ingestão dietética de referência (*Dietary Reference Intakes* – DRI). Porém, estas foram estabelecidas para atender às necessidades de indivíduos saudáveis e não de pessoas enfermas.

Assim sendo, deve-se estar atento para os micronutrientes mais importantes na IC, como as vitaminas E, B_6 e B_{12}, ácido fólico, riboflavina e tiamina, que tendem a ser reduzidas e utilizá-los não apenas com base na RDA, mas considerando também o limite de ingestão máxima tolerável (*Tolerable Upper Intake Level* – UL), que representa o mais alto grau de ingestão de um nutriente que não causará efeitos adversos à saúde da maioria das pessoas. Essas recomendações, quando possíveis, podem ser obtidas dos próprios alimentos, mas, em alguns casos, a suplementação com vitaminas e minerais, bem como de macronutrientes para complementar o valor energético da dieta, pode ser indicada.

Caso Clínico

1. Identificação

Paciente 60 anos, sexo feminino.

2. Dados clínicos

a. *Queixa principal:* refere inchaço em abdome e desconforto gástrico ao se alimentar.

b. *História da doença atual:* há 2 anos, a paciente refere dispneia progressiva, inicialmente aos grandes esforços, evoluindo para pequenos esforços como o ato de alimentar-se. Vem em acompanhamento clínico regular, mas nos últimos 3 meses apresenta edema ascendente de membros inferiores e aumento do volume abdominal que estão comprometendo sua independência. Familiares relatam um ganho ponderal de 5 kg em 2 meses.

c. *História da doença pregressa:* apresenta hipertensão arterial há 20 anos.

d. *História social e familiar:* paciente não tabagista e não etilista, com pai e mãe hipertensos e irmão portador de diabetes *mellitus*.

e. *Diagnóstico clínico:* insuficiência cardíaca classe funcional III da NYHA, hipertensão arterial sistêmica e diabetes *mellitus*.

3. Medicamentos em uso

Carvedilol, espironolactona, captopril, furosemida.

4. Avaliação antropométrica

Dados antropométricos	Avaliação	Classificação
Massa corporal atual (kg)	65,6 kg	-
Massa corporal usual (kg)	58,3 kg	-
Estatura (m)	1,48 m	-
IMC (kg/m²)	29,9 kg/m²	Pré-obesidade
DCT (mm)	24 cm	Entre percentil 25 e 50 da distribuição Frisancho, 1990
PB (cm)	26 cm	Entre percentil 5 e 10 da distribuição Frisancho, 1990
CMB (cm)	18,5 cm	Menor que percentil 5 da distribuição de Frisancho, 1990.
PC (cm)	95 cm	Apesar de > 88 cm, esta variável se associa a ascite identificada

DCT: dobra cutânea tricipital; PB: perímetro do braço; CMB: circunferência muscular do braço; PC: perímetro da cintura.

Comentários dos dados antropométricos: Seu PC, massa corporal atual e IMC se associam a ascite e edema observados em membros inferiores. Além disso, seu compartimento proteico somático, descrito pela circunferência muscular do braço, apresenta-se em *défice*. Essa situação revela a progressão de uma doença crônica que, embora seja decorrente de excessos nutricionais, promove lenta e progressivamente défices nutricionais que podem levar a caquexia.

5. Avaliação bioquímica

Dados bioquímicos	Valores de referência	Avaliação	Classificação
Colesterol total (mg/dL)	< 200	216	Elevado
Triglicerídeos (mg/dL)	< 150	62	Normal
HDL (mg/dL)	> 50	40	Reduzido
Glicemia (mg/dL)	< 99	67	Normal
Hemoglobina glicada (%)	< 6,5	9,4	Elevada
Ureia (g/dL)	10-45m	32	Normal
Creatinina mg/dL	0,9-1,2	0,9	Normal
Fosfatase alcalina U/L	50-250	400	Elevada
GGT U/L	8-41	226	Elevada
TGO U/L	Até 38	25	Normal
TGP U/L	Até 41	31	Normal

Comentários dos dados bioquímicos: os resultados revelam preservação da função renal, contudo com inadequação do perfil lipídico e da função hepática. Embora sua glicemia de jejum se apresente em normalidade, a hemoglobina glicada, que revela o comportamento médio da glicemia nos últimos 3 meses, encontra-se alterada.

6. Sinais vitais

a. *Pressão arterial:* 180 × 90 mmHg.
b. *Temperatura:* 37°C.
c. *Frequência cardíaca:* 84 bpm.
d. *Frequência respiratória:* 18 irpm.

7. Dados da anamnese alimentar

A paciente apresentou o seguinte relato de consumo alimentar após aplicação do Recordatório de 24 h:

- **Desjejum** (8:30): ½ copo de leite integral com café pingado e adoçante;
- **Almoço** (13:00): 2 colheres de sopa de arroz branco, 1 ramo de couve-flor;

- **Lanche** (16:30): 1 copo 200 mL chá mate com adoçante;
- **Jantar** (20:30): 2 ramos de couve-flor à dorê.

Relatou consumo frequente dos chás pau tenente e cravo, e eventual de bala.

Comentários dos dados dietéticos: Constatou-se a presença de alimentos flatulentos e irritantes da mucosa, além de baixo consumo de alimentos, especialmente os proteicos. Este padrão de consumo se associa ao relato da paciente de apresentar cansaço fora do normal (pela dispneia encontrada na IC), anorexia e desconforto gástrico após as refeições, bem como o medo de se alimentar.

8. Interação fármaco-alimento

Relacionamos abaixo os efeitos colaterais e interações das drogas com alguns nutrientes da dieta:

- **Captopril:** pode provocar anorexia e reduzir a massa corporal, disgeusia, paladar metálico ou salgado, úlcera, dor abdominal, obstipação, diarreia, reduzir sódio e glicemia, hepatotoxicidade, fadiga, aumentar potássio, TGO e TGP, fosfatase alcalina (FA), bilirrubina, ácido úrico, ureia e creatinina. Os minerais ferro, magnésio e alumínio reduzem a absorção do fármaco.
- **Furosemida:** pode reduzir potássio, sódio, ferro e magnésio, aumentar glicose, ureia, ácido úrico, aumentar colesterol, LDL, VLDL e TG, e provocar fraqueza.

Comentários da interação droga-nutriente: os medicamentos utilizados estão associados ao desconforto gástrico e à fadiga, relatados pela paciente. A mesma deverá ter hemograma monitorado para acompanhar possível anemia ferropriva ou macrocítica (associadas à redução da absorção do ferro, folato e B_{12}). Além do acompanhamento do metabolismo do ferro, as provas de função hepática também deverão ser monitoradas, já que a ICC é caracterizada por um perfil colestático de alterações laboratoriais, com aumento de fosfatase alcalina e GGT. Ainda, a gravidade da colestase se correlaciona com a classe da IC. Como a FA é produzida pelos hepatócitos e a GGT pelas células epiteliais do trato biliar, pode-se inferir que os hepatócitos e o epitélio do trato biliar são os principais alvos da hepatopatia nesses doentes, havendo certo grau de obstrução biliar intra-hepática desde os níveis mais brandos de insuficiência cardíaca.

9. Efeitos adversos dos fármacos no sistema digestório

- **Captopril:** pode provocar anorexia, e reduzir a massa corporal, disgeusia, paladar metálico ou salgado, hepatotoxicidade e pancreatite.
- **Furosemida:** diarreia, cólica abdominal, anorexia, elevação de TGO e TGP, náusea e vômitos, síndrome colestática e pancreatite.
- **Carvedilol:** diarreia, náusea, vômitos e elevação de TGO e TGP.
- **Espironolactona:** náusea, vômitos, dor abdominal, diarreia, sangramento gastrointestinal, gastrite, úlcera gástrica.

10. Parecer nutricional

Embora a paciente tenha apresentado um IMC indicando sobrepeso, a presença de ascite e edema em membros inferiores, e o défice de compartimento proteico se associam à progressão da IC. Suas queixas gástricas também refletem a dispneia encontrada na doença e os efeitos colaterais dos medicamentos em uso. Este quadro sugere o início de um processo de deficiências nutricionais abrangendo macro e micronutrientes.

O baixo consumo energético identificado no inquérito alimentar (< 1.000 kcal/dia) poderá progressivamente levar às deficiências nutricionais, comprometendo ainda mais seu compartimento proteico. Além do consumo de poucos alimentos e da baixa variedade diária (sugere monotonia alimentar), suas escolhas alimentares descritas no inquérito nutricional colaboram para uma maior flatulência, irritação da mucosa e redução do esvaziamento gástrico.

A dieta, portanto, deverá ser ofertada por meio de alimentos de fácil digestão como, por exemplo: carboidratos dextrinizados (pão torrado), laticínios desnatados acidificados (iogurte e coalhada), ausência de condimentos irritantes de mucosa (como pimenta do reino, *curry*, e preferir preparações feitas em temperaturas amenas. A oferta calórica deverá ser feita conforme tolerância e, à medida que haja melhora na aceitação do consumo, aumentar gradativamente até a prescrição calórica ideal proposta, personalizada para a paciente.

11. Prescrição dietética

a. *Cálculo do valor energético total (VET):* Considerando o estado prévio de excesso de massa corporal, poderão ser ofertadas 28 kcal/kg/dia, portanto, 65,6 kg x 28 kcal = 1.836,8 kcal.

b. Distribuição de macronutrientes energéticos:

Macronutrientes	% VET	g/dia	Kcal
Proteínas	15	68,88	275,52
Carboidratos	55	252,56	1.010,24
Gordura total	30	61,60	551,04

1. Proteína (15%) – 275,52 kcal ou 68,88 g/dia, resultando em 1,05 g/kg/dia – próximo da recomendação de 1,1 g/kg/dia, pois ainda apresenta estado nutricional preservado, com relação kcal não proteicas/g de nitrogênio = 1.561,28 kcal/11,02 g = 141,7 (próximo a 150, que seria o ideal, podendo evoluir à medida que a tolerância gástrica da paciente for melhorando).
2. Carboidratos (55%) – 1.010,24 kcal ou 252,56 g/dia.
3. Lipídios (30%) – (551,04 kcal ou 61,6 g/dia) por apresentar concentrações de GGT elevadas, pouca gordura saturada e trans, preferindo ômega-3 e monoinsaturados, pela redução do seu HDL. Como a paciente não apresenta esteatorreia, não há a necessidade de oferta de triglicerídeos de cadeia média.

c. *Oferta de vitaminas e minerais:* Na oferta dos micronutrientes, com destaque para o sódio, a literatura atual relata que dietas com baixo teor de cloreto de sódio (2 a 3 g/dia) apenas beneficiam pacientes com IC avançada. Além disso, a paciente se encontra em franco processo de desnutrição e preparações sem tempero poderiam comprometer ainda mais sua ingestão. Desta forma, serão oferecidos 5 g/dia de cloreto de sódio conforme a recomendação da Diretriz Brasileira de Hipertensão VI (2010). Quanto aos outros nutrientes, pelo fato de a paciente apresentar hipertensão e diabetes, serão priorizados vitaminas antioxidantes e os minerais cálcio, potássio, magnésio, cromo e zinco.

- Vitaminas:

Vitamina	Recomendações	Fontes alimentares
Vitamina C	75 mg/d	Laranja, caju, limão, goiaba, tangerina, acerola
Vitamina A	700 µg/d	Cenoura, abóbora, bertalha, mamão, manga
Vitamina E	15 mg/d	Semente de linhaça, abacate, castanha de caju

- Minerais:

Mineral	Recomendações	Fontes alimentares
Cálcio	1.200 mg	Leite e derivados desnatados, brócolis, aveia, castanha-do-pará
Potássio	4,7 g	Banana, maracujá, feijão, chicória, couve, batata inglesa
Magnésio	320 mg	Bertalha, couve, brócolis, arroz integral, nozes, lentilha
Cromo	20 µg	Brócolis, maçã, carne bovina magra, trigo integral, banana
Zinco	8 mg	Levedo de cerveja, carne bovina, grãos integrais, castanhas

d. Outras características da dieta:
- *consistência*: branda;
- *temperatura:* adequada às preparações, evitando os extremos;
- *fracionamento:* seis refeições/dia;
- *fibras:* 25 g/dia;
- *ingestão hídrica:* água e sucos de frutas – máximo de 2 L/dia;
- *temperos*: condimentos naturais como alho, cebola, salsinha, tomilho, alecrim, açafrão, orégano, cebolinha e manjericão.

12. Orientações nutricionais

- Como a sensação de congestão pode causar anorexia, as refeições devem se apresentar com pouco volume, mais saborosas (por meio dos temperos naturais) e frequentes.
- Evitar comer sem fome, contudo, evitar ficar muitas horas sem comer.
- Descansar antes e após as refeições.

- A ingestão hídrica durante o dia pode ser feita em 75% nas refeições e 25% com medicações e sede entre as refeições.
- Evitar bebidas alcoólicas.
- Usar pouco óleo de soja nos refogados (pelo maior ponto de fusão e preço mais acessível do produto) e azeite de oliva nas saladas, sopas e pratos prontos.
- Evitar sacarose (açúcar de mesa, doces e refrigerantes).
- Usar o sal verde e/ou ervas como alternativas de sal. Seguir a recomendação de quantidade de sal nas preparações.

Abaixo, duas receitas sugeridas para o dia a dia:

Sal verde

1 xícara de chá de cada ingrediente: orégano, alecrim, manjericão e sal. Misture todos os ingredientes secos e conserve. Utilize moderadamente como tempero de qualquer preparação.

Azeite aromático

500 mL de azeite extravirgem, 1 ramo de: alecrim desidratado, manjericão desidratado, salsinha, cebolinha, 10 dentes de alho ligeiramente amassados. Coloque as pimentas (quantidade que desejar) e os dentes de alho no fundo de um recipiente de azeite. Acrescente todas as ervas. Aguarde 2 semanas e use em qualquer preparação no momento de consumir.

Quantidade máxima de sal no preparo dos alimentos por dia:

Para atender a recomendação de sal diária (5 g), a quantidade adicionada às preparações deve ser de 3 g = 1 colher de café cheia, distribuída nas refeições de almoço (1,5 g) e jantar (1,5 g), os outros 2 g devem ser provenientes do próprio alimento. Desta forma o paciente poderia consumir os alimentos com a seguinte quantidade de sal de cozinha:

Na panela

Para cada xícara (200 g) de arroz cru = 0,5 g (1/2 col. de café rasa)

Para cada xícara (180 g) de feijão cru = 0,5 g (1/2 col. de café rasa)

Para cada 700 g de carne crua = 4,5 g (1 col. de chá cheia)

Para cada escumadeira cheia de hortaliça B refogada (100 g) = 0,3 g (1/3 col. de café rasa)

Com isso, a quantidade de sal no prato poderá estar adequada se o consumo dos alimentos se apresentar da seguinte forma:

No prato

100 g de arroz cozido = 0,3 g (1/3 col. de café rasa)

160 g de feijão cozido = 0,3 g (1/3 col. de café rasa)

100 g de carne = 0,6 g (1/2 col. de café rasa)

100 g de hortaliça B = 0,3 g (1/3 col. de café rasa)

Obs. 1: Esta quantidade de sal também pode ser aplicada para o sal verde. Desta forma, a ingestão de sódio ficará menor, e o nutricionista deverá ficar atento para que o consumo de sódio não fique muito baixo, especialmente em pacientes com dosagens elevadas de diuréticos.

Obs. 2: Ler os rótulos dos alimentos industrializados para fazer escolhas mais adequadas quanto a quantidade de sódio presente nos alimentos.

13. Plano alimentar para 1 semana

De uma forma geral, orienta-se que a composição do prato nas grandes refeições tenha uma organização que facilite o entendimento do paciente. Com isso, sugere-se que nas refeições do almoço e do jantar os pratos sejam divididos (visão imaginária) ao meio e compostos da seguinte forma:

Exemplo:

1ª metade do prato: Salada de folhas (rúcula, agrião, alface) com tomate, pepino, cenoura ou beterraba ou repolho ralado (evitar a forma cozida por ser mais flatulenta); e legumes refogados (quiabo, abóbora, abobrinha, chuchu, beterraba, berinjela).

2ª metade do prato: arroz integral ou macarrão grano duro ou integral ou batata ou inhame ou aipim + feijão (principalmente com caroço e diariamente) – (alternar diariamente, ou de 2 em 2 dias, lentilha, ervilha, soja, feijão mulatinho, feijão preto, feijão branco, feijão manteiga, outros tipos de feijão, grão de bico) + peixe gordo (atum/sardinha/salmão/pescada) ou peito de frango ou ovo cozido/pochê ou chã, patinho, lagarto, músculo, filé *mignon* (cortes bovinos magros).

1º Dia – Segunda-feira

Hora	Refeição	Alimentos	
08:00	Desjejum	Torrada de pão integral	2 fatias
		Queijo *cottage*	3 fatias pequenas
		Suco de laranja	1 copo 300 mL
10:30	Colação	Mamão picado	½ mamão papaia
		Iogurte desnatado	1 unidade
		Semente de chia hidratada	1 colher de sopa
13:00	Almoço	Guacamole	2 colheres de sopa
		Picadinho de patinho	1 colher de arroz
		Cenoura	1 colher de sopa
		Arroz parboilizado ou integral com lentilha e cebola	1 colher de arroz
		Melão em fatias	2 fatias
16:00	Lanche	Mandioca cozida com azeite	3 pedaços pequenos (aproximadamente 1 xícara)
			200 mL de leite
		Leite desnatado batido com goiaba	½ goiaba
19:00	Jantar	Salada de feijão fradinho	1 concha pequena
		Sardinha assada	4 unidades
		Arroz integral	1 colher de arroz
		Suco de maracujá	1 copo 300 mL
22:00	Ceia	Chá de camomila	1 xícara
		Torrada de pão integral	2 fatias
		Requeijão *light*	2 colheres de sobremesa

Continua...

2º Dia – Terça-feira

Hora	Refeição	Alimentos	
08:00	Desjejum	Torrada de pão integral	2 fatias
		Requeijão *light*	2 colheres de sobremesa
		Leite desnatado com café e canela	1 xícara
		Mamão picado	½ mamão papaia
10:30	Colação	Banana prata com aveia em flocos	1 unidade com 1 colher de sopa
13:00	Almoço	Salada de grão de bico	1 colher de arroz
		Carne – lagarto assada com cenoura	2 fatias
		Arroz integral	1 colher de arroz
		Suco de manga	1 copo 300 mL
16:00	Lanche	Mingau de leite desnatado com aveia em flocos e canela	1 xícara de leite
			2 colheres de sopa de aveia
19:00	Jantar	Sopa de feijão preto com cenoura, salsa e músculo	1 prato fundo
22:00	Ceia	Iogurte desnatado	1 unidade
		Pera	1 unidade
		Linhaça moída	1 colher de sopa

3º Dia – Quarta-feira

Hora	Refeição	Alimentos	
08:00	Desjejum	Banana da terra cozida com azeite	1 unidade
		Leite desnatado com café e canela	1 xícara
10:30	Colação	Melancia em fatias	2 unidades pequenas
		Queijo minas	1 fatia
13:00	Almoço	Brócolis	2 ramos pequenos
		Couve-flor	2 ramos pequenos
		Cenoura	3 fatias em rodela
		Frango picado	1 colher de arroz
		Arroz integral	1 colher de arroz
		Feijão preto	1 concha pequena
		Limonada	1 copo 300 mL
16:00	Lanche	Sanduíche de pão integral	2 fatias
		Cottage e geleia de goiaba *diet*	1 fatia e 1 colher de sobremesa
		Café com sucralose	1/2 xícara
19:00	Jantar	Salada de brócolis refogado ou no vapor e tomate	2 colheres de arroz
		Filé de tilápia grelhado	1 filé
		Arroz parboilizado ou integral com cenoura ralada	1 colher de arroz
		Feijão preto	1 concha pequena
22:00	Ceia	Chá de erva-doce	1 xícara
		Torrada de pão integral	2 fatias
		Requeijão	2 colheres de sobremesa

Continua...

4º Dia – Quinta-feira

Hora	Refeição	Alimentos	
08:00	Desjejum	Salada de frutas Iogurte Granola *light*	1 xícara 1 unidade 1 colher de sopa
10:30	Colação	Banana amassada Farelo de aveia	1 unidade 1 colher de sopa
13:00	Almoço	Macarrão integral Almôndegas de peito de frango Salada de agrião, alface e tomate Suco de laranja	2 pegadores 5 almôndegas À vontade 1 copo 300 mL
16:00	Lanche	Pipoca de panela Leite desnatado com café e canela	2 xícaras 1 xícara
19:00	Jantar	Sopa de ervilha com cenoura e músculo Torrada de pão integral Suco de caju	1 prato fundo 1 fatia 1 copo 300 mL
22:00	Ceia	Mingau de aveia em flocos, canela e sucralose/adoçante	1 xícara de leite desnatado 2 colheres de sopa

5º Dia – Sexta-feira

Hora	Refeição	Alimentos	
08:00	Desjejum	Leite batido com goiaba Torrada de pão integral Ovo pochê	1 xícara com ½ goiaba 2 unidades 1 unidade
10:30	Colação	Banana amassada Granola *light* Semente de chia	1 unidade 1 colher de sopa 1 colher de sopa
13:00	Almoço	Salada de agrião e tomate Picadinho de patinho com abóbora Arroz integral Feijão mulatinho Suco de caju	À vontade 2 colheres de arroz 1 colher de arroz 1 concha pequena 1 copo 300 mL
16:00	Lanche	Iogurte desnatado com morango Castanha caju	1 unidade 5 unidades
19:00	Jantar	Salada de alface e tomate Peixe grelhado Arroz integral com brócolis	À vontade 1 filé 2 colheres de arroz
22:00	Ceia	Chá de capim limão Torrada de pão francês Requeijão	1 xícara 1 pão 2 colheres de sobremesa

Continua...

6º Dia – Sábado

Hora	Refeição	Alimentos	
08:00	Desjejum	Suco de laranja Sanduíche de pão integral Queijo minas	1 copo 300 mL 2 fatias 2 fatias
10:30	Colação	Mamão picado Iogurte	½ mamão papaia 1 unidade
13:00	Almoço	Peixe grelhado Purê de batata Bertalha refogada Suco de uva	1 filé 1 colher de arroz À vontade 1 copo 200 mL
16:00	Lanche	Pão integral torrado Queijo *cottage* Leite desnatado com café e canela	2 fatias 2 fatias 1 xícara
19:00	Jantar	Canja de peito de frango com batata, cenoura e salsa	1 prato fundo
22:00	Ceia	Mingau de aveia em flocos com aveia, canela e sucralose	1 xícara de leite 2 colheres de sopa

7º Dia – Domingo

Hora	Refeição	Alimentos	
08:00	Desjejum	Leite batido com banana Linhaça e sucralose Torrada de pão integral Ovo mexido no leite	1 xícara e 1 banana 2 fatias 1 ovo
10:30	Colação	Manga em fatias Amendoim	1 unidade 2 colheres de sopa
13:00	Almoço	Macarrão integral Carne moída de patinho com molho de tomate, vagem e cenoura picadas Suco de maracujá	2 pegadores 1 colher de arroz 2 colheres de sopa 1 copo 300 mL
16:00	Lanche	Pão de milho Queijo *cottage* Café com sucralose	1 unidade 2 fatias ½ xícara
19:00	Jantar	Salada de feijão fradinho com peito de peru, milho, muçarela, salsa e cebolinha e azeite	2 colheres de arroz
22:00	Ceia	Iogurte desnatado Maçã Granola Linhaça moída	1 unidade 1 unidade 1 colher de sopa 1 colher de sopa

REFERÊNCIAS BIBLIOGRÁFICAS

1. Gaui EN, Klein CH, Oliveira GMM. Proportional Mortality due to Heart Failure and Ischemic Heart Diseases in the Brazilian Regions from 2004 to 2011, Arq Bras Cardiol. 2016;107(3):230-238.
2. Albuquerque DC, Neto JD, Bacal F, et al.; Investigadores Estudo BREATHE..I Brazilian Registry of Heart Failure – Clinical Aspects, Care Quality and Hospitalization Outcomes. Arq Bras Cardiol. 2015;104(6):433-42.
3. Goldraich L, Clausell N, Biolo A, et al. Preditores clínicos de fração de ejeção de ventrículo esquerdo preservada na insuficiência cardíaca descompensada. Arq Bras Cadiol. 2010;94(2):364-371.
4. Mangini S, Silveira FS, Silva CP, et al. Decompensated heart failure in the emergengydepartamento of a cardiology hospital. Arq Bras Cardiol. 2008;90(6):400-406.
5. Montera MW, Almeida RA, Tinoco EM, Rocha RM, Moura LZ, Réa-Neto A, et al. Sociedade Brasileira de Cardiologia. II Diretriz Brasileira de Insuficiência Cardíaca Aguda. Arq Bras Cardiol. 2009;93(3 supl.3):1-65.
6. Bocchi EA, Marcondes-Braga FG, Bacal F, Ferraz AS, Albuquerque D, Rodrigues D, et al. Sociedade Brasileira de Cardiologia. Atualização da Diretriz Brasileira de Insuficiência Cardíaca Crônica- 2012. Arq Bras Cardiol. 2012;98(1 supl. 1):1-33.
7. Mitter SS, Yancy CW. Contemporary Approaches to Patients with Heart Failure. Cardiol Clin. 2017;35(2):261-271.
8. McMurray JJV, Adamopoulos S, Anker SD, Auricchio A, Böhm M, Dickstein K, et al. ESC Guidelines for the diagnosis and treatment of acute and chronic heart failure 2012. European Heart Journal. 2012;33:1787–1847.
9. Rostagno C, Galanti G, Comeglio M, Boddi V, Olivo G, Gastone N, et al. Comparison of different methods of functional evaluation in patients with chronic heart failure. Eur J Heart Fail. 2000 Sep;2(3):273-80.
10. Hunt SA, Abraham WT, Casey DE Jr., et al. ACC/AHA 2005 guideline update for the diagnosis and management of chronic heart failure in the adult: a report of the American College of Cardiology/American Heart Association Task Force on Practice Guidelines. J Am CollCardiol. 2005 ; 46:e1-82.
11. Bacal F, Souza-Neto JD, Fiorelli AI, Mejia J, Marcondes-Braga FG, Mangini S, et al. II Diretriz Brasileira de Transplante Cardíaco. Arq Bras Cardiol. 2009;94(1 supl.1):e16-e73.
12. Mangini S, Pires PV, Braga FGM, Bacal F. Insuficiência Cardíaca Descompensada. Einstein. 2013;11(3):383-91.
13. Chumlea WC. Nutritional assessment of the elderly through anthropometry. Columbus: Ross Laboratory; 1987.
14. Caporossi FS, Bragagnolo R, Dock-Nascimento DB, Aguilar-Nascimento JE. Espessura do músculo adutor do polegar como parâmetro antropométrico em pacientes críticos. Rev Bras Nutr Clin. 2010;25(1):3-7.
15. Pinho PM, Silva ACM, Araújo MS, Reis CP, Almeida SS, Barros LCA, et al. Correlação entre Variáveis Nutricionais e Clínicas de Idosos Cardiopatas. Rev Bras Cardiol. 2012;25(2):132-140.
16. Vasconcelos LABA, Almeida EA, Bachur LF, et al. Avaliação clínica e laboratorial hepática em indivíduos com ICC. Arq Bras Cardiol. 2007;88(5):590-595.
17. Yamauti AK, Eidi Ochiai M, Bifulco PS, Araújo MA, Alonso RR, Ribeiro RHC, et al. Avaliação Nutricional Subjetiva Global em Pacientes Cardiopatas. Arq Bras Cardiol. 2006;87(6):772-777.
18. Sahade V. Tratamento nutricional em pacientes com insuficiência cardíaca. Rev Nutr. Campinas, mai./jun., 2009;22(3):399-408.
19. Okoshi K, Guimarães JFC, Muzio BP, Fernandes AAH, Okoshi MP. Diabetic cardiomyopathy. Arq Bras Endocrinol Metab. 2007;51/2:160-167.
20. Carbone S, Lavie CJ, Arena R. Obesity and Heart Failure: Focus on the Obesity Paradox. Mayo Clin Proc. 2017;92(2):266-279.
21. Zhai AB, Haddad H. The impact of obesity on heart failure. Curr Opin Cardiol. 2017;32(2):196-202.
22. Gustafsson F, Kragelund CB, Torp-Pedersen C. Effect of obesity and being overweight on long term mortality in congestive heart failure: influence of left ventricular systolic function. Eur Heart J. 2005;26(1):58-64.
23. Kalogeropoulos AP, Georgiopoulou VV, Murphy RA, Newman AB, Bauer DC, Harris TB, et al. Dietary sodium content, mortality, and risk for cardiovascular events in older adults: the Health, Aging, and Body Composition (Health ABC) Study. JAMA Intern Med. 2015 Mar;175(3):410-9.
24. Van der Wal MH, Jaarsma T, van Veldhuisen DJ. Non compliance in patients with Herat failure: how can we manage it? Eur J Heart Fail. 2005;7(1):5-17.

Infarto Agudo do Miocárdio

ROBERTA FRANÇA DE CARVALHO • ROBERTO COURY PEDROSA

CAPÍTULO 11

INTRODUÇÃO

As doenças cardiovasculares (DCV), principalmente o infarto agudo do miocárdio (IAM), representam a principal causa de mortalidade e incapacidade no mundo e no Brasil[1]. Dados mundiais mostram claramente que cerca de metade da redução de mortalidade por DCV nos últimos 20 anos é explicada por medidas preventivas como promoção da saúde cardiovascular[1]. Há décadas, sabemos que o estilo de vida inadequado baseado em uma alimentação equivocada, tabagismo e sedentarismo é gerador de alterações no organismo, que culminam com o desenvolvimento de dislipidemias, hipertensão arterial, resistência insulínica, diabetes tipo 2 e, fatalmente, aterosclerose. Infelizmente, nosso dia a dia é baseado na intervenção quando a doença já se manifestou ou os fatores de risco já estão claramente manifestos e atuantes. Muitas vezes o benefício de medidas preventivas é atenuado pelo longo tempo de exposição aos fatores de risco e à presença de altas cargas de doença aterosclerótica subclínica. Ou seja, do ponto de vista prático perde-se muito tempo para se promover saúde e passamos, na realidade, a tratar doenças já estabelecidas[1].

Da mesma forma, o aumento contínuo dos custos da saúde, hoje em dia, no Brasil, tem levado à diminuição ou pelo menos à desaceleração de investimentos econômicos nesta área por parte dos órgãos governamentais. Embora esta elevação dos custos reflita um progresso tecnológico que não deve ser inibido, pelo menos enquanto a sociedade quiser custeá-lo, algumas forças continuarão propugnando a contenção dos gastos. Essas forças estão embasadas em dois conceitos primordiais: medicina baseada em evidências e custo-efetividade dos procedimentos[1].

Neste capítulo pretendemos auxiliar o profissional de saúde fornecendo conhecimento teórico e técnico dos aspectos médico e nutricionais envolvidos no IAM, esperando que as informações aqui contidas possam melhorar a prática do profissional de saúde em relação à promoção da saúde cardiovascular.

ABREVIATURAS

DCV – doença cardiovascular;
IAM – infarto agudo do miocárdio;
SUS – Sistema Único de Saúde;
LDL – lipoproteína de baixa densidade;
VCAM-1 – molécula de adesão da célula vascular-1;
Lp (a) – lipoproteína (a);
OMS – Organização Mundial de Saúde;

ECG – eletrocardiograma;
SEC – Sociedade Europeia de Cardiologia;
CAC – Colégio Americano de Cardiologia;
CPK – creatinofosfoquinase;
CPK MB – creatinofosfoquinase específica do músculo cardíaco;
PCI – intervenção percutânea;
CDI – cardioversor-desfibrilador intracardíaco;
AVC – acidente vascular cerebral;
IMC – índice de massa corporal;
PC – perímetro da cintura;
NCEP – *National Cholesterol Education Program*;
VET – valor energético total;
VENTA – valor energético médio do tecido adiposo;
DRI – *Dietary Reference Intakes*.

EPIDEMIOLOGIA

Apesar de a quantidade de pacientes internados com IAM corresponder apenas a uma pequena parcela de todas as internações hospitalares em nosso País (cerca de 1%), o custo de seu tratamento é proporcionalmente alto, tanto em número de vidas perdidas (letalidade em torno de 20%) quanto no que se refere a gastos públicos (R$ 21 milhões por ano). O Brasil, a despeito da condição de país em desenvolvimento, demonstra um progressivo aumento das doenças cardiovasculares associadas ao aumento da expectativa de vida aliado à ingestão de dietas ricas em gorduras saturadas, tabagismo e estilo de vida sedentário[2]. Dentro desse contexto, o IAM figura como a principal causa de mortalidade na população brasileira. Consequentemente, a diminuição do ônus do IAM pode ser iniciada pela redução dos fatores de risco que, comprovada e independentemente, estejam associados com a ocorrência do mesmo[3]. Programas de prevenção de fatores de risco e manejo da fase aguda do IAM, incluindo abordagens economicamente atrativas, são intervenções factíveis e custo-efetivas para a redução da mortalidade e da incapacitação.

O conhecimento da fisiopatologia aterosclerótica é o primeiro passo para a prevenção. São necessárias opções terapêuticas que possam reduzir o impacto das doenças coronarianas na saúde humana e na economia.

HISTÓRIA NATURAL

Difícil de ser estabelecida por uma série de razões: ocorrência de IAM silencioso, alta mortalidade fora do hospital e a variedade de métodos usados no diagnóstico[4]. Vários trabalhos extra-hospitalares mostram que a mortalidade do IAM nos primeiros 30 dias encontra-se entre 30 a 50%, sendo que, destas, aproximadamente metade ocorre dentro das 2 primeiras horas[5]. Esta alta mortalidade inicial parece não ter se alterado nos últimos 30 anos. No entanto, observamos ultimamente uma queda expressiva da mortalidade intra-hospitalar em consequência de uma maior utilização de fibrinolíticos, aspirina e intervenções coronarianas[6-9]. Recentemente, trabalhos que espelham a realidade apontam para uma mortalidade intra-hospitalar de 6 a 7%[10].

FISIOPATOLOGIA

As obstruções da árvore arterial coronária ao fluxo de sangue têm como causa mais frequente a aterosclerose, que causa redução da oferta de oxigênio. Estima-se que em cerca de 90% dos pacientes que apresentam síndromes clínicas da doença isquêmica coronária, a aterosclerose seja o substrato primordial[11].

O conceito clássico de aterosclerose como parte de uma desordem do metabolismo e da deposição lipídica obteve grande aceitação. Entretanto, a história natural da aterogênese estende-se além da dislipidemia. Atualmente, adota-se o conceito de aterosclerose como uma doença inflamatória[12].

A hipótese mais aceita da aterogênese é a elaborada por Ross & Glomset[13], que postularam um complexo mecanismo de resposta à lesão como fator inicial para o desenvolvimento da placa aterosclerótica. Segundo a hipótese de resposta à lesão, o processo de aterosclerose inicia-se com a agressão ao endotélio por fatores diversos, como estresse mecânico e lipoproteína de baixa densidade (LDL) oxidada. O endotélio lesado, mas sem alteração morfológica, passa a apresentar disfunção, que pode se manifestar de maneiras distintas. Essa disfunção endotelial causaria inicialmente maior aprisionamento de LDL no subendotélio e surgimento de moléculas de adesão leucocitária na sua superfície. Essas moléculas são responsáveis pela atração de monócitos e linfócitos para a parede arterial. O recrutamento de leucócitos mononucleares para a íntima é um evento precoce demonstrado no início da formação do ateroma[11,12].

Essas moléculas de adesão são divididas em diversos grupos, mas a molécula de adesão da célula vascular-1 (VCAM-1) é de particular interesse nos estágios iniciais da aterosclerose.

As alterações que se seguem à LDL aprisionada baseiam-se na "hipótese oxidativa" da aterogênese, segundo a qual a LDL oxidada é importante e, possivelmente, obrigatória na patogênese da lesão aterosclerótica[14]. O transporte da LDL da corrente sanguínea para o espaço subendotelial é um processo passivo e ocorre de maneira diretamente proporcional à sua concentração no sangue. Esse espaço subendotelial no qual a LDL permanece aprisionada é uma ultraestrutura formada por fibras e fibrículas, secretada pelas células da parede arterial.

O processo de oxidação da LDL inicia-se com a liberação de produtos oxidativos pelas células da parede arterial como endotélio, células musculares lisas e macrófagos. Nesta primeira fase da oxidação, apenas a fração lipídica da LDL é alterada. Após esse processo inicial de oxidação, a partícula de LDL torna-se levemente oxidada. A LDL levemente oxidada induz maior adesão de monócitos, mas não de neutrófilos, às células endoteliais. Há secreção de fatores estimuladores que favorecem a migração e a diferenciação de monócitos em macrófagos. Esses macrófagos, por sua vez, apresentam alto poder oxidativo e realizam a segunda fase da oxidação da LDL. Nessa segunda fase de oxidação, a fração proteica da LDL também se torna alterada. A LDL é dita então oxidada. Essa molécula passa a ser reconhecida por receptores na superfície dos macrófagos, que englobam as moléculas de LDL e tornam-se ricos em conteúdo lipídico. Essas células são chamadas células espumosas e são características da estria gordurosa, que é a lesão mais precoce reconhecida no início da aterosclerose[11,12,14].

Entre as alterações causadas pela presença da LDL oxidada está também a produção de interleucina-1, que estimula a migração e a proliferação das células musculares lisas da camada média arterial. Estas, ao migrarem para a íntima, passam a produzir não só citocinas e fatores de crescimento, como também a matriz extracelular, que formará parte da capa fibrosa da placa aterosclerótica madura. A disfunção endotelial induzida pela LDL oxidada pode causar também a formação de microtrombos de plaquetas, que também irão produzir fatores de crescimento. Nesse momento, o endotélio pode apresentar lesões extensas, verdadeiras erosões (placas complexas visualizadas pela angiografia coronariana)[11,12,14].

A interação entre plaquetas, endotélio, células musculares lisas e macrófagos irá determinar o grau de proliferação celular, de secreção da matriz extracelular e, consequentemente, de vulnerabilidade da placa madura[11,12,14].

Estudos recentes identificaram algumas características morfológicas das placas propensas à ruptura: capa fibrosa fina, excêntrica, e núcleo lipídico extenso[14,15]. A capa fibrosa de placas rotas comumente se apresenta infiltrada por macrófagos ativados. Os macrófagos ativados podem degradar a matriz extracelular por dois mecanismos distintos: fagocitose ou secreção de metaloproteinases; que são enzimas capazes de digerir quase todas as substâncias presentes na matriz extracelular, podendo levar ao enfraquecimento da capa fibrosa e predispor a sua ruptura. A ruptura dessa camada mais superficial ativa a cascata de agregação plaquetária e trombose, com consequente oclusão do vaso. Este fenômeno mais frequentemente ocorre no vaso já com lesão subtotal, mas pode ocorrer em vasos com lesões mínimas. Deve-se ressaltar que a trombose não está obrigatoriamente associada a síndromes isquêmicas agudas, podendo ocorrer tanto em pacientes com isquemia crônica como em indivíduos que faleceram de causas não cardíacas. A diferença entre síndrome isquêmica aguda e crônica estaria na proporção do evento trombótico, bem como na composição do trombo e em seu tempo de instalação na artéria responsável pelo infarto.

Na presença de obstruções graves, mecanismos protetores, tais como pré-condicionamento isquêmico e formação de colaterais, podem atuar. A consequência da oclusão do vaso se traduz em: trombose do vaso, espasmo e microembolização de debris interrompendo o fluxo para o miocárdio que, após 30 minutos de adaptação metabólica, iniciará um processo irreversível de necrose miocárdica nos tempos de 6 a 8 horas. Trombos têm sido, portanto, o substrato primário para o alvo reperfusão-intervenção orientada. Por outro lado, oclusão coronariana pode não ser exclusivamente secundária a mecanismos trombóticos. Dissecção espontânea ou hemorragia intramural de placa associada com espasmo pode ser causa de IAM em aproximadamente 30% dos casos. Interessante que esta é a percentagem de casos em que a terapia fibrinolítica falha em reabrir o vaso[11,12,14].

Dessa forma, passamos a entender o processo aterosclerótico não apenas como um distúrbio decorrente da alteração dos lipídios, mas sim como um processo complexo, que envolve a participação do sistema inflamatório e a ocorrência de disfunção endotelial.

Atualmente, acredita-se que a aterosclerose e suas complicações resultem de uma extensa e complexa interação entre células endoteliais, monócitos/macrófagos, linfócitos T, células musculares lisas, LDL oxidada, plaquetas e fatores de risco ditos clássicos, como hipertensão arterial, tabagismo, hipercolesterolemia, diabetes *mellitus*, história familiar e fatores recentemente investigados, como as alterações genéticas de apolipoproteínas, lipoproteína (a) [Lp(a)], fibrinogênio elevado, homocisteína, alterações dentárias e agentes infecciosos, como *Chlamydia pneumoniae* e *Helycobacter pylori*[14].

DIAGNÓSTICO CLÍNICO

O IAM pode ser definido por diferentes perspectivas, ou seja, relativo ao aspecto clínico, eletrocardiográfico, bioquímico e características patológicas. O IAM é definido[16] pela combinação de duas das três características: *história de dor torácica prolongada, mudanças típicas no eletrocardiograma (ECG) e aumento de enzimas cardíacas*. O aumento enzimático necessariamente deve estar presente. Entretanto, o avanço tecnológico que estamos presenciando com marcadores sorológicos bioquímicos mais sensíveis e específicos, assim como técnicas de imagens mais precisas, requer uma definição de IAM mais precisa[17,18].

Redefine-se, hoje, o IAM, sob a visão da Sociedade Europeia de Cardiologia (ESC) e do Colégio Americano de Cardiologia (ACC), como qualquer quantidade de necrose miocárdica causada pela isquemia, associada à informação de um quadro clínico compatível e/ou de alterações eletrocardiográficas típicas ou, ainda, de imagem compatível com isquemia miocárdica[19,20].

História de dor torácica

A apresentação clínica do IAM também segue a complexidade de sua fisiopatologia, permitindo a ocorrência de apresentações multiformes. É importante ressaltar que o diagnóstico clínico inicial de IAM nunca é excluído por nenhum exame, e que a caracterização da anamnese e o exame físico são fundamentais para a formulação da suspeita de IAM. A presença de dor precordial deve ser cuidadosamente avaliada, pois tem grande importância para o diagnóstico e o prognóstico[18,21].

Dores em pontadas ou palpitações não caracterizam desconforto típico. Dor precordial com duração contínua e muito prolongada fala contra o diagnóstico de origem coronariana. A apresentação clínica usual do paciente com *dor torácica* atribuída ao IAM geralmente é prolongada (> 20 a 30 minutos), na maioria das vezes recente e usualmente intensa, em aperto, constrição, queimação ou massa corporal. Pode ser desencadeada em repouso ou esforço, aliviando com repouso ou uso de vasodilatadores coronarianos. Não usar a resposta da nitroglicerina para fazer diagnóstico de IAM. A dor precordial pode ser acompanhada de palidez cutânea, sudorese e dispneia. A dor é tipicamente retroesternal e pode irradiar para ombro, axila, braços, mandíbula, dentes, região dorsal (pode ser isolada, em qualquer uma destas áreas). Não muito frequente, o desconforto é limitado ao epigástrio e interpretado pelo paciente como "indigestão" ou "queimação". Em particular, subgrupos de pacientes, como os idosos, mulheres, diabéticos e pacientes no pós-operatório são mais prováveis de apresentar sintomas atípicos (dispneia, síncope, fadiga, náusea ou confusão) e não dor precordial como manifestações sintomáticas de IAM. Comorbidades associadas, tais como, hipertensão arterial, diabetes *mellitus*, possibilidade de dissecção aórtica, risco de sangramento, doenças vasculares periféricas e doença clínica cerebrovascular devem ter sua presença investigada[18,21].

Mudanças no ECG

Todos os pacientes com suspeita de síndrome coronariana aguda devem realizar o ECG em até 10 minutos de sua chegada ao hospital[4]. O ECG permanece como o teste mais útil para confirmar o diagnóstico de IAM. Tipicamente, a manifestação inicial do ECG envolve um aumento na amplitude da onda T (apiculada) seguido dentro de minutos por elevação no segmento ST. A onda R pode inicialmente aumentar de voltagem, mas rapidamente diminui com o aparecimento da onda Q. Se ocorre reperfusão miocárdica espontânea, observa-se dentro das primeiras 4 horas a reversão ao nível normal do segmento ST, embora a onda T usualmente permaneça invertida, sendo que a onda Q pode ou não regredir. Se nenhuma reperfusão ocorrer, o segmento ST gradualmente retorna à linha de base, em horas ou dias, mas a onda T permanece simetricamente invertida. A ausência de inversão da onda T dentro de 24 a 48 horas deve sugerir pericardite epistenocárdica.

Enzimas

A elevação e a queda dos níveis sanguíneos de marcadores sensíveis e específicos, tais como a troponina I ou T e a fração MB da creatinofosfoquinase (CPK) massa (teste imunológico que permite a dosagem da concentração proteica da creatinofosfoquinase específica do músculo cardíaco [CPK-MB] com anticorpo anti-CPK-MB que tem melhor sensibilidade e especificidade que a CPK atividade), associadas às situações clínicas de isquemia aguda seriam indicativas de IAM, ou seja[19,20]:

1. elevação de troponinas acima do percentil 99 de normalidade do ensaio com CV 10% em pelo menos uma amostra nas 24 horas, com padrão de queda gradual; **ou**
2. elevação de pelo menos duas amostras de CPK-MB com intervalo mínimo de 4 horas, com curva típica de elevação e queda (com uma das medidas acima do limite superior de referência); **ou**
3. elevação da CPK-MB de pelo menos 100% acima do limite superior de referência quando na presença de apenas uma medida sem outra causa definida.

Tais elevações obrigatoriamente devem estar associadas a uma ou mais situações seguintes: a) sintomas de isquemia; b) desenvolvimento de onda Q patológica no ECG; c) mudanças indicativas de isquemia (elevação ou depressão de ST); ou d) achados patológicos de IAM agudo.

Na ausência da troponina, a melhor alternativa é a CPK-MB medida pelo método de massa. Na ausência da CPK-MB massa a CPK-MB atividade pode substituí-la. A CPK total atividade poderia ser utilizada como exceção, sempre se considerando o dobro de seu valor de referência. Há de se considerar os falso-positivos.

TRATAMENTO MÉDICO NA FASE HOSPITALAR

As últimas décadas têm sido caracterizadas como a era da reperfusão do infarto agudo do miocárdio com elevação do segmento ST. No início dos anos 1980, a oclusão coronariana foi confirmada como a causa mais provável do IAM, sendo também documentada a eficácia da reperfusão, primariamente com agentes fibrinolíticos. Nos anos 1990, o manuseio farmacológico e mecânico para reperfusão foi aprimorado com o conhecimento de que uma rápida e completa restauração de fluxo na artéria responsável pelo infarto é de uma importância ímpar na sobrevida do paciente e na recuperação miocárdica. Nos anos 2000, a evolução da terapia intervencionista teve três grandes marcos: o desenvolvimento da angioplastia, a introdução do *stent* intracoronariano e, mais recentemente, o desenvolvimento de *stents* farmacológicos e *stents* biodegradáveis.

Essa técnica, ou seja, a IPC (intervenção percutânea coronariana) primária, quando disponível, constitui-se na melhor opção para a obtenção da reperfusão coronária, se iniciada até 90 minutos do IAM. Para os pacientes com uma contraindicação para fibrinólise ou na vigência de choque cardiogênico, a IPC primária é também uma opção preferencial. A IPC primária se apresenta para muitos como a mais promissora técnica de reperfusão, com resultados aceitáveis clinicamente, mas para a maioria permanece como inexequível, dadas as suas exigências logísticas e a limitação comum a todas as formas de tratamento – o tempo. Concomitantemente, de modo inequívoco, a eficácia da terapia clínica foi mostrada. Entende-se por terapia clínica o uso dos agentes antiplaquetários (aspirina, tienopiridínicos, GPIIb/IIIa), anticoagulantes (heparina não fracionada ou de baixo massa corporal molecular, inibidores direto da trombina), β-bloqueador e inibidores da enzima de conversão da angiotensina.

O implante de cardioversor-desfibrilador intracardíaco (CDI) pode diminuir a morte súbita de modo significativo em pacientes selecionados pós-IAM. Apesar desses avanços, o desafio para o milênio permanece substancial. Reperfusão permanece ainda pouco usada, frequentemente retardada e, mesmo quando prontamente usada, é incompleta a nível celular. Injúria de reperfusão (um fenômeno ainda pouco entendido), lesão microvascular e reoclusão limitam a perfusão miocárdica. A reestenose tardia intra-*stent* farmacológico ainda é uma incógnita no que se refere ao mecanismo; estudos em modelo animal mostram presença de fibrina, células inflamatórias e endotelização incompleta quando da eluição do fármaco.

Nós estamos somente começando a entender as causas da ruptura de placas ateroscleróticas e não temos ainda um meio prático de identificar clinicamente sua vulnerabilidade aterosclerótica. Falta-nos ainda, claramente, um compreensivo conhecimento do processo aterosclerótico da doença coronária (conceito de carga trombótica x doença inflamatória crônica, remodelação positiva do vaso coronariano, a contribuição do espasmo coronariano). Da mesma maneira, os fatores de risco convencionais explicam cerca de 30 a 50% dos casos de doença coronariana. A próxima década deverá focalizar as pesquisas nestas áreas com grande ênfase no campo da genética, do manejo das células-tronco, visando não somente um melhor entendimento fisiopatológico, como também terapêutico.

Há quatro objetivos imediatos no tratamento do paciente com IAM, ou seja, em ordem crescente de importância: 1) identificação da elevação do segmento ST ou novo Bloqueio Completo do Ramo Esquerdo; 2) restabelecimento, manutenção ou aumento do fluxo coronariano, com fibrinolítico ou intervenção percutânea (angioplastia e/ou *stent*); 3) estabilização hemodinâmica; limitação da extensão da lesão miocárdica pela redução do consumo de oxigênio miocárdico e 4) finalmente, alívio da dor isquêmica. Tanto quanto possível, estes objetivos devem ser alcançados simultaneamente.

Ensaios clínicos randomizados duplo-cegos têm mostrado um efeito benéfico comprovado na redução dos eventos clínicos relevantes (mortalidade geral, morte cardiovascular, IAM não fatal, acidente vascular encefálico – AVE) com as seguintes medidas: 1) restauração pronta, precoce, estável e persistente do fluxo sanguíneo epicárdico e perfusão tecidual miocárdica; 2) uso do β-bloqueador; 3) uso prolongado de AAS e tienopiridínicos; 4) uso dos inibidores da enzima conversora da angiotensina; 5) uso prolongado das estatinas quando indicado e, de menor magnitude; 6) tratamento cauteloso das arritmias e uso da aldosterona[18-22].

Tomada de decisão quanto à estratégia de reperfusão

Comemorativos a favor da intervenção percutânea coronariana primária (PCI)

a. A terapia fibrinolítica pode ser feita em somente 60% da população infartada que chega ao hospital, pode dificultar um diagnóstico definitivo de IAM e pode induzir a um tratamento não ideal. Por outro lado, a PCI primária é um processo mecânico que pode ser aplicado a qualquer paciente, fornece um diagnóstico definitivo e resulta em certeza terapêutica.

b. A PCI primária não acarreta risco de tratamento inapropriado com índice de complicações graves aceitáveis, enquanto o fibrinolítico pode ser usado inapropriadamente em até 10% dos casos e tem um risco apreciável de AVC incapacitante (1%) e, finalmente.
c. Com PCI primária o processo de cuidados com o paciente envolve vários grupos disciplinares, revertendo em um melhor desfecho clínico, comparado com a terapia fibrinolítica.

Para cada 100 pacientes que chegam ao hospital com IAM e elevação de ST, aproximadamente 1/4 destes pacientes não será elegível para o uso de fibrinolítico devido a apresentação tardia, história de sangramento recente, hipertensão, e alguns terão o tratamento precocemente interrompido devido a reações alérgicas ou hipotensão. Dos restantes que receberam o tratamento, cerca de 1/3 pode ter o fluxo coronariano normal epicárdico restabelecido se o fibrinolítico usado for a estreptoquinase ou um pouco mais que a metade se alteplase/tenecteplase for usada. Destes, 1/5 experimenta reoclusão e aproximadamente 1/10 pode ter tido reperfusão espontânea e, portanto, terá recebido fibrinolítico desnecessariamente. De modo que aproximadamente 1/4 (estreptoquinase) e metade (alteplase) dos pacientes com IAM e elevação de ST recebem efetivamente a terapia ideal sem risco.

Por outro lado, se a PCI primária é usada nestes mesmos 100 pacientes, nenhum paciente é dispensado e o diagnóstico angiográfico pode usualmente identificar a artéria responsável pelo infarto e ao mesmo tempo avaliar o estado de perfusão coronariana. O tratamento com PCI poderá então ser dado àqueles pacientes em que a reperfusão espontânea não ocorreu e o fluxo coronariano normal epicárdico pode ser obtido em 90 a 97%, de modo que, com a PCI primária, a "terapia ideal" é adquirida e sem riscos e o paciente poderá ser informado mais acuradamente sobre seu diagnóstico e prognóstico[3,22].

Uma metanálise de ensaios clínicos comparando fibrinolítico com placebo mostrou um aumento de risco de morte nas primeiras 24 horas do IAM no grupo de fibrinolítico, porém, no geral, houve uma redução de risco relativo da mortalidade geral de 18%[23].

Comemorativos a favor do fibrinolítico

a. Mudanças na estratégia de administração do fibrinolítico (administração pré-hospitalar, rápida triagem dos pacientes admitidos com dor) têm mostrado uma redução absoluta de 2% na mortalidade nos dias de hoje e redução significativa do choque cardiogênico.
b. A terapia com fibrinolítico possui acesso universal, com tempo curto necessário para início do tratamento, possuindo resultados menos dependentes da experiência do médico, refletindo menor custo para o sistema.
c. Qualquer mudança fundamental no manejo do paciente com IAM deve ser dirigida para uma significativa melhora no prognóstico, sendo assim, pacientes que tiveram restauração do fluxo coronariano normal na artéria responsável pelo IAM teriam melhor prognóstico do que aqueles com a mesma ocluída.
d. Os estudos comparativos entre PCI e fibrinolíticos têm incluído somente pacientes elegíveis para fibrinolíticos e a maioria foi feita em centros de excelência, portanto o viés de seleção deve ser considerado[22,23].
e. O mais importante é que os estudos de registros intervencionistas americanos (mundo real) tiveram dificuldades de replicar os resultados dos ensaios clínicos e, ao mesmo tem-

Capítulo 11 Infarto Agudo do Miocárdio

po, seus resultados foram menores do que o esperado em termos de benefício clínico relevante (morte geral, morte cardiovascular, reinfarto não fatal, AVC).

f. Há de se considerar a relação custo-benefício, a PCI está além da capacidade econômica de um país em desenvolvimento, pior ainda em países pobres.

g. Quando o risco de mortalidade no IAM for < 4,5% não existe benefício da PCI em relação a fibrinolíticos e a adição do clopidogrel ao fibrinolítico acrescenta benefícios aos já conhecidos, do fibrinolítico.

h. temos que ter em mente que o maior benefício obtido com a PCI primária em comparação ao fibrinolítico deve-se em parte a um maior atraso na terapia fibrinolítica.

Considerações

Não existe uma única e simples estratégia de reperfusão para todos os pacientes com IAM e o tempo para reperfusão é mais importante do que propriamente a escolha da terapia. O mesmo é crucial para o seu desfecho clínico, com redução do tamanho do infarto, preservação da função ventricular e diminuição importante de morbimortalidade, sendo que o benefício de qualquer tipo de tratamento diminui à medida que aumenta o tempo decorrido do início dos sintomas. Análises de estudos demonstram o benefício associado ao início precoce da terapêutica, estimando uma mortalidade de 1,6 por 1.000 pacientes a cada hora de atraso do início de tratamento. Todo o esforço deve ser feito para minimizar qualquer tipo de retardo entre o início da dor e o início de uma segura e eficaz estratégia de reperfusão para este tipo de paciente. Essa prioridade é que deve ser levada em conta, acima de tudo, na hora da escolha da forma de tratamento. O mais importante é a tomada de decisão de fazer uso da terapia de reperfusão em tempo hábil, não importando a forma de tratamento (efetividade de tratamento *versus* efetividade de implantação). Há de se considerar algumas variáveis, tais como: tempo do início dos sintomas, risco do paciente, risco de sangramento, retardo relativo à intervenção percutânea[22,23].

Apesar da superioridade da angioplastia no cenário ideal dos ensaios clínicos, o manejo do IAM com supradesnível do segmento ST na prática apresenta inúmeras considerações. Dados de grandes registros americanos e europeus mostram que 60 a 70% dos pacientes com IAM com supradesnível de ST são atendidos em hospitais sem hemodinâmica e que a instituição de terapia de reperfusão é insuficientemente implementada em muitos países, sendo estimado que aproximadamente 1/3 dos pacientes não recebe nenhum tipo de terapia de reperfusão. Além disso, mesmo para os pacientes que recebem a terapia de reperfusão, atrasos no atendimento pré-hospitalar ou intra-hospitalar podem resultar em um pior prognóstico, sendo o risco relativo para óbito de 8% para cada 30 minutos adicionais de atraso. O tempo médio de transferência para realização de angioplastia primária estimado em registros é de 180 minutos, sendo que apenas 4% dos pacientes transferidos atingem tempo menor que 90 minutos[22,23].

No Brasil[3], a prática clínica de atendimento no SUS diverge da realidade de ensaios clínicos. Muitos hospitais que recebem pacientes com IAM com supradesnível de ST não possuem um serviço de hemodinâmica com angioplastia primária disponível 24 horas por dia e 7 dias por semana, e a transferência para hospitais de referência muitas vezes não é factível por contexto de superlotação e retardo na realização de transporte adequado.

Assim, em função das evidências que dispomos, não é possível afirmar que uma terapia é mais efetiva para todos os pacientes, em todos os cenários, em todos os momentos. O uso apropriado e no tempo adequado provavelmente é mais importante do que o tipo de reperfusão. Na existência de um laboratório de hemodinâmica com disponibilidade de realizar uma angioplastia em tempo hábil, o paciente deve ser encaminhado para a realização desta estratégia. Por outro lado, se a angioplastia não é disponível, a administração de droga fibrinolítica o mais precocemente possível é o recomendado[22,23].

AVALIAÇÃO NUTRICIONAL

Avaliação nutricional intra-hospitalar

A avaliação nutricional deve contemplar avaliação antropométrica; avaliação da composição corporal, investigando as reservas de compartimento muscular esquelético e gordura corporal; anamnese alimentar avaliando sinais e sintomas específicos da doença, sintomas gastrointestinais, capacidade funcional, alteração da massa corporal e ingestão alimentar; exame físico; avaliação de exames laboratoriais específicos à condição patológica, com importância em nutrição.

Avaliação antropométrica

Os parâmetros antropométricos mais utilizados serão massa corporal, estatura e perímetro do braço. A partir da massa corporal e estatura deverá ser obtido o índice de massa corporal (IMC) [massa corporal (kg) ÷ (altura (m))^2] que, associado ao perímetro do braço, possibilitará determinar a presença de desnutrição e obesidade e a gravidade destas condições[24].

Caso o paciente não possa deambular, pode-se estimar a estatura por aferição por fita métrica ou estadiômetro no leito ou pela técnica da altura do joelho apresentada por Berger e cols.[25], utilizando-se os parâmetros sexo, idade e estatura do joelho. Neste caso, se não houver disponibilidade de cama balança, pode-se adotar a massa corporal usual ou estimá-la a partir da fórmula de Chumlea e cols.[26], utilizando-se a circunferência da panturrilha, altura do joelho, circunferência do braço e dobra cutânea subescapular.

Muitos desses pacientes podem encontrar-se edemaciados devido à própria condição que apresentam ou por terem recebido reposição volêmica exacerbada. Neste caso, as equações utilizadas para estimativa de massa corporal não são válidas, pois utilizam parâmetros frequentemente alterados por edema[27].

Avaliação da composição corporal

O método mais prático e utilizado em atendimento hospitalar é o uso do somatório das dobras cutâneas de Durnin & Womersley[28], que estabelece o somatório das dobras cutâneas bicipital, tricipital, subescapular e suprailíaca, fornecendo o percentual de gordura de acordo com o sexo e a idade do indivíduo. Adotando-se a classificação proposta por Gallagher e cols.[29], para determinar os parâmetros de normalidade da porcentagem de gordura corporal. Também é importante a avaliação da massa muscular esquelética, que pode ser estimada a partir da associação do perímetro do braço e dobra cutânea tricipital, permitindo o cálculo da circunferência muscular do braço (CMB), a partir da qual é possível classificar a reserva muscular[30] de acordo com o percentual de adequação ao percentil 50 da curva de Frisancho e cols.[31] estratificada por sexo e idade.

Caso o paciente se encontre edemaciado, tanto a avaliação das dobras cutâneas quanto a de circunferências são pouco confiáveis devido à infiltração edematosa de tecidos[27].

Anamnese nutricional

- *Presença de outras doenças*: investigar a presença de outras comorbidades, conforme citado anteriormente na seção "Diagnóstico clínico".
- *Histórico farmacológico*: deve-se avaliar os medicamentos em uso para detectar alterações fármaco-nutrientes ou que interfiram no estado nutricional e metabólico.
- *Sintomas gastrointestinais*: avaliar a presença de náuseas, vômitos, diarreia, constipação e anorexia[32].
- *Capacidade funcional*: avaliar presença, tipo e tempo de disfunção. Avaliar se o paciente se encontra acamado ou deambulando[32].
- *Alteração de massa corporal*: avaliar alteração de massa corporal nos últimos 6 meses e 2 semanas[33].
- *Ingestão alimentar*: investigar hábito alimentar qualitativo e quantitativo através de anamnese alimentar, incluindo frutas e vegetais, grãos integrais, consumo de peixe, número de refeições/dia e consumo alcoólico[34].

Exame bioquímico

O perfil lipídico sérico deve ser solicitado na admissão ou dentro de 24 horas após o início dos sintomas, pois os lipídios séricos começam a diminuir após o evento e são significativamente reduzidos em 48 horas, permanecendo assim por muitas semanas[35]. É importante monitorar glicemia, eletrólitos séricos como sódio, potássio e magnésio (sendo a deficiência deste último comum em pacientes com IAM), a evolução do tratamento avaliando marcadores específicos como troponina-1 e CPK MB[22] e as escórias nitrogenadas como ureia e creatinina, para avaliar a função renal e recuperação do estado nutricional.

Exame físico

Avaliar cabelo, unhas, pele e mucosas para investigar a deficiência de vitaminas e minerais. Avaliar musculatura temporal e bola de Bichart, musculatura do pescoço (supra e infraclavicular), tórax (intercostais e subcostais), dorso (paravertebral) e adutor do polegar para verificar perda de massa muscular esquelética e reserva de gordura corporal. Investigar a presença de edema.

Avaliação nutricional na fase ambulatorial

Além dos procedimentos adotados na fase intra-hospitalar, deve-se complementar com outras medidas de avaliação.

Avaliação antropométrica: Incluir perímetro da cintura e perímetro do pescoço[36,37], pois estão associados à obesidade e ao risco cardiovascular.

Anamnese nutricional:
- *hábitos de vida*: tabagismo, uso de bebida alcoólica e prática de atividade física;

- *sinais e sintomas específicos da doença*: é importante conhecer os sinais e sintomas específicos da doença para alertar a uma possível reincidência do IAM favorecendo a reversão desta condição, evitando-se, assim, suas complicações. Ver na seção "Diagnóstico clínico" os sinais e sintomas clínicos da doença.

Exames laboratoriais específicos da doença: monitorar, nos exames de rotina após 6 a 8 semanas do evento, parâmetros associados aos fatores de risco: perfil lipídico completo, glicemia e insulinemia, homocisteína, proteína C-reativa, fibrinogênio, níveis séricos de creatinina[38].

TRATAMENTO NUTRICIONAL

Na fase intra-hospitalar

Preconiza-se repouso alimentar nas primeiras 6 horas, na ausência de complicações.

O cálculo das necessidades energéticas pode ser realizado por equações preditivas, sendo mais usual e prática nestes casos a fórmula de bolso, na qual se recomenda a oferta de 20 a 25 kcal/kg de massa corporal/dia durante a fase aguda e inicial, e 25 a 30 kcal/kg de massa corporal/dia durante a fase de recuperação. Ao paciente obeso são recomendados de 11 a 14 kcal/kg de massa corporal atual/dia e ao paciente com desnutrição grave são recomendados 25 a 30 kcal/kg de massa corporal atual/dia[30,39]. Deve-se sempre considerar a massa corporal livre de edemas, fazendo-se os descontos de acordo com a gravidade do edema.

Quando for possível, pode-se utilizar a calorimetria indireta para determinar a necessidade energética, uma vez que este é um método preciso. Desta forma, utilizam-se calorímetros indiretos aferindo os volumes de gases inspirados e expirados para calcular o VO_2 e VCO_2 em leituras de 30 minutos (paciente estável) ou 2 horas (paciente instável), sendo utilizada a equação de Weir modificada[40] para obtenção do gasto energético[27] (Quadro 11.1) . No entanto, condições como fístula broncopleural ou terapia de substituição renal podem diminuir a precisão da leitura[27].

$$\text{Gasto energético (kcal/dia):} [(VO_2 \times 3{,}941) + (VCO_2 \times 1{,}11)] \times 1{,}440$$

A ingestão de macro e micronutrientes deverá ser estabelecida de acordo com o quadro clínico e os resultados laboratoriais[30], solicitando-se, entretanto, dieta hipolipídica com redução de gordura saturada e colesterol, em função do estado inflamatório. Em caso de disfunção renal aguda, a diretriz brasileira[41] recomenda uma ingestão de proteínas de 0,6 a 1 g/kg de massa corporal atual ou ajustado/dia.

Com relação à ingestão de fibras, há a necessidade de repouso absoluto na fase aguda, pois pode levar à obstipação intestinal. Devido ao uso de medicamentos constipantes, imobilidade e dietas pobres em resíduos, é necessária a introdução de fibras alimentares na fase de recuperação para facilitar o funcionamento intestinal, evitar constipação e tornar mais lenta a absorção de glicose. Recomenda-se, nesta fase, a introdução de 20 a 30 g de fibras/dia[30].

Recomenda-se ingestão hídrica de 30 mL/kg de massa corporal atual ou ajustada/dia. Em alguns casos, como a presença de edema grave ou reposição volêmica exacerbada, é necessária a restrição hídrica[30]. Neste caso, a ingestão de sódio deve ser, no máximo, de 2 a 3 g/dia, podendo ser modificada de acordo com o sódio plasmático e tolerância à dieta hipossódica[42].

Para pacientes com possibilidade de uso da via oral, as primeiras refeições devem ser em consistência semilíquida e/ou pastosa, para facilitar o processo de digestão e pelo fato de este paciente encontrar-se em repouso relativo (leito-cadeira) após o evento[43], evoluindo para a consistência branda conforme a tolerância do paciente.

Deve-se fracionar a refeição em pequenos volumes de quatro a seis vezes ao dia para facilitar o processo digestório e, consequentemente, proporcionar menor esforço cardíaco[30,43].

É contraindicado o consumo de alimentos que dificultem o funcionamento intestinal e alimentos flatulentos que possam causar desconforto digestório e contribuir com sintomas de náuseas e vômitos, como, por exemplo, bebidas gasosas ou muito açucaradas, preparações muito condimentadas ou gordurosas e doces em geral.

Pacientes que ingerem bebidas cafeinadas regularmente podem ingerir até uma a duas xícaras de café durante a fase aguda, já que a retirada da cafeína está associada com dor de cabeça e aumento da frequência cardíaca. Durante a fase de recuperação, doses moderadamente altas de cafeína de até 400 mg (duas a quatro xícaras de café) não aumentam de forma significativa a pressão arterial e arritmia ventricular em pacientes com doença cardíaca isquêmica[44].

Em caso de vômitos e náuseas, evitar alimentos lácteos, ácidos e sucos de frutas ácidas; não oferecer ao paciente os alimentos que lhe causem repulsa; evitar a posição horizontal do leito por no mínimo 2 horas após as refeições; dar preferência a alimentos em temperatura ambiente; evitar tomar líquidos durante a refeição[43,45].

É importante que a dieta oferecida apresente um adequado teor de vitaminas do complexo B, devido ao importante papel na produção de energia do miocárdio, e parecem ser importantes na redução da vulnerabilidade à isquemia[46]. As vitaminas C e E e o mineral selênio favorecem o equilíbrio antioxidante contribuindo, assim, com o estado anti-inflamatório, já que o aumento do estresse oxidativo que ocorre durante o IAM e após a reperfusão com agente fibrinolítico pode contribuir com a patogenicidade do dano ao miocárdio[46]. A deficiência do mineral magnésio aumenta o risco de desenvolver arritmias cardíacas em pacientes com IAM. Além disso, este mineral é importante por inibir agregação plaquetária, promover vasodilatação e prevenir vasoespasmos[46].

Caso não seja possível utilizar a via oral, deve-se instituir suporte nutricional por via enteral, utilizando baixa velocidade de infusão e fórmulas apropriadas para o quadro clínico metabólico, que assegurem a oferta de nutrientes como ômega-3, vitaminas e minerais antioxidantes importantes no processo de cicatrização (vitaminas A, E e C, zinco e selênio), eletrólitos e vitamina B_1, por sua ação cardiotônica[47].

Na fase ambulatorial

Miguez e cols.[48] realizaram estudo em ratos, no qual observaram efeito protetor com a suplementação de extrato de soja durante 1 mês após o IAM, pois verificaram redução da taxa de mortalidade e da fração de ejeção. Outro estudo verificou que ratos que consumiram uma dieta rica no flavonoide antocianidina foram mais resistentes à isquemia regional induzida, além de apresentarem área infartada reduzida e maiores níveis de enzimas antioxidantes glutationa mitocondrial[49].

A orientação nutricional é baseada na prevenção secundária de doença cardiovascular, segundo as diretrizes da *American Heart Association* (AHA)[34] e do *National Cholesterol Education*

Program (NCEP)[50]. Deve-se determinar metas nutricionais ajustadas a outras comorbidades, como hipertensão, diabetes e doença renal, caso o paciente as apresente.

- *Valor energético total (VET)*: atingir valor energético total adequado. Em pacientes com IMC > 25 kg/m² ou homens com PC > 102 cm ou mulheres com PC > 88 cm, promover redução de massa corporal de pelo menos 5% e, preferencialmente > 10% em até 6 meses com meta de *défice* energético de 500 a 1.000 kcal/dia.
- *Lipídios:* 25 a 35% do VET, sendo ácido graxo saturado < 7% do VET, ácido graxo *trans* < 1% do VET, monoinsaturada ≤ 15% do VET, ácido graxo poli-instaurado ≤ 10% do VET, colesterol dietético < 200 mg/dia.
- *Carboidratos:* 50-60% do VET, priorizando-se integrais, frutas e vegetais.
- *Proteínas*: 15-20% do VET, priorizar proteínas vegetal e animal com teor reduzido de gordura.
- *Fibras*: 5 a 10 g/dia de fibra solúvel.
- *Vitaminas e minerais*: ácido fólico, vitaminas B_6 e B_{12}, vitamina C, vitamina E e selênio, potássio, magnésio e cálcio de acordo com a recomendação nutricional diária.
- *Macronutrientes específicos*: proteína de soja (25 g/dia); ácidos graxos da série ômega-3.
- *Antioxidantes*: betacaroteno, coenzima Q-10 e bioflavonoides em grande quantidade na dieta.
- *Consumo de álcool*: não mais do que uma porção (15 g) ao dia para mulheres e duas porções (30 g) ao dia para homens.
- *Sódio*: o consumo de sódio deve ser < 2.400 mg/dia ou < 6 g/dia de cloreto de sódio.

Estudos epidemiológicos mostram que o consumo regular de oleaginosas em geral se correlaciona inversamente com IAM e doença vascular isquêmica[51].

Capítulo 11 — Infarto Agudo do Miocárdio

Caso Clínico

1. Identificação do paciente

DMT, sexo feminino, 60 anos, do lar, branca, casada, natural e residente do Rio de Janeiro. Mora com marido em casa localizada em bairro com saneamento básico. Tem casal de filhos, seu filho e netas residem no andar de cima. Possui renda familiar de R$ 1.200,00 e ensino fundamental completo.

2. Dados clínicos

a. *Queixa principal:* "Dor no peito e visão turva".

b. *História da doença atual:* Previamente assintomática, a paciente refere que aproximadamente 30 minutos após incidente que lhe provocou fortes emoções, sentiu dor retroesternal com irradiação para braço esquerdo por cerca de 20 minutos, associada a quadro progressivo de mal-estar, visão turva até total escurecimento, sudorese profusa e fria acompanhada de palpitações. Nega perda da consciência, náuseas ou vômitos. Procurou assistência médica na primeira hora do início do quadro.

c. *História da doença pregressa:* Obesidade e hipertensão arterial sistêmica de longa data em uso irregular de medicação. Nega história de diabetes *mellitus*, dor torácica aos esforços, tabagismo e etilismo. Nega alergia alimentar e medicamentosa.

d. *História social e familiar:* Pratica exercícios físicos de forma irregular. Mãe viva, 85 anos, hipertensa, diabética. Pai falecido há 30 anos (cirrose hepática). Nega casos de neoplasias, IAM ou AVE. Esposo hipertenso e casal de filhos saudáveis.

e. *Exame físico*

Sinais vitais: PA: 100/60 mmHg (deitado-MSE) 86/40 mmHg (sentado-MSE) 84/40 mmHg (em pé-MSE) 86/40 mmHg (em pé-MSD) FC = 98 bpm FR = 18 rpm.

Paciente sonolenta, pouco cooperativa, corada, hidratada, taquipneica em ar ambiente, anictérica, acianótica, com perfusão capilar periférica diminuída ++/4+.

Cabeça e pescoço: Olhos, ouvidos, nariz e cavidade oral sem alterações. Ausência de linfonodomegalias. Tireoide impalpável. Presença de turgência jugular patológica.

AC: *Ictus cordis* impalpável. À ausculta, ritmo regular em três tempos (B4). Bulhas normofonéticas. Ausência de sopros.

AR: Expansibilidade, frêmito toracovocal presente, som claro atimpânico à percussão. Murmúrio vesicular universalmente audível, sem ruídos adventícios.

Abdome: Atípico, flácido, peristáltico, timpânico, indolor à palpação superficial e profunda, sem massas ou visceromegalias. Fígado impalpável. Traube livre. Reflexo hepatojugular presente.

MMII: Pulsos poplíteos e pediosos presentes, simétricos e de boa amplitude. Ausência de edema. Ausência de empastamento de panturrilhas.

Exame neurológico normal.

f. *Diagnóstico clínico:* Síndrome coronariana aguda com supra de ST-T.

3. Conduta médica na fase aguda

Realizado ECG com 10 minutos de entrada no setor de emergência e iniciada hidratação venosa com 3.000 mL de soro fisiológico 0,9%.

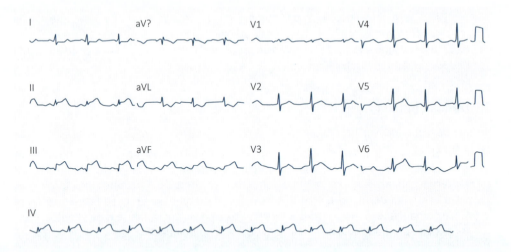

Após volume houve melhora da sonolência, da PA e FC para níveis satisfatórios, sendo então iniciada infusão de droga (STK – 1.500.000 U) com a seguinte evolução:

Enzimas	Inicial	3 h	6 h	18 h
CPK	215	347	615	1.261
CK-MB	19	54	120	172

A paciente evoluiu em Killip I, sem dor torácica e o ECG evolutivo encontra-se a seguir.

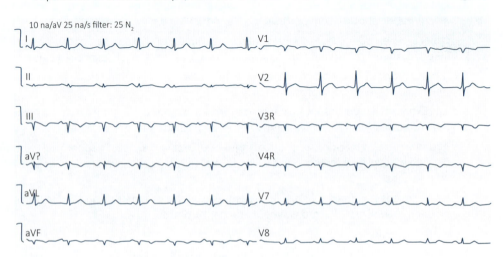

A paciente foi submetida evolutivamente a teste de esforço, tendo atingido 11,5 METs sem dor ou alteração do ECG e o ecocardiograma pré-alta mostrou: Ao = 29 mm; AE = 36 mm; VD = 19 mm; Ved = 50 mm; Ves = 29 mm; SIV = 9 mm; PPVE = 9 mm; FE = 72%. Discreta hipocinesia da região inferior do VE (basal e média). Défice de relaxamento do VE. Espessamento mitral com regurgitação valvar de grau leve. Discreta regurgitação tricúspide.

4. Medicamentos

Ácido acetilsalicílico (aspirina) – 100 mg/dia; betabloqueador – 160 mg/dia; clopidogrel – 75 mg/dia; captopril – 150 mg/dia.

5. Avaliação antropométrica na fase intra-hospitalar

Dados antropométricos	Avaliação	Classificação
Massa corporal atual (kg)	85,7	-
Massa corporal usual (kg)	83	-
Estatura (m)	1,62	-
IMC (kg/m^2)	32,6	Obesidade grau 1
DCT (mm)	30	p 75-90
PB (cm)	34,7	p 75-90
PC (cm)	92,4	Muito alto
PP (cm)	37	Alto

Referências: World Health Organization24,25; Ben-Noun L, Laor A26; Cuppari30; Frisancho31.

DCT: dobra cutânea tricipital, PB: perímetro do braço, PC: perímetro da cintura, PP: perímetro do pescoço.

6. Avaliação bioquímica dentro das primeiras 24 horas

Dados bioquímicos	Valores de referência	Avaliação
Sódio (mEq/L)	135-145	137
Potássio (mEq/L)	3,5-5,5	5
Cálcio (mg/dL)	8,5-10,2	10,7
Magnésio (mg/dL)	1,7-2,6	3,27
CPK (UI/mL)	Até 110	215
CPK-MB (ng/mL)	Até 5	19
Troponina	Não reagente	Não reagente
Glicemia (mg/dL)	70-100	114
Ureia (mg/dL)	15-40	57
Creatinina (mg/dL)	0,6-1,2	1,6

CPK: creatinofosfoquinase; CPK MB: creatinofosfoquinase específica do músculo cardíaco.

7. Dados da anamnese alimentar

Na anamnese a paciente informa elevado consumo de açúcar, bebidas carbonatadas artificiais, salgadinhos e frituras. Baixo consumo de peixe e frutas. Utiliza leite e derivados integrais e alimentos do grupo de cereais refinados. Consumo adequado de vegetais tipo A. Geralmente realiza poucas refeições com grandes volumes de alimentos/dia – três refeições/dia, com maior concentração de alimentos no almoço.

8. Parecer nutricional

Paciente hipertensa, apresenta obesidade evidenciada pelo IMC, de acordo com a OMS (1998). Embora a paciente não tenha diabetes *mellitus*, as concentrações séricas de glicose encontraram-se elevadas provavelmente em função da extensão da área infartada. Apresenta alimentação rica em carboidratos simples e gordura saturada com baixo teor de fibras, vitaminas e minerais.

Nas primeiras refeições deve ser prescrita dieta hipolipídica, hipossódica e hipoenergética e de consistência pastosa com progressão para dieta branda conforme evolução do paciente. Na alta hospitalar dieta hipoenergética de consistência normal.

9. Exemplo da dieta hospitalar conforme prescrição

Refeição	Alimentos
Desjejum	Leite enriquecido com maçã Biscoito *cream cracker* Queijo *cottage* e/ou ricota amassada
Colação	Caqui sem casca amassado
Almoço	Macarrão bem cozido ao sugo Caldo de feijão Frango desfiado cozido Cenoura e beterraba cozidas no vapor amassadas Creme de espinafre
Lanche	Mingau de farinha de aveia Mamão à francesa
Jantar	Purê de batata inglesa/batata doce Purê de abóbora Chuchu cozido no vapor amassado Filé de arenque desfiado ao molho Papa de pera e erva-doce
Ceia	Iogurte de frutas

10. Interação fármaco-alimento

- AAS – É indicado o seu consumo junto da refeição e não associá-lo com álcool, já que este medicamento é irritante da mucosa gástrica, podendo aumentar risco de sangramento e ulcerações[37].

Capítulo 11   Infarto Agudo do Miocárdio

- Clopidogrel: Uso concomitante com álcool pode ocasionar severa irritação no estômago. O álcool potencializa o efeito de anticoagulantes podendo gerar hemorragia. Além disso, potencializa o efeito dos anti-hipertensivos promovendo vasodilatação arteriolar.

11. Prescrição dietética

a. Cálculo do Valor Energético Total (VET):

Inicialmente será calculado segundo a recomendação para o paciente crítico obeso: 11 a 14 kcal/kg massa corporal atual/dia.

VET = 14 × massa corporal [kg] = 14 × 85,7 = 1.200 kcal

Após avaliação da aceitação da dieta, caso não tenham sido observadas intercorrências, a mesma pode ser evoluída no dia subsequente para a recomendação da fase de recuperação, adotando-se 25 kcal/kg de massa corporal ajustada/dia.

> **Massa corporal ajustada** = (massa corporal atual – massa corporal ideal) x 0,25 + massa corporal ideal, sendo massa corporal ideal obtida a partir do IMC médio de 22 kg/m² para homens e 20,8 kg/m² para mulheres[30].

Massa corporal ajustada = (85,7 – 54) × 0,25 + 54 = 62 kg
VET = 25 × massa corporal ajustada [kg] = 25 × 62 = 1.500 kcal

b. Distribuição de macronutrientes energéticos:

- Recomendação de proteínas:

    Apesar do aumento das escórias nitrogenadas observado nos exames bioquímicos, que apontam aumento de ureia e creatinina, a função renal está preservada, já que o *clearance* de creatinina, segundo Cockcroft & Gault[52], foi de 80,3 mL/min.

    Adotar a recomendação de 1 g de proteína/kg de massa corporal ajustada/dia (normoproteica).

    Proteínas (g): 1 × massa corporal ajustada [kg] = 1 × 62 = 62 g

	% VET	g/dia	kcal
VET	-	-	1.505
Proteínas	17%	65	260
Carboidratos	56,6%	212	849
Gordura total	26,4%	44	396

A distribuição dos outros macronutrientes da dieta prescrita deve estar adequada à diretriz proposta pelo NCEP[50] e a uma dieta hipolipídica.

- *Distribuição de Lipídios*: 26,4% do VET, sendo 6,3% saturados, 7,4% poli-insaturados, 9,3% monoinsaturado. Colesterol: 78,6 mg; gordura *trans*: 0,3 mg; ω-3: 1,7 mg; ω-6: 9,4 mg – indicado principalmente para o controle da dislipidemia[50].

c. Oferta de vitaminas e minerais:

A distribuição de vitaminas e minerais da dieta prescrita encontra-se adequada às recomendações nutricionais diárias de acordo com a *Dietary Reference Intakes* – DRI[53,54].

Minerais	Quantidade fornecida pela dieta	Vitaminas	Quantidade fornecida pela dieta
Cálcio	1.228 mg	Vitamina A	1.662,2 RE
Cobre	1,3 mg	Vitamina D	1,5 µg
Cromo	0,7 µg	Vitamina E	20,8 mg
Magnésio	364,9 mg	Vitamina K	80,7 mg
Manganês	204,6 mg	Vitamina C	83 mg
Potássio	3767,3 mg	Tiamina (B_1)	1,5 mg
Selênio	64,8 µg	Riboflavina (B_2)	1,7 mg
Sódio	1.415,2 mg	Niacina (B_3)	23,1 Eq mg
Zinco	10,2 mg	Piridoxina (B_6)	1,6 mg
		Cianocobalamina (B_{12})	2,9 µg
		Ácido fólico (B_9)	410,1 µg
		Biotina	24 µg
		Ácido pantotênico	4,8 mg

As vitaminas do complexo B, vitamina C, vitamina E e os minerais selênio e magnésio, que são importantes no tratamento dos pacientes com IAM, encontram-se adequados.

d. Outras características da dieta

A dieta é fracionada em seis refeições: desjejum, colação, almoço, lanche, jantar e ceia.

É prescrita ingestão hídrica de 1,9 L/dia, calculada a partir das necessidades hídricas para indivíduos infartados (30 mL/kg de massa corporal ajustada/dia).

O teor de fibras é de 25,5 g, sendo 6,8 g de fibra solúvel – indicado para pacientes que sofreram IAM.

12. Orientações nutricionais para alta hospitalar

Dicas práticas para o dia a dia

Beber quatro copos de água pela manhã e quatro copos de tarde.

Nas pequenas refeições

- Beba leite desnatado ou de soja e/ou consuma queijos magros: até 8 g de gorduras totais em 30 g de porção e/ou consuma iogurte.
- Prefira pães integrais e farelo de aveia.
- Consuma castanhas, nozes e amêndoas pelo menos duas vezes por semana.
- Não consumir biscoitos recheados, folhados, sorvetes e salgados, congelados (hambúrguer, lasanhas empanados, etc.), produtos industrializados, chocolate, balas e leite de coco.
- Usar açúcar moderadamente (uma colher de chá). Mas lembre de priorizar o sabor natural das frutas.

Nas grandes refeições

- *Não usar saleiro à mesa e usar o mínimo possível de sal no preparo dos alimentos.*
- *Temperar a salada com limão, azeite (uma colher de sobremesa/refeição), vinagre, ervas, alho. Experimente acrescentar frutas.*
- *Caso não consuma legumes no almoço, acrescente fruta como sobremesa.*
- *Não usar temperos prontos em pó ou cubos, pois contêm muito sal.*
- **Não comer**: *salsichas, linguiças, mortadela, salame, pois contêm muito sal e gordura.*
- *Preparar os alimentos* **grelhados, cozidos, refogados** *ou* **assados**. *Evitar frituras e empanados (no máximo uma vez por semana).*
- *Tirar a gordura aparente das carnes e a pele das aves antes da preparação.*
- *Frequência de consumo das carnes:*
    - **peito de frango sem pele** – *três vezes por semana;*
    - **carne bovina** – *uma vez por semana* (**patinho, chã, lagarto, músculo e alcatra**);
    - **peixe** – *duas vezes por semana* (**cavala, arenque, sardinha, salmão, atum e truta**).
- Opções de carne magra para sanduíche: frango desfiado; carne moída; sardinha ao forno. Evitar peito de peru em excesso.
- Não cozinhar carnes no feijão, pois a gordura passa para o caldo.

> Não pode faltar na lista de compras: peixes; frutas principalmente vermelhas como ameixa, morango, uva, maçã; feijão; legumes e verduras; cereais integrais.

13. Plano alimentar para 1 semana na fase ambulatorial

Foi calculada uma dieta de 1.500 kcal de acordo com a fórmula da *Dietary Reference Intakes*[55] com posterior subtração de 500 kcal/dia visando proporcionar uma perda ponderal de aproximadamente 2 kg por mês.

1º Dia – Segunda-feira

Hora	Refeição	Alimentos	Quantidade
	Desjejum	Leite de soja sabor coco maçã com farelo de aveia	1 copo – 200 mL 1 unid. 1 e ½ col. sopa
	Colação	Mamão formosa	1 fatia pequena
	Almoço	Salada Caesar Cenoura cozida Azeite Arroz Feijão mulatinho Filé bovino Laranja	À vontade 3 col. sopa 1 col. sobremesa 4 col. sopa 1 concha 1 unid. pequena – 50 g 1 unid.
	Lanche	Leite desnatado batido com maçã Pão de forma torrado com margarina Maçã	1 copo – 200 mL ½ unid. 1 fatia 1 col. chá ½ unid.
	Jantar	Salada de alface, tomate, pepino Repolho roxo refogado Azeite Purê de batata Filé de arenque ao forno Melão	À vontade 3 col. sopa 1 col. sobremesa 4 col. sopa rasas 1 filé médio – 100 g 1 fatia média
	Ceia	Chá com torrada	1 fatia de pão de forma

2º Dia – Terça-feira

Hora	Refeição	Alimentos	Quantidade
	Desjejum	Torrada industrializada Queijo minas frescal Uva	1 e ½ unid. 1 fatia média 8 unid. grandes
	Colação	Iogurte de morango *light*	1 copo de geleia – 150 mL
	Almoço	Salada de agrião, tomate e kiwi Vagem refogada Azeite Arroz Feijão mulatinho Peito de frango sem pele assado Banana	À vontade 2 col. sopa 1 col. sobremesa 4 col. sopa ½ concha ¼ unid. 1 unid.
	Lanche	Iogurte de morango *light* com *mix* de castanhas e mamão papaia	1 copo de geleia – 150 mL 1 col. sopa ½ unid.
	Jantar	Salada de rúcula, castanha e tomate cereja Abóbora refogada Azeite Arroz com brócolis Feijão preto Bife grelhado Ameixa	À vontade 2 col. sopa 1 col. sobremesa 4 col. sopa rasas ½ concha 1 unid. pequena – 50 g 3 unid.
	Ceia	Mingau de aveia com canela	100 mL de leite desnatado + 1 col. sopa de farelo de aveia

3º Dia – Quarta-feira

Hora	Refeição	Alimentos	Quantidade
	Desjejum	Pão de forma integral Queijo minas frescal e requeijão *light*	1 fatia 1 fatia média 1 e ½ col. sopa
	Colação	Pera	1 unid.
	Almoço	Salada aipo e alface com uva passa e iogurte Purê de batata Arroz com brócolis Feijão preto Filé de pescada grelhado Uva	À vontade 1 col. sopa 4 col. sobremesa 2 col. sopa rasas 2 col. sopa ½ concha 1 filé médio – 100 g 8 unid. grandes
	Lanche	Pão de forma Queijo minas frescal Pera	1 fatia 1 fatia média 1 unid.
	Jantar	Salada verão Espinafre refogado Azeite Panqueca de frango	À vontade 2 col. sopa 1 col. sobremesa 1 unid. média – 120 g
	Ceia	Biscoito maisena Leite desnatado quente	2 unid. 100 mL

4º Dia – Quinta-feira

Hora	Refeição	Alimentos	Quantidade
	Desjejum	Iogurte natural com castanha-do-pará triturada	1 unid. – 200 g 2 unid.
	Colação	Damasco seco	3 unid.
	Almoço	Salada rúcula com tomate seco Azeite Arroz Grão-de-bico Filé de frango grelhado Pera	À vontade 1 unid. 1 col. sobremesa 4 col. sopa ½ col. de arroz 1 unid. pequena – 50 g 1 unid.
	Lanche	Iogurte natural com granola e morango	½ copo – 100 g 1 e ½ col. sopa rasa 8 unid. grandes
	Jantar	Salpicão de frango Batata palha Tangerina	5 col. sopa – 125 g 2 col. sopa 1 unid.
	Ceia	Mingau de maisena com canela	100 mL de leite desnatado + 1 col. sopa de maizena

Continua...

5º Dia – Sexta-feira

Hora	Refeição	Alimentos	Quantidade
	Desjejum	Queijo minas frescal Pão de forma integral	2 fatias médias 1 fatia
	Colação	Ameixa	3 unid.
	Almoço	Salada de alface, repolho roxo e cenoura ralada Couve refogada Azeite Arroz Feijão preto Sardinha no forno Maçã	À vontade 3 col. sopa 1 col. sobremesa 4 col. sopa ½ concha 1 e ½ unid. 1 unid.
	Lanche	Castanha-do-pará picada com banana Queijo minas frescal	2 unid. 1 unid. 1 fatia média
	Jantar	Salada de broto de trigo, pepino e *kani* Brócolis refogado Azeite *Yakissoba* de legumes e frango Pêssego	À vontade 6 col. sopa 1 col. sobremesa 8 col. sopa 1 unid.
	Ceia	Chá *Cookie*	 2 unid.

6º Dia – Sábado

Hora	Refeição	Alimentos	Quantidade
	Desjejum	Leite desnatado com café Adoçante sucralose Pão torrado com requeijão *light*	1 copo – 200 mL 1 xícara café – 50 mL 4 gotas 1 fatia 1 e ½ col. sopa
	Colação	Tangerina	1 unid.
	Almoço	Salada de agrião, orégano e couve-flor Abóbora refogada Azeite Arroz Grão-de-bico Filé de frango grelhado Kiwi	À vontade 2 col. sopa 1 col. sobremesa 4 col. sopa ½ col. arroz 1 unid. peq. – 50 g 1 unid.
	Lanche	Leite de soja sabor baunilha Caqui com linhaça moída	1 copo – 200 mL 1 unid. 1 col. sopa
	Jantar	Salada de alface e tomate Palmito em conserva Azeite Pizza de muçarela de búfala, tomate seco e rúcula Pêra	À vontade 3 unid. 1 col. sobremesa 1 fatia grande – 140 g 1 unid.
	Ceia	Iogurte *light*	1 unid.

7º Dia – Domingo			
Hora	Refeição	Alimentos	Quantidade
	Desjejum	Leite desnatado batido com abacate	1 copo – 200 mL 2 col. de sopa
	Colação	Leite fermentado	1 unid. – 75 mL
	Almoço	Salada de tomilho, *champignon*, cebolinha roxa e vinagre Berinjela grelhada em rodelas Azeite Espaguete com salmão Pêssego	À vontade 3 unid. 1 col. sobremesa 5 garfadas 1 filé – 100 g 1 unid.
	Lanche	Pão de forma integral Queijo minas frescal Uva	1 fatia 1 fatia média 8 unid. grandes
	Jantar	Salada de agrião, tomate, pepino e ovo cozido Azeite Pão sírio recheado com maionese *light*, repolho roxo, sardinha assada e alho refogado	À vontade 1 unid. 1 col. sobremesa 1 unid. – 50 g 1 col. sobremesa 1 col. sopa 2 unid. À vontade
	Ceia	Banana	1 unid.

SITES RECOMENDADOS

- American Heart Association's Heart Attack – http://www.americanheart.org/heartattack
- European Society of Cardiology – http://www.escardio.org
- World Health Organization – http://www.who.int
- Sociedade Brasileira de Cardiologia – http://www.cardiol.br

REFERÊNCIAS BIBLIOGRÁFICAS

1. Simão AF, Précoma DB, Andrade JP, Correa Filho H, Saraiva JFK, Oliveira GMM, et al. Sociedade Brasileira de Cardiologia. I Diretriz Brasileira de Prevenção Cardiovascular. Arq Bras Cardiol. 2013;101(6 Supl. 2):1-63.
2. Writing Group Members, Mozaffarian D, Benjamin EJ, Go AS, Arnett DK, Blaha MJ, Cushman M, et al.; American Heart Association Statistics Committee; Stroke Statistics Subcommittee. Circulation. 2016 Jan 26;133(4):447-54.
3. Nicolau JC, Timerman A, Marin-Neto JA, Piegas LS, Barbosa CJDG, Franci A, Sociedade Brasileira de Cardiologia. Diretrizes da Sociedade Brasileira de Cardiologia sobre Angina Instável e Infarto Agudo do Miocárdio sem Supradesnível do Segmento ST. Arq Bras Cardiol. 2014;102(3 Supl. 1):1-61.
4. Levine GN, Bates ER, Blankenship JC, Bailey SR, Bittl JA, Cercek B, et al. 2015 ACC/AHA/SCAI Focused Update on Primary Percutaneous Coronary Intervention for Patients With ST-Elevation Myocardial Infarction: An Update of the 2011 ACCF/AHA/SCAI Guideline for Percutaneous Coronary Intervention and the 2013 ACCF/AHA Guideline for the Management of ST-Elevation Myocardial Infarction. J Am Coll Cardiol. 2016;67(10):1235-50.
5. Levine GN, Bates ER, Blankenship JC, et al.; Stemi Writing Committee, O'Gara PT, Kushner FG, Ascheim DD, et al.; ACC/AHA Task Force Members, Halperin JL, Levine GN, Anderson JL, et al. 2015 ACC/AHA/SCAI focused update on primary percutaneous coronary intervention for patients with ST-elevation myocardial Infarction: An update of the 2011 ACCF/AHA/SCAI guideline for percutaneous coronary intervention and the 2013 ACCF/AHA guideline for the management of ST-elevation myocardial infarction: A report of the American College of Cardiology/American Heart Association Task Force on Clinical Practice Guidelines and the Society for Cardiovascular Angiography and Interventions. Endorsed by the Latin American Society of Interventional Cardiology; PCI Writing Committee, Catheter Cardiovasc Interv. 2016 May;87(6):1001-19.
6. Lozano R, Naghavi M, Foreman K, et al. Global and regional mortality from 235 causes of death for 20 age groups in 1990 and 2010: a systematic analysis for the Global Burden of Disease Study 2010. Lancet. 2012; 380 (9859):2095-128.
7. Hannan EL, Samadashvili Z, Walford G, Holmes DR Jr, Jacobs AK, Stamato NJ, et al. Culprit vessel percutaneous coronary intervention versus multivessel and staged percutaneous coronary intervention for ST-segment elevation myocardial infarction patients with multivessel disease. JACC Cardiovasc Interv. 2010;3(1):22-31. doi: 10.1016/j.jcin.2009.10.017.
8. Brunetti ND, De Gennaro L, Correale M, Santoro F, Caldarola P, Gaglione A, et al. Pre-hospital electrocardiogram triage with telemedicine near halves time to treatment in STEMI: A meta-analysis and meta-regression analysis of non-randomized studies. Int J Cardiol. 2017 Apr 1;232:5-11. doi: 10.1016/j.ijcard.2017.01.055.
9. Kalavrouziotis D, Rodés-Cabau J, Mohammadi S. Moving Beyond SHOCK: New Paradigms in the Management of Acute Myocardial Infarction Complicated by Cardiogenic Shock. Can J Cardiol. 2017;33(1):36-43.
10. Steg G, James SK, Atar D, Badano LP, Lundqvist C, Borger MA, et al. ESC guidelines for the management of acute myocardial infarction in patients presenting with ST-segment elevation. Eur Heart J. 2012;33:2569-619.
11. Petrovič D, Tibaut M, Mekiš D. Pathophysiology of Myocardial Infarction and Acute Management Strategies. Cardiovasc Hematol Agents Med Chem. 2016 Dec 15. [Epub ahead of print]
12. Chistiakov DA, Myasoedova VA, Revin VV, Orekhov AN, Bobryshev YV. The phenomenon of atherosclerosis reversal and regression: Lessons from animal models. Exp Mol Pathol. 2017;102(1):138-145.
13. Ross R, Glomset JÁ. The pathogenesis of atherosclerosis II. N Eng J Med. 1976;295:369-77.
14. Reed GW, Rossi JE, Cannon CP. Acute myocardial infarction. Lancet. 2017 Jan 14;389(10065):197-210.
15. Heusch G, Gersh BJ. The pathophysiology of acute myocardial infarction and strategies of protection beyond reperfusion: a continual challenge. Eur Heart J. 2017 Mar 14;38(11):774-784. doi: 10.1093/eurheartj/ehw224.
16. Chapman AR, Adamson PD, Mills NL. Assessment and classification of patients with myocardial injury and infarction in clinical practice. Heart. 2017 Jan 1;103(1):10-18.
17. Sandoval Y, Thygesen K. Myocardial Infarction Type 2 and Myocardial Injury. Clin Chem. 2017 Jan;63(1):101-107.
18. White HD, Chew DP. Acute myocardial infarction. Lancet. 2008;372(9638):570-84.

19. Yadlapati A, Gajjar M, Schimmel DR, Ricciardi MJ, Flaherty JD Contemporary management of ST-segment elevation myocardial infarction. Intern Emerg Med. 2016;11(8):1107-1113.
20. Cayla G, Silvain J, Collet JP, Montalescot G. Updates and current recommendations for the management of patients with non-ST-elevation acute coronary syndromes: what it means for clinical practice. Am J Cardiol. 2015 Mar 14;115(5 Suppl):10A-22A.
21. Bauters C. Long-term management of coronary patients: current guidelines and practices. Am J Cardiovasc Drugs. 2007;7(Spec No 1):1-4.
22. Wilson BH, Humphrey AD, Cedarholm JC, Downey WE, Haber RH, Kowalchuk GJ, et al. Achieving sustainable first door-to-balloon times of 90 minutes for regional transfer ST-segment elevation myocardial infarction. JACC Cardiovasc Interv. 2013;6(10):1064-71.
23. Guillermin A, Yan DJ, Perrier A, Marti C. Safety and efficacy of tenecteplase versus alteplase in acute coronary syndrome: a systematic review and meta-analysis of randomized trials. Arch Med Sci. 2016 Dec 1;12(6):1181-1187.
24. World Health Organization. Measuring obesity – classification and description of anthropometric data. Report of a WHO Regional Office Consultation on the Epidemiology of Obesity. Copenhagen, 1988.
25. Berger MM, Cayeux MC, Schaller MD, Soguel L, Guido P, Chioléro RL. Stature estimation using the knee height determination in critically ill patients. e-SPEN. Eur e-J Crit Nutr Metab. 2008; 3:e84-8.
26. Chumlea WC, Guo S, Roche AF, Steinbaugh ML. Prediction of body weight for the non ambulatory elderly from anthropometry. Journal of American Dietetic Association. 1988;88:564-8.
27. Toledo D, Castro M. Terapia Nutricional em UTI. Rio de Janeiro: Ed. Rubio; 2015.
28. Durnin JV, Womersley J. Body fat assessed from total body density and its estimation from skinfold thickness: measurements on 481 men and women aged from 16 to 72 years. Br J Nutr. 1974;32:77-97.
29. Gallagher D, Heymsfield SB, Heo M, Jebb SA, Murgatroyd PR, Sakamoto Y. Healthy percentage body fat ranges: an approach for developing guidelines based on body mass index. Am J Clin Nutr. 2000;72(3):694-701.
30. Cuppari L. Guias de medicina ambulatorial e hospitalar / nutrição clínica da UNIFESP - EPM. 3ª ed. São Paulo: Manole; 2014.
31. Frisancho AR. Anthropometric standards for assessment of growth and nutritional status. Ann Arbor: University of Michigan; 1990.
32. Detsky AS, McLaughlin JR, Baker JP, Johnston N, Whittaker S, Mendelson RA, et al. What is subjective global assessment of nutritional status? 1987. Classical article. Nutr Hosp. 2008;23:400-7.
33. Blackburn GL, Bistrian BR, Maini BS. Nutritional and metabolic assessment of the hospitalized patient. Journal of Parenteral and Enteral Nutrition. 1977;1:11-32.
34. Balady GJ, Williams MA, Ades PA, Bittner V, Comoss P, Foody JM, et al. Core components of cardiac rehabilitation/secondary prevention programs: 2007 update: a scientific statement from the American Heart Association Exercise, Cardiac Rehabilitation, and Prevention Committee, the Council on Clinical Cardiology; the Councils on Cardiovascular Nursing, Epidemiology and Prevention, and Nutrition, Physical Activity, and Metabolism; and the American Association of Cardiovascular and Pulmonary Rehabilitation. Circulation. 2007;115:2675-2682.
35. Piegas LS, Feitosa G, Mattos LA, Nicolau JC, Rossi Neto JM, Timerman A, et al. Sociedade Brasileira de Cardiologia. Diretriz da Sociedade Brasileira de Cardiologia sobre Tratamento do Infarto agudo do Miocárdio com Supradesnível do Segmento ST. Arq Bras Cardiol. 2009;93(6 supl.2):e179-e264.
36. World Health Organization. Obesity: preventing and managing the global epidemic: report of a WHO consultation on Obesity. Geneva; 1998.
37. Coelho HJ Júnior, Sampaio RA, Gonçalvez IO, Aguiar SD, Palmeira R, Oliveira JF, et al. Cutoffs and cardiovascular risk factors associated with neck circumference among community-dwelling elderly adults: a cross-sectional study. Med J. 2016;134(6):519-527. doi: 10.1590/1516-3180.2016.0160110906.
38. Fox KA, Dabbous OH, Goldberg RJ, Pieper KS, Eagle KA, Van de Werf F, et al. Prediction of risk of death and myocardial infarction in the six months after presentation with acute coronary syndrome: prospective multinational observational study (GRACE). BMJ. 2006;333:1091.
39. Kreymann KG, Berger MM, Deutz NE, Hiesmayr M, Jolliet P, Kazandjiev G, et al. ESPEN guidelines on enteral nutrition: intensive care. 2006;25(2):210-13.
40. Weir JB. New methods for calculating metabolic rate with special reference to protein metabolism. J Physiol. 1949;109(1-2):1-9.
41. Jatene FB, Bernardo WM. Projeto diretrizes. São Paulo: Associação Médica Brasileira e Conselho Federal de Medicina; 2011. p. 309-24.
42. Sociedade Brasileira de Cardiologia. I Diretriz latino-americana para Avaliação e Conduta na Insuficiência Cardíaca Descompensada. Arquivo brasileiro de cardiologia. 2005;85(supl 3).

43. Silva SMC, Mura JDAP. Tratado de Alimentação, Nutrição & Dietoterapia. 2ª ed. São Paulo: Roca; 2011.
44. American College of Cardiology; American Heart Association. ACC/AHA Guidelines for the Management of Patients with ST-Elevation Myocardial Infarction. ACC/AHA Practice Guidelines. 2004.
45. Lima GS, Cavalcante TMC, Isabella APJ, Magalhães AS. Assistência de enfermagem a um paciente infartado portador de HIV, baseada na teoria do autocuidado relato de caso. Acta paulista de enfermagem. 2007;20:452-457.
46. Gaby AR. Nutritional treatments for Acute Myocardial Infarction. Alternative Medicine Review. 2010;15(2):113-123.
47. Anbar R. Enteral nutrition. World Rev Nutr Diet. 2013;105:50-8.
48. Miguez AC, Francisco JC, Barberato SH, Simeoni R, Précoma D, Amaral VF, et al. The functional effect of soybean extract and isolated isoflavone on myocardial infarction and ventricular dysfunction: The soybean extract on myocardial infarction. J Nutr Biochem 2012;23:1740-8.
49. Toufektsian MC, Lorgeril M, Nagy N, Salen P, Donati MB, Giordano L, et al. Chronic dietary intake of plant-derived anthocyanins protects the rat heart against ischemia-reperfusion injury. J Nutr. 2008;138:747-52.
50. National Cholesterol Education Program (NCEP) Expert Panel on Detection, Evaluation, and Treatment of High Blood Cholesterol in Adults (Adult Treatment Panel III). Third Report of the National Cholesterol Education Program (NCEP) Expert Panel on Detection, Evaluation, and Treatment of High Blood Cholesterol in Adults (Adult Treatment Panel III) final report. Circulation. 2002;106:3143-421.
51. Olmedilla-Alonso B, Granado-Lorencio F, Herrero-Barbudo C, Blanco-Navarro I. Nutritional approach for designing meat-based functional food products with nuts. Crit Rev Food Sci Nutr. 2006;46:537-42.
52. National Kidney Foundation/DOQI. Clinical practice guidelines for chronic kidney disease: evaluation, classification, and stratification. Am J Kidney Dis. 2002;39(2 Suppl.1):S1-S266.
53. Institute of Medicine. Food and Nutrition Board. Dietary Reference Intakes for Vitamin C, Vitamin E, Selenium and Carotenoids. Washington (DC): National Academy Press; 2000.
54. Institute of Medicine. Food and Nutrition Board. Dietary Reference Intakes for Vitamin A, Vitamin K, Arsenic, Boron, Chromium, Copper, Iodine, Iron, Manganess, Molybdenum, Nickel, Vanadium, and Zinc. Washington (DC): National Academy Press; 2001.
55. Institue of Medicine; Food and Nutrition Board. Dietary Reference Intakes. Energy, Carbohydrate, Fiber, Fat, Fatty Acids, Cholesterol, Protein, and Amino Acids. Washington: National Academy Press; 2005.

Acidente Vascular Encefálico

MAUARA SCORSATTO • REGINA HELENA ALVES FONSECA • ALINE DE CASTRO PIMENTEL

INTRODUÇÃO

O acidente vascular encefálico (AVE) ocorre subitamente em qualquer idade, sexo ou classe social. Ele é a segunda causa de morte no mundo, responsável por 6 milhões de mortes a cada ano e a principal causa de incapacitação devido a suas sequelas, acarretando em sério ônus para a sociedade. O problema não se limita apenas ao doente e às suas funções afetadas, mas abrange também a família, interferindo e modificando suas atividades e vida social, relações pessoais e profissionais[1].

Quando reconhecido precocemente, o acidente vascular encefálico pode ser evitado com tratamento de urgência e os sobreviventes de um evento podem recuperar-se totalmente ou ter suas sequelas minimizadas, mantendo a qualidade de vida com o cuidado e apoio adequados em longo prazo[1].

Acima de 77% dos eventos são primários e, portanto, o conhecimento de fatores de risco associados ao seu desenvolvimento, assim como sua profilaxia, são fundamentais para a prevenção do AVE. O manuseio de vários destes fatores, entre eles o cuidado nutricional, torna-se imprescindível na abordagem da doença[1].

CONCEITOS

- Aspiração – inalação de objeto(s) estranho(s), inclusive conteúdos do refluxo gástrico, para dentro dos pulmões; podendo levar à pneumonia por aspiração.
- Ataque Isquêmico Transitório (AIT) – ataque breve que dura de alguns minutos a horas de disfunção encefálica de origem vascular, sem defeito neurológico persistente.
- Aterosclerose – doença inflamatória crônica de origem multifatorial que ocorre em resposta à agressão endotelial, acometendo principalmente a camada íntima de artérias de médio e grande calibres.
- Disfagia – dificuldade de deglutição.
- Diplopia – percepção de duas imagens a partir de um único objeto; "visão-dupla".
- Estenose – estreitamento das paredes arteriais.
- Trombose – é o resultado de uma ruptura de um trombo.

- Trombo – agregação dos fatores sanguíneos, primariamente plaquetas e fibrina, que, se pequenos, podem contribuir para o crescimento de placa e, se grandes, podem obstruir um vaso sanguíneo, resultando em angina, infarto do miocárdio ou morte súbita.

ABREVIATURAS

AVE – acidente vascular encefálico;

OMS – Organização Mundial de Saúde;

DCBV – doença cerebrovascular.

EPIDEMIOLOGIA

Apesar de a mortalidade por doenças cardiovasculares ter declinado nos últimos anos, o AVE ainda é uma das principais causas de morte e incapacidade no mundo. Em média, a cada 4 minutos alguém morre de DCBV nos Estados Unidos da América (EUA)[1,2]. Apesar de a mortalidade por DCBV ter diminuído no século 20, nos EUA, Canadá e Europa ocidental, ainda é na atualidade a terceira causa de morte, atrás somente da cardiopatia isquêmica em primeiro e do câncer em segundo lugar, sendo o impacto ainda maior para o sexo feminino, onde ainda é a segunda causa de óbito nos EUA e no Brasil[3-6]. O panorama é ainda mais desfavorável para os países subdesenvolvidos e em desenvolvimento[5]. Ao início do século 21 aproximadamente 2/3 dos óbitos por DCBV no mundo ocorrem em países de baixa e média renda onde um em dez óbitos se deve a esta causa, constituindo um grave problema de saúde pública[7].

A mortalidade por DCBV não mostra uma distribuição geográfica uniforme mesmo dentro de países desenvolvidos como Canadá[8] e EUA[9], e esta distribuição também não parece estar somente relacionada à distribuição de fatores de risco clássicos, como hipertensão arterial ou fumo[10]. Da mesma forma, o melhor controle destes fatores foi minimizado pelo aumento da obesidade e consequentemente do diabetes *mellitus* nestes países. Este fato, associado ao envelhecimento da população, traz uma expectativa de um crescimento ainda maior do número de óbitos por DCBV em um futuro próximo[3]. Segundo projeção da OMS, sem intervenção o número de mortes por AVE aumentará para 6,5 milhões em 2015 e 7,8 milhões em 2030[11,6].

No Brasil, a DCBV ainda é a principal causa de óbito, onde o panorama é o pior da América Latina, com a maior taxa de mortalidade[5,12]. Quando se analisou a América Latina e o Caribe em conjunto, em 2002, o Brasil só perdia em mortalidade por DCBV para Guiana, Jamaica e Haiti[7,12]. As consequências deste cenário para a sociedade são alarmantes quando se estimou que 287.099 anos de vida produtiva fossem perdidos no Brasil por mortes precoces (entre 15-59 anos) por DCBV, apenas no ano de 1985[13].

Entretanto, assim como nos países desenvolvidos, também no Brasil ocorreu um declínio na mortalidade por DCBV ao final do século 20, progressivo, mas com nítidas diferenças espaciais[5].

Dados da Secretaria de Vigilância em Saúde de 2009 confirmam que a queda nas taxas de morte por DCBV ocorrida ao final do século 20 foi mais acentuada para regiões Sul e Sudeste do que para Centro-Oeste e menor, tendendo à estabilidade, para as regiões Norte e Nordeste[13].

Essas diferenças geográficas na distribuição das taxas de morte por DCBV têm sido explicadas pelas disparidades socioeconômicas entre as regiões de um país continental como o Brasil, onde as regiões Sul e Sudeste, com maior índice de desenvolvimento humano (IDH), assemelham-se aos padrões descritos para países desenvolvidos. Neste contexto as desigualdades sociais parecem ter papel preponderante, pois mesmo dentro de uma mesma cidade brasileira a distribuição espacial da mortalidade foi muito heterogênea, com taxas mais elevadas nas zonas com predomínio de extratos sociais mais baixos[14,15].

No município do Rio de Janeiro a distribuição da mortalidade por DCBV é nitidamente heterogênea e relacionada ao índice de desenvolvimento humano da região. Para cada redução de 0,05 no IDH de suas regiões encontrou-se um aumento de 65% no número de óbitos e nestas áreas mais carentes a morte, além de mais frequente, é também mais precoce, com até 20 anos de diferença[15,16].

O controle inadequado da hipertensão arterial, assim como a dificuldade de acesso à saúde por grupos de menor desenvolvimento social, não são suficientes para explicar essa relação. Dados psicossociais, condições sociais ao início da vida, relações de privação e subordinação, isolamento social, que também podem constituir fatores de risco, são pouco estudados no Brasil[5].

Aproximadamente 75% dos AVE ocorrem em indivíduos com idade superior a 65 anos. A sua incidência é maior nos homens até os 85 anos, sendo que a partir dessa idade passa a ser mais frequente nas mulheres. Nos homens, a média de idades para a ocorrência de um primeiro evento é de 68,6 anos e nas mulheres é de 72,9 anos[17].

FISIOPATOLOGIA

Segundo a Organização Mundial de Saúde (OMS), o AVE é definido como o rápido desenvolvimento de sinais clínicos de distúrbio focal ou global da função encefálica, com duração superior às 24 h ou que pode levar à morte sem nenhuma outra causa aparente que a origem vascular.

O AVE é classificado, de acordo com sua natureza, em lesão isquêmica ou hemorrágica. Cerca de 85% dos AVE, são ocasionados por um evento isquêmico, sendo quatro vezes mais frequente que o AVE hemorrágico.

A isquemia cerebral ocorre quando há uma interrupção ou uma redução crítica do fluxo sanguíneo devido à oclusão parcial (isquemia focal) ou total (isquemia global) de uma artéria cerebral[19].

A oclusão parcial ou total de uma artéria cerebral geralmente ocorre em consequência de aterosclerose e trombose, sendo ainda desfavorecida nos idosos, nos quais observamos a alteração da hemodinâmica cerebrovascular, reduzindo a velocidade do fluxo cerebral, além de aumentar a pulsatilidade e resistência arterial[18]. Aproximadamente 55% dos AVE são ocasionados por processo aterosclerótico onde há estenose do vaso devida à presença de placa aterosclerótica[19].

O grau da lesão isquêmica é proporcional à duração e à severidade da redução do fluxo sanguíneo.

DIAGNÓSTICO CLÍNICO

A anamnese e o exame físico são as bases para o diagnóstico clínico e tratamento adequado. A presença de défice focal neurológico súbito como dificuldade para falar, perda visual, diplopia, parestesia ou défice motor, vertigem, disfagia, relacionam-se com maior probabilidade do diagnóstico de AVE. O quadro clínico é determinado pela localização e o tamanho da lesão encefálica[20].

O diagnóstico diferencial de AVE isquêmico e hemorrágico é confirmado pela tomografia computadorizada de crânio.

TRATAMENTO CLÍNICO

O tratamento do AVE isquêmico se baseia no uso precoce de fármacos trombolíticos que promovem a lise de coágulos, permitindo a reversão da isquemia cerebral em pacientes selecionados, diminuindo assim o risco de sequelas. Para obter este resultado, a avaliação e o início da terapia precisam ocorrer dentro de 4,5 horas do início dos sintomas.

FATORES DE RISCO

Assim como as demais enfermidades vasculares, a ocorrência da DCBV está associada a fatores de risco clássicos conhecidos para desenvolvimento de aterosclerose, como tabagismo, hipertensão arterial, diabetes *mellitus*, idade, sexo, dislipidemia, sedentarismo, além de outros fatores mais específicos associados à doença vascular neurológica como álcool, drogas, anticoncepcionais ou doenças cardíacas e arritmias predisponentes.

Entretanto, a distribuição espacial destes fatores não é capaz de explicar totalmente a distribuição da mortalidade por DCBV. Fatores como escolaridade, renda e IDH são também fatores de risco independentes para morte por DCBV. .

Em adição às variáveis socioculturais individuais, determinantes coletivos de grupos ou comunidades têm sido reconhecidos como fatores contribuintes, fornecendo pressões adicionais com distúrbios ambientais, pobreza, poluição, infecções recorrentes desde a infância, temperatura, isolamento, violência e estresse, aumentando risco de DCBV e morte decorrente[21-28].

Fatores psicossociais como isolamento social, insegurança, depressão, ambiente social desfavorável, *bullying*, privação relativa, posição do indivíduo dentro da classe econômica, ansiedade, estresse e discriminação social parecem ter papel significativo na relação entre renda e saúde, e podem atuar através de ativação de vias neuroendócrinas com resultante aumento de fatores que predispõem à aterosclerose e maior risco de doença e morte cardiovascular[29]. Além destes fatores, condições socioeconômicas no início da vida e até de gerações anteriores também parecem ter influência na mortalidade por DCBV, corroborando uma provável relação temporal entre exposição a ambiente desfavorável e desenvolvimento da doença[30].

Idade e sexo

A idade é considerada um dos fatores determinantes para o AVE. O risco do evento e de morte aumenta com a idade, sendo mais provável após os 60 anos, porém nas áreas ou comunidades de menor desenvolvimento humano parece incidir até 20 anos mais cedo, por volta dos 40-50 anos, com sérios prejuízos para a sociedade, incapacitando indivíduos em idade laborativa.

Indivíduos do sexo masculino e a raça negra apresentam maior tendência de desenvolvimento e do risco de morte por AVE.

História de doença vascular prévia

Indivíduos que já tenham apresentado manifestação de doença vascular prévia como AVE ou ataque isquêmico transitório, Infarto agudo do miocárdio ou doença vascular obstrutiva periférica possuem maior risco de apresentar também DCBV.

Doenças do coração

Pacientes com cardiopatias com disfunção ventricular, dilatação, fibrose, infarto prévio, doença valvular, especialmente se associados a arritmias como fibrilação atrial e cardiopatia chagásica, apresentam maior risco de DCBV. As arritmias provocam um fluxo sanguíneo irregular e lento, facilitando a deposição de partículas e formação de trombos intracardíacos, que podem ocasionalmente atingir a circulação sistêmica e circulação cerebral, causando a obstrução ao fluxo e AVE consequente.

Tabagismo

Estudos epidemiológicos mostram uma redução do risco de AVE com o cessar do tabagismo. Estudos observacionais mostraram que o tabagismo é um fator de risco independente para AVE isquêmico tanto em homens como em mulheres e uma metanálise de 22 estudos revelou que o hábito de fumar duplica o risco de AVE isquêmico e sua cessação reduz este risco em 50%[31].

Hipertensão arterial sistêmica

É o maior fator de risco modificável tanto para o AVE isquêmico quanto para o hemorrágico. O risco de AVE aumenta progressivamente com o aumento da pressão arterial e este risco é contínuo. Indivíduos com pressão arterial < 120/80 mmHg têm aproximadamente metade de chance de sofrer um evento vascular encefálico, quando comparados com indivíduos hipertensos, e o tratamento e a redução da pressão arterial nestes últimos estão associados a uma redução significativa no risco de AVE[32].

A prevalência da hipertensão tem aumentado, em parte, como resultado do aumento da prevalência do sobrepeso e da obesidade na população. As diretrizes atuais recomendam como meta uma pressão arterial sistólica inferior a 140 mmHg e diastólica inferior a 90 mmHg para a população em geral e < 130/80 mmHg em indivíduos também portadores de diabetes *mellitus*[9], condição que agrega risco cardiovascular.

Diabetes *mellitus*

Indivíduos diabéticos têm um risco duas vezes maior de eventos isquêmicos quando comparados àqueles sem diabetes. A redução dos níveis glicêmicos deve ocorrer juntamente com o controle dos níveis de colesterol, da pressão arterial, da massa corporal, assim como o aumento da atividade física[33].

Sedentarismo

Indivíduos fisicamente ativos têm um menor risco de AVE quando comparados com indivíduos sedentários. Esta associação se deve, em parte, aos efeitos benéficos da atividade física na manutenção da massa corporal, no controle da pressão arterial, da dislipidemia e da intolerância à glicose.

Álcool e medicamentos

O consumo rotineiro de bebidas alcoólicas pode acarretar em elevação da pressão arterial e níveis sanguíneos inadequados de colesterol. O uso de cocaína ou *crack* é capaz de gerar lesão arterial, vasoconstrição ou vasoespasmo, picos hipertensivos, podendo estar associado ao desenvolvimento de AVE.

Anticoncepcional

O uso de contraceptivos orais aumenta o risco de AVE em mulheres jovens, principalmente quando associado a tabagismo, hipertensão arterial e cefaleia vascular ou enxaqueca.

A dieta e o colesterol

A dislipidemia é um importante fator de risco para doença arterial coronariana, no entanto a relação entre os níveis séricos de colesterol e a incidência de AVE parece ser mais complexa, com evidências mostrando ser apenas um fraco fator de risco para eventos isquêmicos[33].

O aumento da massa corporal, especialmente quando localizado na região abdominal, está associado a outros fatores de risco cardiovascular como hipertensão arterial sistêmica, resistência à insulina e intolerância à glicose, dislipidemia e outros, sendo desta forma também importante fator de risco para doença cerebrovascular[33].

TRATAMENTO NUTRICIONAL

O tratamento nutricional de pacientes com AVE visa à manutenção ou recuperação do estado nutricional; a reeducação nutricional; prevenção de complicações (aspiração da dieta, diarreia, constipação intestinal, entre outras); intervenção nos fatores de risco presentes; prevenção secundária; melhora da qualidade de vida e redução da morbimortalidade.

A avaliação nutricional é o primeiro passo no tratamento do paciente, devendo englobar uma história dietética detalhada, assim como a medida e história de alteração da massa corporal. Uma perda de massa corporal de 10% ou mais em 6 meses indica risco nutricional.

É comum a presença de desnutrição em pacientes após o AVE, já que o individuo pode apresentar vários comprometimentos neurológicos que afetam as capacidades física e cognitiva, necessárias para uma nutrição adequada. Muitos destes pacientes apresentam disfagia e capacidade de prejudicada obter, preparar e levar o alimento à boca.

A disfagia pode conduzir o paciente a óbito, por levar a desnutrição, desidratação, aspiração traqueal e pneumonia de repetição. Pacientes após um AVE, com dificuldades de mastigação ou deglutição, devem ser imediatamente avaliados quanto ao grau de disfagia, para que as intervenções dietéticas sejam realizadas da forma mais adequada.

Em algumas situações a indicação de terapia nutricional (enteral ou parenteral) pode ser necessária, até que se possa reiniciar a alimentação oral satisfatória.

Além disso, a presença da alteração no ritmo intestinal neste paciente é frequente. A presença de constipação intestinal pode estar relacionada à idade, já que muitos pacientes são idosos; ao número de medicações utilizadas; à redução da ingestão de líquidos, que pode ser devida à dificuldade de deglutir; à redução da ingestão de fibras e redução da mobilidade física.

Necessidade de macronutrientes

Carboidratos

As necessidades de carboidratos na alimentação do indivíduo com AVE são de maneira geral as mesmas que as de indivíduos saudáveis.

A qualidade do carboidrato deve ser levada em consideração no planejamento alimentar, priorizando os carboidratos complexos e de baixo índice glicêmico. A ingestão de açúcar de adição (açúcar refinado, açúcar mascavo, xarope de milho, xarope de glicose, frutose líquida, edulcorante à base de frutose, mel e melaço) não deve ser mais do que 10% do valor energético total da dieta[34].

A recomendação de fibra alimentar é de 20 a 30 g/dia, sendo 25% de fibra solúvel, que representa 6 g/dia.

Proteínas

A fonte da proteína parece ser importante. O consumo de peixe tem um efeito protetor contra o AVE. A ingestão de três porções de peixe por semana foi associada a uma redução de 6% no risco total de AVE[35]. Já o elevado consumo de carne vermelha (uma porção/dia) mostrou um aumento do risco de AVE, enquanto o de ave (uma porção/dia) foi associado a uma redução de risco de 27%[36].

As proteínas em situações de estresse metabólico relacionado à desnutrição devem ser incrementadas, com recomendações de até 1,5 g proteínas/kg/dia, sendo que na ausência destas deve-se oferecer 0,8g de proteína/kg/dia.

Lipídios

Evidências atuais mostram que consumir alimentos ricos em gorduras saudáveis, como nozes, óleos vegetais e peixes tem efeitos protetores, particularmente para a doença cardiovascular. Outros alimentos ricos em gordura, como leite e queijo, parecem ser neutros; enquanto muitos alimentos de baixo teor de gordura, como carnes processadas com pouca gordura, molhos para salada sem gordura e *chips* de batata cozida, não são melhores e muitas vezes são ainda piores do que as alternativas ricas em gorduras saudáveis[37]. O consumo desproporcional de ácidos graxos ω-3 e ω-6 na dieta pode levar ao desenvolvimento de doenças crônicas[38].

Tabela 12.1 – Recomendações dietéticas para a redução da hipercolesterolemia

	Preferir	*Consumir com moderação*	*Ocasionalmente em pouca quantidade*
Cereais	Grãos integrais	Pão refinado, arroz e massas, biscoitos, cereais açucarados	Pães doces, bolos, tortas, *croissants*
Vegetais	Vegetais crus e cozidos		Vegetais preparados na manteiga ou no creme
Legumes	Todos, incluindo soja e proteína de soja		
Frutas	Frescas ou congeladas	Frutas secas, geleia, compotas, sorvetes	
Doces e adoçantes	Adoçantes não calóricos	Mel, chocolates, doces	Bolos e sorvetes
Carnes e peixes	Peixe magro e oleoso, frango sem a pele	Cortes de carne bovina magra, carne de porco, frutos do mar	Salsichas, salames, toucinho, costelas, vísceras
Alimentos lácteos e ovos	Leite e iogurte desnatados, clara de ovos	Leite semidesnatado, queijos brancos e derivados magros	Queijos amarelos e cremosos, gema de ovo, leite e iogurte integrais
Molhos para temperar e cozinhar	Vinagre, *ketchup*, mostarda, molhos sem gordura	Óleos vegetais, margarinas leves, molhos de salada, maionese	Manteiga, margarinas sólidas, gorduras de porco e trans, óleo de coco
Nozes e sementes		Todas	Coco
Preparo dos alimentos	Grelhados, cozidos e no vapor	Assados e refogados	Fritos

Fonte: SBC, 2013[39].

Necessidade de micronutrientes

Sódio, potássio, magnésio e cálcio

Um maior consumo de sódio está associado a um risco aumentado de AVE; em contrapartida, estudos prospectivos têm mostrado que um maior nível de ingestão de potássio tem sido associado a uma redução do risco de AVE. É recomendada uma ingestão diária de 2 g de sódio e de 4,7 g de potássio.

Recente metanálise demonstrou que a ingestão de magnésio diminui o risco de AVE[40]. Já o efeito do cálcio na prevenção de AVE é mais incerto.

A suplementação destes minerais não deve ser prescrita, a não ser que haja deficiência de algum deles. Desta forma uma ingestão de 1.200 mg de cálcio e aproximadamente 300 mg de magnésio supre as necessidades diárias de um indivíduo.

Fatores dietéticos na prevenção do AVE

Vitaminas antioxidantes

As vitaminas C, E e β-caroteno, em níveis fisiológicos, possuem papéis antioxidantes no corpo. Em níveis suplementares, podem ser pró-oxidantes ou antioxidantes, dependendo da concentração de outros íons metálicos. Estudos randomizados têm mostrado que a suplementação destas vitaminas não previne o AVE[41].

Já a deficiência de vitamina D foi recentemente associada com níveis mais elevados de marcadores inflamatórios e prognóstico ruim em curto prazo em pacientes com AVE isquêmico agudo[42]. Estas vitaminas devem ser obtidas através de uma alimentação rica em vegetais, frutas e oleaginosas para que se atinjam as recomendações.

Chocolate amargo

Estudos observacionais sugerem que indivíduos que têm alto consumo de chocolate possuem um risco de AVE reduzido em 29% comparados àqueles que possuem um baixo consumo. O mecanismo desta associação pode incluir os efeitos anti-hipertensivos, antiaterogênico e antitrombótico do cacau[43].

Café

O consumo moderado de café (três a quatro xícaras/dia) é associado com um risco menor de AVE. Esta associação pode ser devida à ação dos compostos fenólicos presentes no café, que podem aumentar a resistência do colesterol LDL à oxidação[44].

Chá

Tanto o consumo do chá verde quanto o do chá preto têm mostrado uma associação com a redução do risco de AVE quando a ingestão é igual ou maior que três xícaras/dia. O chá pode ter um efeito favorável na função endotelial e reduzir a oxidação do colesterol LDL. Mais recentemente foi demonstrado que o flavonoide epicatequinina protege os astrócitos da toxicidade oriunda da hemoglobina[45].

Dietas Mediterrânea e DASH

A adoção de uma dieta estilo DASH (*Dietary Approaches to Stop Hypertension*)[46] ou mediterrânea, sobretudo associada a níveis basais elevados de glutamato[47], comparada a um estilo de dieta ocidental, colabora para a redução do risco de AVE. Essas dietas se caracterizam pelo aumento na ingestão de legumes, vegetais, frutas, peixe, aves, grãos integrais, laticínios com pouca gordura, oleaginosas, azeite de oliva e redução do consumo de carne vermelha, sódio, doces e bebidas adoçadas com açúcar.

Caso Clínico

1. Identificação do paciente

A. B., 59 anos, feminino, negra, aposentada, natural do Rio de Janeiro, ensino fundamental completo, renda familiar de R$ 1.500,00, três filhos, reside em casa de madeira de cinco cômodos com o esposo e um filho. A residência possui água encanada e tratada, energia elétrica, fossa séptica e coleta de lixo.

2. Dados clínicos

a. *Queixa principal:* Paralisia facial à esquerda e perda da visão do olho esquerdo, iniciadas há 10 horas.

b. *História da doença atual:* Paciente estava em casa realizando as atividades corriqueiras quando começou a ter os sintomas.

c. *História da doença pregressa:* Relata ser hipertensa, com diagnóstico há 15 anos e afirma tratar colesterol e triglicerídeos elevados há 2 anos.

d. *História social e familiar:* Parou de fumar há 2 anos, após ter fumado por 20 anos. Dorme cerca de 7 horas diárias, acorda bem disposta e às vezes dorme um pouco durante a tarde. Pais eram hipertensos e obesos.

e. *Diagnóstico clínico:* Acidente vascular cerebral com disfagia orofaríngea leve.

3. Medicamentos em uso

Enalapril 10 mg, um comprimido ao dia (manhã); Idapen sr 1,5 mg, um comprimido ao dia (manhã); Sinvastatina 20 mg, um comprimido ao dia (noite).

4. Avaliação antropométrica

Dados antropométricos	Avaliação	Classificação
Massa corporal atual (kg)	90	-
Massa corporal usual (kg)	80	-
Estatura (m)	1.65	-
IMC (kg/m^2)[45]	33	Obesidade grau I
DCT (mm)	39	P90
PB (cm)	42	-
PC (cm)[48]	105	Risco muito elevado
PP (cm)	33,8	-

DCT: dobra cutânea tricipital; PB: perímetro do braço; PC: perímetro da cintura; PP: perímetro do pescoço.

5. Avaliação bioquímica

Dados bioquímicos	Valores de referência	Avaliação	Classificação
Glicose (mg/dL)	< 100	102	Aumentada
Ácido úrico (mg/dL)	2,5- 5	5,9	Aumentado
Ureia (mg/dL)	10-40	38	Adequada
Creatinina (mg/dL)	0,6-1,1	1,0	Adequada
Colesterol total[39] (mg/dL)	< 200 – desejável 200-239 – limítrofe ≥ 240 – alto	183	Adequado
Triglicerídeo[39] (mg/dL)	< 150 – desejável 150-200 – limítrofe 200-499 – alto	159	Limítrofe
LDL-C[39] (mg/dL)	100-129 – desejável 130-159 – limítrofe 160- 189 – alto	125	Adequada
HDL-C[39] (mg/dL)	> 60	36	Diminuída
Potássio (mEq/L)	2,7-4,5	4,4	Adequado
Sódio (mEq/L)	135-145	143	Adequado

6. Sinais vitais

a. *Pressão arterial:* 120 × 80 mmHg.

b. *Temperatura:* afebril.

c. *Frequência cardíaca:* 86 bpm (70-100 bpm)[48].

d. *Frequência respiratória:* 19 irpm (6-20 irpm)[49].

7. Dados da anamnese alimentar

A paciente relata não apresentar alergia nem intolerância alimentar, porém o consumo de hortaliças e frutas é baixo por falta de hábito. Realiza apenas três refeições/dia (desjejum, almoço e jantar), ficando longos intervalos sem se alimentar. Prefere arroz, feijão, batata, pães e biscoitos. O consumo de leite e derivados é esporádico. Consome carne diariamente e na maioria das vezes em preparações fritas. Utiliza muito óleo nas preparações (4 litros/mês para três pessoas). Bebe café e refrescos com açúcar (uma colher de sopa/xícara). Relata beber pouco líquido (máximo quatro copos/dia). Costuma diversificar pouco a alimentação.

8. Interação fármaco-alimento[50]

- Enalapril 10 mg® – é uma droga anti-hipertensiva que aumenta o potássio sérico, a ureia nitrogenada, a creatinina, diminui sódio e na urina leva à proteinúria. A bebida alcoólica deve ser evitada e, no planejamento dietético, deve-se considerar as alterações diges-

tivas, nutricionais e bioquímicas, sódio e potássio, controle de massa corporal e função renal.
- Idapen sr 1,5 mg® – esse fármaco tem como principal constituinte a indapamina, diurético usado principalmente na hipertensão arterial essencial. No nível sanguíneo eleva a glicemia em diabéticos, aumenta cálcio, ácido úrico, ureia nitrogenada, creatinina, amilase e diminui sódio, potássio, cloro, magnésio e fosfato. Há excreção urinária aumentada de sódio, potássio, magnésio, cloro e glicose. A ingestão com alimentos minimiza as alterações gastrointestinais e a dieta tem como objetivo minimizar as alterações nutricionais pela perda de nutrientes.
- Sinvastatina 20 mg ® – é uma droga que pode provocar constipação, dispepsia, dor muscular e insônia. No nível sanguíneo ocorre a diminuição de colesterol, LDL, VLDL, triglicerídeos, vitamina B_{12} e ácido fólico e aumento de HDL, TGO, TGP e creatinofosfoquinase. A dietoterapia baseia-se na recuperação do estado nutricional, minimizando as alterações do trato gastrointestinal e hepáticas, bem como na prevenção ou minimização da anemia decorrente da perda de B_{12} e folato.

9. Parecer nutricional

Paciente apresenta obesidade grau I, com risco muito elevado de complicações metabólicas devido ao perímetro da cintura aumentado. Os exames laboratoriais demonstram ácido úrico aumentado e HDL-C baixa, concentração de glicose um pouco acima da normalidade, o que sugere uma necessidade de mudança de hábitos alimentares a fim de prevenir um possível diabetes *mellitus*.

A paciente apresenta um consumo insuficiente de frutas e hortaliças, o que pode desencadear carência de vitaminas e minerais, e faz intervalos muito longos entre as refeições, com consumo de grande quantidade de alimentos gordurosos e açúcar em excesso, favorecendo o ganho de massa corporal.

A conduta nutricional contemplará um plano alimentar hipoenergético, com distribuição normal dos macronutrientes energéticos.

10. Prescrição dietética

a. *Cálculo do valor energético total (VET):* Para cálculo das necessidades energéticas, utilizou-se o método VENTA (Valor Energético do Tecido Adiposo), sendo programada uma perda ponderal de 2 kg/mês (diminuição de 513 kcal do VET por dia).

TMB = (8,7 × peso) – (255 × estatura) + 865

TMB = 1.227,2 kcal/dia

VET = TMB × fator de atividade (1,56 – leve)

VET = 1.914,51 kcal/dia – 513 kcal/dia = 1.401,51 kcal/dia

b. Distribuição de macronutrientes energéticos:

	% VET	g/dia	kcal
VET	-	-	1.400
Proteínas	15%	52	210
Carboidratos[a]	55%	193	771
Lipídios totais[b]	30%	47	420

[a] Priorizando carboidratos complexos, integrais e com baixo índice glicêmico.

[b] Sendo ≤ 7% do VET ácidos graxos saturados; ≤ 10% do VET ácidos graxos poli-insaturados; ≤ 20% do VET ácidos graxos monoinsaturados.

c. Oferta de vitaminas e minerais:

- Vitaminas:

A suplementação dietética de vitaminas antioxidantes e vitaminas do complexo B não reduz o risco de AVE[41], porém destaca-se a importância da ingestão dietética adequada das vitaminas A, C e E, pela paciente, uma vez que a mesma apresenta fatores que contribuem para o processo de estresse oxidativo, tais como redução da HDL-colesterol, hiperuricemia, excesso de tecido adiposo visceral e uma provável deficiência de vitaminas antioxidantes decorrente do baixo consumo de frutas e hortaliças.

O uso da sinvastatina requer cuidados com a ingestão de vitamina B_{12} e folato, pois este fármaco diminui a absorção das mesmas.

Vitamina	Sexo	Recomendação	Fontes alimentares
A[51]	♂ ♀	900 μg/dia[47] 700 μg/dia[47]	Salsa, escarola, brócolis, couve, folhas de batata doce, gema de ovo, vegetais e frutas amarelo-alaranjadas (cenoura, abóbora, mamão, tomate, laranja, manga)
C[52]	♂ ♀	90 mg/dia[48] 75 mg/dia[48]	Acerola, limão, laranja, abacaxi, kiwi, goiaba, caju, morango e salsa
E[52]	Ambos os sexos	15 mg/dia[48]	Germe de trigo, abacate, gema de ovo, amendoim, amêndoas, linhaça, óleos vegetais comestíveis (germe de trigo, açafrão, girassol, soja, canola e milho)
B_{12}[53]	Ambos os sexos	2,4 μg/dia[49]	Ovo cozido, leite, frango e salmão
Folato[53]	Ambos os sexos	400 μg/dia[49]	Farelo de trigo, espinafre, brócolis, aspargos, farinha de aveia, laranja e banana

- Minerais:

O *cromo* é um mineral-traço essencial que no metabolismo lipídico tem sido relacionado ao aumento da HDL e à redução do colesterol total, LDL e VLDL em indivíduos com valores iniciais elevados[50].

O uso do Indapaminda aumenta a excreção urinária de *magnésio* e menores concentrações deste mineral estão associadas com o estresse oxidativo, estado pró-inflamatório e disfunção endotelial[51].

O *cálcio* contribui para regulação do metabolismo energético e diminuição do risco de obesidade, já que uma dieta com um conteúdo elevado em cálcio atenua o acúmulo de gordura no organismo.

Os estudos têm demonstrado que uma dieta rica em potássio, magnésio e cálcio, presentes principalmente em frutas e vegetais, está associada com a redução dos níveis pressóricos, além de reduzir a incidência de mortalidade por doenças cardiovasculares[52].

Mineral	Sexo/Faixa etária	Recomendação	Fontes alimentares
Cromo[51]	♂ 19-30 anos ≥ 51 anos	35 µg/dia[47] 30 µg/dia[47]	Óleo de milho, cereais de trigo integral, ameixa, brócolis, carnes e nozes
	♀ 19-50 anos ≥ 51 anos	25 µg/dia[47] 20 µg/dia[47]	
Zinco[51]	♂ ≥ 19 anos ♀ ≥ 19 anos	11 mg/dia[47] 8 mg/dia[47]	Agrião, semente de abóbora, aveia, lentilha e carne bovina magra
Selênio[52]		55 µg/dia[48]	Peixes, frutos do mar, castanha-do-pará e germe de trigo
Magnésio[51]	♂ 19-30 anos ≥ 31 anos	400 mg/dia 420 mg/dia[57]	Soja, figo, espinafre, couve, abacate, quiabo
	♀ 19-50 anos ≥ 51 anos	310 mg/dia 320 mg/dia[57]	
Cálcio[54]	♂ 19-70anos ≥ 70 anos	1.000 mg/dia 1.200 mg/dia[53]	Leite desnatado, queijo branco, sardinha, manjuba, agrião, espinafre, brócolis, couve, rúcula, amêndoa e aveia
	♀ 19-50 anos ≥ 51 anos	1.000 mg/dia 1.200 mg/dia[53]	
Potássio[55]		4,7 g/dia[58]	Feijão, uva passa, ameixa seca, batata-baroa, chicória, batata inglesa, maracujá, abacate, banana e couve

d. Outras características da dieta:
- *consistência* branda, respeitando a aceitação e tolerância da paciente, já que a mesma apresenta disfagia orofaríngea leve.
- *temperatura* adequada às preparações;
- *fracionamento* em seis refeições por dia em horários regulares, com volume diminuído por refeição, para garantir a oferta adequada de nutrientes e melhor adesão da dieta;
- *fibras:* 20-30 g/dia. As fibras solúveis poderão contribuir para redução da glicemia, enquanto as insolúveis auxiliarão na redução do trânsito intestinal e no aumento

do volume das fezes, evitando a constipação, além de auxiliarem na promoção da saciedade;
- *ingestão hídrica* 30 mL/kg/dia, ou seja, ingestão de 2.700 mL/dia.

11. Orientações nutricionais

As orientações nutricionais para esta paciente devem levar em consideração, além da redução da massa corporal, as doenças como hipertensão arterial sistêmica, hiperuricemia, dislipidemia e a disfagia leve. Promover a mudança do estilo de vida da paciente, incentivando a prática de atividade física conforme a evolução do quadro clínico.

- Recomendações:
  - Deixar cozinhar bem os alimentos para ficarem com uma textura macia e fácil de mastigar. Se necessário, utilizar espessantes para melhor deglutição.
  - Optar por alimentos que transmitam um cheiro agradável; marinar a carne ou o peixe; usar especiarias e ervas aromáticas e adicionar alho/cebola às hortaliças, tornando os alimentos saborosos.
  - Realizar todas as refeições prescritas e evitar substituir as principais refeições por lanches.
  - Mastigar bem os alimentos.
  - Preferir sempre os alimentos naturais aos industrializados.
  - Ler sempre o rótulo dos alimentos industrializados e observar a presença e a quantidade de sódio. Atenção às seguintes substâncias: cloreto de sódio, glutamato monossódico, fosfato dissódico, nitrato de sódio, sacarina sódica (presente em alguns adoçantes), ciclamato de sódio, bicarbonato de sódio. Substituir nas preparações o sal de cozinha pelo sal verde e não colocar saleiro na mesa.
  - Consumir o açúcar na quantidade máxima de uma colher (de chá) para um copo duplo ou substituí-lo por adoçantes, dando preferência a estévia ou sucralose.
- Preferir:
  - Carne magra sem gordura aparente em preparações assadas, grelhadas ou cozidas.
  - Leite/iogurte/coalhada desnatados e queijos brancos.
  - Alimentos ricos em potássio (natriurético): inhame, feijão preto, lentilha, abóbora, cenoura, chicória, couve-flor, vagem, espinafre, nabo, rabanete, abacate, ameixa, laranja, mamão, maracujá;
  - Peixes gordos (fontes de cálcio e ω-3): sardinha, atum, cavala, salmão, arenque;
  - Colocar uma cabeça de alho amassado no azeite de oliva extravirgem: utilizar o azeite no tempero de saladas ou pratos prontos.
  - Alimentos ricos em magnésio (vasodilatador): couve, salsa, espinafre, germe de trigo, nozes, amêndoas.
- Evitar:
  - Consumo de bebidas alcoólicas.
  - Frutos do mar.

- Carnes gordas.
- Refeições concentradas em carboidratos simples e lipídios.
- Alimentos gordurosos como banha de porco, manteiga, margarina, creme de leite, produtos de confeitaria e molhos.
- Enlatados e embutidos (alto teor de sódio): molhos de tomate, azeitona, picles, salsicha, linguiça, mortadela, salame, presunto, calabresa;
- Salgados: bacalhau, carne seca, toucinho, bacon, aves/peixes defumados, além de caldo de carne, galinha, *bacon* ou vegetais ou temperos prontos, sopas desidratadas.
- Leite integral, iogurtes integrais, queijos amarelos, cremosos, nata.
- Estimulantes: café, chá preto, mate, guaraná natural, refrigerantes à base de cola (principalmente os dietéticos).

Receita de sal de ervas

½ xícara de sal
½ xícara de manjericão desidratado
½ xícara de salsa desidratada
½ xícara de orégano desidratado
Modo de preparo: bater todos os ingredientes no liquidificador e usar no preparo dos alimentos, substituindo o sal e condimentos prontos.
Guardar em local seco e arejado.

12. Plano alimentar para 1 semana

1º Dia – Segunda-feira

Hora	Refeição	Alimentos	Quantidade
07:00	Desjejum	Pão integral Manteiga sem sal Leite desnatado com café	2 fatias 2 pontas de faca 1 xícara
10:00	Colação	Suco de mamão	1 copo
13:00	Almoço	Couve refogada Azeite extravirgem Arroz integral bem cozido Feijão Filé de frango grelhado desfiado Purê de cenoura Pera cozida	À vontade 1 colher de sobremesa 4 colheres de sopa 1 concha pequena 1 pedaço médio 2 colheres de sopa 1 unidade
16:00	Lanche	Mingau de amido de milho	1 pires
19:00	Jantar	Brócolis cozido e picado Azeite extravirgem Arroz Feijão Carne moída Abobrinha refogada	À vontade 1 colher de sobremesa 2 colheres de sopa 1 concha pequena 3 colheres de sopa 2 colheres de sopa
22:00	Ceia	Maçã cozida	1 unidade

2º Dia – Terça-feira

Hora	Refeição	Alimentos	Quantidade
07:00	Desjejum	Pão de forma Tofu Leite desnatado com café	2 fatias 1 fatia média 1 xícara
10:00	Colação	Suco de melão	1 copo
13:00	Almoço	Couve-flor cozida e picada Azeite extravirgem Arroz Filé de peixe assado com ervas Pirão de peixe Abacaxi assado e picado	À vontade 1 colher de sobremesa 4 colheres de sopa 1 unidade 2 colheres de sopa 1 fatia
16:00	Lanche	Mingau de aveia	1 pires
19:00	Jantar	Chicória refogada Azeite extravirgem Arroz integral bem cozido Feijão Isca de frango cozida Abóbora cozida	À vontade 1 colher de sobremesa 2 colheres de sopa 1 concha pequena 2 colheres de sopa 2 colheres de sopa
22:00	Ceia	Pera cozida	1 unidade

3º Dia – Quarta-feira

Hora	Refeição	Alimentos	Quantidade
07:00	Desjejum	Vitamina de banana com farinha de linhaça: Leite desnatado Banana Farinha de linhaça	1 copo 1 unidade 1 colher (de sopa)
10:00	Colação	Ameixa preta	2 unidades
13:00	Almoço	Espinafre cozido Azeite extravirgem Batata cozida Picadinho de carne Ervilha cozida Suco de melancia	À vontade 1 colher de sobremesa 4 colheres de sopa 3 colheres de sopa 2 colheres de sopa 1 copo
16:00	Lanche	Pão de forma Pasta de grão de bico Chá de maçã	2 fatias 1 colher de sopa 1 xícara
19:00	Jantar	Tomate assado Azeite extravirgem Creme de aipim Feijão Filé de frango desfiado Cenoura cozida	À vontade 1 colher de sobremesa 2 colheres de sopa 1 concha pequena 1 unidade 1 colher de sopa
22:00	Ceia	Suco de goiaba	1 copo

Continua...

4º Dia – Quinta-feira

Hora	Refeição	Alimentos	Quantidade
07:00	Desjejum	Bolo simples Leite desnatado com café	1 fatia 1 xícara
10:00	Colação	Banana cozida com canela	1 unidade
13:00	Almoço	Repolho cozido Azeite extravirgem Arroz Frango ao *curry* picado Berinjela cozida com passas Limonada com adoçante	À vontade 1 colher de sobremesa 4 colheres de sopa 3 colheres de sopa 2 colheres de sopa 1 copo
16:00	Lanche	Pão de forma integral Queijo minas Suco de uva com adoçante	2 fatias 1 fatia 1 copo duplo
19:00	Jantar	Couve refogada Azeite extravirgem Creme de inhame Filé de frango picado Beterraba cozida	À vontade 1 colher de sobremesa 2 colheres de sopa 3 colheres de sopa 2 colheres de sopa
22:00	Ceia	Iogurte desnatado	1 unidade

5º Dia – Sexta-feira

Hora	Refeição	Alimentos	Quantidade
07:00	Desjejum	Pão integral Ovo mexido Leite desnatado com café	1 fatia 1 unidade 1 xícara
10:00	Colação	Suco de acerola com adoçante	1 copo
13:00	Almoço	Espinafre cozido Azeite extravirgem Purê de batata Carne cozida Abobrinha refogada Suco de maracujá com adoçante	À vontade 1 colher de sobremesa 4 colheres de sopa 2 colheres de sopa 2 colheres de sopa 1 copo
16:00	Lanche	Vitamina de leite desnatado com maçã e aveia	1 copo
19:00	Jantar	Sopa – cenoura, inhame e frango Azeite de oliva extravirgem Farinha de linhaça	1 prato fundo 1 colher de sobremesa 1 colher de sopa
22:00	Ceia	Suco de abacaxi com gengibre	1 copo

6º Dia – Sábado

Hora	Refeição	Alimentos	Quantidade
07:00	Desjejum	Pão de forma Manteiga sem sal Leite desnatado com café	2 fatias 2 pontas de faca 1 xícara
10:00	Colação	Banana cozida com canela	1 unidade
13:00	Almoço	Repolho cozido Azeite extravirgem Aipim cozido Bife acebolado Creme de abóbora Gelatina	À vontade 1 colher de sobremesa 4 colheres de sopa 1 unidade 2 colheres de sopa 1 pote pequeno
16:00	Lanche	Mingau de amido de milho	1 pires
19:00	Jantar	Creme de ervilha Azeite de oliva extravirgem Farinha de linhaça	1 prato raso 1 colher de sobremesa 1 colher de sopa
22:00	Ceia	Iogurte desnatado	1 unidade

7º Dia – Domingo

Hora	Refeição	Alimentos	Quantidade
07:00	Desjejum	Pão de forma Pasta de grão de bico Leite desnatado com café	2 fatias 1 colher de sopa 1 xícara
10:00	Colação	Suco de melão	1 copo
13:00	Almoço	Brócolis cozido Azeite extravirgem Batata gratinada Carne assada *Panaché* de legumes (cenoura e vagem e chuchu) Pêssego em calda	À vontade 1 colher de sobremesa 3 colheres de sopa 1 fatia 2 colheres de sopa 1 unidade
16:00	Lanche	Vitamina: Leite desnatado Castanha-do-pará Mamão	 1 copo duplo 3 unidades 1 fatia média
19:00	Jantar	Creme de batata-baroa com couve-flor e frango Azeite de oliva extravirgem Suco de abacaxi com hortelã	1 prato fundo 1 colher de sobremesa 1 copo duplo
22:00	Ceia	Suco de mamão	1 unidade

SITES RECOMENDADOS

- Sociedade Brasileira de Doenças Cerebrovasculares – www.sbdcv.org.br
- *World Stroke Organization* – www.world-stroke.org
- *European Stroke Organization* – ESO – www.eso-stroke.org
- *American Stroke Association* – www.strokeassociation.org
- *American Heart Association* – www.americanheart.org
- Academia Brasileira de Neurologia – www.abneuro.org
- Ministério da Saúde – www.saude.gov.br
- Associação Brasil AVE – www.abAVE.org.br
- Ineuro – www.ineuro.com.br (notícias e novidades científicas em AVE)
- CGAN – www.nutricao.saude.gov.br
- www.portal.saude.gov.br/portal/arquivos/pdf/consulta_publica_AVE.pdf

REFERÊNCIAS BIBLIOGRÁFICAS

1. Writing Group Members, Mozaffarian D, Benjamin EJ, Go AS et al., American Heart Association Statistics Committee, Stroke Statistics Subcommittee. Executive Summary: Heart Disease and Stroke Statistics--2016 Update: A Report From the American Heart Association.Circulation. 2016 Jan 26;133(4):447-54. doi: 10.1161/CIR.0000000000000366.
2. Towfighi A, Ovbiagele B, Saver JL. Stroke declines from the second to the third leading organ- and disease-specific cause of death in the United States. Stroke. 2010;41:499-503.
3. Lozano R, Naghavi M, Foreman K, et al. Global and regional mortality from 235 causes of death for 20 age groups in 1990 and 2010: a systematic analysis for the Global Burden of Disease Study 2010. Lancet. 2012;380(9859):2095-128.
4. Feigin VL, Forouzanfar MH, Krishnamurthi R, et al.; Global Burden of Diseases, Injuries, and Risk Factors Study 2010 (GBD 2010) and the GBD Stroke Experts Group. Lancet. 2014;383(9913):245.
5. Villela PB, Klein CH, Oliveira GM. Trends in Mortality from Cerebrovascular and Hypertensive Diseases in Brazil Between 1980 and 2012. Arq Bras Cardiol. 2016;107(1):26-32.
6. Lavados PM, Hennis AJM, Fernandes JG, Medina MT, Legetic B, Hoppe A, et al. Stroke epidemiology, prevention, and management strategies at a regional level: Latin America and the Caribbean. Lancet Neurol. 2007;6:362-72.
7. Cruz-Flores S, Rabinstein A, Biller J, Elkind MS, Griffith P, Gorelick PB, et al.; American Heart Association Stroke Council; Council on Cardiovascular Nursing; Council on Epidemiology and Prevention; Council on Quality of Care and Outcomes Research. Racial-ethnic disparities in stroke care: the American experience: a statement for healthcare professionals from the American Heart Association/American Stroke Association. Stroke. 2011;42(7):2091-116.
8. Pedigo A, Aldrich T, Odoi A. Neighborhood disparities in stroke and myocardial infarction mortality: a GIS and spatial scan statistics approach. BMC Public Health. 2011;11:644.
9. Howard G, Cushman M, Prineas RJ, Howard VJ, Moy CS, Sullivan LM, et al. Advancing the hypothesis that geographic variations in risk factors contribute relatively little to observed geographic variations in heart disease and stroke mortality. Prev Med. 2009;49:129-132.
10. Johnston SC, Mendis S, Mathers CD. Global variation in stroke burden and mortality: estimates from monitoring, surveillance, and modeling. Lancet Neurol. 2009;8:345-54.
11. Lotufo PA. Stroke in Brasil: a neglected disease. São Paulo Med J. 2005;123:3-4.
12. Lessa I. Aspectos sociais da mortalidade precoce (15 a 59 anos) por doenças cerebrovasculares. Arq Neuropsiquiat (São Paulo). 1990 ; 48:296-300.
13. Secretaria de Vigilância em Saúde. Publicação anual. "Mortes por doenças Cardiovasculares caem 20,5% no Brasil". Disponível em: <www.saude.gov.br>. Acessado em: 19 nov. 2009.
14. Lessa I, Silva MRBB. Doenças cerebrovasculares como causa múltipla de morte em Salvador. Arq Neuropsiquiatr. 1993 ; 51:319-324.
15. Fonseca RHA. Análise espacial da mortalidade por doença cerebrovascular no município do Rio de Janeiro, 2002 a 2007. Correlação com dados demográficos e socioeconômicos [Tese de Doutorado]. Rio de Janeiro: Universidade Federal do Rio de Janeiro, 2013.
16. DATASUS. Informações de saúde: estatísticas vitais, 2012. Disponível em: <http://www2.datasus.gov.br/DATASUS/index.php?area=0205>., Acessado em: 16 jan. 2016.

17. Yang D, Cabral D, Gaspard EN, Lipton RB, Rundek T, Derby CA. Cerebral Hemodynamics in the Elderly: A Transcranial Doppler Study in the Einstein Aging Study Cohort. J Ultrasound Med. 2016;35(9):1907-14.
18. Sacco RL, Roth GA, Reddy KS, Arnett DK, Bonita R, Gaziano TA, et al. The Heart of 25 by 25: Achieving the Goal of Reducing Global and Regional Premature Deaths From Cardiovascular Diseases and Stroke: A Modeling Study From the American Heart Association and World Heart Federation. Glob Heart. 2016;11(2):251-64.
19. Cambier J, Masson M, Dehen H. Patologia Vascular Cerebral. In: Neurologia. 11ª ed. Rio de Janeiro: Guanabara Koogan; 2005. cap. 1, p. 196-223.
20. Delbari A, Keyghobadi F, Momtaz YA, Keyghobadi F, Akbari R, Kamranian H, et al. Sex differences in stroke: a socioeconomic perspective. Clin Interv Aging. 2016 Sep 6;11:1207-1212.
21. Hu Z, Liebens J, Rao KR. Linking stroke mortality with air pollution, income, and greenness in northwest Florida: an ecological geographical study. Int J Health Geogr. 2008;7:20-39.
22. Taguchi H, Hasegawa Y, Bandoh K, Koyasu H, Watanabe Y, Yamashita K, et al.; COMBAT-TIA Study Investigators. Implementation of a Community-Based Triage for Patients with Suspected Transient Ischemic Attack or Minor Stroke Study: A Prospective Multicenter Observational Study. J Stroke Cerebrovasc Dis. 2016;25(4):745-51.
23. Zhang P, Dong G, Sun B, Zhang I, Chen X, Nannan M et al. Long-term exposure to ambient air pollution and mortality due to cardiovascular disease and cerebrovascular disease in Shenyang, China. PLoS ONE. 2011;6:e20827.
24. Erskine S, Maheswaran R, Pearson T, Gleeson D. Socioeconomic deprivation, urban-rural location and alcohol-related mortality in England and Wales. BMC Public Health. 2010;25;10:99.
25. Clark CJ, Guo H, Lunos S. Neighborhood cohesion is associated with reduced risk of stroke mortality. Stroke. 2011;42:1212-1217.
26. Ikeda A, Iso H, Kawachi I, Iamagishi K, Inoue M, Tsugane S. Social support and stroke and coronary heart disease. The JPHC study cohorts II. Stroke. 2008;39:768-775.
27. Gruer L, Hart CL, Watt GC. After 50 years and 200 papers, what can the Midspan cohort studies tell us about our mortality? Public Health. 2017 Jan;142:186-195.
28. Marmot M, Wilkinson RG. Psychosocial and material pathways in the relation between income and health: a response to Lynch et al. BMJ. 2001;3 22:1233-1236.
29. Egan M, Kubina LA, Dubouloz CJ, Kessler D, Kristjansson E, Sawada M. Very low neighbourhood income limits participation post stroke: preliminary evidence from a cohort study. BMC Public Health. 2015;15:528.
30. Goldstein LB, Bushnell CD, Adams RJ, et al. Guidelines for the Primary Prevention of Stroke: A Guideline for Healthcare Professionals From the American Heart Association/American Stroke Association. Stroke. 2011;42:517-584.
31. Cushman WC, Evans GW, Byington RP, Goff DC Jr, Grimm RH Jr, Cutler JA, et al.; ACCORD Study Group. Effects of intensive blood-pressure control in type 2 diabetes mellitus. N Engl J Med. 2010;362:1575-1585.
32. Sacco RL AR, Albers G, Alberts MJ, Benavente O, Furie K, Goldstein LB, et al. Guidelines for prevention of stroke in patients with ischemic stroke or transient ischemic attack. Stroke. 2006;37:577-617.
33. Brasil. Ministério da Saúde. Secretaria de Atenção à Saúde. Coordenação-Geral da Política de Alimentação e Nutrição. Guia alimentar para a população brasileira. 2 ed. Brasília: Ministério da Saúde, 2014.
34. Larsson SC, Orsini N. Fish consumption and risk of stroke. A dose–response meta-analysis. Stroke. 2011;42:3621-3.
35. Bernstein AM, Pan A, Rexrode KM, et al. Dietary protein sources and the risk of stroke in men and women. Stroke. 2012;43:637-644.
36. Mozaffarian D, Ludwig DS. The 2015 US Dietary Guidelines: Lifting the Ban on Total Dietary Fat. JAMA. 2015;313(24):2421-2422.
37. Kris-Etherton PM, Grieger JA, Etherton TD. Dietary reference intakes for DHA and EPA. Prostaglandins Leukotrienes and Essential Fatty Acids. 2009;81:99-104.
38. Xavier HT, Izar MC, Faria Neto JR, Assad MH, Rocha VZ, Sposito AC, et al.; Sociedade Brasileira de Cardiologia. V Brazilian Guidelines on Dyslipidemias and Prevention of Atherosclerosis. Arq Bras Cardiol. 2013 Oct;101(4 Suppl 1):1-20.
39. Fang X, Wang K, Han D, He X, Wei J, Zhao L, et al. Dietary magnesiumintake and the risk of cardiovascular disease, type 2 diabetes, and all-cause mortality: a dose-response meta-analysis of prospective cohort studies. BMC Med. 2016;8;14(1):210.
40. Hankey GJ. Nutrition and the risk of stroke. Lancet Neurol. 2012;11:66-81.
41. Alfieri DF, Lehmann MF, Oliveira SR, Flauzino T, Delongui F, Araújo MC, et al. Vitamin D deficiency is associated with acute ischemic stroke, C-reactive protein, and short-term outcome. Metab Brain Dis. 2016 Dec 14. Metab Brain Dis. 2017 Apr;32(2):493-502. doi: 10.1007/s11011-016-9939-2.
42. Buitrago-Lopez A, Sanderson J, Johnson L, et al. Chocolate consumption and cardiometabolic disorders: systematic review and meta-analysis. BMJ. 2011;343:d4488.

43. Larsson SC, Orsini N. Coffee consumption and risk of stroke: a dose-response meta-analysis of prospective studies. Am J Epidemiol. 2011;174:993-1001.
44. Lan X, Han X, Li Q, Wang J. Epicatechin, a Natural Flavonoid Compound, Protects Astrocytes Against Hemoglobin Toxicity via Nrf2 and AP-1 Signaling Pathways. Mol Neurobiol. 2016 Nov 18. [Epub ahead of print].
45. Larsson SC, Wallin A, Wolk A. Dietary Approaches to Stop Hypertension Diet and Incidence of Stroke: Results From 2 Prospective Cohorts. Stroke. 2016;47(4):986-90.
46. Rosa G. Avaliação Nutricional do paciente hospitalizado – Uma abordagem Teórico-Prática. 1ª ed. Rio de Janeiro. Guanabara Koogan; 2008.
47. Zheng Y, Hu FB, Ruiz-Canela M, Clish CB, Dennis C, Salas-Salvado J, et al. Metabolites of Glutamate Metabolism Are Associated With Incident Cardiovascular Events in the PREDIMED PREvención con DIeta MEDiterránea (PREDIMED) Trial. J Am Heart Assoc. 2016;5(9):pii: e003755.
48. Dietary Reference Intakes for Calcium and Vitamin D. Institute of Medicine/Food and Nutrition Board. Washington, D.C.: National Academic Press; 2011.
49. Dietary Reference Intakes for vitamin A, vitamin K, arsenic, boron, chromium, copper, iodine, iron, manganese, molybdenum, nickel, silicon, vanadium and zinc. Institute of Medicine/Food and Nutrition Board. Washington, D.C.: National Academic Press; 2001.
50. Dietary Reference Intakes for vitamin C, vitamin E, selenium and carotenoids. Institute of Medicine/Food and Nutrition Board. Washington, D.C.: The National Academic Press; 2000.
51. DRI – Dietary Reference Intakes for thiamin, riboflavin, niacin, vitamin B_6, folate, vitamin B_{12}, panthotenic acid, biotin and coline. Institute of Medicine/ Food and Nutrition Board. Washington, D.C.: National Academic Press; 1998.
52. Cozzolino SMF. Biodisponibilidade de Nutrientes. 2 ed. Barueri, SP: Manole; 2007.
53. Cunha AR, Umbelino B, Correia ML, Neves MF. Magnesium and Vascular Changes in Hypertension. Int J Hypertens. 2012;2012: 1-7. 10.1155/2012/754250.
54. Dickinson HO, Nicolson D, Campbell F, Cook JV, et al. Magnesium supplementation for the management of primary hypertension in adults. Cochrane Database Syst Rev. 2006 Jul 19;(3):CD004640.
55. Institute of Medicine. DRI – Dietary Reference Intakes for calcium, phosphorus, magnesium, vitamin D, and fluoride. Washington, D.C.: National Academic Press; 1997.
56. Institute of Medicine. DRI – Dietary Reference Intakes for water, potassium, choride and sulfate. Washington, D.C.: National Academic Press; 2004.

Síndrome Metabólica

GLORIMAR ROSA • ARISTARCO GONÇALVES SIQUEIRA FILHO
ANA LÚCIA ARAÚJO DE TOLEDO • MARIA LAURA RUBBO-BLANCO

13

INTRODUÇÃO

Doença cardiovascular é a primeira causa de morte no mundo. Estudos demonstram que os pacientes com síndrome metabólica (SM) apresentam risco aumentado de desenvolver diabetes *mellitus* (DM), acidente vascular encefálico (AVE), infarto agudo do miocárdio (IAM) e maior mortalidade cardiovascular e total[1-3]. A SM é uma constelação de fatores de risco inter-relacionados, sendo a resistência à insulina seu componente central[2].

Os pacientes apresentam obesidade central, hipertensão arterial sistêmica (HAS), dislipidemia e um estado pró-inflamatório e pró-trombótico, o que predispõe à doença aterosclerótica[2].

É uma entidade de fácil diagnóstico no ambulatório, no entanto continua sendo pouco diagnosticada. A detecção precoce da SM pode sugerir medidas de mudanças do estilo de vida dos pacientes e ajudar na prevenção das doenças cardiovasculares.

CONTEÚDO DO CAPÍTULO

Este capítulo aborda o conceito de SM, sua epidemiologia, fisiopatologia, os principais critérios para seu diagnóstico, os tratamentos medicamentoso e nutricional, discussão de caso clínico e exemplo de plano alimentar.

CONCEITOS

- **Síndrome** – agregado de sinais e sintomas associados a algum processo mórbido e, juntos, constituem um quadro patológico.
- **Síndrome metabólica** – representa um conjunto de alterações metabólicas – hipertensão arterial sistêmica, intolerância à glicose, hipertrigliceridemia e redução das concentrações séricas de lipoproteínas de alta densidade (HDL-colesterol), associado a obesidade visceral e resistência à insulina.
- **Obesidade central ou abdominal** – caracteriza-se por depósitos de gordura predominantemente no abdome e entre as vísceras, estando mais associada com a ocorrência da resistência à insulina e a um aumento na incidência do diabetes tipo 2. Isto possivelmente devido à elevação dos ácidos graxos livres e triglicerídeos no músculo esquelético, prejudicando assim a secreção de insulina e elevando as concentrações de glicose, aumentando o risco de desenvolver diabetes tipo 2.

- **Resistência à insulina** – situação na qual as células do corpo respondem cada vez menos à ação da insulina.

ABREVIATURAS

AGPI – ácido graxo poli-insaturado;

AI – ingestão adequada;

AVE – acidente vascular encefálico;

ATP III – *Adult Treatment Panel III;*

bpm – batimentos por minuto;

BRA – bloqueador dos receptores da angiotensina II;

cm – centímetros;

DAC – doença arterial coronariana;

DASH – *Dietary Approaches to Stop Hypertension* (Abordagem dietética para interromper a hipertensão);

DCV – doenças cardiovasculares;

dL – decilitros;

DM – diabetes *mellitus*;

HDL – *high density lipoprotein.* (lipoproteína de alta densidade);

HOMA-IR – modelo de avaliação da homeostase do índice de resistência à insulina;

IAM – infarto agudo do miocárdio;

IDF – *International Diabetes Federation*;

IECA – inibidor da enzima de conversão da angiotensina;

IMC – índice de massa corporal;

irpm – incursões respiratórias por minuto;

LH – lipase hepática;

mg – miligrama;

NCEP – *National Cholesterol Education Program*;

NHLBI – *National Heart Lung and Blood Institute*;

OMS – Organização Mundial da Saúde;

PC – perímetro da cintura;

PP – perímetro do pescoço;

RCE – razão cintura-estatura;

RCQ – razão cintura-quadril;

RS – Rio Grande do Sul;

SDS – escore somado de diferença;

SM – síndrome metabólica;

SNC – sistema nervoso central;

SRS – escore somado de repouso;

SSS – escore somado de estresse;

VLDL – *very low density lipoprotein;*

WHO – World Health Organization.

EPIDEMIOLOGIA

A prevalência da SM é elevada, sendo de 30% no Brasil[4,5]. Alguns trabalhos demonstraram que a SM ocorre mais em indivíduos do sexo feminino[6] e que esse valor aumenta de forma progressiva com a idade, sendo de cerca de 42% na faixa acima dos 69 anos[4].

No município de Novo Hamburgo (RS), um estudo com base populacional avaliou a prevalência de SM em idosos apresentando valores de 50,3% e 53,4% utilizando os critérios para diagnóstico da NCEP-ATPIII e NCEP-ATPIII modificada[7]. Estudos demonstram ainda que a prevalência da SM nos pacientes que se consultam em ambulatórios e centros de saúde é quase o dobro do que a reportada na população geral, sendo de 61,5% em ambulatórios de cardiologia[8].

Um trabalho realizado no Rio de Janeiro demonstrou uma prevalência de 61,1% em adultos referenciados para ambulatórios de nutrição[9]. Essas altas prevalências nos pacientes que solicitam assistência médica transformam esta entidade em um problema fundamental a ser diagnosticado e corretamente tratado tanto no âmbito do atendimento primário como no atendimento hospitalar.

Um estudo prospectivo de 4.483 sujeitos mostrou que a presença de SM esteve associada com um risco aumentado de DCV, IAM e AVE (2,96, 2,63 e 2,27 respectivamente; p < 0,001), e esse risco foi maior que o risco associado com cada um dos componentes individuais da SM. A mortalidade total em 6,9 anos de seguimento nesse grupo foi maior em sujeitos com SM (18,0 vs. 4,6%, p < 0,001), assim como a mortalidade cardiovascular (12,0 vs. 2,2%, p < 0,001)[10].

FISIOPATOLOGIA

A SM é uma constelação de fatores de risco de origem metabólica inter-relacionados.

Os pacientes apresentam como achados clínicos: hiperglicemia, obesidade central, hipertensão arterial sistêmica (HAS), resistência à insulina, estado pró-inflamatório e pró-trombótico e um "fenótipo lipídico aterogênico" composto por hipertrigliceridemia, aumento das concentrações séricas de apolipoproteína B (Apo B), redução das concentrações de HDL colesterol e aumento das LDL pequenas e densas, o que favorece a aterosclerose coronariana. As concentrações de LDL geralmente estão baixas na SM e não fazem parte da síndrome[11-18].

Dois mecanismos inter-relacionados são os principais implicados na fisiopatogenia da SM: a resistência à insulina e a obesidade abdominal[11,12,18].

A resistência à insulina, descrita por Reaven em 1987 como mecanismo central na SM, determina um aumento da atividade da lipase hepática responsável pela hidrólise de triglicerídeos e fosfolipídios nas partículas de LDL e HDL. Esse aumento da degradação do *core* lipídico e a remodelação da superfície das partículas levariam à redução das LDL e ao aumento das LDL pequenas e densas, partículas de maior poder aterogênico, e a um aumento da produção de Apo B, que leva ao aumento da síntese e da secreção de triglicerídeos e das VLDL pelo fígado[11,12].

A obesidade abdominal desempenha papel fundamental na resistência à insulina. O tecido adiposo, antes visto como depósito de gordura, está sendo considerado como um verdadeiro órgão endócrino[13,14].

Existe, na obesidade central, um excesso de ácidos graxos livres associado a altas concentrações de leptina. O fluxo direto de ácidos graxos livres liberados pela gordura visceral na veia porta para o fígado modula a sensibilidade à insulina nesse órgão, regulando a produção de glicose[15].

Os ácidos graxos livres induzem resistência à insulina tanto em sua utilização periférica como agindo diretamente na célula beta e diminuindo a secreção de insulina, determinando a inibição da captação de glicose, da síntese de glicogênio e também uma maior produção hepática de glicose, aumentando as concentrações de glicose circulantes[15].

A leptina, um hormônio da família das citocinas, é produzida pelo tecido adiposo e age em receptores no sistema nervoso central e em outros locais para inibir a ingestão alimentar e promover o gasto energético[16]. A resistência à insulina caracteriza estados de deficiência ou resistência grave à leptina.

A resistência à insulina é um achado característico em indivíduos com tolerância anormal à glicose[12]. Nessa entidade, a insulina circulante não tem sua função normal nos tecidos sensíveis à sua ação, músculo esquelético, sistema nervoso central (SNC), tecido adiposo, fígado e endotélio. Os efeitos metabólicos da insulina incluem: aumento da captação de glicose, principalmente nos tecidos muscular e adiposo, aumento da síntese de proteínas, ácidos graxos e glicogênio e bloqueio da produção hepática de glicose (por diminuição da gliconeogênese e glicogenólise), da lipólise e da proteólise[17].

Na resistência à insulina todas essas funções estão alteradas e isto geralmente se acompanha de um aumento compensatório da secreção do hormônio para suplantar a dificuldade da ação nos tecidos[17].

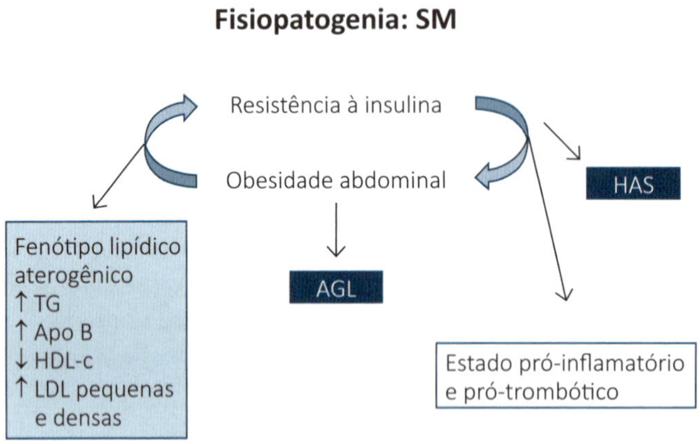

Fisiopatogenia: SM

Figura 13.1 – Fisiopatogenia da síndrome metabólica.

AGL: ácidos graxos livres; Apo B: apolipoproteina B; HAS: hipertensão arterial sistêmica; HDL-C: HDL colesterol; TG: triglicerídeos.

DIAGNÓSTICO CLÍNICO

O diagnóstico clínico e laboratorial pode ser realizado no ambulatório, após anamnese, exame físico, aferição da pressão arterial, medida do perímetro da cintura e exames laboratoriais simples: perfil lipídico e glicemia de jejum alterada em duas oportunidades.

O componente hipertensão arterial pode ser diagnosticado por medidas reiteradas da pressão arterial maiores que 130/85 mmHg ou pela história de hipertensão arterial já tratada[18]. O perímetro da cintura deve ser medido no maior perímetro entre a crista ilíaca e a última costela, seguindo as recomendações da OMS, em duas oportunidades, com trena inextensível, abdome sem roupa e com o paciente em pé e, expresso em centímetros[19].

Cabe salientar que o diagnóstico de SM abrange um leque de quadros clínicos com manifestações fenotípicas diferentes, mas em todos os casos apresenta risco aumentado de DCV e DM. A obesidade abdominal é um componente importante na síndrome, mas sua ausência não deve ser considerada como elemento de exclusão.

O médico deve estar alerta para realizar diagnóstico precoce da SM em pacientes magros com a tríade: concentração de HDL baixa, elevada de triglicerídeos e glicose de jejum alterada, ou em pacientes que apresentam obesidade abdominal com leve sobrepeso e leves alterações laboratoriais e não apenas nos casos mais evidentes, com obesidade mórbida ou com os cinco critérios já estabelecidos para o diagnóstico.

Cabe destacar que os critérios para o diagnóstico da SM NCEP-ATPIII e NCEP-ATPIII modificada não colocam a obesidade abdominal como elemento fundamental da SM, e que essas são as definições que mostraram ser melhores na predição de risco cardiovascular[20,21].

O objetivo do diagnóstico precoce é detectar os pacientes com maior risco e instituir medidas preventivas e de mudanças do estilo de vida que possam mudar a história natural e o prognóstico do paciente, daí a importância de diagnosticar os pacientes com alterações metabólicas leves e em fases iniciais da doença.

Existem vários critérios para o diagnóstico da SM. A I Diretriz Brasileira de Diagnóstico e Tratamento da Síndrome Metabólica (I-DBSM) recomenda a utilização da Definição do *National Cholesterol Education Program Adult Treatment Panel,* pela sua simplicidade e praticidade[18].

O diagnóstico de DM não exclui o diagnóstico de SM, sendo também um dos elementos que integram a síndrome. As diretrizes recomendam também que, para os componentes pressão arterial e concentração de triglicerídeos, o uso de medicação anti-hipertensiva ou de hipolipemiantes preencha os critérios específicos[18].

No ano 2005 a *American Heart Association* (AHA) atualizou a definição da NCEP-ATPIII (Definição NCEP-ATPIII modificada) mudando o ponto de corte para o diagnóstico de glicemia de jejum alterada de 110 mg/dL para 100 mg/dL, em face da recomendação da *American Diabetes Association* (ADA) baseada em estudos que comprovaram que o novo limite tinha maior poder preditivo para desenvolver diabetes[20].

A primeira definição da SM da *World Health Organization* (WHO) era pouco prática, porque necessitava da demonstração laboratorial da resistência à insulina[12]. A Tabela 13.1 apresenta outros critérios para o diagnóstico da SM utilizados nos ambulatórios e nas pesquisas: NCEP-ATPIII, NCEP-ATPIII modificada e *International Diabetes Federation* (IDF)[21].

No critério de diagnóstico da SM da IDF a obesidade abdominal é uma condição prévia e os pontos de corte para diagnosticar obesidade abdominal são mais exigentes, sendo desiguais

Tabela.13.1 – Outros métodos para o diagnóstico da Síndrome Metabólica[20,21].

Definições da SM	NCEP-ATPIII	NCEP-ATPIII modificada	IDF
			Obesidade abdominal
	≥ 3 Critérios:	≥ 3 Critérios:	+ 2 Critérios:
Triglicerídeos (mg/dL)	≥ 150	≥ 150 ou tratamento	≥ 150 ou tratamento
HDL-colesterol (mg/dL)	< 40 H < 50 M	< 40 H /< 50 M	< 40 H /< 50 M
Pressão arterial (mm Hg)	≥ 130/85	≥ 130/85 ou tratamento	≥ 130/85 ou tratamento
Glicose de jejum (mg/dL)	≥ 110	≥ 100 ou DM	≥ 100 ou DM
Perímetro da cintura (cm)	≥ 88-102	≥ 88-102	

H: homens; M: mulheres.

para as diferentes etnias: para europeus, de 80 cm na mulher e 94 cm no homem, para asiáticos do sul, 80-90 cm e para japoneses, 85-90 cm[21].

TRATAMENTO CLÍNICO

O tratamento destes pacientes deverá ser feito de forma organizada e coordenada por uma equipe multiprofissional formada por cardiologista, nutricionista, endocrinologista, clínico geral, professor de educação física, enfermeiros e psicólogos.

O tratamento deve ser individualizado e será discutido com maior detalhe na análise do caso clínico.

Avaliação nutricional

Avaliação antropométrica

- *Massa corporal*: mensurada em balança calibrada de plataforma ou eletrônica, com o indivíduo em pé, descalço e com roupas leves[22].
- *Estatura:* medida com estadiômetro de haste móvel ou fixa ou antropômetro. Indivíduo deve estar de pé, descalço, com calcanhares juntos, costas retas e braços estendidos ao lado do corpo[22].
- *Índice de Massa Corporal (IMC):* É usado para avaliar o grau de sobrepeso e obesidade e os riscos à saúde associados aos elevados graus de IMC[22]. Superestima a gordura corporal total em indivíduos com massa muscular aumentada ou edema e subestima naqueles com perda de massa muscular, como os idosos. A classificação de obesidade e sobrepeso baseada no IMC não considera diferenças étnicas[22].

$$IMC = Massa\ corporal/estatura^2$$

A classificação do diagnóstico nutricional preconizada pela OMS (1998), de acordo com o IMC, pode ser vista no Capítulo 5 (Tabela 5.2).

Indicador de adiposidade visceral

- *Perímetro da cintura (PC):* é um dos componentes da SM, que agrega gordura subcutânea e visceral; é considerado bom preditor de gordura intra-abdominal e total[18]. É mensurado no ponto médio entre a crista ilíaca e a última costela flutuante. Para a América Central e do Sul, recomenda-se usar pontos de corte da Ásia, devido à ausência de dados populacionais específicos, o que inclui o Brasil por sua variabilidade étnica (risco em CC ≥ 90 cm para homens e ≥ 80 cm para mulheres)[22].

Indicadores de distribuição de gordura corporal

- *Razão cintura-estatura (RCE):* a razão cintura-estatura tem sido apontada como indicador de adiposidade. Estudo transversal realizado na Bahia demonstrou maior sensibilidade desse indicador quando comparado com índice de conicidade, RCQ, PC e IMC, que sugere como ponto de corte: 0,52 para homens e 0,53 para mulheres[23].

- *Razão cintura-quadril (RCQ):* consiste na razão entre as medidas do PP e perímetro do quadril, são considerados valores elevados de RCQ maiores de 1 para homens e maiores que 0,85 para mulheres. Essa razão possibilita a classificação da obesidade em ginoide e androide, sendo a última relacionada com a SM[22].
- *Perímetro do pescoço (PP):* é uma alternativa para avaliação da distribuição de gordura corporal, pois associa-se a gordura visceral, componentes da SM e a resistência à insulina. É de fácil aferição e tem pontos de corte baseados em dados populacionais.

Em análise seccional do "Estudo Brasileiro para a Síndrome Metabólica" com 1.053 adultos brasileiros, o PP se correlacionou positivamente com as concentrações de triglicerídeos, glicose de jejum, insulina de jejum, o modelo de avaliação da homeostase do índice de resistência à insulina (HOMA-IR) e o PC e obteve correlação negativa com a concentração de HDL-colesterol, tanto em homens como em mulheres. Os pontos de corte do PP são 40 cm e 36,1 cm, para homens e mulheres, respectivamente[24].

A mudança no estilo de vida é a estratégia mais efetiva em reverter a SM, destacando-se o tratamento nutricional[25].

TRATAMENTO NUTRICIONAL

O padrão alimentar ocidental aumenta o risco de complicações da SM devido ao consumo de refrigerantes, lanches gordurosos, alimentos farináceos (*pizzas*, salgadinhos), sanduíches e carne vermelha. Em revisão sistemática sobre associação entre padrão de dieta e SM, o alto consumo de frutas, vegetais e laticínios associou-se com menor prevalência de SM; enquanto o alto consumo de carne vermelha associou-se a intolerância à glicose[25].

Metanálise com estudos prospectivos e ensaios clínicos demonstrou que a dieta mediterrânea diminui o risco de SM (0,69; IC 95%: 1,24–1,16) reduzindo a pressão arterial, o PC, concentrações de triglicerídeos, de glicose e aumentado a de HDL-colesterol. Esta dieta é caracterizada pelo alto consumo de ácidos graxos monoinsaturados, em especial de azeitonas e azeite, além do consumo diário de frutas, vegetais, frutas oleaginosas, grãos, laticínios com baixo teor de gordura e baixo consumo de carne vermelha[26].

Outro padrão de dieta importante para proteção cardiovascular é o da DASH (abordagem dietética para interromper a hipertensão), que contempla o alto consumo de frutas e vegetais, consumo de laticínios com baixo teor de gordura, alimentos ricos em fibras e baixos teores de lipídios totais, saturada, e colesterol, consumo de peixes e aves, consumo reduzido de carne vermelha e açúcar refinado, consumo restrito de sódio (< 5,8 g sódio/dia). A dieta DASH favorece a ocorrência de menor glicemia e incidência de DM, DAC, melhora no perfil lipídico e redução dos componentes da SM[27].

As frutas oleaginosas são fontes de fitoesteróis, o que poderia conferir a estas a propriedade de reduzir as concentrações de colesterol total e de LDL-colesterol.

Huguenin e cols. (2015), em ensaio clínico com pacientes hipertensos e dislipidêmicos que receberam dieta personalizada associada ao consumo de 13 g/dia de granulado de castanha-do-pará ou placebo, demonstraram melhora na biodisponibilidade de óxido nítrico e aumento das concentrações plasmáticas de selênio[28]. Observaram também que o grupo que consumiu o granulado de castanha-do-pará apresentou aumento da atividade de enzimas antioxidantes, redução das concentrações de LDL oxidada e de colesterol total[29,30].

Em ensaio clínico que investigou o efeito dos fitoesteróis em 53 indivíduos com SM, comparando três grupos: 1- margarina com esteróis vegetais (30 g/dia; 2,4 g de esteróis vegetais), 2- margarina não trans (36 g/dia; 2,4 g de esteróis vegetais) e 3- manteiga (18 g/dia), observou-se a diminuição da concentração da Apo B, a razão Apo B/Apo A e da LDL-C no grupo que consumiu margarina com esteróis vegetais[31].

Em estudo randomizado e controlado realizado por Campolongo e cols. (2016) com 64 indivíduos divididos em dois grupos, grupo A (n = 32) – que recebeu 40 mg/dia de sinvastatina e grupo B (n = 32) – que recebeu 20 mg de sinvastatina associado a comprimidos de 0,24 g de um nutracêutico composto de bergamota, fitoesteróis, alcachofra e vitamina C, durante 12 semanas, os pesquisadores demonstraram que comprimidos de 0,24 g de fitoesteróis reduziram as concentrações de colesterol total e LDL-colesterol. A associação de um nutracêutico e sinvastatina de 20 mg pode ser uma opção terapêutica válida para o tratamento de dislipidemia em pacientes com cardiopatia isquêmica intolerante a estatina em altas doses[32].

Ensaios clínicos randomizados e controlados por placebo demonstraram que fitoesteróis em diferentes veículos, como leite e margarina, numa quantidade de 1,6 a 2,0 g/dia reduziu as concentrações de colesterol total e LDL-C[33,34].

Metanálise demonstrou evidências sobre os efeitos da suplementação com proteína de soja em índices clínicos em pacientes com DM e SM. A suplementação de proteína de soja reduz significativamente os riscos para as DCV e melhora o metabolismo da glicose, em comparação com o placebo, em pacientes com DM ou SM. A suplementação durante menos de 6 meses reduziu a concentração de insulina e HOMA-IR e, com duração maior que 6 meses reduziu significativamente as concentrações de glicose, LDL-colesterol e proteína C-reativa [36].

Em estudo caso-controle com 80 indivíduos com SM e 160 controles, pareados por idade e sexo, observou-se diminuição na pressão arterial, na glicemia e aumento na concentração de HDL-C por meio do consumo de legumes. Indivíduos no maior quartil de consumo apresentaram menor chance de ter SM, quando comparados ao primeiro quartil (p < 0,05) ou seja, a proporção crescente do consumo de legumes está inversamente associada ao risco de SM [35].

Algumas vitaminas e minerais apresentam propriedade antioxidante, isto é, são capazes de fornecer um elétron às espécies reativas de oxigênio, convertendo-as em uma configuração inofensiva. O consumo de vitamina E, vitamina C, β-caroteno, flavonoides e L-arginina tem sido associado a menor prevalência de SM e menor risco cardiovascular.

Outro potente antioxidante é o resveratrol, presente no vinho tinto, que diminui a absorção de carboidratos, a concentração de insulina e o acúmulo de gordura no fígado[37].

Estudo norte-americano demonstrou que o consumo de suco de laranja reduziu o risco de SM em 30%[38].

Em programa brasileiro de modificação do estilo de vida, o consumo adequado de frutas reduziu o risco de SM em cerca de 50% e a variedade da dieta (mais de oito itens alimentares) também foi uma característica importante. Também observaram que o consumo de três a cinco porções de frutas por dia protege contra a SM[39].

Ainda não está esclarecido se o efeito dos laticínios na redução do risco de SM advém da gordura do leite, da vitamina D, do cálcio, do magnésio, do potássio, da proteína do soro do leite ou da combinação de todos estes nutrientes. A deficiência de vitamina D tem sido associada a componentes da SM – hipertensão arterial, triglicerídeos elevados, obesidade e diabetes *mellitus*. Estudo demonstrou possível efeito da vitamina D sobre o músculo cardíaco, a regulação do sistema renina-angiotensina e a diminuição da inflamação. A diminuição da vitamina D tem sido associada a um prejuízo no metabolismo da insulina, aumento na pressão arterial, nas concentrações de triglicerídeos e LDL-colesterol[38]. As concentrações de lipoproteínas também podem ser moduladas por outros nutrientes, como os ácidos graxos poli-insaturados[40,41].

Destacamos ainda que, embora o organismo humano produza AGPI de cadeia muito longa a partir dos ácidos linoleico e alfa-linolênico, a sua síntese é afetada por diversos fatores, que podem tornar essencial a ingestão desses ácidos graxos. A razão ω-6/ω-3 da dieta tem grande influência sobre a produção de AGPI de cadeia muito longa da família ω-3, sendo que razões elevadas resultam na diminuição da produção do ácido eicosapentaenoico, condição que contribui para o desenvolvimento de doenças inflamatórias e cardiovasculares. Ensaio clínico randomizado demonstrou que o consumo de ácido linoleico em mulheres parece reduzir a concentração de insulina, quando comparado ao grupo placebo, em 30 dias. Isto seria benéfico para os indivíduos com SM que apresentam hiperinsulinemia[41].

Estudo demonstrou que a quitosana diminuiu a absorção de lipídios e promoveu a redução de lipoproteínas sanguíneas[42].

Como os componentes da fibra da dieta não são absorvidos, eles penetram no intestino grosso e após fermentação por bactérias colônicas originam ácidos graxos de cadeia curta, que são utilizados como substrato energético para essas bactérias intestinais. Os prebióticos identificados atualmente são carboidratos não digeríveis, incluindo a lactulose, a inulina, galacto-oligossacarídeos, xilo-oligossacarídeos, fruto-oligossacarídeos, fosfo-oligossacarídeos, isomalto-oligossacarídeos e pectina que, após fermentação, promovem mudanças na composição e/ou atividade de bactérias intestinais, conferindo benefícios à saúde do hospedeiro[43].

Prebióticos, probioticos, transplante fecal ou cirurgia bariátrica parecem modular a microbiota intestinal. Há evidências que a associação entre dieta, inflamação, resistência à insulina e risco cardiometabólico seja modulada pela composição de bactérias intestinais, sendo a manipulação uma estratégia para promover a saúde[44].

Os prebióticos são considerados fatores bifidogênicos, ou seja, que estimulam a predominância de bifidobactérias no cólon. Consequentemente, há um estímulo do sistema imunológico do hospedeiro, uma redução de bactérias patogênicas no intestino e um alívio da constipação. Adicionalmente, haveria uma redução do risco de arteriosclerose por meio da diminuição na síntese de triglicerídeos e ácidos graxos no fígado e, consequentemente, diminuição da concentração desses no sangue[44]. Estudos realizados tanto em seres humanos como em modelos animais sugerem que a microbiota intestinal tem um profundo efeito no metabolismo humano, podendo contribuir para a ocorrência de componentes da síndrome metabólica[45-47].

O consumo de sal tem forte influência na pressão arterial de indivíduos com SM. Em estudo com 97.009 adultos atendidos em hospital universitário, entre 1995 e 2006, observou-se maior correlação entre sódio plasmático e pressão arterial nos indivíduos com SM. Recomenda-se o consumo de menos de 2 g de sódio por dia (cerca de 5 g de cloreto de sódio), o que equivale a menos de uma colher de chá rasa de sal de cozinha[48].

O consumo de magnésio parece apresentar efeito protetor contra a SM, pelo seu efeito na redução da massa corporal e na resistência à insulina, além de ser cofator de enzimas do metabolismo de carboidratos e na regulação da pressão arterial, e melhora do perfil lipídico[49].

Em estudo realizado na Coreia com 16.637 indivíduos, observou-se a associação do maior consumo de potássio com menor prevalência de SM[50].

Bebidas adoçadas com açúcar devem ser substituídas por água ou refresco de frutas naturais, com objetivo de reduzir as concentrações de triglicerídeos, o perímetro da cintura e a chance de ocorrência da SM[51].

O consumo de bebidas alcoólicas perturba o sistema renina-angiotensina, estimula o sistema nervoso simpático e aumenta a produção de homônios adrenocorticoides, além de promover a menor absorção de cálcio, colaborando com o surgimento da doença hipertensiva.

Relatos científicos sinalizam que 40 mL de bebida alcoólica por dia aumentam a pressão arterial. Por outro lado, o consumo moderado de bebidas alcoólicas somente para homens com mais de 45 anos e mulheres com mais de 55 anos pode reduzir a resistência à insulina e a doença cardiovascular, ou seja, homens podem consumir dois drinques/dia (30 mL de etanol = 60 mL de bebida destilada ou 240 mL de vinho ou 720 mL de cerveja) e mulheres, a metade desta quantidade[52].

A avaliação nutricional detalhada seguida da adoção de um plano alimentar, balanceado e individualizado, objetivando a redução de 5 a 10% da massa corporal inicial, promove redução dos componentes da SM, sendo o acompanhamento da evolução do perfil metabólico determinante na intervenção nutricional a ser adotada[22].

Revisão sobre tratamento nutricional na SM demonstrou maior eficácia da dieta hipoenergética associada à prática de exercícios físicos, comparada à dieta normoenergética ou à normoenergética associada à realização de exercícios físicos. Destaca-se ainda que a qualidade da dieta prescrita é essencial para a melhora do quadro metabólico. Achados científicos sugerem relação inversa entre a ingestão de alimentos de origem vegetal e ácidos graxos poli-insaturados com os componentes da SM[34].

Ensaio clínico com indivíduos com SM, que investigou três abordagens dietéticas para perda de massa corporal: 1) dieta hipoenergética, com controle das quantidades de fibras e gorduras; 2) dieta com baixa densidade energética; 3) dieta com alimentos com baixo índice glicêmico, com duração de 12 semanas. Ao fim do estudo todos apresentaram resultados semelhantes quanto à composição corporal, nas características dietéticas (energia, gorduras totais, gordura saturada, carboidratos, proteínas e fibras) e de componentes da SM. Sendo assim, os pesquisadores concluíram que a dieta pode ser flexível quanto à combinação de alimentos, podendo considerar a preferência dos pacientes[53].

O plano alimentar saudável deve ser individualizado, objetivando a redução da massa corporal.

O primeiro passo é estabelecer as necessidades do indivíduo a partir da avaliação nutricional, contemplando a mensuração do índice de massa corporal, perímetro da cintura e avaliação da composição corporal, do perfil metabólico.

O plano alimentar deve fornecer um valor energético total (VET) para perda ou manutenção da massa corporal. Nos casos de excesso de massa corporal a dieta deve ser hipoenergética, com uma redução de 500 a 1.000 kcal do gasto energético total (GET) diário previsto ou da anamnese alimentar, com o objetivo de promover perdas ponderais de 0,5 kg a 1,0 kg/semana[18].

O plano alimentar deve ser fracionado em seis a oito refeições por dia, a fim de minimizar a sensação de fome e auxiliar na adesão a dieta hipoenergética. O volume da dieta deve ser *aumentado*, contemplando preferencialmente alimentos de densidade energética menor que 1[18].

Tabela 13.2 – Recomendação do consumo de energía, macronutrientes energéticos e fibras[18]

Energia total diminuída	Para redução da massa corporal em 5 a 10%
Carboidratos	50-60% do VET
Lipídios	25-35% do VET Gordura saturada < 10% do VET Gorduras trans até 7% se LDL-colesterol for > 100 mg/dL Ácidos graxos poli-insaturados (AGPI) até 10% do VET Ácidos graxos monoinsaturados (AGMI) até 20% do VET Colesterol < 300 mg/dia, nos casos de LDL-colesterol > 100 mg/dL recomenda-se ingestão diária de colesterol de 200 mg/dia
Proteínas	0,8 g a 1,0 g/kg peso atual/dia ou 15% do VET
Fibras	20-30 g/dia, estimulando o consumo de alimentos integrais ou minimamente processados, com baixo índice glicêmico

Caso Clínico

1. Dados clínicos

Paciente do sexo feminino, 56 anos, natural do Rio de Janeiro, em tratamento para hipertensão há cerca de 5 anos.

a. **Queixa principal:** "Dor no peito e cansaço".

b. **História da doença atual:** Hipertensão arterial sistêmica em tratamento com enalapril há cerca de 5 anos. No último controle, ano passado, o médico indicou sinvastatina e mudanças nos hábitos alimentares porque detectou colesterol e triglicerídeos elevados. Refere há 2 meses dispneia aos grandes esforços e dor torácica atípica de baixa intensidade.

Foram solicitados exames laboratoriais atuais que mostraram triglicerídeos aumentados, HDL reduzida e glicose de jejum alterada em duas oportunidades (ver Tabela 13.3 a seguir).

Foi realizado ecocardiograma que mostrou disfunção diastólica grau I (déficit de relaxamento) e cintilografia de perfusão miocárdica que mostrou isquemia de parede anterior (basal, médio e apical) com escores de SSS = 8; SRS = 3; SDS = 5 e ECG com ST retificado em D3 e a VF.

c. **História da doença pregressa:** Refere sedentarismo e aumento de 5 kg no último ano. Nega diabetes e alterações prévias da glicose de jejum (glicemias normais no controle anterior). Nega tabagismo e febre reumática.

d. **História social e familiar:** Pais com hipertensão arterial. Ausência de doença coronariana, concentrações elevadas de colesterol, AVC ou diabetes na família.

2. Medicamentos em uso

Enalapril e sinvastatina.

3. Avaliação antropométrica

Dados antropométricos	Valores de referência	Avaliação	Classificação
MC atual (kg)	-	72,3	
MC usual (kg)	-	67	
Estatura (m)	-	1,68	
IMC (kg/m²)	-	25,61	Sobrepeso*
DCT (mm)	26	36	Percentil 85**
PB (cm)	30,9	36,7	Percentil 85**
PC (cm)	< 80	100	Risco para DCV e metabólicas
PP (cm)	36,1	38,6	Elevado
Razão cintura-estatura	0,53	0,60	Risco para doença

MC: massa corporal DCT: dobra cutânea tricipital; PB: perímetro do braço; PC: perímetro da cintura; PP: perímetro do pescoço.
*OMS (1998).
** Frisancho AR. (1990)[54].

Avaliação bioquímica:

Dados bioquímicos	Valores de referência	Avaliação	Classificação
Triglicerídeos (mg/dL)	< 150	218	Elevados
Colesterol total (mg/dL)	< 200	123	Normal
LDL colesterol (mg/dL)	< 100 ¥	69	Normal
HDL colesterol (mg/dL)	≥ 40/50 †	30	Reduzida
VLDL (mg/dL)	< 30	49	Aumentada
Glicose (mg/dL)	< 100	106	Aumentada

¥ O valor desejado de LDL colesterol em pacientes de risco elevado é < 70 mg/dL; † O ponto de corte diagnóstico para SM é de 40 mg/dL para homens e de 50 para mulheres.

4. Sinais vitais

a. *Pressão arterial:* 150/80 mmHg;

b. *Temperatura:* 36°C;

c. *Frequência cardíaca:* 85 bpm;

d. *Frequência respiratória:* 16 irpm;

e. *Diagnóstico nutricional:* paciente apresenta sobrepeso de acordo com a OMS (1998).

Diagnóstico clínico

O caso clínico apresentado é um exemplo de pacientes com síndrome metabólica que agregam na evolução um quadro de isquemia miocárdica e doença arterial coronariana.

Estudos mostram que a presença de SM está associada a alterações cardiovasculares e isquemia miocárdica. Vários trabalhos avaliaram alterações ecocardiográficas na SM e demonstraram alterações na função e na geometria ventricular dos pacientes com SM, sendo as mais importantes: hipertrofia ventricular esquerda (HVE), aumento do átrio esquerdo e disfunção diastólica do ventrículo esquerdo (VE). Também foi reportado que estes doentes apresentam uma maior prevalência de doença coronariana (87% *versus* 63%, p = 0,004)[55].

Um estudo de Wong e cols., em 2005, avaliou 1.043 pacientes sem doença coronariana conhecida, com a cintilografia de perfusão miocárdica pós-estresse e com o escore de cálcio e mostrou que os pacientes com SM apresentaram mais isquemia na cintilografia, com um SSS maior ou igual que 4 em 11% dos pacientes *versus* 6% dos pacientes sem SM (p = 0,03)[56].

Em 2006, no estudo multicêntrico realizado por Shaw e cols., que avaliou 7.849 pacientes, a cintilografia do miocárdio apresentou diferentes percentuais de defeitos de perfusão, que variaram de 11% nos pacientes com três componentes da SM, até 44% em pacientes com cinco componentes. Pacientes com cinco componentes apresentaram maior risco, com razão de chances de 7,8 a 14,1 para defeitos de perfusão moderados a graves. Esse estudo também mostrou uma sobrevida livre de eventos de 2 anos que variou de 96% para 48%, nos pacientes com zero até cinco componentes da SM, respectivamente[57].

Rubbo-Blanco e cols. (2015), em estudo clínico que comparou os achados na cintilografia de miocárdio (SPECT) em pacientes com SM e sem SM , demostraram que Houve associação significativa entre a SM e cintilografia anormal (67,0% vs. 11,8%; p < 0,001) e os pacientes com SM tinham anormalidades de maior extensão e gravidade (escore de estresse somado (SSS) = 7,3 ± 6,5 vs. 3,0 ± 0,9; p < 0,001 e escore de diferença somado (SDS) = 3,4 ± 4,3 vs. 0,9 ± 2,5; p < 0,001). SM foi preditor independente de isquemia miocárdica nas três definições estudadas[58].

A paciente apresenta os cinco componentes da SM: obesidade abdominal, hipertensão arterial sistêmica, concentrações elevadas de triglicerídeos e de glicose de jejum e baixas concentrações de HDL-colesterol. Esta paciente foi acrescentando de forma progressiva os diferentes fatores de risco que confirmavam a SM e os exames laboratoriais estavam levemente alterados, porém atingindo os critérios diagnósticos para SM. Assim, ocorreu o incremento dos componentes da SM, progressivamente aumentando o risco de complicações da mesma.

Além dos componentes da SM a paciente apresentava outros fatores de risco, como sedentarismo e antecedente familiar de hipertensão arterial sistêmica.

Como queixas atuais referia dispneia, que poderia ser explicada pela disfunção diastólica ventricular diagnosticada por meio do ecocardiograma e, também, um quadro de doença coronariana confirmada pela cintilografia de miocárdio, que revelou isquemia de parede anterior.

Alguns pacientes apresentam quadros bem típicos com obesidade, assim o diagnóstico de SM é mais evidente. Essa paciente apresentava sobrepeso e dados laboratoriais levemente alterados, sendo mais difícil fazer o diagnóstico precoce da SM. No entanto, destaca-se que apesar de não ter obesidade, a paciente apresentava obesidade abdominal ou central. Apesar de não serem tão evidentes os fatores de risco da paciente, ela evoluiu para doença coronariana.

Isto deve chamar a atenção para a importância de se realizar o diagnóstico precoce da SM quando o paciente apresenta pelo menos três componentes da SM, a fim de tratar os pacientes em fase de prevenção primária.

Tratamento clínico

O tratamento desta paciente está dividido em duas linhas fundamentais, o tratamento da complicação atual, que é a isquemia miocárdica (não discutida aqui por não corresponder ao objetivo deste capítulo) e o tratamento da síndrome metabólica.

a. Tratamento da doença arterial coronária

Os objetivos do tratamento são a redução da sintomatologia, de episódios isquêmicos e prevenção do infarto agudo do miocárdio[18].

Para isso, deve-se tratar e reduzir os fatores de risco, fazer modificações do estilo de vida, usar terapêutica farmacológica para cardiopatia isquêmica e prosseguir estudos para avaliar a necessidade de revascularização miocárdica através de intervenção por cateter ou cirurgia.

Deve ser instituído tratamento médico farmacológico à base de nitritos, AAS e betabloqueadores, e por apresentar isquemia na cintilografia de perfusão miocárdica será considerada a possibilidade de estudo anatômico das coronárias para provável revascularização miocárdica (cinecoronariografia).

b. Tratamento da síndrome metabólica

O objetivo do tratamento é prevenir o surgimento de diabetes *mellitus* e de complicações cardiovasculares[18]. Nesta paciente as complicações cardíacas já começaram, mas ainda nesta fase pode-se diminuir a progressão da doença e prevenir complicações maiores.

Mudança dos hábitos de vida, alimentação adequada, perda de peso, diminuição do perímetro abdominal, melhora do perfil lipídico e normalização dos níveis pressóricos são as metas a serem alcançadas[18].

Tratamento farmacológico da hipertensão arterial[59]

O esquema terapêutico nos pacientes hipertensos com SM é a redução da pressão em curto prazo (3 a 6 meses), geralmente com combinação de fármacos. Por se tratar de um paciente com doença cardiovascular estabelecida, os níveis de pressão deverão ser inferiores a 130/85 mmHg, podendo ser utilizada uma combinação de anti-hipertensivos. Esses benefícios podem ser alcançados em pacientes tratados com diuréticos, inibidores adrenérgicos, inibidores da enzima conversora da angiotensina (IECA), antagonistas do receptor AT1 da angiotensina II (BRA), antagonistas de canais de cálcio e vasodilatadores diretos.

Fármacos antidiabetes[60]

Devem ser usados apenas em pacientes com diagnóstico de diabetes que não respondem às medidas não medicamentosas. Não foi demonstrado benefício na síndrome metabólica com a utilização dos agentes antidiabéticos existentes[61].

Tratamento hipolipemiante[62]

As estatinas devem ser consideradas como medicamentos de primeira escolha nos pacientes com síndrome metabólica e dislipidemia, devido à existência de evidências relacionando-as à redução da morbimortalidade cardiovascular. Nas dislipidemias mistas, com triglicérides abaixo de 500 mg/dL, as estatinas devem ser utilizadas em doses acima de 20 mg.

Os fibratos são as drogas de escolha em pacientes com SM e com triglicerídeos maiores de 500 mg/dL. Sua ação, aumentando o HDL-colesterol, também é maior que a das estatinas, principalmente se houver hipertrigliceridemia grave.

Dosagens de CK devem ser realizadas em um, três e seis meses após o uso das estatinas e fibratos. Caso os pacientes estejam estáveis, podem ser repetidas a cada seis meses.

Tratamento farmacológico da obesidade[63]

Está indicado quando as medidas não medicamentosas não consigam induzir à perda de pelo menos 1% do peso inicial por mês, após 1 a 3 meses nos indivíduos com IMC ≥ 30 kg/m ou, ainda, naqueles com IMC entre 25 kg/m e 30 kg/m, desde que acompanhado de comorbidades.

Por apresentar doença cardiovascular, não deve ser considerado o uso de fármacos para tratamento da obesidade na paciente aqui relatada. No estudo SCOUT o uso de sibutramina aumentou a taxa de infartos e ACV em pacientes com doença cardiovascular preexistente.

Tratamento não medicamentoso

Exercício físico[64,65]

O exercício físico reduz o risco relacionado a cada componente da SM. Reduz a pressão arterial, aumenta a concentração de HDL colesterol e reduz a glicemia de jejum. Recomenda-se realizar exercícios aeróbicos e de fortalecimento muscular, de preferência 30 minutos por dia.

No caso clínico da paciente, a prescrição de exercício físico deverá começar após o tratamento e estabilização do quadro de isquemia miocárdica, de forma supervisionada, devido à doença cardiovascular da paciente. A prescrição deverá ser sempre individualizada. Começando com exercícios aeróbicos e resistidos de baixa intensidade e progredindo para exercícios aeróbicos de intensidade moderada e exercícios resistidos 2 a 3 vezes por semana, com series de 10 repetições para cada grupo muscular. Os exercícios aeróbicos poderão ser feitos em esteira ou bicicleta ergométrica.

Parecer nutricional

Na anamnese alimentar a paciente relatou baixo consumo de frutas (uma vez por dia), vegetais (duas vezes por semana) e leguminosas (ausência de consumo), consumo de refrigerantes, biscoitos doces e sobremesas em frequência diária e frituras três vezes por semana. A paciente apresenta sobrepeso (IMC > 25 kg/mn^2) com perímetro de cintura muito aumentado (> 80 cm para mulheres), concentração elevada de triglicerídeos, e reduzida de HDL e glicemia levemente aumentada. Mediante o exposto a paciente está em risco metabólico.

O plano alimentar deve ser individualizado e atingir uma redução de 5 a 10% da massa corporal.

Os princípios fundamentais são: reduzir a ingestão energética, de sódio, açúcar refinado, gorduras saturadas e *trans*, aumentar a ingestão de frutas, hortaliças, leguminosas e cereais integrais. O nutricionista deve realizar educação nutricional objetivando a adesão ao novo plano alimentar e a hábitos alimentares saudáveis de todo o grupo familiar.

A conduta nutricional deverá ser dieta hipoenergética, com distribuição normal dos macronutrientes energéticos[32-35].

Prescrição dietética

1. Cálculo da necessidade estimada de energia (VET) (*Dietary Reference Intakes*, 2005):

    VET = 387 − (7,31 × idade [anos]) + AF × (10,9 × peso [kg] + 660,7 × estatura [m])

    AF é o coeficiente de atividade física (sedentário = 1)

    VET = 387 − (7,31 × 56) + 1 × (10,9 × 72,3 + 660,7 × 1,68)

    VET = 387 − 409,36 + 1 × (1.898,05)

VET = 1.875,69 kcal

2. Distribuição de macronutrientes e micronutrientes: Necessidade estimada de energia – considerando o método VENTA, reduzir cerca de 500 calorias objetivando a perda de 2 kg por mês caracterizando VET hipoenergético.

Proteínas – 0,8-1,0 g/kg de peso atual/dia ou cerca de 15% do VET.

Lipídios – 25-35% do VET.

Ácidos graxos saturados (AGS) – até 10% do VET.

Ácidos graxos poli-insaturados (AGPI) – até 10% do VET. Fontes: óleo de girassol, soja e milho, salmão, arenque, óleos de peixe.

Ácidos graxos monoinsaturados (AGMI) – até 20% do VET. Fontes: azeite de oliva, óleo de canola.

Carboidratos – 50-60% do VET.

Fibras – 20-30 g/dia. Fontes: vegetais (hortaliças e legumes), frutas, leguminosas, cereais, pães e biscoitos integrais.

Nutrientes antioxidantes:
- Vitamina A: 625 µg/dia para homens e 500 µg/dia para mulheres (RDA). Fontes de retinol: leite integral e derivados, peixes, gema de ovos. Fontes de pró-vitaminas (carotenoides): vegetais folhosos, legumes ou frutas.
- Vitamina D: AI de 5 µg/dia para ambos os sexos. Fontes: óleo de fígado de bacalhau, arenque, atum e cação.
- Vitamina E: RDA de 15 mg/dia. Fontes: germe de trigo, óleo de soja, algodão, milho, girassol, gema de ovo, vegetais folhosos e legumes.
- Vitamina C: RDA de 75 mg/dia para homens e 90 mg/dia para mulheres. Fontes: vegetais folhosos (bertalha, brócolis, couve), legumes, frutas (caju, goiaba, manga, frutas cítricas).
- Cálcio: AI de 1.000 µg/dia para ambos os sexos. Fontes: laticínios, brócolis, espinafre, beterraba, batata-doce, milho, aveia.
- Magnésio: RDA de 400 mg/dia para homens e 310 mg/dia para mulheres. Fontes: feijão preto, brócolis, nozes, banana, cereais integrais.

Plano alimentar para 1 semana

2º Dia – Terça-feira

Hora	Refeição	Alimentos	Quantidade
07:00	Desjejum	Suco de soja Pão integral Queijo *cottage* Maçã	1 copo de requeijão 2 fatias 1 colher de sopa cheia 1 unidade média
10:00	Colação	Barra de cereais Amêndoa	1 unidade 5 unidades

Continua...

Hora	Refeição	Alimentos	Quantidade
13:00	Almoço	Alface	1 prato de sobremesa cheio picado
		Tomate	2 fatias médias
		Arroz branco	1 colher de sopa cheia
		Salmão grelhado	1 filé médio
		Creme de espinafre	1 colher de arroz cheia picada
		Abobrinha	1 colher de sopa cheia picada
		Batata-doce cozida	1 unidade grande
		Banana prata	
16:00	Lanche	Pão de forma de aveia	2 fatias
		Requeijão cremoso	1 colher de sopa cheia
		Refresco de uva	1 copo médio
19:00	Jantar	Arroz branco	1 colher de arroz cheia
		Feijão preto	1 concha média cheia
		Carne bovina moída refogada	1 colher de sopa cheia picada
		Pepino	1 prato de sobremesa cheio
		Alface	1 colher de arroz cheia
		Berinjela ensopada	
22:00	Ceia	Mamão papaia	½ unidade

2º Dia – Terça-feira

Hora	Refeição	Alimentos	Quantidade
07:00	Desjejum	Café	1 xícara de café
		Leite desnatado	2 colheres de sopa
		Bolo simples	1 fatia pequena
		Melão	1 fatia média
10:00	Colação	Abacaxi	1 fatia média
13:00	Almoço	Alface	1 pires cheio
		Arroz branco	1 colher de arroz cheia
		Lentilha cozida	1 concha média cheia
		Filé de frango grelhado	1 pedaço pequeno
		Salada de feijão fradinho	1 colher de arroz cheia
		Cenoura e vagem refogados	4 colheres de sopa cheias
16:00	Lanche	Biscoito de água e sal *light*	4 unidades
		Queijo minas frescal	2 fatias pequenas
		Refresco de laranja	1 copo médio
19:00	Jantar	Salada de legumes e alface	1 pires cheio
		Arroz branco	1 colher de arroz cheia
		Feijão preto	1 concha média cheia
		Bife de boi grelhado	1 pedaço pequeno
22:00	Ceia	Maçã	1 unidade média

3º Dia – Quarta-feira

Hora	Refeição	Alimentos	Quantidade
07:00	Desjejum	Iogurte *light*	1 pote pequeno
		Biscoito integral	5 unidades
		Morango	5 unidades pequenas

Hora	Refeição	Alimentos	Quantidade
10:00	Colação	Laranja	1 unidade pequena
		Nozes	1 unidade
13:00	Almoço	Salada de agrião, cebola e grão-de-bico	1 pires cheio
		Arroz integral	1 colher de arroz cheia
		Peito de frango assado	1 pedaço médio
		Purê de abóbora	4 colheres de sopa cheias
16:00	Lanche	Mingau de farelo de aveia (com leite desnatado)	1 concha pequena
		banana	1 unidade média
19:00	Jantar	Salada mista (acelga, tomate e cebola)	1 pires cheio
		Arroz com brócolis	1 colher de arroz
		Carne assada com molho madeira	1 pedaço pequeno
22:00	Ceia	Mamão papaia	1/2 unidade

4º Dia – Quinta-feira

Hora	Refeição	Alimentos	Quantidade
07:00	Desjejum	Iogurte natural desnatado	1 pote pequeno
		Granola sem açúcar	1 colher de sopa cheia
		Mamão papaia	1/2 unidade
10:00	Colação	Melancia	1 fatia pequena
		Castanha de caju	2 unidades
13:00	Almoço	Salada de repolho roxo e cenoura	1 pires cheio
		Sardinha assada	1 filé grande
		Pirão	2 colheres de sopa cheias
		Refresco de laranja	1 copo médio
16:00	Lanche	Torrada integral	4 unidades
		Queijo minas	1 fatia pequena
		Bebida de soja	1 copo médio
19:00	Jantar	Chicória refogada	1 pires cheio
		Arroz branco	1 colher de arroz
		Feijão preto	1 concha pequena
		Legumes salteados	1 colher de arroz cheia
		Frango assado com molho de laranja	1 peito pequeno
22:00	Ceia	Salada de frutas	1 pote pequeno

5º Dia – Sexta feira

Hora	Refeição	Alimentos	Quantidade
07:00	Desjejum	Pão de forma integral	2 fatias
		Leite desnatado	3/4 copo de requeijão
		Café	¼ copo de requeijão de café
		Requeijão *light*	1 colher de sobremesa
		Pera	1 unidade média

Continua...

Hora	Refeição	Alimentos	Quantidade
10:00	Colação	Banana prata	1 unidade média
		Castanha-do-pará	1 unidade
13:00	Almoço	Agrião	À vontade
		Cenoura	2 colheres de sopa
		Espinafre cozido	2 e ½ colheres de sopa
		Salada verde	1 pires cheio
		Macarrão integral à bolonhesa	2 escumadeiras médias
		Limonada	1 copo médio
16:00	Lanche	Abacate	¼ unidade
		Leite desnatado	2 colheres de sopa cheias
19:00	Jantar	Salada tricolor (beterraba, rúcula e cebola)	1 pires cheio
		Arroz branco	1 colher de arroz cheia
		Strogonoff de frango	2 colheres de sopa cheia
		Couve-flor cozida	2 ramos pequenos
22:00	Ceia	Tangerina	1 unidade pequena

6º Dia – Sábado

Hora	Refeição	Alimentos	Quantidade
07:00	Desjejum	Mingau de farinha de tapioca (leite desnatado)	1 concha média
10:00	Colação	Goiaba	1 unidade pequena
13:00	Almoço	Salada de agrião com tomate e rabanete	1 pires cheio
		Arroz à grega	1 colheres de arroz cheia
		Peixe assado com aspargos	1 posta média
		Refresco de caju	1 copo médio
16:00	Lanche	Torrada	4 unidades
		Pasta de grão-de-bico	2 colheres de sobremesa
19:00	Jantar	Salada verde	1 pires cheio
		Arroz branco	1 colher de arroz cheia
		Omelete de queijo com espinafre	1 unidade pequena
22:00	Ceia	Pêssego	1unidade

7º Dia – Domingo

Hora	Refeição	Alimentos	Quantidade
07:00	Desjejum	Pão sírio	1 unidade
		Queijo *cottage*	2 colheres de sopa
		Suco de laranja com mamão	1 copo médio
		Café	1 xícara de café
10:00	Colação	Salada de frutas com linhaça	1 pote pequeno

13:00	Almoço	Salada de feijão fradinho	1 pires pequeno
		Arroz com açafrão	1 colher de arroz cheia
		Peixe com molho de coco	1 posta grande
		Suflê de legumes	2 colheres de sopa
		Picolé de fruta	1 unidade
		Suco de abacaxi com hortelã	1 copo pequeno
16:00	Lanche	Iogurte com granola *light*	1 pote pequeno
19:00	Jantar	*Pizza* integral de muçarela de búfala com tomate seco	1 fatia pequena
		Suco de laranja com morango	1 copo pequeno
22:00	Ceia	Pera	1 unidade

Interação droga-nutriente

Medicamento	Interação medicamento-nutriente
Enalapril	Aumento no potássio sérico, diminuição no lítio
Sinvastatina	O consumo de mais de 1 litro de suco de grapefruit/dia aumenta o efeito do medicamento e pode causar miopatia

SITES RECOMENDADOS

- Sociedade Brasileira de Endocrinologia e Metabologia – http://www.endocrino.org.br/sindrome-metabolica/
- Sociedade Brasileira de Diabetes – http://www.diabetes.org.br/
- *The Endocrine Society* – https://www.endocrine.org/
- *Hormone Health Network* – http://www.hormone.org/
- Associação Brasileira para o Estudo da Obesidade e da Síndrome Metabólica – http://www.abeso.org.br/
- *American Heart Association* – http://www.heart.org/HEARTORG/Conditions/More/MetabolicSyndrome/Metabolic-Syndrome_UCM_002080_SubHomePage.jsp
- *Medline Plus* (NIH) – www.nlm.nih.gov/medlineplus/metabolicsyndrome.html
- *International Association for the Study of Obesity* – www.iaso.org
- *North American Association for the Study of Obesity* – www.naaso.org
- *The Obesity Society* – www.obesity.org
- *National Heart, Lung, and Blood Institute* (NIH) – www.nhlbi.nih.gov/health/health-topics/topics/ms
- *The European Association for the Study of Obesity* – www.easo.org

REFERÊNCIAS BIBLIOGRÁFICAS

1. Lorenzo C, Williams K, Hunt KJ, et al. The National Cholesterol Education Program- Adult Treatment Panel III, International Diabetes Federation, and World Health Organization definitions of the metabolic syndrome as predictors of incident cardiovascular disease and diabetes. Diabetes Care. 2007;30:8-13.
2. Grundy SMBHJ, Cleeman JI, Smith SC Jr, Lefant C. American Heart Association; National Heart, Lung, and Blood Institute. Definition of the metabolic syndrome: Report of the National Heart, Lung and Blood Institute/American Heart Association conference on scientific issues related to definition. Circulation. 2004;109:433-8.
3. Park YW, Zhu S, Palaniappan L, et al. The metabolic syndrome: prevalence and associated risk factor findings in the US population from the Third National Health and Nutrition Examination Survey, 1988-1994. Arch Intern Med. 2003;163:427-36.
4. Oliveira EP, Souza MLA, Lima MDA. Prevalência de Síndrome Metabólica em Uma Área Rural do Semiárido Baiano. Arq Bras Endocrinol Metab. 2006;50/3:456-465.
5. Salaroli LB, Barbosa GC, Mill JG, Molina MCB. Prevalência de Síndrome Metabólica em estudo de base populacional, Vitória-ES, Brasil. Arq Bras Endocrinol Metab. 2007;51(7):1143-1152.
6. He Y, Jiang B, Wang J, et al. Prevalence of the metabolic syndrome and its relation to cardiovascular disease in an elderly Chinese population. J Am Coll Cardiol. 2006;47:1588-94.
7. Rigo JC, Vieira JL, Dalacorte RG, et al. Prevalência de Síndrome Metabólica em idosos de uma comunidade: Comparação entre três métodos diagnósticos. Arq Bras Cardiol. 2009;93(2):85-91.
8. Bopp M, Barbeiro S. Prevalence of metabolic Syndrome in outpatients of the Intitute of Cardiology of Rio Grande do Sul. Arq Bras Cardiol. 2009;93(5):473-477.
9. Leão LSC, Barros EG, Koifman RJ. Prevalência de Síndrome Metabólica em Adultos Referenciados para Ambulatório de Nutrição no Rio de Janeiro, Brasil. Rev Bras Cardiol. 2010;23(2):93-100.
10. Younis A, Younis A, Tzur B, Peled Y, Shlomo N, Goldenberg I, et al. Metabolic syndrome is independently associated with increased 20-year mortality in patients with stable coronary artery disease. Cardiovasc Diabetol. 2016 Oct 28;15(1):149.
11. Lucero D, López GI, Gorzalczany S, Duarte M, González Ballerga E, Sordá J, et al. Alterations in triglyceride rich lipoproteins are related to endothelial dysfunction in metabolic syndrome. Clin Biochem. 2016;49(12):932-5.
12. Reaven GM. Banting lecture 1988. Role of insulin resistance in human disease. Diabetes. 1988;37:1595-607.
13. Won KB, Chang HJ, Han D, Sung J, Choi SY. Metabolic syndrome predicts long-term mortality in subjects without established diabetes mellitus in asymptomatic Korean population: A propensity score matching analysis from the Korea Initiatives on Coronary Artery Calcification (KOICA) registry. Medicine (Baltimore). 2016;95(49):e5421.
14. Lewandowska E, Zieliński A.White adipose tissue dysfunction observed in obesity. Pol Merkur Lekarski. 2016;40(239):333-6.
15. Novgorodtseva TP, Denisenko YK, Antonyuk MV, Yubitskaya NS, Lobanova EG, Zhukova NV. Blood fatty acids in the development and correction of metabolic syndrome]. Ter Arkh. 2016;88(8):30-4.
16. Stojanović S, Ilić MD, Ilić S, Petrović D, Djukic S.The significance of adiponectin as a biomarker in metabolic syndrome and/or coronary artery disease. Vojnosanit Pregl. 2015;72(9):779-84.
17. Brøns C, Grunnet LG. Mechanisms in endocrinology: Skeletal muscle lipotoxicity in insulin resistance and type 2 diabetes: a causal mechanism or an innocent bystander? Eur J Endocrinol. 2017 Feb;176(2):R67-R78.

18. I Diretriz Brasileira de Diagnóstico e Tratamento da Síndrome Metabólica. Arquivos Brasileiros de Cardiologia. 2008;84(supl. I):1-27.
19. World Health Organization. Obesity status: preventing and managing the global epidemic. Geneve, 1998. Report of a WHO consultation on obesity.
20. National Cholesterol Education Program (NCEP) Expert Panel on Detection, Evaluation, and Treatment of High Blood Cholesterol in Adults (Adult Treatment Panel III).Third Report of the National Cholesterol Education Program (NCEP) Expert Panel on Detection, Evaluation, and Treatment of High Blood Cholesterol in Adults (Adult Treatment Panel III) final report. Circulation. 2002;106:3143-3421.
21. International Diabetes Federation. The IDF consensus worldwide definition of the metabolic syndrome. May 2005. Disponível em: <http://www.idf.org/webdata/docs/IDF_Metasyndrome_definition.pdf>. Acessado em: 17 de fevereiro de 2017.
22. Rosa G, Pereira AF, Bento CT, et al. Avaliação Nutricional do Paciente Hospitalizado: uma abordagem teórico-prática, Rio de Janeiro: Guanabara Koogan; 2008.
23. Haun DR, Pitanga FJG, Lessa I. Razão cintura/estatura comparado a outros indicadores antropométricos de obesidade como preditor de risco coronariano elevado. Rev Assoc Med Bras. 2009;55(6):705-11.
24. Stabe C, Vasques AC, Lima MM, Tambascia MA, Pareja JC, Yamanaka A, et al. Neck circumference as a simple tool for identifying the metabolic syndrome and insulin resistance: results from the Brazilian Metabolic Syndrome Study. Clin Endocrinol (Oxf). 2013 Jun;78(6):874-81.
25. Leão LS, de Moraes MM, de Carvalho GX, Koifman RJ.Nutritional interventions in metabolic syndrome: a systematic review. Arq Bras Cardiol, 2011;97(3):260-5.
26. Garcia M, Bihuniak JD, Shook J, Kenny A, Kerstetter J, Huedo-Medina TB. The Effect of the Traditional Mediterranean-Style Diet on Metabolic Risk Factors: A Meta-Analysis. Nutrients. 2016;8(3):168.
27. Mathew AV, Seymour EM, Byun J, Pennathur S, Hummel SL. Altered Metabolic Profile With Sodium-Restricted Dietary Approaches to Stop Hypertension Diet in Hypertensive Heart Failure With Preserved Ejection Fraction. J Card Fail. 2015;21(12):963-7.
28. Huguenin GVB, Moreira ASB, Saint´Pierre TD, Gonçalves RA, Rosa G, Oliveira GMM, et al. Effect of dietary supplementation with Brazil nuts on microvascular endothelial function in hypertensive and dyslipidemic patientes: a randomized crossover placebo-controlled trial. Microcirculation. 2015;22:687-99.
29. Huguenin GVB, Oliveira GMM, Moreira ASB, Saint´Pierre TD, Gonçalves RA, Mulder-Pinheiro AR, et al. Improvement of antioxidants status after Brazil nut intake in hypertensive and dyslipidemic subjects. Nutr J. 2015;14:54.
30. Carvalho RF, Huguenin GVB, Luiz RR, Moreira ASB, Oliveira GMM, Rosa G. Intake of partially defatted Brazil nut flour reduces serum cholesterol in hypercholesterolemic patients – a randomized controlled Trial. Nutr J. 2015;14:59.
31. Gagliardi AC, Maranhão RC, Sousa HP, Schaefer EJ, Santos RD. Effects of margarines and butter consumption on lipid profiles, inflammation markers and lipid transfer to HDL particles in free-living subjects with the metabolic syndrome. Eur J Clin Nutr. 2010 Oct;64(10):1141-9.
32. Campolongo G, Riccioni CV, Raparelli V, Spoletini I, Marazzi G, Vitale C, Volterrani M. The combination of nutraceutical and simvastatin enhances the effect of simvastatin alone in normalising lipid profile without side effects in patients with ischemic heart disease. IJC Metabolic & Endocrine. 2016;11:3-6.
33. MacKay DS, Eck PK, Gebauer SK, Baer DJ, Jones PJ. CYP7A1-rs 3808607 and APOE isoform associate with LDL cholesterol lowering after plant sterol consumption in a randomized clinical trial. Am J Clin Nutr. 2015;102:951-7.
34. Padro T, Vilahur G, Sánchez-Hernández J, Hernández M, Antonijoan RM, Perez A, Badimon L. Lipidomic changes of LDL in overweight and moderately hypercholesterolemic subjects taking phytosterol- and omega-3-supplemented milk. J. Lipid Res. 2015;56:1043-1056.
35. Hosseinpour-Niazi S, Mirmiran P, Amiri Z. Legume intake is inversely associated with metabolic syndrome in adults. Arch Iran Med. 2012;15(9):538-544.
36. Zhang XM, Zhang YB, Chi MH. Soy Protein Supplementation Reduces Clinical Indices in Type 2 Diabetes and Metabolic Syndrome. Yonsei Med J. 2016;57(3):681-9.
37. Li Y, Guo H, Wu M, Liu M. Serum and dietary antioxidant status is associated with lower prevalence of the metabolic syndrome in a study in Shanghai, China. Asia Pac J Clin Nutr. 2013;22(1):60-68.
38. O'Neil CE, Nicklas TA, Rampersaud GC, Fulgoni VL. 100% Orange juice consumption is associated with better diet quality, improved nutrient adequacy, decreased risk for obesity, and improved biomarkers of health in adults: National Health and Nutrition Examination Survey, 2003-2006. Nutrition Journal. 2012;11:107.
39. Oliveira EP, McLellan KCP, Silveira LVA et al. Dietary factors associated with metabolic syndrome in Brazilian adults. Nutrition Journal. 2012;11:13.
40. Kwon HN, Lim H. Relationship between Serum Vitamin D Status and Metabolic Risk Factors among Korean Adults with Prediabetes. PLoS One. 2016;11(10):e0165324.

41. García-López S, Villanueva Arriaga RE, Nájera Medina O, Rodríguez López CP, Figueroa-Valverde L, Cervera EG, et al. One month of omega-3 fatty acid supplementation improves lipid profiles, glucose levels and blood pressure in overweight schoolchildren with metabolic syndrome. J Pediatr Endocrinol Metab. 2016;29(10):1143-1150.
42. van der Gronde T, Hartog A, van Hees C, et al. Systematic review of the mechanisms and evidence behind the hypocholesterolaemic effects of HPMC, pectin and chitosan in animal trials. Food Chemistry. 2016;199:746.
43. Venema K. Foreword – Probiotics and prebiotics – important dietary components for health. Benef Microbes. 2017;8(1):1-2.
44. Holscher HD. Dietary Fiber and Prebiotics and the Gastrointestinal Microbiota.Gut Microbes. 2017;0. doi: 10.1080/19490976.2017.1290756. [Epub ahead of print]
45. Wu GD, Chen J, Hoffmann C, Bittinger K, Chen Y, Sue A, et al. Linking long-term dietary patterns with gut microbial enterotypes. Science. 2011 Oct 7;334(6052):105-8. doi: 10.1126/science. 1208344.
46. Koeth RA, Wang Z, Levison BS, Buffa JA, Org E, Sheehy BT, et al. Intestinal microbiota metabolism of l-carnitine, a nutrient in red meat, promotes atherosclerosis. Nat Med. 2013;19(5):576-85.
47. Moraes ASCF, Silva IT, Almeida-Pititto B, Ferreira SRG. Microbiota intestinal e risco cardiometabólico: mecanismos e modulação dietética. Arq Bras Endocrinol Metab. 2014;58(4):317-27.
48. Oh SW, Baek SH, An JN, et al. Small Increases in Plasma Sodium Are Associated with Higher Risk of Mortality in a Healthy Population. J Korean Med Sci. 2013;28:1034-1040.
49. Sarrafzadegan N, Khosravi-Boroujeni H, Lotfizadeh M, Pourmogaddas A, Salehi-Abargouei A. Magnesium status and the metabolic syndrome: A systematic review and meta-analysis. Nutrition. 2016 Apr;32(4):409-17.
50. Lee H, Lee J, Seung-Sik H, Kim S, Chin HJ, Han JS, et al. Potassium Intake and the Prevalence of Metabolic Syndrome: The Korean National Health and Nutrition Examination Survey 2008–2010. PLoS ONE 8(1):e55106. doi:10.1371/journal.pone.0055106.
51. Mattei J, Malik V, Hu FB, et al. Substituting Homemade Fruit Juice for Sugar-Sweetened Beverages Is Associated with Lower Odds of Metabolic Syndrome among Hispanic Adults. J Nutr. 2012;142:1081-1087.
52. Appelhans BM, Baylin A, Huang MH, Li H, Janssen I, Kazlauskaite R, et al. Beverage Intake and Metabolic Syndrome Risk Over 14 Years: The Study of Women's Health Across the Nation. J Acad Nutr Diet. 2017 Apr;117(4):554-562. doi: 10.1016/j.jand.2016.10.011.
53. Melanson KJ, Summers A, Nguyen V, Brosnahan J, Lowndes J, Angelopoulos TJ. Body composition, dietary composition, and components of metabolic syndrome in overweight and obese adults after a 12-week trial on dietary treatments focused on portion control, energy density, or glycemic index. Nutrition Journal. 2012; 11:57.
54. Frisancho AR. Anthropometric standards for the assessment of growth and nutritional status. Michigan: The University of Michigan Press,;1990. 189 p.
55. Simone G, Arnett DK, Chinali M, Marco M, Rao DC, Kraja AT, et al. Partial normalization of components of metabolic syndrome does not influence prevalent echocardiographic abnormalities: the HyperGEN study. Nutr Metab Cardiovasc Dis. 2013;23(1):38-45.
56. Wong DN, Rozanski A, Gransar H. Metabolic Syndrome and Diabetes Are Associated With an Increased Likelihood of Inducible Myocardial Ischemia Among Patients With Subclinical Atherosclerosis. Diabetes Care. 2005;28(6):1445-1450.
57. Shaw LJ, Berman DS, Hendel RC et al. Cardiovascular disease risk stratification with stress single- photon emission computed tomography technetium-99m tetrofosmin imaging in patients with the metabolic syndrome and diabetes mellitus. Am J Cardiol. 2006;97:1538-1544.
58. Rubbo-Blanco, ML; Oliveira, BN; Siqueira Filho, A ; Luiz, R R ; Lima, R S. Síndrome Metabólica é o Principal Preditor de Isquemia Miocárdica na SPECT. Int.J.Cardiovasc Sci ; 28(3): 189-199,mai-jun. 2015.
59. World Health Organization 1999 – International Society of Hypertension Guidelines for Management of Hypertension. J Hypertens. 1999;17:151-183.
60. Goldenberg R, Punthakee Z. Definition, classification and diagnosis of diabetes, prediabetes and metabolic syndrome. Canadian Diabetes Association Clinical Practice Guidelines Expert Committee. Can J Diabetes. 2013 Apr;37(Suppl 1):S8-11.
61. Diretrizes SBD sociedade brasileira de diabetes.2015-2016. www.diabetes.org.br/sbdonline/images/docs/DIRETRIZES-SBD-2015-2016.pdf.
62. Xavier HT, Izar MC, Faria Neto JR, Assad MH, Rocha VZ, Sposito AC., et al. V Diretriz Brasileira sobre Dislipidemias e Prevenção de aterosclerose. Departamento de Aterosclerose da Sociedade Brasileira de Cardiologia. Arq Bras Cardiol. 2013;101(4 Supl. 1):1-20.
63. Associação Brasileira para o Estudo da Obesidade e da Síndrome Metabólica. Diretrizes Brasileiras de Obesidade 2016/ABESO – Associação Brasileira para o Estudo da Obesidade e da Síndrome Metabólica. 4. ed. São Paulo, SP; 2016.
64. Whayne TH, Maulik, N. Nutrition and the healthy heart with an exercise boost. Can. J. Physiol. Pharmacol. 2012;90: 967-976.
65. Ciolac EG, Guimaraes GV. Exercício físico e síndrome metabólica. Rev. Bras. Med Esporte. Vol 10 N°4. Jul/Ago, 2004.

Síndrome Cardiorrenal Metabólica

RACHEL BREGMAN • MARIA INÊS BARRETO SILVA

CAPÍTULO 14

INTRODUÇÃO

Neste capítulo serão apresentadas as características da obesidade promovendo o risco para o desenvolvimento da doença renal crônica (DRC). A presença de uma constelação de fatores de risco ocasionando comprometimento cardiovascular e renal constitui a síndrome cardiorrenal metabólica (SCR). Descreveremos a abordagem para a avaliação e o tratamento nutricional da DRC considerando a presença dos componentes da SCR.

A DRC na fase não dialítica apresenta características fisiopatológicas, clínicas e nutricionais distintas das observadas no período de tratamento dialítico. Neste capítulo, sempre que for mencionada a DRC estaremos nos referindo à fase não dialítica da doença.

CONCEITOS

- *Doença renal crônica* – É caracterizada pela presença de lesão do parênquima renal e/ou diminuição funcional renal presente por um período igual ou superior a 3 meses. É classificada em seis estágios e evolui com a perda gradual da função renal ao longo do tempo, sendo uma condição de longa duração. A doença evolui até o seu estágio terminal (estágio 5), frequentemente sem sintomas clínicos. A doença renal crônica (DRC) é um fator de risco para doença cardiovascular, sendo esta a maior causa de mortalidade em portadores de doença renal[1].

- *Doença cardiovascular* – A doença cardiovascular (DCV) é uma doença crônica que se desenvolve insidiosamente ao longo da vida e, geralmente, progride para um estágio avançado marcado pelo aparecimento dos sintomas. Engloba alterações cardiológicas e vasculares. Ainda é a principal causa de morte prematura na Europa, e estima-se que de todas as causas de morte em países em desenvolvimento, a DCV seja responsável por 80% delas[2,3].

- *Síndrome metabólica* – Termo usado para designar um conjunto de fatores de risco para doenças cardiovasculares e diabetes *mellitus* (DM) tipo 2, que ocorrem com mais frequência em conjunto do que isolados ao acaso. Os cinco fatores de risco incluem a pressão arterial elevada, dislipidemia caracterizada por níveis elevados de triglicérides e baixos de lipoproteína de alta densidade de colesterol (HDL), glicemia de jejum aumentada e obesidade central. A presença de três parâmetros anormais dentre os cinco qualifica uma pessoa com SM[4].

- *Sobrepeso e obesidade* – O sobrepeso e a obesidade são definidos como o acúmulo anormal ou excessivo de gordura que pode prejudicar a saúde. O índice de massa corporal (IMC) é definido como o peso da pessoa em quilograma dividido pelo quadrado da sua altura em metros (kg/m^2) [IMC (kg/m^2) = peso corporal (kg)/altura (m)^2], e é usado para classificar os diferentes níveis do estado nutricional incluindo sobrepeso e obesidade. Um valor de IMC maior ou igual a 25 define sobrepeso e um valor de IMC maior ou igual a 30 define obesidade, para ambos os gêneros e para todas as idades, em adultos[5].

ABREVIATURAS

AdipoAPM – adiponectina de alto peso molecular;

BAI – *body adiposity index* (índice de adiposidade corporal);

BIA – bioimpedância elétrica;

DCV – doença cardiovascular;

DEP – desnutrição energético-proteica;

DM – diabetes *mellitus*;

DRC – doença renal crônica;

DXA – absorciometria com raios X de dupla energia;

FAO/WHO – *Food and Nutrition Board World Health Organization*;

FG – filtração glomerular;

FGe – filtração glomerular estimada;

HAS – hipertensão arterial sistêmica;

HDL-c – lipoproteína de alta densidade de colesterol;

IL – interleucinas;

IMC – índice de massa corporal;

ISRNM – *International Society of Renal Nutrition and Metabolism* (Sociedade Internacional de Nutrição Renal e Metabolismo);

LDL-c – lipoproteína de baixa densidade de colesterol.

MDRD – *Modificationof Diet in Renal Disease Study;*

OMS – Organização Mundial da Saúde;

PC – perímetro da cintura;

POF – Pesquisa de Orçamento Familiar;

RC/A – razão cintura-altura (*WheiR: weight-to-height ratio*);

RC/Q – razão cintura-quadril;

RDI – recomendações diárias de ingestão;

SCR – síndrome cardiorrenal metabólica;

SM – síndrome metabólica;

SRAA – sistema renina-angiotensina-aldosterona;

TNF-α – fator de necrose tumoral alfa;

TRS – terapia renal substitutiva;

DOENÇA RENAL CRÔNICA

Definição, classificação, fisiopatologia e progressão

A doença renal crônica (DRC) é definida como uma síndrome progressiva e consequente à perda de parte da função renal; seu diagnóstico inclui a filtração glomerular (FG) inferior a 60 mL/min/1,73 m^2 por 3 meses ou mais. A velocidade da perda progressiva é variável, pode ser modificada na dependência do tratamento e relaciona-se positivamente com a presença de albuminúria[1]. A definição, classificação e as propostas de intervenção na DRC, estão bem estabelecidas nas diretrizes revisadas em 2012. Importante salientar que apesar de o diagnóstico de DRC estar diretamente relacionado com a diminuição da FG (< 60 mL/min), nos estágios 1 e 2 a FG é superior a 60 mL/min. A inclusão destes indivíduos na classificação de DRC permite a prevenção primária da doença, ou seja, identificação dos indivíduos que apresentam risco de

Capítulo 14 — Síndrome Cardiorrenal Metabólica

desenvolver doença renal e implementação do tratamento visando impedir a progressão. A DRC é considerada um problema de saúde pública mundial. Os óbitos ocorrem principalmente por causas cardiovasculares. A obesidade também é atualmente uma epidemia mundial, posto que sobrepeso e obesidade não param de crescer. A adiposidade leva ao aparecimento de diabetes *mellitus* (DM), hipertensão arterial sistêmica (HAS), dislipidemia e doença cardiovascular (DCV), sendo que todas estas alterações levam a DRC.

Indivíduos normais apresentam como função renal total o somatório da função de milhões de unidades funcionais (néfrons) que cada um de nós possui. Qualquer agressão que acarrete a perda irreversível de alguns néfrons resulta em DRC. Por ser uma doença que apresenta sinais e sintomas tardiamente, a maioria dos indivíduos desconhece ser portador de doença renal na sua fase inicial. Em nosso meio as principais causas da DRC são HAS e o DM, juntas são responsáveis por 60% das causas de DRC. A classificação da DRC está bem estabelecida e baseia-se na filtração glomerular estimada (FGe) a partir de equações estabelecidas que utilizam a creatinina plasmática. A albuminúria também é contemplada na classificação, apresentando um valor prognóstico de progressão da doença[1]. O uso universal da classificação padronizou os estágios da doença e definiu condutas e metas para o seu tratamento (Tabela 14.1).

Tabela 14.1 – Classificação da doença renal crônica e risco de progressão

Classificação da DRC		Albuminúria persistente		
		A1	A2	A3
		Normal ou levemente aumentada	Moderadamente aumentada	Severamente aumentada
		< 30 mg/g	30-300 mg/g	> 300 mg/g
Estágios	FG (mL/min/1,73 m²)			
1	> 90	Risco baixo	Risco moderadamente aumentado	Alto risco
2	60-89			
3 A	59-45	Risco moderadamente aumentado	Alto risco	Risco muito alto
3 B	44-30	Alto risco	Risco muito alto	
4	29-15	Risco muito alto		
5	< 15			

Abreviaturas: DRC: doença renal crônica; FG: filtração glomerular.

Fonte: KDIGO, 2012[1].

Albuminúria

Dentre os mecanismos fisiopatológicos envolvidos na progressão da DRC encontramos a albuminúria, que é um fator de risco modificável para a progressão da DRC. Esta deve ser avaliada em todos os indivíduos em risco de desenvolver DRC. A fisiopatologia da perda de albumina apresenta como causa mais comum a hiperfiltração glomerular que ocorre em distintas situações patológicas.

A hiperfiltração, acompanhada de hipertensão intraglomerular e perda de albumina, pode desencadear um processo que resulta em expansão da matriz mesangial, podendo evoluir para a glomerulosclerose. Importante salientar que além de marcador de dano renal, a albuminúria é apontada como marcador de risco cardiovascular na população em geral e se associa com a mortalidade de forma independente da função renal e de outros fatores de risco tradicionais para DCV[2].

Doença cardiovascular na DRC

Estudos mostram que a alta mortalidade observada em pacientes com DRC se deve a eventos cardiovasculares, que se iniciam precocemente no curso da DRC. A associação de aterosclerose e DRC apresenta como ponto comum a inflamação. No *Framingham Heart Study*[3], foram estudados 6.233 pacientes com DRC, sendo observada DCV em 19% desses. No segmento de 15 anos dessa população, a presença de DCV constituiu fator de risco para mortalidade. Os fatores de risco para DCV se relacionam com o tempo de doença renal. A calcificação vascular também tem sido apontada por alguns como importante causa da DCV em portadores de DRC nos estágios iniciais. Na DRC terminal é comum o achado de calcificações na íntima e na média, que se correlacionam com aterosclerose coronariana, aumento de risco de infarto agudo do miocárdio e instabilidade da placa aterosclerótica, além de acidente vascular cerebral[2].

Síndrome cardiorrenal metabólica

A expressão síndrome cardiorrenal metabólica (SCR) tem sido utilizada para se referir à coexistência de doença crônica cardiovascular e renal. Essa nova terminologia considera o excesso de peso (sobrepeso e obesidade), especialmente quando associado à obesidade central, como um fator determinante no desenvolvimento de fatores de risco para a instalação das referidas patologias[4].

Sobrepeso e obesidade – associação com doenças crônicas

A prevalência de sobrepeso e obesidade é crescente em todo o mundo. Estima-se que 1 bilhão de adultos apresentam sobrepeso e 300 milhões são obesos[5]. No Brasil, a prevalência de sobrepeso é de 50% em adultos do sexo masculino e de 48% no sexo feminino. e a obesidade em homens e mulheres adultos é de 12,4% e 16,9%, respectivamente[6]. Essa pandemia se relaciona com estilo de vida, fatores sociais e excesso de consumo de alimentos com alto teor de açúcar e gordura saturada.

O sobrepeso e a obesidade são, em geral, acompanhados da presença de obesidade abdominal. Os principais fatores de risco consequentes a este excesso de gordura corporal são dislipidemia, resistência à insulina e hiperinsulinemia, albuminúria e inflamação. A presença desses fatores constitui risco para o desenvolvimento da síndrome metabólica (SM), DM, HAS e DCV, todas sendo causas de doença renal[4]. Evidências recentes mostram associação entre o excesso de peso e risco para DRC, até mesmo independente de DM e HAS[7]. O risco para DRC em não diabéticos com SM é maior, e o risco para DRC aumenta proporcionalmente ao aumento

IMC. Portanto, sobrepeso e/ou obesidade, devem ser considerados fatores de risco modificáveis associados à DRC.

Adiposidade corporal elevada e adipocinas

Dentre as atividades recentes descritas do tecido adiposo, observa-se que este secreta substâncias bioativas, denominadas adipocinas, que controlam o apetite e modulam o balanço energético, participam da modulação da inflamação e da homeostase da glicose e sensibilidade à insulina[8]. O aumento dos adipócitos resulta na infiltração dos macrófagos no tecido adiposo, o que ocasiona modificação das citocinas inflamatórias. Estas citocinas contribuem com o estado inflamatório crônico que tem sido apontado como o elo entre sobrepeso/obesidade e o aumento na incidência de doenças crônicas[9]. Dentre elas, destacam-se a leptina e a adiponectina.

A hiperleptinemia, que ocorre em presença do aumento da adiposidade, pode levar a controle inadequado da ingestão de alimentos, acúmulo progressivo de gordura corporal, e interferir na adequada resposta à insulina e inflamação. Níveis séricos elevados de insulina e glicocorticoides, bem como de algumas citocinas pró-inflamatórias, também aumentam a sua síntese. A hiperleptinemia se associa com a DCV através de estímulos para o processo de aterogênese e mecanismos inflamatórios[10].

O rim é a principal via de excreção da leptina e, portanto, esta se eleva paralelamente à diminuição da filtração glomerular e tem sido associada às alterações estruturais renais, onde se observa proliferação celular ocasionando glomerulosclerose[2,7]. A relação da hiperleptinemia com a inflamação na DRC apresenta dados conflitantes, e isto se deve possivelmente a distintos fatores, tais como: variabilidade nos níveis séricos de leptina na dependência do grau de disfunção renal, IMC e adiposidade corporal, bem como insulinemia. Portanto, na DRC a relação entre leptina e inflamação deve ser avaliada considerando todas estas variáveis.

A adiponectina apresenta sua concentração plasmática associada inversamente com o aumento do tecido adiposo, sendo também influenciada por fatores genéticos, nutricionais, atividade física e função renal[11]. Sua atividade biológica é distinta das demais adipocinas. Apresenta associação positiva com a sensibilidade à insulina, ação anti-inflamatória, antidiabética e de proteção cardiovascular. Seus níveis plasmáticos estão diminuídos no DM e na doença coronariana, e elevados na DRC, onde se relaciona inversamente com a filtração glomerular. Associa-se positivamente com o aumento da produção de óxido nítrico no endotélio. Modula a resposta inflamatória inibindo a adesão de monócitos e, quando diminuída, é também um fator de risco para a HAS[8].

A adiponectina pode existir na circulação em três isoformas: de baixo, médio e alto peso molecular, e seus efeitos protetores sobre o metabolismo da glicose e do lipídio, melhor resposta à insulina, além da ação anti-inflamatória, parecem depender mais da adiponectina de alto peso molecular (AdipoAPM) do que dos níveis totais circulantes. Na DRC ocorre aumento da adiponectina total circulante, mas sugere-se que esta tenha sua ação diminuída, e portanto sua dosagem não seja de grande utilidade. A AdipoAPM em pacientes com DRC apresentou relação inversa com adiposidade corporal, resistência à insulina e citocinas pró-inflamatórias. Adicionalmente, pacientes com DRC e obesidade central apresentavam menores níveis séricos de AdipoAPM, comparados com pacientes com circunferência da cintura normal[12].

Resistência à insulina e hiperinsulinemia

A inflamação que acompanha a elevada adiposidade corporal ocasiona diminuição da resposta à insulina[9]. Valores elevados do índice de resistência à insulina têm sido observados em pacientes com DRC e IMC elevado, bem como em obesos saudáveis. Barreto-Silva e cols.[12] observaram diminuição da sensibilidade à insulina em pacientes com DRC com sobrepeso/obesidade, comparados aos eutróficos.

Interação entre sobrepeso e obesidade com SCR

Os mecanismos responsáveis pela SCR, ou seja, pela coexistência de doença cardiovascular e renal, associada ao sobrepeso/obesidade e suas anormalidades metabólicas não estão totalmente esclarecidos, porém sugere-se que a fisiopatologia deve ser comum para ambas as alterações. O dano endotelial e glomerular é o principal mecanismo envolvido[13]. O tecido adiposo, sendo fonte de adipocinas inflamatórias, pode ocasionar remodelação do tecido endotelial, hipertensão arterial e consequente dano glomerular.

Sobrepeso/obesidade e DRC

Um crescente número de investigações sugere que a obesidade *per se* pode acelerar a progressão da doença renal[14]. A proteinúria inicialmente foi o marcador mais importante desta associação, entretanto atualmente se observa que alterações renais podem ocorrer sem a presença de proteinúria de grande monta. Pacientes obesos com função renal normal antes da cirurgia bariátrica mostram, em sua maioria, a presença de lesão glomerular caracterizada por glomerulomegalia (aumento do tamanho glomerular), hipertrofia podocitária, proliferação mesangial e albuminúria. A glomerulomegalia tem sido relatada como o primeiro achado histopatológico que caracteriza a doença renal da obesidade, podendo ser a manifestação inicial de um processo que promova a proliferação celular e síntese de matriz.

Observa-se também uma redução da densidade dos podócitos e espessamento da membrana basal glomerular. A obesidade altera também a hemodinâmica glomerular, caracterizada pela presença de hiperfiltração glomerular. O fluxo plasmático renal está também aumentado, e esta alteração se relaciona positiva e paralelamente com a adiposidade. Sugere-se que estas alterações ocorram secundariamente à vasodilatação da arteríola aferente e concomitante vasoconstrição da eferente. Adicionalmente, acredita-se que a HAS que acompanha a obesidade poderia ser transmitida para o glomérulo, contribuindo para o dano estrutural glomerular secundário à hipertensão glomerular[7,15].

Sistema renina-angiotensina-aldosterona (SRAA)

O SRAA é o maior regulador do tônus vasomotor e da proliferação celular que afeta a estrutura e função renal. Adipócitos e macrófagos do tecido adiposo são fontes de atividade do SRAA. Adicionalmente, sabemos que os níveis circulantes de angiotensinogênio aumentam com o IMC. Dados experimentais confirmam o aumento do angiotensinogênio na obesidade e *upregulation* do receptor AT1 de angiotensina II (responsável pela vasoconstrição pós-glomerular)[14]. Ou seja, o aumento da adiposidade eleva a circulação de componentes do SRAA que atuam na vasoconstrição da arteríola eferente, com consequente elevação da pressão intraglomerular e, na proliferação celular, em conjunto estas alterações ocasionam dano glomerular[15].

Tecido adiposo e macrófagos

A gordura visceral não somente secreta substâncias bioativas como mantém o indivíduo em um estado inflamatório crônico devido à infiltração de macrófagos. Importante salientar que, dependendo do local e do estado de dano tecidual, os macrófagos apresentam uma heterogeneidade de funções. Assim, aqueles ativados pela via clássica ocasionam aumento das citocinas pró-inflamatórias. Em contraste, aqueles ativados pela via alternativa atuam na resolução da inflamação e no reparo tecidual através da síntese de citocinas anti-inflamatórias como as interleucinas (IL) 1 e 10[16].

A liberação de ácidos graxos pelos adipócitos estimula a liberação de fator de necrose tumoral alfa (TNF-α) pelos macrófagos, que por sua vez podem estimular a produção da IL-6 pelos adipócitos, amplificando a resposta inflamatória. Por sua vez, o TNF-α tem sido reconhecido como um mediador-chave para a fibrose renal progressiva. A IL-6 também é apontada na participação da fisiopatologia da glomerulomegalia e fibrose glomerular. Pacientes com aumento do volume glomerular apresentam aumento na expressão do sinal da IL-6. Estudos experimentais que inibiram os macrófagos pró-inflamatórios, reduziram o dano renal[16].

Em conclusão, novas evidências indicam que além de promover DM, HA e DCV, a obesidade pode apresentar alterações fisiopatológicas que afetam diretamente a função e estrutura renal (Figura 14.1). Estas anormalidades podem ser combatidas atualmente através da diminuição

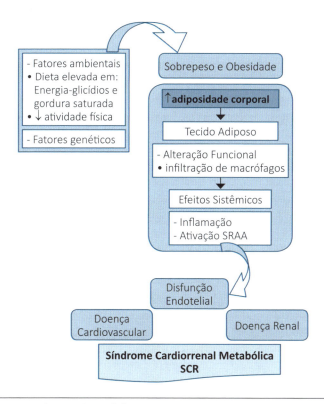

Figura 14.1 – Síndrome Cardiorrenal Metabólica – SCR.
SRAA: Sistema Renina-Angiotensina-Aldosterona

da gordura corporal e da inibição do sistema renina-angiotensina. No futuro, intervenções que possam interferir diretamente na associação da inflamação com a adiposidade poderão ser conseguidas.

ABORDAGEM NUTRICIONAL NA DRC COM COMPONENTES DA SCR

A abordagem para o tratamento de pacientes com a DRC apresentando os componentes da SCR deve incluir a avaliação nutricional e a terapêutica dietética. Os principais aspectos apresentados serão: as prevalências de sobrepeso/obesidade e desnutrição energético-proteica (DEP) na DRC; a importância de uma avaliação criteriosa do estado nutricional; os métodos mais fidedignos para avaliar o estado nutricional e a composição corporal, discriminando a massa livre de gordura e a massa gorda, especialmente na condição de sobrepeso e obesidade; o tratamento nutricional para corrigir o sobrepeso e a obesidade, com ênfase na redução de peso e de adiposidade corporal, e na oferta de nutrientes de forma equilibrada para atender às recomendações nutricionais para pacientes com DRC.

ESTADO NUTRICIONAL

A DEP não é um achado comum em pacientes com DRC quando estes se encontram sob tratamento especializado. As alterações metabólicas e clínicas da DRC se acentuam à medida que a doença evolui para seu estágio final e são caracterizadas por um conjunto de sinais e sintomas resultantes do acúmulo de toxinas urêmicas no sangue. Pacientes sem acompanhamento especializado, na fase avançada da doença, podem apresentar hiporexia e aumento do catabolismo proteico, com depleção das reservas corporais de energia e proteína[17].

A ocorrência de DEP pode ser observada à medida que a FG diminui em pacientes com DRC nos estágios de 3 a 5 sem tratamento[17]. A DEP pode ocorrer em 37 a 48% dos pacientes que estão no estágio 5 e que não recebem tratamento precoce[17,18]. A prevalência de DEP antes do início da terapia renal substitutiva (TRS) é menor em pacientes tratados por pelo menos 6 meses[19]. O estado nutricional de pacientes com DRC é adequado mesmo diante da diminuição da função renal, quando estes estão sob cuidado clínico e nutricional regular. No estudo *Modification of Diet in Renal Disease Study* – MDRD observou-se que pacientes nos estágios de 3 a 5 em tratamento por equipe interdisciplinar e recebendo dieta hipoproteica e normocalórica mantiveram o estado nutricional adequado ao longo de 2,2 anos de acompanhamento[18]. Confirmando estes achados, estudos posteriores demonstraram que tanto em pacientes nos estágios 3 e 4 como naqueles no estágio 5, ainda na fase não dialítica e tratados com dieta hipoproteica, não ocorreu alteração no peso corporal, IMC, ângulo de fase e massa celular corporal, ao final de 9 meses de acompanhamento[20,21].

Atualmente, a condição nutricional mais comumente descrita nos pacientes com DRC é o sobrepeso e a obesidade, observados em todas as fases da doença. O excesso de peso nesta população, quando acompanhado de elevada adiposidade corporal total e central, está associado a um pior prognóstico de sobrevida devido aos efeitos das alterações funcionais do tecido adiposo sobre o metabolismo corporal e funcionamento dos sistemas[4,8]. Apesar do crescente interesse sobre a obesidade em portadores de DRC, são poucos os estudos avaliando pacientes na fase não dialítica e estes evidenciam que esforços para reverter o quadro de elevada adiposidade corporal devem incluir uma avaliação criteriosa do estado nutricional.

Avaliação do estado nutricional e da composição corporal

A avaliação criteriosa do estado nutricional e da composição corporal é fundamental para a precisão diagnóstica de DEP ou de sobrepeso/obesidade. O cuidado na escolha dos métodos e na coleta e análise de dados permite identificar os compartimentos da massa magra e da gordura corporal total e central. A determinação do melhor método no contexto clínico não é simples; fatores não nutricionais como o volume e a distribuição alterada de líquidos do corpo interferem nas medidas de avaliação do estado nutricional. As técnicas largamente utilizadas para a avaliação da composição corporal na população em geral são empregadas na avaliação do paciente com DRC[22].

Os métodos antropométricos são os mais simples, seguros, práticos e baratos para avaliação da composição corporal. As medidas antropométricas incluem o peso e a altura corporal, comumente usados para a determinação do IMC, além da espessura de dobras cutâneas e as circunferências, usadas para estimar a gordura corporal. O IMC é universal e prático, muito utilizado para caracterizar desde baixo peso até obesidade, com valores discriminatórios semelhantes para ambos os sexos em adultos. Apresenta correlação com medidas de gordura corporal, mas não discrimina adequadamente a massa magra e gorda, podendo levar a erro no diagnóstico nutricional, especialmente em obesos, devido às variações na massa muscular[23]. Além disso, o IMC não permite identificar o acúmulo de gordura central, fortemente associado a complicações metabólicas e cardiovasculares em pacientes com DRC.

A bioimpedância elétrica (BIA) é um método rápido, não invasivo e de custo relativamente baixo que consiste na aplicação de uma corrente elétrica (800 µA; 50 kHz) alternada conduzida através do corpo. A oposição dos tecidos corporais ao fluxo dessa corrente produz as medidas de resistência e reatância, estimando a água corporal total com alta acurácia. A estimativa da água corporal total pela BIA permite aferir a massa magra, desde que o estado de hidratação do indivíduo esteja normal. A gordura corporal total é obtida pela diferença entre o peso corporal e a massa magra. A estimativa da massa magra e adiposa pela BIA requer o uso de equações específicas para indivíduos com diferenças nesses compartimentos. A menor resistência ao fluxo da corrente ocorre quanto maior a massa magra, o inverso ocorre na adiposidade corporal. A partir das medidas de resistência e reatância é possível determinar a massa celular corporal e o ângulo de fase, os quais são utilizados para determinar de forma mais sensível o estado nutricional alterado e sua relação com morbidade e mortalidade em várias condições patológicas[22,24].

A absorciometria com raios X de dupla energia (DXA) é uma técnica capaz de medir a massa magra e a gordura corporal total e regional (incluindo o tronco). É um método dispendioso para ser utilizado na rotina clínica e as estimativas de massa magra e de gordura corporal nem sempre correspondem aos valores determinados por métodos mais precisos. As estimativas de gordura corporal são demasiado altas, pois o tecido adiposo é formado de gordura, mas também de tecido conjuntivo, vasos sanguíneos e adipócitos contendo água, não detectados pela DXA. No entanto, este tem sido um método de referência largamente utilizado em estudos clínicos de investigação de adiposidade corporal e em estudos de comparação e validação de outros métodos mais simples e rápidos para serem usados na prática clínica[23].

A importância de se avaliar o estado nutricional de pacientes com DRC é um consenso. A condição nutricional alterada é um dos fatores avaliados para indicação do início da TRS. Apesar de não existir um método de escolha estabelecido, é importante avaliar a massa magra e a gordura corporal total e central, discriminando a adequação do estado nutricional, a presença de DEP ou de sobrepeso/obesidade.

Avaliação da DEP na DRC

A avaliação da DEP deve ser determinada não apenas pelo IMC, mas também pela estimativa do compartimento de proteína corporal através de parâmetros antropométricos (circunferência muscular do braço) e pela estimativa da massa magra corporal avaliada pela BIA e pela DXA.

O diagnóstico da DEP, com base nos critérios da Sociedade Internacional de Nutrição Renal e Metabolismo (*International Society of Renal Nutrition and Metabolism* – ISRNM)[25] propostos para pacientes com DRC em terapia dialítica, inclui o uso combinado de parâmetros antropométricos (IMC, circunferência muscular do braço e gordura corporal) e laboratoriais (colesterol e albumina). A identificação da DEP baseada nesses critérios pode ser ineficiente, pois a albumina pode estar alterada na inflamação crônica e diminuída apenas na desnutrição avançada. A maioria dos estudos utilizando esses critérios para diagnóstico de DEP na DRC é realizada em pacientes no estágio 5 e sem tratamento ou em TRS e ainda necessitam ser testados na fase não dialítica da DRC.

A combinação das ferramentas descritas possibilita a detecção da depleção do compartimento de proteína corporal em pacientes eutróficos e naqueles com sobrepeso/obesidade.

Avaliação de sobrepeso e obesidade na DRC

A avaliação da massa magra em indivíduos com sobrepeso e obesidade permite determinar a adequação ou depleção do compartimento de proteína corporal, descartando a presença de sarcopenia. Nestes indivíduos, a massa magra avaliada pelos parâmetros antropométricos (circunferência muscular do braço), BIA e DXA é fidedigna, e evidencia valores maiores do que em eutróficos. Pacientes com DRC na fase não dialítica com média de IMC > 25 kg/m^2 apresentam adequação da massa magra, avaliada por massa celular corporal e ângulo de fase[20,21].

A discriminação da gordura corporal total e central é fundamental na avaliação nutricional de indivíduos com sobrepeso/obesidade. A estimativa da gordura corporal total utilizando as medidas das dobras cutâneas não é fidedigna, pois o paquímetro é impreciso para medir as dobras em diferentes pontos do corpo na elevada adiposidade. Equações específicas, baseadas nas medidas de circunferência abdominal e peso corporal, foram desenvolvidas para estimar a adiposidade corporal total no sobrepeso/obesidade, e são também usadas em pacientes com DRC[22].

A acurácia da BIA para estimar a gordura corporal total em indivíduos com elevada adiposidade pode ser limitada devido à resistência oferecida pela gordura e pela água corporal total. Poucos estudos abordam a questão da acurácia da BIA na estimativa da gordura corporal total em pacientes com DRC. De um modo geral, a DXA é considerada o método de referência para estimar a gordura corporal total também em pacientes com DRC. Os estudos voltados para a comparação de métodos de estimativa da gordura corporal total de portadores de DRC com elevada adiposidade corporal evidenciam que a antropometria e a BIA subestimam a gordura corporal, quando comparadas à DXA[21,22,24].

O melhor método para avaliar a adiposidade corporal total na rotina clínica, em pacientes com DRC, ainda não foi estabelecido. Além da precisão, o método ideal deve ser não invasivo, fácil de realizar e barato. Um novo índice com elevada acurácia para estimar a adiposidade corporal em pacientes com DRC foi proposto recentemente. Este índice, chamado de índice de adiposidade corporal (no inglês: *body adiposity index* – BAI), pode facilmente ser usado na rotina da prática clínica, com baixo consumo de tempo e recursos materiais e humanos. O BAI é uma estimativa direta do percentual de gordura corporal total baseado no uso das medidas de circunferência do quadril e da altura, as quais são fáceis de se obter[23]. A acurácia do BAI, para avaliar a gordura corporal total em pacientes com DRC, usando a DXA como método de referência, foi maior comparada com as medidas das dobras cutâneas e da cintura, e com a BIA, mesmo usando equações específicas para os pacientes com sobrepeso/obesidade. O BAI oferece uma melhor aplicabilidade na prática clínica e pode ser usado em pacientes com DRC sem desnutrição[26].

A avaliação dos depósitos de gordura corporal central, ou seja, da adiposidade abdominal, conta com muitos métodos. Dentre os mais confiáveis e sofisticados estão a tomografia computadorizada, a ressonância magnética e a DXA, com alta complexidade técnica e de custo elevado, limitando sua utilização na rotina clínica. O perímetro da cintura (PC) e a razão cintura-quadril (RC/Q) são métodos antropométricos mais comumente usados para avaliar a adiposidade abdominal, mostrando alta correlação com métodos mais sofisticados. O PC, RC/Q e índice de conicidade são mais frequentemente utilizados em estudos de base populacional e ensaios clínicos. A razão entre cintura e altura (RC/A) tem sido descrita como mais precisa para avaliar associações entre depósitos de gordura abdominal e fatores de risco para DCV, dislipidemias e DM tipo 2. A capacidade do PC, RC/Q e RC/A de determinar a adiposidade central é amplamente descrita[27,28].

Em pacientes com DRC, os estudos voltados para a avaliação da acurácia dos índices de adiposidade abdominal são escassos e a maioria deles realizada em pacientes sob tratamento dialítico. A RC/A foi recentemente descrita como o índice de adiposidade corporal com melhor correlação com DRC que o IMC[27]. Um estudo conduzido no Brasil, em pacientes com DRC, observou pobre correlação entre PC e mudanças na adiposidade visceral avaliada por tomografia computadorizada. Até o momento apenas um estudo avaliou a acurácia do PC, RC/Q e índice de conicidade na estimativa da adiposidade abdominal em pacientes com DRC. Neste estudo, a RC/A apresentou maior correlação com a gordura do tronco obtida na DXA, usada como referência independente de sexo, idade, FG e IMC. Além disso, a RC/A não apresentou diferenças entre sexos, simplificando a avaliação da adiposidade abdominal. Nestes pacientes, o valor da RC/A capaz de identificar elevado risco para resistência à insulina foi de 0,55 cm. A RC/A é um índice simples, de baixo custo e efetivo para avaliar a adiposidade abdominal de pacientes com DRC na rotina clínica[28].

A avaliação do estado nutricional e da composição corporal, discriminando massa magra e gordura corporal total e central de forma criteriosa e com maior precisão possibilita a conclusão diagnóstica de sobrepeso/obesidade sem sarcopenia (DEP) em portadores de DRC (Figura 14.2). Este diagnóstico nutricional pode ajudar na aplicação de estratégias terapêuticas mais efetivas no controle dos fatores de risco para pior evolução da DRC e da DCV em pacientes com DRC.

O excesso de peso (sobrepeso/obesidade) com elevada adiposidade central e em associação com distúrbios metabólicos caracterizam a SCR, constituindo um fator de risco modificável para o desenvolvimento de doença crônica cardiovascular e renal.

O tratamento da DRC apresenta melhores resultados quando realizado por equipe interdisciplinar. A adesão às terapias adequadas pode contribuir com melhores condições clínicas e nutricionais, diminuindo os fatores componentes da SCR, favorecendo a redução no ritmo de progressão da doença e prolongando o tempo de início da terapia renal substitutiva (TRS), seja a diálise ou o transplante. A orientação dietética cuidadosa pode contribuir com a redução da morbimortalidade associada à obesidade nesta população.

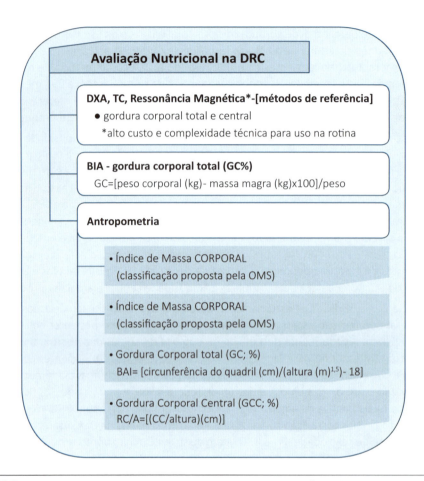

Figura 14.2 – Avaliação nutricional em portadores de DRC com sobrepeso/obesidade.

Abreviações: DRC: doença renal crônica; OMS: Organização Mundial de Saúde; BIA: bioimpedância elétrica; DXA: absorciometria com raios X de dupla energia; SINRM: Sociedade Internacional de Nutrição Renal e Metabolismo; DEP: desnutrição energético-proteica; BAI: body adiposity index; índice de adiposidade corporal; TC: tomografia computadorizada.

TRATAMENTO NUTRICIONAL

As metas terapêuticas para pacientes com DRC apresentando as características da SCR devem concentrar esforços na redução do peso e da adiposidade corporal, visando minimizar as complicações clínicas[4]. Ações para a modificação nos hábitos alimentares e ingestão equilibrada de nutrientes são fundamentais para os resultados positivos do tratamento.

Algumas recomendações, apesar de não apresentarem evidências clínicas fortes, podem ser adotadas como ponto de partida do tratamento. O nutricionista precisa tomar decisões de ordem prática na rotina clínica iniciando com a avaliação clínico-nutricional e incluindo as recomendações no manejo dietético, que devem ser monitoradas junto ao paciente nas consultas subsequentes.

Adequação do estado nutricional e da adiposidade corporal
Ingestão energética

A redução da elevada adiposidade corporal é uma importante meta a ser incluída no tratamento nutricional de portadores de DRC com sobrepeso/obesidade. A recomendação de redução da ingestão calórica para tratamento da obesidade é amplamente proposta para vários segmentos da população, incluindo a modificação de hábitos alimentares e a prática de atividade física[29]. A obesidade na DRC é tema de interesse crescente, porém estudos voltados para a avaliação da eficácia de programas e de intervenções direcionados à redução do peso e da adiposidade na DRC são escassos. Os benefícios da redução do peso na progressão da DRC não têm evidências consistentes. A redução de peso na DRC apresenta como efeito positivo a diminuição na albuminúria e também na pressão arterial sistólica[30,31].

As recomendações de ingestão energética para o tratamento da obesidade e da DRC estão definidas separadamente[29,31], porém ainda não foram estabelecidas para tratamento do sobrepeso/obesidade em portadores de DRC. Dentre as propostas para o manejo dietético da obesidade voltada para a população em geral está a redução de 500 a 1.000 kcal/dia da ingestão energética habitual, de modo a diminuir de 0,5 a 1,0 kg do peso corporal por semana. Outras recomendações são apresentadas nos guias de tratamento da obesidade, mas é consenso que a ingestão de energia para a correção do excesso de peso e de adiposidade corporal deve ser inferior ao gasto energético total, o qual é composto do gasto energético de repouso, gasto de energia com atividade física e também inclui fatores como sexo, idade, estado metabólico-nutricional e comorbidades.

As equações de estimativa do gasto energético desenvolvidas para diferentes seguimentos da população, como as propostas por Schofield, recomendada pela FAO/WHO/UNU, e Harris-Benedict[32,33], tendem a superestimar as necessidades energéticas de pacientes com DRC nos estágios 3 e 4, clinicamente estáveis com médias de idade de 55 anos e de IMC de 26 kg/m². A razão deste menor gasto energético na DRC não é conhecida, mas o metabolismo alterado do tecido muscular e adiposo e o estilo de vida sedentário podem estar associados[32].

As recomendações de energia e nutrientes para o manejo dietético de pacientes com DRC são expressas em unidades por quilograma de peso corporal ideal, o qual pode ser obtido em tabelas de padrões de referência de acordo com sexo, idade e altura[33]. Nos pacientes com sobrepeso e obesidade, o peso corporal atual muitas vezes é muito superior ao peso ideal (> 115% de adequação em relação ao ideal), devendo ser ajustado para que a ingestão energética recomendada não fique muito distante do habitual do paciente. A equação proposta para estimar o peso ajustado[31] é:

$$\text{Peso ajustado (kg)} = [(\text{peso ideal} - \text{peso atual}) \times 0{,}25] + \text{peso atual}$$

A ingestão energética recomendada pela maioria dos guias de tratamento de pacientes com DRC é de 30 a 35 kcal/kg de peso corporal ideal/dia. Estes valores visam prevenir o desenvolvimento de DEP e catabolismo proteico em pacientes com estado nutricional adequado. Apesar de não existir recomendação específica para manejo dietético de sobrepeso/obesidade em portadores de DRC, sugere-se evitar planos alimentares com aporte energético inferior a 25 kcal/kg/dia, para prevenir o balanço nitrogenado negativo e a depleção do compartimento proteico corporal[29].

A meta do tratamento nutricional da DRC preconiza a adequação do estado nutricional, igualmente à proposta terapêutica da obesidade, que inclui atingir a perda de peso necessária e manter este peso evitando o ganho de rebote. A manutenção da perda de peso tem maior sucesso em pacientes com acompanhamento em longo prazo. Neste contexto, a combinação de dieta e atividade física potencializa a redução e manutenção do peso, com maior perda de adiposidade e menor de massa magra, resultando em efeitos benéficos ao controle de diabetes tipo 2, hipertensão e dislipidemia, as quais são doenças associadas à DRC e à SCR[4,29-31,34].

Algumas recomendações para perda de peso voltadas à população em geral devem receber atenção especial quando aplicadas a pacientes com DRC. A magnitude do défice calórico proposto deve favorecer a redução de peso, mas também prevenir uma indesejável diminuição do compartimento proteico corporal, a qual pode ter impacto mais negativo na DRC. Da mesma forma, a indicação de dieta hiperproteica não é benéfica para pacientes com DRC devido aos fatores que acompanham a elevada ingestão de proteína, como formação e retenção de compostos nitrogenados tóxicos, maior ingestão de fósforo e sódio, podendo resultar em aumento da proteinúria e piora do controle da pressão arterial, além de favorecer a hiperfosfatemia[31,34].

Estilo de vida – atividade física e hábitos alimentares

A modificação no estilo de vida, para correção da adiposidade corporal, inclui a prática de exercícios físicos regularmente. Uma indicação geral para alcançar a adequação do peso corporal é a prática de exercícios físicos por um mínimo de 30 minutos, cinco vezes por semana[29,31]. A orientação à prática de atividade física para pacientes com DRC deve ser recomendada. Os exercícios físicos devem ser planejados e orientados por profissional capacitado, como fisioterapeutas e educadores físicos, após exame médico para avaliação dos riscos cardiovasculares e musculoesqueléticos. Em geral, pacientes com DRC apresentam condições de realizar atividade física, o que pode contribuir com melhora da pressão arterial, resistência à insulina, entre outros benefícios. Fatores que contribuem com a reduzida prática regular do exercício físico incluem falta de incentivo e desconhecimento dos benefícios. A equipe de saúde deve incentivar esta prática e, sempre que possível, contar com profissionais especializados para esta orientação[29,30,34].

A adoção de uma alimentação saudável, com diminuição da ingestão de gorduras saturadas, colesterol e alimentos concentrados em açúcares simples são recomendações gerais que contribuem com o sucesso do tratamento da obesidade e que são benéficas aos pacientes com sobrepeso/obesidade portadores de DRC. O sucesso do tratamento em longo prazo depende de constante vigilância de outros fatores, como apoio social, familiar e automonitoração, além de dieta equilibrada, atendendo às recomendações específicas para o tratamento da DRC, com enfoque no controle da ingestão de lipídios, carboidratos, proteínas, sódio e fósforo.

Controle da ingestão de lipídios, carboidratos, proteínas, sódio e fósforo

Lipídios e carboidratos

Os principais fatores de risco para DCV, como resistência à insulina, estresse oxidativo, dislipidemia e inflamação, são mais prevalentes em portadores de DRC com sobrepeso/obesidade, caracterizando a presença da SCR nessa população. A dislipidemia mais comum é a hipertrigliceridemia, associada à resistência à insulina, embora também ocorra aumento da LDL-colesterol e diminuição da HDL-colesterol[29,31,34].

O consumo de lipídios, de acordo com as recomendações, não deve ultrapassar 35% do total de energia ingerida. Os melhores resultados sobre o controle da dislipidemia são obtidos quando os alimentos escolhidos apresentam um melhor perfil lipídico, protegendo contra a peroxidação lipídica e a inflamação. Esses alimentos devem ser ricos em ácidos graxos monoinsaturados (óleo de oliva) e ômega-3 (linhaça). Além disso, deve-se restringir a ingestão de colesterol até 300 mg/dia e evitar o consumo de ácidos graxos do tipo trans e gordura saturada (< 7% da ingestão energética total). Estas recomendações podem ser alcançadas através da diminuição da ingestão de gorduras hidrogenadas, gorduras das carnes e produtos lácteos integrais, substituindo por óleos vegetais, carnes magras e laticínios desnatados[29,31,34].

O metabolismo glicídico alterado e a resistência à insulina observados em portadores de DRC com sobrepeso/obesidade são importantes componentes da SCR. A ingestão de carboidratos recomendada é em torno de 55% da energia total da dieta, incluindo como principal fonte os cereais, vegetais e frutas, que contribuem com maior ingestão de fibra e menor índice glicêmico da dieta. Os benefícios desta recomendação incluem a melhora na sensibilidade insulínica, controle da hipertrigliceridemia e redução da inflamação[29,31,34].

A orientação dietética centrada no aumento de consumo de alimentos naturais de origem vegetal (cereais, leguminosas, hortaliças e frutas) favorece o melhor equilíbrio nutricional, porém pode preocupar quanto ao seu elevado teor de potássio. A concentração sérica de potássio se mantém adequada à medida que a DRC progride, especialmente quando há acompanhamento terapêutico especializado. A recomendação de ingestão de potássio para pacientes com DRC que apresentarem hipercalemia varia de 50 a 75 mEq/dia (~ 2 a 3 g/dia) [31,34].

Proteína

A necessidade mínima de ingestão proteica, para atender satisfatoriamente pelo menos 50% dos indivíduos das populações ocidentais, é de 0,6 g/kg peso ideal/dia. Para atender com segurança ~ 98% dos indivíduos da população adulta em geral, as Recomendações Diárias de Ingestão (*Recommended Daily Intakes* – RDI) de proteínas são de 0,75 a 1,0 g/kg peso ideal/dia, com média de ~ 0,8 g/kg/dia[35]. A ingestão habitual de proteínas dessas populações é, em geral, acima das recomendações (~ 1,35 g/kg/dia).

Os efeitos adversos da elevada ingestão proteica se relacionam com os produtos formados na metabolização das proteínas, como ácidos e toxinas urêmicas, e portanto sugere-se a redução na ingestão excessiva de proteína [1,31,34]. O efeito protetor da redução da ingestão proteica sobre a progressão da DRC tem como seu principal estudo o MDRD, realizado na década de 1980, e que não mostrou um efeito benéfico significante[31,34]. Estudos de metanálise demonstraram que ou não há benefício ou há benefício modesto das dietas restritas em proteína. Os principais fatores apontados como limitantes para se obter um resultado consistente são o tempo insuficiente para avaliar a evolução da função renal, baixa adesão do paciente, elevado custo de monitoramento e desfecho inadequado, pois observa-se a supressão dos sintomas urêmicos em vez de perda da função renal. Uma metanálise que avaliou a queda da FG, como desfecho, concluiu que a restrição de proteína não apresentou benefício na progressão da DRC. Em contrapartida, estudos clínicos demonstram melhor controle da acidose, diminuição da proteinúria e das toxinas provenientes do metabolismo proteico[1,31,34].

Diante das inconsistências nos resultados dos estudos, não é possível definir níveis ótimos de ingestão proteica para pacientes com DRC. Os guias de tratamento da DRC recomendam que, para adultos nos estágios de 3 a 5, a ingestão excessiva de proteína deve ser reduzida e mantida dentro dos valores preconizados para a população em geral, de 0,6–0,8 g/kg/dia (RDI)[31,34], devendo-se avaliar individualmente o estado nutricional e as alterações metabólicas. Para portadores de DRC com proteinúria e descontrole glicêmico, devido à resistência insulínica, a ingestão recomendada é de 0,8 g/kg/dia para prevenir o catabolismo proteico muscular. Nos casos em que a proteinúria for acima de 3 g/24 horas, recomenda-se uma prescrição de 0,8 g/kg/dia acrescida de 1 g de proteína dietética para cada grama perdida na urina. Nestes casos, o acompanhamento do paciente é fundamental para que a ingestão proteica seja ajustada à medida da evolução da proteinúria, a qual deve voltar à ingestão de 0,6-0,8 g/kg/dia se os valores excretados forem inferiores a 3 g/24 horas[34].

Qualquer redução na ingestão proteica é benéfica para pacientes com DRC, desde que a dieta seja adequada em energia, pois favorece o melhor controle clínico, nutricional e metabólico. A fonte alimentar de proteína também deve receber atenção criteriosa, de forma que as proteínas de alto valor biológico não sejam inferiores a 50% do total prescrito. Os alimentos de origem animal favorecem o atendimento desta recomendação. A prudência na escolha das fontes animais de proteínas é igualmente importante, como por exemplo alguns cortes da carne bovina e o leite integral, pois tendem a apresentar um perfil de lipídios desfavorável, com gorduras saturadas. Outro aspecto importante na escolha dos alimentos fontes de proteína se relaciona com o maior teor de fósforo de alimentos proteicos, o que pode acarretar um aumento indesejável nos níveis séricos deste[31,34].

A menor ingestão de proteína concomitante com a menor oferta energética para corrigir o sobrepeso/obesidade em portadores de DRC deve atentar ao risco de perda do compartimento proteico corporal. Assim, o manejo dietético combinando redução na ingestão energética e proteica deve ser monitorado por nutricionistas, escolhendo os alimentos de forma criteriosa. O resultado esperado é a correção do peso e da adiposidade corporal, preservando-se a proteína corporal, contribuindo assim para a diminuição dos fatores de risco associados a DCV e SCR nesta população.

Sódio

Na DRC, a capacidade dos rins de equilibrarem a ingestão e excreção de sódio diminui à medida que a função renal piora. O controle da pressão arterial em pacientes com DRC é afetado pelo consumo de sódio dietético. O principal efeito da restrição de sódio dietético é favorecer o controle da pressão arterial, contribuindo com a ação dos anti-hipertensivos[31,34].

A restrição dietética de sódio estudada em pacientes diabéticos e em pacientes hipertensos não diabéticos, com creatinina sérica normal, por curto período de tempo (de 1 a 4 semanas), evidenciou redução na pressão arterial e na albuminúria[34]. A dieta proposta no estudo para controle da hipertensão – *Dietary Approaches to Stop Hypertension* (DASH) – observou diminuição da pressão arterial, mas não incluiu pacientes com DRC. Apesar dos efeitos positivos sobre a pressão arterial, esta dieta contém alto teor de proteínas (1,4 g/kg/dia) e de fosfato (1,7 g/dia), sendo inadequada para pacientes com DRC.

A maioria dos estudos randomizados controlados, destinados a avaliar a eficácia e a segurança de terapias dietéticas para reduzir a pressão arterial em pacientes com DRC, é de curta duração. As evidências identificam associação entre o aumento da ingestão de sal e piora da hipertensão arterial e albuminúria[34]. Um estudo randomizado duplo-cego cruzado realizado em 34 pacientes com DRC não diabéticos, por 6 semanas, com dieta hipossódica (50 mmol/dia ou 1,1 g/dia) apresentou redução na proteinúria e diminuição da pressão arterial. Dentre as limitações desse estudo, estão o tamanho da amostra e possível influência da restrição da ingestão de proteína, confundindo o efeito exclusivo da restrição de sódio. O impacto da redução na ingestão de sódio sobre a progressão da DRC ou outros desfechos em pacientes com DRC, é avaliado em estudos heterogêneos e com desenho inadequado, limitando as conclusões sobre a progressão da DRC[34].

Entretanto, considerando que a pressão arterial e a proteinúria são fatores associados com pior evolução da doença, as diretrizes para tratamento de pacientes com DRC recomendam a redução na ingestão de sódio para valores próximos de 2 g/dia (90 mmol), o equivalente a ~ 5 g de cloreto de sódio. O uso de substituto do sal não deve ser uma alternativa devido ao alto teor de potássio[1,31,34].

Essa redução na ingestão de sal interfere no hábito alimentar dos pacientes, desde a escolha dos alimentos até o preparo das refeições. O consumo de sal (cloreto de sódio) domiciliar da população brasileira foi estimado em 8,2 g *per capita*, e acrescentando a esse valor ~ 16,8% de sal indireto proveniente de refeições e dos alimentos adquiridos prontos para consumo no domicílio, a ingestão alcança em torno de 9,6 g *per capita* por dia[6], ou seja, muito acima das recomendações para pacientes com DRC, comprometendo a adesão ao tratamento dietético prescrito. Esta elevada ingestão de sal resulta do uso de sal adicionado à mesa e no preparo das refeições, mas também do alto consumo de alimentos processados e conservados à base de sal, como os molhos industrializados, embutidos (salsicha, presunto, etc.), enlatados, carnes salgadas (carne seca, bacalhau, hambúrguer, defumados), queijos (prato, muçarela, parmesão, coalho, minas), entre outros[6]. Estratégias para aumentar a adesão devem incluir educação nutricional e incentivo ao uso de temperos naturais como alho, cebola, salsinha, cebolinha, manjericão, pimenta, etc. A motivação do paciente aumenta quando as orientações dietéticas apresentam fontes alternativas de alimentos e preparações que tenham aspecto e sabor agradáveis. O nutricionista dispõe de variados recursos para proporcionar ao paciente condições de aderir à dieta com maior satisfação.

Fósforo

Os níveis de fósforo sérico apresentam-se normais até os estágios mais avançados da DRC, e por isso o controle da ingestão de fósforo na dieta deve ser feito apenas quando esses níveis estiverem acima do normal[31,34].

O benefício da restrição de fósforo dietético na evolução de doença renal e cardiovascular em pacientes com DRC não foi estudado isoladamente. A maioria dos estudos avaliando o efeito da restrição proteica incorporou a restrição de fósforo, uma vez que ambos estão em maiores concentrações nos mesmo grupo de alimentos[34]. O papel específico da restrição dietética de fósforo permanece incerto devido aos resultados conflitantes dos estudos. Estes estudos apresentam limitações, como curto período de seguimento, pequeno tamanho amostral, diferentes graus de disfunção renal nos pacientes estudados, restrição proteica concomitante e uso de quelantes de fósforo[34].

A recomendação de ingestão de fósforo para indivíduos saudáveis é em média de ~ 700 mg/dia, também orientada no tratamento dietético de pacientes com DRC. Este valor é atingido uma vez que as principais fontes de fósforo são também de proteínas, as quais são restritas na dieta desses pacientes. Por outro lado, atualmente a ingestão de fósforo pode exceder a capacidade renal de excreção, resultando em hiperfosfatemia. Esta excessiva ingestão pode ocorrer devido ao alto consumo de alimentos processados com aditivos contendo fósforo para conservação e realce de cor e sabor[35].

CONSIDERAÇÕES FINAIS

A recomendação nutricional para o tratamento de portadores de DRC com sobrepeso/obesidade tem como meta principal adequar a dieta às necessidades individuais, respeitando os hábitos e condições de alimentação, monitorando o estado nutricional e a adesão com consultas regulares para motivar o paciente. As orientações dietéticas fundamentais incluem:

- evitar o consumo de produtos industrializados, fontes de gorduras de origem animal e de açúcares simples, pois favorecem o aumento da ingestão de sódio, fósforo, gorduras saturadas e trans;
- incentivar o consumo de alimentos naturais, carnes magras, laticínios com baixo teor de gorduras, gorduras provenientes de grãos e sementes oleaginosas, cereais, frutas e hortaliças para suprir de carboidratos e fibras, preparações à base de temperos frescos (Quadro 14.1).

Quadro 14.1 – Tratamento nutricional na DRC/SCR

A. Diagnóstico nutricional
- Avaliação da adiposidade e identificação de perda de proteína corporal

B. Terapia dietética

B.1. *Adequação do estado nutricional e da adiposidade corporal*
Ingestão energética – restrição da ingestão elevada
Estilo de vida – atividade física e hábitos alimentares

B.2. *Controle da ingestão de nutrientes*

Lipídios	– não exceder 30-35% das calorias totais – evitar gorduras saturadas e trans
Carboidratos	– completar as calorias totais, ~55% – evitar açúcares simples
Proteínas	– 0,6 a 0,8 g/kg/dia, de acordo com o estágio da DRC – alimentos de origem animal com baixo teor de gorduras
Sódio	– até 2 g/dia (90 mmol/dia); equivalente a ~5 g de cloreto de sódio – evitar alimentos, molhos e temperos industrializados – preferir temperos naturais frescos
Fósforo	– recomendação de acordo os níveis séricos (o mesmo para potássio) – evitar produtos industrializados e alimentos processados com aditivos contendo fósforo para conservação e realce de cor e sabor

B.3. *Orientações gerais*
- adequar a dieta às necessidades individuais
- respeitar os hábitos e condições de alimentação
- consultas regulares – monitorar o estado nutricional e a adesão, motivar o paciente

Capítulo 14 — Síndrome Cardiorrenal Metabólica

Caso Clínico

1. Identificação do paciente

A. L. M., 59 anos, sexo masculino, casado, natural do Rio de Janeiro, segundo grau completo, motorista de ônibus, três filhas, mora em casa com esgoto e água encanada.

2. Dados clínicos

Paciente sabe ser portador de hipertensão arterial há 12 anos em tratamento irregular durante este período. Na última consulta seu médico encaminhou ao nefrologista devido a alteração nos exames laboratoriais. Refere pai hipertenso, falecido há 5 anos após um infarto agudo do miocárdio. Mãe viva e saudável. Ao exame físico sem edemas ou outras alterações.

Exame físico e sinais vitais: pressão arterial 170 × 100 mmHg, frequência cardíaca 80 bpm, sem edemas ou outras alterações.

3. Medicamentos em uso

Enalapril 10 mg, duas vezes ao dia, Furosemida 40 mg, uma vez ao dia, Apresolina 25 mg, duas vezes ao dia.

4. Avaliação antropométrica

Dados antropométricos	Avaliação	Classificação
Massa corporal atual (kg)	82,7	-
Massa corporal usual (kg)	87,0	-
Estatura (m)	1,68	-
IMC (kg/m²)	29,3	Sobrepeso
PC (cm)	98	Risco aumentado
RC/A (cm)	0,58	Risco aumentado
CMB (cm)	95%*	Adequado

*CA: circunferência abdominal; DCT: dobra cutânea tricipital; PB: perímetro do braço; PC: perímetro da cintura; *CMB: circunferência muscular do braço [% de adequação com base no valor do percentil 50 padrão de referência]*

5. Exames bioquímicos

Dados bioquímicos	Valores de referência	Avaliação	Classificação
Creatinina (mg/dL)	Homem: 2,2 Mulher: 0,5-1,2	2,2	-
Filtração glomerular estimada (mL/min)	-	33,0	Estágio 3B
Ureia (mg/dL)	Até 50	67	Aumentada
Hemoglobina (g/dL)	Homem: 13,0-18,0 Mulher: 12,0-16,0	11,4	Anemia
Albumina (g/dL)	3,4-4,8	4,2	Normal
Cálcio (mg/dL)	Homem: 8,9 Mulher: 8,6-10,2	8,9	Normal
K (mEq/L)	3,5-5,1	4,5	Normal
Fósforo (mg/dL)	Homem: 3,8 Mulher: 2,7-4,5	3,8	Normal
Ácido úrico (mg/dL)	Homem: até 7,0 Mulher: 5,7	8,6	Hiperuricemia
Vitamina D (ng/mL)	Deficiência: até 20 Insuficiência: 21-29 Suficiência: 30-100	17	Deficiência
Triglicérides (mg/dL)	Até 150,0	175,0	Risco aumentado
Colesterol total (mg/dL)	Até 200,0	260,0	Risco aumentado
Colesterol HDL (mg/dL)	Homem: 35-55 Mulher: 45-65	45,0	Normal
Colesterol LDL (mg/dL)	Até 130	180,0	Risco aumentado
Proteinúria (mg/g)	300 mg/g	1.200	Aumentada

NOTA: Conforme orientação das diretrizes, a proteinúria é avaliada em amostra de urina onde a proteína dosada é expressa em mg/dL e a creatinina em g/dL.

O resultado da proteinúria é = proteína/creatinina.

6. Dados da anamnese alimentar

- Refere consumo de quatro refeições: café da manhã, almoço, lanche da tarde e jantar. A forma de preparação das carnes varia entre refogada e frita. A sobremesa é consumida após o almoço com frequência de cinco vezes por semana. Nos finais de semana tem o hábito de ingerir bebida alcoólica, em torno de seis a oito latas de cerveja, e substitui o jantar por lanches, que em geral são pizzas ou sanduíches à base de queijos e fatiados.
- Consumo energético em torno de 36 kcal/kg/dia e proteico de 1,2 g/kg/dia, estimado por recordatório alimentar de 24 horas.

7. Parecer nutricional

O paciente apresenta sobrepeso de acordo com a OMS (1998). A reserva de proteína corporal encontra-se adequada com base na CMB e no valor sérico de albumina, portanto sem sarcopenia (DEP). O elevado depósito de gordura central, avaliado principalmente pelo PC e pela RC/A, confere ao paciente risco aumentado de complicações metabólicas. Portador de DRC e HAS, apresentando proteinúria e dislipidemia (alto risco cardiovascular pelos valores elevados de triglicerídeos, colesterol total, LDL-c). A combinação de pelo menos três componentes da SM (dislipidemia, pressão arterial elevada e obesidade abdominal) com a DRC e HAS caracteriza a SCR.

A conduta nutricional será de uma dieta normoenergética e com distribuição normal dos macronutrientes energéticos.

8. Prescrição dietética

Cálculo do valor energético total (VET):

- 25 kcal/kg peso ajustado/dia;

$$\text{peso ajustado} = [(61,2 - 82,7) \times 0,25] + 82,7 = 77,3$$
$$25 \times 77,3 = 1.932,5 \sim 1.900 - 1.950 \text{ kcal/dia}$$

NOTA: a dieta deverá ser restrita em sódio (até 2 g/dia; ~ 5 g de sal/dia); não há hipercalemia e hiperfosfatemia, a escolha de alimentos e a menor quantidade de proteína contribui com uma ingestão controlada de potássio e fósforo.

Distribuição de macronutrientes energéticos

VET1.930 kcal/d	% VET	g/dia	kcal
Proteínas	12,5	~ 60	240
Carboidratos	57,5	~ 280	1.110
Gordura total	30	~ 65	580

Orientações nutricionais

- usar temperos frescos para preparo dos alimentos;
- usar carnes magras e cereais;
- as frutas e hortaliças devem ser usadas na maioria das refeições.

Plano alimentar para 1 semana

1º Dia – Segunda-feira

Hora	Refeição	Alimentos	Quantidade
8h	Desjejum		
	Suco de abacaxi	Pão 7 grãos e centeio	1 fatia
	Pão com margarina	Margarina light	2 colheres de chá rasas
	Ameixa fresca	Abacaxi	1 e 1/2 fatia média
		Ameixa preta fresca	4 unidades
10h	Colação		
	Leite batido com morango e mamão	Leite desnatado	1/2 copo tipo requeijão ou (1/2 xícara de chá)
		Morango	7 unidades médias
		Mamão	2 fatias médias
		Mel de abelha	1 colher de chá
12h	Almoço		
	Salada de acelga	Acelga crua	3 folhas ou (2 colheres de sopa cheias)
	Arroz	Azeite de oliva	1 colher de sobremesa
	Feijão	Arroz integral	2 colheres de sopa cheias
	Frango assado	Feijão branco	1 concha pequena
	Abóbora refogada	Sobrecoxa de frango sem pele	1 unidade pequena
	Refresco de melancia	Abóbora	1 colher de sopa cheia
	Banana cozida	Óleo de soja	1 colher de sobremesa
		Melancia	1 fatia fina
		Banana	1 unidade pequena
16h	Lanche		
	Suco de tangerina com mel	Pão 7 grãos e centeio	1 fatia
	Torrada com queijo branco fresco	Queijo branco fresco (sem sal)	1/2 fatia média
		Tangerina	6 gomos (1/2 unidade)
		Mel de abelha	1 colher de sobremesa
19h	Jantar		
	Salada de agrião e beterraba	Agrião cru	2 pires de chá
	Angu	Beterraba ralada crua	2 colheres de sopa cheias
	Feijão	Azeite de oliva	1 colher de sopa cheia
	Carne assada	Angu	2 colheres de sopa cheias
	Suco de caqui com mel	Feijão cozido	1 concha pequena
	Pêssego	Carne bovina magra cozida	1 fatia fina
		Caqui	1 unidade pequena
		Mel de abelha	1 colher de sobremesa
		Pêssego	1 unidade pequena
21h	Ceia		
	Fruta	Pera	1 unidade média

2º Dia – Terça-feira			
Hora	**Refeição**	**Alimentos**	**Quantidade**
8h	Desjejum		
	Suco de mamão com laranja	Laranja	1 unidade média
		Mamão	2 fatias médias
	Pão com ricota		
	Pêssego	Pão 7 grãos e centeio	1 fatia
		Ricota	1/2 fatia fina
		Pêssego	1 unidade pequena
10h	Colação		
	Fruta picadinha	Ameixa fresca	4 unidades
12h	Almoço		
	Salada cozida de grão-de-bico com alcachofra e beterraba	Grão-de-bico cozido	1 colher de sopa
		Alcachofra cozida	1/4 unidade
		Beterraba cozida	5 colheres de sopa
	Carne assada com batatas Refresco de manga Kiwi	Azeite de oliva	1 colher de sobremesa
		Batata inglesa assada	6 colheres de sopa (1 unidade grande)
		Carne assada	2 fatias médias
		Óleo de soja	1 colher de sobremesa
		Manga espada	1 unidade pequena
		Kiwi	1 unidade
16h	Lanche		
	Iogurte batido com ameixa fresca e mel	Iogurte 0% de gordura	1/2 copo tipo requeijão ou (1/2 xícara de chá)
		Ameixa preta fresca	1 unidade grande
		Mel de abelha	1 colher de sobremesa
19h	Jantar		
	Arroz com lentilhas Almôndega com cenoura Almeirão refogado Refresco de goiaba Maçã cozida	Arroz branco	3 colheres de sopa cheias
		Lentilha cozida	3 colheres de sopa
		Almôndega caseira sem sal	2 unidades
		Cenoura cozida	3 colheres de sopa
		Almeirão	4 colheres de sopa
		Óleo de soja	1 colher de sobremesa
		Azeite de oliva	1 colher de sobremesa
		Goiaba	1 unidade média
		Maçã com casca	1 unidade média
21h	Ceia		
	Fruta	Uva Itália	1 cacho médio (~ 12 bagos)

Continua...

3º Dia – Quarta-feira

Hora	Refeição	Alimentos	Quantidade
8h	Desjejum		
	Refresco de melancia	Melancia	1 fatia fina
	Pão integral com ricota	Pão integral	1 fatia
		Ricota	1/2 fatia fina
10h	Colação		
	Fruta	Caqui	1 unidade pequena
12h	Almoço		
	Grão-de-bico	Grão-de-bico cozido	3 colheres de sopa
	Arroz	Arroz integral	2 colheres de sopa cheias
	Carne moída com chuchu	Carne moída	2 colheres de sopa cheias
	Couve refogada em tirinhas	Chuchu cozido	4 colheres de sopa
	Refresco de tangerina	Couve	1 pires de chá
	Pera	Cebolinha verde	1 colher de sobremesa
		Óleo de milho	1 colher de sopa
		Azeite de oliva	1 colher de sopa
		Tangerina	6 gomos (1/2 unidade)
		Pera	1 unidade média
16h	Lanche		
	Bolacha com queijo branco fresco	Bolacha integral	6 unidades
	Fruta	Queijo branco fresco sem sal	1/2 fatia fina
		Uva Itália	1 cacho médio (~ 12 bagos)
19h	Jantar		
	Salada de couve-flor e cebolinha com azeite	Couve-flor cozida	1 prato de sobremesa (~ 3 ramas)
	Frango com lentilhas	Cebolinha verde	1 colher de sobremesa
	Inhame refogado	Azeite de oliva	1 colher de sopa
	Refresco de laranja	Lentilha cozida	3 colheres de sopa
	Fruta picadinha	Coxa de frango sem pele e sem osso	1 unidade média
		Inhame cozido picado	2 colheres de sopa cheias
		Óleo de soja	1 colher de sopa
		Laranja	1 unidade média
		Mamão	2 fatias grossas
21h	Ceia		
	Fruta	Pêssego	1 unidade pequena

Capítulo 14 — Síndrome Cardiorrenal Metabólica

4º Dia – Quinta-feira			
Hora	**Refeição**	**Alimentos**	**Quantidade**
8h	Desjejum		
	Bolacha com margarina	Bolacha água e sal	5 unidades
	Refresco de kiwi	Margarina light	2 colheres de chá rasas
	Fruta	Kiwi	1 unidade
		Açúcar	1 colher de sobremesa rasa
		Pera	1 unidade pequena
10h	Colação		
	Fruta	Goiaba	1 unidade média
12h	Almoço		
	Salada de jiló	Jiló cozido em rodelas finas	4 colheres de sopa
	Angu	Azeite de oliva	1 colher de sopa
	Feijão	Angu	2 colheres de sopa
	Frango refogado com vagem	Feijão cozido	1 concha pequena
	Refresco de uva	Filé de peito de frango sem pele	1/2 filé
	Maçã cozida com mel	Vagem cozida	3 colheres de sopa
		Óleo de soja	1 colher de sopa
		Uva Itália	1 cacho médio (~ 12 bagos)
		Maçã com casca	1 unidade média
		Mel de abelha	1 colher de sobremesa
16h	Lanche		
	Iogurte batido com morango e maçã	Iogurte 0% de gordura	1/2 copo tipo requeijão ou (1/2 xícara de chá)
		Morango	7 unidades médias
		Maçã	1/2 unidade média
19h	Jantar		
	Salada de abacate com pimentão e beterraba	Abacate	3 colheres de sopa ou (1/2 unidade pequena)
	Espaguete ao molho de tomate	Pimentão amarelo	3 fatias médias
	Refresco de abacaxi	Beterraba cozida	5 colheres de sopa
		Espaguete cozido	1 prato de sobremesa
		Tomate	1/2 unidade média
		Cebolinha verde	1 colher de sobremesa
		Azeite de oliva	1 colher de sopa
		Abacaxi	1 1/2 fatia média
		Açúcar refinado	1 colher de sobremesa
21h	Ceia		
	Banana com aveia e mel	Banana	1 unidade pequena
		Mel de abelha	1 colher de sobremesa
		Aveia em flocos finos	3 colheres de sopa rasas

Continua...

5º Dia – Sexta-feira

Hora	Refeição	Alimentos	Quantidade
8h	Desjejum		
	Refresco de acerola com mel	Acerola	20 unidades
		Mel de abelha	1 colher de sobremesa
	Bolacha com pasta de ricota e geleia de frutas	Bolacha integral	6 unidades
	Fruta	Ricota	1/2 fatia fina
		Margarina light	2 colheres de chá rasas
		Geleia de frutas	1 colher de chá
		Abacaxi	1 colher de sobremesa
		Maçã	1 unidade média
10h	Colação		
	Fruta	Tangerina	6 gomos (1/2 unidade)
12h	Almoço		
	Salada de abacate com laranja	Abacate	1 pires de chá
		Laranja	1 unidade média
	Espaguete com beterraba e broto de bambu agridoce	Azeite de oliva	1 colher de sobremesa
		Espaguete cozido	1 prato de sobremesa
	Peito de peru	Broto de bambu	1 pires de chá
	Fruta	Beterraba cozida	5 colheres de sopa
		Azeite de oliva	1 colher de sobremesa
		Vinagre balsâmico	1 colher de chá
		Peru assado	1/2 filé de peito
		Maçã	1 unidade média
16h	Lanche		
	Salada de frutas	Ameixa fresca	1 unidade média
		Morango	12 unidades médias
		Abacaxi	2 fatias médias
19h	Jantar		
	Risoto de frango com vegetais	Arroz integral	5 colheres de sopa
		Filé de peito de frango sem pele	1/2 filé
	Refresco de melão	Vagem cozida	2 colheres de sopa
		Tomate	1/2 unidade média
		Pimentão amarelo	2 rodelas finas
		Brócolis	1 prato de sobremesa ou (2 ramas)
		Azeite de oliva	1 colher de sobremesa
		Melão	2 fatias médias
		Mel de abelhas	1 colher de chá
21h	Ceia		
	Fruta	Caqui	1 unidade média

6º Dia – Sábado

Hora	Refeição	Alimentos	Quantidade
8h	Desjejum		
	Batido de leite com banana e mel	Leite desnatado	1/2 copo tipo requeijão ou (1/2 xícara de chá)
	Bolacha com margarina	Bolacha integral	6 unidades
		Margarina light	2 colheres de chá rasas
		Banana	1 unidade pequena
10h	Colação		
	Salada de frutas com aveia	Maçã com casca	1 unidade pequena
		Morango	6 unidades médias
		Tangerina	3 gomos
		Aveia em flocos	1 colher de sobremesa
12h	Almoço		
	Salada de pepino com cenoura e linhaça	Pepino cru	1 pires de chá
		Cenoura ralada	2 colheres de sopa
	Arroz com lentilha Frango cozido com couve-flor	Linhaça	1 colher de sobremesa
	Acelga refogada	Azeite de oliva	1 colher de sobremesa
	Refresco de manga	Arroz branco cozido	3 colheres de sopa
	Fruta	Lentilha	3 colheres de sopa
		Sobrecoxa de frango	1 unidade média
		Couve-flor cozida	~ 3 ramas
		Acelga	3 colheres de sopa
		Óleo de soja	1 colher de sobremesa
		Manga	1 unidade pequena
		Uva Itália	12 bagos
16h	Lanche		
	Refresco de abacaxi	Abacaxi	2 fatias médias
	Pão com queijo cottage	Pão integral	1 fatia
		Queijo cottage	1 colher de chá
19h	Jantar		
	Macarrão parafuso colorido	Macarrão parafuso cozido	1 prato de sobremesa
	Refresco de goiaba	Clara de ovo cozida	2 unidades
		Queijo cottage	1 colher de chá
		Abobrinha cozida	1 colher de sopa cheia
		Cenoura picada cozida	6 colheres de sopa cheias
		Tomate	1/2 unidade média
		Azeite de oliva	1 colher de sobremesa
		Óleo de soja	1 colher de sobremesa
		Goiaba	1 unidade média
21h	Ceia		
	Delícia de maçã	Maçã	1 unidade média
		Mel de abelha	1 colher de sobremesa
		Canela	1 colher de café rasa

Continua...

7º Dia – Domingo

Hora	Refeição	Alimentos	Quantidade
8h	Desjejum		
	Café com leite	Leite desnatado	1/2 copo tipo requeijão
	Pão integral torrado	Pão fatiado integral	2 fatias
	Margarina light	Margarina light	1 colher de chá rasa
	Fruta	Mamão	1 fatia fina
10h	Colação		
	Refresco de kiwi com couve e gengibre	Kiwi	1 unidade
		Couve crua	1 olha
		Gengibre ralado	1 colher de chá rasa
		Mel de abelha	1 colher de chá
12h	Almoço		
	Arroz	Arroz branco cozido	4 colheres de sopa cheias
	Feijão	Feijão preto cozido	1 concha pequena
	Purê de abóbora	Abóbora cozida	1 prato de sobremesa
	Carne desfiada	Azeite de oliva	1 colher de sobremesa
	Refresco de morango	Carne bovina magra cozida e desfiada	3 colheres de sopa
	Pera ao mel	Óleo de soja	1 colher de sobremesa
		Morango	12 unidades
		Pera	1 unidade média
		Mel de abelha	1 colher de sobremesa
16h	Lanche		
	Batido cremoso de abacate	Abacate picado	3 colheres de sopa
		Aveia fina	1 colher de sobremesa rasa
		Mel de abelha	1 colher de chá
		Raspa da casca de limão	1 colher de café rasa
19h	Jantar		
	Creme de espinafre	Espinafre cozido	1 prato de sobremesa
	Arroz	Azeite de oliva	1 colher de sobremesa
	Feijão branco	Farinha de aveia	1 colher de sobremesa rasa
	Frango assado	Arroz integral cozido	4 colheres de sopa
	Refresco de manga	Feijão branco	1 concha pequena
	Fruta em pedaços	Asa de frango sem pele	3 unidades
		Óleo de soja	1 colher de sobremesa
		Manga	1 unidade média
		Ameixa vermelha fresca	2 unidades
21h	Ceia		
	Fruta cozida	Maçã	1/2 unidade
		Pera	1/2 unidade
		Mel de abelha	1 colher de chá

REFERÊNCIAS BIBLIOGRÁFICAS

1. KDIGO 2012. Clinical Practice Guideline for the Evaluation and Management of Chronic Kidney Disease. Kidney Int. 2013;(Suppl 3):1-150.
2. Said S, Hernandez GT. The link between chronic kidney disease and cardiovascular disease. J Nephropathol. 2014;3(3):99-104.
3. Kannel WB, Dawber TR, Friedman GD, Glennon WE, McNamara PM. Risk factors in coronary heart disease. An evaluation of several serum lipids as predictors of coronary heart disease; The Framingham Study. Ann Intern Med. 1964 Nov;61:888-99.
4. Sowers JR, Whaley-Connell A, Hayden MR. The Role of Overweight and Obesity in the Cardiorenal Syndrome. Cardiorenal Med. 2011;1(1):5-12. DOI: 10.1159/000322822.
5. WHO. Obesity: preventing and managing the global epidemic. Report of a WHO Consultation. WHO Technical Report Series 894. Geneva: World Health Organization, 2000. Disponível em: <http://apps.who.int/bmi/index.jsp>. Acessado em: 18 fevereiro, 2017.
6. Pesquisa de Orçamentos Familiares-POF 2008-2009. Despesas, rendimentos e condições de vida. IBGE. Instituto Brasileiro de Geografia e Estatística. Disponível em: <http://www.ibge.gov.br>. Acessado em: 26 ago. 2014.
7. Griffin KA, Kramer H, Bidani AK. Adverse renal consequences of obesity. Am J Physiol Renal Physiol. 2008;294(4):F685-F96.
8. Gustafson B. Adipose Tissue, Inflammation and Atherosclerosis. J Atheroscler Thromb. 2010;17(4):332-41.
9. Balistreri RC, Caruso C, Candore G. The role of adipose tissue and adipokines in obesity-related inflammatory diseases. Mediators of inflamm. 2010;2010:80278. Epub. 2010 Jul 1:1-19.
10. Singh M, Bedi US, Singh PP, Arora R, Khosla S. Leptin and the clinical cardiovascular risk. Int J Cardiol. 2010;140(3):266-71.
11. Zoccali C, Mallamaci F. Does adipose tissue have a key role in inflammation in CKD? J Intern Med. 2011;269(4):407-9.
12. Barreto-Silva MI, Torres MRSG, Vale BS, Lemos CC, Bregman R. Abdominal adiposity (AbAd) in CKD patients: Association with total and high molecular weight adiponectin, insulin resistance and inflammation. 20th European Congress on Obesity. ECO, 2013: Obesity Facts Journal, The European Journal of Obesity. 2013;6(suppl 1),VI;144. ISSN- Print: 1662-4025; online: e-ISSN 1662-4033.
13. Wahba IM, Mak RH. Obesity and obesity-initiated metabolic syndrome: Mechanistic links to chronic kidney disease. Clin J Am Soc Nephrol. 2007;2(3):550-62.
14. Munkhaugen J, Lydersen S, Wideroe TE, Hallan S. Prehypertension, obesity, and risk of kidney disease: 20-year follow-up of the HUNT I study in Norway. Am J Kidney Dis. 2009;54(4):638-46.
15. Cabandugama PK, Gardner MJ, Sowers JR. The Renin Angiotensin Aldosterone System in Obesity and Hypertension: Roles in the Cardiorenal Metabolic Syndrome. Med Clin North Am. 2017;101(1):129-137.
16. Hunley TE, Ma L-J, Valentina K. Scope and Mechanisms of Obesity-Related Renal Disease. Curr Opin Nephrol Hypertens. 2010;19(3):227-34.
17. Saha S, Rahman M.Nephrology Update: Chronic Kidney Disease. FP Essent. 2016 May;444:18-22.
18. Hyun YY, Lee KB, Han SH, Kim YH, Kim YS, Lee SW, et al. Nutritional Status in Adults with Predialysis Chronic Kidney Disease: KNOW-CKD Study. J Korean Med Sci. 2017 Feb;32(2):257-263.
19. Hyun YY, Lee KB, Oh KH, Ahn C, Park SK, Chae DW, Yoo TH, Cho KH, Kim YS, Hwang YH. Serum adiponectin and protein-energy wasting in predialysis chronic kidney disease. Nutrition. 2017;33:254-260.
20. Tomayko EJ, Kistler BM, Fitschen PJ, Wilund KR Intradialytic protein supplementation reduces inflammation and improves physical function in maintenance hemodialysis patients. J Ren Nutr. 2015;25(3):276-83.
21. Dumler F, Kilates C. Prospective nutritional surveillance using bioelectrical impedance in chronic kidney disease patients. J Ren Nutr. 2005;15(1):148-51.
22. Barreto Silva MI, Avesani CM, Vale B, Lemos C, Bregman R. Agreement between anthropometry e bioelectrical impedance for measuring body fat in nonobese e obese nondialyzed chronic kidney disease patients. J Ren Nutr. 2008;18(4):355-62.
23. Bergman RN, Stefanovski D, Buchanan TA, Sumner AE, Reynolds JC, Sebring NG, et al. A better index of body adiposity. Obesity (Silver Spring). 2011;19:1083-1089.
24. Marcelli D, Brand K, Ponce P, Milkowski A, Marelli C, Ok E, et al. Longitudinal Changes in Body Composition in Patients After Initiation of Hemodialysis Therapy: Results From an International Cohort. J Ren Nutr. 2016;26(2):72-8.
25. Fouque D, Kalantar-Zadeh K, Kopple J, Cano N, Chauveau P, Cuppari L, et al. A proposed nomenclature e diagnostic criteria for protein-energy wasting in acute e chronic kidney disease. Kidney Int. 2008;73(4):391-8.

26. Barreto-Silva MI, Vale BS, Lemos CCS, Torres MRSG, Bregman R. Body Adiposity Index Assess Body Fat with High Accuracy in Nondialyzed Chronic Kidney Disease Patients. Obesity. 2013;21:546-52. doi:10.1038/oby.2012.174.
27. Lin CH, Chou CY, Lin CC, Huang CC, Liu CS, Lai SW. Waist-to-height ratio is the best index of obesity in association with chronic kidney disease. Nutrition. 2007;23:788-93.
28. Barreto-Silva MI, Lemos CCS, Torres MRSG, Bregman R. Waist-to-height ratio: An accurate anthropometric index of abdominal adiposity and a predictor of high HOMA-IR values in nondialyzed chronic kidney disease patients. Nutrition. 2014;30:279-85.
29. Diretrizes Brasileiras de Obesidade 2009-2010/ABESO – Associação Brasileira para o estudo da Obesidade e da Síndrome Metabólica. 3. ed. Itapevi, SP: AC Farmacêutica; 2009.
30. Rhee CM, Ahmadi SF, Kalantar-Zadeh K. The dual roles of obesity in chronic kidney disease: a review of the current literature. Curr Opin Nephrol Hypertens. 2016 May;25(3):208-16.
31. Brown RO, Compher C; American Society for Parenteral and Enteral Nutrition Board of Directors. A.S.P.E.N. clinical guidelines: nutrition support in adult acute and chronic renal failure. JPEN J Parenter Enteral Nutr. 2010 Jul-Aug;34(4):366-77.
32. Kamimura MA, Avesani CM, Bazanelli AP, Baria F, Draibe SA, Cuppari L. Are prediction equations reliable for estimating resting energy expenditure in chronic kidney disease patients? Nephrol Dial Transplant. 2011;26:544-50.
33. Institute of Medicine/Food and Nutrition Board. Dietary Reference Intakes for Energy, Carbohydrate. Fiber, Fat, Fatty Acids, Cholesterol, Protein, and Amino Acids (Macronutrients) (2002/2005). Washington, D.C.: The National Academic Press, 2005. Disponível em: <www.nap.edu>. Acessado em: 28 janeiro, 2017.
34. KHA-CARI: Kidney Health Australia Guidelines: Modification of lifestyle and nutrition interventions for management of early chronic kidney disease. Maria Chan & David Johnson, July 2012, p. 1-50. Disponível em: <www.cari.org.au/>. Acessado em: 18 março, 2017.
35. León JB, Sullivan CM, Sehgal AR. The prevalence of phosphorus-containing food additives in top-selling foods in grocery stores. J Ren Nutr. 2013;23(4):265-270.

Tratamento Nutricional na Criança com Cardiopatia Congênita

PATRICIA DE CARVALHO PADILHA • SIBELLE NOGUEIRA BUONORA • MARIA EULÁLIA THEBIT PFEIFFER

CAPÍTULO 15

INTRODUÇÃO

As cardiopatias congênitas, definidas como alteração estrutural grave do coração ou dos grandes vasos da base[1], são consideradas o defeito congênito mais frequente no mundo. As estimativas de incidência são de dez a 12 para cada 1.000 nascido-vivos com qualquer tipo de cardiopatia e três em cada 1.000 para cardiopatia congênita grave[2]. No Brasil e na América do Sul sua incidência é cerca de três e 65.000 para cada 1 milhão de nascidos vivos, respectivamente, porém as cardiopatias congênitas são extremamente relevantes, pois dentre as inúmeras possibilidades de defeitos encontram-se anomalias com alterações anatomofuncionais, acarretando desde discretas modificações hemodinâmicas até situações mais complexas[2].

Em geral, a classificação dos tipos de cardiopatias baseia-se nas condições da circulação pulmonar: volemia, fluxo, pressão venocapilar e resistência. Deste modo, costuma-se dividir as cardiopatias congênitas em dois grupos principais: acianóticas e cianóticas.

Considerando os pacientes internados por cardiopatia congênita no primeiro ano de vida, a maioria dos casos ocorre nos primeiros 6 meses de idade, sendo a metade no primeiro mês de vida[3]. Já quando não tratadas, cerca de 20% das crianças morrem no primeiro ano de vida e a sobrevida em 15 anos é de 77%[4].

Crianças com defeitos cardíacos que necessitam de cirurgias paliativas complexas ou de correção definitiva enfrentam muitos desafios para atingir crescimento adequado em curto prazo e longo prazos. A etiologia do défice ponderoestatural nestes pacientes é multifatorial, geralmente envolvendo o estado hipermetabólico, baixa ingesta calórica, redução da absorção intestinal de nutrientes, restrição hídrica ou até mesmo a presença de anormalidades cromossômicas associadas; cianose e/ou insuficiência cardíaca aumentam a complexidade e o desafio[5]. A baixa ingestão calórica é possivelmente a maior responsável pelo retardo de crescimento nas crianças que necessitam de correção cirúrgica do seu defeito. Apesar de haver recomendações nutricionais bem estabelecidas para os recém-nascidos saudáveis, tais parâmetros não são muito bem estabelecidos nos recém-nascidos cardiopatas[5].

Um recém-nascido com cardiopatia congênita pode demandar internações hospitalares prolongadas, bem além do período neonatal, notadamente durante a aquisição de marcos de desenvolvimento críticos. Particularmente, a tarefa de coordenar a alimentação por via oral e/ou a amamentação pode ser interrompida ou completamente abolida, podendo impactar em longo prazo no crescimento, bem como no desenvolvimento cognitivo e socioemocional.

Davis e cols.[6] encontraram uma diferença significativa de peso entre pacientes com a síndrome de hipoplasia do coração esquerdo (SHCE) e transposição das grandes artérias (d-TGA) até, pelo menos, 12 meses de idade. Mais recentemente, os pesquisadores da Rede Cardiopediátrica Norte-Americana demonstraram retardo persistente do crescimento em pacientes com SHCE até pelo menos 14 meses[7]. Os pacientes com maior consumo calórico diário tiveram défices ponderoestaturais mais marcantes neste grupo. Eskedal e cols.[8] demonstraram que uma queda de mais de 0,67 no escore z de peso foi associada a morte tardia pós-operatória [*odds ratio* (OR) 13,5, intervalo de confiança de 95% (IC) 3,6-51,0].

Diante do exposto, é notório que as crianças com cardiopatias congênitas, sobretudo aquelas de alta complexidade, apresentam um elevado risco nutricional, podendo esgotar as reservas metabólicas, muitas vezes já previamente limitadas. Assim, o suporte nutricional adequado aumentaria as reservas energéticas destes pacientes, diminuindo o risco de morbidade cirúrgica e do estresse metabólico perioperatório[9]. Portanto, o presente capítulo tem por objetivo apresentar as bases da terapia nutricional para crianças com cardiopatias congênitas.

EPIDEMIOLOGIA DAS CARDIOPATIAS CONGÊNITAS

As cardiopatias congênitas representam as malformações mais frequentes entre as doenças congênitas e, apesar dos importantes avanços terapêuticos dos últimos 50 anos, os defeitos cardíacos respondem por uma significativa proporção na mortalidade infantil. A determinação da incidência e prevalência das cardiopatias é uma ferramenta de enorme valor no que tange à prevenção, pesquisas terapêuticas e planejamento de programas de saúde[10,11].

A prevalência geral, considerando a maioria dos estudos, é em torno de 5-8/1.000 nascidos vivos. Mais de 25% das crianças nascidas com anomalias cardíacas necessitam de atenção precoce, e em torno de 50% das crianças que sobrevivem precisam de terapêutica cirúrgica no primeiro ano de vida[12]. Entretanto, acredita-se que essa prevalência seja subestimada, pois casos de defeitos pequenos, frequentemente, são omitidos; muitas vezes não há avaliação do cardiologista; nem sempre são realizados exames diagnósticos; e muitos pacientes falecem intraútero ou no período neonatal e ficam sem confirmação diagnóstica[10,11]. Devido ao fato de que muitas anomalias, especialmente as cardiopatias congênitas, não são imediatamente evidentes no período neonatal, os estudos epidemiológicos mais recentes têm utilizado a base de 1 ano de idade, onde poderão também ser detectadas as lesões mais leves ou triviais[10,12]. Estudos epidemiológicos mais rigorosos têm surgido, principalmente, nas últimas 4 décadas. Nos Estados Unidos, um dos estudos mais completos é o *Baltimore-Washington Infant Study*, que avalia crianças nascidas vivas com defeito cardíaco em torno de 1 ano de idade[13]. Nesse estudo, mais de 90% das crianças tiveram confirmação diagnóstica apenas após 3 meses[13,14].

O reconhecimento das cardiopatias congênitas em crianças com outras malformações tem aumentado com a melhora nos cuidados clínicos e terapêuticos. Entre as 2.659 crianças identificadas no estudo de Baltimore-Washington, 26,5% tinham outras anomalias congênitas. Também foram observadas anomalias cromossomiais em 12,1% dos casos, tendo a síndrome de Down uma frequência de 9,5% do total de casos, com uma prevalência de 4/10.000. Estima-se que 40% das crianças portadoras de síndrome de Down possuam anomalias cardíacas[13,14].

De acordo com a análise de Hoffman e Kaplan[15], em 62 estudos epidemiológicos publicados as variações estatísticas se devem à detecção, principalmente, das lesões pequenas e daquelas que se fecham na infância espontaneamente. A incidência de lesões graves, que vão requerer avaliações e cuidados mais específicos e precoces, está em torno de 2,5-3,0/1.000 nascidos vivos; quando incluída a válvula aórtica bicúspide nos diagnósticos, passa para 19/1.000 nascidos vivos e para 75/1.000 se englobadas todas as lesões triviais.

De acordo com alguns estudos sobre prevalência de cardiopatias congênitas na Índia, os números encontrados foram de 3,9/1.000 nascidos vivos, sendo essas malformações responsáveis por 10% da mortalidade infantil naquele país. Entretanto, outro estudo de um hospital terciário no norte da Índia, em 10.641 pacientes durante um período de 5 anos através de exames clínico e ecocardiográfico, registrou uma prevalência de 26,4/1.000 pacientes. Nesse estudo, a cardiopatia congênita mais frequente, como também pode-se observar na grande maioria dos estudos, foi a comunicação interventricular (CIV) em 21,3%, seguida pela comunicação interatrial (CIA) em 18,9%, e a cardiopatia cianótica mais comum foi a tetralogia de Fallot (TF) em 4,6% dos casos identificados[16].

Há poucos estudos descritos na América Latina. No Brasil, em um estudo realizado no Paraná onde foram incluídas 441 crianças, a incidência de cardiopatias congênitas foi estimada em 5,4/1.000 nascidos vivos. A cardiopatia mais frequente foi a CIV em 28,3% e em 11,35% dos pacientes houve associação de síndromes[17]. Em Belo Horizonte, Amorim e cols.[18], analisando uma população de 28.915 crianças, observaram uma prevalência de anomalias cardíacas em 9,58/1.000 nascidos vivos; ocorrência de lesão isolada em 37,2% e associada a outras malformações em 31,4%.

Táborský e cols.[19] analisaram prospectivamente 91.824 nascidos vivos na região da Bohemia, onde foi encontrada uma prevalência de 6,4/1.000, com 589 portadores de cardiopatias congênitas. A CIV foi a cardiopatia mais frequente, em 31,4%; 13,9% foram tratados cirurgicamente nos primeiros 4 anos de idade; a sobrevida, após esse período foi de 71,8% e a mortalidade geral foi de 25,6%.

Pode-se observar, portanto, uma grande variabilidade na incidência das doenças cardíacas congênitas em diferentes estudos, com registros de 4/1.000 a 50/1.000 nascidos vivos. Essa variabilidade ocorre de acordo com aspectos diversos, além dos citados anteriormente, como: o país em que é feito o estudo, o centro especializado ou não, os recursos diagnósticos e a faixa etária, assim como os critérios de inclusão e a metodologia utilizados na pesquisa[15].

Com relação à mortalidade e sobrevida, apesar de ainda apresentar taxas altas de mortalidade infantil, em países como os Estados Unidos esses números vêm diminuindo de forma significativa nos últimos anos, apresentando, entre 1979 e 1993, queda de 2,6 para 1,8/100.000 nascidos vivos, e em crianças de 0-10 anos, uma redução de 100/100.000 para 1/100.000, neste mesmo período[12,19], da mesma forma que a média de idade da população de cardiopatas subiu de 11 anos em 1985, para 17 anos em 2000[20]. A população de adultos congênitos, com os diversos avanços diagnósticos e terapêuticos, tem aumentado também de forma significativa. Com base no censo de 2010 nos Estados Unidos, estima-se que o número de adultos congênitos esteja entre 959.000 e 1.500.000, semelhante aos números da população de crianças portadoras de cardiopatias congênitas[12].

Nas considerações relativas à distribuição por sexo os estudos mostram uma predominância do sexo feminino, em torno de 57% dos casos[20].

CLASSIFICAÇÃO E FISIOPATOLOGIA DAS CARDIOPATIAS CONGÊNITAS

Há diversos esquemas de classificação das cardiopatias congênitas sendo, em sua maioria, baseados na fisiopatologia e no comprometimento hemodinâmico da circulação direita ou esquerda, nos efeitos na circulação pulmonar e nos padrões de fluxo e mistura entre as circulações. A classificação mais comum é apoiada na presença de cianose, sendo então classificadas em dois grandes grupos: cardiopatias cianóticas e acianóticas (Tabela 15.1)[21].

Alguns autores classificam, ainda, de acordo com o modo de apresentação na criança recém-nascida, como Rowe e cols.[22], em: cianose grave, insuficiência cardíaca, anormalidades da frequência cardíaca e presença de sopro cardíaco (Tabela 15.2)[21,22].

Tabela 15.1 – Classificação diagnóstica das cardiopatias congênitas de acordo com a presença ou não de cianose[21]

Cardiopatias acianóticas	a. Com hiperfluxo pulmonar: CIV persistência do canal arterial (PCA), defeito septal atrioventricular (DSAV), CIA, drenagem anômala parcial de veias pulmonares (DAPVP) b. Com fluxo pulmonar normal: estenose aórtica (EAo), coarctação da aorta (CoA), fibroelastose, estenose pulmonar (EP), estenose e insuficiência mitral
Cardiopatias cianóticas	a. Com hiperfluxo pulmonar: *truncus*, ventrículo único (VU), transposição das grandes artérias (TGA) + CIV, drenagem anômala total de veias pulmonares (DATVP), TGA, hipoplasia de cavidades esquerdas b. Com hipofluxo pulmonar: TGA + EP, VU + EP, atresia tricúspide, atresia pulmonar + VD hipoplásico, TF, Ebstein, Eisenmenger

Tabela 15.2 – Classificação conforme a apresentação das anomalias cardíacas no recém-nascido[22]

Cianose grave	TGA, TF, dupla via de saída do ventrículo direito (VD) EP, VU, hipoplasia do coração direito, EP crítica, Ebstein, DATVP
Insuficiência cardíaca congestiva	PCA hipoplasia do coração esquerdo, CIV, DSAV, CoA, DATVP sem obstrução, dupla via de saída do VD (DVSVD) sem EP, EAo, fístula arteriovenosa
Anormalidades da frequência cardíaca	Bloqueio atrioventricular total, taquicardia supraventricular
Sopros cardíacos	Inocentes, PCA, CIV, insuficiência valvar, EAo, EP, CIA, fístula arteriovenosa

De acordo com estudos de Hoffman, podemos também classificar as lesões cardíacas pelo nível de gravidade, semelhante à classificação para adultos congênitos utilizada na 32ª Conferência de Bethesda (Tabela 15.3)[15].

As alterações hemodinâmicas e fisiopatológicas que acompanham a maioria dos diferentes tipos de malformações cardíacas, por serem lesões estruturais, estarão de acordo com o componente funcional principal de cada uma, podendo ser caracterizadas como descrito a seguir[23].

Tabela 15.3 – Classificação das cardiopatias congênitas de acordo com a gravidade[15]

1. Cardiopatias graves: Incluem a maioria das crianças com descompensação neonatal ou precoce	a. Cianóticas: TGA, TF, atresia tricúspide, atresia pulmonar sem CIV, Ebstein, atresia aórtica, atresia mitral, VU, DVSVD, *truncus*, DATVP, EP crítica b. Acianóticas: DSAV, CIV ampla, PCA amplo, estenose aórtica crítica, EP grave, CoA crítica
2. Cardiopatias moderadas; Requerem cuidados específicos, mas com menor repercussão	Estenose e insuficiência aórticas leves ou moderadas, estenose ou insuficiência pulmonar moderadas, CoA não crítica, CIA ampla, CIV
3. Cardiopatias leves: Grupo maior, assintomáticos, podem fechar espontaneamente	CIV pequeno, PCA pequeno, EP leve, válvula aórtica bicúspide sem disfunção, CIA pequeno

Lesões de fluxo esquerda-direita

O quadro fisiopatológico é determinado pelo tamanho do defeito e pelas mudanças nas resistências sistêmica e pulmonar após o nascimento. A queda da resistência vascular pulmonar ocorre em média nas primeiras 2 a 3 semanas do período pós-natal. Na presença de uma grande comunicação, em nível ventricular (CIV) ou de grandes artérias (PCA), vai haver um grande aumento no fluxo sanguíneo pulmonar, com aumento da pressão venosa pulmonar e atrial esquerda, e consequente sobrecarga ventricular direita e esquerda, com aumento global da área cardíaca.

Diversos mecanismos compensatórios ocorrem, como o mecanismo de Frank Starling, para que o débito sistêmico seja preservado; há evidente aumento na atividade simpática adrenal, com aumento na frequência cardíaca e na contratilidade, vasoconstrição periférica e sudorese. Estes mecanismos podem causar prejuízos à criança, por aumentarem o consumo de O_2 e o gasto de energia, levando a um estado hipermetabólico, com necessidade de maior ingesta calórica e maior consumo. Com a persistência do hiperfluxo pulmonar, a resistência vascular pulmonar tende a aumentar novamente, o que pode, definitivamente, complicar o processo e trazer uma evolução desfavorável e irreversível ao quadro.

Nos defeitos pequenos ocorre um grau de restrição ao fluxo esquerda-direita proporcional, não havendo, portanto, aumento significativo do fluxo pulmonar, e não ocorrendo aumento na resistência vascular pulmonar. Nos defeitos moderados, a sobrecarga hemodinâmica vai ocorrer de forma também moderada, devendo o clínico ficar atento à repercussão desse processo no circuito e na resistência pulmonares.

Nos defeitos em nível atrial, a fisiopatologia vai depender principalmente da complacência dos ventrículos. À medida que a resistência vascular pulmonar cai e também aumenta a complacência do VD, o fluxo esquerda-direita vai se elevar e, embora aumente o fluxo pulmonar, a elevação na resistência é muito pequena e lenta, pois as pressões atriais são baixas. É pouco comum o aumento da resistência vascular pulmonar em indivíduos menores de 20 anos de idade.

Defeitos que causam hipoxemia

A maioria dessas lesões apresenta cianose. Podemos subdividir esse grupo em três situações:

a. obstrução ao fluxo pulmonar com presença de uma comunicação com fluxo direita--esquerda: é o subgrupo representado principalmente pela tetralogia de Fallot, onde a obstrução ao fluxo pulmonar faz com que o sangue seja desviado para o ventrículo esquerdo através da comunicação, levando a graus diversos de hipoxemia, de acordo com o nível de obstrução. Esta situação leva a vários transtornos clínicos como crises hipóxicas, policitemia e acidentes tromboembólicos;

b. transposição das grandes artérias: nessa situação o grau de hipoxemia é muito acentuado e vai depender de alguma mistura das duas circulações que anatomicamente são independentes, como um forame oval ou um canal arterial patente;

c. câmaras comuns ao retorno sistêmico e pulmonar: é a situação de mistura do retorno venoso sistêmico e pulmonar, como em átrio único, ventrículo único, *truncus arteriosus*, anomalias do retorno venoso pulmonar e hipoplasia do coração direito. O débito para os circuitos sistêmico e pulmonar vai depender das resistências e das obstruções, podendo ocorrer graus diversos de hipoxemia.

Lesões obstrutivas das saídas ventriculares

a. Obstrução da via de saída do VE: as alterações hemodinâmicas variam com o grau de obstrução do VE para a aorta, como na estenose aórtica e na coarctação da aorta. Nesta última, o quadro pode se manifestar agudamente, no período neonatal, apresentando--se com insuficiência cardíaca, sendo uma emergência cirúrgica, ou de forma crônica, quando há uma adaptação circulatória. Na estenose aórtica também pode ocorrer obstrução em níveis e graus diferentes, com sobrecarga variável do VE.

b. Obstrução da via de saída do VD: as consequências funcionais da limitação ao fluxo do VD se relacionam ao grau da obstrução, que leva a aumento da pressão sistólica do VD e hipertrofia de suas paredes. É o caso da estenose pulmonar, que pode ocorrer de forma leve e moderada, com pouca manifestação clínica, ou de forma grave, com consequências hemodinâmicas mais importantes.

Lesões obstrutivas ao enchimento ventricular

Pode ocorrer à esquerda, como no caso do *cor triatriatum*, que é uma membrana dentro do átrio esquerdo que vai limitar o retorno venoso pulmonar, podendo causar um quadro de edema agudo pulmonar, e também à direita, como na doença de Ebstein com estenose da válvula, onde a válvula tricúspide é de implantação baixa, restrita, e o VD fica pequeno e pouco funcionante, levando a cianose e grande comprometimento hemodinâmico.

Lesões de regurgitação valvar

As válvulas atrioventriculares e semilunares podem ter alterações estruturais, com comprometimento do respectivo ventrículo, causando sobrecarga, aumento das câmaras e evolução para insuficiência cardíaca[15].

Os defeitos cardíacos congênitos podem levar à insuficiência cardíaca (IC) na infância e adolescência, embora, após a infância, a frequência de descompensação cardíaca diminui. As causas congênitas que mais levam à IC na criança são: hipoplasia de cavidades esquerdas, CoA, CIV, PCA, DSAV, TGA e *truncus arteriosus*. A IC é uma síndrome clínica que reflete a incapacidade do miocárdio em atender às demandas do organismo, incluindo o desenvolvimento e o crescimento. Pode se manifestar com sinais de congestão venosa sistêmica ou pulmonar, baixa perfusão, retenção de líquidos e dilatação ventricular progressiva, com enormes prejuízos ao desenvolvimento da criança[24,25].

DIAGNÓSTICO

A despeito da enorme tecnologia adquirida nos últimos anos em exames não invasivos, ou mesmo invasivos em cardiologia pediátrica, a história e o exame clínico da criança permanecem como instrumentos de primeira linha para o diagnóstico da doença cardiovascular congênita, principalmente nos pacientes recém-nascidos críticos. Em estudos de Hoffman e Christianson, o diagnóstico da cardiopatia foi feito em 46% por volta da primeira semana, em 88,3% com 1 ano e em 98,8% aos 4 anos, sendo realizado com exame clínico e história em 51,5%. Aproximadamente 1/3 dos recém-nascidos portadores de malformações cardíacas tem alta da maternidade sem diagnóstico[26,27].

Alguns sinais e sintomas podem sinalizar uma doença cardíaca congênita, principalmente nos menores, como cianose, taquipneia, dispneia, dificuldades em alimentar-se e ganhar peso, sudorese e irritabilidade. Na criança maior podemos encontrar queixas como cansaço e dispneia aos esforços, fadiga, intolerância ao exercício, tonteira e palpitações. É muito importante a busca precisa das informações na história, em ordem cronológica, com a ajuda dos familiares, e após a coleta dos dados, a realização do exame físico adequado[23,26].

A história clínica é o primeiro passo em busca do diagnóstico da cardiopatia. Deve ser fornecida pelos pais ou responsáveis, principalmente quando a criança for menor. A história familiar de cardiopatia aumenta em três ou quatro vezes a possibilidade de malformação congênita cardíaca, como também é relevante a história materno-fetal, com dados sobre ingesta de álcool ou outras drogas, diabete *mellitus*, hipertensão arterial, doenças do colágeno. A presença de cardiopatia na mãe aumenta em 15% a possibilidade de ocorrência de cardiopatia no feto. A história pós-natal e atual do paciente, onde devemos avaliar o desenvolvimento neuropsicomotor e o crescimento. Observar também a presença de síndromes que podem ser associadas a malformações cardíacas (Tabela 15.4).

A criança pode apresentar a curva de peso abaixo da média e atraso no desenvolvimento, principalmente quando tiver sintomas de IC ou cianose. Grandes comunicações com hiperfluxo pulmonar consomem mais calorias, provocando baixo peso, além de quadros frequentes de infecções respiratórias.

Considerando as situações clínicas encontradas na avaliação da criança, podemos direcionar nossas hipóteses para os diagnósticos prováveis, como[26]:
a. cianose: é a coloração azulada da pele, que ocorre quando há presença de 4-6 g de hemoglobina insaturada na circulação sistêmica, causada pela mistura de sangue venoso no circuito arterial, ou seja, por um *shunt* direita-esquerda intracardíaco ou pulmonar,

Tabela 15.4 – Síndromes mais comuns e defeitos cardíacos associados[23,26]

Síndrome	Cardiopatia
S. de Down	DSAV
S. de Marfan	Insuficiência mitral. Aneurisma aórtico
S. de Noonan	EP
S. de Williams	Estenose supra-aórtica
S. de Edwards	CIV
S. de Holt Oram	CIA
S. de Turner	CoA e estenose aórtica valvar

como ocorre, por exemplo, na TGA, TF, VU e atresia pulmonar com CIV. Devemos ficar atentos a outras causas, respiratórias, hematológicas e periféricas;

b. crises cianóticas: ocorrem em defeitos cardíacos com baixo fluxo pulmonar, estenose ou atresia pulmonar e a presença de uma CIV, como na TF e na atresia tricúspide. São situações clínicas súbitas e graves, com evolução para acidose metabólica e agitação psicomotora, podendo evoluir para óbito caso não seja interrompido o processo prontamente;

c. insuficiência cardíaca: pode ocorrer em 30% das crianças com cardiopatia congênita, com presença de taquipneia (frequência respiratória maior que 60 incursões por minuto), dispneia (dificuldade respiratória) e taquicardia;

d. dificuldade em se alimentar e ganhar peso: a criança interrompe as mamadas para respirar e fica com baixa ingesta. Geralmente ocorre em pacientes com grandes *shunts* esquerda-direita (CIV, PCA), o que não é comum em lesões obstrutivas, como na estenose pulmonar;

e. sudorese e palidez: geralmente ocorre por atividade simpática, mas pode também ser resultado do esforço realizado pela criança para respirar e se alimentar;

f. arritmias: podem ocorrer em adição aos defeitos congênitos ou isoladamente, causando palpitações e, em casos de maior gravidade como as doenças do QT longo, podem causar morte súbita.

Após coleta dos dados da história clínica deve ser realizado o exame físico, com observação geral do paciente, antes do exame do aparelho cardiovascular. Este é composto de quatro etapas, que devem ser seguidas com critério: inspeção, percussão (esta é pouco utilizada), palpação e ausculta. Na ausculta, serão observados o ritmo e a frequência cardíaca, presença e características das bulhas e de sopros cardíacos.

Os exames complementares devem ser solicitados para elucidar hipóteses clínicas. Os exames mais solicitados são o eletrocardiograma, radiografia de tórax e ecocardiograma[23]:

a. eletrocardiograma: é um exame simples e de baixo custo que avalia o ritmo, a frequência, a sobrecarga de câmaras e as arritmias cardíacas;

b. radiografia simples do tórax: também bastante útil na análise das câmaras cardíacas, posição do coração no tórax, fluxo pulmonar e marcas vasculares, parênquima pulmonar, caixa torácica e *situs*;

c. ecocardiograma: é um teste não invasivo de extrema importância para o diagnóstico e manejo da cardiopatia congênita. Pode mostrar com clareza os defeitos e o funcionamento do coração, principalmente com o uso do color-Doppler. Podemos analisar a relação espacial das estruturas cardiovasculares, a dinâmica dos fluxos cardíacos, shunts e regurgitações, gradientes pressóricos intracardíacos e vasculares.

Além desses exames, diversos outros recursos para diagnóstico, quando houver quaisquer dúvidas, podem ser utilizados, como ressonância magnética (RM), tomografia computadorizada (TC) e angiotomografia cardíacas, que mostram não só estruturas cardíacas, como adjacentes. A RM nos dá informações importantes sobre dimensões, fluxo e função, e a angiotomografia pode mostrar a anatomia precisa do sistema vascular. O teste ergométrico é bastante útil na avaliação de sintomas cardíacos, como prognóstico, e na quantificação da resposta terapêutica. O cateterismo cardíaco e a angiocardiografia são os testes invasivos e definitivos para uma grande parte desses pacientes, podendo ter, ainda, fins terapêuticos, em algumas cardiopatias[23].

ESTADO NUTRICIONAL DA CRIANÇA COM CARDIOPATIA CONGÊNITA: CONDIÇÕES PRÉ-OPERATÓRIAS

A desnutrição energético-proteica é altamente prevalente nas cardiopatias congênitas, podendo chegar a comprometer cerca de 80% dos pacientes. O impacto da desnutrição pode refletir em piora da função cardíaca e contribuir para morbimortalidade no pós-operatório[28]. Eskedal e cols.[8] demonstraram que um declínio maior que 0,67 no escore z para peso estava associado ao óbito tardio pós-cirúrgico [odds ratio (OR) 13,5; 95% intervalo de confiança (IC) 3,6-51,0].

As manifestações clínicas da desnutrição proteico-calórica são múltiplas e a sua gravidade está relacionada com a intensidade e duração da deficiência[29].

O comprometimento nutricional da criança com disfunção cardíaca pode iniciar-se nos primeiros dias de vida, principalmente nos neonatos e nos prematuros, que têm menores reservas metabólicas e são mais vulneráveis aos efeitos negativos induzidos pelo estresse. A perda de massa corporal se deve principalmente às perdas de gordura e de tecido muscular, podendo comprometer gravemente as funções miocárdica e pulmonar. Sabe-se que as respostas imunológicas celulares e humorais estão alteradas nas crianças desnutridas, bem como nas prematuras, aumentando ainda mais os riscos de infecções e a capacidade de cicatrização[30].

A decisão de alimentar um recém-nascido com um fluxo cardíaco ducto-dependente no período pré-operatório pode ser uma decisão difícil devido a instabilidade hemodinâmica, hipoperfusão sistêmica ou cianose severa[31]. Os recém-nascidos que apresentam choque permanecem em risco elevado de isquemia intestinal até que a patência do ducto arterial se estabeleça, o que, muitas vezes, só ocorre quando substâncias vasoativas são utilizadas a fim de propiciar a função cardíaca adequada. Enquanto algumas crianças toleram bem a nutrição enteral enquanto estiverem recebendo estas medicações, altas doses de vasopressores e inotrópicos podem aumentar o risco de isquemia do trato gastrointestinal[31]. Há, então, nestas circunstâncias, a necessidade de descanso intestinal e nutrição parenteral precoce até a recuperação pós-cirúrgica.

Almada[32] realizou estudo com objetivo de descrever o estado nutricional de crianças com cardiopatias congênitas (1 mês a 3 anos de idade) no pré-operatório de cirurgia cardíaca e comparar com crianças saudáveis, concluindo que a idade inferior a 1 ano representou maior vulnerabilidade para alterações nutricionais, quando comparadas a crianças saudáveis.

Com o objetivo de avaliar o impacto da cirurgia cardíaca no estado nutricional de crianças com cardiopatia congênita, Ratanachu-Ek e Pongdara[33] avaliaram 161 crianças, na Tailândia, observando melhora expressiva do défice ponderal de 28% para 17%, e défice ponderoestatural de 22% para 6%.

Outro aspecto que merece destaque diante de uma criança com cardiopatia congênita são as alterações hormonais. A atividade do *insulin-like growth factor I* (IGF-I) ou da somatomedina-C encontra-se diminuída em crianças cardiopatas desnutridas. O IGF-I atua como efetor das ações anabólicas do hormônio de crescimento, tendo seu nível sérico afetado por ele e pelo estado nutricional. Assim, a desnutrição representa um estado de resistência periférica ao hormônio de crescimento.

A Tabela 15.1 apresenta os fatores associados ao conceito de caquexia cardíaca e seus possíveis determinantes.

Tabela 15.5 – Fatores associados ao conceito de caquexia cardíaca e seus possíveis determinantes

Fatores	Possíveis determinantes
Ingestão insuficiente	Anorexia da doença Hipomotilidade do trato gastrointestinal Dispneia, infecções de vias aéreas superiores e astenia Iatrogenia dietética
Hipermetabolismo	Aumento da atividade tireoidiana Aumento da atividade do miocárdio, da musculatura respiratória e da hematopoiese Aumento do consumo de oxigênio
Hipóxia celular	Aumento da eritropoiese e da hiperplasia da série vermelha Redução da pressão de oxigênio no sangue venoso Aumento de concentração de lactato sérico
Perdas anormais pelo trato gastrointestinal	Esteatorreia Ceatorreia (perda exagerada de proteínas nas fezes) Proteinúria Remoção de líquidos

Fonte: Mello[29]; Leite e Benzencry[34].

ESTADO NUTRICIONAL DA CRIANÇA COM CARDIOPATIA CONGÊNITA: CONDIÇÕES PÓS-OPERATÓRIAS

O período pós-operatório imediato pode ser um momento de instabilidade hemodinâmica com baixo débito cardíaco, aumento da permeabilidade capilar e potencial falência múltipla dos órgãos reacional à cirurgia ou provocada pelo uso de substâncias vasoativas. Durante este tempo, o sangue pode ser desviado do sistema digestivo a partir do leito esplâncnico para o coração e o cérebro, colocando do intestino em risco de isquemia[10]. No entanto, em doses baixas a moderadas, substâncias como a dopamina podem ser benéficas, possibilitando o início da nutrição enteral.

Capítulo 15 — Tratamento Nutricional na Criança com Cardiopatia Congênita

Avaliação nutricional

A avaliação nutricional, adequada e periódica, é o primeiro passo da terapia nutricional, devendo incluir: avaliação antropométrica, dietética, clínica, sociodemográfica e bioquímica (Quadro 15.1).

Quadro 15.1 – Etapas da avaliação nutricional

Anamnese clínica e nutricional (quantitativa e qualitativa)

Exame físico detalhado (busca de sinais clínicos relacionados a distúrbios nutricionais)

Antropometria

Exames bioquímicos

Fonte: Adaptado de SBP[35].

Com relação à avaliação antropométrica, é importante destacar que os referenciais (tabelas e gráficos) disponíveis atualmente foram construídos com base em crianças sadias[36]. Não existem referenciais desenvolvidos para crianças com doenças como as cardiopatias congênitas. Deste modo, os referenciais e índices utilizados são similares aos adotados para avaliação nutricional de crianças sadias. Entretanto, algumas situações frequentes nas cardiopatias devem ser avaliadas segundo observações específicas.

Em crianças nascidas prematuras a interpretação das medidas antropométricas deve recomendar a utilização da idade corrigida para 40 semanas e não apenas a idade cronológica. Recomenda-se que este ajuste seja realizado para peso, estatura e perímetro cefálico até 24 meses. Entretanto, há referenciais específicos disponíveis para crianças com síndrome de Down, uma doença comumente associada à frequência de cardiopatias congênitas.

Durante a hospitalização, para crianças com idade inferior a 2 anos recomenda-se a avaliação nutricional ao ingresso e o seu monitoramento por meio da aferição do peso diário, estatura e perímetro cefálico semanais, com registro em gráficos de acompanhamento. Em crianças acima de 2 anos recomenda-se a avaliação nutricional ao ingresso e o seu monitoramento por meio da aferição do peso semanal e da estatura mensal. Este monitoramento pode ser em intervalos menores, na dependência do comprometimento do estado nutricional ao ingresso ou da gravidade da doença de base.

Em uma perspectiva futura, Secker e Jeejeebhoy[37] trazem a discussão sobre um método de triagem nutricional adaptado para pacientes pediátricos, a Avaliação Subjetiva Global Pediátrica (ASGP). Acredita-se que a ASGP possa ser usada para avaliar o estado nutricional de crianças que possam estar no risco de desnutrição, como por exemplo crianças vivendo em pobreza, hospitalizadas, ou aqueles com deficiência neurocognitiva ou doença crônica. A ASGP considera características específicas de uma história clínica focada na nutrição e características de exame físico com enfoque nutricional para sinais de consumo energético e/ou proteico inadequado. Os autores defendem fortemente a inclusão de um exame físico focado nas alterações nutricionais durante avaliações nutricionais pediátricas.

Os exames bioquímicos podem auxiliar na avaliação de risco, no diagnóstico e no acompanhamento nutricional, sobretudo de crianças. É importante ressaltar que se deve considerar a condição clínica da criança, a condição nutricional prévia, a presença de resposta inflamatória (Tabela 15.6) e o equilíbrio hídrico[35].

Leite e cols.[38] concluíram que a hipoalbuminemia é comum entre crianças com cardiopatias de alto risco cirúrgico, e concentrações séricas de albumina inferiores a 3 g/dL podem ser relacionadas ao prognóstico após a cirurgia cardíaca, estando associadas a maior sucetibilidade ao desenvolvimento de infecções e tempo de hospitalização.

Estudo que abordou a avaliação do consumo alimentar de crianças de 0 a 24 meses com cardiopatia congênita concluiu que crianças com cardiopatia congênita têm dietas inadequadas e, portanto, necessitam de orientação nutricional para haver ingestão dietética adequada e consequente melhora do crescimento e do desenvolvimento ponderoestatural, garantindo melhor qualidade de vida aos pacientes[39].

Tabela 15.6 – Proteínas que aumentam e diminuem na fase aguda da resposta inflamatória

Proteínas que aumentam (fase aguda positiva)	Proteínas que diminuem (fase aguda negativa)
Proteína C-reativa	Albumina
α_1-antitripsina	Pré-albumina
Complemento C3	Proteína transportadora do retinol
Ferritina	Transferrina
Fibrinogênio	Globulina ligada à tiroxina

Fonte: Adaptado de SBP[35].

TRATAMENTO NUTRICIONAL

Os principais objetivos da terapia nutricional das crianças com cardiopatia congênita são: repor as reservas corporais e recuperar o crescimento. Deste modo, sugere-se alcançar o crescimento em estatura e o aumento de peso por meio de oferta calórica adequada, de acordo com a gravidade da doença[40]. No planejamento da terapia nutricional da criança com cardiopatia congênita, importantes alterações fisiológicas devem consideradas (Quadro 15.2).

A literatura é consensual de que o início da terapia nutricional é indicado antes que os processos de desnutrição comprometam o estado geral da criança, a fim de melhorar o prognóstico[40,41].

Quando a função gastrointestinal está preservada, deve-se utilizar a via enteral (oral, via cateter nasogástrico – CNG ou nasoentérico – CNE).

O leite humano é a forma preferencial de nutrição, tanto para recém-nascidos saudáveis e doentes, quanto para os prematuros. É sabido que o leite humano diminui a incidência e a gravidade tanto das infecções nosocomiais quanto da enterocolite necrosante, otimiza o processo de cicatrização e propicia tanto o aporte anti-inflamatório quanto o imunológico durante um período de vulnerabilidade particularmente importante, que a nutrição parenteral não supre[42].

Apesar das evidências apoiando o uso do leite humano e o aleitamento materno em prematuros, barreiras à sua utilização parecem persistir em crianças com doença cardíaca crítica. Para a criança com cardiopatia complexa, que está em risco de problemas alimentares e falhas no crescimento, o leite humano poderia possivelmente reduzir a incidência de intolerância alimen-

Quadro 15.2 – Etapas da avaliação nutricional

Dificuldade de eliminar líquidos

Trabalho do sistema respiratório elevado (regime máximo)

Maior propensão às complicações da terapia nutricional:
- O excesso de oferta de líquidos pode ocasionar descompensação cardíaca
- A hiperalimentação pode refletir em aumento do gasto energético, da frequência cardíaca e do consumo de oxigênio pelo miocárdio
- O excesso de carboidratos aumenta a liberação de insulina, que ocasiona um efeito antinatriurético, promovendo a retenção de sódio

Necessidades específicas de vitaminas e minerais

Fonte: Leite e Benzencry[34].

tar secundária às questões relacionadas ao intestino. Embora nem sempre seja possível colocar o bebê em estado grave para ser amamentado, oferecer o colostro como primeiro alimento simula o processo natural de alimentação, favorecendo as condições de alta futura. Um estudo retrospectivo avaliando crianças admitidas para correção cirúrgica revelou que apenas 25% das crianças estavam sendo amamentadas[42].

Mesmo depois da estabilização clínica do lactente, há sempre o receio de que o esforço empreendido no processo de amamentação seja responsável pelo aumento do gasto calórico da criança. No entanto, um estudo realizado comparando os valores obtidos através da monitoração contínua da saturação de oxigênio durante a amamentação e a oferta do alimento por mamadeira revelou que as saturações foram menores durante a mamadeira, inclusive com uma tendência descendente[42].

Outros estudos avaliando as saturações de oxigênio medidas continuamente durante peito e a mamadeira em bebês prematuros também demonstraram valores de saturação significativamente maiores na amamentação[43,44].

A Diretriz Brasileira para Terapia nutricional na disfunção cardíaca da criança preconiza que, quando o tempo de administração da dieta oral for superior a 20-30 minutos, a via de administração deve ser por meio de CNG ou CNE, e não deve ultrapassar 2 meses, pois acima deste período as gastrostomias são indicadas. Se a função gastrointestinal não está preservada utiliza-se a nutrição parenteral. Entretanto, a nutrição parenteral prolongada deve ser rigorosamente monitorada, pois está associada ao desenvolvimento de colestase e elevação de transaminases[40].

Benzecry e cols.[45] relataram que a intervenção de uma equipe interdisciplinar otimizou a ingestão de nutrientes e o estado nutricional de pacientes pediátricos com cardiopatias em geral, mas não foi suficiente para melhorar o crescimento no subgrupo com hipertensão pulmonar ou insuficiência cardíaca congestiva descompensada, provavelmente em função de um gasto energético muito acentuado e dificuldade de aproveitamento dos nutrientes pela via digestiva. Portanto, os autores consideram que o suporte nutricional deve ser feito de rotina no tratamento de crianças com doença cardíaca.

O baixo ganho de peso e de estatura pode ser fator indicativo de que a intervenção nutricional é insuficiente ou inadequada. A terapia nutricional pode iniciar com base na avaliação do gasto energético e a progressão é controlada com a tolerância de aceitação, com o ganho de peso e aumento de estatura. A taxa metabólica basal de crianças com cardiopatia pode ser até cinco vezes maior que a daquelas sem doença. Isto pode ser decorrente do aumento do trabalho dos sistemas cardíaco e respiratório.

As necessidades energéticas podem variar de acordo com o comprometimento cardíaco, assim, nas doenças leves a moderadas podem ser de 130-150 kcal/kg por dia, enquanto nas lesões moderadas a graves, de 175-180 kcal/kg/dia[40].

Em estudo recente de Nicholson[46], concluiu-se que o objetivo nutricional no pós-operatório é de uma oferta estimada para recém-nascidos a termo de 100 calorias, 3 g proteína e 1,5 g lipídios/kg/dia. Além disso, há uma tendência a liberar a ingesta hídrica o mais precocemente possível. O cálculo da taxa hídrica, no entanto, engloba todos os líquidos infundidos, e não exclusivamente a dieta, o que limita o aporte calórico.

O *status* de micronutrientes merece destaque, sendo necessário atentar para o processo de má absorção e interação medicamento-nutrientes. Ainda não existem pesquisas que estabeleçam as necessidades adequadas de micronutrientes na cardiopatia congênita e os estudos sobre a suplementação nutricional nesta morbidade também são escassos. Se não há recomendações específicas para a insuficiência cardíaca, o mais indicado é a utilização da Ingestão Dietética Recomendada (*Recommended Dietary Intakes* – RDA), que representa um dos níveis de referência da ingestão dietética de referência (*Dietary Reference Intakes* – DRI), porém, estas foram estabelecidas para atender às necessidades de indivíduos saudáveis e não de pessoas enfermas. Portanto, a suplementação deve ser priorizada por meio de protocolos específicos que garantam o aporte de vitaminas e minerais de acordo com a condição clínica da criança. Deve ser lembrado que o uso contínuo de diuréticos pode ocasionar espoliação de potássio.

De um modo geral, alguns pontos na dietoterapia da cardiopatia congênita devem ser priorizados: aumento da densidade calórica diante da necessidade de restrição hídrica, por meio de fórmulas com densidade calórica elevada ou concentração das fórmulas com módulos de carboidrato (polímeros de glicose) e/ou lipídios (na forma de triglicerídeos de cadeia média – TCM); considerar a necessidade de terapia nutricional especializada. Em casos de indicação de nutrição enteral, via CNG ou CNE, sugere-se a administração contínua ou infusão lenta, a fim de priorizar a absorção dos nutrientes administrados e diminuir a oscilação do gasto energético[40].

A Tabela 15.7 apresenta um resumo das recomendações de macronutrientes para crianças com cardiopatia congênita.

Tabela 15.7 – Resumo das recomendações de macronutrientes para crianças com cardiopatia congênita

Nutrientes	Recomendações nutricionais
Energia	No pré-operatório a recomendação média é de 150 kcal/kg/dia, variando de acordo com a gravidade da doença de 130 a 180kcal/kg/dia No pós-operatório, 100 kcal/kg/dia
Proteínas	10 a 15% do valor energético total (VET) 4 g/kg de peso para lactentes e 3 g/kg de peso para crianças Relação nitrogênio: calorias não proteicas – 1:150 a 1:100 No pós-operatório, 3 g/kg/dia
Lipídios	35 a 50% do VET No pós-operatório, 1,5 g /kg/dia
Carboidratos	35 a 60% do VET

Adaptado de: Sinden e Sutphen[47]; Leite e Bezencry[34]; Oba e Delgado[40].

CONCLUSÃO

Deve-se enfatizar a necessidade do amplo conhecimento da resposta metabólica na criança com cardiopatia congênita, que pode apresentar intensa depleção não somente de macronutrientes, mas sobretudo de micronutrientes.

A equipe multidisciplinar deve estar sempre atenta às muitas variáveis que determinam o estado geral do paciente. Por fim, o diagnóstico e o tratamento dos casos de cardiopatia congênita requerem o envolvimento de pessoal capacitado, integrado através de uma equipe multiprofissional altamente motivada, em todas as etapas do tratamento, inclusive no monitoramento do estado nutricional, durante a internação e após a alta hospitalar. Tais iniciativas garantem os critérios precisos de diagnóstico e o tratamento adequado, minimizando os riscos de letalidade em função da cardiopatia na infância.

REFERÊNCIAS BIBLIOGRÁFICAS

1. Bratt EL, Moons P. Forty years of quality-of-life research in congenital heart disease: Temporal trends in conceptual and methodological rigor. Int J Cardiol. 2015;15(195):1-6.
2. Global Burden o Disease Child Global Burden of Disease Child and Adolescent Health Collaboration Child and Adolescent Health From 1990 to 2015: Findings From the Global Burden of Diseases, Injuries, and Risk Factors 2015 Study. JAMA Pediatr. 2017;171(6):573-592.
3. Pinto Júnior VC, Branco KM, Cavalcante RC, Carvalho Junior W, Lima JR, Freitas SM, et al. Epidemiology of congenital heart disease in Brazil. Rev Bras Cir Cardiovasc. 2015;30(2):219-24.
4. Kaltman JR, Andropoulos DB, Checchia PA, Gaynor JW, Hoffman TM, Laussen PC, et al.; Perioperative Working Group. Report of the pediatric heart network and national heart, lung, and blood institute working group on the perioperative management of congenital heart disease. Circulation. 2010;121(25):2766-72.
5. Schwalbe-Terilli CR, Hartman DH, Nagle ML, Gallagher PR, Ittenbach RF, Burnham NB, et al. Enteral feeding and caloric intake in neonates after cardiac surgery. Am J Crit Care. 2009;18(1):52-7.
6. Davis D, Davis S, Cotman K, Worley S, Londrico D, Kenny D, et al. Feeding difficulties and growth delay in children with hypoplastic left heart syndrome versus d-transposition of the great arteries. Pediatr Cardiol. 2008;29(2):328-33.
7. Williams RV, Zak V, Ravishankar C, Altmann K, Anderson J, Atz AM, et al. Factors affecting growth in infants with single ventricle physiology: a report from the Pediatric Heart Network Infant Single Ventricle Trial. J Pediatr. 2011;159(6):1017-22 e2.
8. Eskedal LT, Hagemo PS, Seem E, Eskild A, Cvancarova M, Seiler S, et al. Impaired weight gain predicts risk of late death after surgery for congenital heart defects. Arch Dis Child. 2008;93(6):495-501.
9. Medoff-Cooper B, Naim M, Torowicz D, Mott A. Feeding, growth, and nutrition in children with congenitally malformed hearts. Cardiol Young. 2010;20(Suppl 3):149-53.
10. Fillipps DJ, Bucciarelli RL. Cardiac evaluation of the newborn. Pediatr Clin North Am. 2015;62(2):471-89.
11. Eckersley L, Sadler L, Parry E, Finucane K, Gentles TL. Timing of diagnosis affects mortality in critical congenital heart disease. Arch Dis Child. 2015 Jun 30. pii: archdischild-2014-307691. doi: 10.1136.
12. Marelli A. The future of ACHD care symposium : changing demographics of congenital heart disease. Progress in Pediatric Cardiology. 2012;34:85-90.
13. Espinola-Zavaleta N, Soto ME, Romero-Gonzalez A, Gómez-Puente L del C, Muñoz-Castellanos L, Gopal AS, et al. Prevalence of Congenital Heart Disease and Pulmonary Hypertension in Down's Syndrome: An Echocardiographic Study. J Cardiovasc Ultrasound. 2015;23(2):72-7.
14. Champagne CR, Lewis M, Gilchrist DM. Should we mend their broken hearts? The history of cardiac repairs in children with Down syndrome. Pediatrics. 2014;134(6):1048-50.
15. Hoffman JIE, Kaplan S. The incidence of congenital heart disease. J Am Coll Cardiol. 2002;39:1890-900.
16. Kapoor R, Gupta S. Prevalence of Congenital Heart Disease, Kanpur, India. Indian Pediatrics. 2008;45:309-311.
17. Guitti JCS. Aspectos epidemiológicos das cardiopatias congênitas em Londrina, Paraná. Arq Bras Cardiol. 2000;74(5):395-99.
18. Amorim LP, Pires CAB, Lana AMA, Campos AS, Aguiar RALP, Tiburcio JD, et al. Presentation of congenital heart disease diagnosed at birth: analysis of 29.770 newborns infants. J Pediatric. 2008;84(1):83-90.

19. Táborský M, Popelová J, Nečasová A, Janoušek J, Černý Š, Němec P, et al. The current state and future of care of patients with congenital heart defects]. Vnitr Lek. 2015;61(5):466-9.
20. Marelli AJ, Mackie AS, Ionescu-Ittu R, Rahme E, Pilote I. Congenital heart disease in the general population: changing prevalence and age distribution. Circulation. 2007;115(2):163-72.
21. Benson LN, Freedom RM. The clinical diagnostic approach in congenital heart disease. In: Freedom RM, Benson LN, Smallhorn JF. Neonatal Heart Disease. Toronto: Ed. Springer-Verlag; 1992. Cap. 13, p.165-176.
22. Rowe RD, Freedom RM, Mehrizi A, Bloom K. The neonate with congenital heart disease. Philadelphia: Saunders; 1981. p. 137-165.
23. Park MK. Routine cardiac evaluation in children. In: Myung K Park. The pediatric cardiac handbook. 4ª ed. St. Louis: Mosby Elsevier; 2010.
24. Talner NS. Heart failure. In: Heart Disease in Infants, Children and Adolescents, Including the Fetus and Young Adult, Moss AJ, Adams FH. 5th ed. Vol 2. Baltimore: Ed. Williams and Wilkins; 1995. cap.103.
25. Broberg CS, Burchill LJ. Myocardial factor revisited: The importance of myocardial fibrosis in adults with congenital heart disease. Int J Cardiol. 2015 Jun 15;189:204-210.
26. Vetter VL, Covington TM, Dugan NP, Haley DM, Dykstra H, Overpeck M, et al. Cardiovascular deaths in children: general overview from the National Center for the Review and Prevention of Child Deaths. Am Heart J. 2015;169(3):426-437. e23. doi: 10.1016.
27. Hoffman JIE, Christianson R. Congenital heart disease in a cohort of 19.502 births with long term follow up. Am J Cardiol. 1978;42:641.
28. Wolovits JS, Torzone A. Feeding and nutritional challenges in infants with single ventricle physiology. Curr Opin Pediatr. 2012;24(3):295-300.
29. Mello ED. Suporte nutricional em situações especiais: AIDS, nefrologia e cardiologia. In: Weffort VRS, Lamounier JA. Nutrição em Pediatria: da neonatologia à adolescência. São Paulo: Editora Manole; 2009.
30. Cheung YF, Ho MH, Cheng VY. Mesenteric blood flow response to feeding after systemic-to-pulmonary arterial shunt palliation. Ann Thorac Surg. 2003 Mar;75(3):947-51.
31. Pizarro C, Malec E, Maher KO, Januszewska K, Gidding SS, Murdison KA, et al. Right ventricle to pulmonary artery conduit improves outcome after stage I Norwood for hypoplastic left heart syndrome. Circulation. 2003 Sep 9;108(Suppl. 1):II155-60.
32. Almada MORV. Avaliação do estado nutricional de crianças portadoras de cardiopatias congênitas com indicação cirúrgica (Dissertação de Mestrado). Universidade São Paulo. Programa de Saúde da Criança e do Adolescente, 2010.
33. Ratanachu-Ek S, Pongdara A. Nutritional status of pediatric patients with congenital heart disease: pre- and post cardiac surgery.J Med Assoc Thai. 2011; 94(Suppl. 3):S133-7.
34. Leite H, Benzencry SG. Terapia nutricional na criança com cardiopatia. In: Palma D, Escrivão MAMS, Oliveira FLC. Guia de nutrição clínica na infância e na adolescência. 1ª ed. São Paulo: Editora Manole; 2009.
35. Sociedade Brasileira de Pediatria. Avaliação Nutricional da Criança e do Adolescente: Manual de Orientação. São Paulo: SBP/ Departamento de Nutrologia, 2009, 112p. Disponível em: <http://www.sbp.com.br/pdfs /MANUAL-AVAL-NUTR2009.pdf.> Acessado em: 30 março, 2017.
36. Onis M, Onyango AW, Borghi E, Siyam A, Nishida C, Siekmann J. Development of a WHO growth reference for school-aged children and adolescents. Bull World Health Org. 2007;85:660-667.
37. Secker DJ, Jeejeebhoy KN. How to perform Subjective Global Nutritional assessment in children. J Acad Nutr Diet. 2012;112(3):424-31.
38. Leite HP, Fisberg M, Carvalho WB, Camargo Carvalho AC. Serum albumin and clinical outcome in pediatric cardiac surgery. Nutrition. 2005;21(5):553-8.
39. Vieira TCL, Trigo M, Alonso RR, Ribeiro HC, Cardoso MRA, Cardoso ACA, et al. Avaliação do Consumo Alimentar de Crianças de 0 a 24 Meses com Cardiopatia Congênita. Arq Bras Cardiol. 2007;89(4):197-203.
40. Oba J, Delgado AF. Terapia Nutricional na Disfunção Cardíaca da Criança. Sociedade Brasileira de Nutrição Parenteral e Enteral/ Associação Brasileira de Nutrologia. Projeto Diretrizes; 2011.
41. Anderson JB, Beekman RH 3rd, Border WL, Kalkwarf HJ, Khoury PR, Uzark K, et al. Lower weight-for-age z score adversely affects hospital length of stay after the bidirectional Glenn procedure in 100 infants with a single ventricle. J Thorac Cardiovasc Surg. 2009;138(2):397-404 e1.
42. Meier P. Bottle- and breast-feeding: effects on transcutaneous oxygen pressure and temperature in preterm infants. Nurs Res. 1988;37(1):36-41.
43. Chen CH, Wang TM, Chang HM, Chi CS. The effect of breast- and bottle-feeding on oxygen saturation and body temperature in preterm infants. J Hum Lact. 2000;16(1):21-7.

44. Marino BL, O'Brien P, Lore H. Oxygen saturations during breast and bottle feedings in infants with congenital heart disease. J Pediatr Nurs. 1995;10 (6):360-4.
45. Benzecry SG, Leite HP, Oliveira FC, Santana E, Meneses JF, Carvalho WB et al. Interdisciplinary approach improves nutritional status of children with heart diseases. Nutrition. 2008;24(7-8):669-74.
46. Nicholson GT, Clabby ML, Kanter KR, Mahle WT. Caloric Intake During the Perioperative Period and Growth Failure in Infants With Congenital Heart Disease. Pediatr Cardiol. 2013;34(2):316-21.
47. Sinden AA, Sutphen J. Growth and nutrition. In: Adams H (ed.). Heart disease in infants, children and adolescents. 5th ed. Baltimore: Williams & Wilkins; 1995.

Cardiogeriatria

ELIZABETE VIANA DE FREITAS • ANA PAULA ALVES AVELINO

INTRODUÇÃO

O rápido envelhecimento populacional representa um grande desafio no mundo atual, exigindo um grande preparo na infraestrutura assistencial do idoso. No tocante a sua abordagem, o tratamento médico deve estar intimamente associado a procedimentos da equipe interdisciplinar. O conhecimento das alterações próprias do envelhecimento é fundamental e de extrema complexidade para o entendimento de seus limites fisiológicos, a fim de que se estabeleçam as reais condições patológicas. Neste contexto, foi criada a Avaliação Geriátrica Ampla (AGA).

CONTEÚDO DO CAPÍTULO

Neste capítulo serão discutidas a relação alimentar e as condições de saúde do idoso com ênfase na presença de doença cardiovascular (DCV) e outras comorbidades, ressaltando também, quando pertinente, a interferência dos medicamentos com a condição nutricional.

Para tanto, serão abordados aspectos epidemiológicos, fisiopatológicos e peculiaridades do diagnóstico das doenças cardiovasculares da população idosa, lançando mão de um caso clínico ilustrativo das diferentes circunstâncias que envolvem o paciente idoso, chamando a atenção para a necessidade de uma atuação interdisciplinar, tendo por objetivo, neste momento, além da abordagem médica, a avaliação do estado nutricional e a identificação dos principais fatores que podem influenciar na evolução desta paciente com presença de múltiplas doenças.

Essa discussão se faz necessária frente ao agravo das doenças sem o devido suporte nutricional nesta faixa etária, entre elas as DCV, quando o equilíbrio do estado nutricional, tanto a perda como o ganho de massa corporal, além de uma correta orientação alimentar, podem se relacionar com a sobrevida[1-4].

De Groot e cols.[1] atestaram que a perda de 5 kg na massa corporal estava mais relacionada com a menor sobrevida do que o mesmo aumento de massa corporal, enquanto a estabilidade mantinha uma melhor relação de sobrevida.

As alterações relacionadas à idade afetam não só o plano terapêutico medicamentoso, mas também as necessidades e os regimes nutricionais. A compreensão da nutrição normal e dos efeitos do envelhecimento ajuda na formulação de uma dieta adequada à condição do paciente.

ABREVIATURAS

AGA – Avaliação Geriátrica Ampla;
AMA – área muscular do braço;
AVE – acidente vascular encefálico;
AVD – atividades de vida diária;
CA – perímetro do abdome;
CB – perímetro do braço;
CC – perímetro da cintura;
CP – perímetro da panturrilha;
DAC – doença arterial coronária;
DCV – doença cardiovascular;
FR – fatores de risco;
IC – insuficiência cardíaca;
IMC – índice de massa corporal;
MAN – Miniavaliação Nutricional;
NYHA – *New York Heart Association*;
PCSE – prega cutânea subescapular;
PCT – prega cutânea do tríceps;
SIDA – síndrome de imunodeficiência adquirida.

EPIDEMIOLOGIA NAS DOENÇAS CARDIOVASCULARES

O acentuado aumento da expectativa de vida nessas últimas décadas, além das repercussões sociais e econômicas, provoca uma importante modificação no perfil de saúde na população; tornam-se predominantes as doenças crônicas e suas complicações, que implicam em décadas de utilização dos serviços de saúde. São exemplos as sequelas de acidente vascular cerebral, limitações decorrentes de insuficiência cardíaca (IC) e de doença arterial coronária (DAC), entre outras. Com relação à mortalidade, as doenças cardiovasculares (DCV) também desempenham um importante papel na população mais idosa, sendo responsáveis por um número de mortes maior do que as doenças malignas[5] (Figura 16.1).

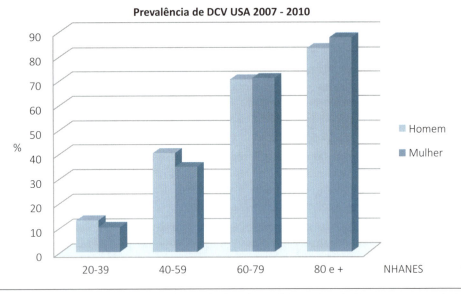

Figura 16.1 – Prevalência de doença cardiovascular (DCV) em adultos acima de 20 anos e por sexo, incluindo doença coronária, insuficiência cardíaca, acidente vascular cerebral e hipertensão. Fonte: National Health and Nutrition Examination Survey: 2007-2013.

No Brasil, a mortalidade por doenças do aparelho circulatório também cresce de forma exponencial com a idade (Figura 16.2)[6].

Esses números expressam a importância do processo de aterosclerose no idoso, tornando-se fundamental a sua prevenção e detecção precoce.

Além disso, o envelhecimento é caracterizado pela presença de comorbidades que impõem atendimento diferenciado, caracterizado, necessariamente, pela concorrência de uma equipe multidisciplinar.

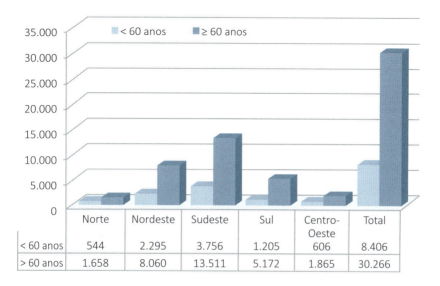

Figura 16.2 – Mortalidade por hipertensão arterial, doença arterial coronária e acidente vascular encefálico em idade abaixo de 60 anos e igual ou superior a 60 anos no Brasil em 2014. Fonte: DATASUS[6].

FISIOPATOLOGIA NAS DOENÇAS CARDIOVASCULARES

Os números descritos nas Figuras 16.1 e 16.2 mostram que a mortalidade por DCV aumenta expressivamente com a idade, tornando-se fundamental a sua prevenção e detecção.

1. Do ponto de vista fisiopatológico o envelhecimento é caracterizado por uma limitação da capacidade de cada sistema em manter o equilíbrio do organismo, sofrendo influência de fatores genéticos, da dieta, dos hábitos de vida e dos fatores de risco (FR) como, por exemplo, o fumo, o álcool, a obesidade, o sedentarismo, as dislipidemias, a hipertensão arterial, o diabetes *mellitus*, entre outros capazes de contribuir para o aceleramento do processo envelhecimento e para o aparecimento, entre outras morbidades, do processo de aterosclerose[7-9].

A aterosclerose é um processo multifatorial, caracterizado inicialmente por disfunção endotelial seguida por alterações morfológicas do endotélio e da íntima vascular. Estas alterações ocorrem como resposta fibroproliferativa da parede arterial causada por agressão à superfície endotelial[10,11]. Na verdade, o endotélio vascular atua modulando o tônus do músculo liso vascular, liberando substâncias vasoativas tanto relaxantes como constritoras; controla o crescimento das células musculares lisas, produzindo fatores estimulantes e inibitórios deste crescimento; apresenta propriedades antitrombogênicas, através de ação antiplaquetária, além de exercer uma resposta inflamatória imune, participando da adesão, ativação e migração de linfócitos T e leucócitos. Portanto, o endotélio vascular não representa meramente uma barreira passiva de difusão entre o sangue e os tecidos, mas sim um órgão com inúmeras funções biológicas. Estudos sobre modificações vasculares próprias do envelhecimento já relacionam este processo a alterações morfológicas vasculares que resultam de um desequilíbrio da função endotelial[9-11].

Os FR vêm sendo exaustivamente estudados nas últimas décadas, tendo sido demonstrada clara associação entre FR e as DCV, com destaque cada vez maior para os hábitos de vida como o fumo, o sedentarismo e a dieta alimentar.

DIAGNÓSTICO CLÍNICO – AVALIAÇÃO GERIÁTRICA AMPLA

Os idosos constituem um grupo especial, com estilo de vida, rendimentos, condições sociais e de saúde e necessidades bastante diversas do restante da população[7]. O profissional deve estar bem preparado para abordar o paciente geriátrico, respeitando suas características, devendo lançar mão de uma poderosa ferramenta – a Avaliação Geriátrica Ampla (AGA)[3,8]. A AGA é uma avaliação multidimensional e interdisciplinar que busca reconhecer as deficiências, as incapacidades e as desvantagens apresentadas, tendo por meta, além do diagnóstico, a determinação de um plano assistencial em todos os seus aspectos. A Avaliação Geriátrica Ampla conta, para sua realização, com o auxílio de inúmeras escalas que devem ser conhecidas pelo médico e por sua equipe.

No caso clínico a ser descrito a seguir, a AGA pôde detectar diversos aspectos, funcionais, nutricionais, socioambientais e os aspectos relacionados aos agravos da saúde.

Por outro lado, o diagnóstico do paciente idoso depende da adequação da anamnese, devendo ser observados alguns cuidados em relação à abordagem do paciente, como por exemplo procurar falar frontalmente ao paciente, articulando bem as palavras. Devido ao fato de muitas vezes existir prejuízo na cognição, a presença de um responsável pode ser necessária.

A aplicação AGA detecta pelo menos um diagnóstico adicional que não foi reconhecido antes em 76,7% dos casos. Um novo problema foi detectado a cada ano de seguimento em 1/3 dos casos, portanto, sendo fundamental o seu conhecimento e a sua aplicação nos pacientes idosos.

Os principais componentes da AGA estão descritos na Tabela 16.1.

Assim sendo, o diagnóstico clínico do idoso é bastante complexo, exigindo grande perspicácia por parte do examinador. O conceito de doença única, no qual todos os sinais e sintomas seriam explicados por um só problema, não vale para o idoso, que se apresenta com a soma de sinais e sintomas de uma ou mais doenças agudas ou subagudas e uma ou mais doenças crônicas[3].

Tabela 16.1 – Componentes básicos da AGA[3]

Avaliação clínica
• Anamnese
• Saúde física
   – Visão
   – Audição
   – Fala
   – Incontinência urinária
	Capacidade funcional
	• Atividades de vida diária (AVD)
	• Atividades instrumentais de vida diária (AIVD)

Equilíbrio e marcha (Mobilidade) POMA (Tinetti)	Saúde mental • Cognição • Humor • Álcool
Avaliação nutricional	Avaliação social e ambiental • Rede social • Segurança ambiental • Avaliação do cuidador

AVALIAÇÃO NUTRICIONAL

Manter um bom estado nutricional no idoso é uma tarefa difícil, pois eles possuem doenças crônicas associadas e tomam muitos medicamentos que interferem com o apetite e com a biodisponibilidade de nutrientes.

É de fundamental importância conhecer as mudanças corporais normais que ocorrem durante o processo de envelhecimento, principalmente nos países em desenvolvimento, onde a população idosa apresenta um envelhecimento funcional precoce. As alterações biológicas próprias deste processo incluem a progressiva diminuição da massa corporal livre de gordura e de líquidos corpóreos, o aumento da quantidade de tecido gorduroso e a diminuição de vários órgãos (como rins, fígado, pulmões)[13-16].

Alguns métodos são utilizados para estimar, ou mesmo determinar as alterações descritas como, por exemplo, massa corporal; estatura; dobras cutâneas; perímetros corporais e bioimpedância elétrica. Essas medidas podem ser usadas isoladas ou em associação.

Os objetivos da avaliação nutricional do idoso são:

a. Identificar os pacientes com risco aumentado de apresentar complicações associadas ao estado nutricional, para receber terapia nutricional adequada;

b. Monitorar a eficácia da intervenção dietoterápica.

A avaliação nutricional de idosos compreende as mesmas etapas da avaliação nutricional de adultos: métodos subjetivos (avaliação subjetiva global e exame físico) e objetivos (composição corporal, antropometria, parâmetros bioquímicos e consumo alimentar). Porém, diante das modificações próprias do envelhecimento, devem-se levar em conta as particularidades do envelhecimento.

Avaliação nutricional objetiva

Antropometria

O indicador antropométrico é essencial na avaliação nutricional geriátrica, entretanto, algumas alterações que ocorrem com o envelhecimento podem comprometer a determinação de um diagnóstico antropométrico acurado e preciso, caso cuidados específicos não sejam tomados no sentido de neutralizar ou amenizar o efeito dessas alterações sobre a avaliação[17].

As medidas antropométricas são geralmente de baixo custo e fácil aquisição, além de serem utilizadas técnicas não invasivas, à beira do leito do paciente, cuja obtenção dos resultados é rápida.

Entretanto, a antropometria é o método mais afetado pela idade, além de não detectar deficiências nutricionais e alterações recentes no estado nutricional do indivíduo[18].

Massa corporal

A massa corporal corresponde à soma de todos os componentes de cada nível da composição corporal. É uma medida aproximada das reservas totais de energia do corpo, e mudanças na massa corporal refletem alterações no equilíbrio entre ingestão e consumo de nutrientes.

Para idosos acamados, quando não se tem equipamento adequado para obtenção da massa corporal é utilizada uma fórmula de predição[19].

Homens: [(0,98 × perímetro da panturrilha) + (1,16 × altura do joelho) + (1,73 × perímetro do braço) + (0,37 × prega cutânea subescapular) − 81,69]

Mulheres: [(1,27 × perímetro da panturrilha) + (0,87 × altura do joelho) + (0,98 × perímetro do braço) + (0,4 × prega cutânea subescapular) − 62,35]

Para avaliar a perda de massa corporal utiliza-se a seguinte fórmula[20]:

$$\text{Perda de massa corporal (\%)} = \frac{(\text{massa corporal habitual} - \text{massa corporal atual}) \times 100}{\text{massa corporal habitual}}$$

A perda de 5% da massa corporal habitual em 1 ano é considerada clinicamente significativa e deve ser investigada a sua causa. Na Tabela 16.2 é demonstrada a relação entre perda de massa corporal e o tempo como demonstrativo de gravidade[20].

Estatura

A estatura é difícil mensurar em idosos porque, muitas vezes, eles não conseguem ficar totalmente eretos para a medição devido às diversas modificações que ocorrem com o envelhecimento, como osteoporose, achatamento dos espaços intervertebrais, cifose e lordose dorsal, arqueamento dos membros inferiores e do arco plantar. Contudo, a altura tende a diminuir, a partir dos 30 anos, em cerca de 1,2 a 4,2 cm a cada 20 anos[21].

A altura do joelho é amplamente utilizada como preditora da estatura, por não ser alterada pela idade e por estar fortemente correlacionada com a estatura. A utilização deste método garante uma maior segurança na realização de métodos que busquem determinar um índice de obesidade.

Tabela 16.2 – Significado da perda de massa corporal em relação ao tempo

Tempo	Perda significativa de massa corporal (%)	Perda grave de massa corporal (%)
1 semana	1-2	> 2
1 mês	5	> 5
3 meses	7,5	> 7,5
6 meses	10	> 10

Fonte: Blackburn, 1977[20].

A altura do joelho deve ser feita com a perna flexionada, formando com o joelho um ângulo de 90° e posicionando a base da régua embaixo do calcanhar do pé e a haste pressionando a cabeça da fíbula. A medida pode ser realizada com o idoso deitado ou na posição supina. A leitura da régua deve ser feita quando a mesma estiver paralela a toda extensão da tíbia, e a marcação deve ser feita no décimo de centímetro mais próximo[22].

Fórmula utilizada para predição de estatura[22]:
Homens: 64,19 – (0,04 × idade) + (2,02 × altura do joelho)
Mulheres: 84,88 – (0,24 × idade) + (1,83 × altura do joelho)

Índice de massa corporal

O índice de massa corporal (IMC), expresso pela relação entre a massa corporal em kg e estatura em m², é amplamente utilizado como indicador do estado nutricional, por sua boa correlação com a massa corporal e baixa correlação com a estatura.

A utilização do IMC em idosos apresenta dificuldades devido a decréscimo da estatura, aumento do tecido adiposo e redução da massa livre de gordura e água do organismo. Além disso, o uso do IMC em idosos é complicado pela frequente presença de patologias[18].

Na Tabela 16.3 podemos ver a distribuição do IMC dependente do sexo e da idade[23].

Tabela 16.3 – Classificação IMC dependente de sexo e idade

Classificação	IMC
Desnutrição	< 22
Risco nutricional	22-24
Normal	24-27
Sobrepeso	
• Homens	27-30
• Mulheres	27-32
Obesidade	
• Homens	> 30
• Mulheres	> 32

Fonte: NSI, 1992[23].

Perímetros e pregas cutâneas

Com a perda de água corporal, redução do tecido muscular e diminuição da gordura nos membros, ocorrem perda da elasticidade e maior compressibilidade dos tecidos. Isto interfere principalmente na verificação das pregas cutâneas, levando a uma dificuldade maior na separação do tecido muscular do adiposo, assim como na medida dos perímetros, especialmente no ajustamento da fita métrica e na identificação do local correto para realizar a medida. Portanto, em razão da importância destas medidas na estimativa do tecido adiposo e de sua distribuição corporal, o seu uso é recomendado desde que se leve em consideração as limitações citadas anteriormente[24].

É possível medir uma grande variedade de perímetros corporais, porém os principais perímetros utilizados na prática clínica são descritos a seguir.

Perímetro do braço (CB)

Representa a soma das áreas constituídas pelos tecidos ósseos, muscular e gorduroso do braço. Para sua obtenção, localizar e marcar o ponto médio entre o acrômio e olécrano, com o braço a ser medido flexionado em direção ao tórax. Após, solicitar que o paciente estenda o braço ao longo do corpo, com a palma da mão voltada para a coxa. No ponto marcado, contornar o braço com a fita métrica flexível de forma ajustada, evitando compressão da pele ou folga. O resultado obtido é comparado aos valores de percentil por Frisancho[25].

Circunferência muscular do braço (CMB)

Avalia a reserva de tecido muscular sem correção da massa óssea. É obtida a partir dos valores da CB e da prega cutânea tricipital (PCT)[25]:

$$\text{CMB (cm)} = \text{CB} - (\pi \times \text{PCT} \div 10)$$

Também a partir da PB é possível obter o parâmetro de área muscular do braço (AMB), o qual irá avaliar o comprometimento muscular descontando-se a massa óssea. Por isso, essa medida reflete melhor o comportamento do tecido muscular que a CMB. A fórmula para obtenção deste parâmetro é a seguinte[25]:

$$\text{AMB (cm}^2\text{)} = \frac{[\text{CB (cm)} - \pi \times \text{PCT (mm)} \div 10]}{4\pi}$$

Para o sexo masculino deve-se fazer o cálculo e subtrair 10, o que equivale à área óssea. Já para mulheres, desconta-se 6,5.

Perímetro da panturrilha (PP)

Aferido no maior volume da perna esquerda, com o idoso sentado em uma cadeira com a perna flexionada a 90°[26]. Fornece uma estimativa da reserva proteica e pode ser utilizado em programas de avaliação nutricional, auxiliando na detecção de riscos, de forma a garantir intervenções adequadas, melhorando a qualidade de vida do idoso.

Perímetro da cintura (PC)

Sua medida não deve ser feita sobre roupas, o sujeito permanece em pé, com os pés juntos, os braços estendidos lateralmente e o abdome relaxado. A medida deve ser tomada em plano horizontal com fita inelástica no ponto mais estreito do tronco. É indicador de adiposidade profunda[26].

O PC não possui pontos específicos para idosos, portanto são utilizados os mesmos pontos propostos para indivíduos adultos, considerando-se como risco aumentado para problemas cardíacos os pontos > 80 cm para mulheres e > 90 cm para os homens[27].

A identificação do tipo de distribuição de gordura corporal é de suma importância, pois o acúmulo de gordura na região abdominal apresenta estreita relação com alterações metabólicas, as quais podem desencadear o aparecimento de enfermidades como as cardiovasculares e diabetes *mellitus*. Com o avançar da idade ocorre aumento da gordura visceral e a relação entre acúmulo de gordura abdominal e alterações metabólicas se mantém com a idade[24].

Perímetro do abdome (PA)

A medida deve ser realizada com fita métrica flexível, com o indivíduo em pé, na altura da cicatriz umbilical e no momento da expiração.

A PA indica de que maneira a gordura está distribuída no corpo do indivíduo. A obesidade tipo androide (região abdominal) está relacionada ao desenvolvimento de doenças cardiovasculares e metabólicas. A classificação é de gordura abdominal elevada (> 94 cm e > 80 cm) e muito elevada (> 102 cm e > 88 cm), homens e mulheres, respectivamente[27].

Com o envelhecimento, além do aumento da gordura corporal, observa-se redistribuição desse tecido, havendo diminuição nos membros e acúmulo preferencialmente na região abdominal[26].

Pregas cutâneas

A medida das pregas ou dobras cutâneas tem sido largamente utilizada para medir a gordura corporal total de indivíduos[26].

Entretanto, a avaliação das pregas deverá ser utilizada com cautela, pois são pouco informativas visto que, com a perda de água corporal, redução do tecido muscular e diminuição da gordura nos membros, ocorre perda da elasticidade e maior compressibilidade dos tecidos. Isto interfere principalmente na verificação das pregas cutâneas, levando a uma dificuldade maior na separação do tecido muscular do adiposo, assim como na medida dos perímetros, especialmente no ajustamento da fita métrica e na identificação do local correto para realizar a medida. Portanto, em razão da importância destas medidas na estimativa do tecido adiposo e de sua distribuição corporal, o seu uso é recomendado desde que se leve em consideração as limitações citadas anteriormente[24].

A prega cutânea tricipital (PCT) é, de todas as pregas, a mais utilizada na prática clínica para o monitoramento do estado nutricional. É utilizada como indicador de reserva energética.

Deverá ser realizada no braço esquerdo sobre o músculo tríceps, no ponto médio entre o acrômio e olécrano. O braço deverá estar relaxado e paralelo ao tronco, com o indivíduo em pé ou deitado[16].

Além da PCT a prega cutânea subescapular (PCSE) é utilizada como indicador de reserva calórica. O indivíduo deverá flexionar o braço esquerdo atrás das costas, de modo a formar um ângulo de 90º na parte posterior do corpo. Após a demarcação do ponto anatômico, o indivíduo deverá ficar com os braços distendidos ao longo do corpo. Com os dedos polegar e indicador da mão esquerda, o examinador deverá destacar a dobra e coletar a medida em direção diagonal à escápula[16].

Composição corporal

Com o envelhecimento ocorre aumento na massa gorda e redução da massa livre de gordura. Essas modificações no tecido muscular ocorrem, principalmente, em decorrência da diminuição da atividade física e da taxa metabólica basal.

O método mais utilizado na prática clínica para avaliar a composição corporal é a bioimpedância elétrica. É um método rápido, não invasivo e relativamente barato para avaliar a composição corporal. Este método utiliza a passagem de uma corrente elétrica de baixo nível através do corpo do paciente e a impedância (Z), ou oposição ao fluxo da corrente, é medida. Mede a massa livre de gordura pelas diferenças de condutibilidade elétrica, sendo considerada uma técnica ainda pouco utilizada, mas atrativa para uso em pacientes hospitalizados e inquéritos populacionais[26].

Na avaliação de risco de morbimortalidade é importante a determinação da composição corporal. A massa livre de gordura é o maior preditor de sobrevivência em doenças graves como câncer, tuberculose e AIDS, e a massa gorda prediz doenças crônicas não transmissíveis como diabetes *mellitus*, doenças cardiovasculares, entre outras.

Miniavaliação Nutricional (MAN)

A Miniavaliação Nutricional (MAN) (Tabela 16.4) é uma avaliação fácil, rápida e econômica e permite que a equipe verifique o estado nutricional de idosos quando ingressam no hospital ou instituições e monitore as alterações que ocorrem durante sua permanência. Isto evita que as medidas nutricionais necessárias sejam aplicadas mais cedo para impedir um declínio ainda maior do estado nutricional ou para restaurá-lo à normalidade[21].

O objetivo da MAN é estabelecer o risco individual de desnutrição, de modo a permitir uma intervenção precoce, quando necessária.

O questionário da MAN é composto por 18 questões que avaliam as medidas antropométricas, a avaliação global, o questionário dietético simples e a avaliação subjetiva. É dividida em duas etapas, sendo a primeira denominada triagem, com seis questões e, a segunda, avaliação global, contendo 12 questões. A soma dos escores da MAN permite diferenciar os seguintes grupos de pacientes idosos: os que têm estado nutricional adequado: MAN > 24; os que correm risco de desnutrição: MAN entre 17 e 23,5; e os que apresentam desnutrição declarada: MAN < 17[28].

A MAN pode avaliar o risco de desnutrição em pessoas idosas antes que as alterações clínicas se manifestem.

Tabela 16.4 – Miniavaliação Nutricional (MAN) para idosos

Massa corporal (kg):	Altura (cm):	Altura do joelho (cm):	
1. Índice de massa corporal (IMC) – kg/m² • IMC < 19 = 0 ponto • IMC19 < 21 = 1 ponto • IMC 21 < 23 = 2 pontos • IMC > 23 = 3 pontos	Pontos	2. Perímetro do Braço (CB) em cm • PB < 21 = 0 ponto • PB > 22 = 1 ponto • PB 21 < 22 = 0,5 ponto	Pontos
3. Perímetro da panturrilha (CP) cm • PP < 31 = 0 ponto • PP > 3 = 1 ponto	Pontos	4. Perda de massa corporal durante os últimos 3 meses • Perda > 3 kg = 0 ponto • Perda de 1 a 3 kg = 2 pontos • Não sabe = 1 ponto • Não teve perda de massa corporal = 3 pontos	Pontos
*Triagem avaliação global*			
5. Vive sozinho (não em casas de repouso ou hospitais) • Não = 0 ponto • Sim = 1 ponto	Pontos	6. Ingere mais de três medicamentos por dia • Não = 1 ponto • Sim = 0 ponto	Pontos
7. Sofreu estresse psicológico ou doença aguda, em 3 meses anteriores? • Não = 1 ponto • Sim = 0 ponto	Pontos	8. Mobilidade • Cama ou cadeira de rodas = 0 ponto • É capaz de sair da cama/cadeira, mas não faz = 1 ponto • Deambula = 2 pontos	Pontos
9. Problemas neurológicos • Demência severa ou depressão = 0 ponto • Demência média = 1 ponto • Sem problemas psicológicos = 2 pontos	Pontos	10. Marcas de pressão ou escaras • Não = 1 ponto • Sim = 0 ponto	Pontos
11. Quantas refeições faz por dia? • Uma refeição = 0 ponto • Duas refeições = 1 ponto • Três refeições = 2 pontos	Pontos	12. Ingestão proteica: 1. porção de produto lácteo (leite, queijo, iogurte) por dia? ( ) sim ( ) não 2. ou mais porções de legumes ou ovos por dia? ( ) sim ( ) não 3. Ingere carne, peixe ou aves diariamente? • Se 0 ou 1 sim = 0 ponto / se 2 sim = 0,5 ponto / se 3 sim = 1 ponto	Pontos
13. Consome duas ou mais porções de frutas por dia? • Não = 0 ponto • Sim = 1 ponto	Pontos	14. A ingestão declinou (últimos 3 meses) devido a perda de apetite, problemas digestivos, dificuldade de mastigação ou deglutição? • Perda grave de apetite = 0 ponto • Moderada perda de apetite = 1 ponto • Sem perda de apetite = 2 pontos	Pontos

Continua...

Tabela 16.4 – Miniavaliação Nutricional (MAN) para idosos (*continuação*)

Triagem avaliação global			
15. Qual a quantidade de líquido (água, suco, café, chá e leite) consumida por dia? (1 copo = 240 mL) • Menos de 3 copos = 0 ponto • De 3 a 5 copos = 0,5 ponto • Mais de 5 copos = 1 ponto	Pontos	16. Forma de alimentação • Incapaz de comer sem assistência = 0 ponto • Dificuldade em se alimentar sozinho = 1 ponto • Comer sozinho sem problemas = 2 pontos	Pontos
17. O paciente se vê com problemas nutricionais? • Desnutrição grave = 0 ponto • Não sabe ou desnutrição moderada = 1 ponto • Sem problemas nutricionais = 2 pontos	Pontos	18. Em comparação com outras pessoas da mesma idade, como o paciente considera sua saúde? • Não tão boa = 0 ponto • Não sabe = 0,5 ponto • Boa = 1 ponto • Melhor = 2 pontos	Pontos
Avaliação total (máximo de 30 pontos)			
Escore de indicação de desnutrição: ( ) Bem nutrido > 24 pontos / ( ) Risco de desnutrição 17 a 23,5 pontos /( ) Desnutrido < 17 pontos			

Fonte: Guigoz Y, 2002[28].

TRATAMENTO NUTRICIONAL

O processo de envelhecimento é acompanhado por um declínio nas funções orgânicas, especialmente em pessoas acima de 80 anos de idade. Muitas dessas alterações nas funções normais podem influenciar a necessidade nutricional desses indivíduos.

Devido às alterações bioquímicas acumuladas ao longo da vida de um indivíduo, há alterações fisiológicas comuns para a maioria dos idosos. Essas alterações devem ser consideradas no manejo do paciente idoso, seja para a prescrição de medicamentos, para a indicação de exercícios físicos ou ainda para a adequação da dieta[29].

Dentre as principais alterações fisiológicas que podem afetar o comportamento alimentar dos pacientes idosos, podemos evidenciar a diminuição da sensibilidade para os gostos primários, a perda parcial ou total dos elementos dentários, a desaceleração do metabolismo e a presença de doenças crônicas com consequente utilização de múltiplos medicamentos[30].

A maioria dos idosos apresenta alterações sensoriais, com declínio da visão, da audição, do olfato e da gustação. Principalmente os dois últimos afetam diretamente a nutrição desses indivíduos, uma vez que o alimento passa a ser menos apetitoso e desejado pelo idoso. Há uma relevante redução da sensibilidade para os gostos primários, tais como o doce, o salgado, o amargo e o ácido, em grande parte causada pela redução dos botões gustativos – que são diminuídos em até 60%, se comparados aos de indivíduos adultos[31].

Recomendações nutricionais

De uma forma geral, as necessidades energéticas do indivíduo idoso são menores que as dos indivíduos jovens. Isso é devido à diminuição da taxa metabólica basal, que em parte pode ser explicada pela alteração da composição corporal do idoso, com redução da massa livre de gordura e aumento da massa gorda.

Acredita-se que 30 kcal/kg/dia sejam suficientes para a manutenção dos gastos energéticos da pessoa idosa em atividade regular[32]. Porém, nas situações em que ocorre trauma orgânico (cirurgias, infecções, politraumatismos, etc.) as necessidades de um nutriente específico podem aumentar na razão de 1,5 a três vezes o basal.

Carboidratos

Com relação ao consumo de carboidratos, a indicação para pacientes idosos, de uma forma geral, é que estes componham 55 a 60% das necessidades diárias de energia. Os carboidratos simples como glicose e sacarose deverão representar somente 10% do total dos mesmos. As *Dietary Reference Intakes* (RDI) e o *Institute of Medicine* (IOM) recomendam o consumo de 130 g/dia de carboidratos a partir dos 50 anos para homens e mulheres[32].

Porém, a qualidade desses carboidratos deve ser acompanhada de perto: deve-se priorizar o consumo de carboidratos complexos e fibras para a prevenção e o controle de doenças cardiovasculares, constipação intestinal, câncer do cólon e diabete *mellitus* e diminuir o uso de açúcar (sacarose), evitando problemas decorrentes da resistência à insulina.

Lipídios

A ingestão de gorduras do idoso é equivalente à de adultos sadios, quando consumidas em quantidades moderadas. No entanto, a restrição de lipídios na dieta é relacionada com a redução da ingestão energética total. Os lipídios devem contribuir com 20% do valor energético total, de acordo com as recomendações da Sociedade Brasileira de Cardiologia em sua IV Diretriz Brasileira de Dislipidemia e Prevenção de Aterosclerose, para prevenção de dislipidemia[33].

Na V Diretriz Brasileira de Dislipidemia e Prevenção de Aterosclerose, a SBC faz recomendações dietéticas para redução da hipercolesterolemia (Tabela 16.5)[34].

Deve-se controlar o consumo exagerado dessas substâncias devido a sua alta correlação com desordens cardiovasculares, sem removê-las completamente da dieta. No manejo do paciente idoso a gordura tem papel destacado, por tornar o alimento mais palatável, diminuindo a incidência de anorexia entre esses pacientes. É importante que seja reduzido o consumo de gordura saturada, substituindo-o pela gordura insaturada (mono e poli-insaturados).

Para a redução dos ácidos graxos saturados deve-se orientar: leite ou iogurtes desnatados, queijos com baixo teor de gordura (ricota, *cottage* e queijo minas ou fresco), cortes de carnes bovinas e de aves com baixo teor de gordura, peixes.

Proteínas

Conforme as pessoas envelhecem e experimentam perda da massa livre de gordura, as reservas de proteína no músculo esquelético podem ser inadequadas para atender às necessidades para síntese de proteína, tornando a ingestão proteica dietética mais importante. A ingestão alimentar diminuída, um estilo de vida sedentário e o gasto de energia reduzido em pessoas idosas se tornam fatores de risco críticos para a desnutrição e especialmente para ingestão insuficiente de proteínas e micronutrientes[35].

Tabela 16.5 – Recomendações dietéticas para a redução da hipercolesterolemia

	Preferir	Consumir com moderação	Ocasionalmente em pouca quantidade
Cereais	Grãos integrais	Pão refinado, arroz e massas, biscoitos, cereais açucarados	Pães doces, bolos, tortas, croissants
Vegetais	Vegetais crus e cozidos		Vegetais preparados na manteiga ou no creme
Legumes	Todos, incluindo soja e proteína de soja		
Frutas	Frescas ou congeladas	Frutas secas, geleia. Compotas, sorvete	
Doces e adoçantes	Adoçantes não calóricos	Mel. Chocolate e doces	Bolos e sorvetes
Carnes e peixes	Peixe magro e oleoso, frango sem pele	Cortes de carne bovina magra, carne de porco, frutos do mar	Salsichas, salames, toucinho, costelas, vísceras
Alimentos lácteos e ovos	Leite e iogurtes desnatados, clara de ovos	Leite semidesnatado, queijos brancos e derivados magros	Queijos amarelos e cremosos, gema de ovo, leite e iogurte integrais
Molhos para temperar e cozinhar	Vinagre, katchup, mostarda, molhos sem gordura	Óleos vegetais, margarinas leves, molhos de salada, maionese	Manteiga, margarinas sólidas, gorduras de porco e trans, óleo de coco
Nozes e sementes		Todas	Coco
Preparo dos alimentos	Grelhados, cozidos e no vapor	Assados e grelhados	Fritos

Fonte: SBC, 2013[34].

O consumo de proteínas, para idosos saudáveis, deve preencher 15% das necessidades energéticas diárias. A quantidade recomendada para idosos é de pelo menos 1,0 g de proteínas/kg/dia, ajustando os valores em casos de doenças ou ingestão energética insuficiente para idosos[32].

Vitaminas e minerais

Os pacientes idosos, assim como as crianças, as gestantes e as nutrizes, estão particularmente suscetíveis à desnutrição proteico-energética, vitamínica e de minerais. As principais causas da desnutrição dos idosos são a ingestão alimentar diminuída, as necessidades alteradas de nutrientes, a má absorção, a presença de microbiota anormal, a interação medicamento-nutriente, o alcoolismo, o catabolismo aumentado, a reserva diminuída de nutrientes e a menor conversão de vitaminas para suas formas ativas[36].

Dentre os fatores que afetam a ingestão alimentar, destacam-se a falta de recursos econômicos para a compra de alimentos, os hábitos alimentares típicos de pessoas solitárias, a confusão mental, a desinformação e a falta de educação alimentar, além da pequena motivação para alimentar-se.

Na orientação nutricional de idosos devem estar presentes frutas, verduras e legumes para garantir a ingestão adequada de micronutrientes. Devem ser evitadas dietas restritas, como isentas de proteínas de alto valor biológico, com alto teor de lipídios saturados, sacarose e sódio.

As alterações fisiológicas associadas ao envelhecimento do intestino podem influenciar na absorção de vitaminas. Os indivíduos idosos são mais propensos a desenvolverem carências de vitaminas e minerais, como: cálcio, vitamina D, vitaminas do complexo B, ferro, vitamina C, entre outras, porém isto não nos remete ao uso indiscriminado de polivitamínicos e minerais comerciais. O idoso deve ser avaliado individualmente para indicação de suplementação de micronutrientes[21].

A deficiência de zinco é considerada um problema nutricional mundial, pois afeta igualmente grupos populacionais em países desenvolvidos e em desenvolvimento. Recomenda-se que haja a ingestão de ao menos cinco porções de frutas por dia, posto que estas mantêm um fluxo constante de grande quantidade e variedade de antioxidantes, além de serem a principal fonte de vitaminas, que agem trazendo o bom funcionamento de várias partes do corpo humano.

Ingestão hídrica

A ingestão diária mínima de água para indivíduos idosos deve ser de 30 mL/kg de massa corporal. Essa dose diária é importante para evitar a desidratação, situação muito comum entre os idosos. A desidratação leva à desarmonia do funcionamento do organismo, além de intensificar a hipertensão arterial sistêmica, elevar a temperatura corporal, aumentar a suscetibilidade a constipações, provocar náuseas, secura das mucosas, diminuição na excreção da urina e ainda levar à confusão mental[35].

Fibras

Segundo as DRI (*Dietary Reference Intakes*), a ingestão adequada de fibras alimentares para homens a partir de 51 anos é de 30 g por dia e para mulheres da mesma faixa etária é de 20 g diárias[32].

Os distúrbios pela falta ou excesso de fibras exercem impacto negativo na qualidade de vida da população, especialmente entre os idosos. Nesta fase da vida, a baixa ingestão de fibras é comum, principalmente por causa da dificuldade de mastigação e deglutição. A carência de fibras na dieta pode ocasionar doença diverticular dos cólons, colite ulcerosa e câncer do cólon. Porém, a constipação intestinal é a queixa mais frequente, tanto no ambiente hospitalar, ambulatorial ou domiciliar. A origem da constipação intestinal no idoso deve-se a fatores dietéticos, emocionais, patológicos, físicos e medicamentosos. Apesar da base multifatorial, o consumo de fibras alimentares torna-se primordial na prevenção e terapêutica da constipação intestinal[37].

Em todos estes casos de carência do consumo de fibras, os idosos devem adotar uma dieta com mais variedade de alimentos, especialmente aqueles ricos em fibras, como cereais, leguminosas, frutas e hortaliças. Isto deve ser acompanhado por maior ingestão de líquidos e exercícios físicos regulares, quando possível. É importante ressaltar que o aumento do consumo de fibras deve ser gradual, para evitar a formação de gases.

Nas situações em que não é possível atingir as recomendações a partir da alimentação, o uso de suplementos de fibras pode ser uma boa estratégia para garantir a ingestão diária desse importante nutriente. Atualmente, existem suplementos de fibras que não alteram a textura e o sabor dos alimentos, sendo bem aceitos pela população em geral.

O uso de fibras solúveis foi recomendado pela ESPEN (Sociedade Europeia de Nutrição Clínica e Metabolismo) para regularização da microbiota intestinal de idosos, modificada pela idade avançada. A inulina estimula a produção de bifidobactérias e lactobacilos, propiciando equilíbrio para a microbiota intestinal[38].

Por outro lado, o excesso do consumo de fibras é menos comum não só na população idosa, como na população em geral. A ingestão excessiva deste nutriente pode interferir na absorção de minerais, principalmente de zinco e cálcio.

Fatores que alteram o estado nutricional

A falta de apetite é uma queixa muito observada no acompanhamento de pessoas idosas, que parece ocorrer com igual frequência em homens e mulheres. Quando o apetite diminui, reduz-se o consumo de energia, proteínas, vitaminas e minerais, depletando o organismo de nutrientes necessários e aumentando o risco de desenvolvimento de doenças, baixa resistência e infecções.

Há muitas causas para este fenômeno. Pessoas doentes, particularmente com câncer, desordens gastrointestinais ou depressão normalmente acham o alimento sem atrativos. Nestes casos, o mais importante é tratar a doença causadora. Outra causa comum é a angústia de se ter perdido um ente querido ou a solidão. Medicações que afetam o estômago ou interferem no sistema digestório também podem diminuir o apetite. Algumas pessoas ainda são incomodadas pelas alterações orais, como mudanças no paladar e olfato, prejuízos na dentição. A diminuição do apetite pode refletir ainda a deficiência de vitaminas e minerais, mas esta condição é incomum[39].

Deve-se procurar auxílio profissional quando há perda de 2 a 5 kg em poucos dias. Quando a causa é depressão ou solidão, é necessário reconhecer e enfrentar a situação para lidar com os problemas causadores da falta de apetite, sendo necessária uma atuação de equipe multiprofissional.

Outras alternativas ajudarão a lidar com o problema, como:
- providenciar ambiente agradável para as refeições;
- servir os alimentos de maneira atrativa;
- se possível, pedir para que outra pessoa prepare as refeições;
- mudar a textura, as cores e os condimentos periodicamente;
- no caso de diminuição da secreção salivar, utilizar chicletes ou balas sem açúcar para estimular a secreção, ou considerar o uso de saliva artificial se a boca está muito seca.

Capítulo 16   Cardiogeriatria

Caso Clínico

1. Identificação do paciente

Senhora M. C., de 87 anos.

2. Dados clínicos

a. *Queixa principal:* paciente procura o pronto-socorro com queixas de dispneia.

b. *História da doença atual:* durante o atendimento foi observado que a paciente se encontrava com ortopneia e extremamente angustiada. Relatou que sentiu piora da falta de ar durante essa última semana, ocasionada por suas atividades normais em casa, não conseguindo deitar-se em decúbito horizontal. Refere intensa astenia e nega febre ou tosse.

c. *História da doença pregressa:* paciente hipertensa e portadora de osteoartrite há muito tempo. Esteve internada há 2 anos devido a um AVE, com hemiparesia direita transitória que se resolveu rapidamente. Foi transferida para um hospital-dia geriátrico para fisioterapia e terapia ocupacional. Não ocorreu nenhuma sequela importante. Refere ter feito histerectomia devido a mioma e fascectomia bilateral. De acordo com seu histórico, sofre de insuficiência renal crônica leve e de insuficiência cardíaca classe II (NYHA).

d. *História social e familiar:* É casada, seu marido tem demência já em estado avançado e vive em casa de repouso há 5 anos. Seus três filhos são casados e vivem em outro município. Vive da sua aposentadoria e da pensão do marido que proporcionam renda que lhe permite viver confortavelmente. Mora em casa própria com recursos adequados de higiene (água encanada e rede de esgoto).

e. *Diagnóstico clínico:* De acordo com os dados colhidos foi possível fazer os seguintes diagnósticos nesta paciente: pneumonia comunitária em base direita; insuficiência cardíaca congestiva; insuficiência renal aguda (em paciente com insuficiência renal crônica leve); osteoartrite sem controle de dor e critérios para depressão, dislipidemia, hipertensão arterial, antecedentes de AVE.

3. Medicamentos em uso

Encontrava-se em uso de: ramipril, 5 mg/dia; atenolol, 50 mg/dia; furosemida, 10 mg/dia; aspirina, 100 mg/dia; atorvastatina, 10 mg/dia; pantoprazol, 20 mg/dia e ibuprofeno, 600 mg duas vezes ao dia.

4. Avaliação antropométrica

Dados antropométricos	Avaliação	Classificação
Massa corporal atual (kg)	57,5	-
Estatura (m)	1,65	-
IMC (kg/m^2)[23]	21,1	Desnutrição

DCT: dobra cutânea tricipital; PB: perímetro do braço; PC: perímetro da cintura; PP: perímetro do pescoço.

Avaliações complementares

Independente para as atividades de vida diária (AVD), exceto por incontinência urinária de esforço. Capaz de realizar as atividades cotidianas. Precisa de ajuda para carregar sacolas. Usa transporte público somente acompanhada. Apresenta alguns sinais de depressão, com pontuação de 7/15 na Escala de Depressão Geriátrica. Apresenta pequeno défice auditivo e visual.

A paciente relata que emagreceu nos últimos anos, sendo que nos últimos 6 meses perdeu cerca de 3 kg, o que observou pelas roupas, que ficaram folgadas. Por viver sozinha relata que não tem disciplina para alimentar-se, além de sentir cansaço para fazer compras e preparar os alimentos. Ultimamente se alimenta de sopas e pão.

5. Exames

Dados bioquímicos	Valores de referência		Avaliação
Exames	Homens	Mulheres	Paciente
Hemoglobina (g/dL)	13,0-18,0	12,0-16,0	11,4
Leucócitos (mil/mm^3)	4,0-11,0		20.500
Bastões (%)	1-7		8
PCR (mg/dL)	< 0,07		16,9
Potássio (mEq/L)	3,5-5,3		5,7
Creatinina (mg/dL)	0,70-1,30	0,60-1,20	3,2
Colesterol total (mg/dL)	Ideal < 200		260
HDL (mg/dL)	≥ 40	≥ 50	45
LDL (mg/dL)	< 130		184
Triglicerídeos (mg/dL)	Ideal < 150		155
Albumina (g/dL)	5		2,8
Observações:	Troponina T e outros parâmetros laboratoriais encontravam-se normais		

- Raios X de tórax: área cardíaca aumentada, infiltrado basal direito com derrame pleural, congestão pulmonar.
- Eletrocardiograma: taquicardia sinusal com 120 bpm, ondas T achatadas, sem sinais de isquemia aguda.

6. Sinais vitais

a. *Pressão arterial:* 160 × 95 mmHg.
b. *Temperatura*: 37,1°C.
c. *Frequência cardíaca:* 110 bpm.
d. *Frequência respiratória:* 28 irpm.

e. Sinais de desidratação (pele e boca secas), perda moderada de gordura subcutânea e massa muscular.
f. *Tórax*: estertores pulmonares basais bilaterais, mais acentuados à direita. Sopro sistólico de 2/6 no segundo espaço intercostal direito.
g. *Abdome*: flácido, sem resistência, peristalse presente, ausência de visceromegalias.
h. *Extremidades*: pulsos periféricos palpáveis, edema perimaleolar de +/4.
i. *Exame neurológico*: lúcida e orientada.

7. Dados da anamnese alimentar

Nos últimos 6 meses perdeu cerca de 3 kg. Informa que eventualmente pula refeições, sem disposição para cozinhar ou vontade de comer sozinha. Por outro lado, desde que passou a ter dispneia perdeu o apetite e praticamente só toma sopa e pão. Relata repetir a mesma refeição no almoço e jantar, sendo mais constante a utilização de farináceos, sendo difícil a inclusão de carnes e legumes nas refeições, pois nem sempre a mesma tem disponibilidade de comprar os alimentos frescos. O consumo de frutas também foi reduzido. Entretanto, não consome frituras e carnes com gordura aparente, seu leite é desnatado e quando consome queijo é sempre branco.

8. Interações fármacos-nutrientes

Nos pacientes geriátricos, lidar com a interação fármaco-nutriente tornou-se inevitável devido à presença de múltiplas patologias que determinam a prática da polifarmácia.

A interação fármaco-nutriente é definida como uma alteração da farmacocinética ou farmacodinâmica de um medicamento ou comprometimento do estado nutricional resultante da adição de um fármaco[13,14].

A administração de medicamentos concomitantemente com a alimentação pode determinar maior ou menor absorção do fármaco. Outras alterações podem ser determinadas por condições específicas relacionadas ao esvaziamento gástrico devido a certos fármacos.

Alguns grupos de pacientes estão mais expostos ao risco de efeitos adversos causados por interações fármaco-nutriente, entre eles os idosos, os desnutridos, os com câncer, os que se encontram em regime de alimentação enteral, os transplantados, os que têm disfunção gastrointestinal ou que sofreram cirurgias do trato digestivo como *bypass*, por exemplo, e com AIDS.

A paciente em questão apresenta várias comorbidades, exige o emprego da polifarmácia, inclusive a administração de antibióticos devido à pneumonia, necessitando, consequentemente, de criteriosa orientação nutricional objetivando evitar alteração na absorção do fármaco.

Por outro lado, a dieta da paciente deve ser adequada às comorbidades que apresenta, hipertensão arterial sistêmica, insuficiência renal, insuficiência cardíaca e dislipidemia, o que demonstra a complexidade do paciente geriátrico.

- Ramipril 5 mg/dia – esse fármaco pode ser ingerido sem levar em consideração a alimentação. A ingestão de sódio e cálcio pode ser recomendada. Precaução com suplementos de potássio[40].
- Atenolol 50 mg/dia – esse fármaco pode ser ingerido sem levar em consideração a alimentação. Reduzir a ingestão de sódio e cálcio. Tomar 2 horas antes ou 6 horas depois suplementos de cálcio e/ou antiácidos. Além disso, os sais de cálcio podem diminuir sua absorção[40].
- Furosemida 10 mg/dia – pode tomar com alimento ou leite para reduzir desconforto gastrointestinal. Aumentar a ingestão de potássio e magnésio e reduzir consumo de sódio e cálcio[40].
- Aspirina 100 mg/dia – tomar com um copo de água ou leite, após as refeições ou com o alimento para diminuir irritação gástrica. Garantir ingestão hídrica/hidratação adequada. Aumentar a ingestão de alimentos ricos em vitamina C e ácido fólico com doses altas e usos em longo prazo. Evitar ou limitar alho, gengibre e ginkgo[40].
- Atorvastatina 10 mg/dia – tomar sem considerar alimentação ou hora do dia. Na dieta, reduzir o consumo de lipídios e colesterol. Não usar com doses altas de niacina: possível miopatia[40].
- Pantoprazol 20 mg/dia – sua ligação com a proteína é de 95% e deve ser ingerido em jejum. Pode provocar dor abdominal, constipação, cefaleia, tosse, tontura, erupção cutânea; diminuição da absorção de ferro, vitamina B_{12} e diminuição da secreção de ácido gástrico. Evitar uso de erva-de-são-joão e ginkgo[40].
- Ibuprofeno 600 mg duas vezes por dia – tomar com alimento ou leite para diminuir efeitos gastrointestinais. Preocupação com irritantes de mucosa (p. ex., suplementos de potássio)[40].

9. Parecer nutricional

A paciente encontra-se desnutrida (IMC = 21,1 kg/m²), porém não foram realizadas outras avaliações antropométricas, entretanto é possível sugerir que os compartimentos proteicos estão comprometidos. Além disso, a paciente apresenta edema, o que pode estar mascarando ainda mais seu estado nutricional, ou seja, a sua desnutrição pode ser ainda mais grave.

Foi observado nos relatos da paciente um baixo consumo energético, mesmo sem a utilização de inquérito alimentar. Se a paciente permanecer com a ingestão diminuída de alimentos, aumentarão progressivamente as deficiências nutricionais, comprometendo ainda mais seu estado nutricional. O consumo de poucos alimentos e a baixa variabilidade (monotonia alimentar) comprometem muito a ingesta de micro e macronutrientes.

A conduta dietética deve ser normoenergética, com distribuição normal dos macronutrientes energéticos.

10. Prescrição dietética

a. *Cálculo do valor energético total (VET):*

- TMB (kcal/dia) = (13,5 × massa corporal – kg) + 487
- TMB = 1.176,85 kcal/dia
- VET = TMB × fator de atividade (1,56 – leve)
- VET = 1.835,88 kcal/dia

b. *Distribuição de macronutrientes energéticos:*

	% VET	g/dia	kcal
VET	-	-	1.835,88
Proteínas	15%	68,8	275,38
Carboidratos[a]	60%	275,2	1.101,52
Gordura total[b]	25%	50,9	458,98

[a] Priorizando carboidratos complexos, integrais e com baixo índice glicêmico.
[b] Sendo ≤ 7% do VET ácidos graxos saturados; ≤ 10% do VET ácidos graxos poli-insaturados; ≤ 20% do VET ácidos graxos monoinsaturados.

c. *Oferta de vitaminas e minerais*[37]

O processo oxidativo é constante no organismo, espécies reativas de oxigênio são formadas a todo tempo e levam a lesões nas células. No idoso, a recuperação desses danos é mais lenta e nem sempre acontece totalmente. Para melhorar as respostas do organismo ao envelhecimento existem os nutrientes antioxidantes, caso dos carotenoides, das vitaminas C e E, além do selênio. Os carotenoides são encontrados na laranja, cenoura, abóbora e nos vegetais folhosos, como couve e espinafre. A vitamina C é encontrada nas frutas cítricas e vegetais como brócolis e pimentão. A vitamina E está presente nos óleos vegetais e germe de trigo. A castanha-do-pará é a maior fonte de selênio.

Vitamina C ajuda no fortalecimento do sistema imunológico, é um poderoso antioxidante, auxilia na absorção do ferro e fortalece os capilares sanguíneos. Nos idosos, é particularmente importante para prevenir a catarata. Frutas cítricas, em geral, são as principais fontes desse nutriente. Entretanto, 100 g de salsinha têm três vezes mais vitamina C que uma laranja. Mas, para suprir a recomendação diária do nutriente, um copo de suco de laranja fresco é suficiente.

Vitamina D (90%) é obtida pela exposição à luz do sol e apenas 10% por meio da alimentação. Essencial para a absorção de cálcio e fósforo, ela ainda combate a enxaqueca, além de fortalecer dentes e ossos. A dica é tomar de 10 a 20 minutos de sol por dia, além de ingerir peixes de água salgada, como a sardinha, ovos, leite e derivados.

As vitaminas B_1, B_6, B_{12} e ácido fólico atuam no metabolismo de carboidratos, proteínas e lipídios. Elas fortalecem o sistema imunológico e mantêm o cérebro saudável, por protegerem os tecidos nervosos contra a oxidação, aumentarem a memória e isolarem as células nervosas. As principais fontes são os cereais integrais, leguminosas em geral, oleaginosas e sementes.

O cromo é um mineral-traço essencial envolvido no metabolismo de carboidratos, lipídios e proteínas, mais especificamente na captação de glicose e aminoácidos pelas células. Esse mineral age potencializando a ação da insulina e é, portanto, essencial para a manutenção da função desse hormônio. Já no metabolismo lipídico tem sido relacionado ao aumento da HDL e à redução do colesterol total, LDL e VLDL em indivíduos com valores iniciais elevados.

Com a idade há uma diminuição natural da imunidade, que é reforçada com a ajuda do zinco. Este mineral ainda tem ação antioxidante, desacelerando o envelhecimento das células, geralmente aumentado com a idade. Uma boa fonte de zinco são as oleaginosas, como nozes e castanhas, além de carnes e arroz integral.

d. *Outras características da dieta*
- *Consistência* – de pastosa a branda, devido à dificuldade de se alimentar relatada pela paciente e principalmente, devido à dispneia.
- *Temperatura* – adequada às preparações, evitando temperaturas extremas.
- *Fracionamento* – seis refeições por dia com volume por refeição diminuído para garantir oferta adequada de nutrientes e melhor adesão à dieta.
- *Fibras* – 21 g/dia, priorizando fibras solúveis, poderão contribuir para redução da glicemia e da colesterolemia.
- *Ingestão hídrica* – 30 mL/kg/dia, ou seja, ingestão de 1.725 mL/dia.

11. Orientações nutricionais

- O uso de carboidratos complexos (batata, arroz, mandioca, pães) e fibras na dieta (aveia, farelo de trigo, arroz integral, frutas e hortaliças) é importante na prevenção e no controle de doenças cardiovasculares, diabetes e constipação intestinal.
- Com relação às gorduras, recomenda-se que se reduza o uso de gordura saturada (carnes gordas, leites e derivados, óleo de dendê e coco) e colesterol, dando preferência às gorduras insaturadas (óleos vegetais; soja, milho, canola, azeite de oliva e peixes).
- Substituir as carnes gordas (porco, picanha, contra-filé) e os embutidos (linguiça, salsicha, salame, mortadela, presunto, etc.), pelas carnes magras (filé *mignon*, coxão mole, patinho e lagarto) e carnes brancas (frango sem pele e peixes), com preparações grelhadas, cozidas ou assadas; além de utilizar as carnes desfiadas, moídas ou em pedaços pequenos para facilitar a deglutição.
- Fazer de cinco a seis refeições/dia de pequenos volumes, porém mais concentradas em energia e nutrientes, e bem diversificadas, para assegurar todo o aporte de vitaminas e sais minerais.
- Cuidar da apresentação dos pratos e estimular a experimentação de novos sabores e sensações.
- É primordial manter uma boa higiene bucal, cuidar da hidratação e da umidade da mucosa bucal e da língua.
- Manter uma rotina e uma regularidade nos horários das refeições para minimizar as possíveis distrações (não ligar a televisão durante as refeições).
- As frutas, verduras e os legumes são fontes de vitaminais e sais minerais, portanto devem ser incluídos em todas as refeições.
- Durante as refeições, o paciente deverá estar sentado com a inclinação correta da cabeça para favorecer a deglutição.

- Adaptar a consistência para melhor mastigação e deglutição e evitar grumos, espinhas e cascas duras para o paciente não engasgar.
- Beber água suficiente, sobretudo para evitar os engasgos. Evitar administrá-la no período da noite e, em caso de disfagia a líquidos, usar espessantes.
- Se houver alterações na deglutição, deve-se modificar a consistência dos alimentos sólidos e líquidos, utilizando alimentos com textura modificada e/ou espessantes (não mesclar texturas diferentes).
- Usar temperos naturais como alho, cebola, cebolinha, cheiro-verde, salsa, orégano e outros, evitando, assim, o abuso do sal.
- Como medida de prevenção da constipação, assegurar quantidade suficiente de água e alimentos ricos em fibras ou suplementos.
- Os alimentos devem estar sempre em temperatura adequada, visto que, em fases mais avançadas, o paciente não consegue distinguir o quente do frio, estando mais exposto a lesões.
- A água, que é um nutriente muito importante nos idosos, muitas vezes é esquecida. A inadequada ingestão de água leva à desidratação e problemas associados a hipertensão, elevação na temperatura corporal, constipação intestinal, secura das mucosas e diminuição da excreção de urina. Portanto, consuma de quatro a seis copos de água, chás e sucos por dia.

12. Plano alimentar para 1 semana

1º Dia – Segunda-feira

Hora	Refeição	Alimentos	Quantidade
07:00	Desjejum	Pão de leite (bisnaguinha)	3 unidades
		Creme de ricota	1 colher de sopa
		Café com leite	¼ xícara e ¾ xícara
09:30	Colação	Mamão amassado	½ unidade
12:00	Almoço	Feijão	1 concha de pequena
		Arroz branco em papa	3 colheres de sopa
		Patinho moído	2 colheres de sopa
		Cenoura cozida	2 colheres de sopa
		Beterraba cozida	2 colheres de sopa
		Azeite de oliva extravirgem	1 colher de sobremesa
15:00	Lanche	Abacate	¼ unidade
		Suco de laranja	1 copo americano
		Mel	1 colher de sopa
		(Bater todos os itens listados acima no liquidificador)	
18:00	Jantar	Mingau de aveia	
		Leite desnatado	1 ½ xícara
		Óleo de coco	1 colher de sopa
		Aveia em flocos	4 colheres de sopa
		Mel	1 colher de sopa
		Banana	1 unidade
21:00	Ceia	Iogurte desnatado	1 unidade

Continua...

2º Dia – Terça-feira

Hora	Refeição	Alimentos	Quantidade
07:00	Desjejum	Leite desnatado Maçã Mamão Suplemento alimentar para idosos Mel	Xícara ½ unidade pequena ½ unidade 2 colheres de sopa 1 colher de sobremesa
09:30	Colação	Banana amassada com cacau	1 unidade e 1 colher de sopa
12:00	Almoço	Feijão Arroz branco em papa Peito de frango desfiado Batata baroa Vagem cozida Azeite de oliva extravirgem	1 concha de pequena 3 colheres de sopa 2 colheres de sopa 2 colheres de sopa 2 colheres de sopa 1 colher de sobremesa
15:00	Lanche	Geleia de mocotó Leite em pó desnatado	1 copo 2 colheres de sopa
18:00	Jantar	Papa de fubá com ovo	1 prato fundo e 2 unidades
21:00	Ceia	Chá de camomila Biscoito de nata	1 xícara 5 unidades

3º Dia – Quarta-feira

Hora	Refeição	Alimentos	Quantidade
07:00	Desjejum	Mingau de amido de milho Leite desnatado Amido de milho Mel	 1 copo tipo americano 2 colheres de sopa 1 colher de sopa
09:30	Colação	Maçã assada	1 unidade
12:00	Almoço	Feijão Arroz branco em papa Filé de peixe assado Quinua em grãos cozida Abobrinha Azeite de oliva extravirgem	1 concha de pequena 3 colheres de sopa 1 posta média 2 colheres de sopa 2 colheres de sopa 1 colher de sobremesa
15:00	Lanche	Iogurte desnatado Mamão	1 unidade ½ unidade
18:00	Jantar	Sopa de macarrão com legumes (macarrão, patinho picado, cenoura, chuchu, batata, repolho e tomate) Azeite de oliva extravirgem	1 prato fundo 1 colher de sobremesa
21:00	Ceia	Chá de erva cidreira Biscoito de aveia	1 xícara 5 unidades

4º Dia – Quinta-feira

Hora	Refeição	Alimentos	Quantidade
07:00	Desjejum	Pão de forma sem casca Creme de ricota Leite	2 fatias 1 colher de sopa 1 copo americano

Hora	Refeição	Alimentos	Quantidade
09:30	Colação	Suco de uva integral	1 copo americano
12:00	Almoço	Feijão	1 concha de pequena
		Arroz branco em papa	3 colheres de sopa
		Ovo mexido com cheiro verde	2 unidades
		Abóbora madura	2 colheres de sopa
		Purê de batata	2 colheres de sopa
		Azeite de oliva extravirgem	1 colher de sobremesa
15:00	Lanche	Bolo de coco	1 fatia
		Suco de laranja com cenoura	1 copo americano
18:00	Jantar	Canja de galinha	1 prato fundo
		Azeite de oliva extravirgem	1 colher de sobremesa
21:00	Ceia	Iogurte desnatado	1 unidade
		Flocos de aveia	1 colher de sopa

5º Dia – Sexta-feira

Hora	Refeição	Alimentos	Quantidade
07:00	Desjejum	Ovo quente	1 unidade
		Margarina	1 colher de chá
		Banana	1 unidade
		Suplemento alimentar para idosos	1 colher de sopa
09:30	Colação	Pera raspadinha	1 unidade
12:00	Almoço	Feijão	1 concha de pequena
		Arroz branco em papa	3 colheres de sopa
		Carne picadinha com molho de tomate	2 colheres de sopa
		Brócolis	2 colheres de sopa
		Couve-flor	2 colheres de sopa
		Azeite de oliva extravirgem	1 colher de sobremesa
15:00	Lanche	Leite com canela	1 xícara
		Biscoito salgado	4 unidades
		Geleia de frutas sem açúcar	1 colher de sobremesa
18:00	Jantar	Sopa de abóbora	1 prato fundo
		Azeite de oliva extravirgem	1 colher de sobremesa
21:00	Ceia	Chá de erva cidreira	1 xícara
		Biscoito de maisena	4 unidade

6º Dia – Sábado

Hora	Refeição	Alimentos	Quantidade
07:00	Desjejum	Vitamina	
		Banana	½ unidade
		Mamão	¼ unidade
		Mel	1 colher de sobremesa
		Suplemento alimentar para idosos	2 colheres de sopa
09:30	Colação	Suco de manga coado	1 copo tipo americano
12:00	Almoço	Feijão	1 concha de pequena
		Arroz branco	3 colheres de sopa
		Frango desfiado com ervilha	2 colheres de sopa
		Berinjela picadinha	2 colheres de sopa
		Beterraba cozida	2 colheres de sopa
		Azeite de oliva extravirgem	1 colher de sobremesa

Continua...

6º Dia – Sábado			
Hora	Refeição	Alimentos	Quantidade
15:00	Lanche	Arroz doce com canela	1 xícara
18:00	Jantar	Macarrão com molho Atum sólido em água Cenoura cozida Azeite de oliva extravirgem	1 prato raso ½ lata 2 colheres de sopa 1 colher de sobremesa
21:00	Ceia	Iogurte desnatado Flocos de aveia	1 unidade 1 colher de sopa

7º Dia – Domingo			
Hora	Refeição	Alimentos	Quantidade
07:00	Desjejum	Biscoito salgado Pasta de soja Iogurte Pêssego raspadinho Chá mate	4 unidades 1 colher de sobremesa 1 unidade 1 unidade 1 xícara
09:30	Colação	Suco de maracujá com couve coado	1 copo americano
12:00	Almoço	Feijão Arroz branco Patinho moído com tomate picadinho Chuchu cozido Polenta Azeite de oliva extravirgem	1 concha de pequena 3 colheres de sopa 2 colheres de sopa 2 colheres de sopa 2 colheres de sopa 1 colher de sobremesa
15:00	Lanche	Geleia de mocotó Banana amassada	1 copo 1 unidade
18:00	Jantar	Creme de ervilha Azeite de oliva extravirgem	1 prato raso 1 colher de sobremesa
21:00	Ceia	Chá de hibisco Sequilhos	1 xícara 5 unidades

13. Plano terapêutico

Foi iniciada hidratação de forma adequada, retirado o inibidor da enzima de conversão da angiotensina (ramipril) e o anti-inflamatório (ibuprofeno). O betabloqueador, atenolol, foi substituído por carvedilol. A antibioticoterapia inicialmente foi direcionada para pneumonia comunitária, tendo sido introduzido a ampicilina com sulbactam, com ajuste de dose para renal.

Concomitantemente, foi solicitada a intervenção nutricional.

Os ajustes terapêuticos dependerão das avaliações subsequentes, como, por exemplo, renal e as culturas, além da etiologia das dores articulares.

SITES RECOMENDADOS

- Sociedade Brasileira de Geriatria e Gerontologia (SBGG) – www.sbgg.org.br
- United Nations – Programme on Ageing – www.un.org/esa/socdev/ageing/index.html
- ISAPA – International Society for Aging and Physical Activity – www.isapa.org/

REFERÊNCIAS BIBLIOGRÁFICAS

1. Groot CPMG, van Staveren WA. Under Nutrition in the European SENECA studies. Clin Geriat Med. 2002;18:699-708.
2. Kaiser R, Winning K, Uter W. Funcionality and mortality in obese nursing home residents: an example of "risk factor paradox". J Am Med Dir Assoc. 2010;11:428-435.
3. Freitas EV, Miranda RD. Avaliação Geriátrica Ampla. In: Freitas EV, Py L, Cançado FAX, Gorsoni M, Doll J, eds. Tratado de Geriatria e Gerontologia. Rio de Janeiro: Guanabara-Koogan (GEN); 2010. p. 970-977.
4. Wong RYM. Routine use of Comprehensive Geriatrics Assessement Needed in Outpatient Practice. Geriatrics & Aging. 1998;2:23-24.
5. Mozaffarian D, Benjamin EJ, Go AS, Arnett DK, Blaha MJ, Cushman M, et al.; Writing Group Members, American Heart Association Statistics Committee; Stroke Statistics Subcommittee. Circulation. 2016;133(4):447-54.
6. Informações de Saúde. Morbidade hospitalar do SUS. Disponível em: <http://tabnet.datasus.gov.br/cgi/tabcgi.exe?sih/cnv/niuf.def.> Acessado em: jun. 2015.
7. Küchemann BA. Envelhecimento populacional, cuidado e cidadania: velhos dilemas e novos desafios. Envelhecimento populacional, cuidado e cidadania: velhos dilemas e novos desafios. Soc Estado. 2012;27(1):165-180.
8. Freitas EV. Avaliação Geriátrica Ampla. In: Freitas EV, Mohallem KJ, Gamarski R, Pereira sem, eds. Manual Prático de Geriatria. Rio de Janeiro: A. C. Farmacêutica (Grupo GEN); 2. ed. 2017. p. 1.
9. Freitas EV, Brandão AA, Pozzan R, et al. Importância da HDL-c para a ocorrência de doença cardiovascular no idoso. Arq Bras Cardiol. 2009;93:231-238.
10. Last AR, Ference JD, Menzel ER. Hyperlipidemia: Drugs for Cardiovascular Risk Reduction in Adults. Am Fam Physician. 2017;95(2):78-87.
11. Terry DF, Pencina MJ, Vasan RS, Murabito JM, Wolf PA, Hayes MK, et al. Cardiovascular risk factors predictive for survival and morbidity-free survival in the oldest-old Framingham Heart Study participants. J Am Geriatr Soc. 2005; 53:1944-50.
12. Libby P. A biologia vascular da aterosclerose. In: Braunwald E. Tratado de doenças cardiovasculares. 7ª ed. Rio de Janeiro: Elsevier; 2006. p. 921-937.
13. Shlisky J, Bloom DE, Beaudreault AR, Tucker KL, Keller HH, Freund-Levi Y, et al. Nutritional Considerations for Healthy Aging and Reduction in Age-Related Chronic Disease. Adv Nutr. 2017 jan.17;8(1):17-26.
14. Chan LN. Drug-nutrient interactions. JPEN J Parenter Enteral Nutr. 2013;37(4)450-9.
15. Costa EFA, Teixeira ICA, Victoy LMR. Pneumonias. In: Freitas EV, Py L, Cançado FAX, Gorsoni M, Doll J, eds. Tratado de Geriatria e Gerontologia. Rio de Janeiro: Guanabara-Koogan (GEN); 2010. p. 627-641.
16. Najas MS, Nebuloni CC. Avaliação Nutricional In: Ramos LR, Toniolo Neto J. Geriatria e Geontologia. Barueri: Manole; 2005. 1ª ed. p. 299.
17. Doehner W, Clark A, Anker SD, et al. The obesity paradox: weighing the benefit. Eur Heart J. 2010;31:146-148.
18. Flegal KM, Kit BK, Orpana H, Graubard BI. Association of All-Cause Mortality With Overweight and Obesity Using Standard Body Mass Index Categories: A Systematic Review and Meta-analysis. JAMA. 2013;309:71-82.
19. Chumlea WC, Guo S, Roche AF, Steinbaugh ML. Prediction of body weight for the nonambulatory elderly from anthropometry. J Am Diet Assoc. 1988;88:564-8.
20. Blackburn GL, Bistrian BR. Nutritional and metabolic assessment of the hospitalizes patients. JPEN. 1977; 1:11-22.
21. Magnoni D, Cukier C, Oliveira PA. Nutrição na Terceira Idade. 2ª ed. São Paulo: Sarvier; 2010.
22. Chumlea WC, Roche AF, Steinbaugh ML. Estimating sature from knee height for persons 60 to 90 years of age. J Am Geriat Soc. 1985;97:1105-9.
23. Nutrition Screening Initiative. Interventions manual for professional scaring for older Americans. Washington, DC: Nutrition Screening Initiative; 1992.
24. Sampaio LR. Avaliação nutricional e envelhecimento. Rev Nutr. 2004;17:507-514.
25. Frisancho AR. New norms of upper limb fat and muscle are for assessment of nutritional status. Am J Clin Nutr. 1981;34:2540-5.

26. Acuña K, Cruz T. Avaliação do Estado Nutricional de Adultos e Idosos e Situação Nutricional da População Brasileira. Arq Bras Endocrinol Metab. 2004;28:345-361.
27. World Health Organization. Obesity: preventing and managing the global epidemia. Geneve: WHO; 1997.
28. Guigoz Y, Lauque S, Vellas B. Identifying the elderly at risk for malnutrition. The mini nutritional assessment. Clin Geriatr Med. 2002;18:737-57.
29. Tramontino VS, Nuñez JMC, Takahashi JMFK, et al. Nutrição para idosos. Rev de Odonto da Unifesp. 2009;21:258-67.
30. Ribeiro LCC, Alves PB, Meira EP. Percepção dos idosos sobre as alterações fisiológicas do envelhecimento. Ciênc Cuid Saúde. 2009;8:220-227.
31. Guyton AC, Hall JE. Tratado de Fisiologia Médica. 11ª ed. Rio de Janeiro: Elsevier; 2006.
32. IOM – Institute of Medicine. Dietary Reference Intakes for Energy, Carbohydrates, Fiber, Fat, Protein and Amino Acids (Macronutrients). Food and Nutrition Boards, 2002.
33. Xavier HT, Izar MC, Faria Neto JR, et al. V Diretriz Brasileira de Dislipidemias e Prevenção da Aterosclerose. Arq Bras Cardiol. 2013;101(4 Supl. 1):1-22.
34. Xavier HT, Izar MC, Faria Neto JR, et al. Sociedade Brasileira de Cardiologia. IV Diretriz Brasileira de Dislipidemias e Prevenção da Aterosclerose. Arq Bras Cardiol. 2013;101:1-20.
35. Escott-Stump S, Mahan KL, Raymond JL. Krause – Alimentos, Nutrição e Dietoterapia. 13ª ed. Rio de Janeiro: Elsiever; 2013.
36. Moyer VA, on behalf of the U.S. Preventive Services Task Force. Vitamin, Mineral, and Multivitamin Supplements for the Primary Prevention of Cardiovascular Disease and Cancer: U.S. Preventive Services Task Force Recommendation Statement. Ann Intern Med. 2014;160:558-564.
37. Cozzolino SMF. Biodisponibilidade de Nutrientes. 2 ed. Barueri, SP: Manole; 2007.
38. Peery AF, Sandler RS, Ahnen DJ, et al. Constipation and a low-fiber diet are not associated with diverticulosis. Clin Gastro Enterol Hepatol. 2013;11:1622-7.
39. Santos ACO, Machado MMO, Leite EM. Envelhecimento e alterações do estado nutricional. Geriatria & Gerontologia. 2010;4:168-175.
40. Reis NT. Nutrição Clínica: Interações. Rio de Janeiro: Editora Rubio; 2011.

Terapia Nutricional Enteral e Parenteral e Cuidados Domiciliares

LUCIENE DA SILVA ARAÚJO • PLÍNIO NASCIMENTO GOMES

CAPÍTULO 17

INTRODUÇÃO

As doenças cardiovasculares, e em particular a doença aterosclerótica, encabeçam a lista de *causa mortis* no Brasil e têm como principais fatores de risco a obesidade, a dislipidemia e o diabetes. Usualmente, esta morbimortalidade está relacionada ao desenvolvimento da insuficiência cardíaca (IC).

O escopo da terapia nutricional nas doenças cardiovasculares é a manutenção e a melhoria da qualidade funcional e, em paralelo, a modulação da resposta inflamatória e a prevenção da sobrecarga hidrossalina nos pacientes que desenvolvem uma IC mais grave, considerados no estágio C da doença, tendo impacto na sobrevida e qualidade de vida[1]. O paciente com IC grave pode apresentar deficiências nutricionais que devem ser apuradas através de anamnese nutricional e intervenção sobre desvios alimentares. A restrição de sal pode induzir deficiências de macro e micronutrientes como proteína, ferro, zinco, selênio e vitamina B_{12}, e pode induzir uma ativação neuro-humoral deletéria ao indivíduo.

Dentre os problemas mais comuns do paciente ambulatorial está a hiperpotassemia e a disfunção renal, que demandam uma orientação alimentar apropriada. Durante a terapia nutricional, as formulações enterais poliméricas estão usualmente dentro das recomendações de distribuição dos micronutrientes para os pacientes cardiopatas. Seguindo a recomendação nível A da Diretriz Brasileira de Insuficiência Cardíaca Crônica, a utilização de fórmulas contendo fontes de ácidos graxos da série ômega-3 traz benefício funcional para pacientes com IC sistólica das classes funcionais II e III que já estejam com terapêutica otimizada. Devem ser adotadas práticas seguras quanto à suplementação de micronutrientes, bem como o cuidado com a renutrição de pacientes que apresentem défice proteico-calórico importante ou tempo prolongado de jejum.

TÓPICOS A SEREM ABORDADOS

1. Avaliação inicial do paciente cardiopata.
2. Metas nutricionais, seleção de fórmulas enterais e progressão da terapia nutricional.
3. Avaliação da qualidade em terapia nutricional do paciente cardiopata.

CONCEITOS

- Insuficiência cardíaca – incapacidade do coração em atender à demanda metabólica de nutrientes e oxigênio.
- Hiponatremia significativa – valor do sódio plasmático inferior a 125 mmol/L.

ABREVIATURAS UTILIZADAS

Ca – cálcio;
CK-MB – creatinoquinase cardíaca;
Cl – cloro;
CPK – creatinofosfoquinase;
GGT – gamaglutamil transpeptidase;
HDL – lipoproteína de alta densidade;
IC – insuficiência cardíaca;
IMC – índice de massa corporal;
K – potássio;

LDL – lipoproteína de baixa densidade;
Mg – magnésio;
NA – sódio;
P – fósforo;
PCR-us – proteína C-reativa ultrassensível;
TGO – transaminase glutâmica oxalacética;
TGP – transaminase glutâmica pirúvica;
TQT – traqueostomia;
VET – valor energético total.

AVALIAÇÃO INICIAL DO PACIENTE CARDIOPATA

A doença cardiovascular tem curso silencioso e atinge sua forma sintomática por meio de um evento agudo, como o infarto do miocárdio, ou através do desenvolvimento de sintomas como o cansaço ou a formação de edemas. Existem diversos mecanismos fisiopatológicos, tais como a cardiopatia hipertensiva, alcoólica, inflamatória (idiopática) e pós-parto, e em especial para nosso País, a cardiopatia reumática e a cardiopatia chagásica.

Estudos sobre a adequação nutricional de pacientes com IC revelam inadequações de ingestão de diversos nutrientes, correlacionando-se com perda de massa magra de 38%, mas não de índice de massa corporal (IMC). Os principais micronutrientes deficientes foram magnésio, tiamina, zinco, selênio, cálcio, ferro e potássio[2]. Inevitável e associada a riscos nutricionais, a prescrição de diversos medicamentos induz igualmente à depleção de nutrientes[3] A apuração dos hábitos alimentares, da percepção do indivíduo quanto às alterações funcionais da alimentação e da digestão, dos dados antropométricos e da atividade física são primordiais na anamnese nutricional.

A síndrome metabólica e seus componentes (excesso de adiposidade abdominal, resistência insulínica, dislipidemia e hipertensão arterial) são altamente prevalentes na população idosa[4]. No entanto, segundo a Associação Americana de Cardiologia, em especial para o paciente idoso portador de IC, não devemos buscar uma redução de peso para pacientes com sobrepeso e IMC inferior a 30 kg/m^2, só sendo comprovado seu benefício para aqueles com IMC superior a 40 kg/m^2 [5-6]. De caráter multifatorial, o impacto da IC sobre o estado nutricional envolve também a expressão de uma resposta inflamatória sistêmica e os processos adaptativos às deficiências de fornecimento de oxigênio e nutrientes devido ao coração insuficiente[7]. Isto parece ocorrer independente do aumento do gasto energético, uma vez que o indivíduo adapta-se às limitações orgânicas e tende ao sedentarismo[8]. Por sua vez, o condicionamento físico mantido tem caráter preventivo e melhora a qualidade de vida[9].

Dentre as ferramentas para a avaliação nutricional, os indicadores bioquímicos mais comumente utilizados são a pré-albumina e a proteína C-reativa titulada. De caráter genérico, ressaltamos a avaliação do metabolismo glicídico e lipídico; da função renal e hepática; e da dosagem de fatores hematopoiéticos, cinética do ferro e da 25-OH vitamina D, entre outros. Em particular, a vitamina D tem ganhado importância por seu papel em diferentes mecanismos fisiológicos humorais (em especial através da regulação do sistema renina-angiotensina), hormonais e imunológicos, além do metabolismo ósseo[10,11]. Nenhuma estratégia terapêutica voltada para a resposta inflamatória através da monitoração de níveis de citocinas (interleucina 6), por exemplo, mostrou-se benéfica até o momento. Em particular, no contexto do infarto agudo do miocárdio, acarretaram aumento da mortalidade.

A bioimpedância corporal é um método bastante utilizado para quantificar e acompanhar a reserva de massa magra, contudo perde sua especificidade quando o paciente desenvolve derrame cavitário e edema periférico.

A calorimetria indireta é o método padrão-ouro para a avaliação da meta nutricional, e deve servir de referência para a prescrição nutricional dos pacientes hospitalizados.

METAS NUTRICIONAIS, SELEÇÃO DE FÓRMULAS E PROGRESSÃO DA TERAPIA NUTRICIONAL

O escopo da terapia nutricional nas doenças cardiovasculares é a manutenção e melhoria da qualidade funcional e, em paralelo, a modulação da resposta inflamatória e prevenção da sobrecarga hidrossalina nos pacientes que desenvolvem uma IC mais grave. O trato gastrointestinal representa um ambiente propício para o desenvolvimento de alterações patológicas na IC[12,13]. Por este motivo, as oportunidades de proteção esplâncnica devem ser enfatizadas no paciente hospitalizado e o método de escolha é a nutrição enteral, especialmente no período pós-operatório.

As metas energéticas sugeridas[1] para o paciente com IC são de 28 kcal/kg/dia para os pacientes sem défices nutricionais e de 32 kcal/kg/dia para os pacientes desnutridos, sendo utilizado como referência o peso livre de edemas. Em se tratando dos pacientes obesos, prevalece a recomendação de 22-25 kcal/kg/dia de peso ideal. Naturalmente, a utilização da calorimetria indireta auxilia no entendimento do metabolismo do paciente e confere à prescrição nutricional.

A seleção da fórmula enteral deve se basear no perfil oxi-hemodinâmico do paciente, na gravidade do quadro de insuficiência cardíaca, na dependência de drogas vasoconstritoras e promotoras de hipoperfusão esplâncnica, como a vasopressina e a noradrenalina, e no balanço hídrico estimado. No cenário mais grave, sem evidências de hipoperfusão tecidual (como p. ex., nos casos de acidose metabólica persistente e hiperlactatemia), recomenda-se o emprego de fórmulas oligoméricas, com nível de evidência C.

O conceito de nutrição trófica no adulto não é bem definido, e para alguns significaria uma quantidade suficiente de nutrientes na luz intestinal que promovesse a manutenção da função de barreira mucosa. Rice e cols. (2012) selecionaram um grupo de estudo (trófico) que recebeu 10 mL/h de uma fórmula enteral[14]. Usualmente, progride-se para uma fórmula polimérica sem fibras, buscando atingir 20 a 25 kcal/kg/dia na primeira semana, com atenção para as alterações eletrolíticas relacionadas ao fluxo de íons intracelulares, em especial do fósforo, potássio e magnésio. Na fase de compensação do quadro, progride-se a oferta energético-proteica até a meta energética sugerida (acima), prevendo-se uma meta proteica de 1,5 g/kg/dia (variação 1,2-2,0), de acordo com quadro clínico de catabolismo e/ou inflamação[15]. Na impossibilidade de atingir-se 60% da meta energética ao final da primeira semana num paciente que mantém sinais de gravidade, deve ser associada a nutrição parenteral. Algumas vezes, esta opção será a única forma possível de prover-se a nutrição do paciente crítico e as metas energético-proteicas não são diferentes da nutrição enteral. Para minimizar o aporte hídrico durante a nutrição parenteral, devemos utilizar um acesso venoso central, o que possibilita a administração de soluções hiperosmolares.

Todas as fórmulas enterais têm densidade energética de 1 a 2 kcal/mL. *A priori* não existe uma fórmula específica. O conteúdo proteico pode variar de 16 a 27%, carboidratos, de 33 a 55% e os lipídios, de 29 a 49%. As fórmulas de 1 kcal/mL são iso-osmolares em relação ao plasma. Há maior tolerância de fórmulas hiperosmolares se estas forem infundidas pela via gástrica. O percentual de água presente numa fórmula enteral depende de sua densidade calórica, sendo de 80 a 85% do volume da dieta nas fórmulas de 1 kcal/mL, 70% de água livre numa fórmula de 1,5 kcal/mL e de aproximadamente 60% para uma fórmula de 2 kcal/mL. Portanto, há o risco potencial de desidratação, hipernatremia e azotemia elevada, sugerindo a necessidade de maior oferta de água em detrimento da opção da fórmula enteral em curso. A Tabela 17.1 apresenta algumas dietas enterais disponíveis no mercado.

Seguindo-se a recomendação nível A da Diretriz Brasileira de Insuficiência Cardíaca Crônica, a utilização de fórmulas contendo fonte de ácidos graxos da série ômega-3 traz benefício para pacientes funcionais e para os pacientes com IC sistólica de classes funcionais II e III que já estejam com terapêutica otimizada. Por qual via metabólica este nutriente age, que dose deve ser suplementada e por quanto tempo ainda constituem motivo de estudos. Sugere-se a introdução de 2 g ao dia, numa fase pré-sarcopenia, coadjuvante a outras medidas voltadas para o incremento da atividade física[16]. Devem ser adotadas práticas seguras quanto à suplementação de micronutrientes, bem como o cuidado com a renutrição de pacientes que apresentem *défice* energético-proteico importante ou tempo prolongado de jejum.[17]

Tabela 17.1 – Dietas enterais para situações críticas

Dietas enterais para necessidades energéticas e/ou proteicas elevadas

Laboratório	Nestlé	Nestlé	Nestlé	Danone	Abbott
Produto	Peptamen® 1,5	Peptamen® AF	Peptamen® HN	Nutrison Adv. Peptisorb®	Alitraq®
Apresentação	Sistema fechado 1 L	Sistema fechado 1 L	Sistema fechado 1 L	Sistema fechado 1 L	Envelope 76 g
Densidade calórica	1,53	1,24	1,35	1,0	1,0
% Fonte de proteínas	18 100% proteína do soro do leite hidrolisada	25 100% proteína do soro do leite hidrolisada	20 100% proteína do soro do leite hidrolisada	16 Hidrolisado de lactoalbumina 80% peptídeos 20% aminoácidos livres	21 47% aminoácidos livres 42% hidrolisado de soja e lactoalbumina 11% proteína do soro do leite concentrado
% Fonte de carboidratos	49 91% maltodextrina 5,9% amido de milho 3,1% outros	35 85% maltodextrina 9% amido de milho 6% outros	47 96% maltodextrina 4% amido de milho	69 100% maltodextrina	66 85% maltodextrina 10% sacarose 5% frutose
% Fonte de lipídios	33 71,9% TCM 15,2% óleo de soja 7,9% gordura láctea 5% lecitina de soja	40 52,0% TCM 19,0% óleo de soja 18% óleo de peixe 6,3% outros 4,7% lecitina de soja	33 76% TCM 17,0% óleo de soja 5% lecitina de soja 2% mono e diglicerídeos de ácidos graxos	15 50% TCM 50% óleo de soja	13 53% TCM 47% de óleo de açafrão
Relação kcal ñ proteica/g N_2	119:1	78:1	105:1	131:1	94:1
Sódio	1.030 mg	800 mg	900 mg	1.000 mg	1.000 mg
Potássio	1.870 mg	1.600 mg	1.650 mg	1.500 mg	1.200 mg
Osmolalidade	490 mOsm/kg	390 mOsm/kg	450 mOsm/kg	535 mOsm/kg	575 mOsm/kg

TCM – triglicerídeo de cadeia média.

Continua...

Tabela 17.1 – Dietas enterais para situações críticas (*continuação*)

Dietas enterais para necessidades energéticas e/ou proteicas elevadas

Laboratório	Nestlé	Danone	Abbott	Abbott	Nestlé
Produto	Isosource® HN Plus	Nutrison® Energy	Osmolite® Plus HN	Osmolite® Hi Cal	Isosource® 1,5 Cal
Apresentação	Sistema fechado 1 L	Sistema fechado 1 L	Sistema fechado 1 L	Sistema fechado 1 L	Sistema fechado 1 L
Densidade calórica	1,21	1,5	1,2	1,5	1,5
% Fonte de proteínas	17 88% caseinato de cálcio e sódio 12% proteína isolada de soja	16 35% concentrado proteico do soro do leite 25% caseinato de sódio 20% proteína isolada de ervilha 20% proteína isolada de soja	18,5 100% caseinato de cálcio e sódio	16,7 84% caseinato de cálcio e sódio 16% proteína isolada de soja	18,0 100% caseinato de cálcio e sódio
% Fonte de carboidratos	53 100% maltodextrina	49 100% maltodextrina	52,5 100% maltodextrina	54,3 100% maltodextrina	41,0 100% maltodextrina
% Fonte de lipídios	30 49% óleo de canola 44% TCM 4% mono e diglicerídeos de ácidos graxos 3% lecitina de soja	35 42,9% óleo de girassol 37,9% óleo de canola 17,5% TCM 1,7% óleo de peixe	29 48% óleo de açafrão de alto teor oleico 28% óleo de canola 19% TCM 5% lecitina	29 50% óleo de açafrão de alto teor oleico 30% óleo de canola 20% TCM	41,0 42% óleo de canola 32% TCM 24% óleo de soja 2% lecitina de soja
Relação ω-6:ω-3	-	3,1:1	5:1	3,8:1	-
Relação kcal ñ proteica/g N_2	118:1	132:1	110:1	127:1	118:1
Sódio	1.200 mg	1.340 mg	1.340 mg	1.400 mg	1.350 mg
Potássio	1.640 mg	2.010 mg	1.810 mg	1.650 mg	2.140 mg
Osmolalidade	330 mOsm/kg	460 mOsm/kg	360 mOsm/kg	510 mOsm/kg	320 mOsm/kg

Caso Clínico: Doença Cardiovascular

1. Identificação do paciente

M.R.B.S., sexo feminino, 68 anos, natural do Rio de Janeiro, viúva e do lar. Renda familiar é de R$ 6.000,00. Reside em boas condições de moradia com rede de esgoto, água canalizada, coleta de lixo e transporte.

2. Dados clínicos

a. Queixa principal: Diarreia, mal-estar, cansaço e piora progressiva do quadro.

b. História da doença atual: Paciente hipertensa, portadora de arritmia, fazendo uso de Cozaar®, Verapamil® e Aldactone®. Internada na emergência com *flutter* atrial e hipotensão. Submetida a cardioversão elétrica (50 + 100 J) com sucesso. Posteriormente, evoluiu com parada cardiorrespiratória, prontamente revertida, sendo intubada e acoplada à prótese no modo controlado (PEEP 8, FiO$_2$ 47%, P/F 250).

- Início de hemodiálise extendida lenta, GAMBRO, com dialisador de 1,7 m², fluxo de sangue 250 mL/min e banhos com bicarbonato. Gasometria inicial com acidose metabólica importante (ph 7,27; PCO$_2$ 31; PO$_2$ 119; HCO$_3^-$ 13; BE – 11,5; lactato 8,3).
- APACHE II Escore – 36.
- Eletrocardiograma – bloqueio atrioventricular de primeiro grau + necrose anterosseptal (antiga).
- Leucograma com desvio para esquerda.
- Ecocardiograma – disfunção moderada a grave do ventrículo esquerdo (VE). Aumento de cavidade E. Diminuição do relaxamento do VE.
- Polipeptídeo natriurético do tipo β > 1.300.

c. História da doença pregressa: Hipertensão arterial sistêmica + cardiopatia com passado de infarto agudo do miocárdio.

d. História social e familiar: Nega tabagismo. Consumo de bebida alcóolica eventualmente (uma a duas vezes por semana – uma taça de vinho). Pai falecido aos 61 anos por infarto agudo do miocárdio. Três filhos vivos e saudáveis.

e. Diagnóstico clínico: Arritmia atrial + choque a esclarecer.

3. Medicamentos

CTI

- Antibiótico – Avalox® – cloridrato de moxifloxacina – 400 mg/dia.

Reposição volêmica:

- amina simpaticomimética – noradrenalina – 0,3 µg/kg/min;
- suplementação vitamínica – Citoneurin® 5.000 (vitamina B$_1$ – 200 mg, vitamina B$_6$ – 200 mg, vitamina B$_{12}$ – 10,000 µg) e Endofolin® – 5 g;
- corticosteroide – Solu-cortef®- 200 mg/dia – 7 dias;

- bloqueador de bomba de prótons – Omeprazol® – 40 mg/dia.

Manuseio da insuficiência cardíaca:
- betabloqueador não seletivo – Cardilol® – 50 mg/dia;
- antagonista dos receptores da angiotensina – Cozaar® – 100 mg/dia;
- antiarrítmico – Ancoron® – 400 mg/dia;
- diurético poupador de potássio – Aldactone® – 25 mg/dia;
- diurético de alça – Lasix® – 80 mg/dia;
- agente cardiotônico – Simdax® – 2 µg/kg/min.

4. Avaliação nutricional

CTI

Dados antropométricos	Avaliação	Classificação
Massa corporal atual (kg)	72,1	Edemaciada
Massa corporal usual (kg)	62,0	-
Estatura (m)	1,54	-
Índice de massa corporal (kg/m²)	30,3	Obesidade Grau I (WHO, 2000)
Dobra cutânea tricipital (mm)	3,0	< Percentil 50 (Frisancho, 1990)[18]
Perímetro do braço (cm)	32,1	Entre os percentis 50 e 75 (Frisancho, 1990)[18]

5. Avaliação bioquímica

Dados bioquímicos	Valores de referência	Avaliação	Classificação
Glicose (mg/dL)	70-110	264	Alto
Colesterol total (mg/dL)	Desejável: < 200 Limítrofe: 200-239 Elevado: > 240	249	Elevado
Colesterol HDL (mg/dL)	Desejável: > 55 Limítrofe: 35-55 Alto risco: < 35	44	Limítrofe
Colesterol LDL (mg/dL)	Ideal: inferior a 100 Desejável: 100-129 Limítrofe: 130-159 Elevado: > 159	149	Limítrofe
Triglicerídeos (mg/dL)	Desejável: até 150 Limítrofe: 150-199 Alto: 200-499 Muito alto: > 499	279	Alto
Ureia (mg/dL)	10-50	40	Normal
Creatinina (mg/dL)	0,6-1,6	1,9	Elevada
Proteína total (g/dL)	6-8	5,4	Baixa
Albumina (g/dL)	3,5-5,0	2,4	Baixa

Continua...

Dados bioquímicos	Valores de referência	Avaliação	Classificação
TGO (mU/mL)	Até 40	2.210	Alta
TGP (mU/mL)	Até 40	1.967	Alta
Fosfatase alcalina (mU/mL)	65-306	266	Normal
GGT (mU/mL)	7-33	372	Alta
CPK total (mU/mL)	24-166	97	Normal
NA (mEq/L)	138-146	131	Baixo
K (mEq/L)	3,8-5,3	6,7	Alto
Cl (mEq/L)	96-106	104	Normal
Ca (mg/dL)	8,5-10,5	8,1	Baixo
P (mg/dL)	3,0-4,5	4,9	Alto
Mg (mg/dL)	1,6-2,55	1,7	Normal
PCR-us (mg/dL)	< 0,8	13,1	Alta
Mioglobina (ng/mL)	Até 90	238	Alta
CK-MB (mU/mL)	Até 24	1,4	Normal
Hematócrito (%)	37-47	31,6	Baixo
Hemoglobina (g/dL)	12-16	10,7	Baixa
Leucócitos (mil/mm³)	4,5-11,0	24.200	Alto
Bastão (%)	1,5	7	Alto
Plaquetas (mL/mm³)	150-500	372	Normal

Legenda: HDL: lipoproteína de alta densidade; LDL: lipoproteína de baixa densidade; TGO: transaminase glutâmica oxalacética; TGP: transaminase glutâmica pirúvica; GGT: gama glutamil transpeptidase; CPK: creatinofosfoquinase; NA: sódio; K: potássio; Cl: cloro; Ca: cálcio; P: fósforo; Mg: magnésio; PCR-us: proteína C-reativa ultrassensível; CK-MB: creatinoquinase cardíaca.

6. **Sinais vitais**
   a. Pressão arterial: 110 × 60 mmHg.
   b. Temperatura: 38,9°C.
   c. Frequência cardíaca: 98 bpm.
   d. Frequência respiratória: 24 irpm.

7. **Dados da anamnese alimentar**

   Consumo de uma alimentação hipercalórica, normoproteica, hiperlipídica e normoglicídica, rica em açúcares simples. Baixo consumo de frutas, verduras e legumes. Baixa ingestão de água. Irregularidade em relação aos horários e número de refeições realizadas.

8. **Interação fármaco-nutriente**
   - Antibiótico (cloridrato de moxifloxacina): pode causar má absorção de gorduras e induzir a hiperglicemia, hiperlipemia e hiperuricemia.

- Corticosteroide: diminui a absorção de cálcio e fosfato e aumenta a perda urinária de cálcio, potássio, ácido ascórbico, zinco e nitrogênio. Aumento das necessidades diárias de piridoxina e vitamina D.
- Diurético: aumenta a perda urinária de potássio, sódio, cálcio, cloro, magnésio, zinco e iodo. Pode induzir a hipercalemia e hipofosfatemia.

9. Parecer nutricional

Paciente cardiopata, edemaciada, apresentando quadro clínico e laboratorial compatível com hepatite isquêmica e isquemia não oclusiva. Início de hemodiálise lenta por hiperpotassemia grave.

Diagnóstico nutricional de obesidade grau I segundo o índice de massa corporal. No entanto, a paciente apresenta aumento do compartimento hídrico extracelular. Depleção de massa magra e de massa gorda.

Infecção sistêmica (PCR-us 13,1 mg/dL e 24.200 mm^3 leucócitos com 7% de bastões), o que determina um estado de hipermetabolismo.

A conduta nutricional adotada será de dieta enteral normoenergética, hiperproteica, normoglicídica, normoproteica e normolipídica.

Prescrição dietética

a. Cálculo do valor energético total (VET)
- VET = 25 kcal/kg de massa corporal usual = 1.550 kcal.

b. Distribuição de macronutrientes
- Proteínas: 20% do VET = 310 kcal = 77,5 g = 1,25 g/kg.
- Carboidratos: 55% do VET = 852,5 kcal = 213 g = 3,4 g/kg.
- Lipídios: 25% do VET = 387,5 kcal = 43,0 g = 0,7 g/kg.

c. Outras características da dieta

A terapia nutricional enteral está indicada após estabilidade hemodinâmica pelo uso de aminas vasopressoras em baixa dosagem, concentrações de lactato sérico em declínio e suporte mecânico cardiocirculatório, que tem entre outras metas a proteção e a manutenção da integridade estrutural e funcional do tubo digestivo.

Em conformidade com as diversas diretrizes existentes[19-21], a nutrição enteral foi iniciada precocemente, no segundo dia de admissão hospitalar, quantitativamente adequada em nutrientes, visando maior proteção metabólica, manutenção da proteína corporal total e síntese das proteínas de fase aguda pelo fígado. Seguindo também a recomendação, 44% das necessidades energéticas foram ofertadas nos três primeiros dias de internação e a totalidade da meta traçada foi atingida dentro dos primeiros 7 dias.

A dieta ofertada foi oligomérica na primeira fase e polimérica *a posteriori,* progredindo conforme a tolerância gastrointestinal. A dieta oligomérica, embora tenha maior custo, possui alguns efeitos fisiológicos favoráveis em relação à absorção intestinal; redução da permeabilidade do tubo digestório; incremento da função hepática; melhora da retenção nitrogenada e estímulo à produção de hormônios intestinais e de crescimento.

O critério utilizado para determinar o posicionamento pós-pilórico da extremidade da sonda foi a gastroparesia.

Realizada radiografia de controle do posicionamento da sonda antes da liberação da dieta enteral.

10. Evolução clínica

Ultrassom de abdome: exame normal.

Após 24 h de internação a paciente encontrava-se sedada com Dormonid® 3 mg/h, Noradrenalina® 10 mL/h, insulina em *dripping*.

Endoscopia digestiva alta: esofagite erosiva grau III de Allison, sem sinais de sangramento, com comprometimento de 2/3 do corpo esofagiano. Inúmeras erosões no corpo gástrico, com sangramento ativo em baixo débito multifocal. Gastroparesia. Feita colocação de cateter na quarta porção do duodeno e cateter orogástrico no antro.

Monitoração eletroencefalográfica sem atividade irritativa. Indicativa de bom prognóstico.

11. Evolução nutricional

	D1	D2	D3	D4	D5	D6	D7
Meta energética (kcal)	1.550	1.550	1.550	1.550	1.550	1.550	1.550
Meta proteica (g/dia)	77,5	77,5	77,5	77,5	77,5	77,5	77,5
Característica	Zero	Peptamen® HN oligomérica	Peptamen® HN oligomérica	Peptamen® 1,5 oligomérica	Peptamen® 1,5 oligomérica	Peptamen® 1,5 oligomérica	Osmolite® Hi Cal polimérica
Forma de apresentação		Sistema fechado	Sistema fechado	Sistema fechado	Sistema fechado	Sistema fechado	Sistema fechado
Valor energético (kcal)		540	675	1.071	1.500	1.650	1.686
Densidade energética (kcal/mL)		1,35	1,35	1,5	1,5	1,5	1,5
Carboidratos (g)		64	80	133	190	209	224
Proteínas (g)		26,4	33,0	47,6	68	74,8	78,3
Lipídios (g)		19,6	24,5	39,2	56,0	61,6	53,9
Sódio (mg)		360	450	721	1.030	1.133	1.540
Potássio (mg)		660	825	1.309	1.870	2.057	1.815
Volume total (mL)		400	500	700	1.000	1.100	1.100
Gotejamento (mL/h)		17	21	29	42	46	46
Posicionamento da sonda	4ª porção	4ª porção	4ª porção	4ª porção	4ª porção	4ª porção	4ª porção
% Atingido da meta proteica		34	42,5	61,4	88	96	101
Complemento							100 mL de água com 10 g caseical

12. Evolução clínica

A paciente evolui com diarreia de difícil controle, tendo sido feito dieta oligomérica + pectina; Floratil®; Kaomagma®; Tiorfan®; Pancrease®; Imosec®.

Pesquisa de toxina A nas fezes foi negativa.

Realizado controle glicêmico moderado, por meio de protocolo com o envolvimento de toda a equipe multidisciplinar. Média do *dripping* de insulina (D1-D12) 106-163 mg/dL e média diária do haemoglucotest (D13-D48) 132-177 mg/dL.

Apresentou disfunção muscular respiratória. Traqueostomia (TQT) foi realizada no oitavo dia de intubação. Desmame concluído em (01 dez. 2014). Progressão para a retirada da cânula de TQT, fonação, em (02 dez. 2014). Retirada total em (04 dez. 2014) após realização de estudo dinâmico da deglutição.

Abordagem fonoterápica: exame físico e estudo dinâmico da deglutição sem anormalidades. Início de dieta por via oral. Sem manifestações diarreicas.

REFERÊNCIAS BIBLIOGRÁFICAS

1. Bocchi EA, Marcondes-Braga FG, Bacal F, Ferraz AS, Albuquerque D, Rodrigues D, et al. Sociedade Brasileira de Cardiologia. Atualização da Diretriz Brasileira de Insuficiência Cardíaca Crônica- 2012. Arq Bras Cardiol. 2012;98(1 supl. 1):1-33.
2. Lourenço BH, Vieira LP, Macedo A, Nakasato M, Marucci MFN, Bocchi EA. Estado nutricional e adequação da ingesta de energia e nutrientes em pacientes com insuficiência cardíaca. Arq Bras Cardiol. 2009;93(5):541-48.
3. Reed BN, Rodgers JE, Sueta CA. Polypharmacy in heart failure: drugs to use and avoid. Heart Fail Clin. 2014;10:577-90.
4. Scholz GH, Hanefeld M. Metabolic Vascular Syndrome: New Insights into a Multidimensional Network of Risk Factors and Diseases. Visc Med. 2016 oct;32(5):319-26.
5. Qin W, Liu F, Wan C. A U-Shaped Association of Body Mass Index (BMI) and All-cause Mortality in Heart Failure Patients: A Dose-response Meta-analysis of Prospective Cohort Studies. Cardiovasc Ther. 2017;35:e12232. http://doi.org/10.1111/175-592212232.
6. Riegel B, Moser DK, Anker SD, Appel LJ, Dunbar SB, Grady KL, et al. State of the science: promoting self-care in persons with heart failure: a scientific statement from the American Heart Association. Circulation. 2009;120:141-63.
7. Doehner W, Frenneaux M, Anker SD. Metabolic impairment in heart failure. The myocardial and systemic perspective. JACC. 2014;64(13):1388-400.
8. Tacke M, Ebner N, Boschmann M, Jarius A, Valentova M, Fülster S, et al. Resting energy expenditure and the effects of muscle wasting in patients with chronic heart failure: results from the Studies Investigating Comorbidities Aggravating Heart Failure (SICA-HF). JAMDA. 2013;14:837-41.
9. Piepoli MF, Conraads V, Corrà U, Dickstein K, Francis DP, Jaarsma T, et al. Exercise training in heart failure: from theory to practice. A consensus document of the Heart Failure Association and the European Association for Cardiovascular Prevention and Rehabilitation. Eur J Heart Failure. 2011;13:347-57.
10. Christakos S, Hewison M, Gardner DG, Wagner CL, Sergeev IN, Rutten E, et al. Vitamin D: beyond bone. Ann. NY Acad Sci. 2013;1287:45-58.
11. Sarma S, Gheorghiade M. Nutritional assessment and support of the patient with acute heart failure. Cur Op in Crit Care. 2010;16:413-8.
12. Tang WH, Wang Z, Fan Y, Levison B, Hazen JE, Donahue LM, et al. Prognostic value of elevated levels of intestinal microbe-generated metabolite trimethylamine-N-oxide in patients with heart failure: refining the gut hypothesis. J Am Coll Cardiol. 2014 nov. 4;64(18):1908-14.
13. Valentová M, Von Haehling S, Doehner W, Murín J, Anker SD, Sandek A. Liver dysfunction and its nutritional implications in heart failure. Nutrition. 2013;29:370-8.
14. Rice T. Initial trophic vs full enteral feeding in patients with acute lung injury. The EDEN Randomized Trial. JAMA. 2012;307(8):795-803.
15. Sciatti E, Lombardi C, Ravera A, Vizzardi E, Bonadei I, Carubelli V, et al. Nutritional Deficiency in Patients with Heart Failure. Nutrients. 2016 Jul 22;8(7):442.
16. Di Girolamo, FG, Situlin R, Mazzucco S, Valentini R, Toigo G, Biolo G. Omega-3 fatty acids and protein metabolism: enhancement of anabolic interventions for sarcopenia. Cu Opp Clin Nutr Metab Care. 2014;17:145-15.
17. Chaparro CM, Dewey KG. Use of lipid-based nutrient supplements (LNS) to improve the nutrient adequacy of general food distribution rations for vulnerable sub-groups in emergency settings. Matern Child Nutr. 2010 Jan;(6 Suppl. 1):1-69.
18. Frisancho, AR. Anthropometric standards for the assessment of growth and nutritional status. Michigan: University of Michigan; 1990. 189p.
19. Kreymann KG, Berger MM, Deutz NE, Hiesmayr M, Jolliet P, Kazandjiev G, et al.; DGEM (German Society for Nutritional Medicine), Ebner C, Hartl W, Heymann C, Spies C; ESPEN (European Society for Parenteral and Enteral Nutrition). ESPEN guidelines on enteral nutrition: Intensive care. Clin Nutr. 2006;25(2):210-23.
20. McClave SA, Martindale RG, Vanek VW, McCarthy M, Roberts P, Taylor B, et al;; A.S.P.E.N. Board of Directors; American College of Critical Care Medicine; Society of Critical Care Medicine. Guidelines for the provision and assessment of nutrition support therapy in the adult critically ill patient: Society of Critical Care Medicine (SCCM) and American Society for Parenteral and Enteral Nutrition (A.S.P.E.N.). JPEN. 2009;33(3):277-316.
21. McClave SA, Kushner R, Van Way III CW, Cave M, DeLegge M, Dibaise J, et al. Nutrition therapy of the severely obese, critically ill patient: summation of conclusions and recommendations. JPEN. 2011;35:88S-96S.

Nutrição nas Cirurgias Cardíacas e no Transplante Cardíaco

HENRIQUE MURAD • LUCIANA NICOLAU ARANHA • NARA LIMEIRA HORST

CAPÍTULO 18

INTRODUÇÃO

A cirurgia e o transplante cardíacos são considerados procedimentos invasivos de alta complexidade e, portanto, exigem abordagem cuidadosa feita por uma equipe multiprofissional bem treinada. Além disso, é necessário que o paciente esteja em condições clínicas aceitáveis, pois é comum que esse paciente tenha o estado geral comprometido por outras doenças (p. ex., doenças neurológicas, insuficiência renal, infecções, anormalidades hepáticas, desnutrição, disfunção pulmonar), o que eleva o risco de complicações causadas pela exacerbação do estresse cirúrgico[1].

Geralmente a cirurgia, inclusive a cardíaca, é vista como um evento traumático ao organismo. E como todo trauma, a cirurgia inicia uma série de respostas metabólicas complexas com o objetivo de manter a homeostase e assegurar a sobrevivência do paciente. Alguns mediadores inflamatórios e hormônios, tais como epinefrina, corticosteroides, glucagon e hormônio do crescimento, são liberados em resposta à incisão da pele e à manipulação cirúrgica e agem mobilizando massa muscular e gordura armazenada. O resultado dessa mobilização será percebido pelo aumento da concentração de ácidos graxos e aminoácidos livres, além de glicose e corpos cetônicos. Esses substratos serão utilizados em vias necessárias para estabilização do metabolismo, para defesa e recuperação do hospedeiro. Desta forma, os ácidos graxos livres, as cetonas e a glicose serão utilizados para preenchimento da necessidade energética e os aminoácidos serão usados para a síntese de proteínas de fase aguda e para a neoglicogênese. Podemos dizer, então, que a cirurgia afeta o metabolismo de carboidratos, proteínas, gordura, água e eletrólitos[1].

No entanto, na cirurgia cardíaca as mudanças metabólicas perioperatórias não são induzidas apenas pela injúria tecidual. A circulação extracorpórea (CEC), a resposta cardiovascular, a anestesia e os medicamentos utilizados para manutenção da função cardiovascular contribuem em vários graus para o surgimento de anormalidades fisiopatológicas. As consequências metabólicas dessas anormalidades incluem hiperglicemia, hiperlactacidemia, aumento das concentrações de aspartato, glutamato e ácidos graxos livres e hipocalemia. O aumento da resposta inflamatória sistêmica pode contribuir para o aparecimento de disfunções de vários órgãos e elevação da morbidade pós-operatória[2].

Nos últimos anos houve um aumento nas operações cardíacas realizadas em pacientes mais graves e mais idosos[3]. Nesta população uma grande preocupação é a fragilidade ou fraqueza física geral, o que faz se tornar relevante a busca por procedimentos menos invasivos e por um melhor suporte nutricional pré, per e pós-operatório[4].

ABREVIATURAS

AINEs – anti-inflamatórios não esteroides;
CAT – cateterismo;
CC – circunferência da cintura;
CEC – circulação extracorpórea;
COX – ciclo-oxigenases;
ECA – enzima conversora de angiotensina;
EN – estado nutricional;
DM – diabetes *mellitus*;
DRI – *Dietary Reference Intakes;*
ESPEN – *European Society for Clinical Nutrition and Metabolism*;
HAS – hipertensão arterial sistêmica;
HMG-CoA – 3-hidroxi-3-metilglutaril coenzima A redutase;
IC – insuficiência cardíaca;
IMC – índice de massa corporal;
MNA – *Mini-Nutritional Assessment*;
MUST – *Malnutrition Universal Screening Tool*;
NRS 2002 – *Nutritional Risk Screening* 2002;
NE – nutrição enteral;
NP – nutrição parenteral;
SNC – sistema nervoso central;
SNAQ – *Short Nutritional Assessment Questionnaire*;
RVM – revascularização do miocárdio;
TN – terapia nutricional;
UCO – unidade coronariana;
UTI – unidade de terapia intensiva;
VET – valor energético total.

AVALIAÇÃO NUTRICIONAL

A avaliação do estado nutricional (EN) em pacientes antes da cirurgia cardíaca é bastante desafiadora, pois muitas informações que podem ser de grande importância no período pré-operatório nem sempre são obtidas. Além de indicadores bioquímicos e antropométricos relevantes que são capazes de indicar ou identificar um estado nutricional comprometido, outros dados importantes podem ser adquiridos a partir de uma anamnese adequada, incluindo perda de peso recente, força ou resistência diminuída, falta de apetite, alergias alimentares e a digestão alterada, o que pode levar a complicações nas cirurgias cardiotorácicas e nos cuidados do pós-operatório[5].

Tem sido sugerido que pacientes elegíveis para cirurgia cardíaca devem ser submetidos a triagem para o risco nutricional pré-operatório[6,7]. A triagem nutricional é uma ferramenta simples que permite a identificação rápida e eficaz do grupo de pacientes em alto risco de desnutrição. O estado nutricional desses pacientes deve ser avaliado com cuidado, e a intervenção nutricional no pré-operatório deve ser realizada, se necessária[8].

Atualmente existem diversas ferramentas de triagem ou rastreamento nutricional descritas na literatura, sendo importante analisar qual é a mais viável para cada contexto. Dentre estas ferramentas, destacamos a Avaliação Subjetiva Global (ASG), desenvolvida para avaliação do estado nutricional, que tem valor prognóstico em relação às complicações infecciosas; a *Malnutrition Universal Screening Tool* (MUST) para a avaliação nutricional de adultos da comunidade; o *Nutritional Risk Screening 2002* (NRS 2002) para a detecção da desnutrição e o risco do seu desenvolvimento em ambiente hospitalar, o *Mini-Nutritional Assessment* (MNA) para detectar desnutrição em pacientes idosos em programas de *home-care*, casas geriátricas e hospitais e o *Short Nutrition Assessment Questionnaire* (SNAQ) desenvolvido especificamente para a população hospitalar ambulatorial[8].

Recentemente, em 2016, a ESPEN (*European Society for Clinical Nutrition and Metabolism*) recomendou a utilização de uma de duas opções para o rastreamento nutricional[9]:

1. índice de massa corporal (IMC) < 18.5, kg/m² para definir desnutrição;
2. presença de perda de peso não intencional (mandatória) e pelo menos um dos seguintes critérios: a) redução do IMC > 10% do peso habitual em qualquer tempo ou > 5% em 3 meses; em jovens e pacientes > 70 anos, considera-se como desnutrição o IMC < 20 kg/m² ou < 22 kg/m², respectivamente, b) Índice de Massa Livre de Gordura < 15 kg/m² e < 17 kg/m² em mulheres e homens, respectivamente.

É importante ressaltar que não há consenso sobre o melhor instrumento de triagem nutricional em pacientes submetidos à cirurgia cardíaca. No entanto, um estudo de coorte prospectivo em que foi avaliado o valor prognóstico de cinco diferentes ferramentas de triagem nutricional, incluindo MUST, NRS 2002, MNA, ASG e SNAQ no pré-operatório de 1.193 pacientes adultos submetidos à cirurgia cardiotorácica com circulação extracorpórea, MUST e MNA obtiveram valores preditivos independentes com relação às complicações pós-operatórias e foram sugeridas para serem utilizadas na população cirúrgica cardíaca[8].

Vários novos estudos estão surgindo comparando os novos critérios apontados pela ESPEN com os critérios anteriormente descritos, mostrando maior acurácia do novo critério para a definição de desnutrição, ainda que em muitos serviços de cirurgia cardíaca ainda se usem os critérios anteriores[10-14].

O IMC extremamente baixo ou extremamente alto tem sido discutido como um fator de risco significativo para complicações pós-operatórias em cirurgia cardíaca, no entanto, ainda não foi definida a relação exata entre o IMC e o risco pós-operatório. Alguns estudos relataram que a desnutrição aumenta a morbidade e mortalidade após cirurgias cardíacas. Vários investigadores correlacionaram um estado nutricional deficiente com um aumento de complicações e piores resultados após a cirurgia cardíaca, sendo que muitos deles sugeriram que o estado nutricional deve ser encarado como uma consideração forte para avaliar se os doentes devem ou não ser selecionados para cirurgia[5,15].

Perda de massa corporal pré-operatória pode ser encontrada em cerca de 10-25% dos pacientes submetidos à cirurgia cardíaca[16-18]. A perda de peso intencional ≥ 10% no período de 6 meses que antecede a cirurgia está associada com o aumento do tempo de internação e o IMC de 21 kg/m² com o aumento da incidência de infecções pós-operatórias e permanência prolongada na unidade de terapia intensiva (UTI)[16]. Adicionalmente, complicações pulmonares pós-operatórias e aumento da mortalidade intra-hospitalar também foram encontrados em pacientes com baixo IMC[17]. Sabe-se que pacientes com baixo peso não têm as reservas corporais necessárias para combater os efeitos causados por uma cirurgia de grande porte. A cirurgia promove resposta orgânica sistêmica ao trauma, que está associada à intensidade da lesão, podendo evoluir com hipermetabolismo, hipercatabolismo, consumo da massa proteica e, consequentemente, com a desnutrição[17,19].

Com relação à obesidade, os dados apresentados na literatura são conflitantes. Alguns estudos têm postulado que em alguns pacientes o excesso de peso e a obesidade parecem ter um efeito benéfico em relação àqueles com peso normal. Este fenômeno é conhecido como o 'paradoxo da obesidade'[20-22]. Esta expressão tem sido utilizada para explicitar a relação protetora que o aumento do peso parece exercer sobre os diversos eventos cardiovasculares.

Embora esses estudos tenham demonstrado que o aumento do IMC pode levar a um efeito protetor, foi demonstrado que pacientes obesos apresentaram insuficiência respiratória e insuficiência renal no pós-operatório e infecção do sítio operatório[23,24]. Também foi observado um maior risco de fibrilação atrial, tromboembolismo venoso[25] e maior risco de infarto do miocárdio no pré-operatório e septicemia após a cirurgia[26].

A utilização de albumina sérica como marcador do estado nutricional em pacientes críticos não é recomendada, pois suas concentrações não refletem o estado nutricional. A albumina do soro tem uma meia-vida mais longa (~ 21 dias), e as suas concentrações são reduzidas por várias razões, incluindo a inflamação e o estado fluido[27]. No entanto, baixas concentrações de albumina em pacientes submetidos à revascularização do miocárdio foram associadas com aumento do risco de complicações pós-operatórias e mortalidade[28].

TRATAMENTO NUTRICIONAL

A terapia nutricional (TN) tem por objetivo fornecer as necessidades adequadas de macro e micronutrientes de um indivíduo. Quando isto não ocorre, o organismo utiliza as suas reservas, como o tecido muscular, o que aumenta o risco da desnutrição. Em contrapartida, o excesso de aporte de nutrientes pode sobrecarregar órgãos e sistemas, o que também pode ser prejudicial ao organismo[29].

A oferta de quantidades adequadas de energia e proteína é essencial para pacientes criticamente enfermos, incluindo aqueles submetidos à cirurgia cardiotorácica. A calorimetria indireta é considerada o método "padrão-ouro" para medir o gasto energético. No entanto, quando não está disponível, é possível utilizar equações de predição para estimar as necessidades energéticas[27].

A clássica equação de Harris-Benedict é aceitável para o cálculo de energia, embora as abordagens mais fáceis tenham sido apresentadas como sendo úteis, tais como as "fórmulas de bolso" (kcal/kg) que utilizam 20-25 kcal/kg/dia durante as primeiras 48 horas e posteriormente 25-30 kcal/kg/dia na fase de recuperação[30]. As equações de Penn State padrão e modificada também têm sido indicadas e podem ser utilizadas para pacientes com ventilação mecânica, com a última sendo mais precisa para idosos (> 60 anos) e pacientes obesos (IMC > 30 kg/m^2) [27].

De uma forma geral, em pacientes cirúrgicos, o objetivo no pré-operatório é fornecer energia na quantidade necessária para restaurar as condições mínimas a fim de garantir os processos de coagulação, inflamação, combate à infecção e cicatrização do trauma[31].

Como o estado nutricional prévio à cirurgia pode influenciar na morbimortalidade pós-operatória, em pacientes com risco nutricional, a terapia nutricional pré-operatória por 7 a 14 dias pode ser indicada, pois está associada com a redução de infecções pós-operatórias e do tempo de internação[32].

No período pré-operatório, o ideal é evitar o jejum prolongado. A ingestão ou infusão de uma solução de carboidrato 2-3 horas antes de uma grande cirurgia pode ser benéfica para prevenir a resistência à insulina e perda de nitrogênio[33,34]. A oferta de carboidratos em pacientes submetidos a cirurgia cardíaca também pode melhorar o controle glicêmico nas primeiras 6 horas de recuperação na UTI e diminuir o tempo de internação hospitalar e permanência na UTI[35]. A ESPEN recomenda, para aqueles que não têm risco de aspiração, o jejum de 2 horas para líquidos claros contendo carboidratos e de 6 horas para sólidos[32].

O fornecimento de glicose deve ser ajustado para obter os níveis de glicose no sangue < 150 mg/dL, e até mesmo nos limites menores no pós-operatório depois da cirurgia cardíaca. A glicemia deve ser monitorada com precisão em pacientes cardíacos criticamente doentes, pois a hiperglicemia sustentada nas primeiras 24 horas em pacientes diabéticos ou não é um fator de mau prognóstico em termos de mortalidade em 30 dias[30].

As recomendações de proteínas em pacientes submetidos à cirurgia cardiotorácica criticamente doentes são elevadas e devem ser ajustadas com base na insuficiência renal e hepática. A oferta de proteína é de aproximadamente 1,5-2,0 g/kg/dia de peso corporal ideal se o IMC for maior que 30 kg/m^2, e 1,5-2,0 g/kg/dia de peso corporal usual, se o IMC for menor ou igual a 25 kg/m^2 [27].

Vitaminas e minerais, como a vitamina D, cálcio, magnésio, zinco e selênio podem ser utilizados para um suporte nutricional adequado nos pacientes com doença cardíaca grave, com o objetivo de melhorar a função cardíaca[30]. Nutrientes imunomoduladores específicos também têm mostrado efeitos benéficos nesta população. O uso de um suplemento nutricional oral contendo ácidos graxos poli-insaturados da série ω-3, arginina e RNA associado a uma dieta hospitalar durante 5 dias consecutivos antes da cirurgia cardiotorácica pode prevenir respostas inflamatórias e trombóticas na fase inicial após a cirurgia cardíaca e, assim, diminuir a incidência de complicações[36]. Outros nutrientes como carnitina, glutamina e taurina também podem ser utilizados[30].

O início da alimentação por via oral ou enteral é recomendado logo após a cirurgia cardíaca. Quando não ocorrem intercorrências, a alimentação por via oral é indicada e iniciada no período de 6 horas após a extubação, começando com uma dieta leve e evoluindo até a consistência normal[37]. A alimentação deve ser adaptada à tolerância individual (distensão, náusea, vômitos, etc.), com o objetivo de cobrir 80% do gasto energético total dentro dos primeiros 3 dias[2].

Quando ocorrem complicações e os pacientes necessitam de suporte ventilatório, a nutrição enteral (NE) é indicada[37]. A NE concede benefícios bem conhecidos, tais como a prevenção de atrofia da mucosa, mantendo o equilíbrio ideal da microbiota intestinal, diminuindo as complicações infecciosas, melhorando a perfusão esplâncnica e, possivelmente, reduzindo o tempo de internação[27,38]. A fórmula a ser utilizada é escolhida pela equipe de suporte nutricional e deve levar em consideração o funcionamento do trato gastrointestinal, as funções renal, cardíaca e hepática[37,38].

A nutrição parenteral (NP) é indicada nestes pacientes no caso de isquemia resultante de doença vascular periférica ou em alguns tipos de aneurismas da aorta e síndrome compartimental abdominal. É utilizada quando o trato gastrointestinal não está funcionante ou quando os pacientes são incapazes de tolerar a ingestão adequada de energia a partir da NE. Pode ser fornecida sozinha ou em combinação com a NE[27,38].

TRANSPLANTE CARDÍACO

O transplante cardíaco está indicado em pacientes no estágio terminal de uma cardiopatia, tendo esgotadas as possibilidades de tratamento cirúrgico ou tratamento clínico otimizado. A grande maioria dos transplantes cardíacos no adulto é feita devido à insuficiência cardíaca motivada por cardiomiopatia dilatada ou cardiomiopatia secundária a doença coronariana. A sobrevida de 1 ano neste grupo de pacientes é inferior a 50%, sendo em sua maioria pacientes graves com disfunção em vários órgãos. O transplante cardíaco está indicado na grande maioria das vezes, em pacientes com fração de ejeção de ventrículo esquerdo inferior a 20%, VO_2máx < 14 mL/kg/min, arritmias de difícil controle, pressão arterial pulmonar encunhada superior a 25 mmHg, noradrenalina sérica maior que 600 pg/mL e sódio sérico menor que 130 mEq/dL. O grau de diminuição da fração de ejeção e do VO_2 máx tem uma grande correlação com a sobrevida nestes pacientes[39-42].

Nos Estados Unidos, em 2012, foram adicionados 3.007 novos pacientes necessitando de transplante cardíaco, mas apenas 2.008 foram realizados, principalmente devido à escassez de doadores; sendo que houve uma mortalidade de 372 pacientes na lista de espera[39].

No Brasil, foram realizados, em 2014, 311 transplantes cardíacos por 31 equipes atuantes localizadas em 11 estados. Foram totalizados, no período entre 2010 e 2014, 1.136 transplantes cardíacos, sendo que na região Norte não há equipe transplantadora de coração; na região Nordeste foram feitos 0,9 transplante cardíacos por milhão de habitantes; na região Centro-Oeste, 1,8; na região Sudeste, 2,4 e na região Sul, 1,6 por milhão de habitantes[40].

O transplante cardíaco está formalmente contraindicado em pacientes com resistência vascular pulmonar fixa maior que 5 unidades Wood. Várias outras razões existem para se contraindicar o transplante cardíaco: neoplasia maligna, doença pulmonar obstrutiva crônica, embolia pulmonar recente, diverticulite aguda, etc. Entre as razões para se contraindicar o transplante cardíaco estão a obesidade mórbida, de um lado, e a caquexia cardíaca e a osteoporose do outro. A desnutrição do paciente pode afetar a reabilitação pós-operatória[39-42].

O doador de coração tipicamente está em morte cerebral, tem menos de 55 anos, compatibilidade sanguínea ABO, diferença ponderal de 30% com o receptor e ausência de: parada cardíaca ou hipotensão arterial prolongadas, doença cardíaca prévia, trauma torácico, injeção de drogas intracardíacas, septicemia, neoplasia maligna extracerebral, altas doses de aminas para manter a estabilidade hemodinâmica, sorologia positiva para HIV, hepatite B (ativa) ou hepatite C[39-42].

Nos receptores muito debilitados, necessitando de doses crescentes de inotrópicos, pode-se usar suporte circulatório mecânico como ponte para o transplante cardíaco[39-42].

No transplante cardíaco ortotópico a técnica mais utilizada é a bicaval, em que o coração do receptor é removido deixando-se apenas as veias pulmonares e uma parte do átrio esquerdo que as recebe. O coração do doador é posicionado no local, sendo suturadas a aorta, a artéria pulmonar, a veia cava superior e a veia cava inferior[39-42].

O transplante cardíaco heterotópico, em que o coração doador funciona em paralelo com o coração receptor, e o transplante coração-pulmão são pouco utilizados, reservados para pacientes com hiper-resistência pulmonar[39-42].

As complicações típicas dos transplantes cardíacos envolvem rejeição e infecção e complicações relacionadas com os medicamentos utilizados para combatê-las, sejam imunossupressores (ciclosporina, tacrolimus, azatioprina, micofenolato de mofetil, ciclofosfamida, metrotexato, sirolimus, anticorpos monoclonais) ou antibióticos, antifúngicos ou antivirais. Na evolução em longo prazo, além de rejeição e infecção podem ocorrer neoplasias, vasculopatia no coração doado, hipertensão arterial sistêmica e insuficiência renal[41].

No primeiro ano pós-transplante cardíaco, a sobrevida é de 87% e em 10 anos é de 50%. A principal causa de morte nos primeiros 30 dias é falência do coração doado; no primeiro ano a principal causa de morte é infecção e após 5 anos as principais causas de morte são doença vascular do coração doado, falência tardia deste coração, neoplasia maligna e infecção[42].

AVALIAÇÃO NUTRICIONAL

A insuficiência cardíaca (IC) pode ser vista como um estado catabólico complexo que resulta em um prognóstico não favorável. A perda de massa corporal gradual que pode ocorrer em pacientes com IC afeta músculos, tecidos gordurosos, ossos e o próprio coração, chegando, em estágios finais, a um quadro conhecido como caquexia cardíaca[43].

A caquexia deve ser considerada como um forte fator de risco para pacientes candidatos ao transplante. É definida pela perda involuntária de peso não edematoso ≥ 6% do peso corporal total no período de 6-12 meses, conduzindo a um IMC < 21 kg/m^2 em homens e < 19 kg/m^2 em mulheres. As causas são incertas, mas podem incluir má nutrição, má absorção, balanço de energia e proteína prejudicado, resistência hormonal, ativação imune pró-inflamatória e distúrbios neuro-hormonais[44].

A avaliação nutricional oportuna e a intervenção em pacientes candidatos ao transplante de órgãos podem melhorar os resultados que cercam o transplante. O estado nutricional é um fator de risco que pode ser modificado e o desenvolvimento de estratégias destinadas a otimizar o estado nutricional diminui os riscos em curto prazo no período do pós-transplante[45].

A avaliação do estado nutricional tem como objetivo identificar distúrbios nutricionais e com isso proporcionar uma intervenção adequada que seja capaz de auxiliar na recuperação ou na manutenção do estado de saúde do indivíduo[46].

Dentre os métodos utilizados para a avaliação do estado nutricional de pacientes candidatos ao transplante cardíaco, recomendados pela II Diretriz Brasileira de Transplante Cardíaco[47], destacam-se:

1. indicadores antropométricos: dobras cutâneas tricipital, bicipital, subescapular, suprailíaca, o perímetro do braço e a circunferência muscular do braço;
2. parâmetros bioquímicos: albumina, transferrina e pré-albumina, que devem ser analisadas com cautela pois podem estar diminuídas em processos de inflamação, infecção e aumento de catabolismo;
3. consumo alimentar: avaliado por métodos prospectivos e retrospectivos, importantes para verificação da alimentação habitual;
4. métodos subjetivos, como a Avaliação Nutricional Subjetiva Global;
5. exame físico com análise dos sinais físicos indicadores de desnutrição energético-proteica e carências específicas de nutrientes.

O estado nutricional no período do pré-transplante é um fator relevante na evolução do quadro pós-operatório, pois a desnutrição, muitas vezes observada nestes pacientes, pode estar associada com a maior suscetibilidade a infecções, complicações pós-operatórias e mortalidade[37].

Para otimizar o estado nutricional deve-se considerar uma consulta de nutrição para aqueles pacientes que são caquéticos, obesos, diabéticos ou com disfunção renal significativa. Pode-se indicar a suplementação de micronutrientes como ácido fólico, sulfato de zinco e vitamina C (o último para facilitar a cicatrização de feridas) e instituir a alimentação enteral pré-operatória em casos selecionados[48].

TRATAMENTO NUTRICIONAL

A nutrição é extremamente importante no cuidado de pacientes submetidos ao transplante e um regime alimentar adequado deve ser considerado. O cuidado nutricional do paciente de transplante cardíaco pode ser dividido em fases distintas: o período pré-transplante e o período pós-transplante cardíaco[37,47].

No período pré-transplante, a terapia nutricional nos pacientes com IC tem como objetivo: preservar a composição corporal e/ou limitar os efeitos do catabolismo; manter o estado funcional e a qualidade de vida; atingir as necessidades nutricionais; identificar o quadro de caquexia cardíaca para cessar ou reverter perda de peso; contribuir para a diminuição de medicação e a redução da progressão da doença; contribuir para minimizar as descompensações e internações; evitar a sobrecarga de fluidos e controlar edemas[47,49]. As características da terapia nutricional no pré-transplante podem ser observadas na Tabela 18.1.

A restrição de líquidos de 1,5-2 L/dia pode ser considerada em pacientes com insuficiência cardíaca grave[44]. A restrição hídrica deve ser realizada de forma individualizada, considerando-se o estado volêmico e a gravidade da doença. Deve-se computar na restrição de líquidos: águas, chás, leite, sucos, caldos, gelatinas e sorvete[47,49]. No pós-operatório, o paciente precisa consumir nutrientes suficientes para impedir a perda de peso, promover a cicatrização e proteger-se contra a infecção[50].

A terapia nutricional nos pacientes submetidos ao transplante não é muito diferenciada em relação ao pós-operatório da cirurgia cardíaca. Nos primeiros dias após o transplante, as neces-

Tabela 18.1 – Características da terapia nutricional pré-transplante

Características	
Energia	20-25 kcal/kg peso/dia calorias para pacientes críticos
	25-30 kcal/kg peso/dia/kg para pacientes estáveis e de ambulatório
	Acima de 30 kcal/kg peso para pacientes com caquexia: evitar a síndrome da superalimentação (importância da monitoração da glicemia e de eletrólitos)
Proteínas	1,0-1,5 g de proteínas/kg/dia: para pacientes críticos
	1,5-2,0 g de proteínas/kg de peso/dia: pacientes com caquexia (atentar em pacientes com insuficiência renal)
Sódio	A ingestão de sal entre 2,0-2,4 g/dia ("dieta restrita em sódio") e 3,0-4,0 g/dia ("dieta moderada em sódio")
Restrição de líquidos	Deve ser feita de forma individualizada
Potássio	Preconiza-se a ingestão de 3.500 mg/dia (90 mEq). Em casos de baixa ingestão, deve-se suplementar por via medicamentosa
Características gerais	Avaliar consistência da dieta, oferecer dieta fracionada e de fácil mastigação e digestão
Suplementos orais, dietas enterais e parenterais	Devem ser considerados na incapacidade do paciente atingir suas necessidades calóricas e proteicas

Fonte: Bacal et al., 2009[47].

sidades de nutrientes estão aumentadas pelo estado catabólico. No primeiro mês e quando há necessidade de utilizar altas doses de esteroides nos casos de rejeição aguda, é recomendada a dieta hiperproteica (1,5 a 2 g/kg/dia) e o valor energético deve ser de 30 a 35 kcal/kg e após a fase catabólica, a recomendação de proteína é de 1 g/kg/dia e o valor energético deve ser estabelecido de acordo com as necessidades do paciente, com o objetivo de atingir ou manter o peso adequado[37].

Os pacientes transplantados normalmente apresentam hiperlipidemia. Diversos processos fisiopatológicos podem levar às alterações do perfil lipídico destes pacientes. A mais importante é a imunossupressão ao longo prazo. A ciclosporina, por exemplo, leva ao aumento da circulação de LDL-colesterol. Os corticosteroides induzem a resistência periférica à insulina e estimulam o aumento do colesterol total[51].

Os transplantados devem ser considerados como portadores de risco equivalente à doença coronariana, sendo alvos de perfis lipídicos: LDL < 100 mg/dL (ótimo < 70 mg/dL, para pacientes de alto risco), TG < 200 mg/dL, HDL > 45 mg/dL[47]. Além do tratamento farmacológico, deve-se aconselhar um tratamento dietético, recomendando uma dieta pobre em gorduras saturadas, colesterol e triglicerídeos, exercício físico e o controle do peso[47,51]. O uso de óleo de peixe para estes pacientes pode ser uma alternativa de tratamento da hipertrigliceridemia após o transplante cardíaco[51].

A ingestão de gorduras deve estar entre 25-30% do valor energético total da dieta, dando preferência ao consumo de gorduras poli-insaturadas e monoinsaturadas. Como o uso de imunossupressores pode induzir a hiperglicemia e hipertrigliceridemia, deve-se priorizar o consumo de carboidratos complexos. O consumo de fibras deve ser de 25-30 g, sendo 6 g de fibra solúvel para auxiliar no controle do colesterol e da glicemia[37].

A suplementação de vitaminas e minerais deverá ser estipulada de acordo com as necessidades do paciente. No entanto, como os pacientes submetidos ao transplante têm alto risco de desenvolver osteoporose, deve-se avaliar a necessidade de suplementação de cálcio e vitamina D[47].

De forma geral, os pacientes transplantados devem seguir uma dieta saudável, equilibrada e que forneça todos os nutrientes necessários para evitar complicações. Também se deve manter medidas de higiene para minimizar a contaminação dos alimentos. As medidas dietéticas devem ser indicadas como "recomendações" em vez de "restrições", que produzem insatisfação ou fracasso[50].

Seção 2 – Aspectos Fisiopatológicos, Terapêutica Medicamentosa e Nutricional das Doenças Cardiovasculares

Caso Clínico

1. Identificação do paciente

G.F.A.S., gênero masculino, 56 anos, natural do Rio de Janeiro, casado.

2. Dados clínicos

a. *Queixa principal:* Precordialgia.

b. *História da doença atual:* Paciente com queixa de precordialgia típica tipo angina estável há 8 meses. Realizou cintilografia miocárdica apresentando diversas áreas de isquemia. Internou para a realização de cateterismo (CAT) que evidenciou doença trivascular, com leito periférico satisfatório para realização de revascularização do miocárdio (RVM). O caso foi discutido com a equipe médica e optou-se realizar exames pré-operatórios e preparação para RVM. A mortalidade cirúrgica calculada de acordo com o escore de risco cirúrgico Euroscore II era de 1,15%.

c. *História da doença pregressa:* Paciente portador de hipertensão arterial sistêmica (HAS) de longa data. Relata um episódio de pneumonia bem tratado há muitos anos. Cirurgia oftalmológica há 7 anos e ligadura de hemorroidas há 1 mês. Nega tuberculose, hepatite e outros procedimentos cirúrgicos, bem como hemotransfusões e alergias medicamentosas. Nega história de trauma.

d. *História social e familiar:* Mãe com 86 anos apresenta demência de Alzheimer. Pai falecido aos 60 anos, em decorrência de complicações da diabetes *mellitus* (DM). Um irmão falecido aos 56 anos devido a câncer de cabeça e pescoço. Uma irmã falecida aos 20 anos por ruptura de aneurisma cerebral. Um irmão com 62 anos com tumor cerebral (desconhece o tipo). Dois filhos hígidos. Nega outros casos de cardiopatia na família. Mora com esposa em casa provida de saneamento básico e água potável. Ex-tabagista (parou há 8 meses) com carga tabágica de 123 maços/ano. Ex-etilista de cerveja.

e. *Diagnóstico clínico:* Doença arterial coronariana trivascular com indicação para RVM.

3. Medicamentos em uso

AAS® 100 mg (um comprimido por dia); Clopidogrel® 75 mg (um comprimido por dia); Monocordil® 20 mg (um comprimido três vezes ao dia); Vastarel® SR 35 mg (um comprimido duas vezes ao dia); Amlopidina® 10 mg (um comprimido duas vezes ao dia); Atenolol® 25 mg (um comprimido ao dia); Clonidina® 0,1 mg (um comprimido à noite); Enalapril® 10 mg (um comprimido duas vezes ao dia); Sinvastatina® 20 mg (um comprimido no jantar); Ranitidina® 150 mg (um comprimido duas vezes ao dia).

4. Avaliação nutricional pré-operatória

Dados antropométricos	Avaliação	Classificação
Peso atual (kg)	84,6	-
Peso usual (kg)	82	-
Estatura (m)	1,70	-
IMC (kg/m²)[52]	29,3	Sobrepeso
PC (cm)[9,53]	118	> 102 (risco muito elevado para complicações metabólicas)

IMC: índice de massa corporal; PC: perímetro da cintura.

O paciente apresentou baixo risco de desnutrição, avaliado por meio do novo critério do ESPEN[9].

Ao exame físico apresentou mucosa normocorada, normalidade de musculatura temporal, de musculatura das fossas supra e infraclaviculares e da bola gordurosa de Bichart. Não foi observada a formação de vale de coxa. Possui prótese dentária superior bem ajustada. Abdome globoso, peristáltico. Ausência de edemas.

O paciente relata aceitação alimentar satisfatória (em média 80% das grandes refeições e 100% das pequenas refeições) e função intestinal adequada em frequência e consistência.

5. Exames bioquímicos

Dados bioquímicos	Valores de referência	Avaliação	Classificação
Hemácia[54]	Masculino: 4,5 a 6,0 milhões/mm³ Feminino: 4,5 a 6,0 milhões/mm³	5,2	Adequada
Hemoglobina[54]	Masculino: 13,5 a 18 g/dL (90 A 120%) Feminino: 12,0 a 16 g/dL (85 a 110%)	16	Adequada
Hematócrito[54]	Masculino: 40-54% Feminino: 38-47%	48,7	Adequado
Leucócitos[54,55]	4 a 11 mil/mm³	7.810	Adequado
Linfócitos[55]	880 a 4.950/mm³ (22 a 45%)	4.350	Adequado
CTL[54]	> 1.500/mm³	2.500	Adequado
Plaquetas[54,55]	150 a 450 mil/mm³	300.000	Adequada
Proteínas totais[55]	6,0 a 8,2 g/dL	7,0	Adequada
Albumina[55]	3,5 a 5,0 g/dL	4,0	Adequada
Globulina[55]	1,5 a 3,0 g/dL	3,0	Adequada
Colesterol total[56]	< 200 mg/dL – desejável 200-239 mg/dL – limítrofe ≥ 240 mg/dL – alto	245	Aumentado

Continua...

Dados bioquímicos	Valores de referência	Avaliação	Classificação
LDL-colesterol[56]	< 100 mg/dL – ótimo 100-129 mg/dL – desejável 130-159 mg/dL – limítrofe 160-189 mg/dL – alto ≥ 190 mg/dL muito alto	185	Aumentada
HDL-colesterol[56]	> 60 mg/dL – desejável < 40 mg/dL – baixo	45	Diminuída
Triglicerídeos[56]	< 150 mg/dL – desejável 150-200 mg/dL – limítrofe 200-499 mg/dL – alto ≥ 500 mg/dL – muito alto	220	Aumentado
Glicose[57]	< 100 mg/dL	106	Aumentada
Ureia[55]	10-45 mg/dL	40	Adequado
Creatinina[54]	0,5-1,5 mg/dL	1,2	Adequada
Ácido úrico[55]	Masculino: 3,0-7,0 mg/dL Feminino: 2,5-6,0 mg/dL	5,0	Adequado
AST[54]	5-50 U/L	40	Adequado
ALT[54]	2-40 U/L	35	Adequado
Fosfatase Alcalina[54]	38-126 U/L	75	Adequada

6. Sinais vitais

- *Pressão arterial*: 165 × 100 mmHg – hipertensão estágio II[58].
- *Temperatura:* afebril.
- *Frequência cardíaca:* 80 bpm (70-110 bpm).
- *Frequência respiratória:* 22 rpm (6-20 irpm).

7. Dados da anamnese alimentar

Paciente faz uso de alimentos do todos os grupos e nega alergia alimentar. Utiliza temperos e molhos prontos para a cocção e adiciona sal aos alimentos prontos. Ingere líquidos junto às refeições. Seguem abaixo os dados do Recordatório de 24 h.

Refeições	Alimentos
Café da manhã 08:00 h	Café com leite integral e açúcar Pão francês com queijo branco Banana amassada com aveia e mel
Almoço 12:00 h	Arroz branco Feijão Frango à milanesa Legumes cozidos no vapor Sobremesa: sorvete sabor creme Suco de laranja

Continua...

Refeições	Alimentos
Lanche da tarde 15:00 h	Suco de abacaxi Biscoito *cream cracker* com margarina *light*
Jantar 20:00 h	Sanduíche de pão integral com peito de peru e queijo prato Suco de laranja com cenoura Salada de frutas

8. Interação fármaco-alimento

- AAS ou ácido acetilsalicílico®: fármaco que pertence ao grupo dos ant-inflamatórios não esteroides (AINEs), utilizado como anti-inflamatório, analgésico e antipirético. Seu mecanismo de ação baseia-se na capacidade de inibir as enzimas ciclo-oxigenases (COX) e a produção de prostaglandinas. Os principais efeitos adversos associados a esses fármacos são os gastrointestinais, incluindo anorexia, náuseas, dispepsia, dor abdominal e diarreia. A presença de alimentos tende retardar a absorção sem afetar a concentração de pico, no entanto, é recomendada a administração com alimentos para diminuir a irritação gástrica[59]. A dieta hiperlipídica diminui a absorção do fármaco. O uso concomitante com determinados nutrientes ou fitoteterápicos, como alho, amora, cebola, gengibre, ginkgo biloba, ginseng e nozes pode causar sinergia no efeito anticoagulante e aumentar o risco de sangramento[60].

- Clopidogrel®: é um fármaco antiplaquetário que reduz a adesividade plaquetária e o seu uso está associado com o aumento do risco de sangramento. Aipo, alho, boldo, camomila, cebola, cravo-da-índia, erva doce, ginkgo biloba, ginseng, mirtilo e unha-de-gato podem causar sinergia na ação anticoagulante do fármaco e levar ao risco de sangramento[61].

- Monocordil® ou mononitrato de isossorbida: fármaco pertencente ao grupo dos nitratos orgânicos, cuja principal ação é a redução das pressões de enchimento ventriculares esquerdas[62]. Não são conhecidas interações do uso do mononitrato de isossorbida com alimentos.

- Vastarel® ou trimetazidina: é uma droga citoprotetora que atua no metabolismo cardíaco. Têm ação anti-isquêmica, reduz os danos metabólicos provocados durante a isquemia por agir no metabolismo cardíaco, bloqueando a betaoxidação dos ácidos graxos, mediante a inibição da 3-acetil-CoA tiolase de cadeia longa. Esse efeito anti-isquêmico resulta no aumento da oxidação da glicose, adicional à glicólise, tendo como consequência a redução de prótons, elevação do pH intracelular e da acidose tecidual, recuperação da eficiência cardíaca e melhoria da produção de acetil-CoA[63]. Não são conhecidas restrições ao uso da trimetazidina juntamente com alimentos.

- Amlopidina: é um antagonista dos canais de Ca^{2+}. A inibição da função dos canais de Ca^{2+} resulta no relaxamento do músculo liso vascular[62]. O uso de suco de laranja com bloqueadores de canais de cálcio pode levar a uma diminuição da absorção do fármaco por inibição da atividade de P-glicoproteínas gástricas[61].

- Atenolol®: é um antagonista dos receptores adrenérgicos β_1-seletivos e afeta a regulação da circulação através de diversos mecanismos, incluindo a redução da contratilidade miocárdica, da frequência e do débito cardíaco. Contribui para o efeito anti-hipertensivo, por atuar no bloqueio dos receptores β do complexo justaglomerular, reduzindo a secreção de renina e, consequentemente, a produção de angiotensina II circulante[64]. Gengibre, erva-de-são-joão, ginseng e pimenta-caiena podem atuar como antagonistas no efeito anti-hipertensivo dos fármacos e suco de laranja pode diminuir sua absorção[61].

- Clonidina®: faz parte do grupo de agonistas adrenérgicos α_2-seletivos utilizados primariamente no tratamento da hipertensão arterial sistêmica. Os principais efeitos farmacológicos da clonidina envolvem alterações na pressão arterial e da frequência cardíaca. A capacidade em diminuir a pressão arterial resulta da ativação dos receptores nos centros de controle cardiovascular no SNC, suprimindo a atividade do sistema nervoso simpático do cérebro[64]. Não são conhecidas interações do uso de clonidina com alimentos.

- Enalapril®: é um fármaco anti-hipertensivo e atua na inibição da enzima conversora de angiotensina (ECA). O enalapril sofre rápida absorção quando administrado por via oral, com biodisponibilidade de cerca de 60%, que não é reduzida pela presença de alimentos[65]. Assim como o atenolol®, determinados produtos naturais podem atuar como antagonistas no efeito anti-hipertensivo dos fármacos[61].

- Sinvastatina®: Este fármaco pertence à classe das estatinas, que são inibidores competitivos da 3-hidroxi-3-metilglutaril coenzima A (HMG-CoA) redutase, que catalisa uma etapa inicial e limitante da velocidade da síntese de colesterol[66]. O ácido graxo poli-insaturado da série n-3 parece potencializar o efeito da ação farmacológica das estatinas e o uso concomitante com suplementos com vitamina D parece reduzir o risco de efeitos adversos causados pelas estatinas[67].

- Ranitidina®: é um antagonista dos receptores H_2 que atua inibindo a produção de ácido gástrico, ao competir com a histamina pela sua ligação aos receptores H_2 na membrana basolateral das células parietais. Os antagonistas dos receptores H_2 sofrem rápida absorção após a administração oral e a absorção pode ser aumentada pela presença de alimentos e diminuída por antiácidos[68].

9. Parecer nutricional

De acordo com a avaliação antropométrica, o paciente apresenta sobrepeso segundo o IMC e elevado risco de complicações metabólicas. Apresenta função intestinal normal, sem intercorrências gastrointestinais e relata ter boa aceitação alimentar. Os exames laboratoriais revelaram elevação das concentrações séricas de colesterol total, LDL-colesterol e triglicerídeos e redução das concentrações séricas de HDL-colesterol.

O paciente possui hábitos alimentares inadequados. Faz uso de alimentos gordurosos e não restringe sódio (sal de adição) ao preparar os alimentos, o que contribui negativamente com a evolução do seu quadro clínico.

A conduta nutricional deve ser dieta hipoenergética, hiperproteica, normolipídica e hipoglicídica.

10. Prescrição dietética

a. *Cálculo do valor energético total (VET):*
   - VET = 25 kcal/kg PU/dia = 25 × 82 = 2.050 kcal/dia

b. *Distribuição de macronutrientes energéticos:*

	g/kg PU/dia	g/dia	kcal	% VET
Proteínas	1,2	98,4	393,6	19
Carboidratos	3,2	261,4	1.045,5	51
Gordura total	0,83	68,3	615	30

c. *Oferta de vitaminas e minerais:*
   - *Vitaminas:* As adequações do consumo das vitaminas hidrossolúveis e lipossolúveis deverão ser de acordo com as recomendações das DRI (*Dietary Reference Intakes*) [69-74]. Fontes alimentares de substâncias antioxidantes, como vitamina E, vitamina C, flavonoides e carotenoides podem ser indicadas, pois estão associadas com a prevenção da doença aterosclerótica e com possíveis complicações cardiovasculares[75]. A vitamina D pode ser indicada em pacientes com doença cardíaca grave, com o objetivo de melhorar a função cardíaca[30].

Nutrientes	Recomendações	Fontes alimentares
Vitamina E[70]	15 mg/dia	Óleos de sementes, nozes, abacate, grãos, cereais, ovos, vegetais verdes e grãos de soja[75]
Vitamina C[70]	90 mg/dia	Frutas cítricas e vegetais, principalmente brócolis, repolho e tomate[75]
Vitamina D[73]	15 μg/g	Óleos de fígado de peixe, alimentos derivados do leite, ovos e margarinas enriquecidas[76]
Flavonoides	-	Verduras, frutas, grãos, sementes, condimentos e ervas, chá-verde e vinho[75]
Carotenoides	-	Frutas, tomate, cenoura, brócolis, pimentão, espinafre e outros legumes[75]

   - *Minerais:* A ingestão de sódio não deve ultrapassar a 5 g de cloreto de sódio ou sal de cozinha (que corresponde a 2 g de sódio) por dia[58]. O consumo de alimentos fontes de potássio deve ser incentivado para o controle da pressão arterial. Cálcio e magnésio também podem ser indicados[73]. Zinco e selênio estão associados com a melhora da função cardíaca[30].

Minerais	Recomendações	Fontes alimentares
Potássio[74]	4,7 g/dia	Bananas, frutas secas, laranja, espinafre, brócolis, tomate e carnes frescas[77]
Cálcio[73]	1.000 mg/dia	Leite e derivados, vegetais folhosos, sardinha e salmão[78]
Magnésio[72]	420 mg/dia	Vegetais folhosos, legumes, produtos marinhos, nozes, cereais e derivados do leite[79]

Continua...

Minerais	Recomendações	Fontes Alimentares
Zinco[71]	11 mg/dia	Ostras, camarão, carnes bovina, de frango e de peixe, fígado, germe de trigo, grãos integrais, castanhas, cereais, legumes e tubérculos[80]
Selênio[70]	55 μg/dia	Castanha-do-pará, cogumelos, alfafa, frutos do mar, fígado, rins, leveduras, cereais e espécies crucíferas (mostarda, repolho, brócolis e couve-flor)[81]

d. *Outras características da dieta:*
- *Via:* oral.
- *Consistência:* branda.
- *Temperatura:* adequada às preparações, evitando temperaturas extremas.
- *Fracionamento:* seis refeições/dia em horários regulares.
- *Fibras:* 25-30 g/dia, sendo 6 g de fibra solúvel.
- *Ingestão hídrica:* 1 mL/kcal = 2-2,5 L/dia.

11. Evolução do caso

Paciente internou na Unidade Hospitalar para realização de RVM, que ocorreu 3 dias após. Foi admitido na Unidade Coronariana (UCO) em pós-operatório imediato, após RVM com três enxertos. Apresentou sangramento importante durante o procedimento operatório, necessitando de transfusão sanguínea. Na UCO evolui com dificuldade de extubação, necessitando iniciar dieta enteral no terceiro dia de pós-operatório. Recebeu dieta enteral polimérica com as seguintes características: densidade calórica de 1,2 kcal/mL, volume de 500 mL/24 h (21 mL/h), Ptn: 44 g/L; CHO = 170 g/L e lipídios = 41 g/L. A dieta foi gradativamente evoluída até o volume total de 1.500 mL/24 h (60 mL/h), fornecendo aproximadamente 1.800 kcal/dia. O paciente tolerou adequadamente a dieta enteral. No oitavo dia de pós-operatório o paciente foi extubado e iniciou dieta via oral de consistência líquida, hipossódica, restrita em açúcar simples e fracionada em seis refeições ao dia. A consistência foi evoluída até a dieta branda e no décimo dia de pós-operatório recebeu alta para a enfermaria. Evolui com leve perda de peso (< 5% em 1 mês).

Avaliação nutricional pós-operatória

Dados antropométricos	Avaliação	Classificação
Peso atual (kg)	81,3	-
Peso usual (kg)	82	-
Estatura (m)	1,70	-
IMC (kg/m²)	28,1	Sobrepeso
PC (cm)	109	> 102 (risco muito elevado para complicações metabólicas)

IMC: índice de massa corporal; PC: perímetro da cintura.

A alta hospitalar ocorreu no 31º dia de internação hospitalar. Recebeu alta com orientação de consumo de dieta para controle da hipertensão arterial sistêmica e dislipidemia com as seguintes características:

a. *Cálculo do valor energético total (VET):* ≈ 2.000 kcal/dia (25 kcal/kg/dia para perda de peso).

b. *Distribuição de macronutrientes energéticos:*

	g/kg PU/dia	g/dia	kcal	% VET
Proteínas	1,0	82	328	16
Carboidratos	3,29	270	1.080	54
Gordura Total	0,81	66,6	600	30

c. *Oferta de vitaminas e minerais:* conforme as DRI.[69-74]
- Sódio: 3 g de sal de adição/dia.

d. *Outras características da dieta:*
- *Via:* oral.
- *Consistência:* normal.
- *Temperatura:* adequada às preparações, evitando temperaturas extremas.
- *Fracionamento:* cinco refeições/dia em horários regulares.
- *Fibras:* 25-30 g/dia, sendo 6 g de fibra solúvel.
- *Ingestão hídrica:* 1 mL/kcal = 2-2,5 L/dia.

O paciente foi encaminhado ao serviço de reabilitação cardíaca e ao ambulatório de nutrição para futuros ajustes na orientação dietética.

12. Orientações nutricionais

- Faça, pelo menos, três refeições por dia (café da manhã/almoço/jantar).
- Prefira alimentos frescos, naturais, integrais e variados.
- Consuma diariamente frutas, verduras e legumes.
- Escolha alimentos que possuam pouca gordura saturada, colesterol e gordura total, como as carnes magras, aves e peixes, utilizando-os em pequenas quantidades.
- No preparo de carnes, retire toda a gordura possível assim como a pele de aves.
- Dê preferência às preparações assadas, cozidas e grelhadas. Evitar frituras e empanados.
- Prefira os alimentos integrais, como pão, cereais e massas integrais.
- Dê preferência ao leite e iogurte desnatados e aos queijos brancos e outros derivados do leite magros.
- Não usar o saleiro à mesa e utilizar o mínimo possível de sal no preparo dos alimentos. Evite também molhos e caldos prontos, além de produtos industrializados. Utilize

- temperos naturais como alho, cebola, coentro, orégano, cebolinha, limão e louro para incrementar o sabor de suas preparações.
- Evitar alimentos em conservas e enlatados, pois possuem muito sal.
- Evitar adoçantes contendo sacarina sódica e ciclamato de sódio.
- Reduzir a adição de gorduras. Utilize margarina *light* e óleos vegetais insaturados (como azeite, soja, milho).
- Evitar o consumo de embutidos, como salsichas, linguiças, mortadela, salame e presunto, pois contêm muito sal e gordura.
- Evite o consumo de doces e bebidas com açúcar.
- Evite beliscar ou substituir suas refeições por biscoitos salgadinhos, chocolates ou outras guloseimas.
- Beba no mínimo de seis a oito copos de água por dia nos intervalos das refeições. O organismo precisa estar sempre hidratado.
- Mude os hábitos alimentares indesejáveis gradativamente, pois medidas radicais não são recomendadas.

13. Plano alimentar para 1 semana após alta hospitalar

Refeições	Segunda-feira	Terça-feira	Quarta-feira	Quinta-feira	Sexta-feira	Sábado	Domingo
Café da manhã	• Café com leite desnatado • Pão francês sem miolo • Margarina *light* sem sal • Mamão papaia	• Suco de acerola com laranja • Pão de forma integral com queijo branco	• Leite desnatado batido com banana e aveia • Torrada integral com margarina *light* sem sal	• Café com leite desnatado • Pão tostado com geleia de frutas sem açúcar	• Suco de uva integral • Torrada integral com *cottage*	• Iogurte desnatado batido com morango • Biscoito de aveia	• Suco de laranja com mamão • Pão tostado com *cottage*
Colação	• Maçã	• Castanha-do-pará	• Uva	• Melancia	• Nozes	• Melão	• Pera
Almoço	• Salada de chicória e tomate • Abóbora cozida • Bife de panela • Arroz • Feijão preto • Tangerina	• Salada de folhas verdes • Filé de peixe ao forno com molho de tomate • Arroz integral • Grão-de-bico • Ameixa	• Salada de alface, rúcula e espinafre • Beterraba ralada • Filé de frango grelhado • Arroz integral • Feijão mulatinho • Abacaxi	• Salada de alface e tomate • Couve refogada • Picadinho de carne com cenoura • Arroz integral • Feijão preto • Laranja	• Salada de couve-flor e brócolis • Isca de frango • Arroz à grega • Feijão carioquinha • Pêssego	• Salada de alface, pepino e tomate • Abobrinha refogada • Bife acebolado • Arroz integral • Feijão preto • Goiaba	• Salada de rúcula, alface e tomate cereja • Arroz com brócolis • Salmão ao molho de maracujá • Uva
Lanche	• Suco de uva integral • Torrada integral com *cottage*	• Leite batido com morango e linhaça	• Creme de abacate	• Suco de abacaxi com hortelã • Pão de forma integral com queijo branco	• Café com leite desnatado • Pão francês sem miolo • Margarina *light* sem sal	• Suco de acerola • Pão tostado com *cottage*	• Bolo integral de frutas
Jantar	• Salada de repolho, agrião e cenoura • Arroz com ervilha • Omelete de tomate, salsinha e orégano	• Salada de repolho branco e roxo • Picadinho de frango com quiabo • Arroz • Feijão mulatinho	• Salada de chicória • Almôndegas de carne • Macarrão integral com legumes	• Salada de folhas verdes com rabanete • Frango assado sem pele • Batata assada com ervas	• Salada de acelga com cenoura • Atum *light* • Arroz • Grão-de-bico	• Salada de escarola e grão-de-bico • Panqueca de espinafre com ricota ao sugo • Arroz primavera	• Salada de agrião e tomate • Salada de vagem e cenoura • Sobrecoxa sem pele assada • Arroz com lentilha e cebolinha verde

REFERÊNCIAS BIBLIOGRÁFICAS

1. Blackburn GL. Metabolic considerations in management of surgical patients. Surg Clin North Am. 2011;91(3):467-80.
2. Jakob SM, Stanga Z. Perioperative metabolic changes in patients undergoing cardiac surgery. Nutrition. 2010;26(4):349-53.
3. Mack MC, Szerlip M, Herbert MA, Akram S, Worley C, Kim RJ, et al. Outcomes of treatment of nonagenarians with severe aortic steatosis. Ann Thorac Surg. 2015;100(1):74-80.
4. Abdullahi YS, Athanasopoulos LV, Casula RP, Moscarelli M, Bagnall M, Ashrafian H, et al. Systematic review on the predictive ability of frailty assessment measures in cardiac surgery. Interact Cardiovasc Thorac Surg. 2017;24(4):619-624.
5. Sanchez JA, Sanchez LL, Dudrick SJ. Nutritional Considerations in Adult Cardiothoracic Surgical Patients. Surg Clin N Am. 2011;91:857-75.
6. Jakob SM, Stanga Z. Perioperative metabolic changes in patients undergoing cardiac surgery. Nutrition. 2010;26:349-53.
7. Cederholm T, Barazzoni R, Austin P, Ballmer P, Biolo G, Bischoff SC, et al. ESPEN guidelines on definitions and terminology of clinical nutrition. Clin Nutr 2017;36(1):49-64.
8. Lomivorotov VV, Efremov SM, Boboshko VA, Nikolaev DA, Vedernikov PE, Deryagin MN, et al. Prognostic value of nutritional screening tools for patients scheduled for cardiac surgery. Interact Cardiovasc Thorac Surg. 2013;16(5):612-8.
9. Cederholm T, Bosaeus I, Barazzoni R, Bauer J, Van Gossum A, Klek S, et al. Diagnostic criteria for malnutrition – An ESPEN Consensus Statement. Clin Nutr. 2015 Jun;34(3):335-40.
10. Poulia KA, Klek S, Doundoulakis I, Bouras E, Karayiannis D, Baschali A, et al. The two most popular malnutrition screening tools in the light of the new ESPEN consensus definition of the diagnostic criteria for malnutrition. Clin Nutr. 2017;36(4):1130-1135.
11. Rondel AL, Langius JA, de van der Schueren MA, Kruizenga HM. The new ESPEN diagnostic criteria for malnutrition predict overall survival in hospitalised patients Clin Nutr. 2016; S0261-5614(16)31334-6.
12. Sanz-París A, Gómez-Candela C, Martín-Palmero Á, García-Almeida JM, Burgos-Pelaez R, Matía-Martin P, et al.; Study VIDA group. Application of the new ESPEN definition of malnutrition in geriatric diabetic patients during hospitalization: A multicentric study. Clin Nutr. 2016;35(6):1564-1567.
13. Rojer AG, Kruizenga HM, Trappenburg MC, Reijnierse EM, Sipilä S, Narici MV, et al. The prevalence of malnutrition according to the new ESPEN definition in four diverse populations. Clin Nutr. 2016;35(3):758-62.
14. Vellas B, Villars H, Abellani G, et al. Overview of the MNA® – its history and challenges. J Nutr Health Aging. 2006;10:456-65.
15. Gonçalves LB, Jesus NM, Gonçalves MB, Dias LC, Deiró TC. Preoperative Nutritional Status and Clinical Complications in the Postoperative Period of Cardiac Surgeries. Braz J Cardiovasc Surg. 2016;31(5):371-380.
16. van Venrooij LM, de Vos R, Borgmeijer-Hoalen MM, Haaring C, de Mol BA. Preoperative unintended weight loss and low body mass index in relation to complications and length of stay after cardiac surgery. Am J Clin Nutr. 2008;87(6):1656-61.
17. Al-Sarraf N, Raza A, Rowley S, et al. Short-term and long-term outcome in low body mass index patients undergoing cardiac surgery. Gen Thorac Cardiovasc Surg. 2009;57(2):87-93.
18. Wagner BD, Grunwald GK, Rumsfeld JS, Hill JO, Ho PM, Wyatt HR, et al. Relationship of body mass index with outcomes after coronary artery bypass graft surgery. Ann Thorac Surg. 2007.84(1):10-6.
19. Gardone DS, Correa MM, Salaroli LB. Associação de fatores de risco cardiovascular e do estado nutricional sobre complicações no pós-operatório de cirurgia cardíaca. Rev Bras Pesq Saúde. 2012;14(4):50-60.
20. Schenkeveld L, Magro M, Oemrawsingh RM, Lenzen M, de Jaegere P, van Geuns RJ, et al. The influence of optimal medical treatment on the "obesity paradox", body mass index and long-term mortality in patients treated with percutaneous coronary intervention: a prospective cohort study. BMJ Open. 2012;2:e000535.
21. Smith RL II, Herbert MA, Dewey TM, Brinkman WT, Prince SL, Ryab WH, et al. Does body mass index affect outcomes for aortic valve replacement surgery for aortic stenosis? Ann Thorac Surg. 2012;93(3):742-6.
22. Vaduganathan M, Lee R, Beckham AJ, Andrei AC, Lapin B, Stone NJ, et al. Relation of body mass index to late survival after valvular heart surgery. Am J Cardiol. 2012;110(11):1667-78.
23. Alan M, Siddiqui S, Lee V, Elayda MA, Nambj V, Yang EY, et al. Isolated coronary artery bypass grafting in obese individuals. Circ J. 2011;75(6):1378-85.

24. Smith RL 2nd, Herbert MA, Dewey TM, Brinkman WT, Prince SL, Ryan WH, et al. Does body mass index affect outcomes for aortic valve replacement surgery for aortic stenosis? Ann Thorac Surg. 2012;93(3):742-6; discussion 746-7.
25. Ho KM, Bertenshaw C, Same S, Scheneider M, Williams KA, Godsell T, et al. Differential associations between body mass index and outcomes after elective adult cardiac surgery: a linked data cohort study. Anaesth Intensive Care. 2013;(5):573-83.
26. Lopez-Delgado JC, Esteve F, Manez R, Torrado H, Carrio ML, Rodríguez-Castro D, et al. The influence of body mass index on outcomens in patients undergoing cardiac surgery: does obesity paradoxy really exist? PLoS One. 2015;10(3):e0118858.
27. Cresci G, Hummell CA, Raheem SA, Cole D. Nutrition Intervention in the Critically Ill Cardiothoracic Patient. Nutr Clin Pract. 2012;27(3):323-34.
28. Montazareghaem H, Safaie N, Nezhad VS. Body Mass Index or Serum Albumin Levels: Which is further prognostic following Cardiac Surgery? Cardiovasc Thorac Res. 2014;6(2):123-6.
29. Coppini LZ, Sampaio H, Marco D, Martini C. Recomendações nutricionais para adultos com terapia nutricional enteral e parenteral. Projeto Diretrizes – Associação Médica Brasileira e Conselho Federal de Medicina; 2011.
30. Jiménez Jiménez FJ, Cervera Montes M, Blesa Malpica AL. Guidelines for specialized nutritional and metabolic support in the critically-ill patient. Update. Consensus SEMICYUC-SENPE: Cardiac patient. Nutr Hosp. 2011;26(Suppl. 2):76-80.
31. Waitzberg DL, Aguilar-Nascimento JE, Correia MIT, Bicudo-Salomão A. Nutrição em Cirurgia. In: Nutrição Oral, Enteral e Parenteral na Prática Clínica. 4ª ed. São Paulo: Editora Atheneu; 2009. p. 1707-1728.
32. Weimann A, Braga M, Harsanyi L, Laviano A, Ljungqvist O, Soeters P, et al. ESPEN guidelines on enteral nutrition: surgery including organ transplantation. Clin Nutr. 2006;25:224-44.
33. Strahan S, Harvey RM, Campbell-Lloyd A, Beller E, Mundy J, Shah P. Diabetic control and coronary artery bypass: effect on short-term outcomes. Asian Cardiovasc Thorac Ann. 2013;21(3):281-7.
34. Svanfeldt M, Thorell A, Hausel J, Soop M, Rooyackers O, Nygren J, et al. Randomized clinical trial of the effect of preoperative oral carbohydrate treatment on postoperative whole-body protein and glucose kinetics. Br J Surg. 2007; 94:1342-50.
35. Feguri GR, Lima PRL, Lopes AM, Roledo A, Marchese M, Trevisan M, et al. Resultados clínicos e metabólicos da abreviação do jejum com carboidratos na revascularização cirúrgica do miocárdio. Rev Bras Cir Cardiovasc. 2012;27(1):7-17.
36. Iwase H, Kariyazono H, Arima J, Yamamoto H, Nakamura K. Nutritional Effect of Oral Supplement Enriched in ω-3 Fatty Acids, Arginine, RNA on Immune Response and Leukocyte–platelet Aggregate Formation in Patients Undergoing Cardiac Surgery. Nutr Metab Insights. 2014;25(7):39-46.
37. Magnoni D, Soares AMNG, Sanches LTM. Terapia nutricional em cirurgia cardíaca. In: Tratado de nutrição e metabolismo em cirurgia. 1ª ed. Rio de Janeiro: Rubio: 2013. p. 651-661.
38. McClave SA, Taylor BE, Martindale RG, Warren MM, Johnson DR, Braunschweig C, et al.; Society of Critical Care Medicine; American Society for Parenteral and Enteral Nutrition. Guidelines for the Provision and Assessment of Nutrition Support Therapy in the Adult Critically Ill Patient: Society of Critical Care Medicine (SCCM) and American Society for Parenteral and Enteral Nutrition (A.S.P.E.N.). JPEN J Parenter Enteral Nutr. 2016 Feb;40(2):159-211.
39. Annual Report of the U.S. Scientific Registry of Transplant Recipients and the Organ Procurement and Transplantation Network, 2012. Disponível em: <www.optn.org.> Acessado em: 22 jan, 2017.
40. Registro Brasileiro de Transplante de Órgãos. Dimensionamento dos Transplantes no Brasil e em cada estado (2008-2015). RBT, Ano XXI Nº 4. Disponível em: www.abto.org.br/abtov03/Upload/file/RBT/2015/anual-n-associado.pdf. Acessado em: 14 jan, 2017.
41. Cohn L. Cardiac Surgery in the Adult. New York: McGraw-Hill; 2012. p. 1297-1325.
42. Hertz MI, Aurora P, Christie JD, Dobbels F, Edwards LB, Kirk R, et al. Registry of the international Society for Heart and Lung Transplantation: A quarter century of thoracic transplantation. J Heart Lung Transplant. 2008;27:937-42.
43. Ponikowski P, Voors AA, Anker SD, Bueno H, Cleland JG, Coats AJ, et al.; Authors/Task Force Members; Document Reviewers.2016 ESC Guidelines for the diagnosis and treatment of acute and chronic heart failure: The Task Force for the diagnosis and treatment of acute and chronic heart failure of the European Society of Cardiology (ESC). Developed with the special contribution of the Heart Failure Association (HFA) of the ESC. Eur J Heart Fail. 2016 Aug;18(8):891-975.
44. McMurray JJ, Adamopoulos S, Anker SD, Auricchio A, Böhm M, Dickstein K, et al. ESC guidelines for the diagnosis and treatment of acute and chronic heart failure 2012: The Task Force for the Diagnosis and Treatment of

Acute and Chronic Heart Failure 2012 of the European Society of Cardiology. Developed in collaboration with the Heart Failure Association (HFA) of the ESC. Eur J Heart Fail. 2012;14(8):803-69.

45. Russo M, Hong K, Davies R, Chen JM, Mancini DM, Oz MC, et al. The effect of body mass index on survival following heart transplantation. Do outcomes support consensus guidelines? Ann Surg. 2010;251(1):144-52.

46. Kamimura MA, Baxmann A, Sampaio LR, Cuppari L. Avaliação Nutricional. In: Guia de nutrição: nutrição clínica do adulto. 2º ed. Baueri, SP: Editora Manole; 2005. p. 89-115.

47. Bacal F, Souza-Neto JD, Fiorelli AI, Meija J, Marcondes-Braga FG, Mangini S, et al. II Diretriz Brasileira de Transplante Cardíaco. Arq Bras Cardiol. 2009;94(1 Supl.1):e16-e73.

48. Gronda E, Bourge RC, Costanzo MR, Deng M, Mancini D, Martinelli L, et al. Heart Rhythm Considerations in Heart Transplant Candidates and Considerations for Ventricular Assist Devices: International Society for Heart and Lung Transplantation Guidelines for the Care of Cardiac Transplant Candidates—2006. J Heart Lung Transplant. 2006;25:1043-56.

49. Costa HM, Nakasato M, Vieira LP. Insuficiência Cardíaca. In: Nutrição Oral, Enteral e Parenteral na Prática Clínica, 4º ed. São Paulo: Editora Atheneu: 2009. p. 1497-1507.

50. Casado MJ. Recomendaciones nutricionales para el paciente transplantado de corazón. Enfermería en Cardiología. 2005;34:22-4.

51. Shah MKH, Critchley WR, Yonan N, et al. Second Line Options for Hyperlipidemia Management after Cardiac Transplantation. Cardiovas Ther. 2013;31:38-146.

52. World Health Organization (WHO). Obesity. Preventing and managing the global epidemic: report of a WHO Consultation. Geneva, World Health Organization. Technical Report Series; 1998. 894p.

53. Millen BE, Abrams S, Adams-Campbell L, Anderson CA, Brenna JT, Campbell WW, et al. The 2015 Dietary Guidelines Advisory Committee Scientific Report: Development and Major Conclusions. Adv Nutr. 2016 16;7(3):438-44.

54. Rosa G, Silva Lopes MSM, Bento CT, et al. Exames laboratoriais empregados na Avaliação Nutricional. In: Avaliação nutricional do paciente hospitalizado: uma abordagem teórico-prática. Rio de Janeiro: Guanabara Koogan; 2008. p. 83-138.

55. Gualandro DM, Yu PC, Calderaro D, Marques AC, Pinho C, Caramelli B, et al. II Diretriz de Avaliação Perioperatória da Sociedade Brasileira de Cardiologia. Arq Bras Cardiol 2011; 96(3 supl.1): 1-68.

56. Xavier HT, Izar MC, Faria Neto JR, et al. Sociedade Brasileira de Cardiologia. V Diretriz Brasileira de Dislipidemia e Prevenção da Aterosclerose. Arq Bras Cardiol. 2013;101(4):1-18.

57. Sociedade Brasileira de Diabetes. Diretrizes da Sociedade Brasileira de Diabetes: 2015-2016. São Paulo: AC Farmacêutica, 2015. Disponível em: http://www.diabetes.org.br/sbdonline/images/docs/DIRETRIZES-SBD-2015-2016.pdf. Acessado em: 31 jan. 2017.

58. Malachias MVB, Souza WKSB, Plavnik FL, Rodrigues CIS, Brandão AA, Neves MFT, et al. 7ª Diretriz Brasileira de Hipertensão Arterial. Arq Bras Cardiol. 2016;107(3 Supl. 3):1-83.

59. Burke A, Smyth E, Fitzgerald GA. Analgésicos-antipiréticos; farmacoterapia da gota. In: Goodman & Gilman: As bases farmacológicas da terapêutica. 11ª ed. Rio de Janeiro: McGraw-Hill Interamericana do Brasil; 2006. p. 601-638.

60. Magnus K, Alfama ERG, Schneier RA. Fármacos para dor e inflamação. In: Interação fármaco-nutriente: desafio atual da farmacovigilância. 1ª ed. Porto Alegre: EDIPUCRS; 2014. p. 33-40.

61. Salvi MS, Magnus K. Fármacos e sistema cardiovascular. In: Interação fármaco-nutriente: desafio atual da farmacovigilância. 1ª ed. Porto Alegre: EDIPUCRS; 2014. p. 33-40.

62. Michel T. Tratamento da isquemia miocárdica. As bases farmacológicas da terapêutica. 11ª ed. Rio de Janeiro: McGraw-Hill Interamericana do Brasil; 2006. p. 735-755.

63. Martins GF, Siqueira Filho AG, Santos JBF, Assunção CRC, Bottino F, Geríndio de Carvalho K, et al. Trimetazidina na injúria de isquemia e reperfusão em cirurgia de revascularização do miocárdio. Arq Bras Card. 2011;97(3):209-216.

64. Westfall TC, Westfall DP. Agonista e antagonista adrenérgicos. As bases farmacológicas da terapêutica. 11ª ed. Rio de Janeiro: McGraw-Hill Interamericana do Brasil; 2006. p. 215-264.

65. Jackson EK. Renina e angiotensina. As bases farmacológicas da terapêutica. 11ª ed. Rio de Janeiro: McGraw-Hill Interamericana do Brasil; 2006. p. 705-734.

66. Mahley R, Bersot T. Terapia farmacológica para a hipercolesterolemia e a dislipidemia. As bases farmacológicas da terapêutica. 11ª ed. Rio de Janeiro: McGraw-Hill Interamericana do Brasil; 2006. p. 837-868.

67. Souza AH. Fármacos e dislipidemia. In: Interação fármaco-nutriente: desafio atual da farmacovigilância.1ª ed. Porto Alegre: EDIPUCRS; 2014. p. 62-69

68. Hoogerwerf WA, Pasricha PJ. Farmacoterapia da acidez gástrica, úlceras pépticas e doença do refluxo gastroesofágico. As bases farmacológicas da terapêutica, 11ª ed. Rio de Janeiro: McGraw-Hill Interamericana do Brasil; 2006. p. 869-881.
69. Institute of Medicine/Food and Nutrition Board. Dietary reference intakes for thiamin, riboflavin, niacin, vitamin B_6, folate, vitamin B_{12}, pantothenic acid, biotin, and coline. Washington: National Academy Press; 1998. 592p.
70. Institute of Medicine/Food and Nutrition Board. Dietary reference intakes for vitamin C, vitamin E, selenium, and carotenoids. Washington: National Academy Press; 2000 . 529p.
71. Institute of Medicine/Food and Nutrition Board. Dietary reference intakes for vitamin A, vitamin K, arsenic, boron, chromium, copper, iodine, iron, manganese, molybdenum, nickel, silicon, vanadium and zinc. Washington: National Academy Press; 2000. 800p.
72. Institute of Medicine/Food and Nutrition Board. Dietary reference intakes for calcium, phosphorus, magnesium, vitamin D and fluoride.Washington: National Academy Press; 1997. 432p.
73. Institute of Medicine/Food and Nutrition Board. Dietary Reference Intakes for Calcium and Vitamin D. Washington: National Academies Press; 2011. 1132p.
74. Institute of Medicine/Food and Nutrition Board. Dietary reference intakes for water, potassium, sodium, chloride, and sulfate. Washington: National Academy Press; 2004. 450p.
75. Costa RP, Silva CC. Doenças Cardiovasculares. In: Cuppari L. Guia de nutrição: nutrição clínica do adulto. 2ºed. Baueri, SP: Editora Manole; 2005. p. 89-115.
76. Cominetti C, Cozzolino SMF. Vitamina D (Calciferol). In: Biodisponibilidade de nutrientes. 3ª ed. Barueri, SP: Manole; 2009. p. 298-318.
77. Tramonte VLCG. Sódio, cloro, potássio. In: Biodisponibilidade de nutrientes. 3ª ed. Barueri, SP: Manole; 2009. p. 494-512.
78. Silva AGH, Cozzolino SMF. Cálcio. In: Biodisponibilidade de nutrientes. 3ª ed. Barueri, SP: Manole; 2009. p. 513-541
79. Mafra D, Cozzolino SMF. Magnésio. In: Biodisponibilidade de nutrientes. 3ª ed. Barueri, SP: Manole; 2009. p. 554-568.
80. Yuyama LK, Yonekura L, Aguiar JPL, Rodrigues MLCF, Cozzolino SMF. Zinco. In: Biodisponibilidade de nutrientes. 3º ed. Barueri, SP: Manole; 2009. p. 616-643.
81. Gonzaga IB, Martens A, Cozzolino SMF. Selênio. In: Biodisponibilidade de nutrientes. 3º ed. Barueri, SP: Manole; 2009. p. 644-686.

SEÇÃO 3

Terapias Alternativas Aplicadas às Doenças Cardiovasculares

Fitoterapia e Doenças Cardiovasculares

ALINE LABES • GLORIMAR ROSA

CAPÍTULO 19

INTRODUÇÃO

As doenças cardiovasculares (DCV) são as principais causas de morte do mundo[1]. Estima-se que o número de óbitos por DCV, principalmente de doenças cardíacas e acidente vascular encefálico, atingirá 23,3 milhões em 2030[1]. No Brasil, 300 mil pessoas morrem anualmente devido a DCV[2].

Um dos principais fatores de risco para as doenças cardiovasculares é a hipercolesterolemia. Estudos epidemiológicos mostram que elevadas concentrações de colesterol aumentam a probabilidade do desenvolvimento de doenças cardiovasculares, as quais são potencializadas no decorrer da vida pelos seguintes fatores: obesidade, tabagismo, hipertensão arterial sistêmica, hábitos alimentares, histórico familiar e sedentarismo[1].

As perspectivas para o futuro são de caráter negativo, visto que as prevalências de fatores de risco cardiovascular vêm aumentando durante a infância. As crianças brasileiras hoje apresentam níveis preocupantes de obesidade, hipertensão, sedentarismo, dislipidemias, hábitos alimentares inadequados e resistência à insulina, em geral com vários fatores de risco presentes, simultaneamente[2].

A associação entre concentrações elevadas de LDL colesterol e o estresse oxidativo constituem o início do processo aterosclerótico e contribuem para o desenvolvimento das doenças cardiovasculares. O estresse oxidativo, que pode ser verificado pelo aumento da concentração significativa das espécies reativas de oxigênio (EROs), é responsável pelos danos na parede endotelial e leva à oxidação das partículas de LDL que, por sua vez, depositar-se-ão como células de gordura, o que leva à obstrução das artérias e dos vasos sanguíneos[3,4].

Nas células vasculares, muitas enzimas têm sido descritas como fontes potenciais de EROs, contudo mecanismos enzimáticos e não enzimáticos protegem o organismo contra as espécies reativas. Dentre os antioxidantes não enzimáticos encontram-se substâncias derivadas de alimentos como vitaminas e compostos fenólicos, os quais têm recebido crescente atenção devido às suas funções quimiopreventivas contra o dano oxidativo[3].

O alecrim (*Rosmarinus officinalis L.*) apresenta propriedades antioxidantes com variedades de compostos fenólicos capazes de reagir com radicais livres e eliminar as EROs. Alguns estudos relatam que o alecrim pode ser um componente importante na terapia antiglicativa, auxiliando na prevenção e no tratamento de doenças crônico-

-degenerativas, reforçando a necessidade de novas pesquisas para elucidar sua contribuição antioxidante *in vivo*[5].

As recomendações atualmente elegem as estatinas como a primeira linha de tratamento para a redução destes parâmetros, porém muitas pessoas não toleram esta droga. Sendo assim, a Fitoterapia é uma alternativa a este tratamento, pois é a ciência a qual estuda a utilização clínica dos produtos à base de plantas medicinais[6].

Apesar da evidência ainda pouco concreta sobre a eficácia desses produtos e da regulação confusa do mercado, a Fitoterapia é um setor em crescimento e um grande desafio para a prática de médicos e nutricionistas. O extrato de arroz fermentado por *Monascus purpureus* (RYR), por exemplo, apresenta vários resultados favoráveis no tratamento da hipercolesterolemia e redução da LDL-c comparáveis aos da estatina. A busca de novos medicamentos para o tratamento da aterosclerose tem valorizado muito o papel de suplementos, alimentos alternativos e fitoterápicos, que ajudem na redução de triglicerídeo e colesterol das lipoproteínas plasmáticas. Os flavonoides, por exemplo, apresentam efeitos positivos na redução dos lipídicos séricos[6].

FITOTERAPIA NAS DOENÇAS CARDIOVASCULARES

Os tratamentos disponíveis para as dislipidemias visam reduzir as concentrações das lipoproteínas e/ou o colesterol no sangue, para a redução do risco aterosclerótico e subsequentemente da doença cardiovascular. Os tratamentos não farmacológicos envolvem mudanças no estilo de vida e medidas dietoterápicas, como: redução do consumo de colesterol e de gorduras saturadas e *trans*; aumento do consumo de frutas e vegetais ricos em fibras, antioxidantes e fitosteróis; restrição do consumo de bebidas alcoólicas e do tabagismo; e incentivo à prática de exercícios físicos e à perda de massa corporal[5,6].

O uso de agentes farmacológicos é considerado sempre que as intervenções não farmacológicas mostram-se ineficazes. Atualmente, existem vários fármacos disponíveis para a redução dos lipídios séricos. Os inibidores da hidroxi-3-metil-glutaril-Coa redutase (ou HMG-CoA redutase) são a primeira linha na redução do colesterol total plasmático e da LDL-c. As mais conhecidas são as estatinas, inibidoras do processo de conversão da HMG-CoA em mevalonato, pela competição com a HMG-CoA redutase, enzima responsável pela síntese de colesterol[6].

As estatinas inibem esse processo de forma competitiva, específica e reversível no fígado, órgão onde ele ocorre em maior extensão. Promovem o aumento dos receptores de LDL em tal órgão, de forma a obter colesterol da corrente sanguínea e dos tecidos periféricos. Desta forma, as estatinas reduzem as concentrações plasmáticas de LDL-c e podem, também, reduzir os triglicerídeos séricos e aumentar de forma modesta as HDL[6].

No entanto, essa classe de hipocolesterolemiantes nem sempre é acessível economicamente para a população, como também pode não ser bem tolerada pelos pacientes. Assim, as terapias alternativas podem ser uma das opções para esse tratamento. Como afirmado, a Fitoterapia está entre essas terapias alternativas, sendo a ciência que estuda a utilização clínica dos produtos à base de plantas medicinais[6].

O trabalho de Pizziolo e cols. (2011) consistiu em realizar um levantamento bibliográfico de 32 livros publicados no Brasil sobre as plantas medicinais indicadas para o tratamento de hiperlipidemia, hipercolesterolemia e/ou aterosclerose. As espécies mais citadas foram *Allium sativum* (Alliaceae), *Cynara scolymus* (Asteraceae), *Curcuma longa* (Zingiberaceae), *Allium cepa* (Alliaceae), *Echinodorus grandiflorus* (Alismataceae), *Taraxacum officinale* (Asteraceae), *Vernonia condensata* (Asteraceae), *Cuphea carthagenensis* (Lythraceae) e *Curcuma zedoaria* (Zingiberaceae)[7].

Apesar da evidência ainda pouco concreta sobre a eficácia destes produtos e da regulação confusa do mercado, a Fitoterapia é um setor em crescimento e um grande desafio para a prática de médicos e de nutricionistas.

DEFINIÇÃO DE FITOTERAPIA

O uso de plantas medicinais acompanha o homem desde os primórdios. O homem percebeu na Natureza a oferta de uma infinita gama de plantas, as quais ele procurou explorar e selecionar de acordo com a sua necessidade, a partir da observação do comportamento dos animais[8-10].

As civilizações mais antigas já tinham suas próprias referências históricas com as plantas medicinais, muito antes de aparecerem quaisquer formas escritas. Utilizavam as plantas como alimento ou como remédio e muitas vezes tiveram fracassos e sucessos[11].

Assim, a Fitoterapia é uma ciência com bases milenares. Baseia-se no uso de agentes ativos extraídos de plantas inteiras ou de partes delas[8]. Segundo Schulz, 80% dos fitomedicamentos usados são produzidos a partir de extratos das plantas[10].

A definição de fitoterápico é dada aos medicamentos originados exclusivamente de matéria-prima vegetal integral ou de seus extratos, usados com o objetivo de tratamento médico. Já o fitofármaco é uma substância medicamentosa isolada de extratos de plantas[10].

PRINCÍPIOS ATIVOS

O princípio ativo é definido por um grupo químico presente na droga vegetal, responsável pelos efeitos terapêuticos pretendidos. No entanto, Alonso afirma que esse efeito é muitas vezes facilitado e sinergizado por outros compostos presentes na planta, que podem ser veículo ou até reduzir efeitos adversos[10]. Porém existem casos nos quais o extrato vegetal não mostra maior eficácia do que o princípio primário isolado, optando-se por usar apenas o último[8].

IMPLICAÇÕES DA LDL OXIDADA NAS DOENÇAS CARDIOVASCULARES

A inflamação crônica e a lesão oxidativa dos lipídios em contato com as paredes dos vasos sanguíneos têm um papel importante no desenvolvimento da aterosclerose, visto que a oxidação da LDL-c a transforma numa estrutura reativa potencialmente tóxica para as artérias. A LDL oxidada estimula a produção da proteína quimiotática para monócitos (MCP-1), os quais migram para o espaço subendotelial e se diferenciam em macrófagos. Estes sequestram a LDL modificada a partir dos seus receptores SR-A e CD36, capturando-a e desencadeando a formação de células espumosas ricas em lipídios[12].

A produção de citocinas pró-inflamatórias, de fatores de crescimento e a promoção da disfunção endotelial podem ocorrer através de estímulos da LDL oxidada sobre a parede vascular[13], os quais podem gerar também processos oxidativos, levando a danos em seu DNA[14].

O estresse oxidativo ocorre quando há um aumento significativo na concentração de espécies reativas de oxigênio, favorecendo o desequilíbrio entre oxidantes e antioxidantes relacionado ao aparecimento de diversas patologias, como doenças cardiovasculares, câncer, diabetes *mellitus*, hipertensão arterial, entre outras doenças crônicas não transmissíveis[15].

POLIFENÓIS NA PREVENÇÃO DAS DOENÇAS CARDIOVASCULARES

Os polifenóis compreendem o maior grupo dentre os compostos bioativos nos vegetais, sendo subdivididos em classes de acordo com a estrutura química de cada substância. Suas ações fisiológicas estão relacionadas à prevenção de doenças cardiovasculares, do câncer, de doenças neurodegenerativas, entre outras, devido a sua principal função da elevada capacidade antioxidante[16]. De maneira geral, os antioxidantes aumentam a resistência da LDL-c à oxidação, fazendo com que estes antioxidantes estejam intimamente associados à redução de risco para coronariopatias. Os antioxidantes naturais são capazes de sequestrar diretamente as EROs e compreendem os tocoferóis, carotenoides, ascorbato, micronutrientes e polifenóis[17].

As substâncias fenólicas são potentes antioxidantes e exercem uma atividade protetora dos constituintes lipídicos da oxidação, o que sugere um papel importante na prevenção de muitas doenças crônicas degenerativas[18-20]. Essa propriedade também pode ser atribuída à ação anti-inflamatória destas substâncias, que inibem a ciclo-oxigenase (COX) e a lipo-oxigenase (LOX)[15].

Existem muitos grupos de polifenóis, sendo os principais: os ácidos fenólicos, como, por exemplo, o ácido clorogênico presente no café; os estilbenos, como o resveratrol presente nas uvas; as cumarinas, como as furanocumarinas do aipo; as ligninas, como as lignanas presentes na linhaça; e os flavonoides[16].

Muitos estudos relacionam a alta ingestão de alimentos ricos em polifenóis à redução da mortalidade por doenças cardiovasculares[15-19].

O extrato de semente de uva em pacientes dislipidêmicos e normais, respectivamente, melhorou a função endotelial, o grau de dano oxidativo e a dilatação mediada pelo fluxo, como também a redução da concentração de colesterol e de LDL-c[20]. Estudos demonstraram a ação dos polifenóis da uva e do azeite de oliva extravirgem[21] em alterar o metabolismo das lipoproteínas, melhorando o perfil lipídico, reduzindo as concentrações de triglicerídeos plasmáticos[22,23]. A melhora da função endotelial também foi observada em indivíduos saudáveis que consumiram chocolate amargo[24] e chás[25]. Estudos demonstraram que o consumo de suco de romã diminuiu a espessura íntimo-média arterial sistólica em pacientes com estenose em carótidas[26,27].

Os flavonoides apresentam uma estrutura fenólica e são distribuídos no reino vegetal em diversas espécies[28]. Os flavonoides vêm despertando um crescente interesse devido aos estudos que demonstram uma relação inversa entre seu consumo e o risco de doenças crônicas, como o câncer[28] e as doenças cardiovasculares[29]. Isto se deve, provavelmente, à ação antioxidante, ou seja, à propriedade sequestradora de oxigênio singleto, quelantes de metais ou doadores de hidrogênio, potentes inativadores de radicais livres[30,31].

São considerados também antitrombóticos, pois reduzem a agregação plaquetária, modulam a síntese de de óxido nítrico pelo endotélio vascular, promovendo relaxamento[31].

Os mecanismos pelos quais os flavonoides podem diminuir o risco para as doenças cardiovasculares são: a inibição da agregação plaquetária; o aumento da vasodilatação; a redução dos radicais livres; a diminuição da oxidação da LDL e a redução do processo inflamatório pela inativação da enzima COX. Contribuem, assim, para a prevenção do surgimento de células espumosas que participam da formação da placa de ateroma[29]. Os flavonoides também conferem proteção para isquemia cerebral[32].

Flavonoides isolados ou purificados de plantas agem inibindo enzimas da biossíntese e da absorção do colesterol, como a hidroximetilglutaril CoA redutase (HMGCoA redutase), as enzimas lipogênicas (glicose 6-fosfato desidrogenase e enzima málica) e as do metabolismo lipídico – lipoproteína lipase e a lecitina colesterol aciltransferase (LCAT), as quais foram dosadas em fígado, tecido adiposo e plasma de ratos alimentados com dieta contendo colesterol[33].

As indústrias farmacêuticas e os grandes laboratórios têm testado modelos in vitro de vários tipos de cultura celular para comprovarem, em nível molecular, o mecanismo dos flavonoides na redução da concentração de colesterol do sangue. As antocianinas, pertencentes ao grupo de flavonoides, podem ser encontradas em flores, frutos, folhas, caules e órgãos produtivos das plantas. Estão presentes em algumas frutas e vegetais, como: uvas rosadas (*Vitis vinifera*), cerejas (*Prunus spp*), morango (*Fragaria spp*), mirtilo (*Vaccinium myrtilus*), berinjela (*Solanum melongena*), entre outros[34].

As antocianinas são capazes de prevenir as doenças cardiovasculares através de alguns mecanismos, como: inibição do peptídeo ativador do receptor de trombina, o qual é um indutor da agregação plaquetária e promotor de ação antitrombótica; inibição da peroxidação lipídica e da oxidação da LDL circulante; inibição da expressão da óxido nítrico sintase induzível (iNOS – *inducible NO synthase*) e aumento da produção de óxido nítrico (NO) pelos macrófagos; inibição do fator de crescimento vascular endotelial (VEGF – *vascular endothelial growth factor*); ação hipocolesterolêmica; redução dos danos causados ao miocárdio provocados pela reperfusão e isquemia, como também prevenção da hipertrofia cardíaca pós-infarto[35].

O extrato de mirtilo (*Vaccinium myrtilus*), rico em antocianinas, modula a expressão de 1.261 genes da aorta. Foi revelado, com a análise nutrigenômica, que esses genes participam em alguns processos celulares, como estresse oxidativo, inflamação, angiogênese e desenvolvimento e proteção da aterosclerose. Estes flavonoides também são eficazes em inibir o fator nuclear kappa B (NF-kB), que é um fator de transcrição relacionado à inflamação, pois aumenta a produção de metabólitos pró-inflamatórios[36].

Os mecanismos e os alvos moleculares dos polifenóis necessitam de maior investigação, mas postula-se que estes compostos podem diminuir o risco de doenças cardiovasculares pela redução do colesterol e do triacilglicerol plasmáticos, pela inibição da agregação plaquetária e promoção do relaxamento endotelial pela produção do óxido nítrico. Outros fatores que podem ser destacados são o efeito protetor contra as espécies reativas de oxigênio e a redução da expressão de moléculas de adesão (VCAM e ICAM), exercendo ação anti-inflamatória e contendo a oxidação da LDL mediada por macrófagos[34].

FITOTERÁPICOS

Alcachofra (*Cynara scolymus*)

É oriunda do Mediterrâneo, sendo muito utilizada para fins medicinais e alimentícios. A parte da planta em que se têm interesse medicinal é a folha e os principais componentes químicos presentes nas folhas da alcachofra são os derivados fenólicos incluindo os ácidos cafeoilquínicos (ácido clorogênico, ácido 1,5 dicafeoilquínico e cinarina - ácido 1,3 dicafeoilquínico seu principal princípio ativo), além dos flavonóides (escolimosídeoe cinarosídeo), sesquiterpenos

(Cynaroprikrin) em menor quantidade e vários ácidos alifáticos especialmente os hidroxiácidos (ác. láctico, glicólico, málico e hidroximetilacrílico)[37].

Vários estudos biológicos com extratos brutos e purificados dessa planta, realizados em humanos e animais, demonstraram atividades hipolipêmicas, coleréticas, colagogas, hepatoprotetoras, antioxidantes, entre outras[37].

A alcachofra é muito utilizada em casos de dislipidemia e de ateromatose interior dos tecidos gordurosos e exerce, também, efeitos protetores e regeneradores dos hepatócitos, devido à ação de seus flavonoides[37].

Em hepatócitos de ratos em cultura, bem como em células HepG2, os extratos de alcachofra inibiram a biossíntese de colesterol, provavelmente devido a uma inibição indireta da CoA redutase[38].

O extrato de alcachofra também protegeu hepatócitos de ratos contra o hidroperóxido induzido, o que demonstra uma ação antioxidante. O extrato das folhas da planta também inibiu a oxidação da LDL e reduziu a produção de espécies reativas de oxigênio intracelular pela LDL oxidada em culturas de células endoteliais e monócitos[38].

Um estudo realizado em ratos alimentados com dieta rica em colesterol e gordura mostrou que quando estes consumiram o extrato de folha de alcachofra, apresentaram redução dos níveis de colesterol e triglicerídeos, além do aumento da glutationa peroxidase[38].

O estudo demonstrou que o extrato da folha de alcachofra aumentou a expressão do gene da eNOS (óxido nítrico endotelial) e da produção em cultura de células endoteliais vasculares humanas. O óxido nítrico (NO) produzido pela óxido nítrico sintetase endotelial (eNOS) representa um princípio antitrombótico e antiaterosclerótico na vasculatura. Assim, uma maior expressão da eNOS em resposta às intervenções farmacológicas pode proporcionar a proteção contra as doenças cardiovasculares. O extrato de folhas de alcachofra também aumentou a vasodilatação dependente do endotélio em aortas de ratos. Esta ação parece ser mediada pelos flavonoides[38].

Ensaios farmacológicos realizados com ratos indicaram a ação hepatoprotetora da alcachofra. Em ensaios clínicos com humanos, a ingestão do suco de suas folhas e dos botões florais levou à redução acentuada das concentrações de colesterol total, LDL, triglicerídeos e à elevação da concentração de HDL[38].

Os extratos de alcachofra são tidos como possíveis redutores da biossíntese de colesterol hepático de forma fisiologicamente favorável, por inibição indireta da HMGCoA-redutase, durante a administração em longo prazo. Também podem aumentar a excreção biliar de colesterol, como resultado da ação colerética – ambos os mecanismos podem contribuir para a redução dos níveis de colesterol no sangue[38].

Alecrim (*Rosmarinus officinalis* L.)

O alecrim é um membro da família *Labiatae* e tem sido utilizado por suas propriedades medicinais desde a Antiguidade. Apresenta uma importante capacidade anti-inflamatória, antioxidante, antimicrobiana, quimiopreventiva e antitumoral, podendo ser utilizado para prevenção e tratamento de doenças cardiovasculares, da diabetes *mellitus* e do câncer. Isto se deve ao fato de essa erva apresentar em sua composição compostos fenólicos[39].

O alecrim pode ser benéfico na aterosclerose, já que seus compostos antioxidantes auxiliam na redução dos níveis de LDL plasmáticos e aumentam a produção de prostaglandinas, que inibem a agregação plaquetária, prevenindo a oxidação da LDL[40].

As propriedades antioxidantes podem ser atribuídas a uma variedade de quinonas, isoprenoides e diterpenos fenólicos, como o carnosol e ácido carnósico, ácido rosmarínico, além dos adicionais antioxidantes, como os ácidos fenólicos e os flavonoides, os quais são capazes de finalizar as reações de radicais livres e sequestrar as espécies reativas de oxigênio[40]. Desta forma, ocorre a prevenção da oxidação do colesterol e de ácidos insaturados.

Em estudo experimental, o ácido rosmarínico em doses de 25, 50, 100 mg x L$^{(-1)}$ inibiu a diminuição da viabilidade celular, a fuga de HDL, reduziu a geração excessiva de espécies reativas de oxigêncio e manteve a concentração de ATP nas células. Então, demonstrou-se que o ácido rosmarínico tem o efeito significativo na resistência à lesão de cardiomiócitos, melhora o metabolismo de energia dessas células e reduz a apoptose celular[41].

O estudo de Sinkovic e cols. também demonstrou os efeitos do extrato de alecrim em 19 indivíduos saudáveis. Após 21 dias de uso, além de não causar efeitos colaterais, o extrato promoveu a diminuição significativa das concentrações de PAI-1 (inibidor 1 de ativador de plasminogênio) e da disfunção endotelial, sendo desta forma importante para a proteção cardiovascular[42].

Chapéu-de-couro *(Echinodourus grandiflorus)*

A análise fitoquímica de partes aéreas desta planta nativa revelou a presença de 17 componentes. Dentre eles, os de maior concentração foram o fitol e os sesquiterpenos, segundo Tibiriçá e cols. (2007). Experimentos *in vitro* demonstraram que o extrato aquoso (0,1 a 10 mg) dessa planta apresenta potente efeito vasodilatador, possivelmente pela via de ativação do óxido nítrico-GMPc. A via do óxido nítrico-GMPc tem um importante efeito no relaxamento vascular do músculo liso, na adesão de plaquetas e leucócitos e na permeabilidade endotelial[43].

A redução na produção de óxido nítrico pelas células do endotélio vascular está associada à disfunção endotelial em injúrias, as quais podem ser importantes fatores em doenças cardiovasculares, especialmente no avanço da aterosclerose e na hipertensão. Então, o desenvolvimento de substâncias com possíveis propriedades vasodilatadoras atuantes na restauração dos níveis de óxido nítrico-GMPc no sistema vascular pode ser de grande valor para o tratamento de doenças cardiovasculares[44].

Os mecanismos pelos quais extratos de *Echinodorus grandiflorus* induzem diurese prolongada e reduzem a pressão arterial em ratos normotensos e 2K1C estão relacionados principalmente à ativação de receptores muscarínicos e de bradicinina, com efeitos diretos sobre prostaglandinas e vias de óxido nítrico[44].

Segundo a V Diretriz da SBC (2007), estudos comprovam que plantas com alto teor de flavonoides são utilizadas no tratamento e na prevenção de hiperlipidemia, hipercolesterolemia e aterosclerose[45].

Maracujá *(Passiflora edulis f. flavicarpa)*

A família Passifloraceae possui aproximadamente 16 gêneros e 650 espécies. Considera-se o gênero *Passiflora*, com cerca de 400 espécies, o mais importante. Várias espécies desse gênero, conhecidas também como maracujá, vêm sendo utilizadas para diversos tipos de tratamentos, como os da ansiedade, insônia e irritabilidade[46].

Estudos demonstraram as propriedades funcionais da casca do maracujá, especialmente aquelas relacionadas ao teor e ao tipo de fibra. A casca do maracujá é rica em fibras, principalmente a pectina. Essas características e propriedades funcionais fazem com que a casca de maracujá não seja mais considerada um resíduo industrial, tornando se importante o seu consumo[47].

Estudos epidemiológicos mostraram que dietas ricas em fibra dietética estão associadas a um risco reduzido de diabetes e doenças cardiovasculares.

No estudo de Ramos e cols. (2007) foi avaliado o efeito da farinha de maracujá na redução do colesterol em 19 mulheres entre 30 e 60 anos, com hipercolesterolemia (> 200 mg/dL). Elas receberam 30 g da farinha da casca de maracujá por 2 meses. Após esse período, foi observada uma redução significativa dos níveis de colesterol[48].

Janebro e cols. (2012) realizaram um ensaio clínico fase II com 40 pacientes portadores de diabetes tipo 2, os quais receberam diariamente 30 g do produto, testado durante 60 dias. Observou-se diferença estatística significante na glicemia de jejum (p = 0,000) e na hemoglobina glicada (p = 0,032). Com relação ao perfil lipídico não foi verificada redução dos níveis de colesterol total e LDL-colesterol nos pacientes ao longo deste estudo; entretanto, houve redução nos níveis de triglicerídeos e de HDL-colesterol nos mesmos. Este estudo apontou a importante ação hipoglicemiante da casca do maracujá, como também sua ação na redução dos níveis de triglicerídeos com elevação da HDL. Demonstrou-se como o consumo da casca de maracujá pode ser um bom coadjuvante no controle da glicemia e na redução dos triglicerídeos[49].

O trabalho de Medeiros e cols. avaliou as atividades hipoglicemiantes e hipolipemiantes da farinha da casca do maracujá. Utilizaram-se 10 g, três vezes ao dia, em 36 voluntários de ambos os sexos, por 8 semanas. Os resultados foram redução média da glicemia de 5,2% (5,4% para mulheres e 4,9% para homens), do colesterol total de 18,2% (17% para mulheres e 19,5% para homens), da LDL-colesterol de 19% (18% para mulheres e 20,2% para homens) e de triglicerídeos com variações estatisticamente significantes (p > 0,005). Já os valores de HDL não foram afetados[50].

Sugere-se o uso da farinha da casca de maracujá na alimentação humana junto a outros alimentos, ou como matéria-prima na produção de outros produtos, com o objetivo de reduzir as concentrações de colesterol total e controlar a glicemia[50].

Red Yeast Rice (RYR)

Obtido a partir da fermentação do arroz pelo fungo *Monascus purpureus*, o arroz fermentado pela levedura vermelha (RYR) é utilizado há muitos séculos pelos chineses como corante, conservante, especiarias e ingredientes de pratos e de bebidas[51].

Atualmente, a levedura do arroz é usada principalmente na China, como tratamento para as dislipidemias[52].

No estudo de Heber e cols. foram observados na composição bioquímica do extrato de RYR nove constituintes ativos principais, semelhantes quimicamente às estatinas: as monacolinas, que são metabólitos secundários da biossíntese da fermentação das leveduras *M. purpureus*, com capacidade hipocolesterolemiante. Os autores ainda destacaram a semelhança com a lovastatina, um potente inibidor da HMG-CoA redutase[53].

Nos dias de hoje existem muitos produtos no mercado cuja composição apresenta o extrato de arroz fermentado pela levedura vermelha, tais como: Venderell Colesteroven®, Kyolic 107®, Red Yeast Rice Good´n Natural®, Monaless®, Choledrene®, Rexall®, Cholestin® e outros.

Em estudo randomizado, duplo-cego e controlado por placebo, 142 pacientes tratados com nonstatin com hipercolesterolemia (LDL-c ≥ 4,14 ≤ 5,69 mmol/L), foram randomizados em dois grupos: um recebeu suplemento com RYR e o outro recebeu placebo. Um total de 51% dos participantes do estudo tratados com RYR atingiu o limite recomendado de LDL-c < 4,14 mmol/L e 26% atingiram o limiar de homocisteína < 10 μmol/L. Não foram observadas alterações significativas no grupo placebo, não se observaram intolerâncias ou efeitos adversos graves. Portanto, demonstraram que uma dose baixa de 3 mg de monacolina K de RYR diária reduz a concentração de LDL-c, um fator de risco para doenças cardiovasculares[54].

Estudo sobre efeitos adversos do extrato de arroz fermentado pela levedura vermelha demonstrou mialgia e/ou aumento da creatina fosfoquinase, rabdomiólise, lesão hepática, reações gastrointestinais, reações cutâneas e outras reações. As mulheres foram envolvidas em 70% dos casos. Em 13 casos, a reação exigiu hospitalização, e 28 pacientes estavam tomando outros medicamentos. Os potenciais sinais de segurança de miopatias e lesões hepáticas levantam a hipótese de que o perfil de segurança do extrato de arroz fermentado pela levedura vermelha é semelhante ao das estatinas. Deve ser monitorada continuamente para avaliar seu perfil de risco[55].

Sete-sangrias *(Cuphea carthagenensis)*

Cuphea carthagenensis é uma planta herbácea existente em locais úmidos, a qual se destaca pelo grande potencial químico e pelo emprego frequente na medicina popular, por sua atividade hipolipidêmica.

As partes aéreas de *Cuphea carthagenensis* são tradicionalmente empregadas no Brasil para tratar doenças cardiovasculares. Um estudo comparou preparações de partes aéreas de *C. carthagenensis* (extratos aquosos e de etanol, em conjunto com as frações derivadas) com relação aos seus conteúdos fenólicos totais e atividade vasodilatadora *in vitro*. Os principais flavonoides encontrados nos extratos foram isolados e identificados como derivados de quercetina. Os extratos e as frações apresentaram perfis de HPLC semelhantes, com a presença de quercetina-5-O-β-glicopiranosídeo, quercetina-3-O-a-arabinofuranosídeo e quercetina-3-sulfato em todos eles, mas marcadas diferenças no conteúdo de flavonoides, proantocianidinas, tantos e fenólicos totais. Com exceção do extracto aquoso, todas as preparações ensaiadas provocaram vasodilatação em anéis aórticos de ratos pré-contraídos. A análise de regressão polinomial demonstrou a relação entre a atividade vasodilatadora e o conteúdo de flavonoides [r (2) = 0,5190], proantocianidinas [r (2) = 0,8016], taninos [r (2) = 0,8041] e fenólicos totais [r (2) = 0,6226], sugerindo a participação destes compostos no efeito farmacológico e seu potencial uso como marcadores químicos[56].

A dislipidemia e a aterogênese foram induzidas por administração de dieta comercial padrão aumentada de 1% de colesterol (CRD) durante 8 semanas, usando modelo experimental de aterosclerose empregando coelhos da Nova Zelândia (NZ). A fração solúvel em etanol obtida de *C. carthagenensis* (ES-CC) foi administrada por via oral em doses de 10, 30 e 100 mg/kg, uma vez por dia durante 4 semanas. A dieta com 1% de colesterol induziu a dislipidemia e grandes mudanças estruturais na parede aórtica. Além disso, observou-se um aumento na peroxidação lipídica e uma redução das concentrações de glutationa hepática e nitrito sérico. O tratamento com ES-CC foi capaz de prevenir o aumento das concentrações de CT, LDL-c, VLDL-c e triglicerídeos e promoveu um aumento nas concentrações de HDL-c em coelhos NZ. Estes efeitos foram acompanhados por uma redução significativa no estresse oxidativo e modulação da catalase e na função da superóxido dismutase. Além disso, as camadas íntima e média dos segmentos arteriais foram significativamente reduzidas pelo tratamento com ES-CC. Este estudo demonstrou que ES-CC reduz lipídios séricos e estresse oxidativo hepático quando administrado oralmente a coelhos NZ. Além disso, foi capaz de prevenir o desenvolvimento de aterosclerose induzida por CRD[57].

CONCLUSÃO

As plantas medicinais desempenham papel muito importante na medicina moderna porque podem fornecer fármacos extremamente importantes, os quais dificilmente seriam obtidos via síntese química, como os alcaloides da *Papaver somniferum* e os glicosídeos cardiotônicos da *Digitalis* spp. São fontes naturais e fornecem compostos que podem ser levemente modificados, tornando-os mais eficazes ou menos tóxicos. Os produtos naturais podem ser utilizados como protótipos para obtenção de fármacos com atividades terapêuticas semelhantes às dos compostos originais.

Podemos considerar positiva a ingestão de fitoterápicos na forma de chás, óleos, extrato seco ou tintura, por exemplo, em sinergismo com uma alimentação correta e equilibrada para a prevenção e o tratamento de algumas doenças. Eles agiriam como coadjuvantes, proporcionando melhora e bem-estar[58].

Torna-se cada vez mais claro o potencial dos flavonoides na prevenção das doenças cardiovasculares, pois suas substâncias biologicamente ativas possuem efeito redutor sobre a LDL-colesterol, comparável ou maior que o obtido com dietas baixas em gorduras saturadas e colesterol[58].

Deve ser lembrado que os fitoterápicos também apresentam efeitos colaterais. A sua ingestão não deve ser excessiva ou, em alguns casos, muito próxima às principais refeições por um longo período, para que haja a diminuição da possibilidade de competição entre os nutrientes e as substâncias da planta. O profissional de saúde deverá ser capacitado para orientar de forma adequada seus pacientes.

Caso Clínico

1. Identificação do paciente

E. L. A., Rio de Janeiro, sexo masculino, 37 anos, ensino superior, casado, quatro salários mínimos, um filho, boas condições de moradia.

2. Dados clínicos

a. *Queixa principal:* Paciente relata cansaço e quer perder massa corporal.

b. *História da doença atual:* Paciente foi encaminhado por uma gastroenterologista, cujo objetivo foi a reeducação alimentar. Apresentando quadro de dislipidemia, esteatose hepática leve, obesidade e gastrite.

c. *História da doença pregressa:* Paciente já fez cirurgias: fimose, apêndice e miopia.

d. *História social e familiar:* Paciente mora em Copacabana com a esposa e um filho com boas condições higiênico-sanitárias. Relatou fazer caminhadas quatro vezes por semana por 40 minutos.

e. *Diagnóstico clínico:* Dislipidemia, esteatose hepática, gastrite e obesidade.

3. Medicamentos em uso

Nexium® 40 mg (um comprimido pela manhã), Pantoprazol 40 mg (um comprimido pela manhã) e Plantabem® (um envelope uma vez por dia).

4. Avaliação antropométrica

A massa corporal, o percentual de gordura corporal, a massa muscular (kg), a massa de gordura corporal (kg) e a relação cintura-quadril foram aferidos com a utilização de uma balança de bioimpedância *In Body 230*. O paciente adotou o seguinte protocolo antes da realização da avaliação: jejum de 4 horas, não praticou atividade física no dia do exame nem ingeriu cafeína por 24 horas, urinou 30 minutos antes do exame, 24 h sem consumir diuréticos e bebida alcoólica, não apresentou nenhum material metálico no corpo. A altura, em metros, foi aferida com o estadiômetro digital Charder.

Data da Primeira Avaliação: 19/07/2015

Dados antropométricos	Avaliação	Classificação
Massa corporal atual (kg)	107,3	-
Massa corporal usual (kg)	100	-
Estatura (m)	1,83	-
IMC (kg/m²)	32	Obesidade grau 2*
Massa muscular (kg)	40,1	
Massa de gordura (kg)	36,4	
Percentual de gordura corporal (%)	33,9	Aumentado**
Taxa metabólica basal (kcal)	1.902	Baixa
Relação cintura-quadril	0,99	Alta

*Referência: OMS, 1977. **Referência: Pollock e Wilmore, 1993.

Data da Segunda Avaliação: 2/12/2015

Dados antropométricos	Avaliação	Classificação
Massa corporal atual (kg)	92,2	-
Massa corporal usual (kg)	100	-
Estatura (m)	1,83	-
IMC (kg/m²)	27,5	Sobrepeso*
Massa muscular (kg)	36,9	
Massa de gordura (kg)	26,5	
Percentual de gordura corporal (%)	28,7	Aumentado**
Taxa metabólica basal (kcal)	1.789	Baixa
Relação cintura-quadril	0,97	Alta

*Referência: OMS, 1977. **Referência: Pollock e Wilmore, 1993.

Data da Terceira Avaliação: 16/03/2016

Dados antropométricos	Avaliação	Classificação
Massa corporal atual (kg)	89,3	
Massa corporal usual (kg)	100	
Estatura (m)	1,83	
IMC (kg/m²)	26,7	Eutrofia*
Massa muscular (kg)	37,4	
Massa de gordura (kg)	23,1	
Percentual de gordura corporal (%)	25,9	Levemente aumentado**
Taxa metabólica basal (kcal)	1.799	Baixa
Relação cintura-quadril	0,96	Alta

*Referência: OMS, 1977. **Referência: Pollock e Wilmore, 1993.

Capítulo 19   Fitoterapia e Doenças Cardiovasculares

5. Avaliação bioquímica

Data da Primeira Avaliação Bioquímica: 13/07/2015

Dados bioquímicos	Valores de referência	Avaliação	Classificação
Glicose (mg/dL)	60-99	89	Adequada
Ureia (mg/dL)	10-40	27	Adequada
AC úrico (mg/dL)	3,5-7,2	5,5	Adequado
Colesterol total (mg/dL)	Valores de referência: < 200 (ótimo/desejável), 200-239 mg/dl (limítrofe), ≥ 240 mg/dL (alto)	287	Alto
Triglicerídeos (mg/dL)	até 150	201	Alto
LDL-colesterol (mg/dL)	até 160	190	Alta
HDL-colesterol (mg/dL)	> 50	44	Baixa
Alanina aminotransferase (ALT) (UI/L)	35	222	Alta
Aspartato aminotransferase (AST) (UI/L)	até 35	102	Alta
Fosfatase alcalina (UI/L)	40-130	83	Alta

*Referência da Avaliação Bioquímica (Exames): Reis NT e Lima CL. Interpretação de exames laboratoriais aplicados à Nutrição Clínica. Editora Rubio; 2012.

Parecer: Paciente apresenta um quadro de hipercolesterolemia que está relacionado à ativação de citocinas e agentes quimiotáticos que podem levar ao desenvolvimento da aterosclerose. A HDL de 45 mg/dL encontra-se abaixo do valor recomendado, sendo esta lipoproteína importante fator protetor contra doenças cardiovasculares, pois sua função é o transporte reverso de colesterol dos tecidos extra-hepáticos para o fígado, inibição da expressão das moléculas de adesão e atividade anti-inflamatória e antioxidante. Apresenta também um quadro de hipertrigliceridemia e alteração de enzimas hepáticas que reflete alteração no tecido hepático, podendo indicar hepatites virais, toxicidade e doenças do fígado. Neste caso está relacionado ao quadro de esteatose hepática, podendo também refletir toxicidade.

Data da Segunda Avaliação Bioquímica: 12/11/2016

Dados bioquímicos	Valores de referência	Avaliação	Classificação
Glicose (mg/dL)	60-99	87	Dentro do padrão
Ureia (mg/dL)	10-40	27	Dentro do padrão
AC úrico (mg/dL)	3,5-7,2	5,5	Dentro do padrão
Colesterol total (mg/dL)	Valores de referência: < 200 (ótimo / desejável), 200 a 239 (limítrofe), ≥240 (alto)	220	Limítrofe
Triglicerídeos (mg/dL)	Valor de referência: até 150	165	Alto

Continua...

Dados Bioquímicos	Valores de referência	Avaliação	Classificação
LDL-colesterol (mg/dL)	até 160	150	Limítrofe
HDL-colesterol (mg/dL)	> 50	46	Baixa
Alanina aminotransferase (ALT) (UI/L)	35	150	Alta
Aspartato aminotransferase (AST) (UI/L)	até 35	81	Alta
Fosfatase alcalina (UI/L)	40 a 130	83	Alta

*Referência da Avaliação Bioquímica (Exames): Reis NT e Lima CL. Interpretação de exames laboratoriais aplicados à Nutrição Clínica. Editora Rubio; 2012.

Parecer: Em 4 meses seguindo o programa alimentar, prescrição de fitoterápicos e mantendo a prática da atividade física o paciente obteve uma melhora do quadro de dislipidemia devido à redução dos valores de colesterol total, triglicerídeos, LDL-c e houve ainda uma pequena melhora das enzimas hepáticas.

6. Sinais vitais

- *Pressão arterial:* 13 × 90 mmHg.
- *Temperatura:* 36,2°C.
- *Frequência cardíaca:* 70 bpm.
- *Frequência respiratória:* 17 irpm.

7. Dados da anamnese alimentar

A alimentação diária do paciente apresentou-se desequilibrada em macro e micronutrientes. Paciente apresentou um alto consumo de alimentos ricos em carboidratos simples, como biscoitos, pães, massas, farofa, arroz branco; alto consumo de açúcar, como geleia, biscoito recheado, sobremesas ricas em açúcar, o próprio açúcar simples e refrigerante; moderado consumo de gordura saturada, como queijo amarelo, manteiga e sobremesas, baixo consumo de água, vitaminas, minerais e fibras.

8. Parecer nutricional

Paciente apresentou na primeira consulta um IMC alto de 32 kg/m² que representa, segundo a Organização Mundial de Saúde (OMS), um quadro de obesidade grau II e um percentual alto de gordura de 33,9% que, segundo a referência de Pollock e Wilmore (1993), classificamos um quadro de obesidade grau II. Apresentou também uma relação cintura-quadril alta, o que significa uma concentração elevada de gordura visceral, podendo favorecer o aparecimento de doenças cardiovasculares, diabetes, hipertensão arterial e esteatose hepática. Paciente necessitando perder massa de gordura corporal para melhorar o quadro bioquímico, como também reduzir as chances de algum evento cardiovascular.

A conduta nutricional será dieta normoenergética, hipoglicídica, hiperproteica e normolipídica.

Prescrição dietética

	% VET	g/dia	kcal
VET	1.900 kcal/dia		
Proteínas	22%	108 g	432
Carboidratos[a]	50%	232 g	928
Lipídios[b]	28%	60 g	540

a. *Cálculo do valor energético total (VET):* O cálculo estimado do VET foi realizado através da avaliação com o aparelho bioimpedância *In Body 230* no dia da primeira consulta. O valor foi de 1.830 kcal/dia.
b. *Distribuição de macronutrientes energéticos:* O cálculo foi realizado pela tabela de composição nutricional da UNIFESP. O programa alimentar prescrito foi de 1.900 kcal/dia: 108 g de proteínas/dia, 1 g/kg massa corporal/dia, 22% do VET de proteínas, 60 g de lipídios/dia, 0,6 g de lipídios/kg massa corporal/dia, 28% do VET de lipídios, 8 g de gordura saturada/dia, 24 g de gordura monoinsaturada/dia, 13 g de gordura poli-insaturada/dia e 232 g de carboidratos/dia, 2,2 g de carboidratos/kg massa corporal por dia, 50% do VET de carboidratos. Com relação aos micronutrientes do programa alimentar proposto para o paciente, foi de 1.209,4 mg de cálcio/dia (RDA: 1.000 mg/d, UL: 2.500 mg/d), 24,27 mg de ferro/dia (RDA: 8 mg/d e UL: 350 mg/dia), 408,3 mg de magnésio/dia (RDA: 420 mg/dia, UL: 350 mg/dia), 11 mg/dia de zinco (RDA: 11 mg/dia, UL: 40 mg/dia), 160 mg/dia de vitamina C (RDA: 90 mg/dia, UL: 2.000 mg/dia), 718 µg de folato/dia (RDA: 400 µg/dia, UL: 1 mg/dia), 1.270 mg/dia de sódio (AI: 1,300 mg/dia, UL: 2.300 mg/dia, Ministério da Saúde: 2.000 mg/dia), 33 g de fibras/dia (DRI: 38 g/dia, Ministério da Saúde: > 25 g/dia, ADA: 20-35 g/dia).
c. *Oferta de vitaminas e minerais:*
   - Vitaminas:

Vitamina	Recomendações	Fontes Alimentares
Vitamina C	160 mg/dia	Frutas e hortaliças
Vitamina B$_9$	718 µg/dia	Vegetais folhosos, legumes, milho, amendoim e levedo

   - Minerais:

Mineral	Recomendações	Fontes Alimentares
Cálcio	1.209,4 mg/dia	Laticínios, folhosos verde-escuros
Ferro	24,2 mg/dia	Carne vermelha, vísceras, feijões e verduras verde-escuras
Zinco	11 mg/dia	Carnes vermelhas e brancas, fígado, frutos do mar, ovos, cereais integrais, lentilha e germe de trigo
Sódio	1.270 mg/dia	Sal, produtos industrializados e embutidos
Magnésio	408,3 mg/dia	Alimentos integrais, grãos, sementes, oleaginosas

d. *Outras características da dieta:*
   - *Consistência:* normal;
   - *Temperatura:* sem restrições;
   - *Fracionamento:* alto;
   - *Fibras:* sem restrições. Cálculo do programa alimentar: aproximadamente 33 g/dia;
   - *Ingestão hídrica:* alta.

9. Orientações nutricionais

- Beber bastante líquido ao longo do dia: 2 a 3 L por dia nos intervalos das refeições ou 30 min antes ou 2 horas após incluindo a água, água aromatizada com frutas e/ou ervas e chás de ervas, como hortelã, cidreira, capim-limão, *Hibiscus*.
- Mastigue bem devagar os alimentos.
- Evite o consumo de frituras, assados e grelhados. Prefira refogados e no vapor.
- Use os temperos e ervas naturais para as preparações dos alimentos, tais como: alho, cebola, orégano, alecrim, tomilho, manjericão.
- Consuma pouco sal, prefira o sal marinho.
- Não use carnes salgadas, embutidos e temperos prontos.
- Use muito pouco óleo (soja) para a cocção dos alimentos.
- Procure comprar alimentos da safra e orgânicos.
- Evite consumir produtos congelados e industrializados, quanto mais natural melhor.
- Evite consumir alimentos com cafeína, por exemplo: mate, chá preto, chá verde, chá branco, café, chocolate.
- Reduza o consumo de carne vermelha para duas vezes por semana.
- Retire a pele do frango antes de coccioná-lo e procure consumir o frango orgânico.
- Evite armazenar alimentos em potes de plásticos, dê preferência para os de vidro.
- Não consuma bebida alcoólica.
- Procure seguir o programa alimentar respeitando os horários e as quantidades de cada grupo de alimento.
- Quando for fazer compras procure ler rótulos dos produtos e faça as compras após alguma refeição, nunca com fome.
- Leve uma lista já pronta para o mercado ou feira ou hortifruti para evitar comprar produtos que não precisa.

10. Plano alimentar para 1 semana

1º Dia – Segunda-feira

Hora	Refeição	Alimentos	Quantidade
06:30 h	Desjejum	Pão integral	2 unidades
		Queijo *cottage* com orégano	4 colheres de sopa
		Leite de soja rico em proteína isolada de soja batido com água + fruta (banana)	3 colheres de sopa
			1 unidade de banana
		Farinha de chia	1 colher de sopa
		Farinha de maracujá	1 colher de sopa
09:30 h	Colação	Iogurte desnatado natural sem açúcar	200 mL
		Geleia de mirtilo	1 colher de sopa
		Farelo de aveia	1 colher de sopa
12:30 h	Almoço	*Mix* de folhas verdes com brócolis e aspargos	1 pires cheio
		Azeite extravirgem	1 colher de sopa
		Arroz integral	4 colheres de sopa
		Lentilha	1 concha pequena
		Salmão cozido	2 colheres de sopa
		Suflê de legumes	2 colheres de sopa
		Uva rosada	10 unidades
16:30 h	Lanche	Suplemento líquido pronto para beber sem sacarose rico em gordura monoinsaturada, fibras, micronutrientes e com baixo teor de gordura saturada	1 unidade
19:00 h		Suco centrifugado com folhas cruas de couve e maçã	2 folhas
			1 unidade
20:00 h		Folhas verdes + couve-flor + cenoura cozida + tomate	½ prato grande
			1 colher de sopa
		Grão-de-bico	1 colher de sopa
		Óleo de macadâmia	1 colher de sobrem
		Inhame cozido	1 unidade média
		Omelete de claras com ervas	2 claras
22:30 h	Ceia	Salada de frutas com de farelo de Aveia	1 copo pequeno
		Castanha-do-pará	1 colher de sopa
			1 unidade

2º Dia – Terça-feira

Hora	Refeição	Alimentos	Quantidade
06:30 h	Desjejum	Sanduíche quente com pão integral + queijo minas com folhas de manjericão	2 fatias
		Leite de soja rico em proteína isolada de soja batido com água + fruta (maçã)	2 fatias pequenas
		Farinha de chia	3 colheres de sopa
		Farinha de maracujá	1 unidade pequena
			1 colher de sopa
			1 colher de sopa
09:30 h	Colação	Iogurte desnatado natural sem açúcar	200 mL
		Polpa de amora	1 unidade
		Farelo de aveia	1 colher de sopa

Continua...

2º Dia – Terça-feira

Hora	Refeição	Alimentos	Quantidade
12:30 h	Almoço	*Mix* de folhas verdes + tomate	1 pires cheio
		Azeite extravirgem	1 colher de sobremesa
		Arroz integral	4 colheres de sopa
		Feijão	1 concha pequena
		Filé *mignon*	1 filé pequeno
		Abobrinha refogada com gengibre	4 colheres de sopa
		Pera	1 unidade pequena
16:30 h	Lanche	Suplemento líquido pronto para beber sem sacarose rico em gordura monoinsaturada, fibras, micronutrientes e com baixo teor de gordura saturada	1 unidade
20:00 h	Jantar	Folhas verdes	½ prato grande
		Noz picada	1 unidade
		Dente de alho picadinho	1 unidade
		Quinoa cozida	1 colher de sopa
		Óleo de amêndoas	1 colher de sobremesa
		Batata-baroa cozida	1 unidade
		Filé de frango ensopado com alecrim	1 filé médio
22:30 h	Ceia	Melão picado com	2 fatias
		Farelo de aveia	1 colher de sopa

3º Dia – Quarta-feira

Hora	Refeição	Alimentos	Quantidade
06:30 h	Desjejum	Sanduíche de tapioca	4 colheres de sopa
		Queijo *cottage* e Orégano	2 colheres de sopa
			A gosto
		Suco de maracujá	¼ de maracujá
		com maçã	1 unidade pequena
		Farinha de chia	1 colher de sobremesa
		Farinha de maracujá	1 colher de sopa cheia
09:30 h	Colação	Salada de frutas	1 copo pequeno
		Farelo de aveia	1 colher de sopa
	Almoço	Folhas verdes	1 pires cheio
		Brotos	1 punhado
		Couve-flor	3 buquês médios
		Alho cru	1 unidade
		Azeite	1 colher de sobremesa
		Purê de batata baroa	2 colheres de sopa
		Feijão	1 concha pequena
		Cenoura com chuchu cozidos e orégano	4 colheres de sopa
		Maçã	1 unidade pequena
16:30 h	Lanche	Líquido pronto para beber sem sacarose rico em gordura monoinsaturada, fibras, micronutrientes e com baixo teor de gordura saturada	1 unidade
19:00 h		Concentrado integral de uva rosada batido com amora e água	100 mL 1 polpa ou ½ xícara da fruta

Hora	Refeição	Alimentos	Quantidade
20:00 h	Jantar	Folhas verdes *Fusilli* integral Queijo minas e orégano Cevadinha cozida Tomate cereja + aspargos Azeite extravirgem Óleo de linhaça Filé de frango com molho de damasco	½ prato grande 1 colher de sopa 4 cubinhos 1 colher de sopa 1 unidade de cada 1 colher de chá 1 colher de chá 1 filé médio
22:30 h	Ceia	Banana assada com canela e Farelo de aveia Iogurte desnatado sem açúcar	½ unidade 1 colher de sopa 100 mL

4º Dia – Quinta-feira

Hora	Refeição	Alimentos	Quantidade
06:30 h	Desjejum	Sanduíche quente com pão integral Queijo minas com orégano Leite de soja rico em proteína isolada de soja batido com água Fruta Farinha de chia Farinha de maracujá	2 fatias 2 fatias finas 3 colheres de sopa 1 unidade pequena de pera 1 colher de sopa 1 colher de sopa
09:30 h	Colação	Chá de *Hibiscus* Pão integral torrado Queijo *cottage* + ervas naturais	1 xícara 2 fatias 2 colheres
12:30 h	Almoço	Folhas verdes + pepino + beterraba cozida Azeite extravirgem Filé *mignon* acebolado com tomilho Batata-baroa cozida Couve refogada Uva rosada	1 pires cheio 1 colher de sobremesa 1 filé pequeno 1 unidade pequena 1 colher grande 10 unidades
16:30 h	Lanche	Suplemento líquido pronto para beber sem sacarose rico em gordura monoinsaturada, fibras, micronutrientes e com baixo teor de gordura saturada	1 unidade
19:00 h		Suco centrifugado com couve e maçã	2 folhas pequenas 1 unidade média
20:00 h	Jantar	Salada: com folhas verdes variadas + brócolis Ervilha em grãos Grãos de milho Tomate cereja Damascos secos picados Filé de frango refogado e desfiado Alho cru Triguilho com cebola e salsinha Óleo de macadâmia	1 prato 1 colher de sopa 2 colheres de sopa 2 unidades 2 unidades 1 filé pequeno 1 dente 2 colheres de sopa 1 colher de sobremesa
22:30 h	Ceia	Iogurte desnatado sem açúcar batido com farinha de chia Farinha de maracujá	150 mL 1 colher de sobremesa 1 colher de sopa cheia

Continua...

5º Dia – Sexta-feira

Hora	Refeição	Alimentos	Quantidade
06:30 h	Desjejum	Pão integral com Pasta de *homus* Queijo minas Água de coco	2 fatias 1 colher de chá 2 fatias pequenas 1 copo pequeno
09:30 h	Colação	Chá de camomila Pão integral torrado Queijo *cottage* com orégano	1 xícara 1 fatia 2 colheres de sopa
12:30 h	Almoço	Espinafre refogado Cenoura cozida Azeite extravirgem Filé de peixe ensopado Arroz integral com cúrcuma Feijão Kiwi	1 pires pequeno 4 colheres de sopa 1colher de sobremesa 1 filé pequeno 4 colheres de sopa 1 concha pequena 1 unidade
16:30 h	Lanche	Suplemento líquido pronto para beber sem sacarose rico em gordura monoinsaturada, fibras, micronutrientes e com baixo teor de gordura saturada	1 unidade
19h:00 h		Suco de maçã com romã e água	1 unidade ½ unidade
20:00 h	Jantar	Sopa batida de legumes e gengibre (repolho, couve-flor, nabo, batata-baroa e cenoura) Azeite extravirgem Alho cru	1 prato fundo 1 colher de sobremesa 1 dente
22:30 h	Ceia	Vitamina com leite de soja em pó rico em proteína isolada de soja com água Farinha de chia Farinha de maracujá Banana	3 colheres de sopa 1 colher de sobremesa 1 col de sopa cheia 1 unidade

6º Dia – Sábado

Hora	Refeição	Alimentos	Quantidade
09:00 h	Desjejum	Suco centrifugado com couve e maçã e chá de *Hibiscus* gelado Sanduíche de tapioca com queijo *cottage* e manjericão	2 folhas pequenas 1 unidade média 4 colheres de sopa 2 colheres de sopa
12:00 h	Colação	Iogurte desnatado sem açúcar sem sabor batido com polpa de mirtilo Farelo de aveia Farinha de maracujá	1 copo pequeno 1 unidade 1 colher de sopa 1 colher de sopa
15:00 h	Almoço	*Mix* de folhas e brotos com abobrinha cozida em cubos Couve-de-bruxelas refogada com óleo de gergelim Óleo de macadâmia Arroz integral com lentilha Filé de frango ensopado com couve-de-bruxelas	1 pires cheio 3 colheres de sopa 1 colher de sobremesa 6 colheres de sopa 1 filé médio

19:00 h	Lanche	Salada de frutas	1 copo pequeno
		Iogurte desnatado sem açúcar	200 mL
		Castanha-do-pará	1 unidade
21:00 h	Jantar	*Mix* de folhas com couve-flor e berinjela	1 pires cheio
		Azeite extravirgem	1 colher de sobremesa
		Alho cru	1 dente
		Abóbora refogada com ervas naturais	4 colheres de sopa
		Carne moída com ervas naturais	3 colheres de sopa
Não tem	Ceia		

7º Dia – Domingo

Hora	Refeição	Alimentos	Quantidade
09:00 h	Desjejum	Iogurte desnatado sem açúcar + farelo de aveia + frutas vermelhas congeladas	1 copo pequeno 2 colheres de sopa ½ xícara
12:00 h	Colação	Suco integral concentrado de uva rosada + água	100 mL
		Pão integral torrado	1 fatia
		Pasta de *homus*	1 colher de chá
15:00 h	Almoço	Folhas verdes com brotos	1 pires cheio
		Castanha-do-pará	1 unidade
		Amêndoas	4 unidades
		Azeite extravirgem	1 colher de sobrem
		Macarrão integral com alho e óleo e sálvia	1 prato raso
		Abobrinha recheada com carne moída	1 unidade
19:00 h	Lanche	Iogurte desnatado sem açúcar	200 mL
		pêssego	1 unidade
21:00 h	Jantar	Sopa de legumes com carne de músculo (brócolis + couve-flor + rabanete + abobrinha + batata inglesa cozida + chuchu + couve-de-bruxelas)	1 prato fundo
		Azeite extravirgem	1 colher de sobrem
		Alho cru picadinho	1 dente
		Mamão papaia	½ unidade
Não tem	Ceia		

Suplementação

- Prescrição da suplementação associada ao programa alimentar:
  - Cápsulas: Probióticos uma vez por dia – uso contínuo.
  - Tintura: *Rosmarinus officinalis* (30%), *Silybum marianum* (30%), *Taraxacum officinalis* (30%), *Mentha* (10%). Tomar 25 gotas com água três vezes por dia por 3 meses.

Seção 3 – Terapias Alternativas Aplicadas às Doenças Cardiovasculares

REFERÊNCIAS BIBLIOGRÁFICAS

1. World Health Organization (WHO). Global status report on non communicable disaeses 2010. Geneva: World Health Organization; 2011.
2. Andrade JP, Arnett DK, Pinto F, Piñeiro D, Smith JR SC, Mattos LAP, et al. Sociedade Brasileira de Cardiologia- Carta do Rio de Janeiro- III Brasil Prevent/I América Latina Prevent. Arq Bras Cardiol. 2013;100(1):3-5.
3. Holley AS, Miller JH, Larsen PD, Harding SA. Relationship between Glutathione Peroxidase, Platelet Reactivity, and Reactive Oxygen Species in an Acute Coronary Syndrome Population. Ann Clin Lab Sci. 2016 Dec;46(6):639-644.
4. Chiu S, Williams PT, Krauss RM. Effects of a very high saturated fat diet on LDL particles in adults with atherogenic dyslipidemia: A randomized controlled trial. PLoS One. 2017;6;12(2):e0170664. doi: 10.1371/journal.pone.0170664. eCollection 2017.
5. Zhang Y, Chen X, Yang L, Zu Y, Lu Q. Effects of rosmarinic acid on liver and kidney antioxidant enzymes, lipid peroxidation and tissue ultrastructure in aging mice. Food Funct. 2015;6(3):927-31.
6. Muneera KE, Majeed A, Naveed AK. Comparative evaluation of Nigella sativa (Kalonji) and simvastatin for the treatment of hyperlipidemia and in the induction of hepatotoxicity. Pak J Pharm Sci. 2015;28(2):493-8.
7. Pizziolo VR, Brasileiro BG, Oliveira TT, Nagem TJ. Plantas com possível atividade hipolipêmica: uma revisão bibliográfica de livros editados no Brasil entre 1998 e 2008. Rev Bras Plantas Med. 2011;13:1.
8. Grunwald J, Janicke C, Wobst B, et al. A Farmácia verde. 1ª ed. Munchen: Everest editor; 2009.
9. Cunha AP, Silva AP, Roque OR, et al. Plantas e produtos vegetais em fitoterapia. 3ª ed. Lisboa: Fundação Calouste Gulbenkian; 2009.
10. Alonso JR. Fitomedicina – curso para profissionais da área da saúde. São Paulo: Pharmabooks; 2008.
11. Botsaris AS. Fórmulas mágicas. 4ª ed. Rio de Janeiro: Nova Era; 2006.
12. Rosa CO, Santos CA, Leite JI, Caldas AP, Bressan J. Impact of nutrients and food components on dyslipidemias: what is the evidence? Adv Nutr. 2015;13;6(6):703-11.
13. Tirosh O, Aronis A. Lipid-induced death of macrophages: implication for destabilization of atherosclerotic plaques. In: Packer L, Sies H. Oxidative stress and inflammatory mechanisms in obesity, diabetes, and the metabolic syndrome. New York: Taylor & Francis Group; 2008.
14. Laguna-Camacho A, Alonso-Barreto AS, Mendieta-Zerón H. Direct effects of fatty meals and adiposity on oxidised low-density lipoprotein. Obes Res Clin Pract. 2015;9(3):298-300.
15. Bjørklund G, Chirumbolo S. Role of oxidative stress and antioxidants in daily nutrition and human health. Nutrition. 2017;33:311-321.
16. Álvarez R, Araya H, Navarro-Lisboa R, Lopez de Dicastillo C. Evaluation of Polyphenol Content and Antioxidant Capacity of Fruits and Vegetables Using a Modified Enzymatic Extraction. Food Technol Biotechnol. 2016 Dec;54(4):462-467.
17. Papadaki A, Martínez-González MÁ, Alonso-Gómez A, Rekondo J, Salas-Salvadó J, Corella D, et al. Mediterranean diet and risk of heart failure: results from the PREDIMED randomized controlled trial. Eur J Heart Fail. 2017. doi: 10.1002/ejhf.750. [Epub ahead of print]
18. Krüger RL, Teixeira BC, Farinha JB, Macedo RCO, Boeno FP, Rech A,et al. Effect of exercise intensity on postprandial lipemia, markers of oxidative stress, and endothelial function after a high-fat meal. Appl Physiol Nutr Metab. 2016;41(12):1278-1284.
19. Hermsdorff HH, Puchau B, Volp AC, Barbosa KB, Bressan J, Zulet MÁ, et al. Dietary total antioxidant capacity is inversely related to central adiposity as well as to metabolic and oxidative stress markers in healthy young adults. Nutr Metab (Lond). 2011;22;8:59.
20. Razavi SM, Gholamin S, Eskandari A, Mohsenian N, Ghorbanihaghjo A, Delazar A, et al. Red grape seed extract improves lipid profiles and decreases oxidized low-density lipoprotein in patients with mild hyperlipidemia. J Med Food. 2013;16(3):255-8.
21. Incani A, Serra G, Atzeri A, Melis MP, Serreli G, Bandino G, et al. Extra virgin olive oil phenolic extracts counteract the pro-oxidant effect of dietary oxidized lipids in human intestinal cells. Food Chem Toxicol. 2016;90:171-80.
22. Salucci S, Burattini S, Giordano FM, Lucarini S, Diamantini G, Falcieri E. Further Highlighting on the Prevention of Oxidative Damage by Polyphenol-Rich Wine Extracts. J Med Food. 2017. doi: 10.1089/jmf.2016.0153. [Epub ahead of print]
23. Rahman MA, Abdullah N, Aminudin N. Antioxidative Effects and Inhibition of Human Low Density Lipoprotein Oxidation In Vitro of olyphenolic Compounds in Flammulina velutipes (Golden Needle Mushroom). Oxid Med Cell Longev. 2015;2015:403023. doi: 10.1155/2015/403023.

24. Koli R, Köhler K, Tonteri E, Peltonen J, Tikkanen H, Fogelholm M. Dark chocolate and reduced snack consumption in mildly hypertensive adults: an intervention study. Nutr J. 2015;14:84. doi: 10.1186/s12937-015-0075-3.
25. Viapiana A, Wesolowski M. The Phenolic Contents and Antioxidant Activities of Infusions of Sambucus nigra L. Plant Foods Hum Nutr. 2017 Mar;72(1):82-87.
26. Davidson MH, Maki KC, Dicklin MR, Feinstein SB, Witchger M, Bell M, et al. Effects of consumption of pomegranate juice on carotid intima-media thickness in men and women at moderate risk for coronary heart disease. Am J Cardiol. 2009;104(7):936-42.
27. Sahebkar A, Simental-Mendía LE, Giorgini P, Ferri C, Grassi D. Lipid profile changes after pomegranate consumption: A systematic review and meta-analysis of randomized controlled trials. Phytomedicine. 2016;23(11):1103-12.
28. Vittorio O, Curcio M, Cojoc M, Goya GF, Hampel S, Iemma F, et al. Polyphenols delivery by polymeric materials: challenges in cancer treatment. Drug Deliv. 2017;24(1):162-180.
29. Safaei N, Babaei H, Azarfarin R, Jodati AR, Yaghoubi A, Sheikhalizadeh MA. Comparative effect of grape seed extract (Vitis vinifera) and ascorbic acid in oxidative stress induced by on-pump coronary artery bypass surgery. Ann Card Anaesth. 2017 jan-mar;20(1):45-51.
30. Bornhoeft J, Castaneda D, Nemoseck T, Wang P, Henning SM, Hong MY. The protective effects of green tea polyphenols: lipid profile, inflammation, and antioxidant capacity in rats fed an atherogenic diet and dextran sodium sulfate. J Med Food. 2012 Aug;15(8):726-32.
31. Mandery K, Balk B, Bujok K, Schmidt I, Fromm MF, Glaeser H. Inhibition of hepatic uptake transporters by flavonoids. Eur J Pharm Sci. 2012;46(1-2):79-85.
32. Vlasov TD. Mechanisms of cerebral protection from ischemia by tea constituents. Ross Fiziol Zh Im I M Sechenova. 2012; 98(8):929-42.
33. Liu XM, Liu YJ, Huang Y, Yu HJ, Yuan S, Tang BW, et al. Dietary total flavonoids intake and risk of mortality from all causes and cardiovascular disease in the general population: a systematic review and meta-analysis of cohort studies. Mol. Nutr. Food Res. 2017 61(6): 1-7.
34. Marques N. Bioquímica dos compostos ativos: flavonóides. Principais características químicas e presença nas plantas. In: Souza, NS, Pagliarini G. Nutrição Clínica Funcional: fitoterapia. 1ª ed. São Paulo: Vp Editora; 2011.
35. Reis JF, Monteiro VV, Souza Gomes R, Carmo MM, Costa GV, Ribera PC, et al. Action mechanism and cardiovascular effect of anthocyanins: a systematic review of animal and human studies. J Transl Med. 2016;;14(1):315.
36. Mauray A, Felgines C, Morand C, Mazur A, Scalbert A, Milenkovic D. Bilberry anthocyanin-rich extract alters expression of genes related to atherosclerosis development in aorta of apo E-deficient mice. Nutr Metab Cardiovasc Dis. 2012 Jan;22(1):72-80.
37. Xia N, Pautz A, Wollscheid U, Reifenberg G, Förstermann U, Li H. Artichoke, cynarin and cyanidin downregulate the expression of inducible nitric oxide synthase in human coronary smooth muscle cells. Molecules. 2014;19(3):3654-68.
38. Rangboo V, Noroozi M, Zavoshy R, Rezadoost SA, Mohammadpoorasl A. The Effect of Artichoke Leaf Extract on Alanine Aminotransferase and Aspartate Aminotransferase in the Patients with Nonalcoholic Steatohepatitis. Int J Hepatol. 2016;4030476. doi: 10.1155/2016/4030476.
39. Oliveira JR, Jesus D, Figueira LW, Oliveira FE, Pacheco Soares C, Camargo SE, et al. Biological activities of Rosmarinus officinalis L. (rosemary) extract as analyzed in microorganisms and cells. Exp Biol Med (Maywood). 2017 Mar;242(6):625-634.
40. Li J, Adelakun TA, Wang S, Ruan J, Yang S, Li X, et al. Inhibitory Effects of Constituents from the Aerial Parts of Rosmarinus officinalis L. on Triglyceride Accumulation. Molecules. 2017 Jan 17;22(1). pii: E110. doi: 10.3390/molecules22010110.
41. Li XL, Liu JX, Li P, Zheng YQ. Protective effect of rosmarinic acid on hypoxia /reoxygenation injury in cardiomyocytes. Zhongguo Zhong Yao Za Zhi. 2014;39(10):1897-901.
42. Sinkovic A, Suran D, Lokar L, Fliser E, Skerget M, Novak Z, et al. Rosemary extracts improve flow-mediated dilatation of the brachial artery and plasma PAI-1 activity in healthy young volunteers. Phytother Res. 2011 mar;25(3):402-7.
43. Tibiriçá E, Almeida A, Caillleaux S, Pimenta D, Kaplan MA, Lessa MA, et al. Pharmacological mechanisms involved in the vasodilator effects of extracts from Echinodorus grandiflorus. J Ethnopharmacol. 2007 Apr 20;111(1):50-5.
44. Prando TB, Barboza LN, Araújo VO, Gasparotto FM, Souza LM, Lourenço EL, et al. Involvement of bradykinin B2 and muscarinic receptors in the prolonged diuretic and antihypertensive properties of Echinodorus grandiflorus (Cham. & Schltdl.) Micheli. Phytomedicine. 2016;23(11):1249-58.
45. Xavier HT, Izar MC, Faria Neto JR, Assad MH, Rocha VZ, Sposito AC, et al.; Sociedade Brasileira de Cardiologia. V Diretriz Brasileira de Dislipidemias e Prevenção da Aterosclerose. Arq Bras Cardiol. 2013.

Seção 3 – Terapias Alternativas Aplicadas às Doenças Cardiovasculares

46. Otify A, George C, Elsayed A, Farag MA. Mechanistic evidence of Passiflora edulis (Passifloraceae) anxiolytic activity in relation to its metabolite fingerprint as revealed via LC-MS and chemometrics. Food Funct. 2015;6(12):3807-17.
47. Lima GC, Vuolo MM, Batista ÂG, Dragano NR, Solon C, Maróstica Junior MR. Passiflora edulis peel intake improves insulin sensitivity, increasing incretins and hypothalamic satietogenic neuropeptide in rats on a high-fat diet. Nutrition. 2016 jul-aug;32(7-8):863-70.
48. Ramos AT, Cunha MAL, Srur AUS, Pires VC, Cardoso MAA, Diniz MFM, Medeiros CM. Uso de Passiflora Edulis F. Flavicarpa na Redução do Colesterol. Rev Bras Farmacogn. oct./dec. 2007;17(4):592-597.
49. Queiroz MS, Janebro DI, Cunha MA, Medeiros JS, Sabaa-Srur AU, Diniz MF, et al. Effect of the yellow passion fruit peel flour (Passiflora edulis f. flavicarpa deg.) in insulin sensitivity in type 2 diabetes mellitus patients. Nutr J. 2012 Oct 22;11:89. doi: 10.1186/1475-2891-11-89.
50. Medeiros JS, Srur AOS, Pessoa MB, Diniz MFFM. Avaliação das Atividades Hipoglicemiantes e Hipolipemiantes da Casca do Maracujá-Amarelo (Passiflora edulis f. flavicarpa). Rbac. 2009;41(2):99-101.
51. Hunter PM, Hegele RA. Functional foods and dietary supplements for the management of dyslipidaemia. Nat Rev Endocrinol. 2017 May;13(5):278-288.
52. Glickman-Simon R, Schneider C. Homeopathy for Depression, Music for Postoperative Recovery, Red Yeast Rice for High Cholesterol, Acupuncture for Seasonal Allergic Rhinitis, and Ginger for Osteoarthritis. Explore (NY). 2016 Jul-Aug;12(4):287-91.
53. Ong YC, Aziz Z. Systematic review of red yeast rice compared with simvastatin in dyslipidaemia. J Clin Pharm Ther. 2016;41(2):170-9.
54. Heinz T, Schuchardt JP, Möller K, Hadji P, Hahn A. Low daily dose of 3 mg monacolin K from RYR reduces the concentration of LDL-C in a randomized, placebo-controlled intervention. Disponível em: Nutr Res. 2016 Oct;36(10):1162-1170.
55. Mazzanti G, Moro PA, Raschi E, Da Cas R, Menniti-Ippolito F. Adverse reactions to dietary supplements containing red yeast rice: assessment of cases from the Italian surveillance system. Br J Clin Pharmacol. 2017 Apr;83(4):894-908.
56. Krepsky PB, Isidório RG, Souza Filho JD, Côrtes SF, Braga FC. Chemical composition and vasodilatation induced by Cuphea carthagenensis preparations. Phytomedicine. 2012;19(11):953-7.
57. Barboza LN, Lívero FA, Prando TB, Ribeiro RC, Lourenço EL, Budel JM, et al. Atheroprotective effects of Cuphea carthagenensis (Jacq.) J. F. Macbr. in New Zealand rabbits fed with cholesterol-rich diet. J Ethnopharmacol. 2016 Jul 1;187:134-45.
58. Hassan W, Noreen H, Rehman S, Gul S, Kamal MA, Kamdem JP, et al. Oxidative Stress and Antioxidant Potential of One Hundred Medicinal Plants. Curr Top Med Chem. 2017;17(12):1336-1370.

Interação Fitoterápicos, Alimentos e Medicamentos

CÉLIA CRISTINA DIOGO FERREIRA

CAPÍTULO 20

INTRODUÇÃO

Fitoterápicos são medicamentos obtidos a partir de plantas medicinais. Eles são obtidos empregando-se exclusivamente derivados de droga vegetal (extrato, tintura, óleo, cera, exsudato, suco e outros), não sendo objeto de registro como medicamento fitoterápico, planta medicinal ou suas partes, após processos de coleta, estabilização e secagem, podendo ser íntegra, rasurada, triturada ou pulverizada. *Planta medicinal* é uma espécie vegetal, cultivada ou não, utilizada com propósitos terapêuticos[1].

Nos últimos anos, o consumo de plantas medicinais e fitoterápicos aumentou no Brasil e no mundo. De acordo com a Organização Mundial de Saúde, 70% da população mundial utilizam plantas medicinais como medicina complementar ou alternativa, e esta busca por outras terapias para o tratamento da aterosclerose tem valorizado o papel dos fitoterápicos que atuem na redução de lipídios plasmáticos. Testes realizados em animais e humanos com produtos naturais ou componentes bioativos isolados de plantas têm demonstrado efeitos hipocolesterolêmicos positivos[2,3].

Fitoquímicos como os flavonoides agem inibindo enzimas importantes na biossíntese e absorção do colesterol, como a hidroximetil-glutaril CoA redutase (HMGCoA redutase), enzimas lipogênicas (glicose 6-fosfato desidrogenase e enzima málica) e aquelas pertencentes ao metabolismo lipídico, como a lipoproteína lipase e a lecitina colesterol aciltransferase (LCAT)[4].

Muitos pacientes utilizam fitoterápicos para tratamento de complicações cardiovasculares e frequentemente combinam tais fitoterápicos com medicações alopáticas. Há um consenso de que produtos derivados de plantas são tão naturais quanto alimentos ou suplementos dietéticos, entretanto tais produtos podem causar problemas à saúde devido a suas interações com fármacos ou alimentos[5].

Alguns produtos fitoterápicos, além de terem efeito direto sobre o sistema cardiovascular, atuam indiretamente através das interações com os medicamentos, o que pode levar a consequências prejudiciais ao organismo. O uso das plantas medicinais não está livre de causar sintomas colaterais e em alguns casos tem revelado efeitos tóxicos[6].

Os mesmos fitoquímicos como ácidos fenólicos, terpenoides, alcaloides e peptídeos que apresentam as propriedades benéficas à saúde humana são os principais responsáveis pelas interações com as drogas[7].

Muitos profissionais desconhecem as propriedades das plantas medicinais e suas interações. Além disto, a composição dos produtos fitoterápicos pode variar dependendo da sua origem, e por serem considerados produtos naturais, muitos pacientes não consideram necessário reportar seu uso aos profissionais responsáveis pelo seu tratamento de saúde[6].

Estas interações são motivo de preocupação em pacientes cardíacos por causa da janela terapêutica estreita e a variedade de medicamentos cardíacos. Na revisão sistemática conduzida por Grant e cols., verificou-se que medicamentos fitoterápicos foram usados por entre 2 e 46% dos pacientes cardíacos. Uma grande parte destes não informava aos médicos sobre a prática de procedimentos alternativos e cerca de 90% dos médicos não discutiam o uso destes procedimentos com seus pacientes[8].

Fitoterápicos estimulantes são as principais plantas que ocasionam alterações cardiovasculares. Em 2004, *Ma huang* (efedra), uma planta usada em casos de obesidade, foi proibida nos Estados Unidos após constatação de eventos adversos, como infarto do miocárdio e morte, entretanto uma variedade de estimulantes permanece disponível para consumo, como guaraná, mate, cafeína, laranja amarga e muitas outras[9].

Os fitoterápicos, assim como todos os medicamentos, devem oferecer garantia de qualidade, ter efeitos terapêuticos comprovados, composição padronizada e segurança de uso para a população[1].

INTERAÇÃO ENTRE PLANTAS E FÁRMACOS

A automedicação e o uso de inúmeros medicamentos estão relacionados ao risco de interação entre drogas e plantas medicinais, com alteração da biodisponibilidade e farmacocinética da droga, resultando em controle ineficaz das concentrações plasmáticas. Interações entre plantas e fármacos estão baseadas no mesmo princípio farmacocinético e farmacodinâmico existente na interação entre fármacos, entretanto a existência de inúmeros ingredientes bioativos nas plantas aumenta a probabilidade de interações[10].

A interação farmacocinética baseia-se na influência que um fármaco exerce na eliminação, no metabolismo ou na absorção de outro fármaco, enquanto a interação farmacodinâmica relaciona-se quando dois diferentes tipos de drogas apresentam o mesmo efeito ou efeitos opostos[6].

O mecanismo farmacocinético envolvido na interação drogas-plantas medicinais relaciona-se com a inibição ou indução de enzimas hepáticas ou intestinais, principalmente do sistema CYP, ou alteração em transportadores e efluxo de proteínas, particularmente glicoproteínas intestinais. As enzimas do sistema CYP estão envolvidas na oxidação, peroxidação e redução de xenobióticos e compostos endógenos. A subfamília CYP3A4 é uma das mais importantes responsáveis pelo metabolismo de drogas em humanos e constitui cerca de 40% de todas as CYP no corpo humano. Alguns fitoterápicos têm demonstrado capacidade de induzir CYP, resultando em níveis plasmáticos subterapêuticos, provocando resultados clínicos insatisfatórios[7].

As plantas medicinais podem também inibir as atividades enzimáticas por competição. Muitos inibidores são também substratos de CYP, o que altera a farmacocinética, aumentando os níveis plasmáticos de xenobióticos, levando a manifestações tóxicas tais como acúmulo hepático[11].

A glicoproteína P (Pgp), um transportador de fármacos com importante papel na sua absorção, distribuição e eliminação, encontra-se concentrada na superfície epitelial dos canalículos biliares do fígado, no túbulo proximal dos rins, nas células dos ductos pancreáticos, nas células colunares da mucosa do intestino curto, cólon e glândulas adrenais. Por isso estas glicoproteínas estão envolvidas no mecanismo de excreção hepatobiliar, intestinal e renal de drogas e seus metabólitos, assim a modulação de Pgp ou a competição pelos sítios de transporte quando há coadministração de fitoterápicos pode alterar a farmacocinética da droga[12].

As interações farmacocinéticas ocorrem quando as plantas medicinais inibem ou diminuem a atividade normal dos transportadores através de mecanismos competitivos ou não competitivos. Pode ocorrer também a indução do transporte de proteínas via aumento do RNA mensageiro. Flavonoides, cumarinas, quinidinas, entre outros fitoquímicos, podem inibir Pgp[13].

Há outras formas dos medicamentos fitoterápicos influenciarem a ação das enzimas metabólicas intestinais, como por exemplo: alteração no pH gastrointestinal, o que levaria a mudanças nas propriedades de dissolução e absorção de drogas dependentes de pH, como o cetoconazol. Ocorre também a formação de compostos insolúveis através da quelação e competição pelos sítios de absorção. Fibras solúveis como goma guar e *psyllium* e antraquinoides presentes em plantas como cáscara sagrada (*Rhamunus purshiana*) podem diminuir a absorção em razão do aumento da motilidade intestinal. Plantas com propriedades diuréticas como uva ursi (*Arctostaphylos uva ursi*) e dente-de-leão (*Taraxacum officinale*) podem aumentar a excreção renal de outras drogas[10,7].

Suplementos herbais podem contaminar-se durante os estágios de produção e processamento, podendo conter pesticidas e metais pesados ou até mesmo bactérias e fungos. Outra adulteração a ser considerada é a presença de produtos farmacêuticos[6].

Em 2009, a FDA identificou produtos fitoterápicos que continham sibutramina, fluoxetina, furosemida, bumetanida, entre outros medicamentos. Muitos destes produtos são adulterados com compostos farmacêuticos e são usados para perda de peso, melhora da *perfomance* física ou aumento da potência sexual.

Na Tabela 20.1 encontram-se descritas as interações entre os principais fitoterápicos utilizados pela população e drogas cardiovasculares.

Os medicamentos fitoterápicos mais comuns que afetam o sistema cardiovascular incluem alho, erva-de-são-joão, *ginseng*, *ginkgo biloba*, *saw palmeto* e equinácea.

Alho – *Allium sativum*

O alho apresenta inúmeras substâncias com efeito terapêutico, tais como dissulfeto de alilproprila, dissulfeto, trissulfeto e polissulfeto de dialila, S-alil cisteína, entre outros constituintes. Apresenta propriedades tais como neutralizador de espécies reativas de oxigênio (EROs) e de nitrogênio (ERN), aumento dos níveis antioxidantes enzimáticos e não enzimáticos e inibição de enzimas pró-oxidantes (xantina oxidase, ciclo-oxigenase e nicotinamida adenina dinucleotídeo fosfato (NADPH) oxidase)[14]. A maioria dos componentes sulfurados não está presente nas células intactas. Quando o alho é amassado, partido, cortado ou mastigado as células do bulbo são rompidas, permitindo que a aliina entre em contato com a enzima aliinase, formando o composto sulfonado volátil biologicamente ativo aliicina[15].

Os compostos sulfurados apresentam atividade antioxidante e retardam o desenvolvimento de aterosclerose, preservando a função endotelial pela inibição da oxidação de LDL (lipoproteína de baixa densidade) e aumento de HDL (lipoproteína de alta densidade) plasmática. Também possui efeito anti-hipertensivo devido à inibição da enzima conversora da angiotensina (ECA). Outro componente do alho, o ajoeno, inibe agregação plaquetária e os efeitos fibrinolíticos em

Tabela 20.1 – Exemplos de interações entre fitoterápicos e drogas cardiovasculares

Planta medicinal	Indicação	Possível mecanismo de interação
Abobrinha (Curcubita pepo)	Hiperplasia benigna da próstata	Aumenta o efeito dos diuréticos
Agnocasto (Vitex agnus castus)	Sintomas menstruais	Aumenta o efeito de betabloqueadores e anti-hipertensivos
Alcaçuz (Glycyrrhiza glaba)	Úlceras gástricas	Excreção de potássio. Com diuréticos tiazídios aumenta efeito de glicosídeos cardíacos e anti-hipertensivos
Alho (Allium sativum)	Hipercolesterolemia	Aumenta efeito de anticoagulantes, antiplaquetários, varfarina, anti-hipertensivos, hipolipemiantes
Aloe vera (Aloe barbadensis)	Laxativa, hipercolesterolemia	Uso crônico potencializa glicosídeos cardíacos e/ou drogas antiarrítmicas (perda de potássio)
Angélica (Angelica sinensis)	Antitumor, anti-inflamatório, analgésico, antiespasmódico	Aumenta o efeito de anticoagulantes e bloqueadores de canais de cálcio
Arnica (Arnica montana)	Cicatrização	Diminui os efeitos de anti-hipertensivos e anticoagulantes
Camomila (Chamomilla recutita)	Antiespasmódico e anti-inflamatório	Aumenta o efeito de anticoagulantes
Castanha-da-índia (Aesculus hippocastanum)	Insuficiência venosa	Aumenta o efeito de anticoagulantes
Chá verde (Camellia sinensis)	Vários	Aumenta INR com varfarina
Cimicifuga racemosa (Actaea racemosa)	Sintomas pós-menopausa	Aumenta os níveis de anti-hipertensivos e hipolipemiantes, diminui efeito de diuréticos
Crataegus (Crataegus laevigata)	Insuficiência cardíaca congestiva	Pode aumentar os efeitos hipotensivos de nitratos, anti-hipotensivos e glicosídeos cardíacos. Aumenta risco de arritmias
Dente-de-leão (Taraxacum officinale)	Laxativo, diurético	Aumenta efeito de anti-hipertensivos e diuréticos
Efedra, Ma huang (Ephedra sinica)	Estimulante do SNC	Glicosídeos cardíacos: estimula efeito simpaticomimético
Equinácea (Echinacea species)	Imunoestimulante	Inibe imunossupressores
Erva-de-são-joão – hipérico (Hypericum perforatum)	Antidepressivo	Aumenta o efeito da digoxina, induz enzimas hepáticas
Feno grego (Trigonella foenum-graecum)	Hipercolesterolemia	Aumenta efeito de anticoagulantes e hipolipemiantes
Garra-do-diabo (Hapargophytum procumbens)	Anti-inflamatório	Aumenta efeito de anti-hipertensivos e anticoagulantes
Gengibre (Zingiber officinalis)	Antiemético	Aumenta efeito de anticoagulantes, antiplaquetários e anti-hipertensivos,
Ginseng (Eleutherococcus senticosus)	Estimulante, tônico	Elevação dos níveis de digoxina

Continua...

Tabela 20.1 (continuação) – Exemplos de interações entre fitoterápicos e drogas cardiovasculares

Planta medicinal	Indicação	Possível mecanismo de interação
Ginseng, Asian (*Panax ginseng*)	Vários, diabetes	Aumenta INR com varfarina
Hortelã-pimenta (*Mentha piperita*)	Síndrome do intestino irritável	Aumenta toxicidade de glicosídeos cardíacos
Laranja Azeda (*Aurantii pericarpium*)	Estimulante do SNC	Aumenta níveis de dextrometorfano, felodipina e midazolam
Mirtilo (*Vaccinium myrtillus*)	Distúrbios noturnos de visão	Aumenta o efeito de coagulantes
Papaia (*Carica papaya*)	Alteração plaquetária	Aumenta o efeito de anticoagulantes e anti-hipertensivos
Pimenta (*Capsicum spp.*)	Analgésico	Pode interferir com anti-hipertensivos
Sálvia (*Salvia mitiorriza*)	Vasorrelaxante, antiplaquetário	Potencializa varfarina, vasodilatadores, anticoagulantes
Sene (*Cassia senna*)	Laxativa	Perda de potássio com seu uso crônico, potencializa glicosídeos cardíacos ou antiarrítmicos e bloqueadores de canal de cálcio
Tamarindo (*Tamarindus indica*)	Alteração plaquetária	Aumenta o efeito de anticoagulantes
Tanaceto (*Tanacetum parthenium*)	Prevenção de migrânea	Aumenta o efeito de anticoagulantes
Urtiga (*Urtica dioica*)	Diurético, analgésico	Aumenta os efeitos de diuréticos e anti-hipertensivos

SNC: sistema nervoso central; INR: Índice Internacional Normalizado.
Adaptado de: Cohen & Ernst (2010) e Fasinu et al. (2012).

pacientes cardiopatas, porém o uso concomitante com medicamentos anticoagulantes e antiplaquetários potencializa seus efeitos, aumentando o risco de hemorragias. A ingestão de 4 g de alho cru ou 8 mg de óleo volátil é suficiente para a prevenção de fatores de risco cardiovascular, porém recomenda-se a retirada de alho 10 dias antes de procedimentos cirúrgicos eletivos em pacientes em uso de varfarina ou aspirina, como forma de se evitar tais efeitos indesejáveis[10].

Por causa desta ação antiplaquetária, Mateen e cols. buscaram avaliar os efeitos da coadministração de doses únicas e múltiplas de alho e cilostazol (medicamento indicado para doença vascular periférica e na prevenção da recorrência de acidente vascular cerebral) na agregação plaquetária de dez pacientes. Os voluntários receberam 600 mg de extrato de alho envelhecido, 100 mg de cilostazol, 600 mg de extrato de alho envelhecido e cilostazol ou placebo durante 7 dias. Os autores verificaram que a coadministração de extrato de alho envelhecido e cilostazol não aumentou a atividade antiplaquetária, comparado com fármacos individuais[16].

Resultados semelhantes foram encontrados por Scharbert e cols. em um estudo randomizado, placebo-controlado, com 18 voluntários saudáveis. A agregação plaquetária foi investigada antes e 5 horas após a ingestão de *tsatsiki* grego (um prato típico da culinária grega) com 4,2 g de alho cru ou *tsatsiki* grego sem alho (placebo). Observou-se que a função plaquetária não foi prejudicada com o consumo oral de *tsatsiki* grego contendo alho cru. Para estes autores, pratos que contenham doses socialmente aceitáveis de alho cru não aumentam o risco de sangramento no período perioperatório[17].

Smith e cols., em um estudo retrospectivo não encontraram nenhuma evidência para sugerir que o consumo de alho como um complemento ou como condimento estivesse associado a complicações hemorrágicas[18].

Erva-de-são-joão – *Hupericum perforatum*

Erva-de-são-joão (*Hypericum perforatum*) é uma das principais plantas usadas em casos de depressão leve a moderada, ansiedade e insônia[19]. É composta por naftodiantronas (hipericina e pseudo-hipericina), flavonoides (rutina, hiperosídeo, isoquercitrina e quercitina), floroglucinóis (hiperforina e adiperforina) e biflavonoides (biapigenina e amentoflavona). A hiperforina, a hipericina, a quercitina e a biapigenina são os principais constituintes responsáveis pelo efeito terapêutico. Atua inibindo a monoamina oxidase (MAO) e a catecol-o-metiltransferase (COMT), além de inibir a recaptação de serotonina, e seu efeito sedativo se deve à presença de 2-metil-butenol. Seu uso pode induzir a ação de enzimas hepáticas tais como a CYP3A4, pertencentes ao sistema citocromo P450 e que estão envolvidas no metabolismo oxidativo. Desta forma, ocorrerá uma redução na biodisponibilidade de medicamentos, causando arritmia, hipertensão, entre outros efeitos colaterais. Dependendo da dose, duração e rota de administração podem induzir ou inibir isoenzimas CPY e glicoproteínas, e os níveis plasmáticos de anticoagulantes, medicamentos cardiovasculares, hipoglicemiantes orais e antiretrovirais[20].

Os principais medicamentos com potencial interação farmacocinética com este fitoterápico são os antidepressivos, destacando que a erva-de-são-joão tem esta finalidade terapêutica, sendo utilizada por pacientes com depressão[21].

Um efeito indesejável é a indução do gene ligado à glicoproteína P, levando à resistência à digoxina. A digoxina é usada no tratamento de falência cardíaca e arritmias e o *Hypericum perforatum L.* pode reduzir seus níveis plasmáticos e de eficácia. Esta redução ocorre em função da ativação do sistema transportador, que facilita a saída do fármaco dos enterócitos para o lúmen intestinal, reduzindo a sua biodisponibilidade[10].

Seu uso associado à varfarina diminui o tempo de protrombina, resultando no aumento do risco de hemorragia e tromboembolia. Esta planta deve ser evitada por pessoas que fumam, com história clínica de trombose e fibrilação atrial.

Esta associação pode ser observada no relato de caso descrito por Uygur e cols. (2011), em que um paciente de 85 anos, sexo masculino, com história de hipertensão, infarto do miocárdio e fibrilação atrial fez uso de varfarina (5 mg/dia) por 1 ano. Após assistir a um programa de televisão sobre ervas, decidiu usar erva-de-são-joão por iniciativa própria. Um mês depois foi hospitalizado com hemorragia digestiva alta que cessou após transfusões de sangue. Exames bioquímicos demonstraram hemoglobina (Hb): 7,9 g/dL e hematócrito (HTC): 23%. Esofagogastroduodenoscopia não mostrou patologia significativa[22].

Outros fármacos que apresentam alteração provocada pela erva-de-são-joão são: anticoagulantes, anti-histamínicos como fexofenadine, hipoglicemiantes como tolbutamida, imunossupressores como ciclosporina, anticonvulsivantes como carbamazepina, drogas cardiovasculares como estatinas, digoxinas e bloqueadores de canal de cálcio, contraceptivos orais, opiáceos como metadona e benzodiazepínicos como adazolan[23].

Ginseng – Panax ginseng

Comumente usado como estimulante do sistema imune, revigorante e agente hipoglicemiante, pode ter efeito tanto hipotensivo quanto hipertensivo, devido seu envolvimento na produção de ácido nítrico, um potente vasodilatador. Os seus constituintes químicos considerados ativos são as saponinas triterpênicas tetracíclicas e pentacíclicas[10].

Seu uso abusivo causa nefrotoxidade, danificando as células do ramo ascendente da alça de Henle, diminuindo a capacidade de resposta a diuréticos de alça. Associado à varfarina, diminui o tempo de protrombina[6].

Malati e cols. avaliaram a influência do *ginseng* sobre a função de CYP3A e P-gp em 12 indivíduos saudáveis que receberam doses diárias de midazolam (8 mg) e fenofenadina (120 mg) antes e após 28 dias, com doses diárias de 500 mg de *ginseng*. Os resultados mostraram indução da atividade do CYP3A no fígado e trato gastrointestinal.

A Tabela 20.2 descreve as interações entre *ginseng* e fármacos.

Tabela 20.2 – Possíveis interações entre medicamentos fitoterápicos à base de *ginseng* (*Panax ginseng* C. A. Mey. e *Panax quinquefolius* L.) e fármacos

Classe farmacológica	Fármacos	Mecanismo de interação	Possíveis efeitos
Antidepressivos inibidores da MAO	Fenelzina	Não estabelecido	Cefaleia, insônia e tremor
Anticoagulantes orais	Varfarina	Potencialização do efeito anticoagulante	↑ risco de hemorragia
Estrogênios	Contraceptivos orais à base de estrogênios	Atividade estrogênica	Mastalgia, sangramento menstrual excessivo
Anti-hipertensivos inibidores dos canais de Ca^{2+}	Nifedipina	Não estabelecido	Cefaleia, constipação, insuficiência cardíaca
Anti-hipertensivos diuréticos de alça	Furosemida	Não estabelecido	Hipotensão e edema
Hipoglicemiantes	Insulina	↑ da secreção e sensibilidade à insulina	Hipoglicemia grave
Etanol		Indução da isoforma CYP2E1	Redução da concentração plasmática do etanol

Adaptado de: Alexander et al. (2008)[6].

Ginkgo biloba

É um fitoterápico usado para distúrbios cardiovasculares, complicações cerebrovasculares, impotência, retinopatia, estresse, depressão, demência e distúrbios cognitivos, podendo constituir uma alternativa terapêutica para o tratamento de demências do tipo Alzheimer e multi-infarto. Suas folhas são ricas em flavonoides glicosilados, lactonas terpênicas, flavonas e proantocianidinas, sendo os dois primeiros os principais componentes bioativos[24].

O uso de *ginkgo* associado com antiplaquetários, anticoagulantes ou antitrombóticos aumenta o risco de hemorragia e hemorragia intracraniana. Esta planta também reduz a eficácia de nicardipina, pela interação com o sistema citocromo P450. Como precaução geral, recomenda-se a retirada de *ginkgo* 2 semanas antes de uma cirurgia eletiva[25].

Zadovan e cols. avaliaram a interação do *Ginkgo biloba* EGb 761® com relação às atividades das enzimas do citocromo P450 (CYP), em um estudo randomizado com 18 indivíduos saudáveis durante 8 dias. No último dia a administração do *ginkgo* foi realizada em conjunto com 150 mg de cafeína (CYP1A2, paraxantina/cafeína proporção plasma 6 h após a dose), 125 mg de tolbutamida (CYP2C9), 20 mg de omeprazol (CYP2C19), 30 mg de dextrometorfano (CYP2D6) e 2 mg de midazolam (CYP3A). Os autores concluíram que EGb 761® não teve nenhum efeito relevante sobre a atividade *in vivo* das principais enzimas CYP em seres humanos e, portanto, não tem potencial para causar interações metabólicas fármaco-fitoterápico relevantes.

Na Tabela 20.3 encontram-se descritas as interações entre o *ginkgo* e fármacos.

Tabela 20.3 – Interações entre medicamentos fitoterápicos à base de ginkgo (*Ginkgo biloba* L.) e fármacos

Classe farmacológica	Fármaco	Mecanismo de interação	Possíveis efeitos
Anticoagulantes orais e antiplaquetários	Varfarina	Ginkgolídeo B pode inibir o fator de ativação plaquetária, inibindo a sua agregação	risco de hemorragia
Anti-inflamatórios não esteroidais	Ibuprofeno Ácido acetilsalicílico	Ginkgolídeo B pode inibir o fator de ativação plaquetária, inibindo a sua agregação	↑ risco de hemorragia
Anti-hipertensivos inibidores dos canais	Nifedipina	Inibição da isoforma CYP3A4	↑ efeitos adversos do fármaco
Antiulcerosos inibidor da bomba de prótons	Omeprazol	Indução das isoformas CYP2C19 e CYP3A4	↓ [ ] plasmática e do efeito terapêutico
Anticonvulsivantes	Valproato de sódio	Ainda não estabelecido	↓ eficácia do fármaco
Antipsicóticos	Haloperidol Olanzapina	Sequestro dos radicais livres produzidos pela atividade hiperdopaminérgica	↑ dos efeitos terapêuticos
Ansiolíticos	Alprazolam	Não há alteração das isoformas CYP 2D6 e 3A4	-
Antidepressivos	Trazodona	Indução da isoforma CYP3A4	↑ efeitos sedativos, podendo provocar coma
	Fluoxetina	↑ [ ] de óxido nítrico na musculatura peniana	Redução da disfunção sexual

Adaptado de Alexander et al. (2008)[6].

Saw Palmetto – *Serenoa repens*

Usado como diurético, antisséptico urinário e em casos de hiperplasia benigna da próstata. Atua como inibidor dos receptores alfa-adrenérgicos. Inibe também as ciclo-oxigenases, aumentando o risco de hemorragias, principalmente quando associado à varfarina. Aumenta o risco de sangramento quando administrado conjuntamente a fármacos como ácido acetilsalicílico, heparina, anti-inflamatórios não esteroidais como ibuprofeno ou naproxeno. Por conter taninos, pode limitar a absorção de ferro[26,27].

Equinácea

Estimulante do sistema imune. Principais componentes bioativos são ácido cafeico, ácido clorogênico e ácido chicórico. Seus flavonoides podem inibir ou induzir as enzimas do sistema citocromo P450. O uso crônico potencializa o efeito hepatotóxico de outras medicações como estatinas, fibratos ou amiodarona. Por estimular o sistema imunológico, não deve ser administrada com fármacos imunossupressores[28].

CONCLUSÃO

Os fitoterápicos são excelentes coadjuvantes no tratamento de diversas enfermidades, com a vantagem de serem de baixo custo e de fazerem parte do cotidiano dos indivíduos, entretanto profissionais e pacientes devem estar atentos às interações que o uso destas plantas pode provocar.

Profissionais de saúde devem questionar, durante a anamnese clínica, a possibilidade de uso de fitoterápicos, principalmente em indivíduos idosos que geralmente utilizam um número maior de medicamentos, aumentando o risco de interações adversas.

É necessário também compartilhar com os pacientes o conhecimento sobre os efeitos adversos, orientando-os a identificar as possíveis interações.

Outros ensaios clínicos são necessários para avaliar a segurança e eficácia dos medicamentos à base de plantas.

REFERÊNCIAS BIBLIOGRÁFICAS

1. Anvisa (Agência Nacional de Vigilância Sanitária, Ministério da Saúde), Resolução RDC n° 84/02 e DCB – Denominação Comum Brasileira Glossário.
2. Andrade SEO, Maracajá PB, Silva RA, Freires GF, Pereira AM. Estudo etnobotânico de plantas medicinais na comunidade Várzea Comprida dos Oliveiras, Pombal, Paraíba, Brasil. Revista Verde (Mossoró-RN). 2012;7:46-52.
3. Carlsen MH, Blomhoff R, Andersen LF. Intakes of culinary herbs and spices from a food frequency questionnaire evaluated against 28-days estimated records. Nutr J. 2011;10:50:1-6.
4. Pizziolo VR, Brasileiro BG, Oliveira TT, Nagem TJ. Plantas com possível atividade hipolipidêmica: uma revisão bibliográfica de livros editados no Brasil entre 1998 e 2008. Rev Bras Pl Med. 2011;13:98-109.
5. Qato DM, Alexander GC, Conti RM, Johnson M, Schumm P, Lindau ST. Use of prescription and over-the-counter medications and dietary supplements among older adults in the United States. JAMA. 2008;300:2867-78.
6. Fasinu OS, Bouic PJ, Rosenkrannz B. An overview of the evidence and mechanisms of herb-drug interactions. Front Pharmacol. 2012;3(69):1-19.
7. Hussain S. Patient counseling about herbal-drug interactions. Afr J Tradit Complement Altern Med. 2011;8:152-163.
8. Grant SJ, Bin YS, Kiat H, Chang DHT. The use of complementary and alternative medicine by people with cardiovascular disease: a systematic review. BMC Public Health. 2012;12:299.

9. Cohen PA, Ernst E. Safety of Herbal Supplements: A Guide for Cardiologists. Cardiovascular Therapeutics. 2010;28:246-53.
10. Tachjian A, Maria V, Jahangir A, Use of Herbal Products and Potential Interactions in Patients With Cardiovascular Diseases. J Am Coll Cardiol. 2010;55:515-25.
11. Wang JF, Chou KC. Molecular modeling of cytochrome P450 and drug metabolism. Curr Drug Metab. 2010;11:342-346.
12. De Gorter MK, Xia CQ, Yang JJ, Kim RB. Drug transporters in drug efficacy and toxicity. Annu Rev Pharmacol Toxicol. 2012;52:249-73.
13. Wojcikowski K, Wohlmuth H, Johnson DW, Rolfe M, Gobe G. An in vitro investigation of herbs traditionally used for kidney and urinary system disorders: potential therapeutic and toxic effects. Nephrology (Carlton). 2009;14 70-9.
14. Colin-Gonzalez AL, Santana RA, Silva-Islas CA, Chanez-Cardenas EM, Santamaria A, Maldonado PD. The Antioxidant Mechanisms Underlying the Aged Garlic Extract- and S-Allylcysteine-Induced Protection. Oxidative Medicine and Cellular Longevity. 2012;01-16.
15. Lanzotti V. The analysis of onion and garlic. J Chromatogr. 2006;1112:3-22.
16. Mateen AA, Usha Rani P, Naidu MUR, Chandrashekar E. Pharmacodynamic interaction study of *Allium sativum* (garlic) with cilostazol in patients with type II diabetes mellitus. Indian J Pharmacol. 2011;43:270-274.
17. Scharbert G, Kalb ML, Duris M, Marschalek C, Kozek-Langenecker SA. Garlic at dietary doses does not impair platelet function. Anesth Analg. 2007;105:1214-8.
18. Smith L, Ernst E, Ewings P, Allen J, Smith C, Quinlan C. What affects anticoagulation control in patients taking warfarin? Br J Gen Pract. 2009;59:590-4.
19. Nahas R, Sheikh O. Complementary and alternative medicine for the treatment of major depressive disorder. Canadian Family Physician. 2011;57:659-63.
20. Gardiner P, Phillips R, Shaughnessy AF. Herbal and Dietary Supplement–Drug Interactions in Patients with Chronic Illnesses Am Fam Physician. 2011;77:73-78.
21. Vlachojannis J, Cameron M, Chrubasik S. Drug interactions with St. John's wort products. Pharmacol Res. 2011;63:254-256.
22. Bayramçl OU, Kalkay MN, Bozkaya EO, Do/an köse E, Özgün Y, Görük M, Sezgn G. St. John's wort (Hypericum perforatum) and warfarin: Dangerous liaisons. Turk J Gastroenterol. 2011;22:115.
23. Hojo Y, Echizenya M, Ohkubo T, Shimizu T. Drug interaction between St John's wort and zolpidem in healthy subjects. J Clin Pharm Ther. 2011;36:711-715.
24. Yao X, Shang E, Zhou G, Tang Y, Guo S, Su S, et al. Comparative Characterization of Total Flavonol Glycosides and Terpene Lactones at Different Ages, from Different Cultivation Sources and Genders of *Ginkgo biloba* Leaves. Int J Mol Sci. 2012;13:10305-15.
25. Roland PD, Nergård CS. Ginkgo biloba – effect, adverse events and drug interaction. Tidsskr Nor Laegeforen. 2012;30(132):956-9.
26. Iacono F, Prezioso D, Illiano E, Ruffo A, Romeo G, Amato B. Observational study: daily treatment with a new compound "tradamixina" plus serenoa repens for two months improved the lower urinary tract symptoms. BMC Surg. 2012;15-22.
27. Geavlete P, Multescu R, Geavlete B. Serenoa repens extract in the treatment of benign prostatic hyperplasia. Ther Adv Urol. 2011;3:193-8.
28. Di Pierro F, Rapacioli G, Ferrara T, Togni S. Use of a standardized extract from Echinacea angustifolia (Polinacea) for the prevention of respiratory tract infections. Altern Med Rev. 2012;17:36-41.

Alimentos na Saúde Cardiovascular

SOFIA KIMI UEHARA

INTRODUÇÃO

As doenças cardiovasculares (DCV) são a principal causa de morte no mundo[1] e a aterosclerose é uma situação comum às categorias das DCV[2]. A obesidade, o diabetes *mellitus* (DM), a hipertensão arterial sistêmica (HAS) e a dislipidemia são alguns dos fatores que contribuem para a aterosclerose, e a adoção de hábitos alimentares saudáveis é uma das bases para o sucesso do tratamento desses fatores de risco cardiovascular (FRC)[2]. Inúmeras pesquisas têm sido realizadas para avaliar o efeito de diferentes alimentos que podem atuar no controle dos FRC e a associação entre diferentes alimentos e o risco para o desenvolvimento dos FRC e a ocorrência de eventos cardiovasculares. Porém, as pesquisas não são conclusivas.

Apesar de os estudos não serem conclusivos, o interesse pelos alimentos cardioprotetores é crescente e têm atraído a atenção de consumidores e das indústrias de alimentos. De certa forma, a mídia tem contribuído para a expansão desse mercado, pois costuma atribuir propriedades milagrosas a alguns alimentos. Este capítulo traz os resultados de metanálises, disponíveis na íntegra na base de dados Pubmed/Medline, que investigaram a influência de alimentos nos FRC e na ocorrência de eventos cardiovasculares em humanos. Quando da existência de metanálises similares, considerou-se a mais recente. Na ausência de metanálises, priorizaram-se, na seguinte ordem, as revisões sistemáticas e os ensaios clínicos considerados pertinentes.

PEIXE E ÓLEO DE PEIXE

O interesse pelo peixe/óleo de peixe (OP) começou em 1970, com a observação da baixa prevalência de DCV na Groenlândia, cuja população apresenta alto consumo de peixes[3]. Os ácidos graxos poli-insaturados (AGPI) da série n-3, eicosapentaenoico (EPA) e docosa-hexaenoico (DHA), foram identificados como os constituintes protetores presentes no peixe[3]. A composição em ácidos graxos (AG) dos peixes e dos OP é variada. As maiores concentrações de EPA e DHA estão presentes nos peixes marinhos do que nos de água doce. Adicionalmente, os peixes de água fria (cavala, sardinha, salmão, arenque, hadoque, entre outros) são mais ricos em EPA e DHA do que os de regiões tropicais[4]. No mercado, encontram-se disponíveis vários tipos de complementos de OP, cuja quantidade de EPA e DHA é variável[4]. O levantamento bibliográfico resultou em dez metanálises[3,5-13] (Tabela 21.1).

Considerações a respeito das metanálises apresentadas

Efeitos anti-hipertensivo, anti-inflamatório e hipolipemiante (redução de triglicerídeos – TG) foram associados com a ingestão de OP. A Agência Nacional de Vigilância Sanitária (ANVISA) aprova a alegação de que o consumo de AGPI da série n-3, provenientes do OP, associado com hábitos de vida saudáveis, favorece a manutenção das concentrações adequadas de TG[14]. O OP também parece prevenir a aterosclerose e o diabetes *mellitus* tipo 2 (DM2) por meio de seus efeitos sobre a função endotelial e a adiponectinemia, respectivamente. Dispepsia[6], náuseas e diarreia[10] foram efeitos adversos relatados com o OP.

O consumo de OP não influenciou a maioria dos eventos cardiovasculares. Por sua vez, a ingestão de peixe reduziu o risco dos eventos cardiovasculares. Uma hipótese para os benefícios do peixe é a sua composição nutricional. Os peixes também são fontes de vitaminas lipossolúveis e do complexo B, minerais e de aminoácidos essenciais para a saúde humana. A interação desses nutrientes pode ter um impacto maior sobre a saúde cardiovascular[7]. O consumo de pelo menos duas refeições à base de peixe por semana, como parte de uma dieta saudável, é recomendado para os indivíduos de alto risco cardiovascular[15].

Na metanálise de Xun & He (2012)[11], a hipótese de que a ingestão de peixe reduz o risco para o DM não foi demonstrada. Os autores destacam que o peixe contém contaminantes (metilmer-

Tabela 21.1 – Metanálises com peixe ou óleo de peixe

Referência	Resultados significativos
Yang et al. (2016)[5]	• O aumento da ingestão de DHA pode prevenir a elevação da pressão arterial
Eslick et al. (2009)[6]	• O consumo de OP foi associado com a redução da trigliceridemia, especialmente na dose de 3,25 g/dia de EPA + DHA e em indivíduos com hipertrigliceridemia
Filion et al. (2010)[3]	• A ingestão de OP não reduziu a mortalidade e não preveniu a reestenose em pacientes com alto risco cardiovascular
Chowdhury et al. (2012)[7]	• O aumento de duas porções/semana de peixe, especialmente os gordos, foi associado com a redução de 4% do risco de doença cerebrovascular
Xin et al. (2012)[8]	• O consumo de OP (> 1.000 mg/dia) foi associado com a redução da inflamação em pacientes com ICC
Djoussé et al. (2012)[9]	• Cada aumento de 15 g/dia na ingestão de peixe foi associado com a redução de 5% no risco de IC
Kotwal et al. (2012)[10]	• A ingestão de OP conferiu proteção contra a morte vascular, mas não teve efeito sobre a mortalidade total, morte súbita, acidente vascular cerebral e arritmias
Xun & He (2012)[11]	• Observou-se correlação nula entre o consumo de peixe com a incidência de DM. Porém, nos ensaios conduzidos no Japão e na China, verificou-se associação inversa
Xin et al. (2012)[12]	• A ingestão de OP foi associada com a melhora da função endotelial, especialmente em indivíduos normoglicêmicos e com PAD > 75 mmHg
Wu et al. (2013)[13]	• O consumo de OP foi associado com o aumento da adiponectinemia

OP: óleo de peixe; TG: triglicerídeos; LDL: lipoproteínas de baixa densidade; PA: pressão arterial; EPA: ácido eicosapentaenoico; DHA: ácido docosa-hexaenoico; ICC: insuficiência cardíaca crônica; PAD: pressão arterial diastólica.

cúrio e bifenilos policlorados) que poderiam atenuar ou mesmo anular os efeitos dos nutrientes cardioprotetores. Outra hipótese seria o método de preparo (dado não fornecido nos estudos) do peixe. Por exemplo, a fritura pode reduzir os teores de EPA e DHA. Outro resultado interessante foi que, na análise estratificada pela localização dos estudos (países Ocidentais versus Orientais), os ensaios feitos no Japão e na China mostraram associação inversa entre o consumo de peixe e o risco para o DM. Diferenças nos hábitos alimentares entre os países podem explicar este achado. Por exemplo, o consumo de fast foods e refrigerantes, possíveis fatores de risco para o DM, é comum nos países ocidentais.

ÓLEO DE ARGAN

O óleo de argan (OA) é obtido a partir da prensagem da semente (tostada ou não) contida na noz do fruto da árvore de argan, comum em Marrocos. É utilizado nas indústrias de cosméticos e de alimentação. Este óleo é apontado como o mais caro do mundo e a sua obtenção é difícil[16]. A sua composição em AG tem despertado o interesse de pesquisadores na prevenção de DCV: 80% são AG insaturados (45% de AG monoinsaturados – AGMI e 35% de AG poli-insaturados – AGPI, em especial da série n-6) e o restante (20%) corresponde aos AG saturados – AGS. O OA também se destaca pelo seu conteúdo de tocoferóis (637 mg/kg de óleo), sendo maior que o do azeite de oliva (258 mg/kg), esteróis e de compostos fenólicos[16]. A seguir, os ensaios clínicos considerados pertinentes[16-19] (Tabela 21.2).

Considerações a respeito dos ensaios clínicos apresentados

Pelo exposto, verifica-se que os dados sobre os efeitos do OA nos FRC são escassos. Este óleo parece possuir efeitos hipolipemiante e antioxidante. Somente um ensaio foi conduzido

Tabela 21.2 – Ensaios clínicos com óleo de argan

Referência	Grupo de estudo	Intervenção/duração	Resultados significativos
Haimeur et al. (2013)[16]	39 pacientes (H e M) dislipidêmicos	• Grupos G1: (20 g/dia de manteiga) e G2: (25 mL/dia de OA virgem)/ 3 semanas	• Grupo G2: ↓ LDL, ↓ CT, ↑ HDL, ↓ agregação plaquetária e ↓ EO
Sour et al. (2012)[17]	40 jovens saudáveis	• Grupos G1: (dieta habitual sem OA) e G2: (15 g/dia de OA)/4 semanas	• Grupo G2: ↑ vitamina E, ↓ CT, ↓ LDL, ↓ TG e ↓ EO
Cherki et al. (2005)[18]	60 H saudáveis	• Fase 1 (todos receberam 25 g/dia de manteiga, 2 semanas) • Fase 2: grupos G1(25 mL/dia de OO extravirgem) e G2 (25 mL/dia de OA virgem)/3 semanas	• Grupos G1 e G2: ↓ EO • Grupo G2: ↑ vitamina E
Derouiche et al. (2005)[19]	60 H saudáveis	• Fase 1 (todos receberam 25 g/dia de manteiga, 2 semanas) • Fase 2: grupos G1(25 mL/dia de OO extravirgem) e G2 (25 mL/dia de OA virgem)/3 semanas	• Grupos G1 e G2: ↑HDL e ↑apolipoproteína A-1 • Grupo G1: ↓LDL e ↓apolipoproteína B • Grupo G2: ↓ TG

H: homens; M: mulheres; OA: óleo de argan; ↓: redução; ↑: aumento; LDL: lipoproteína de baixa densidade; CT: colesterol total; HDL: lipoproteína de alta densidade; EO: estresse oxidativo; OO: óleo de oliva; TG: triglicerídeos.

com indivíduos com risco cardiovascular[16], sendo que a maioria foi realizada com indivíduos saudáveis. Convém destacar que dois ensaios clínicos não demonstraram vantagens do OA sobre o azeite de oliva na redução do estresse oxidativo[18] e no aumento das concentrações séricas de lipoproteínas de alta densidade (HDL)[19]. Estes resultados, associados à escassez de dados, não sustentam o uso do OA na prática clínica.

ÓLEO DE COCO E FARINHA DE COCO

O óleo de coco (OC) é extraído a frio a partir da massa do coco. Mais de 90% dos AG são AGS, sendo a maioria (2/3) de cadeia média (AGCM) e em menor proporção (< 1/3) de cadeia longa (AGCL). O OC também contém AG insaturados (< 1/10) (oleico: 6% e linoleico: 2%) e compostos fenólicos[20]. Pelo seu alto teor de AGS, recomenda-se a ingestão reduzida de OC, pois o excesso de AGS está associado com o aumento das concentrações séricas de colesterol total (CT). Porém, os efeitos do OC no CT sérico são controversos.

Revisão apresenta vários estudos que investigaram o efeito do OC no CT sérico de humanos[21]. A maioria associou o OC com a elevação do CT sérico, enquanto outros não demonstraram esse efeito. Os estudos que observaram efeito adverso utilizaram o OC hidrogenado, o que explicaria os resultados controversos. A hidrogenação diminui o potencial de rancificação, mas promove o aumento de AG *trans* e a redução de AGPI da série n-6. Dayrit (2003)[20] defende que o OC não é aterogênico, pois os AGCM possuem um metabolismo diferente dos AGCL. Os AGCM são rapidamente absorvidos no intestino e transportados ao fígado pela veia porta onde são rapidamente oxidados, gerando energia. Além disso, não participam do metabolismo do colesterol e não são estocados em depósitos de gordura. Outro produto obtido do coco é a farinha de coco (FC) que se destaca pelo seu alto conteúdo de fibras[22]. A seguir, os ensaios clínicos com OC/FC considerados pertinentes[22-25] (Tabela 21.3).

Considerações a respeito dos ensaios clínicos apresentados

O consumo de OC não foi associado com o aumento do CT sérico, podendo, inclusive, contribuir para a prevenção secundária de pacientes com doença arterial coronariana. Além disso, o OC parece contribuir para o aumento e redução da concentração sérica de HDL e do perímetro da cintura (PC), respectivamente. Por sua vez, a FC parece reduzir a glicemia e o CT sérico, bem como parece potencializar o efeito da dieta hipoenergética na diminuição da gordura corporal. Apesar de os estudos não terem demonstrado efeito do OC sobre o CT sérico, a ingestão de coco e OC não é recomendada no tratamento da hipercolesterolemia[15]. Outro resultado interessante é que nenhum estudo associou o consumo do OC com o ganho de massa corporal (MC), o que pode ser explicado pelo metabolismo diferenciado dos AGCM. Ao contrário, o OC parece contribuir para o tratamento da obesidade. Mais estudos sobre os efeitos do OC e da FC nos FRC são necessários.

Tabela 21.3 – Ensaios clínicos com óleo de coco ou farinha de coco

Referência	Desenho do estudo/ Grupo de estudo	Intervenção/duração	Resultados significativos
Assunção et al. (2009)[23]	• Ensaio randomizado duplo-cego/40 M obesas	• Grupos G1 (placebo, 30 mL de óleo de soja) e G2 (30 mL de OC)/12 semanas • A intervenção também incluiu dieta hipoenergética e caminhada (50 min/dia)	• Grupo G1 (↑ CT, ↑ LDL, ↑ LDL:HDL, ↓ HDL e ↓ IMC) • Grupo G2 (↑ HDL, ↓ LDL:HDL, ↓ MC e ↓ IMC)
Liau et al. (2011)[24]	• Estudo open label/ 20 indivíduos (H e M) obesos	• Ingestão de OC virgem (30 mL)/4 semanas	• ↓ PC (somente em homens). Nenhuma influência sobre o perfil lipídico
Cardoso et al. (2015)[25]	• Ensaio clínico não randomizado/116 indivíduos (H e M) com DAC e dislipidemia	• Durante 3 meses (run-in), os voluntários foram submetidos à dieta para dislipidemia. Após, os voluntários foram distribuídos em dois grupos: G1: somente dieta e G2: dieta e OC extravirgem (13 mL) e acompanhados por mais 3 meses	• No run-in: ↓ (MC, IMC, PC e glicemia) • Após o run-in, grupo G2: ↑ HDL e maior redução do PC. Não exibiu aumento do CT sérico
De Paula Franco et al. (2015)[22]	• Ensaio clínico crossover/42 M adultas, com excesso de MC	• O ensaio foi dividido em três etapas: 1ª: somente DH por 3 meses, 2ª: washout de 3 meses e 3ª: DH + FC (26 g) por 3 meses	• DH: ↓ (GC, IMC, PC, PAD, TG e VLDL) e DH + FC: ↓ (glicemia e CT) e maior redução da GC

OC: óleo de coco; CT: colesterol total; HDL: lipoproteína de alta densidade; LDL: lipoproteína de baixa densidade; IMC: índice de massa corporal; MC: massa corporal; PC: perímetro da cintura; H: homens; M: mulheres; DAC: doença arterial coronariana; DH: dieta hipoenergética; FC: farinha de coco; GC: gordura corporal; PAD: pressão arterial diastólica; TG: triglicerídeos; VLDL: lipoproteínas de muito baixa densidade.

CHIA

A semente de chia vem despertando o interesse da comunidade científica, pois 60% do seu conteúdo de AG correspondem ao ácido α-linolênico. É comercializada sob a forma de semente, farinha, óleo ou incorporada aos alimentos[26]. Recente revisão sistemática mostrou que não há evidências científicas suficientes para a recomendação do consumo da semente da chia para a prevenção/controle dos FRC em humanos[27].

CHOCOLATE E CACAU

O chocolate é produzido a partir da massa de cacau e é considerado uma das principais fontes alimentares de polifenóis que exibem várias propriedades (p. ex., antiaterogênica, antitrombótica e vasodilatadora)[28,29]. As concentrações de polifenóis variam de acordo com o tipo de chocolate. Essa diferença se deve ao percentual de cacau utilizado no seu preparo. Os chocolates branco, ao leite, meio amargo e com percentual de cacau elevado contêm aproximadamente 4%, 30%, 41% e 70% ou mais de cacau, respectivamente[28].

A quantidade de flavonoides por porção presente no cacau é maior do que a dos chás e vinho tinto. A epicatequina tem sido apontada como o constituinte cardioprotetor do cacau[29].

Existe uma grande variação na quantidade de polifenóis no cacau e nos seus derivados. O pré-processamento das sementes de cacau e algumas etapas do processamento de chocolate resultam na perda de compostos fenólicos[29]. O levantamento bibliográfico resultou em quatro metanálises[30-33] (Tabela 21.4).

Considerações a respeito das metanálises apresentadas:

A metanálise de Buitrago-Lopez e cols. (2011)[32] mostrou associação inversa entre o consumo de chocolate e o risco de desordens cardiometabólicas. Porém, os autores não puderem definir o tipo de chocolate (dado não fornecido nos estudos), sendo esta uma das limitações apontadas na metanálise. É provável que o efeito observado seja atribuído ao chocolate amargo. Tal fato se baseia nos resultados das demais metanálises que associaram os benefícios observados com a ingestão de chocolate amargo e do cacau e seus derivados. Estudos são necessários para definir a quantidade (%) de cacau do chocolate amargo para se alcançar os efeitos desejados. Apesar de o chocolate ser um alimento com alta densidade energética (~ 500 kcal/100 g)[28], podendo, se ingerido em excesso, favorecer o ganho de MC, nenhuma das metanálises avaliou o efeito da ingestão de chocolate na antropometria e na composição corporal.

Tabela 21.4 – Metanálises com chocolate/cacau

Referência	Resultados significativos
Ried et al. (2010)[30]	• O consumo de CA e de produtos derivados do cacau foi associado com a redução da PA, especialmente em indivíduos hipertensos ou com pré-hipertensão
Jia et al. (2010)[31]	• A ingestão de derivados do cacau foi associada com a redução de LDL, especialmente nos subgrupos com a menor ingestão de cacau (< 260 mg/dia) e com risco cardiovascular
Buitrago-Lopez et al. (2011)[32]	• O consumo de chocolate foi associado com a redução do risco para as DCV, DM e AVC
Hooper et al. (2012)[33]	• A ingestão de: a) bebidas de cacau (duas vezes/dia), contendo 19, 22 ou 54 g/dia de cacau, b) 46 ou 100 g/dia de CA ou c) 48 g de chocolate associados a 18 g de cacau/dia foi associada com a melhora do FMD e redução da RI, PAD e dos TG. A análise estratificada mostrou que doses maiores de epicatequinas (> 50 mg/dia) parecem promover maiores reduções da PAS e PAD. Doses moderadas de epicatequinas (50 a 100 mg/dia) foram associadas com a maior redução da glicemia e da trigliceridemia

CA: chocolate amargo; PA: pressão arterial; LDL: lipoproteína de baixa densidade; DCV: doenças cardiovasculares; DM: diabetes mellitus; AVC: acidente vascular cerebral; RI: resistência à insulina; FMD: fluxo mediado pela dilatação; PAD: pressão arterial diastólica; TG: triglicerídeos e PAS: pressão arterial sistólica.

ALHO

O alho é bastante utilizado na culinária em diversos países, sendo também comercializado na forma de extrato seco, extrato envelhecido ou óleo encapsulado. É um alimento constituído basicamente de água (65%). O peso seco do alho é constituído de carboidratos, compostos sulfurados, proteínas e fibras. Além disso, contém quantidades: a) elevadas de saponinas, compostos fenólicos, fósforo, potássio, enxofre e zinco, b) moderadas de selênio e de vitaminas (A e C) e c) baixas de cálcio, magnésio, sódio, ferro, manganês e vitaminas do complexo B[34]. Efeitos cardioprotetores do alho foram observados em ensaios *in vitro* e clínicos[34]. O levantamento bibliográfico resultou em uma metanálise que avaliou o efeito do alho na pressão arterial (PA)[35]. A ingestão de alho foi associada com a redução significativa da pressão arterial sistólica e diastólica em comparação ao placebo, especialmente em indivíduos hipertensos.

Considerações a respeito da metanálise apresentada

Convém destacar que a maioria dos estudos da metanálise incluiu indivíduos em uso de anti-hipertensivos, o que poderia ter influenciado no efeito hipotensivo do alho. Segundo os autores, não foi possível estabelecer uma relação dose-resposta. Diferentes preparações com alho foram utilizadas pelos estudos, incluindo alho em pó, extrato de alho envelhecido e óleo de alho destilado. A maioria dos estudos utilizou o alho em pó em quantidade que variou de 300 a 900 mg/dia, fornecendo de 1,8 a 5,4 mg de alicina, que é apontada como o ingrediente ativo das preparações de alho. Sugere-se a ingestão de cerca de um dente de alho fresco/dia para a redução da PA e do CT sérico, pois o aquecimento promove a destruição de compostos alil[36].

BEBIDAS ALCOÓLICAS E UVA

É descrito que o consumo excessivo de álcool pode aumentar o risco para a doença cardíaca, HAS, acidente vascular isquêmico, obesidade e hipertrigliceridemia[37]. Ao contrário, o consumo moderado de álcool parece ter efeito cardioprotetor. A população francesa é um exemplo dos benefícios da ingestão moderada de álcool. Apesar de o tabagismo, sedentarismo e do alto consumo de gorduras saturadas, esta população apresenta baixa incidência de DCV. Posteriormente, observou-se forte correlação negativa entre o consumo moderado de vinho tinto e a incidência de DCV[38]. O levantamento bibliográfico resultou em três metanálises[39-41] (Tabela 21.5).

Tabela 21.5 – Metanálises com bebidas alcoólicas e polifenóis da uva

Referência	Resultados significativos
Di Castelnuovo et al. (2002)[39]	• A ingestão de vinho (especialmente 150 mL/dia) e cerveja foi associada com a redução do risco vascular.
Brien et al. (2011)[40]	• O consumo moderado de álcool* (homens: até duas doses/dia ou 30 g/dia e mulheres: até uma dose/dia ou 15 g/dia) foi associado com o aumento das concentrações séricas de HDL, apolipoproteína A1 e de adiponectina e redução das concentrações de fibrinogênio
Li et al. (2013)[41]	• Observou-se o aumento do FMD, após 2 horas da ingestão das fontes de polifenóis da uva**, especialmente em indivíduos com risco cardiovascular (tabagistas ou com doença arterial coronariana). Porém, os indivíduos saudáveis respondem mais rapidamente (após 30 min), quando comparados com aqueles com risco cardiovascular (após 60 min)

*proveniente do vinho, cerveja, uísque, champanhe, vodca, gim ou conhaque; ** fontes de polifenóis da uva testadas: vinho tinto; vinho tinto com e sem álcool; extrato de polifenóis de uva tinta; vinho tinto com azeite de oliva ou óleo verde-oliva e suco orgânico de uva tinta com e sem álcool; HDL: lipoproteína de alta densidade; coronariana; FMD: fluxo mediado pela dilatação.

Considerações a respeito das metanálises apresentadas

As metanálises sugerem que a ingestão de bebidas alcoólicas e de polifenóis da uva exerce efeito cardioprotetor. As bebidas alcoólicas atuam beneficamente no metabolismo de lipídios e de carboidratos e nos fatores protrombóticos, enquanto os polifenóis da uva atuam favoravelmente na função endotelial. Somente na metanálise de Di Castelnuovo e cols. (2012)[39] foi possível estabelecer as bebidas alcoólicas (vinho e cerveja) que produziram o efeito observado. Porém, o tipo de vinho não foi definido. Dentre as bebidas alcoólicas, o vinho tinto é o que tem sido associado com a menor incidência de DCV.

As uvas são consideradas uma das maiores fontes alimentares de compostos fenólicos, em especial o resveratrol[42]. Estes compostos encontram-se na casca da uva. Segundo revisão de Vaccari e cols. (2009)[43], o teor de fenólicos totais e a atividade antioxidante são maiores no vinho tinto em comparação aos vinhos branco e rosado. A quantidade de polifenóis no vinho tinto é também maior que a da cerveja[44]. Quanto mais intensa a coloração da uva, maior o conteúdo de compostos fenólicos e maior a capacidade antioxidante[42]. O processo de vinificação aumenta a atividade dos polifenóis da uva[45].

A metanálise de Brien e cols. (2011)[40] mostrou que o consumo moderado de álcool (homens: até duas doses/dia ou 30 g/dia e mulheres: até uma dose/dia ou 15 g/dia) favorece a saúde cardiovascular. Vale destacar que não há consenso quanto à definição de consumo moderado de álcool, o que é explicado, em parte, ao fato de que o conteúdo de álcool, contido em uma dose de bebida alcoólica varia entre os países (p. ex., Reino Unido – 8 g ou 10 mL e Estados Unidos – 14 g ou 17,5 mL)[37]. Os valores mais aceitos para a definição de consumo moderado de álcool são: para homens (28 g/dia; duas doses) e para mulheres (14 g/dia; uma dose)[37] e se aproximam daqueles sugeridos por Brien e cols. (2011)[40]. São considerados aproximadamente uma dose: 330 mL de cerveja (5% de álcool), 125 mL de vinho (12% de álcool) e 40 mL de bebidas destiladas (40% de álcool)[37]. Nas últimas décadas, houve mudanças quanto à definição de consumo moderado de álcool, sendo que a tendência é diminuir a quantidade de álcool[37]. Para os indivíduos que não ingerem ou que precisam restringir a ingestão de bebidas alcoólicas, o suco integral de uva é uma boa alternativa, produzindo o mesmo efeito do vinho tinto[41].

BERINJELA

Originária da África e das Antilhas a berinjela cresce espontaneamente no Brasil e possui quatro variedades de cores: violeta escura, amarela, púrpura e branca. Quanto à composição nutricional, a berinjela é um alimento-fonte de vitaminas (A, C, tiamina, riboflavina e ácido pantotênico), minerais (potássio, cálcio e magnésio), fibras e de compostos fenólicos (ácido cafeico, ácido clorogênico e flavonoides)[46]. Adicionalmente, destaca-se pelo seu conteúdo de nasunina, antocianina presente principalmente na casca e que atua como antioxidante[46]. Efeito hipolipemiante tem sido atribuído à berinjela. A seguir, os ensaios clínicos com berinjela[47-49] (Tabela 21.6).

Considerações a respeito dos artigos apresentados

Os estudos sobre o efeito hipolipemiante da berinjela são escassos e os achados sugerem nenhum efeito deste alimento no perfil lipídico em indivíduos dislipidêmicos. Além disso, a be-

Tabela 21.6 – Ensaios clínicos com berinjela

Referência	Grupo de estudo	Intervenção/duração	Resultados significativos
Silva et al. (2004)[47]	• 41 pacientes dislipidêmicos e com sobrepeso	• Grupos G1 (placebo) e G2 (450 mg de extrato seco de berinjela)/90 dias. Dieta usual e atividade física mantidas	• Grupos G1 e G2- ↓ CT e ↓ LDL; • Nenhum efeito sobre o IMC
Praça et al. (2004)[48]	• 21 indivíduos com CT > 200 mg/dL (sem uso de hipolipemiantes)	• Grupos G1 (250 mL de suco de berinjela com laranja), G2 (20 mg de lovastatina) e G3 (sem tratamento)/6 semanas	• Grupo G2: ↓ CT e ↓ LDL • Grupos G1 e G3: sem alterações
Guimarães et al. (2000)[49]	• 38 indivíduos hipercolesterolêmicos	• Na fase 1, os indivíduos consumiram placebo (P) ou chá de berinjela (CB) por 5 semanas (dieta e exercícios habituais mantidos) • Após 3 meses, os indivíduos foram convocados para a fase 2 com duração de 5 semanas. Apenas 16 indivíduos participaram. Na fase 2, o grupo P recebeu o chá (teste) e o grupo CB recebeu o placebo. Os grupos receberam orientação de dieta e de atividade física para o tratamento da hipercolesterolemia	• Na fase 1, os grupos P e CB não diferiram quanto às concentrações de CT e suas frações, TG e de apoliproteínas A e B • Na fase 2, os grupos placebo e teste exibiram CT sérico menor em comparação à fase 1. Além disso, o grupo-placebo apresentou redução de LDL e da razão LDL/HDL e aumento de HDL

CT: colesterol total; LDL: lipoproteína de baixa densidade; IMC: índice de massa corporal; TG: triglicerídeos; HDL: lipoproteína de alta densidade.

rinjela parece não influenciar o índice de massa corporal. Mais estudos são necessários para que mitos e verdades sobre a berinjela sejam esclarecidos.

LINHAÇA

Esta oleaginosa é composta principalmente de lipídios (40%), seguidos das fibras alimentares (30%), das proteínas (20%) e da água (10%). Contém ainda algumas vitaminas (tiamina e piridoxina) e minerais (cálcio, magnésio, manganês, fósforo, ferro, sódio, potássio, cobre e zinco)[50]. Embora os lipídios sejam o principal componente da linhaça, é importante destacar a sua composição em AG: ácido alfalinolênico (73%), AGMI (18%) e AGS (9%). Quanto às fibras alimentares, do total presente nesta oleaginosa, 75% e 25% são do tipo insolúvel e solúvel, respectivamente. A proteína da linhaça é deficiente em alguns aminoácidos (lisina, metionina e cisteína)[50]. Adicionalmente, a linhaça é uma das fontes mais ricas em lignanas (0,2 a 13,3 mg/g), fitoestrógenos que apresentam estrutura similar aos estrógenos, que exibem ação antioxidante e que atuam no metabolismo hepático e da tireoide, contribuindo para a melhora do perfil lipídico[51].

No mercado, além da semente de linhaça (dourada e marrom), encontramos o óleo e as farinhas (marrom integral, dourada e marrom desengordurada). O levantamento bibliográfico resultou em uma metanálise que avaliou o efeito da linhaça (semente, óleo e lignanas da linhaça) no perfil lipídico[52]. O consumo de linhaça resultou em ligeira redução, porém significativa, das concentrações séricas de CT e de LDL. A análise estratificada mostrou que este efeito foi maior nos ensaios: a) que utilizaram a semente de linhaça ou lignanas (ambas resultaram em reduções similares); b) que incluíram mulheres na pós-menopausa; c) de alta qualidade e d) cujos indivíduos apresentavam valores basais elevados de CT. As concentrações de HDL e de TG mantiveram-se inalteradas. Verificou-se associação nula entre a ingestão de óleo de linhaça com o perfil lipídico.

Considerações a respeito da metanálise apresentada

A semente e as lignanas da linhaça parecem contribuir igualmente para a redução do CT sérico. O efeito hipocolesterolêmico das lignanas é conhecido. No caso da semente de linhaça, o efeito observado pode ser atribuído à interação entre as lignanas e as fibras solúveis. Apesar de a linhaça conter o ácido alfalinolênico, foi descrito que este AG não influencia o CT sérico[53], o que poderia explicar a associação nula entre a ingestão de óleo de linhaça e o perfil lipídico. Outra hipótese é que os estudos com o óleo de linhaça utilizaram, como dieta controle, óleos enriquecidos com AGMI ou AGPI da série n-6, que poderiam ter mascarado o efeito do óleo de linhaça[54].

A influência do gênero sobre o efeito hipocolesterolêmico da linhaça não é totalmente compreendida. Diferenças entre os estudos quanto à intervenção (homens: óleo de linhaça e mulheres: semente e lignanas da linhaça), colesterolemia basal (homens: baixa e mulheres: elevada) e à qualidade dos estudos (homens: baixa qualidade e mulheres: alta qualidade) poderiam explicar o maior efeito da linhaça nas mulheres na pós-menopausa. O declínio das concentrações de estrogênio é associado com o aumento do CT sérico e as lignanas possuem estrutura similar a este hormônio[52]. Tal fato explicaria o efeito da semente e das lignanas da linhaça na colesterolemia das mulheres na pós-menopausa.

CHÁ

O chá, produzido a partir das folhas *Camellia sinensis*, é a bebida mais consumida, depois da água. Os três principais tipos de chá são o preto, verde e *oolong* que se diferenciam segundo o processo de produção. Dentre os fitoquímicos do chá, observa-se a associação inversa entre a ingestão de catequinas e o risco de DCV, provavelmente devido aos seus efeitos hipolipemiante, antioxidante e anti-inflamatório[55]. O teor de catequinas do chá verde (80% a 90% do total de flavanols) é maior do que o do chá preto (20% a 30% do total de flavanols). Essa diferença é explicada pelo processo oxidativo ao qual o chá preto é submetido no qual os flavanois são convertidos em tearubiginas e teaflavinas[56]. O levantamento resultou em 11 metanálises[56-66] (Tabela 21.7).

Considerações a respeito das metanálises apresentadas

Na metanálise de Peters e cols. (2001)[57], a ingestão de chá produziu efeitos diferentes, segundo a região geográfica, conferindo proteção cardiovascular no continente Europeu e risco aumentado no Reino Unido e na Austrália. Nesses países, é hábito adicionar leite ao chá, reduzindo a biodisponibilidade dos flavonoides devido a sua ligação com as proteínas do leite[57]. A adição de leite ao chá explicaria a associação nula entre o chá o risco cardiovascular. Porém, não explicaria

Tabela 21.7 – Metanálises com chá

Referência	Resultados significativos
Peters et al. (2001)[57]	• A ingestão de chá foi associada com o risco aumentado para doença arterial coronariana e derrame no Reino Unido e na Austrália, respectivamente, enquanto no continente Europeu o risco foi reduzido
Jing et al. (2008)[58]	• O consumo de chá (≥ quatro xícaras/dia) foi associado com a redução do risco de DM2
Zheng et al. (2011)[59]	• A ingestão de chá verde ou do seu extrato foi associada com a melhora do perfil lipídico (↓ CT e ↓ LDL)
Wang et al. (2011)[56]	• O aumento da ingestão de chá verde em uma xícara/dia foi associado com a redução de 10% no risco de desenvolver DAC, especialmente em homens. Nenhuma associação foi observada para o chá preto
Shen et al. (2012)[60]	• O aumento de três xícaras de chá/dia foi associado com a redução de 13% do risco para derrame, especialmente entre as mulheres e nos estudos japoneses. O efeito protetor do chá verde foi maior que o do chá preto
Liu et al. (2013)[61]	• A ingestão de chá verde foi associada com a redução da glicemia (nos indivíduos com SM e com consumo de catequinas ≥ 457 mg/dia), insulinemia (nos estudos de alta qualidade) e das concentrações de Hb A1c
Zheng et al. (2013)[62]	• As catequinas do chá verde com ou sem cafeína foram associadas com a redução da glicemia de jejum
Baladia et al. (2013)[63]	• Nenhuma associação entre a ingestão de chá verde ou de seus extratos com a MC e a GC de indivíduos com excesso de MC
Wang et al. (2014)[64]	• O consumo de chá preto não influenciou o perfil lipídico
Peng et al. (2014)[65]	• A ingestão de chá verde foi associada com a redução da PA
Greyling et al. (2014)[66]	• O consumo de chá preto (quatro a cinco xícaras/dia) foi associado com redução da PA, especialmente naqueles com PA basal elevada

DM2: diabetes mellitus tipo 2; ↓: redução; ↑: aumento; CT: colesterol total; LDL: lipoproteínas de baixa densidade; DAC: doença arterial coronariana; SM: síndrome metabólica; HbA 1c: hemoglobina glicada; MC: massa corporal; GC: gordura corporal; PA: pressão arterial.

a associação positiva observada. É possível que outros fatores relacionados com o estilo de vida dos britânicos e dos australianos tenham influenciado os resultados.

Tanto o chá verde quanto o chá preto parecem contribuir para a redução do risco de eventos cardiovasculares e melhora da maioria dos FRC investigados. Contudo, são necessárias algumas considerações. A associação inversa entre a ingestão de chá verde e a colesterolemia foi observada, enquanto para o chá preto verificou-se correlação nula. Na metanálise com o chá preto, os estudos incluíram indivíduos com colesterolemia limítrofe e valores elevados de HDL[64]. Na metanálise com o chá verde, alguns estudos incluíram sujeitos hipercolesterolêmicos[59]. Tal fato poderia explicar a diferença dos resultados. Metanálises sobre o efeito do chá preto na glicemia de jejum, na MC e na gordura corporal não foram obtidas pelo levantamento bibliográfico, não permitindo a comparação com o chá verde, para o qual nenhum efeito foi observado.

Convém destacar que, em duas metanálises[57,58], o tipo de chá não foi descrito e, em todas as metanálises, não foi possível estabelecer o modo de preparo (quantidade de folhas, tempo de infusão, temperatura da água e adição de leite ou açúcar), a quantidade de catequinas e o tamanho da xícara de chá associados com os efeitos observados (dados não fornecidos ou avaliados pelos estudos). Alguns estudos reportaram efeitos adversos (reações cutâneas e distensão abdominal).

AZEITE DE OLIVA

O azeite de oliva (AO) é um dos principais componentes da dieta do Mediterrâneo, que está associada com a baixa incidência de DCV na Itália, Espanha, Grécia e no sul da França, ocupando local de destaque no Guia da Pirâmide Alimentar, sendo separado de outras gorduras de origem vegetal e animal[67]. É extraído da oliva, fruto da oliveira, que se destaca pelo elevado teor de AGMI, ácido oleico (55 a 83%). Essa característica torna o AO menos suscetível à oxidação lipídica. Os AGMI, além da ação antioxidante, podem contribuir para a redução da resistência à insulina e melhora do perfil lipídico. Salienta-se que o AO possui compostos insaponificáveis (hidrocarbonetos, esqualeno, esteróis e alcoóis alifáticos e terpênicos) e fenólicos (hidroxitirosol, tirosol, oleoropeína e ácido cafeico) que também beneficiam a saúde cardiovascular[67].

Quanto ao grau de pureza, o AO virgem é obtido na primeira prensagem a frio, conservando os compostos fenólicos e as características sensoriais. Por sua vez, o azeite comum é obtido da segunda extração a quente, exibindo propriedades nutricionais e sensoriais inferiores às do AO virgem. A quantidade de polifenóis no azeite comum é menor que a do AO virgem. O grau de acidez do AO relaciona-se à proporção de ácido oleico, que deve ser de 3,3% para o AO virgem e de 0,3% para o azeite refinado e de extração refinado. A acidez é influenciada por vários fatores: maturação, qualidade e estocagem da azeitona e forma de obtenção do azeite[67]. O levantamento resultou em duas metanálises[68, 69] (Tabela 21.8).

Considerações a respeito das metanálises apresentadas

A metanálise de Schwingshackl & Hoffmann (2014)[69] sugere que, ao se avaliar o efeito cardioprotetor dos AGMI, é importante considerar a sua fonte dietética. Os AGMI de origem vegetal (no caso da metanálise, o AO) parecem conferir maior proteção em comparação com os AGMI de origem animal que, por sua vez, apresentam forte correlação positiva com a ingestão de AGS. Segundo os autores da metanálise, os estudos não consideram as fontes dietéticas (vegetal ou

Tabela 21.8 – Metanálises com azeite de oliva

Referência	Resultados significativos
Martínez-González et al. (2014)[68]	• Foi observada a associação inversa entre o consumo de azeite de oliva e o risco de DAC + AVC. Para cada aumento de 25 g/dia de azeite de oliva, houve redução de 18% do risco de DAC + AVC. A análise estratificada mostrou associação inversa apenas para o AVC
Schwingshackl et al. (2015)[69]	• O consumo diário (entre 1-50 mg) de azeite de oliva pode reduzir a inflamação e a disfunção endotelial

DAC: doença arterial coronariana; AVC: acidente vascular cerebral; AGMI: ácidos graxos monoinsaturados; AGS: ácidos graxos saturados animal) de AGMI, o que poderia explicar as discrepâncias dos estudos quanto à associação entre os AGMI e o risco cardiovascular.

As metanálises sugerem benefícios do consumo de AO na redução do risco de eventos cardiovasculares. Porém, não foi possível estabelecer o tipo de azeite (virgem ou comum) (dado não fornecido ou avaliado pelos estudos). Para a obtenção dos benefícios, recomenda-se não aquecer o AO, pois, apesar de o seu ponto de fusão ser mais elevado em comparação com os outros óleos, a fritura e o cozimento reduzem a quantidade de compostos fenólicos. A refrigeração é um processo que aumenta a vida de prateleira do azeite[67].

ABACATE

O abacate é uma das frutas que mais se destacam pela sua qualidade nutricional. A polpa fresca é constituída por 72% de água e contém apenas 1,7 kcal/g, e por isso o abacate é classificado como alimento com média densidade energética (1,5-4,0 kcal/g)[70]. Em comparação com as demais frutas, o abacate é rico em gorduras (0,11-0,39 g/g) e, de forma similar ao azeite de oliva, apresenta teores elevados do AGMI ácido oleico. Além disso, é uma excelente fonte de fibras (70 g de abacate fornecem 5 g de fibra) e é a fruta com o maior teor de β-sistosterol (fitoesterol de origem vegetal e de estrutura similar à do colesterol com efeito hipocolesterolêmico)[70]. No Brasil, um grande número de variedades de abacate é encontrado nas diversas regiões e os seus frutos exibem composição química diferenciada[71]. A seguir, os estudos com abacate[72,73] (Tabela 21.9).

Considerações a respeito dos estudos apresentados

O abacate parece contribuir para o tratamento da dislipidemia e do excesso de MC. Porém, são necessários mais estudos para a comprovação desses benefícios. É comum as pessoas associarem o consumo de abacate com o ganho de MC devido ao teor elevado de gordura. O abacate é rico em AGMI que são preferencialmente oxidados e elevam a termogênese em comparação aos AGPI e AGS[73]. Logo, o abacate, desde que associado a dieta balanceada, não resultará no aumento da MC. Ao contrário, pode beneficiar os indivíduos com sobrepeso/obesidade, atuando na saciedade. Outro produto obtido do abacate é o seu óleo.

O óleo de abacate é bastante utilizado na área cosmética e o seu uso para fins comestíveis tem sido proposto devido a sua similaridade com o azeite de oliva. Vale destacar que o azeite de

Tabela 21.9 – Ensaios clínicos com abacate

Referência	Estudo	Resultados significativos
Peou et al. (2016)[72]	• Metanálise objetivou avaliar o efeito do consumo de abacate no perfil lipídico em adultos saudáveis e eutróficos	• Redução do CT, TG e de LDL
Wien et al. (2013)[73]	• Realizou-se estudo randomizado, cruzado e simples cego para avaliar o efeito da ingestão de abacate (~1/2 unidade) na saciedade, glicemia, insulinemia e, posteriormente, na ingestão energética de indivíduos adultos com sobrepeso	• A adição de abacate no almoço resultou no aumento de 23% na satisfação e diminuição de 28% no desejo de comer

CT: colesterol total; LDL: lipoproteínas de baixa densidade.

oliva possui conteúdo apreciável de esqualeno (precursor para a síntese de colesterol endógeno). Por sua vez, vez, o óleo de abacate não possui esqualeno[72]. Não há ensaios clínicos sobre a influência do óleo de abacate no perfil lipídico em humanos.

SOJA

A soja é uma leguminosa bastante apreciada pelos asiáticos, que exibem as menores taxas de DCV em comparação aos países ocidentais. Os principais fitoquímicos da soja são as isoflavonas, pertencentes ao grupo dos fitoestrogênios, que estão presentes nas formas glicosídicas e agliconas. A atividade biológica das formas agliconas é maior que a das formas glicosídicas. A soja também possui fibras solúveis (betaglucanas), proteínas, baixo teor de gorduras, tocoferóis, ácido ascórbico, fosfolipídios, fitoesteróis e fatores antinutricionais[74,75].

Dentre as leguminosas, a soja é a que apresenta a maior concentração de isoflavonas, que é determinada pela genética, temperatura (baixas temperaturas → maiores teores) e pelo processamento (torração dos grãos de soja e processos que utilizam o álcool como solvente → redução dos teores)[74,75]. Produtos não fermentados têm teores de isoflavonas duas a três vezes maiores que os produtos fermentados. Entretanto, a distribuição das formas difere entre os mesmos: produtos fermentados possuem predominantemente agliconas, enquanto os produtos não fermentados apresentam maiores teores de β-glicosídios[75]. O levantamento bibliográfico resultou em sete metanálises[76-82] (Tabela 21.10).

Tabela 21.10 – Metanálises com soja

Referência	Resultados significativos
Zhan et al. (2005)[76]	• As proteínas da soja com isoflavonas melhoram o perfil lipídico (↓ CT, ↓ LDL, ↓ TG e ↑ HDL). O efeito foi maior entre os homens, indivíduos hipercolesterolêmicos e em estudos com ingestão maior que 80 mg/dia
Taku et al. (2007)[77]	• As isoflavonas da soja (–3,58%) e as proteínas da soja com (–4,98%) e sem (–2,77%) isoflavonas reduziram as concentrações séricas de LDL, especialmente nos indivíduos hipercolesterolêmicos. As proteínas da soja com isoflavonas aumentaram as concentrações de HDL
Taku et al. (2008)[78]	• Nenhum efeito das isoflavonas da soja sobre as concentrações de CT e LDL em mulheres menopausadas e normocolesterolêmicas
Dong et al. (2011)[79]	• Nenhum efeito das isoflavonas da soja nas concentrações séricas de PCR de mulheres na pós-menopausa
Liu et al. (2011)[80]	• Redução da glicemia nos estudos que utilizaram soja integral. Nenhum efeito das isoflavonas ou das proteínas de soja com ou sem isoflavonas
Zhang et al. (2016)[81]	• A suplementação com proteína da soja parece reduzir os fatores de risco cardiovascular (alterações nos metabolismos dos lipídios e carboidratos, na pressão arterial e no processo inflamatório) em indivíduos com diabetes mellitus tipo 2 e síndrome metabólica
Beavers et al. (2012)[82]	• Melhora da função endotelial com a ingestão de proteínas da soja com isoflavonas e, principalmente, com as isoflavonas da soja

↓: redução; ↑: aumento; CT: colesterol total; LDL: lipoproteínas de baixa densidade; TG: triglicerídeos; HDL: lipoproteínas de alta densidade; PCR: proteína C-reativa.

Considerações a respeito das metanálises apresentadas

As isoflavonas da soja e as proteínas da soja (com ou sem isoflavonas) contribuem para a melhora do perfil lipídico, especialmente quando combinadas. O gênero, a presença de alterações metabólicas e o estado fisiológico do grupo estudado parecem influenciar este efeito. A ANVISA aprova a alegação de que o consumo diário de, no mínimo, 25 g de proteína da soja, associado aos hábitos de vida saudáveis, pode contribuir para a redução do CT sérico[14]. Outro efeito cardioprotetor promovido pela ingestão de proteínas/isoflavonas da soja foi a melhora da disfunção endotelial. Não foi evidenciado o efeito anti-inflamatório das isoflavonas da soja em mulheres pós-menopausa. Ensaios similares com mulheres pré-menopausadas são necessários.

A soja integral e os seus derivados parecem influenciar beneficamente o metabolismo dos carboidratos, sendo observado nenhum efeito das proteínas/isoflavonas da soja. Tal fato sugere que outros componentes da soja atuem favoravelmente no controle da glicemia. Efeitos adversos das isoflavonas foram observados (p. ex., distensão abdominal e parestesia)[77]. Os efeitos em longo prazo das isoflavonas da soja devem ser investigados.

OUTRAS LEGUMINOSAS

O efeito hipocolesterolêmico da soja tem sido bastante investigado. Porém, existe uma grande variedade de leguminosas cujo efeito cardioprotetor tem sido pouco investigado. O levantamento bibliográfico resultou em uma metanálise que avaliou o efeito da ingestão de outras leguminosas (p. ex., ervilha, grão-de-bico e vários tipos de feijão) no CT sérico[83]. Foi observada redução significativa das concentrações séricas de CT e LDL. Segundo os autores, o efeito da dieta contendo outras leguminosas é similar ao das dietas contendo a soja. A ervilha, o grão de bico e os diferentes tipos de feijão podem ser utilizados no tratamento nutricional da hipercolesterolemia como opções para os indivíduos que não apreciam a soja.

CAFÉ

O café é um dos alimentos com maior importância no comércio internacional, sendo bastante apreciado em todo o mundo, não apenas pelas suas características organolépticas, mas também pelo seu efeito estimulante. A composição química do grão verde de café é complexa e sofre alterações durante o processo de torração, no qual há degradação e/ou formação de inúmeros compostos. Estima-se que mais de 2.000 compostos químicos, alguns destes com atividade biológica conhecida, estejam presentes no grão de café torrado[84]. A composição química da bebida é bastante variável e dependente das espécies de café utilizadas.

As duas espécies mais comuns são a *Coffea arabica* (originária do Oriente Médio e representa cerca de 70% da produção mundial) e a *Coffea canephora* var. *robusta* (proveniente da África)[84]. As espécies também se diferenciam pelo teor de cafeína (o dobro na *Coffea canephora* var. *robusta*). Outros componentes presentes no café são: minerais, compostos fenólicos, trigonelina, aminoácidos, aminas biogênicas, diterpenos, lipídios, esteróis, β-carbolinas, etc. O tipo de processamento ao qual os grãos verdes são submetidos (vias seca, úmida ou mista ou descafeinização), o grau de torra e de moagem e o modo de preparo (filtrado, coado, instantâneo, expresso, mocha, café escandinavo ou fervido, cafeteira e café árabe) da bebida contribuem igualmente para a variação da composição química da bebida[84]. O levantamento bibliográfico resultou em nove metanálises[85-93] (Tabela 21.11).

Considerações a respeito das metanálises apresentadas

Diferente dos estudos de coorte, nos estudos caso-controle, o consumo de café foi associado com o risco elevado para doença arterial coronariana[85]. Uma hipótese para esta associação positiva é a possível inclusão, no grupo-controle, de indivíduos que interromperam a ingestão de café por questões de saúde. A correlação positiva entre o consumo de café fervido e as concentrações de LDL em indivíduos hipercolesterolêmicos pode ser atribuída à presença dos compostos lipofílicos (*cafestol* e *kahweol*) que estão associados com o aumento do CT sérico. Os cafés filtrado e coado apresentam baixo conteúdo destes compostos lipofílicos, pois o filtro de papel e o coador os retêm[94]. Tal fato sugere que o café filtrado ou coado sejam as melhores opções para os indivíduos hipercolesterolêmicos.

Tabela 21.11 – Metanálises com café

Referência	Resultados significativos
Kawachi et al. (1994)[85]	• Nos estudos de coorte, o consumo de café foi associado com o risco reduzido para DAC. Nos estudos caso-controle, a ingestão de café (cinco xícaras/dia) foi associada com o risco elevado para DAC
Jee et al. (2001)[86]	• A ingestão de café (~ seis xícaras/dia) foi associada com o aumento de LDL (principalmente para o café fervido, consumo ≥ seis xícaras/dia e em indivíduos dislipidêmicos e mais velhos), TG e CT
Mesas et al. (2011)[87]	• O consumo agudo de café (~ uma e meia a duas xícaras de café filtrado) promoveu o aumento da PA. A ingestão de café, durante 2 semanas, não influenciou a PA e o seu consumo habitual não foi associado com o risco aumentado para as DVC em indivíduos com ou sem HAS
Zhang et al. (2011)[88]	• O consumo habitual de café (> três xícaras/dia) não foi associado com o risco aumentado de HAS. Porém, o consumo de uma a três xícaras de café/dia foi associado com o aumento do risco de HAS
Larsson & Orsini (2011)[89]	• A ingestão de café (principalmente três a quatro xícaras/dia) foi associada com o risco reduzido de AVC
Mostofsky (2012)[90]	• O consumo de café (quatro xícaras/dia) foi associado com o risco reduzido de insuficiência cardíaca. Porém, a ingestão de café (> dez xícaras/dia) foi associada com o risco elevado
Ding et al. (2014)[91]	• O café (convencional e descafeinado) confere proteção contra o desenvolvimento do DM2
Ding et al. (2014)[92]	• O consumo de café (três a cinco xícaras/dia) foi associado com o menor risco para as DCV
Cripa et al. (2014)[93]	• A ingestão de café foi associada com o risco reduzido para mortalidade por todas as causas (especialmente em mulheres e para quatro xícaras/dia) e DCV (para três xícaras/dia).

DAC: doença arterial coronariana; LDL: lipoproteína de alta densidade; TG: triglicerídeos; CT: colesterol total; PA: pressão arterial; HAS: hipertensão arterial sistêmica; AVC: acidente vascular cerebral; DM2: diabetes mellitus tipo 2; DCV: doenças cardiovasculares.

Pelo fato de a cafeína elevar a PA por vasoconstrição[84], é de se esperar o aumento da PA com a ingestão de café. Porém, duas metanálises observaram associação nula entre o consumo habitual ou em longo prazo de café e a PA[87-88]. Uma limitação dessas duas metanálises é que não foi possível definir o tipo de café (convencional ou descafeinado) ingerido. Considerando que o café consumido tenha sido o convencional, uma hipótese para o resultado observado seria o desenvolvimento da tolerância ao efeito pressor da cafeína, que ocorre em bebedores habituais de café[88]. Além disso, o café é fonte de potássio que atua na redução da PA, podendo, então, contrabalancear o efeito pressor da cafeína.

A metanálise de Zhang e cols. (2011)[88] também avaliou a ingestão aguda de cafeína e mostrou o aumento significativo da PA. Porém, é necessário considerar que, nestes estudos, a cafeína foi administrada numa única dose (aguda), diferente do que acontece no dia a dia, em que a mesma quantidade de cafeína é ingerida em várias doses ao longo do dia. A ingestão de café também foi associada com a redução do risco de DM2 (café convencional e descafeinado) e de eventos cardiovasculares. Para todas as metanálises, não foi possível estabelecer a espécie e o tipo de café (exceto no caso do DM2), o modo de preparo do café (técnica, quantidade de pó de café e se houve ou não a adição de açúcar, adoçante ou leite) e o tamanho da xícara de café associados com os efeitos observados (dados não fornecidos ou avaliados pelos estudos).

NOZES

As nozes são excelentes fontes de AGMI (ácido oleico), AGPI (ácido linoleico), proteínas e fibras, e têm baixo conteúdo de carboidratos e AGS. Destaca-se também pelo seu conteúdo de compostos bioativos como os tocoferóis, polifenóis e fitoesteróis e de micronutrientes (p. ex., folato e magnésio)[95]. A *Food and Drug Administration* aprova a alegação de que o consumo de 42 g de oleaginosas (amendoim, amêndoas, avelãs, pecãs, alguns pinhões, pistache e nozes), combinados à dieta com baixo conteúdo de AGS e de colesterol, pode reduzir o risco de DCV[95]. Porém, o consumo de nozes é baixo. Acredita-se que, pelo fato de serem ricas em lipídios (23,6 g de lipídios/42 g) e de terem alta densidade energética (6,2 kcal/g), as nozes podem contribuir para o aumento da MC. Porém, esta associação é controversa[95]. O levantamento bibliográfico resultou em sete metanálises[96-102] e três ensaios clínicos[103-105] (Tabela 21.12).

Considerações a respeito das metanálises e ensaios clínicos apresentados

O consumo de nozes pode contribuir para o controle de alguns dos FRC (dislipidemia – CT, LDL e TG, estresse oxidativo, inflamação e hiperglicemia) e para a redução do risco de alguns eventos cardiovasculares. As nozes parecem não influenciar a antropometria e a composição corporal, podendo, associadas a dieta saudável, ser utilizadas como estratégia para prevenir as DCV.

Tabela 21.12 – Metanálises e ensaios clínicos com nozes

Referência	Resultados significativos
Banel & Hu (2009)[96]	• A ingestão de noz foi associada com a redução do CT, da LDL, do EO e da inflamação. Nenhuma influência sobre a MC, PA e RI
Del Gobbo et al. (2015)[97]	• O consumo de nozes foi associado com a redução do CT, LDL, TG e de Apo B. Nenhuma influência sobre as concentrações de HDL, Apo A e de proteína C-reativa e na PA
Flores-Mateo et al. (2013)[98]	• Nenhuma influência sobre MC, IMC e PC
Mejia et al. (2014)[99]	• O consumo de nozes (~ 50 g/dia) foi associado com a redução dos TG e da glicemia. Nenhuma influência sobre a PA, HDL sérico e PC
Afshin et al. (2014)[100]	• A ingestão de nozes foi associada com a redução do risco de doença cardíaca isquêmica (fatal e não fatal) e de DM. Não influenciou o risco para o derrame.
Viguiliouk et al. (2014)[101]	• O consumo de nozes (~ 56 g/dia) foi associado com a redução da glicemia de jejum e das concentrações de Hb A1c de indivíduos com DM2, especialmente nos estudos nos quais as nozes substituíram os carboidratos de alto índice glicêmico. A insulinemia de jejum e o índice HOMA-IR mantiveram-se inalterados
Luo et al. (2014)[102]	• Observou-se associação inversa entre o consumo de nozes com a incidência de doença cardíaca isquêmica, DCV e com todas as causas de mortalidade, mas não com o DM e o derrame (somente em mulheres)
Huguenin et al. (2015)[103]	• Observou-se melhora da biodisponibilidade de óxido nítrico e o aumento das concentrações plasmáticas de selênio em indivíduos hipertensos e dislipidêmicos, após o consumo de granulado de castanha-do-pará (13 g/dia)
Huguenin et al. (2015)[104]	• Observou-se aumento da atividade de enzimas antioxidantes e das concentrações plasmáticas de selênio e redução da oxidação de LDL em indivíduos hipertensos e dislipidêmicos, após o consumo de granulado de castanha-do-pará (13 g/dia)
Carvalho et al. (2015)[105]	• Observou-se redução da colesterolemia em indivíduos hipercolesterolêmicos, após o consumo de granulado de castanha-do-pará (13 g/dia)

CT: colesterol total; LDL: lipoproteínas de baixa densidade; EO: estresse oxidativo; MC: massa corporal; PA: pressão arterial; RI: resistência à insulina; IMC: índice de massa corporal; PC: perímetro da cintura; HDL: lipoproteína de alta densidade; Hb A1C: hemoglobina glicada; DM2: diabetes mellitus tipo 2; HOMA-IR: Homeostasis Model Assessment of Insulin Resistance; DCV: doenças cardiovasculares; DM: diabetes mellitus; LDL: lipoproteínas de baixa densidade.

AVEIA

A aveia é rica em fibras solúveis denominadas de β-glucana, cuja ingestão tem sido associada à inibição da absorção do colesterol exógeno e da síntese hepática de colesterol e ao aumento da viscosidade gástrica e intestinal[106,107]. Logo, a β-glucana pode influenciar o metabolismo dos lipídios e dos carboidratos e na saciedade. O levantamento bibliográfico resultou em três metanálises[106-108] (Tabela 21.13).

Considerações a respeito das metanálises apresentadas

A aveia pode ser incorporada ao tratamento nutricional de indivíduos dislipidêmicos e diabéticos. A cevada mostrou ser tão eficiente quanto a aveia no controle da dislipidemia. Porém, não

Tabela 21.13 – Metanálises com aveia

Referência	Resultados significativos
Tiwari & Cummins (2011)[106]	• A ingestão de β-glucana (aveia ou cevada) reduziu as concentrações séricas de CT, LDL, TG e de glicose. O aumento das concentrações de HDL foi observado somente para a β-glucana da aveia • A ingestão de 3 g/dia de β-glucana (aveia ou cevada) é suficiente para a redução do CT sérico
Bao et al. (2014)[107]	• O consumo de aveia foi associado com a diminuição da insulinemia, independente do estado de saúde dos indivíduos (saudáveis ou com alterações metabólicas) e da quantidade de aveia ingerida (≥ 5 g/dia ou < 5 g/dia)
Whitehead et al. (2014)[108]	• A adição de β-glucana da aveia (≥ 3 g/dia) com peso molecular (PM) ≥ 100 kDa* na dieta foi associada à redução das concentrações séricas de CT e de LDL, especialmente em indivíduos com DM2 e em indivíduos com colesterolemia basal elevada

*este valor de PM confere à β-glucana maior viscosidade e efeito sobre a colesterolemia. CT: colesterol total; LDL: lipoproteína de baixa densidade; TG: triglicerídeos; HDL: lipoproteína de alta densidade; PM: peso molecular; DM2: diabetes mellitus tipo 2.

influenciou as concentrações de HDL, diferente da aveia. O peso molecular (PM) da β-glucana da aveia parece influenciar a sua viscosidade e consequentemente os seus efeitos (baixo PM → menor efeito). O PM da β-glucana pode ser reduzido durante a sua adição aos alimentos (p. ex., a farinha de trigo contém a enzima β-glucanase) ou processamento (calor ou pressão) do alimento ao qual foi incorporada[108]. A ANVISA aprova a alegação de que a β-glucana da aveia auxilia na redução da absorção de colesterol[14]. Salienta ainda que o seu consumo deve estar associado à alimentação equilibrada e aos hábitos de vida saudáveis e que o produto pronto para consumo forneça, no mínimo, 3 g de β-glucana, se o alimento for sólido, ou 1,5 g se o alimento for líquido. Sugere-se o consumo de 40 g e 60 g de farelo de aveia e de aveia, respectivamente, para a obtenção de 3 g de β-glucana[109].

OUTRAS FIBRAS SOLÚVEIS

A metanálise de Brown e cols. (1999)[110] avaliou o efeito da pectina, goma guar, psílio e da betaglucana no CT sérico. A ingestão dessas fibras solúveis esteve associada com uma ligeira, porém significativa redução das concentrações séricas de CT e de LDL, independentemente do tipo. As concentrações séricas de TG e de HDL mantiveram-se inalteradas.

Considerações sobre a metanálise apresentada

Além das betaglucanas, a pectina, a goma guar e o psílio contribuem para a melhora do perfil lipídico (CT e LDL). Assim como a betaglucana da aveia, a ANVISA aprova a alegação de que o psílio, associado aos hábitos de vida saudáveis, auxilia na redução da absorção de gordura. Essa alegação pode ser utilizada desde que a porção diária do produto pronto para consumo forneça, no mínimo, 3 g de psílio, se o alimento for sólido, ou 1,5 g se o alimento for líquido. Quanto à goma guar, a ANVISA aprova a alegação de que a goma guar (parcialmente hidrolisada e obtida da espécie vegetal), associada aos hábitos de vida saudáveis, auxilia no funcionamento intestinal[14]. Segundo os autores da metanálise[110], a ingestão de 3 g/dia de fibras solúveis pode reduzir em cerca de 5 mg/dL a colesterolemia. Essa quantidade fibras solúveis pode ser obtida a partir do consumo de três tigelas de mingau de aveia (28 g cada) ou três maçãs.

OVO

A gema do ovo é uma das principais fontes dietéticas de colesterol (~ 213 mg), podendo contribuir para o aumento das concentrações séricas de LDL[111-113]. Porém, os achados sobre essa associação não são conclusivos. Vale destacar que o ovo é considerado uma proteína de alto valor biológico e contém nutrientes importantes que podem atuar na saúde cardiovascular (carotenoides antioxidantes – luteína e zeaxantina, e vitaminas – D e colina)[111]. O levantamento resultou em três metanálises[111-113] (Tabela 21.14).

Considerações sobre as metanálises apresentadas

Os resultados das três metanálises sugerem cautela quanto ao consumo de ovo pelos indivíduos com diabetes ou com propensão ao seu desenvolvimento. Segundo Shin e cols. (2013)[111], esse grupo de pacientes parece ser mais sensível ao consumo de ovo pois, além de a síntese hepática de colesterol ser maior, especialmente naqueles com hiperglicemia, pequenas alterações na colesterolemia podem aumentar significativamente o risco de DCV nesses indivíduos. É recomendado o consumo moderado de ovo (até uma unidade/dia) para a população em geral e restrito para os diabéticos[15]. Para a população em geral, a associação entre a ingestão de ovo e as DCV é controversa.

As metanálises de Shin e cols. (2103)[111] e Rong e cols. (2013)[112] apontam hipóteses para a correlação nula entre a ingestão de ovo com as DCV para a população geral: 1) o ovo é também uma boa fonte de colina (vitamina do complexo B que atua na redução da homocisteinemia) e de vitamina D (parece reduzir o tecido adiposo visceral), 2) a maioria dos estudos foi realizada em países ocidentais que tradicionalmente consomem dieta rica em colesterol e em AGS. Logo, a ingestão de ovo pouco contribuiria para o aumento do risco cardiovascular, 3) apesar de o consumo de ovo ter sido avaliado por meio de questionário de frequência alimentar validado,

Tabela 21.14 – Metanálises com ovo

Referência	Resultados significativos
Shin et al. (2013)[111]	• Não houve associação entre a ingestão de ovo (uma unidade/dia) com o desenvolvimento de DCV e a mortalidade cardiovascular na população em geral. Porém, esteve associada com aumento da incidência de DM2 na população geral e com a mortalidade cardiovascular entre os diabéticos
Rong et al. (2013)[112]	• Não houve associação entre o consumo de ovo (até um ovo/dia) e o risco aumentado para doença cardíaca e derrame. Porém, entre os diabéticos foi associado com o risco aumentando e reduzido para doença arterial coronariana e derrame hemorrágico, respectivamente
Li et al. (2013)[113]	• Observou-se associação positiva entre o consumo de ovo e o risco para as DCV e o DM

DCV: doenças cardiovasculares; DM2: diabetes mellitus tipo 2.

sub-relatos da ingestão são inevitáveis e 4) informações sobre a forma de preparo do ovo não foram fornecidas pela maioria dos estudos (quando frito ou mexido, adiciona-se gordura que, dependendo do seu tipo, pode aumentar o CT sérico). Por sua vez, a metanálise de Li e cols. (2013)[113] descreve que o consumo frequente de ovo está associado com estilo de vida não saudável (tabagismo, sedentarismo e hábitos alimentares inadequados), o que poderia explicar a associação positiva entre a ingestão de ovo e o risco para as DCV e o DM observado pelos autores.

BATATA-DOCE, CANELA E ERVAS

Uma variedade de alimentos tem sido utilizada no tratamento do DM2. Porém, as evidências sobre a eficácia dessas ervas no controle glicêmico são limitadas. Metanálise de Suksomboon e cols. (2011)[114] avaliou o efeito do consumo de batata-doce, canela e ervas (feno-grego e cardo de leite) no controle glicêmico de pacientes com DM2. Os resultados mostraram que o consumo de batata-doce e cardo de leite foi associado com a redução da glicemia de jejum e das concentrações de HbA$_{1C}$ em comparação ao placebo, enquanto o feno-grego diminuiu somente a HbA1C. A canela não influenciou a glicemia.

Considerações sobre a metanálise apresentada

Vale destacar que a maioria dos estudos utilizou a erva combinada com os fármacos antidiabéticos, exceto nos ensaios com a batata-doce, nos quais os indivíduos eram tratados apenas com dieta. O uso de fármacos poderia explicar a correlação nula observada para a canela. O cardo de leite e o feno-grego parecem potencializar a ação dos fármacos. Por sua vez, a batata-doce parece potencializar o efeito da dieta. O efeito hipoglicemiante da batata-doce tem sido atribuído ao caiapo (4 g/dia), extrato obtido da casca.

CONCLUSÃO

As metanálises mostraram que os respectivos alimentos podem estar associados com o aumento ou a redução dos FRC e do risco de desenvolvimento de eventos cardiovasculares. A associação nula também foi observada em algumas metanálises. O efeito do alimento sobre os FRC e os eventos cardiovasculares pode ser influenciado pelas características do grupo investigado (gênero, idade e estado de saúde e fisiológico) e dos estudos (desenho, qualidade, localização, duração, método de preparo do alimento e quantidade do alimento/nutriente).

Convém destacar que a maioria das metanálises apresenta limitações. Por exemplo, a quantidade de estudos incluídos nas metanálises (em sua maioria é pequena), o fato de a maioria das metanálises incluir apenas artigos na língua inglesa e o autorrelato do consumo alimentar (risco de sub-relatos). Adicionalmente, para a maioria dos alimentos, ainda há lacunas quanto ao tipo, à quantidade a ser ingerida e ao método de preparo dos mesmos para se alcançar os benefícios. Efeitos adversos também foram observados para alguns alimentos. Logo, as características do grupo investigado e dos estudos, as limitações e os efeitos adversos merecem reflexão do nutricionista na tomada das decisões na prática clínica.

Neste capítulo, apresentamos diferentes alimentos (óleo de argan, óleo de coco/farinha de coco, berinjela, chia e abacate) para os quais não foram encontradas metanálises, porém julgou-se pertinente a inclusão dos mesmos, pois foram destaque na mídia ou, no caso do óleo de argan, este foi alvo de debate em um evento científico brasileiro no qual se discutiu a sua aplicação na prática clínica. Para esses alimentos, os estudos são escassos e conflitantes, o que requer maiores investigações. É importante deixar claro que não existem alimentos milagrosos e que, portanto, a mitificação dos mesmos deve ser desestimulada. A saúde cardiovascular depende principalmente da adoção de hábitos de vida saudáveis.

REFERÊNCIAS BIBLIOGRÁFICAS

1. WHO. The top 10 causes of death, 2014. Disponível em: http:// <http://www.who.int/mediacentre/factsheets/fs310/en/>. Acessado em: 26 dez. 2016.
2. Evangelista KCMS, Leite LD, Lima SCVC. Doenças cardiovasculares: bases bioquímicas, nutricionais e moleculares. In: Bases bioquímicas e fisiológicas da nutrição nas diferentes fases da vida, na saúde e na doença. 1ª ed. São Paulo: Editora Manole; 2013. p. 811-853.
3. Filion KB, Khoury FE, Bielinski M, Schiller I, Dendukuri N, Brophy JM. Omega-3 fatty acids in high-risk cardiovascular patients: a meta-analysis of randomized controlled trials. BMC Cardiovascular Disorders. 2010;10:24.
4. Oliveira JM, Luzia LA, Rondó PHC. Ácidos graxos poli-insaturados ômega-3: saúde cardiovascular e sustentabilidade ambiental. Segur Aliment Nutr. 2012;19(1):89-96.
5. Yang B, Shi MQ, Li ZH, Yang JJ, Li D. Fish, long-chain n-3 PUFA and incidence of elevated blood pressure: a meta-analysis of prospective cohort studies. Nutrients. 2016;8:58. doi:10.3390nu8010058.
6. Eslick GD, Howe PRC, Smith C, Priest R, Bensoussan A. Benefits of fish oil supplementation in hyperlipidemia: a systematic review and meta-analysis. Int J Cardiol. 2009;136:4-16.
7. Chowdhury R, Stevens S, Gorman D, Pan A, Warnakula S, Chowdhury S et al. Association between fish consumption, long chain omega 3 fatty acids, and risk of cerebrovascular disease: systematic review and meta-analysis. BMJ. 2012;345:e6698 doi: 10.1136/bmj.e6698.
8. Xin W, Wei W, Li X. Effects of fish oil supplementation on inflammatory markers in chronic heart failure: a meta-analysis of randomized controlled trials. BMC Cardiovascular Disorders. 2012;12:77.
9. Djoussé L, Akinkuolie AO, Wu JHY, Ding EL, Gaziano M. Fish consumption, Omega-3 fatty acids and risk of heart failure: a meta-analysis. Clin Nutr. 2012;31:846-53.
10. Kotwal S, Jun M, Sullivan D, Perkovic V, Neal B. Omega 3 fatty acids and cardiovascular outcomes: systematic review and meta-analysis. Cir Cardiovasc Qual Outcomes. 2012;5:808-18.
11. Xun P, He K. Fish consumption and incidence of diabetes. Diabetes Care. 2012;35:930-8.
12. Xin W, Wei W, Li X. Effect of fish oil supplementation on fasting vascular endothelial function in humans: a meta-analysis of randomized controlled trials. Plos One. 2012;7(9):e46028.
13. Wu JHY, Cahill LE, Mozaffarian D. Effect of fish oil on circulating adiponectin: a systematic review and meta-analysis of randomized controlled trials. J Clin Endocrinol Metab. 2013;98(6):2451-9.
14. Stringheta PC, Aquino AM, Vilela MAP. Legislação brasileira sobre alimentos "funcionais". In: Alimentos funcionais: componentes bioativos e efeitos fisiológicos. 1ª ed. Rio de Janeiro: Editora Rubio; 2010. p. 9-35.
15. Santos RD, Gagliardi ACM, Xavier HT, Magnoni CD, Cassani R, Lottenberg et al. Sociedade Brasileira de Cardiologia. I Diretriz sobre o consumo de gorduras e saúde cardiovascular. Arq Bras Cardiol. 2013;100(1 Supl.3):1-40.
16. Haimeur A, Messaouri H, Ulmann L, Mimouni V, Masrar A, Chraibi A, et al. Argan oil prevents prothrombotic complications by lowering lipid levels and platelet aggregation, enhancing oxidative status in dyslipidemic patients from the area of Rabat (Morocco). Lipids Health Dis. 2013;12:107.
17. Sour S, Belarbi M, Khaldi D, Benmansour N, Sari N, Nani A, et al. Argan oil improves surrogate markers of CVD in humans. Br J Nutr. 2012;107:1800-5.
18. Cherki M, Derouiche A, Drissi A, Messal ME, Bamou Y, Idrissi-Ouadghiri A, et al. Consumption of argan oil may have na antiatherogenic effect by improving paraoxonase activities and antioxidant status: intervention study in healthy men. Nutr Metab Cardiovasc Dis. 2005;15:352-60.
19. Derouiche A, Cherki M, Drissi A, Bamou Y, Messal ME, Idrissi-Oudghiri A, et al. Nutritional intervention study with argan oil in man: effects on lipids and apolipoproteins. Ann Nutr Metab. 2005;49:196-201.
20. Dayrit CS. Coconut oil: atherogenic or not? What therefore causes atherosclerosis? Philipp J Cardiol. 2003;31(3):97-104.
21. Reiser R. Saturated fat in the diet and serum cholesterol concentration: a critical examination of the literature. Am J Clin Nutr. 1973;26:524-55.

22. de Paula Franco E, Oliveira GMM, Luiz RR, Rosa G. Effect of hypoenergetic diet combined with consumption of coconut flour in overweight women. Nutr Hosp. 2015;32(5):2012-8.
23. Assunção ML, Ferreira HS, Santos AF, Cabral Jr CR, Florêncio TMM. Effects of dietary coconut oil on the biochemical and anthropometric profiles of women presenting abdominal obesity. Lipids. 2009;44:593-601.
24. Liau KM, Lee YY, Chen CK, Rasool AH. An open-label pilot study to assess the efficacy and safety of virgin coconut oil in reducing visceral adiposity. ISRN Pharmacol. 2011:949686. doi: 10.5402/2011/949686, 2011.
25. Cardoso DA, Moreira ASB, Oliveira GMM, Luiz RR, Rosa G. A coconut extra virgin oil-rich diet increases HDL cholesterol and decreases waist circumference and body mass in coronary artery disease patients. Nutr Hosp. 2015;32(5):2144-52.
26. Murillo RV, Leyes EAR, CanavaciolO VLG, Hernández ODL, AmitA MMR, et al. Características preliminares del aceite de semillas de *Salvia hispanica* L. cultivadas en Cuba. Rev Cuba Plantas Med. 2013;18(1):3-9.
27. Ferreira CS, Gomes LFS, Silva GES, Rosa G. Effect of chia seed (*Salvia hispânica* L.) consumption on cardiovascular risk factors in humans: a systematic review. Nutr Hosp. 2015;32(5):1909-18.
28. D'EL-Rei J, Medeiros F. Chocolate e os benefícios cardiovasculares. Revista do Hospital Universitário Pedro Ernesto. 2011;55-9.
29. Efraim P, Alves AB, Jardim DCP. Polifenóis em cacau e derivados: teores, fatores de variação e efeitos na saúde. Braz J Food Technol. 2011;14(3):181-201.
30. Ried K, Sullivan T, Fakler P, Frank OR, Stocks NP. Does chocolate reduce blood pressure? A meta-analysis. BMC Medicine. 2010;8:39.
31. Jia L, Liu X, Bai YY, Li SH, Sun K, He C, et al. Short-term effect of cocoa product consumption on lipid profile: a meta-analysis of randomized controlled trials. Am J Clin Nutr. 2010;92:218-25.
32. Buitrago-Lopez A, Sanderson J, Johnson L, Warnakula S, Wood A, Di Angelantonio E et al. Chocolate consumption and cardiometabolic disorders: systematic review and meta-analysis. BMJ. 343:d4488 doi: 10.1136/bmj.d4488, 2011.
33. Hooper L, Colin K, Abdelhamid A, Kroon PA, Cohn JS, Rimm EB, et al. Effects of chocolate, cocoa, and flavan-3-ols on cardiovascular health: a systematic review and meta-analysis of randomized trials. Am J Clin Nutr. 2012;95:740-51.
34. Rahman K, Lowe GM. Garlic and cardiovascular disease: a critical review. J Nutr. 2006;136:736S-40S.
35. Wang H, Yang J, Qin L, Yang X. Effect of garlic on blood pressure: a meta-analysis. J Clin Hypertens. 2015;17(3):223-31.
36. ADA Reports. Position of the American Dietetic Association: functional foods. J Am Diet Assoc. 2004;104:814-26.
37. Chiva-Blanch G, Arranz S, Lamuela-Raventos RM, Estruch R. Effects of wine, alcohol and polyphenols on cardiovascular disease risk factors: evidences from human studies. Alcohol and Alcoholism. 2013;48(3):270-7.
38. Renaud S, De Lorgeril M. Wine, alcohol, platelets and the French paradox for coronary heart disease. Lancet. 1992;339:1523-6.
39. Di Castelnuovo A, Rotondo S, Iacoviello L, Donati MB, Gaetano G. Meta-analysis of wine and beer consumption in relation to vascular risk. Circulation. 2002;105:2836-44.
40. Brien SE, Ronksley PE, Turner BJ, Mukamal KJ, Ghali WA. Effect of alcohol consumption on biological markers associated with risk of coronary heart disease: systematic review and meta-analysis of interventional studies. BMJ. 342:d636 doi: 10.1136/bmj.d636, 2011.
41. Li SH, Tian HB, Zhao HJ, Chen LH, Cui LQ. The acute effects of grape polyphenols supplementation on endothelial function in adults: meta-analyses of controlled trials. Plos One. 2013;8(7):e69818.
42. Abe LT, Mota RV, Lajolo FM, Genovenese MI. Compostos fenólicos e capacidade antioxidante de cultivares de uvas *Vitis labrusca* L. e *Vitis vinifera* L. Ciênc. Tecnol. Aliment. 2007;27(2):394-400.
43. Vaccari NFS, Soccol MCH, Ide GM. Compostos fenólicos em vinhos e seus efeitos antioxidantes na prevenção de doenças. Rev Ciênc Agrovet. 2009;8(1):71-83.
44. Gorinstein S, Zemser M, Haruenkit R, Chuthakorn R, Grauer F, Martin-Belloso O, et al. Comparative content of total polyphenols and dietary fiber in tropica fruits and persimmon. J Nutr Biochem. 1999;10:367-71.
45. Corder R, Douthwaite JA, Lees DM, Khan NQ, Santos ACV, Wood EG, et al. Health: Endothelin-1 synthesis reduced by red wine. Nature. 2001;414:863-4.
46. Gonçalves MCR. Berinjela – um alimento funcional. Nutrição Saúde & Performance – anuário nutrição e alimentos funcionais. 2004;22:11-13.
47. Silva GEC, Takahashi MH, Eik Filho W, Albino CC, Tasim GE, Serri LAF, et al. Ausência de efeito hipolipemiante da *Solanum melongena* L. (berinjela) em pacientes hiperlipidêmicos. Arq Bras Endocrinol Metab. 2004;48(3):368-73.
48. Praça JM, Thomaz A, Caramelli B. O suco de berinjela (*Solanum melongena*) não modifica os níveis séricos de lípides. Arq Bras Cardiol. 2004;82:269-72.

49. Guimarães PR, Galvão AMP, Batista CM, Azevedo GS, Oliveira RD, Lamounier RP, et al. Eggplant (*Solanum melongena*) infusion has a modest and transitory effect on hypercholesterolemic subjects. Braz J Med Biol Res. 2000;33(9):1027-36.
50. Rosa G, Uehara SK, Monteiro WLA. A dieta da linhaça: o programa alimentar que protege seu coração, faz você emagrecer. Saúde é vital. São Paulo: Ed. Abril; 2010.
51. Sales RL, Fialho CGO, Costa NMB. Linhaça: nutrientes, compostos bioativos e efeitos fisiológicos. In: Alimentos funcionais: componentes bioativos e efeitos fisiológicos. 1ª ed. Rio de Janeiro: Editora Rubio; 2010. p.193-208.
52. Pan A, Yu D, Demark-Wahnefried W, Franco OH, Lin X. Meta-analysis of the effects of flaxseed interventions on blood lipids. Am J Clin Nutr. 2009;90:288-97.
53. Wendland E, Farmer A, Glasziou P, Neil A. Effect of a linolenic acid on cardiovascular risk markers: a systematic review. Heart. 2006;92:166-9.
54. Fernandez ML, West KL. Mechanisms by which dietary fatty acids modulate plasma lipids. J Nutr. 2005;135:2075-8.
55. Juzwiak CR, Paschoal V. Chá verde: prevenção e tratamento de doenças. Nutrição Saúde & Performance – anuário nutrição e alimentos funcionais. 2004;22:25-7.
56. Wang ZM, Zhou B, Wang YS, Gong QY, Wang QM, Yan JJ, et al. Black and green tea consumption and the risk of coronary artery disease: a meta-analysis. Am J Clin Nutr. 2011;93:506-15.
57. Peters U, Poole C, Arab L. Does tea affect cardiovascular disease? A meta-analysis. Am J Epidemiol. 2001;154:495-503.
58. Jing Y, Han G, Hu Y, Bi Y, Li L, Zhu D. Tea consumption and risk of type 2 diabetes: a meta-analysis of cohort studies. J Gen Intern Med. 2009;24(5):557-62.
59. Zheng X, Xu Y, Li S, Liu X, Hui R, Huang X. Green tea intake lowers fasting serum total and LDL cholesterol in adults: a meta-analysis of 14 randomized controlled trials. Am J Clin Nutr. 2011;94:601-10.
60. Shen L, Song L, Ma H, Jin C, Wang J, Xiang M. Tea consumption and risk of stroke: a dose-response meta-analysis of prospective studies. Biomed & Biotechnol. 2012;13(8):652-62.
61. Liu K, Zhou R, Wang B, Chen K, Shi L, Zhu J, Mi M. Effect of green tea on glucose control and insulin sensitivity: a meta-analysis of 17 randomized controlled trials. Am J Clin Nutr. 2013;98:340-8.
62. Zheng X, Xu Y, Li S, Hui R, Wu Y, Huang X. Effects of green tea catechins with or without caffeine on glycemic control in adults: a meta-analysis of randomized controlled trials. Am J Clin Nutr. 2013;97:750-62.
63. Baladia E, Basulto J, Manera M, Martínez R, Calbet D. Efecto del consumo de té verde o extractos de té verde en el peso y em la composición corporal: revisión sistemática y metaanálisis. Nutr Hosp. 2014;29(3):479-90.
64. Wang D, Chen C, Wang Y, Liu J, Lin R. Effect of black tea consumption on blood cholesterol: a meta-analysis of 15 randomized controlled trials. Plos One. 2014;9(9):e107711.
65. Peng X, Zhou R, Wang B, Yu X, Yang X, Liu K, et al. Effect of green tea consumption on blood pressure: a meta-analysis of 13 randomized controlled trials. Sci Rep. 2014;4:6251. doi: 10.1038/srep06251.
66. Greyling A, Ras RT, Zock PL, Lorenz M, Hopman MT, Thijssen DHJ, et al. The effect of black tea on blood pressure: a systematic review with meta-analysis of randomized controlled trials. Plos One. 2014;9(7):e103247.
67. Gollucke APB, Juzwiak CR. Azeite de oliva – indispensável para nossa máquina humana. Nutrição Saúde & Performance – anuário nutrição e alimentos funcionais. 2004;22:8-9.
68. Martínez-González MA, Dominguez LJ, Delgado-Rodríguez M. Olive oil consumption and risk of CHD and/or stroke: a meta-analysis of case-control, cohort and intervention studies. Br J Nutr. 2014;112:248-59.
69. Schwingshacki L, Christoph M, Hoffmann G. Effects of olive oil on markers of inflammation and endothelial function – a systematic review and meta-analysis. Nutrients. 2015;7:7651-75; doi: 10.3390/nu7095356.
70. Wien M, Haddad E, Oda K, Sabaté J. A randomized 3x3 crossover study to evaluate the effect of Hass avocado intake on post-ingestive satiety, glucose and insulin levels, and subsequent energy intake in overweight adults. Nutr J. 2013;12:155,.
71. Tango JS, Carvalho CRL, Soares NB. Caracterização física e química de frutos de abacate visando a seu potencial para extração de óleo. Rev Bras Frutic. 2004;26(1):17-23.
72. Peou S, Milliard-Hasting B, Shah SA. Impact of avocado-enriched diets on plasma lipoproteins: a meta-analysis. J Clin Lipidol. 2016;10(1):161-71.
73. Wien M, Haddad E, Oda K, Sabaté J. A randomized 3x3 crossover study to evaluate the effect of Hass avocado intake on post-ingestive satiety, glucose and insulin levels, and subsequent energy intake in overweight adults. Nutr J. 2013;12:155.
74. Neves-Souza RD. Soja e derivados: fatores que influenciam o teor de isoflavonas. Nutrição Saúde & Performance – anuário nutrição e alimentos funcionais 200422:44-6.

75. Mandarino JMBG. Compostos antinutricionais da soja: caracterização e propriedades funcionais. In: Costa NMB, Rosa COB. Alimentos funcionais: componentes bioativos e efeitos fisiológicos. 1ª ed. Rio de Janeiro: Editora Rubio; 2010. p. 177-192.
76. Zhang S, Ho SC. Meta-analysis of the effects of soy protein containing isoflavones on the lipid profile. Am J Clin Nutr. 2005;81:397-408.
77. Taku K, Umegaki K, Sato Y, Taki Y, Endoh K, Watanabe S. Soy isoflavones lower serum total and LDL-cholesterol in humans: a meta-analysis of 11 randomized controlled trials. Am J Clin Nutr. 2007;85:1148-56.
78. Taku K, Umegaki K, Ishimi Y, Watanabe S. Effects of extracted soy isoflavones alone on blood total and LDL cholesterol: meta-analysis of randomized controlled trials. Ther Clin Risk Manag. 2008;4(5):1097-103.
79. Dong JY, Wang P, He J, Qin LQ. Effect of soy isoflavones on circulating C-reactive protein in postmenopausal women: meta-analysis of randomized controlled trials. Menopause. 2011;18(11):1256-62.
80. Liu Z, Chen Y, Ho SC. Effects of soy intake on glycemic control: a meta-analysis of randomized controlled trials. Am J Clin Nutr. 2011;93:1092-101.
81. Zhang XM, Zhang YB, Chi MH. Soy protein supplementation reduces clinical indices in type 2 diabetes and metabolic syndrome. Yonsei Med J. 2016;57(3):681-9.
82. Beavers DP, Beavers KM, Miller M, Stamey J, Messina MJ. Exposure to isoflavone-containing soy products and endothelial function: a Bayesian meta-analysis of randomized controlled trials. Nutr Metab Cardiovasc Dis. 2012;22:182-91.
83. Bazzano LA, Thompson AM, Tees MT, Nguyen CH, Winham DM. Non-soy legume consumption lowers cholesterol levels: a meta-analysis of randomized controlled trials. Nutr Metab Cardiovasc Dis. 2011;21:94-103,.
84. Alves RC, Casal S, Oliveira B. Benefícios do café na saúde: mito ou realidade? Quim Nova. 2009;32(8):2169-80.
85. Kawachi I, Colditz GA, Stone CB. Does coffee drinking increase the risk of coronary heart disease? Results from a meta-analysis. Br Heart J. 1994;72:269-75.
86. Jee SH, He J, Appel LJ, Whelton PK, Suh I, Klag MJ. Coffee consumption and serum lipids: a meta-analysis of randomized controlled clinical trials. Am J Epidemiol. 2001;153:353-62.
87. Mesas AE, Leon-Munõz LM, Rodriguez-Artalejo F, Lopez-Garcia E. The effect of coffee on blood pressure and cardiovascular disease in hypertensive individuals: a systematic review and meta-analysis. Am J Clin Nutr. 2011;94:1113-26.
88. Zhang Z, Hu G, Caballero B, Appel L, Chen L. Habitual coffee consumption and risk of hypertension: a systematic review and meta-analysis of prospective observational studies. Am J Clin Nutr. 2011;93:1212-9
89. Larsson SC, Orsinin N. Coffee consumption and risk of stroke: a dose-response meta-analysis of prospective studies. Am J Epidemiol. 2011;174(9):993-1001.
90. Mostofsky E, Rice MS, Mittleman MA. Habitual coffee consumption and risk of heart failure: a dose-response meta-analysis. Circ Heart Fail. 2012;5(4):401-5.
91. Ding M, Bhupathiraju SN, Chen M, van Dam RM, Hu FB. Caffeinated and decaffeinated coffee consumption and risk of type 2 diabetes: a systematic review and a dose-response meta-analysis. Diabetes Care. 2014;37:569-86.
92. Ding M, Bhupathiraju SN, Satija A, van Dam RM, Hu FB. Long-term coffee consumption and risk of cardiovascular disease: a systematic review and a dose-response meta-analysis of prospective cohort studies. Circulation. 2015;129(6):643-59.
93. Crippa A, Discacciati A, Larsson SC, Wolk A, Orsini N. Coffee consumption and mortality from all causes, cardiovascular disease, and cancer: a dose-response meta-analysis. Am J Epidemiol. 2014;180(8):763-75.
94. Perim R. Café e seus efeitos na saúde. Nutrição Saúde & Performance – anuário nutrição e alimentos funcionais. 2004;22:21-4.
95. Mori A, Mattes RD. Propriedades funcionais das oleaginosas: papel no risco de doenças crônicas. In: Alimentos funcionais: componentes bioativos e efeitos fisiológicos. 1ª ed. Rio de Janeiro: Editora Rubio; 2010. p. 209-227.
96. Banel DK, Hu FB. Effects of walnut consumption on blood lipids and other cardiovascular risk factors: a meta-analysis and systematic review. Am J Clin Nutr. 2009;90:56-63.
97. Del Gobbo LC, Falk MC, Feldman R, Lewis K, Mozaffarian D. Effects of tree nuts on bloods lipids, apolipoproteins, and blood pressure: systematic review, meta-analysis, and dose-response of 61 controlled intervention trials. Am J Clin Nutr. 2015;102:1347-56.
98. Flores-Mateo G, Rojas-Rueda D, Basora J, Ros E, Salas-Salvadó J. Nut intake and adiposity: meta-analysis of clinical trials. Am J Clin Nutr. 2013;97:1346-55.
99. Mejia SB, Kendall CWC, Viguiliouk E, Augustin LS, Ha V, Cozma AI et al. Effect of tree nuts on metabolic syndrome criteria: a systematic review and meta-analysis of randomized controlled trials. BMJ Open. 4:e004660. doi: 10.1136/bmjopen-2013-004660, 2014.

100. Afshin A, Micha R, Khatibzadeh S, Mozaffarian D. Consumption of nuts and legumes and risk of incident ischemic heart disease, stroke, and diabetes: a systematic review and meta-analysis. Am J Clin Nutr. 2014;100:278-88.
101. Viguiliouk E, Kendall CWC, Mejia SB, Cozma AI, Ha V, Mirrahimi Arash, et al. Effect of tree nuts on glycemic control in diabetes: a systematic review and meta-analysis of randomized controlled dietary trials. Plos One. 2014;9(7):e103376.
102. Luo C, Zhang Y, Ding Y, Shan Z, Chen S, Yu M, et al. Nut consumption and risk of type 2 diabetes, cardiovascular disease, and all-cause mortality: a systematic review and meta-analysis. Am J Clin Nutr. 2014;100:256-9.
103. Huguenin GVB, Moreira ASB, Saint´Pierre TD, Gonçalves RA, Rosa G, Oliveira GMM, et al. Effect of dietary supplementation with Brazil nuts on microvascular endothelial function in hypertensive and dyslipidemic patientes: a randomized crossover placebo-controlled trial. Microcirculation. 2015;22:687-99.
104. Huguenin GVB, Oliveira GMM, Moreira ASB, Saint´Pierre TD, Gonçalves RA, Mulder-Pinheiro AR, et al. Improvement of antioxidants status after Brazil nut intake in hypertensive and dyslipidemic subjects. Nutr J. 2015;14:54.
105. Carvalho RF, Huguenin GVB, Luiz RR, Moreira ASB, Oliveira GMM, Rosa G. Intake of partially defatted Brazil nut flour reduces serum cholesterol in hypercholesterolemic patients – a randomized controlled Trial. Nutr J. 2015;14:59.
106. Tiwari U, Cummins E. Meta-analysis of the effect of β-glucan intake on blood cholesterol and glucose levels. Nutrition. 2011;27:1008-16.
107. Bao L, Cai X, Xu M, Li Y. Effect of oat intake on glycemic control and insulin sensitivity: a meta-analysis of randomized controlled trials. Br J Nutr. 2014;112:457-66.
108. Whitehead A, Beck EJ, Tosh S, Wolever TMS. Cholesterol-lowering effects of oat β-glucan: a meta-analysis of randomized controlled trials. Am J Clin Nutr. 2014;100:1413-21.
109. Ribeiro PA, Bittencourt PAA, Monteiro JP. Aplicabilidade dos alimentos funcionais na prática clínica. In: Alimentos funcionais: componentes bioativos e efeitos fisiológicos. 1ª ed. Rio de Janeiro: Editora Rubio; 2010. p. 511-536.
110. Brown L, Rosner B, Willet WW, Sacks FM. Cholesterol-lowering effects of dietary fiber: a meta-analysis. Am J Clin Nutr. 1999;69:30-42.
111. Shin JY, Xun P, Nakamura Y, He K. Egg consumption in relation to risk of cardiovascular disease and diabetes: a systematic review and meta-analysis. Am J Clin Nutr. 2013;98:146-59.
112. Rong Y, Chen L, Zhu T, Song Y, Yu M, Shan Z, et al. Egg consumption and risk of coronary heart disease and stroke: dose-response meta-analysis of prospective cohort studies. BMJ. 2013;346:e8539.
113. Li Y, Zhou C, Zhou X, Li L. Egg consumption and risk of cardiovascular diseases and diabetes: a meta-analysis. Atherosclerosis. 2013;229:524-30.
114. Suksomboon N, Poolsup N, Boonkaew S, Suthisisang C. Meta-analysis of the effect of herbal supplement on glycemic control in type 2 diabetes. J Ethnopharmacol. 2011;137:1328-33.

Gastronomia

ANNIE BELLO

CAPÍTULO 22

INTRODUÇÃO

A grande limitação hoje na área de nutrição é a falta de informação sobre como comer e como comer com prazer. O prazer proporcionado pelo alimento é um dos fatores mais importantes da vida. A gastronomia nasceu desse prazer e constituiu-se como a arte de cozinhar e associar os alimentos para deles retirar o máximo sabor, aroma, textura, cor. No entanto, não se deve confundir a gastronomia com a nutrição ou a dietética, que estudam os alimentos do ponto de vista da saúde e da medicina. Nutrição é a ciência que indica as necessidades de cada indivíduo, o processo metabólico pelo qual passam os alimentos depois de digeridos e absorvidos como nutrientes pelo nosso organismo. Por meio da alimentação buscamos mais de 40 nutrientes hoje conhecidos, e necessários, para a nossa saúde e para a qualidade de vida.

O apelo da indústria aos produtos pobres em gordura (*light*) associado à ansiedade por dietas restritas que prometem resultados rápidos geram as altas taxas de obesidade e DCV. Um dos principais obstáculos para a gastronomia saudável é a falta de conhecimento sobre técnicas de preparo e aplicações dos alimentos saudáveis, principalmente de vegetais, em receitas práticas, convenientes e saborosas. O objetivo deste capítulo é unir gastronomia e nutrição para que a alimentação seja uma fonte de prazer e que exerça sua função no corpo de cada um e desperte o interesse das pessoas em relação às diferentes preparações alimentares.

CONCEITOS

- *Nouvelle cousine* – implementada na década de 1970, na França, caracterizada por porções mínimas, pouco cozimento, poucos molhos, o alimento com o sabor natural dele, pratos bonitos e elaborados.
- *Slow food* – movimento surge na Itália há 30 anos, com o objetivo de fazer oposição ao *fast food* e à comida industrializada, além de resgatar o prazer de comer bem e sem pressa. O enfoque está nos alimentos frescos, orgânicos, livres de pesticidas e hormônios. Preconiza ainda a sazonalidade do alimento e a valorização da culinária e dos ingredientes regionais.
- Gastronomia molecular – é uma combinação de ciência e alimentos. É a arte de preparar alimentos por métodos fantásticos, pois está centrada na compreensão racional

e transformação dos métodos de cocção, de maneira a garantir melhor qualidade nutricional, maior precisão nos gestos culinários e melhor sabor e novas texturas para os alimentos.
- *the fat debate* ou o debate das gorduras – série de publicações discutindo o real impacto da restrição das gorduras nas DCV.

ABREVIATURAS

DCV – doença cardiovascular;
HAS – hipertensão arterial sistêmica;
DM – diabetes *mellitus*;
DLP – dislipidemia.

A GASTRONOMIA

A gastronomia é a arte de harmonizar os alimentos, a bebida e os aspectos culturais. O gastrônomo (ou *gourmet*) pode ser o cozinheiro, o provador de vinhos, até mesmo aquele que se preocupa com o refinamento da alimentação, incluindo a forma de preparo e a apresentação do prato. Por essas razões, a gastronomia tem um conceito mais amplo do que a culinária, que se ocupa mais especificamente das técnicas de confecção dos alimentos.

A gastronomia é um dos principais agregadores da sociedade; as representações figuradas datam do século V a. C., que exibem detalhes dos banquetes sempre associados à conclusão de contratos, casamentos, ou seja, qualquer assunto de alguma importância na época era tratado na mesa. Mesmo hoje, o comer sempre está relacionado com acontecimentos da vida das pessoas que ampliam os laços de amizade e de convivência, como nascimento, casamento, trabalho, etc. Enfim, o comer ou o não comer envolvem fator social, psicológico/emocional e/ou religioso[1].

A gastronomia esteve na origem de grandes transformações sociais e políticas[2]. A alimentação passou por várias etapas ao longo do desenvolvimento humano, evoluindo do nômade caçador ao homem sedentário, quando este descobriu a importância da agricultura e da domesticação dos animais. Alguns marcos interessantes da história da gastronomia como, por exemplo, no século X (império bizantino) inventou-se a toalha de mesa, os talheres e a mesa para as refeições (antes disso, no Império Romano a maioria das refeições era feita deitada). No século XV começou o intercâmbio de alimentos entre a Europa e América, como a cana-de-açúcar, café, laranja, feijões, batatas, tomate, pimentão, cacau[2].

No Renascimento, a cozinha italiana fica forte com banquetes fartíssimos, comida barroca, vários temperos misturados. A hegemonia da cozinha francesa se deu no século XVII com a depuração do gosto. O *boom* da *fast food* nos EUA foi na década de 1950 e, mais recentemente, nas décadas de 1970/1980 foi a vez da França com a *nouvelle cuisine*, caracterizada por porções mínimas, pouco cozimento, poucos molhos, o alimento com o sabor natural dele, pratos bonitos e elaborados.

O prazer proporcionado pela comida é um dos fatores mais importantes da vida. A gastronomia nasceu desse prazer e constituiu-se como a arte de cozinhar e associar os alimentos para deles retirar o máximo sabor, aroma, textura, cor. A humanidade percebeu as virtudes da associação de certas plantas aromáticas aos alimentos para lhes exaltar o sabor, contribuir para a sua conservação e permitir uma melhor e mais saudável assimilação por parte do corpo. O alimento deverá provocar prazer, resultante de sensações visuais, táteis, gustativas e olfativas.

O primeiro tratado sobre gastronomia foi escrito por Jean Anthelme Brillat-Savarin, um juiz e gastrônomo francês que, em 1825, publicou a "Fisiologia do Gosto", onde considera a gastronomia como ciência e arte. No prefácio do seu livro, relata: "O prazer da mesa pertence a todas as épocas, todas as condições, todos os países, todos os dias. A mesa é o único lugar onde jamais nos entediamos na primeira hora. A descoberta de um novo manjar causa mais felicidade ao humano que a descoberta de uma estrela. Os que se empanturram e se embriagam não sabem comer e nem beber"[3].

No entanto, não se deve confundir a gastronomia com a nutrição ou a dietética, que estuda os alimentos do ponto de vista da saúde e da medicina. A gastronomia é a arte do bom gosto e a nutrição a arte de comer saudável, será que não deveríamos promover uma união entre as duas?

FISIOLOGIA DO PALADAR

O paladar é a capacidade de reconhecer os gostos de substâncias colocadas sobre a língua. Na língua existem as papilas, que são formadas por dezenas de células gustativas, agrupadas em forma de botão, e essas células distinguem o gosto. Os receptores gustativos e olfativos formam um único sentido, e ao conjunto das sensações de gosto e aroma dá-se o nome de sabor[4]. A língua é dividida em áreas para identificação dos sabores: na parte posterior da língua identifica-se o amargo; nas laterais, o ácido; na ponta da língua, o doce e nas laterais e na ponta da língua, o salgado. Já o sabor umami é percebido em toda a extensão da língua[5]. Nesses sabores se acrescentam as sensações da temperatura, da textura, da dor e, assim, conseguimos nos deleitar com a harmonia dos diversos sabores. A sensibilidade dessas células gustativas é extremamente apurada e distingue a diferença de estrutura da matéria no nível molecular. A mescla dos sabores doce (da fruta) e salgado (dos pratos) desperta sensações inusitadas no paladar.

Os benefícios não são apenas de saborear a refeição; a língua possui terminações nervosas que enviam sinais para o sistema nervoso central para que a saciedade se instale. Assim, aprender a desfrutar/degustar significa aproveitar o alimento em toda sua plenitude (análise visual, olfativa e gustativa). O desenvolvimento do bom paladar faz bem à alma e se harmoniza com as funções orgânicas.

Apesar de sermos agraciados com esse primoroso sentido do paladar, ao alimentarmos apressadamente, engolindo tudo, desperdiça-se esse precioso tesouro. Mas, se desfrutar e saborear as refeições, faremos novas descobertas[3]. Trabalhar com tais conceitos será de fundamental importância para garantir a adesão ao programa alimentar para perda de peso, por exemplo.

Harvé This (2010) já dizia, em seu livro Cozinha – uma questão de Amor, Arte e Técnica, que: "Dar de comer é dar felicidade aos outros. Nada de lipídios, proteínas ou glicídios"[1]. Assim, *a qualidade* da alimentação não se limita ao aspecto nutricional e higiênico; o alimento deverá provocar *prazer*, resultante de sensações visuais, táteis, gustativas e olfativas.

Nutrição é a ciência que indica as necessidades de cada indivíduo, o processo metabólico pelo qual passam os alimentos depois de digeridos e absorvidos como nutrientes pelo nosso organismo. É a partir da alimentação que buscamos os mais de 40 nutrientes hoje conhecidos, e necessários, para a nossa saúde e para a qualidade de vida.

Saúde, que pela definição da Organização Mundial de Saúde é o mais completo bem-estar físico, mental, psicológico, social e econômico[6]. Há que se pensar que as pessoas não degustam pílulas de nutrientes, nem dietas ou receitas escritas num papel; elas saboreiam alimentos e preparações que certamente oferecerem energia e nutrientes, mas também apresentam valor simbólico. Este é um dos princípios da nutrição saudável, mostrando que a alimentação é fonte de saúde, prazer, sabor, amor, símbolo e lembranças. Dependendo da combinação e da quantidade de alimentos escolhidos pelo indivíduo, o bom funcionamento do organismo estará garantido, mas também poderá levar ao aparecimento de doenças.

Seja qual for o plano alimentar preconizado, deve-se pesquisar antes de tudo o equilíbrio nutricional, buscando a variedade de alimentos, mas também os sabores, os perfumes e as cores, que conferem prazer na realização de dietas e permitem a adesão de longo prazo, maior sucesso e deixa-se de ter que cumprir uma penitência. Assim, o conhecimento e a aplicação de técnicas gastronômicas corretas viabilizam e podem assegurar que as recomendações nutricionais sejam seguidas por longos períodos e proporcionam maior prazer a quem come.

A alimentação é prazer, nutrição é ciência e gastronomia é arte. Os três conceitos são complementares, e a união é que faz a diferença na prescrição dietoterápica.

CARDIOLOGIA E RECOMENDAÇÕES NUTRICIONAIS

A obesidade, dislipidemia, hipertensão arterial sistêmica e o diabetes *mellitus* podem ser evitáveis e estão ocorrendo desnecessariamente nos mais jovens, devido principalmente ao estilo de vida inadequado que inclui dietas pobres nutricionalmente, ricas em energia, o tabagismo e inatividade física. A identificação dos fatores dietéticos com o maior potencial de redução das DCV, diabetes *mellittus* (DM) e obesidade são de importância científica e de saúde pública e vêm sendo muito pesquisados hoje[7].

As recomendações nutricionais relacionadas à saúde cardiovascular mudaram muito ao longo do tempo. Marcellin Bertholot, um químico Francês que viveu de 1827-1907, dizia que no ano 2000 comeríamos pastilhas nutritivas. Berthelot incrivelmente previa a utilização dos suplementos nutricionais que ainda é tema de muitas publicações e debates[8]. Posteriormente, a discussão passou dos suplementos nutricionais para os alimentos[9] pelo fato de o alimento ser veículo de vários nutrientes agindo em sinergismo. Mas, provavelmente pelo fato de não consumirmos alimentos isolados, o que vem sendo mais discutido é sobre o padrão alimentar[7,10]. E os pesquisadores enfatizam que a recomendação deve ser o consumo de uma dieta saudável com boas quantidades de vegetais, frutas, peixes, nozes e óleos vegetais.

O padrão alimentar cardioprotetor pode ser assim resumido: frutas (quatro a cinco porções), verduras (quatro a cinco porções), grãos integrais (três porções ou mais); leite e derivados (duas a três porções); óleos vegetais (duas a seis porções por dia – uma porção = uma colher de chá); oleaginosas (quatro a cinco porções por semana); e os peixes (duas ou mais porções por semana)[7].

E as gorduras, nos últimos 30 anos uma das principais recomendações dietéticas é a restrição da gordura saturada pela associação com LDL-c e com a DCV. Mas nos últimos anos tal recomendação é tema de controvérsia e de debate, já que os estudos demonstraram que o carboidrato refinado/processado apresenta maior impacto na doença cardíaca que a gordura saturada[11-14].

A grande limitação hoje na área de nutrição é a falta de informação sobre como comer e como comer com prazer. O apelo da indústria aos produtos pobres em gordura (*light*) associados à ansiedade por dietas que prometem resultados rápidos geram as altas taxas de obesidade e

DCV. Assim, na prática vemos que as "dietas para HAS, DM, DLP" que fazem grandes restrições, orientações de alimentos que não podem ser consumidos, não fornecem energia suficiente, são desbalanceadas, e levam ao efeito sanfona, além de não mudarem o comportamento, nem o padrão alimentar. Restringir é problemático e limita a vida, por isso, as "dietas" geralmente fracassam e são insustentáveis.

Mas dieta, segundo a ciência, é tudo o que se come para manter um corpo saudável. A recomendação é a variedade no cardápio e se agregarmos a isso tudo o prazer de uma refeição tranquila e saborosa, teremos o tão esperado equilíbrio nutricional e funcional. Precisamos comemorar a vida, festejar o sabor, nutrir o corpo, a mente e o coração!

CARDIOLOGIA, NUTRIÇÃO E GASTRONOMIA

De um lado, as recomendações nutricionais para prevenção e tratamento das doenças cardiovasculares, onde o equilíbrio dos nutrientes, a variedade, a quantidade e a qualidade são fundamentais. De outro, a gastronomia, a arte da culinária, a busca pelo prazer que o alimento pode despertar. A proposta é unir gastronomia e nutrição para que a alimentação seja uma fonte de prazer, exerça sua função no corpo de cada um e desperte o interesse das pessoas em relação às diferentes preparações alimentares.

Apesar de relacionarem dietas restritas e "naturais" para prevenção de doenças cardiovasculares, as evidências nos mostram que são insustentáveis. Hervé This, em seu livro, defende "Cozinha natural? Não existe! Cozinhar é fazer um gesto técnico. O ser humano transforma a natureza, assim como o químico transforma a matéria. Para ser natural, a cozinha deveria servir alimentos crus, duros, contaminados, incomestíveis. A cozinha é artificial! Por que queremos a qualquer custo que ela seja natural??"[1].

Hoje a gastronomia universal preza por alimentos mais leves e saudáveis, como a *nouvelle cuisine* francesa (pequenas porções), culinária japonesa (rica em peixes crus), a cozinha molecular e *slow food*, por exemplo.

A *slow food* surgiu na Itália há 30 anos, com o objetivo de fazer oposição à *fast food* e à comida industrializada, além de resgatar o prazer de comer bem e sem pressa. O enfoque está nos alimentos frescos, orgânicos, livres de pesticidas e hormônios. Preconiza ainda a sazonalidade do alimento e a valorização da culinária e dos ingredientes regionais.

A gastronomia molecular é uma combinação de ciência e alimentos. O cardápio faz uma mistura inusitada de aromas, sabores e texturas, a arte de preparar alimentos por métodos fantásticos. O químico francês Hervé This explica: "é uma disciplina científica que estuda há mais de 20 anos os fenômenos físico-químicos que ocorrem durante o ato de cozinhar". Centrada na compreensão racional e transformação dos métodos de cocção, de maneira a garantir melhor qualidade nutricional, maior precisão nos gestos culinários e melhor sabor e novas texturas para os alimentos[15].

O prazer de comer tem que estar presente para promover a saúde e o bem-estar. Esse conceito surge como uma nova ciência-arte, que se preocupa com equilíbrio dinâmico natural do corpo e da mente. Associar os segredos da boa mesa aos alimentos saudáveis é uma arte. E pode ser desenvolvida a cada dia. Os resultados serão uma vida mais feliz, longa e cheia de vitalidade e trarão benefícios no âmbito do atendimento ambulatorial e no paciente internado.

Seção 3 – Terapias Alternativas Aplicadas às Doenças Cardiovasculares

Classicamente, existe o conceito de que a dieta oferecida aos pacientes internados apresenta sabor, odor, coloração e apresentação desagradável, bem como se torna repetitiva e monótona com o prolongamento do período de internação e culmina em baixa aceitação pelos pacientes, além de a internação ser um momento de sofrimento, angústia e ansiedade. O encaminhamento ambulatorial do paciente ao nutricionista gera ansiedade, já que terá que fazer dietas restritas sem sal, sem gordura e sem alimentos gostosos. Muitas vezes o paciente até relata já saber o que deve fazer, mas não consegue e sente culpa.

Um dos principais obstáculos para a gastronomia saudável é a falta de conhecimento sobre técnicas de preparo e aplicações dos alimentos saudáveis, principalmente de vegetais, em receitas práticas, convenientes e saborosas.

Os alimentos não induzem o homem à vontade de alimentar-se apenas por sua composição química. É necessário torná-los atraentes. As características sensoriais influenciam os sentidos e despertam a vontade de comer. Criatividade, bom gosto e informação sobre escolha de alimentos, sabor, tempero, formas de preparo e apresentação são fatores importantes para criar um prato prático, apetitoso e saudável.

No dia a dia, para dar sabor se usa o sal, cubinhos de tempero pronto e as gorduras, mas estes são os compostos que devem ser restritos nas doenças cardiovasculares. É importante saber que o sal na alta gastronomia não está presente para salgar e sim para integrar o sabor e realçar as ervas do prato, que estas sim, são consideradas a alma da culinária. Podemos usar as ervas e especiarias como orégano, cheiro-verde, manjericão, açafrão, hortelã, sálvia, *curry*, tomilho, canela. Para reduzir o consumo de sal recomenda-se o sal com ervas, que pode ser preparado na proporção de uma porção de sal para uma porção de ervas (alecrim, orégano, sálvia, menjericão).

A função da gordura na gastronomia é dissolver as moléculas odorantes e associar a percepção dos gostos. Estudos recentes mostram que não mais a quantidade de gordura da dieta que é o problema, e sim o tipo de gordura, podendo-se utilizar diferentes óleos vegetais no preparo de alimento. E que, além da gordura, outros líquidos podem funcionar como veículo, como vinho e o suco de laranja ou o caldo caseiro e também para o cozimento do peixe, frango ou carne, com menor uso de gordura na preparação e conferindo grande sabor. Eliminar os cubinhos de tempero pronto e fazer o caseiro trará sabor especial e com baixo teor de sódio. Podem ser líquidos claros ou escuros e são resultantes da cocção de partes de aves, pescados, carnes vermelhas ou de caças, e de hortaliças.

Em síntese, precisamos harmonizar quatro itens para conferir sabor: os condimentos, especiarias, ervas aromáticas e líquido (gordura, caldo caseiro, vinho, suco de laranja).

Frutos oleaginosos, ervas aromáticas e frutas realçam o sabor e tornam o prato mais atraente devem ser usados. Além de serem fontes de nutrientes, vitaminas, minerais e compostos antioxidantes. Os molhos também agregam valor à preparação, podendo ser líquidos, espessos, quentes ou frios, desde simples misturas de ingredientes até preparações elaboradas com técnicas apuradas. Podem ser crus ou cozidos, ácidos, picantes, adocicados ou ligados. Esse tipo de preparação é o que realmente faz a diferença no sabor e na textura final.

Para incrementar a apresentação final do prato, pode-se variar e valorizar os cortes dos legumes. Os mais conhecidos e utilizados são os cubos de diversos tamanhos, *brunoises*, bastonetes, julienne fina, julienne, *paysanné* e torneado.

Para reduzir a perda de nutrientes use pouca água no preparo ou opte por técnicas de cozimento no vapor (método *musikomono*), ou prefira assados ou caldeiradas, pois a água é consumida. Ou pode-se usar a técnica chinesa WOK – cozimento rápido e igual, garantindo sua maciez e frescor. E ainda a oferta de alimentos crus, como o *sashimi* da culinária japonesa. Estas são apenas algumas ideias para que você se inspire e obtenha o mais saudável da gastronomia[16].

As sensações despertadas por uma comida confortável ou do coração, aquela que nos faz lembrar de nossa tenra infância; com seu cheirinho e sabor inconfundíveis nos fazem viajar no tempo trazendo paz de espírito, a sensação de segurança emocional, ainda que momentaneamente.

Essa memória afetiva é construída a partir dos cinco sentidos. Influenciadores da alimentação, a audição, olfato, visão, tato e gustação (ou paladar), e estimulam nosso cérebro para reações/respostas como, por exemplo, o apetite, o prazer, nojo, enjoo, ...

Acompanhar nossas avós, mães no preparo de nossos quitutes preferidos. Ouvir os estalidos do alho para o refogado do feijão. Antes ainda, o chiado da panela de pressão? O croc-croc da mastigação dos alimentos com suas texturas ideais... Se não faz croc croc, não vale mais a pena a mordida.

E o cheiro da comida se espalhando pelos ares? Quantas vezes não desejamos nos deliciar com um alimento apenas ao lembrar de seu aroma? É que o nariz tem muito mais receptores do que a própria língua. A percepção olfativa de uma "comidinha gostosa" nos faz salivar preparando nosso organismo pra saboreá-la, digeri-la. Narinas bem treinadas são capazes de distinguir diversos aromas no vinho, no café, ...

Aliás, "se come primeiro com os olhos". Pratos coloridos, com cores vibrantes aguçam naturalmente nosso desejo de comê-los. A cor influencia tanto o paladar que é utilizada no processamento dos alimentos para torna-los mais atrativos. Assim, o iogurte de morango, por exemplo, apesar de constituído majoritariamente por um alimento branco é colorido de rosa, afinal é de morango, não?

Quando atendemos aos estímulos dos demais sentidos e colocamos o alimento na boca, ele se combina com a saliva começando a se dissolver...Voilà, a gustação, principal sentido da alimentação. Essa envolve um complexo mecanismo sensorial que resulta da interação entre gosto (papilas gustativas distribuídas na superfície da língua[4]), aroma, aparência, consistência e temperatura.

No exercício da gustação são percebidos cinco gostos: doce, salgado, amargo, azedo e umami. Esse identificado pelos japoneses define a percepção dos glutamatos, como o glutamato monossódico (gostinho de comida japonesa) e mais recentemente também vem sendo associado a 52 peptídeos[5].

A percepção desses sabores mágicos em nossas línguas é incontestavelmente influenciada pela temperatura dos alimentos. Como beber um cafezinho gelado? A temperatura elevada libera uma quantidade maior de moléculas aromáticas completando seu sabor na boca. É por isso que com o café frio e sem o cheirinho no ar ele fica absolutamente intragável. Já a baixa temperatura diminui a percepção dos sabores[16].

Sem exageros, a temperatura deve ser adequada a cada tipo de alimento. Não apenas para garantir seu sabor que é "perdido" com a alteração de sua composição química, mas sobretudo evitar a formação de compostos nocivos à saúde[17].

Seção 3 – Terapias Alternativas Aplicadas às Doenças Cardiovasculares

O toque dos alimentos também nos permite perceber sua temperatura, textura, peso. Há alimentos que desejamos tocar, mas não necessariamente comer e vice-versa. Quem gostaria de massagear uma tortinha de chocolate 70%?

Tanto a apreciação quanto a aversão alimentar são assim determinadas, influenciando nossa saciação (sensação de satisfação plena durante a refeição) e por que não saciedade (sensação de bem-estar e de ausência de fome entre as refeições)?

Caso Clínico

1. Identificação do paciente

H. M. A., sexo feminino, 48 anos, natural do Rio de Janeiro, 3º grau completo, bancária, casada, dez salários mínimos, dois filhos, negra.

2. Dados clínicos

a. *Queixa principal:* encaminhada ao nutricionista por apresentar alteração nos exames de rotina solicitados pela empresa que trabalha. Hipertrigliceridemia, intolerância à glicose e hipertensão arterial.

b. *História da doença atual:* apresentando obesidade, hipertrigliceridemia, hiperuricemia, resistência a insulina e hipertensão arterial estágio I.

c. *História da doença pregressa:* relata que sempre teve excesso de peso.

d. *História social e familiar:* é tabagista (carga tabágica 20 maços/ano) e relata ingerir vinho diariamente (três taças). Pai faleceu com 35 anos de infarto agudo do miocárdio e mãe obesa.

e. *Diagnóstico clínico:* paciente com síndrome metabólica (obesidade, hipertrigliceridemia, hiperuricemia, resistência a insulina e hipertensão arterial estágio I).

3. Medicamentos em uso

Suplemento antioxidante (betacaroteno 20 mg, α-tocoferol 400 IU e vitamina C 500 mg) para prevenção de doença cardiovascular.

4. Avaliação antropométrica

Dados antropométricos	Avaliação	Classificação
Peso atual (kg)	72	-
Peso usual (kg)	56	-
Estatura (m)	1,50	-
IMC (kg/m²)	32	Obesidade grau 1*
DCT (mm)	40	> P90 < P95**
CB (cm)	42	Acima do P95**
PC (cm)	96	Risco aumentado
PP (cm)	46	

DCT: dobra cutânea tricipital; PB: perímetro do braço; PC: perímetro da cintura; PP: perímetro do pescoço.

*World Health Organization (WHO), 1997.

** Frisancho AR. Anthropometric standards for the assessment of growth and nutritional status. University of Michigan, 1990.189 p.

5. Avaliação bioquímica

Dados bioquímicos	Valores de referência	Avaliação	Classificação
Glicose	70-99 mg/dL	125 mg/dL	Intolerância à glicose
Insulina	3-25 mUI/mL	10 mUI/mL	Normal
Hemoglobina glicada	< 6,5%	7,8%	Aumentada
HOMA-IR	< 2,71	3,08	Resistencia à insulina
Colesterol total	< 200 mg/dL – desejável 200-239 mg/dL – limítrofe > 240 mg/dL – alto	220 mg/dL	Aumentado
LDL-c	100-129 mg/dL – desejável 130-159 mg/dL – limítrofe > 160 mg/dL – alto	165 mg/dL	Aumentado
HDL-c	> 50 mg/dL	30 mg/dL	Baixo
Triglicerídeos	< 150 mg/dL – desejável 150-199 mg/dL – limítrofe 200-499 mg/dL – alto	210 mg/dL	Aumentado
Ácido úrico	2,5-6 mg/dL	8 mg/dL	Aumentado

6. Sinais vitais

a. *Pressão arterial:* 150 × 90 mmHg – hipertensão estágio 1.
b. *Temperatura:* 36,5°C – afebril.
c. *Frequência cardíaca:* 80 bpm (70-110 bpm).
d. *Frequência respiratória:* 18 irpm (6-20 irpm).

7. Dados da anamnese alimentar

Paciente relata muita dificuldade com os hábitos alimentares. O café da manhã é composto de queijo prato, torrada feita de pão de sal (francês) e café com creme. Relata que, embora goste, não inclui leite na sua dieta diária. O almoço realiza no trabalho em frente ao computador e consiste em uma sopa instantânea, sanduíche com salame, água tônica e biscoitos tipo *waffer*. O jantar é um hambúrguer feito no forno com batata.

8. Interação fármaco-alimento

A paciente relata utilizar suplementos antioxidantes para prevenção de DCV. O Betacaroteno deverá ser descontinuado, pois existem evidências na literatura sobre aumento de risco de cancer de pulmão. A vitamina C e a vitamina E podem ser ingeridas através de uma dieta equilibrada, não precisando de suplementação.

Capítulo 22   Gastronomia

9. Parecer nutricional

Paciente obesa com distribuição de gordura central, com comorbidades hipertensão arterial sistêmica estágio 1, intolerância à glicose, dislipidemia mista. Paciente apresenta todos os critérios para a síndrome metabólica (PC > 80 cm; G > 100 mg/dL, TG > 150 mg/dL; HDL < 50 mg/dL; PA 140 × 90 mmHg), com resistência à insulina (HOMA-IR = 3,08).

Com relação à avaliação dietética, apresenta hábitos alimentares inadequados e com dificuldade no relato da rotina alimentar. Alto consumo de alimentos ricos em sódio (sopa instantânea, salame, queijo prato e hambúrguer) e de gordura saturada (sopa instantânea, salame, queijo prato e hambúrguer, além do creme do café e do biscoito *waffer*). Sem frutas, legumes e verduras. Pobre em fibras.

A conduta dietética será plano alimentar de consistência normal, hipoenergético, normoglicídico, normoproteico e normolipídico.

10. Prescrição dietética

a. *Cálculo do valor energético total[17]:*

IOM (2001-2002)

387 − (7,31*I) + AF × (10,9*P + 660,7 *E) − 1.800 kcal

Para perda de 1,5 kg mês, com restrição de 400 kcal/dia. Oferecendo 1.400 kcal.

b. *Distribuição de macronutrientes energéticos:*

	% VET	g/dia	kcal
VET	-	-	1.289
Proteínas	17%	59,5	238
Carboidratos[a]	53%	185,5	742
Gordura total[b]	30%	46,7	420

a Priorizando carboidratos complexos, integrais, com baixo índice glicêmico e < 10% de açúcar simples.

b Sendo ≤ 7% do VET de ácidos graxos saturados; ≤ 10% do VET de ácidos graxos poli-insaturados; ≤ 20% do VET de ácidos graxos monoinsaturados.

c. *Oferta de vitaminas e minerais:*
- Vitaminas:

Vitamina	Recomendações	Fontes alimentares
A	900 µg/dia	Óleo de fígado de bacalhau, gema de ovo
Carotenoides	-	Abóbora, batata-doce, brócolis, cenoura, espinafre e vegetais folhosos verde-escuros, tomate, pimentas verdes, páprica, milho
C	75 mg/dia	Frutas cítricas como laranja e limão, acerola, morango, kiwi, mamão papaia, goiaba, caju, pimentão e vegetais como couve-de-bruxelas, pimenta vermelha e brócolis
E	15 mg/dia	Óleo de germe de trigo, de girassol, de soja, ovos, abacate, brócolis, folhas verdes, sementes oleaginosas e nozes

- Minerais:

Atingir a recomendação de potássio, cálcio e magnésio e aumentar a ingestão de frutas e vegetais. O consumo de potássio e cálcio é inversamente correlacionado com a pressão, mas a suplementação não está comprovada. Os efeitos parecem ser mais evidentes quando ingeridos na forma de alimentos (peptídeos derivados da proteína do leite, principalmente fermentado), pois funcionam como enzimas conversoras de angiotensina e reduzem a pressão arterial (PA). O magnésio (Mg) é um potente inibidor da contração muscular lisa vascular e pode desempenhar um papel na regulação da PA como vasodilatador. A dieta DASH é rica em Mg (folhas verdes)[18].

Mineral	Recomendações	Fontes alimentares
Magnésio	320-420 mg/dia	Frutas e hortaliças, nozes e sementes
Cálcio	1.000 mg	Leite e derivados, gergelim e semente de melão
Potássio	4,7 g	Laranja, beterraba, feijão branco, espinafre, banana e batata-doce
Selênio	55 µg/dia	Castanha-do-pará, pistache, nozes
Cromo	25-35 µg/dia	Ameixa, cereais integrais, germe de trigo, levedo de cerveja e carnes

d. *Outras características da dieta:*
- Fracionamento em seis refeições.
- Ingestão de 30 mL/kg ou 2.100 mL de líquidos (sendo no mínimo 1.800 mL de água).
- Fibras 20 a 30 g/dia, 5 a 10 g solúveis.
- Ênfase em alimentos funcionais:

O consumo de oleaginosas pode trazer benefícios à saúde:
- ingestão de ácidos graxos insaturados (monoinsaturado e poli-insaturado) pode reduzir a PA (elevado teor de ácido oleico). Não existe recomendação para suplementação;
- proteína de soja, como feijão de soja, queijo de soja (tofu), farinha, leite de soja e o concentrado proteico da soja. O molho de soja (*shoyu*) industrializado contém elevado teor de sódio, devendo ser evitado.

11. Orientações nutricionais

O truque da boa mesa é usar ingredientes de qualidade, frescos e simples.

Se possível, monte uma pequena horta com ervas frescas em casa ou tenha em mãos temperos desidratados. Não use caldos prontos.

Estabeleça horários para as refeições, o café da manhã deve ser priorizado, almoço em um lugar tranquilo, e dê ênfase aos vegetais em seu jantar.

Mastigue bem: seu estômago não tem dentes e é preciso aproveitar tudo o que o alimento tem de bom, facilitando a digestão.

Realização sempre do diário alimentar e do diário de atividade física.

- No pré-preparo/ organização:
  - organização da cozinha, selecione receitas variadas e planeje a semana para se alimentar na maior parte dos dias em casa;
  - nas compras – cortes mais magros de aves (peito), carnes (patinho) e peixes (atum, truta); vegetais coloridos frescos; grãos variados; temperos naturais, como ervas, cebola, alho;
  - tenha frutas, iogurte de baixo teor de gordura ou cereais integrais, sementes e castanhas;
  - não tenha guloseimas disponíveis em casa ou no trabalho.

- No preparo:
  - Faça a porção certa, ou planeje fazer a mais para guardar, mas não leve à mesa. Resfrie e guarde em porções adequadas para mais uma refeição, em recipientes de vidro que não deixam cheiro, e congele!
  - Atenção para as técnicas de cocção para garantir variedade, paladar, textura, qualidade, beleza e saúde.
  - Marinar alimentos com tomate, ervas, limão, frutas, pimenta, etc.
  - Utilizar molhos com base de frutas, tomate, cogumelos, entre outros vegetais.
  - Colorir saladas com diferentes tipos de vegetais.
  - Refogar com pouca quantidade de óleo ou azeite.
  - Cozinhar no vapor.

12. Plano alimentar para 1 semana

1º Dia – Segunda-feira

Hora	Refeição	Alimentos	Quantidade
07:00	Desjejum	Tapioca Queijo tipo *cottage*	1 unidade 1 colher de sopa
10:00	Colação	Frapê de morango com laranja (frutas picadas; pouca água e gelo batido)	1 copo médio
13:00	Almoço	Minissalada de alface, tomate e palmito Azeite Abobrinha e berinjela grelhadas (cortes longos, temperados com molho *shoyu* diluído em suco de laranja, cebola ralada e alho) Arroz integral Feijão vermelho Peixe linguado no forno com tomate e cebola	1 porção 1 colher de sobremesa 4 colheres de sopa 4 colheres de sopa 1 concha rasa 1 filé médio
16:00	Lanche	Bolo de maçã com canela e castanha-do-pará	1 fatia média
19:00	Jantar	Sopa de feijão *azuki* e com abóbora	3 conchas
22:00	Ceia	Pera cozida	1 unidade

Continua...

Seção 3 – Terapias Alternativas Aplicadas às Doenças Cardiovasculares

2º Dia – Terça-feira

Hora	Refeição	Alimentos	Quantidade
07:00	Desjejum	*Shake* de soja (leite de soja, morango, laranja e agave)	1 copo médio
10:00	Colação	Biscoito tipo *cookie* integral	4 unidades
13:00	Almoço	Tomate ao forno (com sálvia, aceto balsâmico, sal grosso e um fio de azeite)	1 unidade
		Azeite	1 colher de sobremesa
		Arroz com gergelim torrado	4 colheres de sopa
		Feijão mulatinho	1 concha rasa
		Frango xadrez	3 colheres de sopa
16:00	Lanche	*Mousse* de cacau com abacate	3 colheres de sopa
19:00	Jantar	Supersalada (alface americana, rúcula, pepino japonês, tomate-cereja, broto de alfafa, kani, muçarela de búfala, manga *palmer* em cubinhos)	
22:00	Ceia	Pêssego	1 unidade

3º Dia – Quarta-feira

Hora	Refeição	Alimentos	Quantidade
07:00	Desjejum	Iogurte desnatado sem sabor	1 copo
		Granola caseira especial	2 colheres de sopa
10:00	Colação	Uva roxa	1 cacho médio
13:00	Almoço	Minissalada de alface, rúcula e tomate	1 porção
		Azeite	1 colher de sobremesa
		Arroz com açafrão	4 colheres de sopa
		Salmão com crosta de linhaça (linhaça, azeite, gengibre, dente de alho)	1 unidade pequena
16:00	Lanche	Chá gelado de frutas vermelhas (água de coco, cubos de chá verde batidos com morango e mirtilo) Biscoito água	1 copo
			4 unidades
19:00	Jantar	Legumes no vapor	4 colheres de sopa
		Arroz com lentilha, cogumelos e ervas	4 colheres de sopa
22:00	Ceia	Vinho tinto	1/2 taça

4º Dia – Quinta-feira

Hora	Refeição	Alimentos	Quantidade
07:00	Desjejum	Pão integral caseiro	1 fatia
		Queijo minas	1 fatia fina
		Gergelim	1 colher de sobremesa
10:00	Colação	Suco de fruta de melão (feito com 1 fatia média de melão com água)	1 copo
13:00	Almoço	Berinjela e abobrinha de forno	3 colheres de sopa
		Azeite	1 colher de sobremesa
		Macarrão	2 pegadores
		Molho de tomate caseiro, alho e manjericão	3 colheres de sopa
		Almôndegas de soja	2 unidades

16:00	Lanche	Leite fermentado	1 unidade
		Morangos picados	1 xícara de chá
19:00	Jantar	Salada agrião e alface com cenoura e maçã	
		Arroz (acrescentar enquanto refoga 1 colher de sopa de linhaça, 1 de gergelim e 1 de quinoa)	4 colheres de sopa
		Omelete de alho-poró	2 ovos
22:00	Ceia	-	

5º Dia – Sexta-feira

Hora	Refeição	Alimentos	Quantidade
07:00	Desjejum	Salada de fruta (manga, morango e *kiwi*)	3 colheres de sopa
10:00	Colação	Biscoito *sembei*	4 unidades
13:00	Almoço	Brócolis cozidos no vapor temperados com um fio de azeite	3 ramos de
		Tabule de quinoa	4 colheres de sopa
		Peixe truta assada	1 unidade média
16:00	Lanche	Mousse de chia – 1 porção (grãos de chia, bebida vegetal de arroz, agave, gelatina sem sabor e ricota fresca)	3 colheres de sopa
19:00	Jantar	Salada de grão-de-bico (alface, cenoura, tomate, cheiro verde e azeite)	
		Lasanha de abobrinha	6 colheres de sopa
22:00	Ceia	Vinho tinto	1 taça

6º Dia – Sábado

Hora	Refeição	Alimentos	Quantidade
07:00	Desjejum	Vitamina de leite de gergelim com pêssego	1 copo
10:00	Colação		
13:00	Almoço	Arroz com brócolis e couve-flor	2 colheres de sopa
		Batata quase frita (batata com casca, alho, cebola, ervas aromáticas e azeite)	2 colheres de sopa
		Feijão mulatinho	1 concha
		Bife quase à milanesa (filé de alcatra torrado picado, 1 clara batida, sal e pimenta-do-reino a gosto)	1 unidade pequena
16:00	Lanche	Tapioca com banana, agave e mel	
		Banana	1 unidade
		Tapioca	1 unidade
		Agave	1 colher de chá
19:00	Jantar	Salada de rúcula	
		Azeite	1 colher de sobremesa
		Pão integral com lascas de salmão e manjericão	
		Pão	2 fatias
		Cottage	1 colher de sopa
		Salmão cru não defumado	Fatias finas
22:00	Ceia	Caipisaquê de lichia	1 dose

Continua...

7º Dia – Domingo			
Hora	Refeição	Alimentos	Quantidade
07:00	Desjejum	Pão francês Muçarela de búfala Suco de uva orgânico	½ unidade ½ nó ½ copo diluído em água
10:00	Colação		
13:00	Almoço	Arroz branco Camarão *thai* (marinada tailandesa: camarões, alho, pimenta, hortelã, coentro, azeite, raspas e sumo de um limão) Abacaxi com calda de cacau	4 colheres de sopa 4 colheres de sopa 2 colheres de sopa
16:00	Lanche	-	
19:00	Jantar	*Pizza* vegetariana de *shimeji* (feitas no pão sírio)	2 unidades
22:00	Ceia	-	

SITES RECOMENDADOS

- http://www.alicia.cat/es/
- http://www.slowfood.com

REFERÊNCIAS BIBLIOGRÁFICAS

1. This H, Gagnaire P. Cozinha uma questão de amor, arte e técnica. São Paulo: Senac; 2010.
2. Flandrin JL, Montanari M. História da Alimentação. 3. ed. São Paulo: Estação Liberdade; 1998.
3. Brillart Savarin JA. A Fisiologia do Gosto. São Paulo: Companhia das Letras; 1995.
4. Guyton AC, Hall JE. Tratado de Fisiologia Médica. 11ª ed. São Paulo: Elsevier; 2006.
5. Green BG, Nachtigal D. Somatosensory factors in taste perception: effects of active tasting and solution temperature. Physiol Behav. 2012;107:488–95.
6. Segre M. O conceito de saúde. Saúde Pública. 1997;31(5):538-42.
7. Mozaffarian D, Appel LJ, Horn LV. Components of a cardioprotective Diet New Insights. Circulation. 2011;123:2870-2891.
8. Willett WC, Stampfer MJ. What vitamin should i be taking, doctor? N Engl J Med. 2001;345:1819-1824.
9. Lichtenstein AH. Russell RM. Essential Nutrients: Food or Supplements? Where Should the Emphasis Be? JAMA. 2005;294(3):351-358.
10. Bhupathiraju SN, Tucker KL. Coronary heart disease prevention: Nutrients, foods, and dietary patterns. Clinica Chimica Acta. 2011;412:1493-1514.
11. Zelman K.The Great Fat Debate: A Closer Look at the Controversy – Questioning the Validity of Age-Old Dietary Guidance. Journal of the American Dietetic Association. 2011;111(5):655-658.
12. Willett W. The Great Fat Debate: Total Fat and Health. Journal of the American Dietetic Association. 2011;111(5):660-661.
13. Willett W. The Great Fat Debate: Reducing Cholesterol Journal of the American Dietetic Association. 2011;111(5):663-664.
14. Willett W. The Great Fat Debate: Taking the Focus Off of Saturated Fat. Journal of the American Dietetic Association. 2011;111(5):665-666.
15. This H, Monchicourt MO. Herança culinária e as bases da gastronomia molecular. São Paulo: Senac; 2009.
16. Iwata S, Yoshida R, Ninomiya Y. Taste transductions in taste receptor cells: basic tastes and moreover. Curr Pharm Des. 2014;20(16):2684-92.
17. Associação Brasileira para o Estudo da Obesidade e da Síndrome Metabólica Diretrizes brasileiras de obesidade 2016 / ABESO- Associação Brasileira para o Estudo da Obesidade e da Síndrome Metabólica. – 4.ed.- Companygraf. São Paulo, SP
18. VI Diretriz Brasileira de Hipertensão Arterial. Arq Bras Cardiol. 2010;95(1):1-51.

Suplementação Nutricional

VALÉRIA PASCHOAL • ANDRÉIA NAVES • VIVIANE SANT'ANNA

23 | INTRODUÇÃO

A Nutrição Funcional é uma ciência que objetiva compreender a interação entre todos os sistemas do organismo, levando em consideração a bioquímica, a fisiologia, a expressão gênica e os aspectos emocionais e cognitivos que envolvem o ser humano, e engloba tanto a prevenção como o tratamento de desordens orgânicas, preconizando o indivíduo e não a doença em si, as causas que levaram à desordem e não apenas os sintomas[1].

Ao se tratar das doenças cardiovasculares, especificamente, busca-se o funcionamento adequado do sistema imunológico, reduzindo a síntese de citocinas e marcadores pró-inflamatórios e o estresse oxidativo, associados à fisiopatologia da aterosclerose, da hipertensão arterial sistêmica e de dislipidemias, que culminam nas doenças cardíacas[2].

Desse modo, faz-se necessário avaliar a integridade de todos os outros sistemas, visto que qualquer desequilíbrio irá induzir o processo inflamatório. Para tanto, é fundamental a identificação dos antecedentes, *triggers* (gatilhos) e mediadores de cada sintoma relatado pelo paciente, correspondente a cada sistema do organismo. Assim, será possível iniciar o tratamento nutricional, com condutas que bloqueiam os gatilhos; e nutrientes e compostos bioativos que modulam os mediadores, restabelecendo o equilíbrio orgânico.

- Antecedentes: os antecedentes estão associados com a história de vida do paciente e com o histórico de sua família. Caso o indivíduo não apresente a doença, o nutricionista deve focar nos fatores de risco que predispõem a uma doença cardiovascular (DCV), por exemplo. No entanto, se o paciente tem diagnóstico da doença, então é necessário que o nutricionista faça uma anamnese mais profunda e questione toda a história do paciente, desde o nascimento até o momento da consulta, incluindo suas experiências de vida, desempenho escolar, período que foi amamentado, tipo de parto, hábitos de vida, fatores genéticos, entre outros[1].

Vale ressaltar a importância de se identificar a presença de hipersensibilidades alimentares e os hábitos alimentares, principalmente; visto que, no caso de um paciente com dislipidemia, por exemplo, e que tenha também hipersensibilidade à proteína do leite e seus derivados, de nada adiantará prescrever laticínios com baixo teor de gordura (*diets* ou *lights*), pois a reação alérgica à proteína do leite desencadeará um processo inflamatório, agravando o quadro[3].

- *Trigger*s (gatilhos): os gatilhos são acionados pelo estresse oxidativo, exposição a toxinas, vírus, parasitas, lipopolissacarídeos bacterianos, radiação, traumas e alterações na integridade da membrana intestinal que causam inúmeras reações deletérias, como a ativação do fator de transcrição nuclear kappa B (do inglês, *nuclear fator kappa B*-NFkB)[1].

    Quanto à função da membrana intestinal e sua relação com o risco de doenças cardiovasculares, algumas hipóteses têm sido formuladas para explicar por que alguns pacientes com endotoxemia, por exemplo, apresentam infarto do miocárdio. Segundo revisão realizada por Krack e cols.[4], a alteração da permeabilidade da membrana do intestino faz com que haja translocação de bactérias que atravessam a barreira da mucosa para a circulação, provocando endotoxemia e estímulo do sistema imunológico, com ativação de citocinas pró-inflamatórias que levam à redução da função do ventrículo esquerdo e à disfunção endotelial, aumentando o risco de doenças cardiovasculares, como infarto do miocárdio e aterosclerose.

    Sandek e cols.[5] testaram tal hipótese ao avaliar 22 pacientes com insuficiência cardíaca crônica (ICC), que apresentaram alteração da permeabilidade do intestino delgado em 35% e do intestino grosso em 210%, e mostraram redução de 29% da absorção de D-xilose, comparado ao grupo que não tinha diagnóstico de ICC, indicando isquemia intestinal. Além disso, maiores concentrações de bactérias aderentes foram encontradas no muco de pacientes com ICC.

- Mediadores: os mediadores são substâncias, enzimas ou fatores ambientais que promovem os sintomas, a destruição dos tecidos e definem o comportamento em relação à doença. São produzidos a partir da atividade dos gatilhos, podendo ser bioquímicos (hormônios, neurotransmissores, radicais livres, citocinas pró-inflamatórias, fatores de transcrição), cognitivos e emocionais (medo da dor e da perda, baixa autoestima, crença em relação à doença), subatômicos (íons, elétrons), sociais e culturais (falta de apoio social, relação profissional-pessoal, condições comportamentais)[1].

    Os mediadores mais estudados pela sua relevância clínica são os mediadores bioquímicos envolvidos na inflamação. A inflamação crônica é mediada pelo sistema imune inato por meio da ação de citocinas pró-inflamatórias (fator de necrose tumoral α – do inglês, *tumor necrosis factor-α* – TNF-α, interleucina 1 – IL-1, interleucina 6 – IL-6) produzidas por monócitos e macrófagos. Essas citocinas intensificam a ação das moléculas de adesão plaquetária (molécula de adesão intercelular 1 – do inglês, *intercelular adhesion molecule-1* – ICAM-1 e molécula de adesão celular vascular 1 – do inglês, *vascular cellular adhesion molecule-1* – VCAM-1), reduzem a síntese de óxido nítrico no endotélio; aumentam as concentrações de proteína C-reativa, fibrinogênio, triacilgliceróis e diminuem as lipoproteínas de alta densidade (do inglês, *high density lipoprotein* - HDL) no fígado; elevam o cortisol, o inibidor do ativador de plasminogênio-1 (do inglês, *plasminogen activator inhibitor-1* – PAI-1) e a leptina e atenuam a liberação de adiponectina no adipócito. Ainda, estimulam a transcrição do NFkB, que aciona as enzimas da cascata do ácido araquidônico para produção de eicosanoides, tromboxanos e leucotrienos, potencializando o processo inflamatório, que contribui para o surgimento de doenças cardiovasculares, dislipidemias e obesidade[6].

Após o detalhamento dos antecedentes, gatilhos e mediadores a partir da anamnese, é importante diagnosticar os desequilíbrios funcionais dos pacientes por meio da Teia de Interconexões Metabólicas da Nutrição Funcional.

A teia foi proposta pelo *Institute for Function Medicine* em 2007 e no início de 2012 teve sua versão mais atual publicada. É uma ferramenta utilizada para análise clínica de todas as variáveis que englobam o estado nutricional e fisiológico do indivíduo, bem como os fatores de risco a que este está exposto, considerando os défices e *superávits* de nutrientes, os sinais e sintomas, bem como os antecedentes, gatilhos e mediadores que afetam os sistemas do organismo humano[1].

Dessa forma, levam-se em consideração os aspectos que interferem no estresse oxidativo e no metabolismo energético (energia), na regulação hormonal e de neurotransmissores (comunicação), digestão, absorção e integridade da barreira intestinal (assimilação), integridade estrutural do indivíduo, destoxificação (biotransformação hepática e eliminação de toxinas), processo inflamatório e suporte imunológico (defesa e reparo), sistema cardiovascular e linfático (transporte de oxigênio, nutrientes, anticorpos) e equilíbrio mental, emocional e espiritual. A teia de interconexões metabólicas será mais bem discutida durante a apresentação do estudo de caso a seguir[1].

O conhecimento integral do paciente propicia um tratamento mais efetivo, de acordo com os princípios da nutrição funcional – individualidade bioquímica, tratamento centrado no paciente, equilíbrio nutricional e biodisponibilidade de nutrientes, vitalidade positiva e as interconexões metabólicas –, sugerindo a prescrição de uma dieta rica em alimentos contendo nutrientes e compostos bioativos benéficos para cada organismo, com propriedades anti-inflamatória e antioxidante que, por sua vez, na maioria dos casos, necessita ser complementada com suplementos alimentares, a fim de auxiliar nos reparos orgânicos para o restabelecimento do indivíduo[1].

Assim, este capítulo tem por objetivo abordar aspectos associados ao uso de suplementos nutricionais para prevenção e tratamento de doenças cardiovasculares. Serão discutidos a seguir alguns aspectos sobre os fitoquímicos, micronutrientes, aminoácidos, óleos essenciais, fitoterápicos e probióticos, com ação anti-inflamatória, antioxidante, vasodilatadora, imunomoduladora e destoxificante.

COMPOSTOS BIOATIVOS E NUTRIENTES

Compostos bioativos

Alguns estudos epidemiológicos têm mostrado associação entre o consumo de frutas e hortaliças e doenças cardiovasculares, devido à presença de compostos bioativos denominados fitoquímicos, e não apenas pela presença de macronutrientes ou vitaminas e minerais conhecidos. Os compostos bioativos têm papel importante na prevenção e no tratamento das doenças cardiovasculares devido aos seus efeitos antilipidêmico, anti-hipertensivo, antiglicêmico, antitrombótico e antiaterogênico. Entre as principais substâncias estudadas estão as fibras solúveis, os compostos sulfurados, as catequinas, as isoflavonas, o licopeno, os glicosinolatos, as antocianinas, as procianidinas e o resveratrol[7,8].

A Associação Dietética Americana (do inglês, *American Dietetic Association* – ADA) publicou em 2004 seu posicionamento sobre os principais alimentos e seus respectivos fitoquímicos, que atuam na redução das concentrações de colesterol total e das lipoproteínas de baixa densidade (do inglês, *low density lipoprotein* – LDL) e também na redução do risco de câncer (Quadro 23.1)[9].

Seção 3 – Terapias Alternativas Aplicadas às Doenças Cardiovasculares

Quadro 23.1 – Principais alimentos e fitoquímicos e seus benefícios à saúde

Alimentos	Composto bioativo	Benefícios à saúde	Tipo de evidência	Quantidade recomendada
Psyllium	Fibra solúvel	Reduz em 4 a 6% as concentrações de LDL-colesterol	Estudos clínicos	1 g/dia
Soja	Proteína e isoflavonas	Reduz em 9,3% as concentrações de colesterol total e em 12,9% as concentrações de LDL-colesterol	Estudos clínicos	25 g/dia
Aveia integral	B-glucana	Reduz em 2% as concentrações de colesterol total e LDL-colesterol	Estudos clínicos	3 g/dia
Alho	Compostos organossulfurados	Reduz as concentrações de colesterol e LDL-colesterol	Estudos clínicos	600 a 900 mg/dia (suplementos) ou 1 dente de alho fresco/dia
Chá verde	Catequinas	Reduz o risco de certos tipos de cânceres	Estudos epidemiológicos	4 a 6 xícaras/dia
Tomate	Licopeno	Reduz o risco de câncer de próstata	Estudos epidemiológicos	30 mg ou 10 porções/semana
Vegetais crucíferos	Glicosinolatos	Reduz o risco de certos tipos de cânceres	Estudos epidemiológicos e in vitro	½ xícara/dia
Vinho tinto	Resveratrol	Reduz a agregação plaquetária	Estudos epidemiológicos in vivo e in vitro	240 a 480 mg/dia

Fonte: American Dietetic Association9.

Vitaminas do complexo B

Altas concentrações de homocisteína (Hcy) plasmática, metabólito oxidado do metabolismo da metionina, têm sido associadas ao aumento do risco de eventos cardiovasculares, como infarto agudo do miocárdio, aterosclerose coronariana e periférica e insuficiência cardíaca[10]. Cada aumento das concentrações de homocisteína de 5 μmol/L acima do padrão de referência de 10 μmol/L está associado com a elevação de 20% do risco de desordens cardiovasculares[11].

A hiper-homocisteinemia pode aumentar a produção de espécies reativas de oxigênio (EROs) e levar à oxidação da LDL-colesterol. As vitaminas do complexo B – ácido fólico (B_9) e cianocobalamina (B_{12}) – participam da remetilação da homocisteína para metionina e sua suplementação pode reduzir as concentrações de homocisteína[10,12].

Waly e cols.[13] verificaram em seu estudo a relação entre a deficiência de vitaminas B_9, B_{12} e B_6 e o aumento do risco de doenças cardiovasculares e o aumento de marcadores de estresse oxidativo. A forma ativa do ácido fólico, 5-metil-tetra-hidrofolato, doa um grupo CH_3 à homocisteína pela ação da enzima metionina sintetase, cujo cofator principal é a vitamina B_{12}, enquanto a vitamina B_6 é um importante cofator para o mecanismo de transulfuração da homocisteína, apesar de os estudos não relatarem seu efeito direto na redução da Hcy[10,14].

Ambrosino e cols.[15] avaliaram o efeito do ciclo de suplementação de 5-metil tetra-hidrofolato (5-MTHF) sobre as concentrações de homocisteína. Duzentos e quarenta e seis indivíduos receberam ciclos com duração de 1 mês de suplementação de 5-MTHF, seguidos de 2 meses de intervalo, por 2 anos. Os participantes do estudo apresentaram redução das concentrações de homocisteína logo após o primeiro ciclo de tratamento (31,6 ± 13,6 para 14,4 ± 5,77 µmol/L, P < ,001) e após os 2 anos a redução foi de 31,6 ± 13,6 para 12,18 ± 3,03 µmol/L (P < ,001), sugerindo efeito positivo da suplementação com 5-MTHF e redução das concentrações de homocisteína.

Estudo aleatorizado, duplo-cego, controlado, realizado entre 2007 e 2012 envolvendo 390 participantes saudáveis com idades entre 60 e 74 anos, conduzido na área rural do Norte da China, avaliou o efeito da suplementação de baixas doses de vitaminas do complexo B e o risco cardiovascular. Os participantes receberam 50 mg de vitamina C (grupo-controle) ou vitamina C + vitaminas do complexo B (400 µg de ácido fólico, 2 mg de vitamina B_6 e 10 µg de B_{12} – grupo tratamento) por 12 meses[16].

As concentrações de vitaminas B_9 e B_{12} no plasma aumentaram no grupo tratamento, 253% e 80%, respectivamente, após 6 meses e pararam de aumentar com a continuação da suplementação por mais 6 meses. Após 6 meses do fim da suplementação, os valores retornaram às concentrações basais, indicando a necessidade de suplementação para manter os benefícios associados. A suplementação após 6 e 12 meses também foi relacionada ao aumento de HDL em 3,4% e 9,2%, respectivamente. Além disso, após a determinação do Escore Framinghan verificou-se que o aumento das concentrações séricas das vitaminas do complexo B está associado com a redução do risco de doenças cardiovasculares[16].

Outro estudo realizado em idosos com deficiência de B_{12} determinou se a suplementação de 5 mg de folato e 500 µg de cianocobalamina reduz as concentrações de homocisteína. Quarenta e oito indivíduos com idade igual ou acima de 65 anos participaram do estudo. Os resultados mostraram que o grupo suplementado apresentou melhora no fluxo sanguíneo coronariano, comparado ao grupo-placebo[17].

Em contrapartida, uma metanálise realizada por Huang e cols.[18] envolvendo 19 estudos, incluindo 47.921 pacientes, mostrou que a suplementação com vitaminas do complexo B teve um efeito protetor significante contra infarto, mas não sobre o risco de doença cardíaca coronariana e mortalidade por doenças cardiovasculares, sugerindo a necessidade de publicação de mais estudos avaliando os efeitos dessas vitaminas no metabolismo da homocisteína e nas desordens cardiovasculares já estabelecidas.

Outra vitamina do complexo B importante para o sistema cardiovascular é a niacina. Estudo mostrou que o uso da niacina de liberação lenta (2.000 mg/dia) causou uma regressão significante da espessura da carótida íntima-média. Os pacientes envolvidos neste estudo tiveram LDL < 100 mg/dL e média de proteína C-reativa ultrassensível (PCR-us) de 1,6 mg/dL. Além disso, a niacina mostrou efeito superior ao ezertimiba (10 mg/dia) e reduziu a incidência de doença cardiovascular (DCV), em comparação ao grupo que utilizou o medicamento[19].

Em uma metanálise envolvendo sete testes de prevenção secundária, a niacina foi associada com uma redução significante nos eventos cardiovasculares, mas não reduziu significantemente a mortalidade coronária e cardiovascular. Além disso, a vitamina B_3 elevou as concentrações de HDL em 30-35%[20].

Estudo mostrou que a suplementação de niacina e fenofibratos elevou as concentrações de HDL e a sua capacidade de proteger o endotélio vascular em 37 pacientes com síndrome metabólica[21].

Nutrientes antioxidantes

O estresse oxidativo é decorrente de um desequilíbrio na formação de substâncias pró-oxidantes e antioxidantes, em favor da geração excessiva de radicais livres e espécies reativas de oxigênio (EROs) e de nitrogênio (ERNs) ou em detrimento da diminuição da velocidade de remoção desses devido à redução de enzimas e nutrientes que participam do sistema de defesa antioxidante[22-24].

O aumento da geração de radicais livres e espécies reativas provoca alterações estruturais e funcionais em nível celular, devido à oxidação de biomoléculas[25]. O radical hidroxil e outros oxidantes altamente reativos podem reagir com os lipídios nas membranas, removendo o átomo de hidrogênio e gerando um radical com carbono central que pode rapidamente se combinar com o oxigênio para formar o radical peroxil, resultando em um ciclo de peroxidação lipídica que leva à formação de hidroxiperóxidos que podem interagir com as bases de DNA e iniciar lesões teciduais[1].

Os danos oxidativos causados nas macromoléculas são irreparáveis, acumulam-se e levam a desequilíbrios funcionais da célula, aumentando o risco de desenvolvimento de disfunções orgânicas, como as doenças cardiovasculares – aterosclerose, hipertensão arterial sistêmica, doença coronariana cardíaca e infarto agudo do miocárdio[24-28].

Os antioxidantes são capazes de interceptar os radicais livres gerados pelo metabolismo da célula ou por fontes exógenas, impedindo o ataque sobre os lipídios, os aminoácidos, a dupla ligação dos ácidos graxos poli-insaturados e as bases do DNA, evitando a geração de lesões e perda da integridade celular. Outro mecanismo de proteção é o reparo das lesões causadas pelos radicais. Esse processo está associado com a remoção de danos da molécula de DNA e a reconstituição das membranas das células danificadas[24,29].

Nesse contexto, a suplementação de antioxidantes e a ingestão de alimentos ricos em compostos bioativos e nutrientes com ação antioxidante são fundamentais para prevenção e tratamento de desordens associadas ao estresse oxidativo, como as citadas acima. Entre os compostos mais estudados na prevenção e no tratamento de doenças cardiovasculares, podem ser citados a coenzima Q10, o ácido lipoico, o resveratrol, o selênio e a vitamina E.

A coenzima Q10 é uma benzoquinona lipossolúvel que participa como antioxidante no metabolismo energético, além de contribuir com o aumento da disponibilidade de óxido nítrico, reduzindo o risco de eventos cardiovasculares, como insuficiência cardíaca crônica, hipertensão arterial e disfunção endotelial[12,30].

As estatinas inibem a hidroximetilglutaril coenzima A redutase, reduzem a síntese de colesterol total e LDL-colesterol e o risco de morbidade e mortalidade cardiovascular. No entanto, também exercem efeitos adversos, como miopatia leve e rabdomiólise, por depletarem as concentrações de coenzima Q10 e prejudicarem a função mitocondrial, elevando a razão lactase-piruvato sérica[31].

Uma metanálise avaliou os efeitos do uso de estatinas e as concentrações séricas de coenzima Q10. Os estudos mostraram que quatro tipos de estatinas (atorvastatina, sinvastatina, rosuvastatina e pravastatina) reduzem as concentrações de coenzima Q10 de forma significativa. A redução de coenzima Q10 pode causar disfunção mitocondrial e miopatia[32]. A suplementação de 150 mg/dia de coenzima Q10 previne o declínio das suas concentrações sem prejudicar o efeito da estatina na redução do colesterol e pode reverter os sintomas da miopatia provocados por este medicamento[33,34].

Estudo duplo-cego, aleatorizado e placebo-controlado comparou o efeito da combinação de atorvastatina e coenzima Q10 e da administração isolada de atorvastatina para tratar 62 indivíduos com insuficiência cardíaca congestiva (ICC). Os participantes foram aleatorizados em grupos para receber: 10 mg de atorvastatina + 100 mg de coenzima Q10 duas vezes ao dia ou 10 mg de atorvastatina ou 100 mg de coenzima Q10 por 4 meses. A combinação de atorvastina e coenzima Q10 aumentou o peptídeo natriurético N-terminal tipo B e a fração de ejeção sanguínea, em comparação com aqueles que utilizaram a atorvastatina isolada[35].

Hamilton e cols.[36] avaliaram os efeitos da coenzima Q10 sobre a disfunção endotelial em pacientes com diabetes tratados com estatina. Os resultados mostraram que 200 mg de coenzima Q10/dia durante 12 semanas melhoraram a função endotelial, possivelmente por amenizarem o estresse oxidativo vascular.

A suplementação de 100 mg de coenzima Q10, duas vezes ao dia, também pode ter efeito ateroprotetor, por induzir a expressão de ABCG1 e aumentar o efluxo de colesterol mediado pela HDL em indivíduos saudáveis[37].

A depleção de coenzima Q10 pelo uso de estatina pode ser aumentada com o uso de 700 UI/dia de vitamina E, pois a coenzima Q10 é consumida na reciclagem das quinonas, quando convertidas de tocoferil para tocoferol[38].

O ácido lipoico é um antioxidante encontrado naturalmente na mitocôndria e sua estrutura constitui de uma porção lipo e outra hidrossolúvel capaz de regenerar as formas oxidadas da glutationa, da ubiquinona e das vitaminas C e E; além de regular o estado *redox* de algumas proteínas e fatores de transcrição, como o NFkB. O ácido lipoico também pode exercer efeito anti-inflamatório, inibindo a síntese de citocinas e o fator de necrose tumoral-α (TNF-α)[39,40].

A suplementação com ácido lipoico sobre a inflamação, o estresse oxidativo e o perfil lipídico foi avaliada em 63 pacientes em hemodiálise, que receberam 600 mg de ácido lipoico ou placebo por 8 semanas. Os resultados mostraram que o suplemento foi capaz de reduzir a proteína C-reativa e o estresse oxidativo, fatores de risco para DCV[41].

Em uma coorte de 40 mulheres, a suplementação de ácido lipoico pôde reduzir o estresse oxidativo e melhorar a função endotelial[42].

Outro estudo mostrou que a suplementação de ácido lipoico por 3 semanas consecutivas mostrou elevar as concentrações de superóxido dismutase e glutationa peroxidase e reduziu as concentrações de malondialdeído, com significância estatística em indivíduos com diabetes *mellitus* e acidente vascular encefálico, comparados ao grupo-controle (indivíduos que foram suplementados apenas com vitamina C). Os participantes do estudo que receberam ácido lipoico apresentaram redução de glicemia de jejum, lipídios e HOMA-IR[43].

O resveratrol possui propriedade antioxidante e pode atuar na redução da oxidação da LDL-colesterol e da agregação plaquetária. Além disso, essa substância tem efeito antiaterosclerótico e ação vasodilatadora, por promover a síntese de óxido nítrico; tem também capacidade de ativar as proteínas sirtuínas, induzir a autofagia e regenerar o tecido isquêmico do miocárdio[44].

Wong e cols.[45] determinaram os efeitos da suplementação com resveratrol em 19 homens e mulheres na pós-menopausa com massa corporal ou obesidade, divididos em grupos para receber placebo ou três doses de resveratrol (30, 90 e 270 mg). Uma hora após a administração do suplemento, a concentração de resveratrol no plasma e dilatação da artéria braquial foi avaliada. Os resultados mostraram que o suplemento aumentou a vasodilatação e reduziu a pressão arterial.

A suplementação com resveratrol é contraindicada para pacientes com hepatite, pelo fato de ele aumentar a replicação do vírus da hepatite C, como foi mostrado *in vitro* por Nakamura[46].

A forma de transresveratrol, em doses de 100 a 250 mg/dia, pode aumentar a longevidade, reduzir o estresse oxidativo, promover a mobilização de gordura dos adipócitos brancos por inibir o receptor ativado por proliferadores γ (*peroxisome activate proliferator receptor-γ* – PPAR-γ), induzir a perda de massa corporal, diminuir os marcadores inflamatórios (TNF-α, NFkB, ciclo-oxigenase 2 – COX-2, interferon-γ – IFN-γ) e elevar a produção de enzimas antioxidantes, como catalase, superóxido dismutase e glutationa peroxidase. No entanto, deve ser lembrado que nutricionistas não podem prescrever metabólitos ativos[47].

A vitamina E compreende um grupo de vitaminas lipossolúveis – tocotrienóis e tocoferóis – com potente efeito antioxidante contra a peroxidação lipídica, atua na redução das concentrações de proteína C-reativa e no aumento da síntese de óxido nítrico, promovendo vasodilatação[12].

Apesar das suas funções supracitadas, os estudos sobre a suplementação com vitamina E são controversos. Saremiet e cols.[48] publicaram uma revisão para avaliar os efeitos da suplementação de vitamina E e verificaram que sua suplementação isolada está associada ao aumento da mortalidade total, insuficiência cardíaca e acidente vascular encefálico hemorrágico, não sendo suportado o uso de suplementos com vitamina E pela Associação Americana do Coração (do inglês, *American Heart Association* – AHA). Em contrapartida, alimentos fontes dessa vitamina têm mostrado reduzir o estresse oxidativo e prevenir a formação de placas ateroscleróticas.

O selênio é um componente-chave para várias selenoproteínas e apresenta também efeito protetor contra o estresse oxidativo, agindo em sinergismo com a vitamina E. O selênio é o elemento-traço crucial para muitas funções biológicas, incluindo metabolismo do hormônio da tireoide, sistemas de defesa antioxidantes, sistema imune adaptativo e adquirido e prevenção de alguns tipos de câncer. Algumas evidências sugerem que o selênio também é importante para o ótimo funcionamento do sistema cardiovascular. A deficiência de selênio tem relação com o aumento do risco de cardiomiopatia e é considerada como fator de risco para doenças cardiovasculares[49].

A suplementação com selênio mostrou efeitos positivos no aumento da superóxido dismutase em pacientes infartados, além da redução da peroxidação lipídica. Contudo, os efeitos na prevenção e no tratamento de doenças cardiovasculares permanecem controversos, pois alguns estudos mostraram que a exposição a altas doses de selênio pode levar a outras doenças crônicas, como câncer e diabetes[50].

Indivíduos com selênio sérico acima de 121,6 mg/dL apresentaram 55% de risco de diabetes *mellitus*[51]. Uma metanálise realizada por Reese cols.[52] mostrou que a suplementação com selênio não teve efeito significativo sobre a mortalidade total e por doenças cardiovasculares, no entanto a suplementação mostrou elevar o risco de diabetes tipo 2.

Vale ressaltar que há uma diferença entre suplementação isolada e em conjunto com outros nutrientes, sendo que esta última permite uma melhor sinergia, trazendo efeitos mais significativos. Comparando-se dois estudos com administração de selênio, sendo um na forma isolada e outro em um complexo biologicamente ativo à base de selênio, ocorreu normalização dos indicadores da peroxidação lipídica e do sistema antioxidante em indivíduos com doenças cardíacas no segundo caso, enquanto o selênio suplementado isoladamente não mostrou efeitos na prevenção primária, incidência e mortalidade pelo sistema cardiovascular.

Vitamina D e cálcio

A vitamina D está envolvida na patogênese de DCV e evidências têm mostrado seu papel na redução do risco destas doenças. Os mecanismos propostos para justificar tal efeito estão envolvidos com a regulação da expressão de genes através da presença de receptores de vitamina D em várias células; regulação da pressão arterial (por meio do sistema renina-angiotensina) e modulação do crescimento e proliferação celular, incluindo cardiomiócitos e células lisas vasculares. A vitamina D também está associada ao controle glicêmico, metabolismo lipídico, secreção de insulina e melhora da resistência à insulina, o que explica a relação entre sua deficiência e o aumento da incidência de síndrome metabólica[53-55].

Baixas concentrações de vitamina D favorecem o desenvolvimento da aterosclerose devido ao aumento da inflamação vascular, disfunção endotelial, formação de células espumosas e proliferação de células musculares lisas[55]. A deficiência de vitamina D também tem sido associada com o aumento de indivíduos com alterações nas artérias coronárias, complicações pós-infarto, aumento de citocinas inflamatórias em pacientes após infarto do miocárdio. Na doença arterial periférica, a vitamina D está relacionada com a gravidade da aterosclerose, marcadores inflamatórios, espessura das artérias, calcificação vascular e envelhecimento arterial[55].

Goel e Lal[56] avaliaram os efeitos da suplementação com vitamina D_3 (33.000 UI) e de um anti-hipertensivo em 200 participantes, que foram divididos igualmente em dois grupos. Os resultados mostraram que a suplementação teve efeito na redução da pressão arterial em hipertensos, comparados ao grupo que recebeu anti-hipertensivo; no entanto, os autores do estudo sugerem que seja feito o uso do suplemento concomitantemente com o medicamento.

Estudo avaliou se a suplementação com vitamina D pode melhorar a função endotelial e outros marcadores da função vascular em pacientes com história de infarto agudo do miocárdio. Pacientes com história de infarto agudo do miocárdio receberam aleatoriamente 100.000 UI de vitamina D ou placebo por 2 e 4 meses. As concentrações de 25-hidroxi vitamina D aumentaram no grupo intervenção, comparado ao controle, contudo não foram observadas diferenças na pressão arterial e nas concentrações de colesterol total. A proteína C-reativa reduziu no grupo suplementado, mas os marcadores da função vascular em pacientes com história de infarto agudo do miocárdio não melhoraram[57].

Outro estudo recente, realizado por Stricker[58], também mostrou que, apesar da suplementação de 100.000 UI de vitamina D aumentar as concentrações séricas da vitamina, ela não influencia na função endotelial, coagulação sanguínea e nos parâmetros de inflamação.

Cormick e cols.[59] mostraram o efeito da suplementação com cálcio na prevenção de hipertensão arterial primária em jovens normotensos. No entanto, os estudos ainda são controversos e alguns pesquisadores sugerem que a suplementação com cálcio pode ter efeito contrário e aumentar o risco de doenças cardiovasculares.

Bollandet e cols.[60], por exemplo, investigaram se os suplementos de cálcio aumentam o risco de doenças cardiovasculares em uma metanálise. Os resultados mostraram que, dos 296 indivíduos com infarto do miocárdio, 166 usavam suplementos de cálcio, concluindo que esses suplementos (sem administração de vitamina D concomitantemente) elevaram o risco de infarto.

A suplementação com cálcio em indivíduos com diagnóstico de doenças cardiovasculares deve ser feita de forma cautelosa, visto que quando suplementado isolado e na forma de carbonato de cálcio, principalmente, pode provocar calcificação das artérias e elevar o risco de infarto, como mostrado no estudo de Bollande cols.[61]. Neste estudo, 1.471 mulheres saudáveis na pós-menopausa, divididas em dois grupos receberam suplementação com cálcio (n = 732) e placebo (n = 739). Os resultados mostraram que o grupo suplementado apresentou maior incidência de acidente vascular encefálico, morte súbita e infarto agudo do miocárdio.

Segundo Reid e cols.[62], a suplementação com cálcio aumenta as concentrações de cálcio sérico que forma complexos com o fosfato, ligam-se no receptor sensível ao cálcio e alteram a função endotelial, que aumenta a placa carótida e calcificação da aorta, bem como a coagulação sanguínea, elevando a taxa de eventos cardiovasculares.

No tratamento da hipertensão arterial sistemática, a suplementação com cálcio tem mostrado reduzir o risco de pré-eclâmpsia e pode auxiliar na prevenção de nascimento pré-termo, segundo metanálise incluindo 13 estudos, envolvendo 15.730 mulheres[63].

Magnésio

A deficiência de magnésio provoca vasoconstrição das artérias coronarianas, reduz as concentrações de oxigênio e nutrientes no músculo cardíaco, além de aumentar o cálcio intracelular, formar radicais de oxigênio, agentes pró-inflamatórios e fatores de crescimento, alterar a permeabilidade das membranas e o processo de transporte das células cardíacas[12].

Além disso, a deficiência de cálcio pode aumentar as concentrações de cálcio intracelular e depletar magnésio, ativando a fosfolipase A2, o que intensifica a produção de eicosanoides pró-inflamatórios que agravam o quadro de desordens cardiovasculares[12].

A suplementação com magnésio melhorou a variabilidade da frequência cardíaca em 16 pacientes com insuficiência cardíaca, comparados ao grupo-controle[64].

O magnésio desempenha um papel importante na modulação do tônus vascular e da função endotelial e pode regular o metabolismo da glicose e dos lipídios. Pacientes com hipertensão, síndrome metabólica e diabetes *mellitus* apresentam baixas concentrações séricas de magnésio. A suplementação com magnésio demonstrou efeito positivo sobre a pressão arterial e parâmetros do metabolismo dos carboidratos. No entanto, estudo não mostrou efeito positivo da suplementação com magnésio sobre os parâmetros hemodinâmicos e metabólicos em homens saudáveis com histórico familiar de síndrome metabólica ou diabetes *mellitus* tipo 2[65].

Em contrapartida, em estudo envolvendo um total de 47 pacientes em hemodiálise foi incluído no estudo para receber 610 mg de citrato de magnésio ou citrato de cálcio (grupo-placebo) durante 2 meses. O grupo suplementado com o magnésio reduziu a progressão de aterosclerose, comparado ao grupo-controle, sendo necessários mais estudos para avaliar os efeitos da suplementação desse mineral[66].

Potássio

A manutenção de concentrações adequadas de potássio tem sido associada ao controle da pressão arterial e à redução do risco de doenças cardiovasculares, visto que esse mineral controla a entrada e a saída de íons Na$^+$ da célula para a circulação por meio da bomba Na$^+$/K$^+$. Além disso, regula a atividade elétrica do miocárdio, contribuindo para prevenir arritmia[67].

Segundo estudo publicado por Van Mierloet e cols.[68], o aumento da ingestão de potássio a cada 0,6 g reduz a pressão arterial sistólica em 1,0 mmHg, reduzindo o risco de mortalidade por infarto.

O uso de suplementos de potássio é recomendado principalmente para indivíduos com hipocalemia induzida pelo uso de anti-hipertensivos diuréticos[69].

Vitamina K

A deficiência de vitamina K tem sido associada ao comprometimento da coagulação, devido ao seu papel como coenzima na carboxilação das proteínas envolvidas na coagulação sanguínea, e também com a formação de placas de ateroma, pelo fato de aumentar o risco de calcificação das artérias, visto que a proteína Gla da matriz (do inglês, *matrix glaprotein* – MGP) é dependente de vitamina K e age inibindo a calcificação[70-72].

Pacientes que utilizam antagonistas de vitamina K apresentaram aumento do risco de calcificação coronariana, como mostrado no estudo de Weijset e cols.[73].

Arginina

A arginina é um aminoácido condicionalmente essencial, sintetizado a partir da glutamina, da prolina e do glutamato, e é conhecida por suas propriedades antioxidante, antiproliferativa, anti-inflamatória e por ser precursora do óxido nítrico, tendo papel importante no controle da função cardiovascular[74]. Esse aminoácido atua na inibição da agregação plaquetária, na redução da pressão arterial e na promoção da vasodilatação[75,76].

Sessenta e quatro pacientes com doenças cardiovasculares anteriormente submetidos à cirurgia aortocoronariana foram aleatoriamente divididos para receber 6,4 g de L-arginina (n = 32) ou placebo (n = 32) por 6 meses. Comparado ao grupo-placebo, o suplementado com L-arginina apresentou menores índices de disfunção endotelial, bem como de citocinas pró-inflamatórias IL-6 e maiores concentrações de adiponectina, confirmando a ação anti-inflamatória do aminoácido[77].

Siasoset e cols.[78] também obtiveram resultados positivos em relação à suplementação com L-arginina (7 g, três vezes ao dia) sobre a função endotelial em 12 jovens fumantes, comparados ao grupo fumante não suplementado.

Estudo duplo-cego e placebo controlado avaliou o efeito da suplementação com HMB, glutamina e arginina sobre a função do endotélio vascular em adultos idosos. Os resultados mostraram que após a suplementação combinada dos aminoácidos houve aumento da vasodilatação de 27% no grupo suplementado, comparado ao placebo[79].

Óleos essenciais

Estudos foram publicados mostrando os efeitos de diferentes óleos como o de peixe, de linhaça e de alho na prevenção e no tratamento de desordens cardiovasculares.

O óleo de peixe, por exemplo, tem sido muito utilizado como anti-inflamatório e agente modulador do perfil lipídico. Estudo envolvendo 36 indivíduos consumindo 1,8 g de ácido eicosapentaenoico (EPA) + ácido docosa-hexaenoico (DHA); 37 consumindo 0,4 g de EPA+DHA e 38 consumindo 4,0 g de óleo de girassol, rico em ácido oleico. A ingestão de 1,8 g de EPA + DHA influenciou a atividade de 1.040 genes, enquanto no grupo com óleo de girassol apenas 298 genes foram alterados. Entre os genes *down-regulated* pelo consumo de EPA + DHA estão os envolvidos com o fator de transcrição NFkB, na síntese de eicosanoides, adipogênese, atividades *cavenger* do receptor e hipóxia. Esses resultados foram os primeiros a mostrar que a ingestão de EPA + DHA por 26 semanas pode alterar a expressão gênica das células mononucleares, tendo ação anti-inflamatória e antiaterogênica[80].

O óleo de linhaça não é tão eficaz quando comparado ao óleo de peixe, visto que ele é composto por ácido α-linoleico (ALA), necessitando ser convertido em EPA e DHA, sendo esta conversão não muito eficiente. Mesmo assim, alguns estudos têm mostrado o efeito benéfico desse óleo na redução dos marcadores do processo inflamatório, como PCR, IL-E, TNF-α e interleucina β (IL-β)[81,82].

O uso do óleo de alho parece ter propriedades benéficas na prevenção e no tratamento da hipertensão arterial e das dislipidemias, por seu efeito anti-inflamatório e antioxidante. Em ratos diabéticos com cardiomiopatia, o óleo de alho mostrou ser benéfico como cardioprotetor e por melhorar a função cardiovascular em doses de 10, 50 e 100 mg/dia[83].

A administração de óleo de alho por 6 semanas foi avaliada na *performance* cardíaca e na tolerância ao exercício em 30 pacientes com doença arterial coronariana. Após teste de esteira, os pacientes receberam quatro cápsulas de óleo de alho duas vezes ao dia. Os resultados mostraram que o óleo de alho reduziu a taxa cardíaca no pico do exercício, promovendo melhor tolerância ao mesmo, além de ser um excelente adaptógeno para pacientes com doença arterial coronariana[84].

Vitis vinifera

A *Vitis vinifera* tem ação antioxidante, hipotensiva, hipolipemiante e vasodilatadora. Tais efeitos são atribuídos à presença de compostos bioativos, principalmente o resveratrol. O resveratrol é um membro da família dos polifenóis e tem mostrado efeito benéfico para a saúde, especialmente em caso de doença cardiovascular, câncer, diabetes *mellitus* e desordens neurológicas[44].

Como já mencionado anteriormente, a prescrição do resveratrol isolado não é permitida pelo nutricionista, sendo assim, recomenda-se que seja prescrito o extrato da semente ou das folhas de uva (*Vitis vinifera*).

Estudo realizado em ratos mostrou efeito cardioprotetor do extrato de semente de uva contra isquemia-reperfusão pela redução das arritmias, por sua ação antioxidante e pela redução da concentração de cálcio intracelular, em dosagens de 10 µg/dL[85].

Como a maioria dos estudos foi realizada em ratos, são necessários estudos em humanos a fim de avaliar os efeitos da suplementação de *Vitis vinifera* em humanos na prevenção e no tratamento de desordens cardiovasculares.

Probióticos

Atualmente, atenção tem sido dada à manutenção de uma microbiota saudável para prevenção e tratamento de doenças crônicas, como por exemplo, as cardiovasculares. Para tanto, têm sido estudados os efeitos dos probióticos na saúde intestinal, no que se refere à modulação do sistema imunológico, alteração do perfil lipídico e redução do crescimento de bactérias patogênicas que geram processo inflamatório[86,87].

A presença de Firmicutes e Bacteroidetes, por exemplo, está associada ao aumento da pressão arterial. Os produtos da fermentação de nutrientes pela microbiota do sistema gastrointestinal podem influenciar a pressão arterial pelo controle do gasto energético, metabolismo intestinal das catecolaminas e transporte de ferro nos rins e através do sistema gastrointestinal. Os benefícios ou prejuízos da microbiota na pressão arterial são uma consequência de variáveis como genética, epigenética, estilo de vida e uso de antibióticos[88].

Os probióticos atuam na modulação do perfil lipídico por meio de vários mecanismos, entre eles, pelo estímulo à produção de ácidos que limitam a síntese de colesterol no fígado, como o ácido propiônico, derivado da fermentação de fibras dietéticas; por quebrarem a molécula de colesterol, utilizando-a para sua própria alimentação e por quebrarem os ácidos biliares no fígado, aumentando a captação de colesterol da circulação para produção dos sais; além de inibirem a geração de células T auxiliares 1 (Th1) pró-inflamatórias[89].

Kullissar e cols.[90] avaliaram a influência de um *kefir* enriquecido com *L. fermentum* sobre o estresse oxidativo pós-prandial, triacilgliceróis séricos e o estado de lipoproteína. Cem indivíduos saudáveis participaram do estudo. Os resultados mostraram que o consumo do *kefir* reduziu significantemente a concentração de LDL-oxidada, triacilgliceróis pós-prandiais e 8-isoprostanos urinários, além de aumentar as concentrações de HDL-colesterol e a atividade da paraoxonase, o que pode contribuir para prevenção de doenças cardiovasculares.

Estudo randomizado, duplo-cego, controlado, envolvendo 64 participantes (n = 31, grupo com probiótico; n = 33, placebo) mostrou que a administração de suplemento combinado de *Lactobacillus acidophilus* e *Bifidobacterium bifidum* três vezes ao dia por 6 semanas diminuiu colesterol total, LDL-colesterol e HDL-colesterol em pacientes hipercolesterolêmicos, comparados aos do grupo-placebo[91].

Estudo piloto com duração de 8 semanas avaliou os efeitos da suplementação com *S. boulardii* ($5,6 \times 10^{10}$ UFC) na alteração do perfil lipídico de 12 indivíduos hipercolesterolêmicos. A suplementação reduziu a lipoproteína remanescente, um biomarcador preditivo e potencial alvo terapêutico no tratamento e na prevenção de doença da arterial coronariana[92].

Capítulo 23   Suplementação nutricional

Caso Clínico

1. Identificação do paciente

C. R. M., gênero feminino, 64 anos de idade, natural da Argentina, viúva há 6 anos.

2. Dados clínicos

a. *Queixa principal:* Paciente procurou acompanhamento nutricional após 2 meses da colocação de três *stents* (durante o procedimento apresentou bradicardia por 20 segundos, com parada cardiorrespiratória, permanecendo 4 horas "desmaiada" após o procedimento).

b. *História da doença atual:* Foi diagnosticada com hipertensão arterial aos 32 anos (mas não fazia uso da medicação corretamente) e hipercolesterolemia. Em dezembro de 2011 apresentou alterações na densitometria óssea. Está na menopausa e não faz reposição hormonal ("fogachos"). Não pratica atividade física. Bruxismo. Refluxo. Hábito intestinal: evacuação diária, uma vez ao dia, fezes com consistência normal, com odor forte. O quadro abaixo apresenta sinais e sintomas apresentados pela paciente.

3. Sinais e sintomas relatados pela paciente

Sinais e sintomas	
Sistema digestório • Diarreia (devido ao uso de antibiótico) • Sensação de inchaço na região do abdome	**Cabeça** • Sensação de desmaio • Tontura
Ouvido • Zunido • Perda de audição	**Articulações/músculos** • Dores articulares
Emoções • Alterações de humor • Ansiedade, medo ou nervosismo • Raiva, irritabilidade, agressividade	**Mente** • Baixa concentração **Nariz** • Corrimento nasal, espirros, lacrimejamento e coceira nos olhos (todos juntos, quando faz alguma refeição)
Energia/atividade • Fadiga, moleza	**Pele** • Perda de cabelo
Olhos • Lacrimejantes ou coçando • Olheiras em baixo dos olhos	**Massa corporal** • Compulsão alimentar ou por bebidas

a. *História da doença pregressa:* Nasceu de parto normal. Relatou ter "princípio de nefrite" com 6 anos de idade e teve urticária durante a infância. Ex-fumante (fumou durante 20 anos). Teve cinco gestações e quatro filhos (relatou ter um aborto natural e em todas

556

as gestações apresentou retenção hídrica). Teve piorreia (perdeu todos os dentes há 7 anos). Teve parada cardiorrespiratória. Realizou três tipos de procedimentos hemodinâmicos para colocação dos *stents*, laqueadura e retirada das amígdalas. Quando adulta apresentou micose nas unhas dos pés e ateromas nas pernas, aorta e carótidas; antes do procedimento de implante dos *stents* teve muita febre e placas vermelhas no corpo.

b. *História social e familiar:* O pai "desmaiava" sem causa definida e morreu após um acidente vascular encefálico; ele era fumante. A mãe tinha hipercolesterolemia e câncer de pâncreas. Também fumava esporadicamente.

c. *Diagnóstico clínico:* Paciente foi diagnosticada com hipertensão arterial sistêmica e hipercolesterolemia pelo médico.

4. Medicamentos em uso

Losartana®; Plavix®; Atorvastatina®; Aspirina®.

5. Avaliação antropométrica

Dados antropométricos	Avaliação	Classificação
Massa corporal atual (kg)	62,5	-
Estatura (m)	1,55	-
IMC (kg/m²)[93]	26,04	Sobrepeso
PC (cm)[94]	94	> 88 (risco muito aumentado)

IMC: índice de massa corporal; PC: perímetro da cintura.

6. Dados da anamnese alimentar

Paciente apresenta mastigação rápida, faz as refeições em 5 minutos, ingere líquidos junto às refeições e se refere aos doces, massas e pães como seus alimentos preferidos. Segue abaixo recordatório de 24 horas da paciente.

Refeições	Alimentos
Café da manhã 07:00 h	Café com leite e sucralose Pão francês com azeite de oliva extravirgem Mamão papaia Suco de melancia
Almoço 13:00-14:00 h	Arroz 7 grãos Feijão Trigo sarraceno Filé de carne/ peixe/ frango Salada de folhas Legumes refogados
Lanche da tarde 18:00 h	Fruta
Jantar 20:00 h	Sopa de frango ou de legumes Salada de folhas

7. Interação fármaco-alimento

- Losartana – Medicamento anti-hipertensivo, antagonista do receptor AT1 de angiotensina II. No geral é bem tolerado, contudo, pode provocar cefaleias, tonturas, astenia, dores musculares, além disso promove hipercalemia. Quando utilizado em conjunto com medicamentos anti-inflamatórios não esteroidais (AINES) seu efeito é reduzido e pode favorecer a ocorrência de insuficiência renal aguda (IRA).

- Plavix (clopidogrel) – É um potente inibidor da agregação plaquetária, que inibe a ligação de adenosina difosfato (ADP) ao seu receptor de plaquetas e ativa o complexo glicoproteico GPIIb/IIIa. Administração com anticoagulantes deve ser feita com cautela. Entre os efeitos adversos, podem ser citados: refluxo, obstipação, dor abdominal, dispneia, palpitação, insônia e câimbras.

- Atorvastatina – Medicamento da família das estatinas, utilizado para atenuar as concentrações de colesterol sérico. Ele estabiliza a placa de ateroma, inibindo a enzima HMG-CoA redutase, que produz mevalonato, o qual participa da síntese de colesterol. Os principais efeitos adversos são dispepsia, dor abdominal, obstipação e flatulência.

- Pelo fato de as estatinas inibirem a HMG-CoA redutase, a produção de coenzima Q10 torna-se comprometida.

- Aspirina – A aspirina é um anti-inflamatório não esteroidal capaz de inibir a produção de prostaglandinas. Atua também como antiagregante plaquetário e anticoagulante. A aspirina pode depletar as vitaminas C, K, B_9, além do ferro, podendo contribuir para o surgimento de anemia ferropriva.

8. Parecer nutricional

A paciente também possui hábitos alimentares inadequados, além de apresentar irregularidades nos horários das refeições. Ela relata consumir alimentos como café, que quando ingerido em excesso pode agravar o quadro hipertensivo; leite, seus derivados e adoçantes (sucralose), que comprometem ainda mais o seu estado inflamatório.

De acordo com a avaliação antropométrica, a paciente encontra-se com sobrepeso e com risco muito aumentado de doença cardiovascular.

A paciente apresenta sinais e sintomas como alterações de humor, ansiedade, medo, nervosismo, raiva, irritabilidade, agressividade e compulsão alimentar, que estão associadas à deficiência de nutrientes como ácido fólico, cianocobalamina, piridoxina, magnésio, inositol, ácidos graxos monoinsaturados e poli-insaturados, cromo, niacina, zinco, colina, biotina e ácido pantotênico. A paciente também relatou sensação de inchaço, zunido e perda da audição, indicando deficiência de magnésio e potássio, minerais que participam no controle da pressão arterial. A tontura, a sensação de desmaio, a fadiga e a dor articular são sintomas associados ao prejuízo da função mitocondrial, visto que o uso de estatinas depleta coenzima Q10, que participa do metabolismo energético, assim como as vitaminas do complexo B, que também devem estar deficientes nessa paciente. A diarreia relatada está associada às disfunções da membrana intestinal e ocorre quando ela faz uso de antibióticos. O corrimento nasal, os espirros, as bolsas nos olhos e olheiras que a paciente relatou podem ser relacionados à resposta do sistema imune a possíveis alergias alimentares. A queda de cabelo apresentada também é um sinal de deficiência de zinco, ferro, silício, ácido pantotênico e biotina.

A conduta nutricional deve ser uma dieta por via oral, de consistência normal, hipoenergética, normoglicídica, normoproteica e normolipídica.

9. Prescrição dietética

a. *Cálculo do valor energético total* (VET) IOM (2001-2002)[17]:

VET = 354 − (6,91*I) + AF × (9,36*P + 726*h)

VET = 354 − (6,91 × 64) + 1,0 × (9,36 × 62,5 + 726 × 1,55)

VET = 1.622,06 kcal

I = 64 anos; AF = 1,0 sedentarismo; P = 62,5 kg; h (estatura) = 1,55 m.

Para perda de 0,5 kg/mês faz-se restrição de 133,33 kcal dia. Oferecendo 1.489 kcal.

b. *Distribuição de macronutrientes energéticos:*

	% VET	g/dia	kcal
VET	-	-	1.489
Proteínas	17%	63,28	253,13
Carboidratos[a]	53%	197,3	789,17
Gordura total[b]	30%	49,64	446,7

a Priorizando carboidratos complexos, integrais, com baixo índice glicêmico e < 10% de açúcar simples.

b Sendo ≤ 7% do VET ácidos graxos saturados; ≤ 10% do VET ácidos graxos poli-insaturados; ≤ 20% do VET ácidos graxos monoinsaturados.

O objetivo do plano alimentar é reparar o sistema imunológico, reduzindo os marcadores do processo inflamatório e o estresse oxidativo, e também melhorar a função gastrointestinal por meio do fornecimento de alimentos fontes de nutrientes e fitoquímicos com tais propriedades.

A seguir, quadro do plano alimentar proposto para a paciente na primeira consulta.

Seção 3 – Terapias Alternativas Aplicadas às Doenças Cardiovasculares

Plano alimentar proposto para a paciente na primeira consulta

Refeição	Alimentos
Café da manhã 07:00 h	• ½ mamão papaia com 1 colher de sopa de aveia em flocos e 1 colher de chá de canela • 1 xícara de chá de camomila, capim-santo, erva-doce ou hortelã • 1 copo de suco de fruta (frutas vermelhas, melancia, acerola, abacaxi, limão, abacate) com pedacinho de gengibre ralado e folhas de hortelã e 1 cubo de couve (veja receita a seguir) • Para acompanhar o suco: • 2 ovos mexidos com azeite no fogo baixo ou • 1 omelete com salsinha, tomate e cebola ou • Pão de mandioquinha (veja receita a seguir)
Lanche da manhã 10:30 h	• 1 porção de oleaginosas (macadâmia, avelã, amêndoa, castanha-do-pará) + semente de girassol ou semente de abóbora sem casca + frutas secas (damasco e tâmara) ou • 1 fruta (banana, uva, maçã, pera, ameixa, caqui)
Almoço 13:00 h	• Consumir três vezes por semana a família das crucíferas (brócolis, couve-flor, couve-de-bruxelas, repolho, repolho roxo, couve-manteiga, aspargos) • Outros vegetais que podem ser consumidos cozidos (abóbora, berinjela, abobrinha, mandioquinha, cenoura, beterraba, chuchu, quiabo) • Arroz integral ou arroz selvagem ou arroz 7 grãos • Leguminosas: feijão de todos os tipos (preto, carioca, fradinho, bolinha, azuki) ou lentilha • Escolha sempre um tipo de proteína, de preferência peixe (sardinha, pescada, robalo, merluza, linguado, atum, truta) ou frango orgânico – duas vezes por semana. Não consumir salmão, truta salmonada. Colocar gengibre fresco ralado, ervas (alecrim, tomilho, sálvia, orégano, etc.), alho, cebola roxa e pimenta preta com cúrcuma • Sobremesa: ½ fatia de mamão papaia ou abacaxi, mexerica e laranja. As frutas não devem ser muito doces. Ou tomar um chá de hortelã (ervas) depois do almoço
Lanche da tarde 18:00 h	• Creme de abacate com limão e 1 colher de chá de açúcar demerara ou • Banana assada com canela e quinoa em flocos ou • Milho cozido ou • Batata doce com casca cozida e comer com azeite ou • 1 banana-prata ou maçã assada com 1 porção de oleaginosas (macadâmia, avelã ou amêndoa) + 1 colher de chá de canela
Jantar 20:00 h	• Sugestões de preparações com quinoa (veja sugestão de receita) e a salada abaixo ou • Sopas variadas (veja sugestões de receitas) ou • Arroz integral com azeite de oliva extravirgem, macadâmia picada e 1 colher de chá de canela ou • Omeletes ou ovos (veja sugestões de receitas) ou • Legumes refogados (veja sugestões de receitas) • Muitas verduras cruas (alface de todos os tipos, escarola, rúcula, agrião, almeirão, catalônia), de preferência orgânicas. Temperar com azeite de oliva extravirgem com alho

As justificativas da escolha dos alimentos do cardápio proposto estão presentes no quadro a seguir.

Capítulo 23 — Suplementação nutricional

Benefícios dos alimentos presentes no cardápio para melhora do quadro clínico da paciente

Alimentos	Benefícios
Aveia	A aveia contém β-glucanas, fibras solúveis que auxiliam no processo digestivo, aumentando o tempo de esvaziamento gástrico e, consequentemente, reduzindo a absorção de colesterol, podendo auxiliar no quadro de hipercolesterolemia da paciente
Canela	A canela é um importante modulador da secreção de insulina, podendo prevenir ou tratar resistência à insulina
Frutas	As frutas contêm fibras dietéticas e fitoquímicos com ação antioxidante e anti-inflamatória. No caso das frutas vermelhas e arroxeadas, por exemplo, estas contêm antocianinas, licopeno e resveratrol, substâncias importantes para a saúde cardiovascular
Chás (camomila, capim santo, erva-doce, hortelã)	Os chás são fundamentais para melhora da digestão e redução do desconforto gástrico provocado pelo uso dos medicamentos
Gengibre	Além de ser utilizado para amenizar enjoos, o gengibre contém compostos com capacidade antioxidante, anti-inflamatória e destoxificante
Couve	A couve contém magnésio, que auxilia na vasodilatação, na síntese de serotonina e no relaxamento muscular; ácido fólico, que auxilia na redução das concentrações de homocisteína e renovação celular; glicosinolatos, substâncias com ação destoxificante e que também auxiliam no tratamento de doenças cardiovasculares; além de conter fibras dietéticas
Ovo	O ovo contém colina e proteína de alto valor biológico. Estudos mostram que seu consumo pode reduzir LDL-colesterol e colesterol total, sendo assim, é recomendado na hipercolesterolemia
Azeite de oliva extravirgem	O azeite de oliva é rico em fitoesteróis e ácidos graxos monoinsaturados (ω-9) e tem mostrado aumentar as concentrações de HDL-colesterol e reduzir a LDL peroxidada
Cebola	A cebola é rica em quercetina, bioflavonoide que auxilia no tratamento de hipertensão arterial e hipocolesterolemia. Também contém inulina, que tem efeito prebiótico, e compostos sulfurados, que atuam no processo de destoxificação
Oleaginosas	As oleaginosas contêm selênio, vitamina E e arginina, que têm ação antioxidante e estimulam a síntese de óxido nítrico, que promove a vasodilatação
Arroz integral	O arroz é fonte de γ-orizanol, vitaminas do complexo B e fibras dietéticas
Leguminosas	As leguminosas são fontes de fibras dietéticas, aminoácidos e minerais, como o ferro não heme
Peixe	O peixe é fonte de ácidos graxos poli-insaturados (ω-3), que têm ação imunomoduladora e anti-inflamatória
Alho	O alho contribui para o tratamento da hipertensão arterial. Além disso, contém compostos sulfurados, que atuam no processo de destoxificação
Pimenta preta com cúrcuma	A cúrcuma é um potente agente anti-inflamatório e antioxidante. A pimenta preta aumenta a biodisponibilidade da cúrcuma
Abacate	O abacate é fonte de glutationa, selênio, vitamina E, ácidos graxos monoinsaturados (ω-9) e compostos sulfurados. Tais substâncias têm propriedades antioxidante, anti-inflamatória e destoxificante. Além disso, contém fitoesteróis que modulam o perfil lipídico e o cortisol
Batata-doce	A batata-doce é fonte de vitaminas do complexo B, minerais, fibras dietéticas e carboidratos de baixo índice glicêmico
Quinoa	A quinoa é fonte de aminoácidos de alta qualidade e ácidos graxos poli-insaturados, além de conter fibras dietéticas e fitoestrógenos, que ajudam a amenizar os sintomas da TPM e da menopausa

Receitas

Cubo de couve

Lave um maço de couve-manteiga, de preferência orgânico. Rasgue as folhas com as mãos e pique no liquidificador com 100 mL de água. Deixe bater bastante até ficar numa consistência de suco grosso – não é necessário acrescentar mais água. Coloque nas forminhas de gelo no congelador e deixe gelar. Após pronto, é só adicionar nos sucos que fizer.

Pão de queijo de mandioquinha

- *Ingredientes:* 300 g de polvilho azedo, 200 g de polvilho doce, 50 mL de óleo de canola ou milho, sal a gosto, 500 g de mandioquinha cozida e espremida (tipo purê), 50 mL de água fria.
- *Modo de preparo:* Numa tigela grande coloque o polvilho azedo, o polvilho doce, o sal e o óleo e misture com as mãos formando uma farofa homogênea. Adicione o purê de mandioquinha e vá misturando, colocando a água aos poucos. Amasse com as mãos até obter uma massa homogênea. Faça os pãezinhos no tamanho que desejar. Arrume-os em uma forma sem untar. Aqueça o forno a 180ºC por 10 minutos. Coloque para assar por aproximadamente 20-25 minutos. Rende: cerca de 50 unidades médias.
- *Dicas:* Os pãezinhos crus podem ser congelados. O purê de mandioquinha pode ser feito de véspera. E a massa crua pode ser conservada em geladeira de um dia para outro, acondicionada em uma tigela bem fechada para manter a umidade.

Filé de peixe assado no forno

Temperar com limão, sal e cúrcuma. Enrolar cada filé no papel manteiga. Colocar os papelotes numa assadeira de vidro com bastante azeite. Assar no forno por uns 20 minutos.

Sardinha de panela de pressão

1 kg de filé de sardinha fresca; 8 tomates maduros sem pele e sem semente (picados em cubos grandes); 2 cebolas cortadas em anéis; 3 dentes de alho amassados; 1/2 xícara de azeite; limão; salsa picadinha; sal. Tempere as sardinhas com limão e sal. Comece a arrumar em camadas finas na panela de pressão: tomate, cebola, alho, salsa e sardinha, até terminar todos os ingredientes. Por último, derrame o azeite. Feche a panela e acenda o fogo. Quando começar a apitar, abaixe o fogo e desligue após 10 minutos. Abra a panela só depois que sair toda a pressão.

Filé de peixe com batatas

Temperar os filés de peixe com sal, limão, alho e cúrcuma. Cortar em rodelas 3 a 4 batatas médias, 1 cebola e 2 tomates. Regar o fundo de uma panela com bastante azeite, colocar os filés temperados e uma camada de tomate, cebola e batata. Ir intercalando até acabar os ingredientes. Em cada camada regar com bastante azeite. Pode colocar azeitonas pretas e verdes também. Fica pronto em 15 a 20 minutos.

Salada de quinoa

Peito de frango orgânico desfiado, 1 maço de alho poró, semente de quinoa cozida, tomate orgânico picado, gengibre e cúrcuma.

Sopa creme de abóbora ou mandioquinha

500 g de abóbora cabotiá ou 500 g de mandioquinha, 1 xícara de arroz; 3 dentes de alho; 1 cebola grande cortada em pedaços grandes; temperos de ervas; cebolinha picada; sal a gosto. Refogar a cebola na manteiga, acrescentar o alho e os demais ingredientes, menos a cebolinha. Cobrir com água e cozinhar até amolecer o arroz e a abóbora. Bater no liquidificador e servir com cebolinha picada e regar com bastante azeite de oliva e óleo de semente de abóbora.

10. Suplementação nutricional

A suplementação nutricional tem por objetivo complementar a dieta da paciente e fornecer nutrientes com ação imunomoduladora, anti-inflamatória, além de recuperar a integridade intestinal e mitocondrial, como o colecalciferol, a glutamina, a coenzima-Q10 e o óleo de peixe (ω-3).

11. Orientações nutricionais

- Não consumir leite e derivados, café e produtos com farinha de trigo com frequência.
- Beber água diariamente. Armazená-la numa garrafa de vidro saborizada com gengibre picado, ramos de hortelã, anis estrelado e canela em pau.
- Evitar consumo de embutidos (salsicha, mortadela, peito de peru, linguiça, presunto e salame).
- Evitar consumo de sucos em pó industrializados, devido ao teor de açúcar, corantes e conservantes.
- Evitar também o consumo de sopas industrializadas.
- Não consumir nenhum tipo de adoçantes e alimentos *diet* e *light*.
- Não consumir carne vermelha.
- Evitar o consumo de pimenta, *ketchup*, mostarda, maionese e *shoyu*.
- Não utilizar marmita ou recipientes de plástico para acondicionar os alimentos, prefira os de vidro.
- Não esquentar a comida no micro-ondas.
- Utilizar panelas de inox, em vez de panelas de alumínio.
- Tente consumir os alimentos que mais têm agrotóxicos segundo a Agência Nacional de Vigilância Sanitária (ANVISA) (tomate, morango, pepino, uva, couve, alface, pimentão), na forma orgânica.
- Colocar dois dentes de alho em um azeiteiro de 500 mL e utilizar o azeite em todas as preparações.
- Não utilizar temperos, molhos e caldos de carne industrializados. Para temperar os alimentos, utilizar somente: sal, alho, cebola e ervas. Dica: sal de ervas é muito bom para temperar os alimentos. Em carnes, arroz e feijão também se pode utilizar a cúrcuma. Veja exemplo de tempero:

Tempero

- 2 colheres (sopa cheia) de hortelã
- 3 colheres (sopa cheia) de sálvia
- 2 pacotes (12 g) de alecrim
- 3 pacotes (180 g) de alho desidratado
- 3 pacotes (90 g) de cebola desidratada
- 4 pacotes (120 g) de orégano
- 2 pacotes (100 g) de açafrão-da-terra
- 2 colheres (sopa-cheia) de pimenta preta
- 2 pacotes (12 g) de cheiro-verde
- 1 pacote (5 g) de cebolinha desidratada
- 3 colheres (sopa-cheia) de páprica-doce
- 1 pacote (4 g) de louro

Modo de preparo: colocar os ingredientes aos poucos no liquidificador e bater.

12. Evolução

A paciente retornou ao consultório em 9 de maio e relatou que ainda sentia fome, cólica intestinal do lado esquerdo, fezes diarreicas, lapsos de memória e apresentava sono irregular. Quanto à avaliação antropométrica, ainda estava com excesso de peso (62,1 kg), contudo, o perímetro abdominal diminuiu de 94 cm para 91,5 cm.

Além disso, foram solicitados os seguintes exames: hemograma completo, ferritina, fibrinogênio, PCR ultrassensível, homocisteína, ácido úrico, 25(OH) vitamina D, colesterol total e frações, LDL oxidada, alanina transaminase (ALT), aspartato aminotransferase (AST), gamaglutamil transferase (gama-GT), fosfatase alcalina, insulina de jejum, glicemia de jejum, hormônio tireoestimulante (do inglês, *hormone tireostimulant* – TSH), T_4 livre, T_3 livre, antitireoperoxidase (anti-TPO) e antitireoglobulina (anti-Tg), hormônio folículo-estimulante (do inglês, *follicle stimulating hormone* – FSH) e hormônio luteinizante (do inglês, *luteinizing hormone* – LH), estradiol livre, estrona, progesterona, testosterona livre, hormônio sexual ligado a globulina (do inglês, *sex-hormone binding globulin* – SHBG), hormônio desidroepiandrosterodiona (DHEA) e sulfato de desidroepiandrosterona (S-DHEA), vitamina B_{12}, ácido fólico, zinco, cálcio, cálcio iônico, sódio e magnésio.

Foi orientado para ela utilizar chá verde em infusão (fazer a infusão por 1 minuto e desprezar a água; refazer a infusão das mesmas ervas por mais 4 minutos e tomar o chá sem adoçar) para melhora da hipercolesterolemia e redução do peso corporal; incluir dois dentes de alho no azeiteiro, devido a sua ação hipotensora; incluir uma fruta com as castanhas no lanche da tarde ou o lanche de pão de centeio com creme de ricota no lanche da tarde para melhorar a saciedade; incluir o suco de uva integral orgânico, por conter resveratrol e melhorar a circulação sanguínea periférica; além de incluir novo suplemento na alimentação e continuar com os demais.

Os suplementos incluídos objetivaram a melhora da qualidade do sono e dos lapsos de memória (L-taurina, L-teanina, inositol) e para a formação óssea (magnésio, cálcio, boro, manganês, silício, L-lisina, vitamina C e vitamina K_1).

No final de junho (27/06) a paciente relatou apresentar sono irregular, zunido no ouvido, "fogachos" (principalmente no período noturno) e ansiedade devida a problemas financeiros. Entretanto, a função intestinal foi recuperada e ela começou a praticar atividade física, o que aumentou sua disposição. Consultou-se também com o cardiologista e ele disse que sua função cardíaca estava melhor.

Os resultados dos exames mostraram alterações nas concentrações de homocisteína (15,8), ferritina (25), eosinófilos (4%), PTH (68,9) e IGF-1 (227), marcadores inflamatórios, de alergia alimentar e/ou parasitose, metabolismo ósseo e crescimento celular e tecidual, respectivamente. As concentrações de LDL-colesterol foram 100 mg/dL.

As orientações nutricionais mantiveram-se, porém, outros suplementos foram incluídos, como a *Vitis vinifera*, as vitaminas K_2 e A e as vitaminas do complexo B (tiamina, riboflavina, niacina, pantotenato de cálcio, piridoxina, cianocobalamina, ácido fólico e biotina).

Após 2 meses voltou ao consultório (em 08/08) e relatou acordar menos durante a noite, mas que ainda sentia "fogachos". Não conseguiu seguir as orientações nutricionais, pois participou de muitos eventos. Seu intestino continuou funcionando adequadamente; mas ainda apresentava ansiedade e edema na região do abdome e das mamas. Foi orientado o

Seção 3 – Terapias alternativas aplicadas às doenças cardiovasculares

uso de própolis, geleia real, *Aloe vera* e glutamina para redução das concentrações de colesterol e manutenção do funcionamento intestinal adequado. A suplementação nutricional foi mantida.

Após seguir essas orientações, a paciente mostrou melhora dos sinais e sintomas apresentados no questionário de rastreamento metabólico e tem sido acompanhada regularmente para não desenvolver outros eventos cardiovasculares.

Seção 3 – Terapias Alternativas Aplicadas às Doenças Cardiovasculares

SITES RECOMENDADOS

- *American Dietetic Association*: http://www.diabetes.org/
- *Institute of Functional Medicine*: http://www.functionalmedicine.org/
- Sociedade Brasileira de Cardiologia: http://www.cardiol.br/

REFERÊNCIAS BIBLIOGRÁFICAS

1. Paschoal V, Naves A. Nutrição Clínica Funcional: pensando por meio do sistema ATMS (antecedentes, triggers, mediadores e sintomas). In: Paschoal V, Naves A, Fonseca ABBL. Nutrição Clínica Funcional: dos princípios à prática clínica. 2ª ed. São Paulo: Editora Valéria Paschoal Ltda.; 2014.
2. Lee S, Park Y, Zuidema MY, et al. Effects of interventions on oxidative stress and inflammation of cardiovascular diseases. World J Cardiol, 2011;3(1):18-24.
3. Wofford MR1, Rebholz CM, Reynolds K, et al. Effect of soy and milk protein supplementation on serum lipid levels: a randomized controlled trial. Eur J Clin Nutr. 2011;66:419-425.
4. Krack A, Sharma R, Figulla HR, et al. The importance of the gastrointestinal system in the pathogenesis of heart failure. Eur Heart J. 2005;26:2368-2374.
5. Sandek A, Bauditz J, Swidsinski A, et al. Altered intestinal function in patients with chronic heart failure. J Am Coll Cardiol. 2007;50(16):1561-1569.
6. Maskrey BH1, Megson IL, Whitfield PD, et al. Mechanisms of resolution of inflammation: a focus on cardiovascular disease. Arteriosclerosis Thrombosis Vascular Biology. 2011;31:1001-1006.
7. Borriello A, Cucciolla V, Della Ragione F, et al. Dietary polyphenols: focus on resveratrol, a promising agent in the prevention of cardiovascular diseases and control of glucose homeostasis. Nutr Metab Cardiov Diseases. 2010;20(8):618-625.
8. Rangel-Huerta OD, Pastor-Villaescusa B, Aguilera CM, et al. A systematic review of the efficacy of bioactive compounds in cardiovascular disease: phenolic compounds. Nutrients. 2015;5177-5216.
9. American Dietetic Association (ADA). Position of the American Dietetic Association: Functional Foods. J Am Diet Assoc. 2004;104:814-826.
10. Liu C, Yang Y, Peng D, et al. Hyperhomocysteinemia as a metabolic disorder parameter is independently associated with the severity of coronary heart disease. Saudi Med J. 2015;36(7):839-46.
11. Pawlak R. Is vitamin B12 deficiency a risk factor for cardiovascular disease in vegetarian? Am J Prev Med. 2015;48(6):e11-26.
12. Paschoal V, et al. Nutrição clínica funcional: suplementação nutricional. São Paulo: VP Editora Ltda.; 2012.
13. Waly MI, Ali A, Al-Nassri A, et al. Low nourishment of B-vitamins is associated with hyperhomocysteinemia and oxidative stress in newly diagnosed cardiac patients. Exp Biol Med (Maywood). 2016 Jan;241(1):46-51.
14. Kurt R, Yilmaz Y, Ermis F, et al. Folic acid and vitamin B12 deficiency. Arch Med Res. 2010;41(5):369-372.
15. Ambrosino P, Lupoli R, Di Minno A, et al. Cyclic supplementation of 5-MTHF effective for the correction of hyperhomocysteinemia. Nutr Res. 2015;35(6):489-95.
16. Wang L, Li H, Zhou Y, et al. Low dose B vitamins supplementation ameliorates cardiovascular risk: a double-blind randomized controlled trial in healthy Chinese study. Eur J Nutr. 2015;54(3):455-64.
17. Rydlewicz A, Simpson JA, Taylor RJ, et al. The effects of folic acid supplementation on plasma homocysteine in an elderly population. QJM, 2002;95(1):27-35.
18. Huang T, Chen Y, Yang B, et al. Meta-analysis of B vitamins supplementation on plasma homocysteine, cardiovascular and all-cause mortality. Clin Nutr. 2012;31(4):448-454.
19. Taylor AJ, Villines TC, Stanek EJ, et al. Extended-release niacin or Ezetimibe and carotid intima-media thickness. New Eng J Med. 2009;361:2113-2122.
20. Duggal JK, Singh M, Attri N, et al. Effect of niacin therapy on cardiovascular outcomes in patients with coronary artery disease. J Cardiovasc Pharmacol Ther. 2010;15(2):158-166.
21. Gomaraschi M, Ossoli A, Adorni MP, et al. Fenofibrate and extended-release niacin improve the endothelial protective effects of HDL in patients with metabolic syndrome. Vascul Pharmacol. 2015;S1537-1891(15):00145-7.
22. Barbosa KBF, Costa NMB, Alfenas RCG, et al. Oxidative stress: concept, implications and modulating factors. Rev Nutr. 2010;23(4):629-643.
23. Jones DP. Redefining oxidative stress. Antioxidants & Redox Signaling. 2006;8(9-10):1865-1879.

24. Otani H. Site-specific antioxidative therapy for prevention of atherosclerosis and cardiovascular disease. Oxidative Medicine and Cellular Longevity 2013; Volume 2013 (2013): 1-14.
25. Ho E, Karimi Galougahi K, Liu CC, et al. Biological markers of oxidative stress applications to cardiovascular research and practice. Redox Biol. 2013;1:483.
26. Pham-Huy LA, He H, Pham-Huy C. Free radicals, antioxidants in disease and health. Int J Biomed Sci. 2008;4(2):89-96.
27. Sem S, Chakraborty R, Sridhar C, et al. Free radicals, antioxidants, disease and phytomedicines. Current status and future prospect. 2010;3(1):91-100.
28. Fanelli C, Zatz R. Linking oxidative stress, the renin-angiotensin system, and hypertension. Hypertension. 2011;57:373-374.
29. Bianchi MLP, Antunes LMG. Free radicals and the main dietary antioxidants. Rev Nutr. 1999;12(2):123-130.
30. Yang YK, Wang LP, Chen L, et al. Coenzyme Q10 treatment of cardiovascular disorders of ageing including heart failure, hypertension and endothelial dysfunction. Clin Chim Acta. 2015;450:83-89.
31. Apostolopoulou M, Corsini A, Roden M. The role of mitochondrial in statin-induced myopathy. Eur J Clin Invest. 2015;45(7):745-54.
32. Banach M, Serban C, Ursoniu S, et al. Statin therapy and plasma coenzyme Q10 concentrations – a systematic review and meta-analysis of placebo – controlled trials. Pharmacol Res. 2015;99:329-336.
33. Mortensen SA. Low coenzyme Q10 levels and the outcome of statin treatment in heart failure. J Am Coll Cardiol. 2011;57(14):1559-1569.
34. Lee BJ, Huang YC, Chen SJ, et al. Effects of coenzyme Q10 supplementation on inflammatory markers (high-sensitivity C-reactive protein, interleukin-6, and homocysteine) in patients with coronary artery disease. Nutrition. 2012;287(8):767-772.
35. Pourmoghaddas M, Rabbani M, Shahabi J, et al. Combination of atorvastatin/coenzyme Q10 as adjunctive treatment in congestive heart failure: a double blind randomized placebo-controlled clinical trial. ARYA Atheroscler. 2014;10(1):1-5.
36. Hamilton SJ, Chew GT, Watts GF. Coenzyme Q10 improves endothelial dysfunction in statin-treated type 2 diabetic patients. Diabetes Care. 2009;32(5):810-812.
37. Yan X, Shen T, Jiang X, et al. Coenzyme Q10 consumption promotes ABCG1-mediated macrophage cholesterol efflux a randomized, double blind, placebo-controlled, crossover study in healthy volunteers. Mol Nutr Food Res. 2015 Sep;59(9):1725-34. doi: 10.1002/mnfr.201500186.
38. Houston M. Release the pressure: effective intervention for the treatment of hypertension. In: Annual International Conference, Functional of Medicine (IFM), Estados Unidos, 2012.
39. Shay KP, Moreau RF, Smith EJ, et al. Alpha-lipoic acid as a dietary supplement: molecular mechanisms and therapeutic potential. Biochim Biophys Acta. 2009;1790(10):1149-1160.
40. Mendes V, Vilaça R, de Freitas V, et al. The protective effect of lipoic acid on selected cardiovascular diseases caused by age-related oxidative stress. Oxid Med Cell Logev. 2015;313:021.
41. Khabbazi T. Effects of alpha-lipoic acid supplementation on inflammation, oxidative stress, and serum lipid profile levels in patients with end-stage renal disease on hemodialysis. J Renal Nutr. 2012;22(2):244-250.
42. Xiang GD, Pu JH, Sun HL et al. Alpha-lipoic acid improves endothelial dysfunction in patients with subclinical hypothyroidism. Exp Clin Endocrinol Diabetes. 2010;118(9):625-629.
43. Zhao L, Hu FX. Alfa-lipoic acid treatment of aged type 2 diabetes mellitus complicated with acute cerebral infarction. Eur Res Med Pharmacol Sci. 2014;18(23):3715-19.
44. Das M, Das DK. Resveratrol and cardiovascular health. Mol Aspects Med. 2010;31(6):503-512.
45. Wong RH, Howe PR, Buckley JD, et al. Acute resveratrol supplementation improves flow-mediated dilatation in overweight obese individuals with mildly elevated blood pressure. Nutr Metab Cardio Dis. 2011;21(11):851-856.
46. Moreno-Otero R and Trapero-Marugán M. An antioxidant resveratrol significantly enhanced replication of hepatitis C virus. World J of Gastroenterol. 2010;16(15):1937-8.
47. Toklu HZ, Sehirli O, Erşahin M, et al. Resveratrol improves cardiovascular function and reduces oxidative organ damage in the renal, cardiovascular and cerebral tissues of two-kidney one-chip hypertensive rats. J Pharm Pharmacol. 2010;62(2):1784-1793.
48. Saremi A, Arora R. Vitamin E and cardiovascular disease. Am J Therapeutics. 2010;17(3):e56-e65.
49. Benstoem C, Goetzenich A, Kraemer S, et al. Selenium and its supplementation in cardiovascular disease – what do we know? Nutrients. 2015;7:3094-3118.
50. Stranges S, Marshall JR, Trevisan M, et al. Effects of selenium supplementation on cardiovascular disease incidence and mortality: secondary analyses in a randomized clinical trial. Am J Epidemiol. 2006;163(8):694-9.

Seção 3 – Terapias Alternativas Aplicadas às Doenças Cardiovasculares

51. Vinceti M, Maraldi T, Bergomi M, et al. Risk of chronic low-dose selenium overexposure in humans: insights from epidemiology and biochemistry. Rev Environ Health. 2009;24(3):231-248.
52. Rees K, Hartley L, Day C, et al. Selenium supplementation for the primary prevention of cardiovascular disease – a Cochrane Systematic Review. J Epidemiol Community Health. 2012;66(1):A16-A16.
53. Vacek JL, Vanga SR, Good M, et al. Vitamin D deficiency and supplementation and relation to cardiovascular health. Am J Cardiol. 2012;109(3):359-363.
54. Gangula PR, Dong YL, Al-Hendy A, et al. Protective cardiovascular and renal actions of vitamin D and estrogen. Front Biosci. 2013;5:134-148.
55. Mozos I, Marginean O. Links between vitamin D deficiency and cardiovascular diseases. Biomed Res Int. 2015;109:275.
56. Goel RK, Lal H. Role of vitamin D supplementation in hypertension. Int J Clin Biochem. 2011;26(1):88-90.
57. Witham MD, Dove FJ, Khan F, et al. Effects of vitamin D supplementation on markers of vascular function after myocardial infarction – a randomized controlled trial. Int J Cardiol. 2013;167(3):745-9.
58. Stricker H, Tosi Bianda F, Guidicelli-Nicolosi S, et al. Effect of a single oral, high dose vitamin D supplementation on endothelial function in patients with peripheral arterial disease: a randomized controlled pilot study. Eur J Vasc Endovasc Surg. 2012;44(3):307-312.
59. Cormick G, Ciapponi A, Cafferata ML, et al. Calcium supplementation for prevention of primary hypertension. Cochrane Database Syst Rev. 2015;6:CD010037.
60. Bolland MJ, Avenell A, Baron JA, et al. Effect of calcium supplements on risk of myocardial infarction and cardiovascular events: meta-analysis. BMJ. 2010;341:C3691.
61. Bolland MJ, Barber PA, Doughty RN, et al. Vascular events in healthy older women receiving calcium supplementation: randomized controlled trial. BMJ. 2008;336:262.
62. Reid IR, Bolland MJ, Avenell A, et al. Cardiovascular effects of calcium supplementation. Osteoporos Int. 2011;22:1649-1658.
63. Hofmeyr G, Lawrie TA, Atallah ÁN, et al. Calcium supplementation during pregnancy for preventing hypertensive disorders and related problems (review). Cochrane Database Syst Rev. 2006 Jul 19;(3):CD001059.
64. Almoznino-Sarafian D, Sarafian G, Berman S, et al. Magnesium administration may improve heart rate variability in patients with heart failure. Nutr Metab Cardiovasc Dis. 2009;19(9):641-645.
65. Cosaro E, Bonafini S, Montagnana M, et al. Effects of magnesium supplements on blood pressure, endotelial function and metabolic parameters in healthy Young men with a faily history of metabolic syndrome. Nutr Metab Cardiovasc Dis. 2014;24(11):1213-20.
66. Turgut F, Kanbay M, Metin MR, et al. Magnesium supplementation helps to improve carotid intima media thickness in patients on hemodialysis. Int Urol Nephrol. 2008;40:1075-1082.
67. Cook NR, Obarzanek E, Cutler JA, et al. Joint effects of sodium and potassium intake on subsequent cardiovascular disease. Arch Int Med. 2009;69:721-738.
68. van Mierlo LA, Greyling A, Zock PL, et al. Suboptimal potassium intakes and potential impact on population blood pressure. J Hypert. 2010;28:e24.
69. Cohen DL, Townsend RR. What effect does potassium have on blood pressure? J Clin Hypertens. 2008;10(2):158-159.
70. Erkkilä AT, Booth SL. Vitamin K intake and atherosclerosis. Curr Opin Lipidol. 2008;19(1):39-42.
71. Liabeuf S, Delanaye P, Cavalier É, et al. Cardiovascular calcification inhibitors. Ann Biol Clin (Paris). 2015;73(3):315-22.
72. Schurgers LJ, Cranenburg EC, Vermeer C. Matrix Gla-protein: the calcification inhibitors in need of vitamin K. Thrombosis Hemostasis. 2008;100(4):517-726.
73. Weijs B, Blaauw Y, Rennenberg RJ, et al. Patients using vitamin K antagonists show increased levels of coronary calcification: an observational study in low risk atrial fibrillation patients. Eur Heart J. 2011;32(20):2555-2562.
74. Wu G, Bazer FW, Davis TA, et al. Arginine metabolism and nutrition in growth, healthy and disease. Amino Acids. 2009;357:153-168.
75. Gkaliagkousi E, Ferro A. Nitric oxide signaling in the regulation of cardiovascular and platelet function. Front Biosci. 2011;16:1873-1897.
76. Gambaryan S, Tsikas D. A review and discussion of platelet nitric oxide and nitric oxide synthase: do blood platelets produce nitric oxide from L-arginine or nitrite? Amino Acids. 2015;47(9):1779-93.
77. Farnik H, Bojunga J, Berger A, et al.Oral L-arginine supplementation improves endothelial function and ameliorates insulin sensitivity and inflammation in cardiopathic nondiabetic patients after an aortocoronary bypass. Metabolism. 2009;58(4):1270-1276.
78. Siasos G, Tousoulis D, Vlachopoulos C, et al. The impact of oral L-arginine supplementation on acute smoking-induced endothelial injury and arterial performance. Am J Hypertension. 2009;22(6):586-592.

79. Ellis AC, Patterson M, Dudenbostel T, et al. Effects of 6-month supplementation with B-hydroxy-methyl butyrate, glutamine and arginine on vascular endothelial function of older adults. Eur J Clin Nutr. 2016 Feb;70(2):269-73. doi: 10.1038/ejcn.2015.137.
80. Bouwens M, van de Rest O, Dellschaft N, et al. Fish-oil supplementation induces anti-inflammatory gene expression profiles in human blood mononuclear cells. Am J Clin Nutr. 2009;90(2):415-424.
81. Prasad K. Flaxseed and cardiovascular health. J Cardiovasc Pharmacol. 2009;54(5):369-377.
82. Zhao G, Etherton TD, Martin KR, et al. Dietary alpha-linoleic acid inhibits proinflammatory cytokine production by peripheral blood mononuclear cells in hypercholesterolemic subjects. Am J Clin Nutr. 2007;85(2):385-391.
83. Chang SH, Liu CJ, Chia-Hua Kuo CH, et al. Garlic oil alleviates MAPKs- and IL-6 mediated diabetes-related cardiac hypertrophy in STZ-induced DM rats. Evidence-Based Comp Alternative Med; 2011.
84. Verma SK, Rajeevan V, Jain P, et al. Effect of garlic (Allium sativum) oil on exercise tolerance in patients with coronary artery disease. Indian J Physiol Pharmacol. 2005;49(1):115-118.
85. Najafi M, Vaez H, Zahednezhad F, et al. Study the effects of hydroalcoholic extract of grape seed (Vitisvinifera) on impact size and cardiac arrhythmia in ischemic-reperfused isolated rat heart. Pharma Sci. 2011;16(4):187-194.
86. Jose PA, Raj D. Gut microbiota in hypertension. Curr Opin Nephrol Hypertens. 2015;24(5):403-9.
87. Rerksuppaphol S, Rerksuppaphol L. A randomized double blind controlled trial of Lactobacillus acidophillus plus Bifidobacterium bifidum versus placebo in patients with hypercholesterolemia. J Clin Diagn Res. 2015;9(3):K001-4.
88. Chen H, et al. Probiotic species on cardiovascular disease: the use of probiotics to reduce cardiovascular disease risk factors. In: Watson RR, Preedy VR. Bioactive food as dietary interventions for cardiovascular disease. London: Elsevier Science Tecnology; 2012.
89. Saini R, Saini S, Sharma S. Potential of probiotics in controlling cardiovascular diseases. J Cardiovasc Dis Res. 2010;1(4):213-214.
90. Kullisaar T, Shepetova J, Zilmer K, et al. An antioxidant probiotic reduces postprandial lipemia and oxidative stress. Central Eur J Biol. 2011;6(1):32-40.
91. Ryan JJ, Hanes DA, Schafer MB, et al. Effect of the probiotic Saccharomyces boulardi on cholesterol and lipoprotein particles in hypercholesterolemic adults: a single-arm, open-label pilot study. J Altern Complement Med. 2015;21(5):288-93.
92. Ettinger G, MacDonald K, Reid G, et al. The influence of the human microbiome and probiotics on cardiovascular health. Gut Microbes. 2014;5(6):719-728.

Índice Remissivo

A

Abacate, ensaios clínicos, 513
Abdome, perímetro da, 407
Absorciometria com raios X de dupla energia, 359
Acidente vascular encefálico
    caso clínico, 314
    conceitos, 305
    diagnóstico clínico, 307
    epidemiologia, 306
    fatores dietéticos na prevenção, 313
    fisiopatologia, 307
    tratamento
        clínico, 308
        nutricional, 310
Ácido(s)
    ascórbico, 49
    dersoxirribonucleico, 67
    fólico, doenças cardiovasculares e, 47
    graxos
        insaturados, 163
        poli-insaturados ômega-3, fatores de transcrição influenciados pelos, 164
        saturados, 161
Adipocinas, 89, 355
Adiponectina, 355
Adiposidade
    corporal elevada, 355
    visceral, indicador, 332
Alcachofra, 471
Álcool, 229, 263
    consumo habitual eleva a pressão arterial, 192
Alecrim, 467, 472
Alho, 493, 506
Alimentação
    efeitos benéficos e deletérios da, 66
    genes modulados pela, 66
Alimento(s)
    benefícios à saúde, 546
    funcionais, 108
    índice glicêmico dos, 107
    integrais, 107
    na saúde cardiovascular
        abacate, 513
        alho, 506
        aveia, 518
        azeite de oliva, 512
        batata-doce, 521
        bebidas alcoólicas e uva, 507
        berinjela, 508
        café, 515
        canela, 521
        chá, 510
        chia, 505
        chocolate e cacau, 505
        ervas, 521
        linhaça, 509
        nozes, 517
        óleo de argan, 503
        óleo de coco e farinha de coco, 504
        ovo, 520
        peixe e óleo de peixe, 501
        soja, 514
Amiodarona, 254
Amostra, tamanho da, 6
Análise de dados, 9
Angina
    classificação, 210
    de peito, 211
    de Prinzmetal, 210
    estável, 210
    instável, 210
        sem supradesnível do segmento ST, 12
    microvascular, 210
Angiotensinogênio, polimorfismo do gene M235T e, 69
Angiotomografia de coronárias, 214
Anormalidades da frequência cardíaca, 384

Índice Remissivo

Anticoncepcional, 310
Anti-hipertensivo, empregados na prática clínica, classe de, 187
Antioxidantes, 227
    naturais, 470
Antropometria, 404
Apetite, regulação do, 84
Apoliproproteínas, 14
Arginina, 553
Arritmias, 388
Aspiração, 305
Associação de hidralazina e nitrato, 254
Ataque isquêmico transitório, 305
Aterogênese, 155
Aterosclerose, 89, 155, 305
Aterotrombose, 156
Atividade física, 133
    bases fisiológicas dos benefícios da, 133
    grau de acordo com o tipo de atividade praticada, 113
    regular, benefícios para a saúde relacionados à, 135
Automedicação, 492
Avaliação
    antropométrica, 96
    da composição corporal, 97
    do consumo alimentar, 99
    laboratorial, 15
Avaliação geriátrica ampla (AGA), 399, 402
    componentes básicos da, 403
Aveia, 518
    metanálises, 519
Azeite de oliva, metanálises com, 512

B

Balanço energético positivo, 81
Batata-doce, 521
Bebidas alcoólicas, metanálises com, 507
Berinjela, 508
    ensaios clínicos com, 509
Betabloqueadores, 216, 254
Bioimpedância elétrica, avaliação, 97, 359
Biomarcadores inflamatórios, funções no desenvolvimento de alterações metabólicas e aterosclerose, 94
Bloqueadores, 254
Braço
    circunferência muscular do, 406
    perímetro do, 406

C

Cacau, 505
    metanálises com, 506
Café, 515
    doenças cardiovasculares e consumo de, 55
    metanálises com, 516
    pressão arterial e, 193
Cafeína, 193
Cálcio, 551
    doenças cardiovasculares e consumo de, 52
    mecanismo de ação sobre a pressão arterial, 192
    suplementação com, 552
Câmaras comuns ao retorno sistêmico e pulmonar, 386
Canela, 521
Caquexia cardíaca, 390
Características gênicas, 65
Carboidrato(s), 262
    doenças cardiovasculares e, 43
    indicação para pacientes idosos, 411
    recomendação para redução de massa corporal, 337
Cardiogeriatria
    avaliação
        geriátrica ampla, 402
        nutricional, 403
    caso clínico, 415
    diagnóstico clínico, 402
    epidemiologia nas doenças cardiovasculares, 400
    fisiopatologia nas doenças cardiovasculares, 401
    tratamento nutricional, 410
Cardiologia, indicadores bioquímicos utilizados em indicadores bioquímicos utilizados em
    caso clínico, 21
    conceitos, 12
    exemplos de prevenção, 13
    marcadores
        da necrose miocárdica, 16
        de inflamação, 14
        imunológicos, 15
        neuro-humorais, 18
Cardiopatia(s)
    acionóticas, 384
    cianóticas, 384
    congênita
        classificação, 384, 385
        definição, 381
        diagnóstico, 387

epidemiologia, 382
estado nutricional da criança com, 389, 390
fisiopatologia, 384
prevalência, 382
recém-nascido com, 381
tratamento nutricional na criança com, 381-397
Cardioversor-desfibrilador intracardíaco
implante de, 283
Cariótipo, 60
Carotenoide, doenças cardiovasculares e, 48
Caso clínico
acidente vascular encefálico, 314
cardiogeriatria, 415
distúrbios das lipoproteínas nas doenças cardiovasculares, 168
doença arterial coronariana crônica, 230
doença cardiovascular, 433
gastronomia, 535
hipertensão arterial sistêmica, 195
infarto agudo do miocárdio, 291
insuficiência cardíaca, 265
introdução à pesquisa em cardiologia e nutrição, 21
obesidade no desenvolvimento e na progressão da doença cardiovascular, 115
síndrome cardiorrenal metabólica, 369
síndrome metabólica, 338
Causalidade, 5
Células vasculares, 467
Chá, 510
metanálises com, 511
verde, 45
Chapéu-de-couro, 473
Chia, 505
Chocolate, 228, 505
amargo, 313
metanálises com, 506
Cianose, 387
grave, 384
Cintilografia de perfusão miocárdica, 214
Cintura, perímetro da, 407
Circunferência muscular do braço, 406
Classificação
da angina, 210
de Fredrickson das hiperlipidemias primárias, 154
Coco, 223
ensaios clínicos, 505
Código genético, 65
Colesterol
dietético, doenças cardiovasculares e, 44
"ideal", 157

Composição corporal, 408
Compostos bioativos, 108, 109, 545
Conceitos gênicos, 65
Confundimento, 5
Consumo alimentar
avaliação do consumo, 99
desequilibrado, 83
Copeptina, 19
Cor triatriatum, 386
Coração, doador de, 446
Cratinofosfoquinase-MB, 18
Criança
com cardiopatia congênita
estado nutricional da, 389, 390
etapas da avaliação nutricional, 393
recomendações de macronutrientes, 394
tratamento nutricional, 381-397
com defeitos cardíacos, 381
Crises cianóticas, 388
Cromossomo, 59
estrutura do, 63
na célula, localização, 62

D

Dados, análise dos, 9
Debate das gorduras, 528
Deficiência de zinco, 413
Desenho(s)
amostrais, 8
do estudo, 6, 7
Desidrogenase lática, 19
Desnutrição energético-proteica, 389
Diabetes, 149
mellitus, 309
Dieta
DASH, doenças cardiovaculares e, 52
do Mediterrâneo, 194
enteral para situações críticas, 431
Dietoterapia, 221
Digoxina, 254
Diplopia, 305
Disfagia, 305
Dislipidemia, 149
classificação, 154
diagnóstico clínico, 156
fisiopatologia, 154
secundárias, 154
condições associadas a, 155
tratamento, 156, 160
Distribuição genotípica das cinco regiões do Brasil, 73

Índice Remissivo

Distúrbios das lipoproteínas nas doenças
    cardiovasculares, 149-182
    caso clínico, 168
Diurético de alça, 254
Doença(s)
    arterial coronariana crônica
        caso clínico, 230
        conceitos, 210
        diagnóstico clínico, 212
        epidemiologia, 211
        exames complementares, 213
        fisiopatologia, 211
        prognóstico, 218
        tratamento clínico, 215
        tratamento nutricional, 221
    cardiovascular(es), 11, 351
        ácido fólico e, 47
        aspectos genéticos das, 59-79
        carboidratos e, 43
        carotenoides e, 48
        colesterol dietético e, 44
        consumo de
            café e, 55
            cálcio e, 52
            laticínios e, 52
            magnésio e, 51
            oleaginosas e, 54
            polifenóis e, 45
            potássio e, 51
            sódio e, 49
            vitaminas antioxidantes e, 47
        dieta DASH e, 52
        distúrbios das lipoproteínas nas, 149-182
        farmacogenética nas, 76
        fatores de risco, 149
        fitoterapias nas, 468
        gordura *trans* e, 42
        gorduras e, 38, 39
        implicações da LDL oxidadas nas, 469
        índice de qualidade dietética e, 56
        mecanismo de desenvolvimento, 95
        mortalidade, 150
        nutrição e prevenção das, aspectos epidemiológicos, 37-58
        obesidade no desenvolvimento e na progressão da, 81-131
        ômega-3 e, 41
        ovo e, 44
        polifenois na prevenção das, 470
        polimorfismos genéticos associados às, 68
        taxas de prevalência, 150
        vitamina B_{12} e, 47
        vitamina B_6 e, 47
        vitamina C e, 49
        vitamina D e, 53
        vitamina E e, 47
    do coração, 309
    isquêmica
        crônica do miocárdio, 212
        do coração, 210
    renal crônica, 351
        classificação e risco de progressão, 353
        com sobrepeso/obesidade, avaliação nutricional em portadores de, 362
        definição, 352
        doença cardiovascular na, 354
        fisiopatologia, 352
        progressão, 352
    vascular prévia, 309
Dor
    precordial, 212
    torácica, história de, 281
Drogas anti-isquêmicas, 215
DXA, ver Absorciometria com raios X de dupla energia

E

Eletrocardiograma, 16
Enchimento vascular, lesões obstrutivas ao, 386
Energia, 261
Envelhecimento, processo de, 410
Enzima conversora de angiotensina I (ECA), 71
Epigenética, 67
Equação
    de Chumlea, 258
    de Harris-Benedict, 444
    de Weir modificada, 288
Equilíbrio hídrico, 392
Equimácea, 499
Erro na pesquisa científica, 4, 5
Erva-de-são-joão, 496
Ervas, 521
Escala de Borg, 140
Escore de risco
    de Framingham, 11
    de Reynolds, 11
    global, 11
Estabilidade cromossômica, 64
Estatinas, 160
Estatura
    avaliação, 96
    fórmula para predição de, 405

Estenose, 305
Estilo de vida
  erros cometidos por adolescentes obesos, 83
  modificações para prevenção e controle da hipertensão, 186
  saudável, 102
Estimativa, 4
Estresse oxidativo, 548
"Estria gordurosa", 155
Estudo(s)
  caso-controle, 7
  de associação entre
    a variante I/D e a hipertensão essencial e a doença arterial coronariana, 72
    a variante M235T do gene AGT, a hipertensão essencial e a doença arterial coronariana, 70
  de coorte, 7
  ecológico, 7
  experimentais, 7
  observacionais, 7
  seccionais, 7
Exame de prevenção
  fibrinogênio, 14
  homocisteína, 14
  lipidograma, 13
Exercício
  de flexibilidade, 137
  físico, 133
  prescrição de, 134
Éxon, 61
Extrato
  de mirtilo, 471
  fermentado por *Monascus purpureus*, 468
Ezetimibe, 160

F

Farinha de coco, 504
  ensaios clínicos, 505
Fármacos utilizados no tratamento da insuficiência cardíaca com impacto na nutrição, efeitos colaterais dos, 255
Farmacogenética nas doenças cardiovasculares, 76
Fenótipo, 60, 67
  "lipídico aterogênico", 329
Ferramenta de diagnóstico
  avaliação laboratorial, 15
  eletrocardiograma, 16
  monitor da tendência do segmento ST, 16
  ressonância magnética, 16
  tomografia computadorizada, 16

Fibra(s)
  alimentar, 166, 228
  insolúveis, 167
  recomendação para redução de massa corporal, 337
  solúveis, 166, 519
Fibratos, 160
Fibrinogênio, 14
Fibrinolítico, 284
Fitoesteróis, 165, 226
Fitoquímico, benefícios à saúde, 546
Fitoterápico(s), 491
  alcachofra, 471
  alecrim, 472
  chapéu-de-couro, 473
  maracujá, 473
  red yeast rice, 474
  sete-sangrias, 475
Fitoterapia
  definição, 469
  nas doenças cardiovasculares, 468
Flavenoides individuais, 46
Folato, 47
Fórmula de Friedewald, 156
Fósforo na doença renal crônica, 366
Frequências alélicas do polimorfismo da ECA I/D das regiões brasileiras, 72
Frutas oleoginosas, 333

G

Gasto
  calórico, equação para estimar, 142
  energético, total e basal, 113
Gastronomia
  cardiologia, 530
  caso clínico, 535
  conceitos, 527
  fisiologia do paladar, 529
  molecular, 527
  recomendações nutricionais, 530
Gene(s), 59, 65
  alelos, 59, 65
  codificadores de proteínas, 67
  recessivo, 60
Genoma, 60, 65
Genômica nutricional, 67
Genótipo, 60
Ginkgo biloba, 497
  interações entre medicamentos fitoterápicos à base, 498
Ginseng, 496

Índice Remissivo

interações entre medicamentos fitoterápicos à base de, 497
Glicocorticoides, 88
Glicogênio fosforilase, 19
Glicoproteína P, 492
Gordura(s)
  corporal, indicadores de distribuição de, 332
  dietética, 221
  doenças cardiovasculares e, 38
  monoinsaturadas, 37
  poli-insaturadas, 37
  saturadas, doenças cardiovasculares e, 38
  trans, 162
    doenças cardiovasculares e, 42
  visceral, 89, 357
Grupo de estudos da obesidade, estado nutricional de pais/responsáveis dos adolecentes obesos atendidos pelo, 104

H

Hazard ratio, 38
Heterozigoto, 60
Hipercolesterolemia
  recomendações dietéticas para redução de, 312
  tratamento, recomendações dietéticas para, 161
Hiperfiltração glomerular, 354
Hiperinsulinemia, 88
  resistência à insulina e, 356
Hiperlipidemias primárias, classificação de Fredrickson das, 154
Hipertensão
  arterial sistêmica, 149
    caso clínico, 195
    conceitos, 183
    diagnóstico clínico, 185
    epidemiologia, 184
    fator de risco para AVE isquêmico, 309
    fisiopatologia, 184
    tratamento clínico, 186
    tratamento nutricional, 188
  recomendações nutricionais para prevenção e tratamento, 188
Hipertensos, avaliação dos, 185
Hiponatremia, 428
Hipoxemia, defeitos que causam, 386
Homocisteína, 14
  concentrações elevadas de, 73
  metabolismo da, 73
Homozigoto, 60

I

Idosos, Miniavaliação Nutricional para, 409
Imprecisão, 5
Inibidores da enzima conversora da angiotensina, 217
Índice
  de massa corporal, 96, 332
    classificação dependente de sexo e idade, 405
    estado nutricional de acordo com, 96
  de qualidade dietética, doenças cardiovasculares e, 56
  de Quetelet, 219
  glicêmico dos alimentos, 107, 108
Infarto agudo do miocárdio, 210
  caso clínico, 291
  com supradesnível do segmento ST, 12
  diagnóstico clínico, 280
  epidemiologia, 278
  fisiopatologia, 278
  história natural, 278
  sem supradesnível do segmento ST, 12
  tratamento médico na fase hospitalar, 282
  tratamento nutricional, 288
Inflamação, marcadores de, 14
Ingestão hídrica para pacientes idosos, 413
Insuficiência
  cardíaca, 388
    classificação, 252
    conceitos, 247
    congestiva, 384
    critérios
      de Boston para diagnóstico de, 250
      de Framingham para diagnóstico de, 249
      europeu para diagnóstico de, 251
    definição, 248
    diagnóstico clínico, 249
    epidemiologia, 247
    etiologia, 248
    fisiopatologia, 248
    reabilitação na, recomendações, 144
    sintomas e sinais, 251
    tratamento
      clínico, 252
      de acordo com o estágio evolutivo, 253
      farmacológico, 253
      não farmacológico, 253
    treinamento na, contraindicações, 143
  renal, 17
  vascular periférica, 157
Insulina
  concentrações, 88

efeitos metabólicos da, 330
Intensidade
   pela percepção de esforço, 140
   prescrição de treinamento baseada nos domínios de, 140
Interação
   entre fitoterápicos e drogas cardiovasculares, 494
   entre plantas e fármacos, 492
   gene-nutrientes, 68
Intervalo de confiança, 38
Intervenção percutânea primária, 282
   primária, 283
Íntron, 61
Isquemia
   aguda, 12
   cerebral, 307
Ivabradina, 216, 254

J

Junção intercelular, 112

L

Laticínios, doenças cardiovasculares e consumo de, 52
LDL sanguínea, regulação da, 153
Leite humano, 392
Leptina, 329
Lesão(ões)
   de fluxo esquerda-direita, 385
   de regurgitação valvar, 386
   obstrutivas
      ao enchimento ventricular, 386
      das saídas ventriculares, 386
Linhaça, 509
Lipídios, 151, 263
   recomendação para redução de massa corporal, 337
Lipidograma, 13
Lipoproteína, 13
   (A), 13
   LDC-c, 13
   Lipase, polimorfismo do gene da, 75
Líquidos, 263
Locus gênico, 60, 66

M

Macrófagos, 357

Macronutriente(s), 262
   necessidade de, 311, 312
   para crianças com cardiopatia congênita, recomendações, 394
Magnésio, 192
   deficiência de, 552
   doenças cardiovasculares e consumo de, 51
   suplementação com, 552
Malformações cardíacas, síndromes que podem ser associadas, 387, 388
Manteiga ou queijo?, 226
Maracujá, 473
Marcador(es)
   bioquímicos da injúria celular miocárdica, 17
   da necrose miocárdica, 16
      creatinofosfoquinase-MB, 18
      mioglobina, 17
      troponina, 18
   de inflamação, 14
      proteína C-reativa, 15
   imunológicos, 15
   neuro-humorais, peptídeos natriuréticos, 18
Massa corporal
   avaliação, 96
   excesso de, 89
Mastigação, 106
Mecanismo de Frank Starling, 385
Mediador, 544
Medicamentos fitoterápicos, 493
Menopausa, 88
Microbiota intestinal
   alteração da, 87
   modulação da, 112
Micronutirentes, 263
   deficiência de, 64
Minerais, indicação para pacientes idosos, 411
Miniavaliação
   nutricional, 408
      para idosos, 409
Mioglobina, 17
Monitor da tendência do segmento ST, 16
Músculo cardíaco, 17
Mutação(ões)
   dos genes, 61
   genéticas, 86
   gênica, 60, 66

N

Neurotransmissores hipotalâmicos, 86
Nicorandil, 216
Nitratos, 215

Índice Remissivo

Nouvelle cousine, 527
Nozes, 517
    metanálise e ensaios clínicos, 518
Nutrição
    funcional, 543
    molecular, 67
    na prática, 6
    nas cirurgias cardíacas, 441
    no transplante cardíaco, 441
    trófica no adulto, 429
Nutrientes antioxidantes, 548
Nutrigenética, 60
    conceito, 67
Nutrigenômica, 60
    conceito, 67
Nutrioma, 62

O

Obesidade, 89, 149, 351
    abdominal, 89, 327
    ações
        em políticas públicas, 103
        individuais/familiares, 103
        intersetoriais, 102
        organizacionais e na comunidade, 103
    alterações
        hormonais, 88
        neuroendócrinas, 84
        psicológicas, 85
    aterosclerose na, processo de formação da, 92
    central, 327
    definição, 81
    e doenças cardiovasculares, relação entre, 93
    epidemiologia, 89
    etiologia, 81
    fatores etiológicos relacionados ao desenvolvimento da, 82
    fisiopatologia, 90
    intervenção
        clínica, 100
        físico, 101
        fisioterapêutica, 101
        nutricional, 102
        psicológica, 101
    monogênica, 86
    papel da família no tratamento da, 104
    suporte familiar no tratamento da, 103
    tratamento, 100
        nutricional
            aspectos qualitativos, 105
            aspectos quantitativos, 112

        metas para redução de massa corporal, 113
Obstrução
    ao fluxo pulmonar, 386
    da árvore arterial coronária ao fluxo de sangue, 278
    da via de saída dos ventrículos, 386
Oclusão de uma artéria cerebral, 307
Odds ratio, 38
Oleaginosas, 224
    doenças cardiovasculares e consumo de, 54
Óleo
    de argan, 503
        ensaios clínicos, 503
    de coco, 162, 223, 504
    de peixe, 501
        metanálises com, 502
    essenciais, 554
Ômega-3, doenças cardiovasculares e, 41
Ovo, 224
    doenças cardiovasculares e, 44
    gema do, 520
    metanálises com, 520

P

Paciente
    cardiopata, avaliação inicial do, 428
    obeso, avaliação nutricional do, 95
Padrão alimentar, análise, 193
Paladar, fisiologia do, 529
Palidez, 388
Panturrilha, perímetro da, 406
Parâmetro, 4
Peixe, 501
Peptídeos natriuréticos, 18
Perda de massa corporal
    fórmula para avaliar, 404
    significado em relação ao tempo, 405
Perfil lipídico, 14
Perímetro
    da cintura, 407
        aclaiação, 96
        valores de referência, 97
    da panturrilha, 406
    do abdome, 407
    do braço, 406
    do pescoço, avaliação, 96
Peso
    ajustado, equação para estimar, 363
    corporal, excesso sobre a pressão arterial, mecanismo de ação, 190

Pesquisa
  biomédica
    causalidade e confundimento, 5
    validade e precisão, 4
  em cardiologia e nutrição, 6
    exemplo clássico de situação de, 9
  planejamento da, 7
Placa aterosclerótica, 13
  modificações endoteliais que antecedem a formação da, 212
Planejamento
  alimentar, 112
  amostral, 8
  da pesquisa, 7
Plantas medicinais, 492
Pletismografia por deslocamento de ar, avaliação, 97
Polifenol(is)
  alimentos ricos em, 45
  da uva, metanálise com, 507
  doenças cardiovasculares e consumo de, 45
  na prevenção das doenças cardiovasculares, 470
Polimerização em cadeia, 69
Polimorfismo(s)
  da ECA I/D das regiões brasileiras, frequências alélicas do, 72
  de único nucleotídeo, 67
  do(s) gene(s)
    da enzima conversora de angiotensina I, 71
    da lipoproteína lipase, 75
    envolvidos no sistema renina-angiotensina-angiotensinogênio, 69
    MTHFR, 73
  genético(s), 60, 66
    associados às doenças cardiovasculares, 68
    envolvidos no metabolismo lipídico, 74
  inserção/deleção, 71
  tipos de, 66
Porcentagem de gordura corporal
  avaliação, 98
  em adolescentes, classificação da, 98
Potássio, 553
  doenças cardiovasculares e consumo de, 51
  mecanismo de ação sobre a pressão arterial, 191
Prebióticos, 335
Precisão, 4, 6
Pregas cutâneas, 407
Pressão arterial em adultos, classificação, 185
Princípios ativos, 469
Probióticos, 225, 555
Produtos lácteos, 225

Programação metabólica, 86
Projeto Genoma Humano, 65
Pró-opiomelanocortina (POMC), 84
Proteína(s), 262
  de ligação de ácidos graxos, 19
  de soja, 334
  indicação para pacientes idosos, 411
  recomendação para redução de massa corporal, 337

Q

Questionário
  da Avaliação Nutricional Subjetiva Global, 260
  de frequência alimentar, 100

R

Razão
  cintura-estatura, 219
  cintura-quadril, 219
    equação para cálculo, 220
Reabilitação
  aspectos médico-econômicos da, 145
  cardiovascular, 133
  não supervisionada, 145
  no pós-transplantado, 144
  situações clínicas que podem contraindicar, 144
Recordatório alimentar 24 horas, 99
Red yeast rice, 474
Refeições, fracionamento das, 106
Registro alimentar 3 dias, 99
Regurgitação valvar, lesões de, 386
Resina de troca de ácidos biliares, 160
Resistência
  à ação da leptina, 85
  à insulina, 327, 328
    hiperinsulinemia e, 356
Resposta inflamatória, 392
Ressonância magnética, 16
Risco(s)
  cardiovascular
    global em 10 anos para homens, 158
    global em anos
      para homens, 158
      para mulheres, 159
    para homens, pontos de acordo com variáveis para cálculo, 157
    para mulheres, pontos de acordo com variáveis para o cálculo, 158
  de complicações metabólicas, 220

Índice Remissivo

pelo tempo de vida, 11
relativo, 38
RVO$_2$ pico, fórmula, 139

S

Saídas ventriculares, lesões obstrutivas das, 386
Sal, ingestão, recomendação para redução, 190
Saw palmetto, 499
Sedentarismo, 84, 149, 310
Segmento ST, 12
Sensibilidade ao sal, 189
Serotonina, 85
Sete-sangrias, 475
Significância estatística, 6
Síndrome
    cardiorrenal metabólica, 354, 357
        abordagem nutricional da doença renal crônica com componentes da, 358
        caso clínico, 369
        conceitos, 351
        doença renal crônica, 352
        estado nutricional, 358
        tratamento
            nutricional, 362
            nutricional, 362, 368
    conceito, 327
    coronariana aguda, 16
    metabólica, 89, 351
        caso clínico, 338
        conceitos, 327
        epidemiologia, 328
        fatores de risco para, 68
        fisiopatologia, 329, 330
        métodos para diagnóstico, 331
        tratamento
            clínico, 332
            nutricional, 333
Sistema
    renina-angiotensina-aldosterona, 356
    renina-angiotensina-angiotensinogênio, polimorfismos dos genes envolvidos no, 69
Slow food, 527, 531
Sobrepeso, 351
Sódio, 188, 263
    doenças cardiovasculares e consumo de, 49
    ingestão, recomendação para redução, 190
    mecanismo de ação sobre a pressão arterial, 189
    na doença renal crônica, 366
    retenção de, 189
Soja, 514
    metanálises com, 514
Sono inadequado, 85
Sopro cardíaco, 384
Substâncias fenólicas, 470
Sudorese, 388
Suplementação nutricional
    caso clínico, 556
    compostos bioativos e nutrientes, 545

T

Tabagismo, 149, 309
Tecido adiposo, 357
Telômero
    estrutura dos, 63
    fatores que afetam os, 64
Terapia
    de revascularização do miocárdio, 218
    fibrinolítica, 283
    nutricional
        metas nutricionais, 429
        pré-transplante, característica, 448
        progressão da, 429
        seleção de fórmulas, 429
Teste
    ergométrico, 213
    estatístico, 6
The fat debate, 528
Tight junctions, 112
Tomografia computadorizada, 16
Toponina, 18
"Tortura de dados", 9
Transposição das grandes artérias, 386
Transplante cardíaco, 445
    avaliação nutricional, 447
    caso clínico, 450
    heterotópico, 446
    ortotópico, 446
    tratamento nutricional, 447
Transporte lipídico, 152
Trans-resveratrol, 229
Treinamento após PTCA, cirurgia de revascularização miocárdica e ICC, 142
Treino, componentes de uma sessão de fases, 137
    frequência de treinamento, 141
    intensidade, 138
    metas de gasto calórico, 142
    prescrição da fase aeróbia, 138
    tempo ou duração, 141
Triggers, 544
Trombose, 305

U

Ultrassonografia abdominal, 98

V

Validade, 4, 6
Valor de referência para classificação do perímetro da cintura, 97
Varfarina, 76
"Variável marcadora", 6
Viés, 5

Vitamina(s)
  antioxidantes, 313
    doenças cardiovasculares e, 47
  B_{12}, doenças cardiovasculares e, 47
  B_6, doenças cardiovasculares e, 47
  C, doenças cardiovasculares e, 49
  D, 551
    doenças cardiovasculares e, 53
  do complexo B, 546
  E, doenças cardiovasculares e, 47
  indicação para pacientes idosos, 411
  K, 553
    deficiência de, 553
Vitis vinifera, 554